药物化学

（第3版）

◎严 琳 李铭东 孙 华 主编

清华大学出版社
北京

内 容 简 介

本书共 21 章,内容主要包括绪论、药物特征与活性关系、创新药物研究与开发、镇静催眠药和抗癫痫药、精神疾病治疗药、镇痛药、神经退行性疾病治疗药和中枢兴奋药、拟胆碱药和抗胆碱药、拟肾上腺素药、抗变态反应药、麻醉药、解热镇痛药和非甾体抗炎药、抗生素、合成抗菌药及其他抗感染药、抗肿瘤药、心血管疾病治疗药和调血脂药、镇咳祛痰平喘药、消化疾病治疗药、激素、降血糖药、甲状腺激素药和抗甲状腺药、骨质疏松治疗药及维生素。

同时,为顺应数字技术在教学中应用的趋势,并将思想政治教育内容纳入教材,激发学生的爱国主义情怀以及敢于创新、勇攀高峰的科学精神,本次修订同步进行了数字化教学资源建设。本教材注重学生实践能力的提升,注重培养学生的创新能力和新药研发能力。

本书可供高等医药院校药学、药物制剂、临床药学、制药工程、药品营销和药事管理等相关专业本科生使用,也可供其他药学相关科研人员参考。

图书在版编目(CIP)数据

药物化学 / 严琳,李铭东,孙华主编. -- 3 版. -- 北京:清华大学出版社,2025.8.
ISBN 978-7-302-69060-3

Ⅰ. R914

中国国家版本馆 CIP 数据核字第 20253C2G95 号

责任编辑:罗 健
封面设计:刘艳芝
责任校对:李建庄
责任印制:宋 林

出版发行:清华大学出版社
  网 址:https://www.tup.com.cn, https://www.wqxuetang.com
  地 址:北京清华大学学研大厦 A 座   邮 编:100084
  社 总 机:010-83470000   邮 购:010-62786544
  投稿与读者服务:010-62776969,c-service@tup.tsinghua.edu.cn
  质量反馈:010-62772015,zhiliang@tup.tsinghua.edu.cn
印 装 者:三河市龙大印装有限公司
经 销:全国新华书店
开 本:185mm×260mm   印 张:30.5   字 数:750 千字
版 次:2013 年 7 月第 1 版 2025 年 8 月第 3 版   印 次:2025 年 8 月第 1 次印刷
定 价:108.00 元

产品编号:102518-01

编委会名单

主　编　严　琳　李铭东　孙　华
副主编　冯丽华　李念光　钱　海　徐海伟　　叶连宝
编　委（以姓氏笔画为序）

　　　　弓建红（河南中医药大学）
　　　　叶连宝（广东药科大学）
　　　　冯丽华（南昌大学）
　　　　向红琳（湖南师范大学）
　　　　刘　丹（沈阳药科大学）
　　　　刘　璨（天津科技大学）
　　　　刘许歌（河南大学）
　　　　孙　华（天津科技大学）
　　　　孙善亮（南京中医药大学）
　　　　严　琳（河南大学）
　　　　李念光（南京中医药大学）
　　　　李晓坤（河南中医药大学）
　　　　李铭东（江西中医药大学）
　　　　季兴跃（苏州大学）
　　　　胡　越（南昌医学院）
　　　　钱　海（中国药科大学）
　　　　徐海伟（郑州大学）
　　　　涂国刚（南昌大学）
　　　　黄　维（成都中医药大学）
　　　　程先超（天津医科大学）
　　　　傅榕赓（湖南中医药大学）
　　　　熊　俭（江西中医药大学）

前　言

为满足我国当前高校素质教育发展和教材建设的需要,培养创新型和应用型人才,清华大学出版社组织了《药物化学》第 3 版教材的编写和修订工作。根据教育部药学类专业本科教育培养目标和人才培养的基本要求,结合本科生的学习特点,本教材对药物化学基础理论和应用知识进行了详细阐述,同时介绍了药物研究最新成果,有利于学生尽快掌握相关知识,以培养高素质复合型药学人才。

本教材继承了第 2 版教材的优点,章节安排在第 2 版教材的基础上稍作调整,删除了第 2 版中相对比较陈旧的内容,还在各章中修订了创新药物,增加了一些新的内容。将第 2 版中"第二十章创新药物研究与开发"改为第三章,名称不变,新增了"新药研发中的政策支持"内容;将第 2 版中"第十三章消化疾病药物和抗变态反应药"改为两章,分别为"第十章抗变态反应药"和"第十八章消化疾病治疗药";将第 2 版"第十九章口服降糖药和利尿药"中"利尿药"内容调整至"第十六章心血管疾病治疗药和调血脂药"中介绍;将"口服降糖药"调整至"第二十章降血糖药、甲状腺激素药和抗甲状腺药、骨质疏松治疗药",并增加了"甲状腺激素药和抗甲状腺药"和"骨质疏松治疗药"等内容。以上修订在内容安排上尽量与药理学、生物学及临床应用等紧密结合,使教材内容更能反映学科发展的新需求。

本教材重点介绍常用药物的名称、化学结构、理化性质、合成路线、代谢规律、构效关系和临床用途,介绍各类药物的发现和发展过程,药物研究的一般原理和方法,简述创新药物研究思路。

本教材的编写得到了国内十六所高校长期从事药物化学教学和科研工作教师的鼎力支持。本版教材共有二十一章,严琳、徐海伟编写第一章,钱海、孙华编写第二章,李铭东、叶连宝编写第三章,冯丽华、胡越编写第四章,黄维、李晓坤编写第五章,向红琳、涂国刚编写第六章,李晓坤、弓建红编写第七章,涂国刚、傅榕赓编写第八章,胡越、向红琳编写第九章,李念光、冯丽华编写第十章,季兴跃、程先超编写第十一章,刘丹、刘许歌写第十二章,孙华、刘璨、李铭东编写第十三章,弓建红、刘丹编写第十四章,徐海伟、黄维编写第十五章,熊俭、李念光编写第十六章,傅榕赓、熊俭编写第十七章,孙善亮、刘璨编写第十八章,刘许歌、严琳编写第十九章,程先超、钱海编写第二十章,叶连宝、李光跃编写第二十一章。河南大学严琳教授对全书做了修改及统稿。

为顺应数字技术在教学中的应用趋势,本版教材增加了与纸质版配套的数字化资源。将一些因版面限制或纸质版难以展示的内容,包括课件、视频、与药物化学相关的典型案例、著名药学家介绍、习题及习题答案等,通过数字化形式供读者拓展学习用。

本教材可供药学、药物制剂、临床药学、制药工程、药品营销和药事管理等相关专业本科生使用,也可供其他药学相关科研人员参考。

　　本教材的编写和出版得到了清华大学出版社领导和罗健编辑、参编学校各级领导与有关专家的大力支持与帮助,在此致以衷心的感谢。

　　由于编者水平所限,疏漏和不妥之处在所难免,敬请广大读者和同行专家批评指正。

编　者

2025 年 5 月

目 录

第 一 章

绪　论
Introduction

学习目标

1. 掌握药物化学的研究内容，以药物的化学结构为中心学习药物化学知识。
2. 熟悉药物的名称与药物质量标准。
3. 了解药物化学的近代史与我国药物化学事业取得的成就及发展趋势。

药物是指用于预防、治疗、诊断人的疾病，有目的地调节人的生理机能并规定有适应证或者功能主治、用法和用量的物质。根据药物来源的不同，一般分为天然药物、生物药物和化学药物。天然药物是指动物、植物、矿物等自然界中存在的有药理活性的天然产物；生物药物是指运用生物学、医学、生物化学等学科的研究成果，利用生物体、生物组织、细胞、体液等制造的药物。化学药物是目前临床上使用的主要药物，包括从矿物、动物和植物中提取的有效化学成分单体、化学合成药及生物发酵制得的药物。总之，化学药物是一类有确切化学结构，同时又具有药物功效的物质，是药物化学研究的主要对象。

第一节　药物化学的研究内容、起源与发展
Research Contents, Origin and Historical Development of Medicinal Chemistry

一、药物化学的研究内容

药物化学（medicinal chemistry）是建立在化学、医学和生物学基础上，研究药物结构和活性的一门学科。内容涉及药物的发现与发明、制备、理化性质等，从分子水平上揭示药物及具有生理活性物质的作用机理及其在体内的代谢过程，是药学领域中重要的带头学科。

药物化学是用化学和生命科学等学科的方法发现和开发药物，并在分子水平上研究药物的作用方式和作用机理的科学，是连接化学与生命科学并使其融为一体的综合性、交叉性学科。其研究内容既包括与化学学科密切相关的药物化学结构、理化性质、稳定性及药物合成；同时还包括药物的化学结构与生物活性间的关系即构效关系（structure activity relationships,SAR），及药物进入生物体内后的生物效应、毒副作用及生物转化等内容。

　　药物化学发展至今已是一门历史悠久的经典学科，具有坚实的基础，为人类的健康做出了重要的贡献。随着人口老龄化，以及疾病谱、生态环境、生活方式的不断变化，面对耐药性的增强，新型疾病（如新型冠状病毒肺炎、艾滋病、禽流感等）的威胁以及老年病和慢性非传染性疾病的挑战，人类迫切需要不断开发出治疗相应疾病的新药，以满足临床需要，从而保障人民健康。随着时代的发展，药物化学也必将与包括基于大数据和人工智能的精准药物设计等在内的新兴技术相结合，构建更加现代化的药物创新理论和实践体系，使之成为一门充满活力的朝阳学科。

二、药物化学的起源与发展

第一章
短视频

　　药物化学的发展历程，可概括为三个阶段：初期发现阶段（discovery phase）、快速发展阶段（development phase）和综合设计阶段（design phase）。

1. 初期发现阶段

　　从19世纪末到20世纪30年代。最早的药物发现开始于天然物质，在生命科学落后的年代，为了繁衍生息，人们从生活经验中得知某些天然物质可以治疗疾病与伤痛，其中有不少流传至今。例如我国现存最早的中药学著作《神农本草经》所记载的楝实可以驱虫、大黄可以导泻、柳皮可以退热等。19世纪初，随着化学学科的发展，人类已不满足于应用天然植物治疗疾病，而是希望从中发现有药用价值的活性成分。研究的重点主要是从有治疗作用的动植物体中提取、分离、纯化和鉴定具有活性作用的单体化合物，如从罂粟中提取具有分离出具有良好镇痛作用的吗啡，从古柯叶中得到具有麻醉作用的可卡因，从颠茄中提取解痉作用的阿托品，从茶叶中提取具有兴奋作用的咖啡因等。到19世纪中期，有机化学发展非常迅猛，特别是煤炭、染料等化学工业的崛起为有机化学的发展提供了更多的化学物质和原料，人们开始试图从有机化合物中寻找活性物质并用于药物的开发，如发现了水合氯醛的镇静作用以及乙醚的麻醉作用等。1899年解热镇痛药阿司匹林的上市，开创了人们通过化学方法改变天然化合物的化学结构，使之成为更理想药物的新篇章，这标志着药物化学已成为一门学科。

　　随着天然药物和合成药物数量的增加，人们认识到药物的化学结构与活性之间存在关系，发现了某些药物产生药效的基本结构，提出了药效团（pharmacophore）和受体（receptor）学说等新概念或理论。如对复杂天然产物可卡因的结构进行分析和改造，开发了一类作用相似、结构更简单、化学性质更稳定且不成瘾的局部麻醉药（局麻药）。Ehrlich在进行用染料治疗原虫性疾病和用有机砷化合物治疗梅毒的研究时，提出了化学治疗（chemotherapy）的概念，为现代化学药物的合成和发展奠定了基础。在此期间，在解热镇痛药、镇静催眠药、麻醉药、镇痛药等领域均有新发现，这类药物都与人们的主观感觉有关，在实验药理学尚未发展的前提下，药物的研究以人类本身的体验作为药效的根据是可以理解的。

2. 快速发展阶段

　　20世纪30年代到60年代，是以合成药物为主的快速发展时期。借助有机合成技术与生物学的成果，这一时期合成药物大量涌现，并对内源性活性物质、酶的性能与作用有了深入研究，开发了甾体激素类药物、酶抑制剂类药物等。

其中,20 世纪 30 年代到 40 年代是药物化学发展史上的丰收时代。20 世纪 30 年代中期发现百浪多息和磺胺后,合成了一系列磺胺类药物,使细菌感染性疾病得到有效控制。为了克服早期磺胺类药物水溶性差及毒性大等缺点,对其结构进行了广泛修饰改造,充分利用电子等排原理、同系物原理等早期药物化学基本原理,合成了 5500 余种磺胺类化合物。随着 1940 年 Woods 和 Fildes 抗代谢学说的建立,不仅阐明了磺胺类药物的作用机理,也为寻找新药开拓了新的途径。例如根据抗代谢学说设计开发了一些抗肿瘤药、利尿药和抗疟药等。20 世纪 40 年代青霉素的抗菌活性得到进一步证实并首次应用于临床,β-内酰胺类抗生素飞速发展,发现了许多类型的抗生素药物以及半合成抗生素,它们的抗菌作用更强、抗菌谱更广等,开辟了抗生素类药物的崭新领域。随着对甾体激素药物及甾体激素构效关系的深入研究,开发了雌二醇、黄体酮、地塞米松、氢化可的松等激素类药物,它们对调节内分泌失调起了重要作用。此外,神经系统药物、精神系统药物、心血管系统药物及抗恶性肿瘤药物等化学治疗药物在此阶段也各有突破。

进入 20 世纪 50 年代后,随着医学、生物学、有机合成化学的发展,新药不断地被发现与发明。药物在机体内的作用机理和代谢变化逐步得到了阐明,同时对药物代谢过程、身体的调节系统、疾病的病理过程也有了更全面的认识,从而可以联系生理、生化效应和针对病因去寻找新药,改进了单纯从药物的显效基团或基本结构寻找新药的方法。同时归纳出许多至今还在实践中应用的药物化学原理,如电子等排原理、立体选择原理等,还提出了一系列的药物研究概念,如利用前药(prodrug)、潜效(latentiation)和软药(soft-drug)等方法,设计、合成疗效提高且毒副作用降低的新药。在药物化学快速发展阶段,药物研发的试验模型逐步从人类本身转换到动物及其器官,化合物的生物活性研究也进入了细胞水平。

3. 综合设计阶段

从 20 世纪 60 年代至今,药物的设计研究与开发逐渐完善,要求药物的研究和开发建立在科学合理的基础上即合理药物设计。随着生命科学研究取得重要成果,受体尤其是受体亚型的发现,对酶的三维结构、活性部位以及离子通道的作用与功能研究的深入,各种受体调节剂、离子通道调控剂和酶抑制剂类药物如 β 受体拮抗剂、组胺 H_2 受体拮抗剂、羟甲戊二酰辅酶 A(HMG-CoA)还原酶抑制剂以及不同作用机理的降压药相继问世。20 世纪 80 年代初,诺氟沙星(norfloxacin)用于临床后,迅速掀起喹诺酮类抗菌药的研究热潮,相继合成了一系列抗菌药物,是合成抗菌药发展史上的重要里程碑。90 年代随着分子生物学的发展,揭示了疾病发生与发展的过程,使抗肿瘤药物的研究取得了较大突破,开发了多种具有不同作用机制的抗肿瘤药物。特别是 2001 年首个酪氨酸激酶抑制剂——伊马替尼(imatinib)的上市,带动了一批激酶类抑制剂的研发,在抗肿瘤药物开发史上具有重要的意义。

随着合成的新化合物分子数量的增加,人们更加注重对构效关系的总结和研究。一方面,由于许多药物的发现,使得大部分疾病能够得到治愈或缓解,而那些疑难重症的药物治疗水平相对较低,这类药物的研制难度较大,因而仍按以前的方法与途径研究开发,不仅耗费巨大的人力、物力,且成效并不令人满意;另一方面,1962 年发生的反应停(thalidomide)药物事件,是药物发展史上的一个悲剧,警示各国政府必须对新药的安全性加以重视,各国卫生部门相继制定法规,要求新药的安全性试验除进行急性毒性、长期毒性和一般药理试验外,还必须进行致畸(teratogenic)、致突变(mutanogenic)、致癌(carcinogenic)性和生殖毒性

第一章 知识链接

试验,从而使药物研制周期变长,成本增加。

20世纪60年代后,构效关系研究开始由定性构效关系转向定量构效关系研究。1964年Hansch用数学方法建立了药物的活性与化合物的结构参数、理化参数之间的方程,可揭示药物的结构模式,并预测设计化合物的生物活性。Hansch和Free-Wilson同时提出的定量构效关系(quantitative structure activity relationship,QSAR)研究方法,它是一种借助分子的理化性质参数或结构参数,以数学和统计学手段定量研究药物与生物大分子相互作用、药物在生物体内吸收、分布、代谢、排泄等数据,建立合理的数学模型,研究构效之间的量变规律,为药物设计、指导先导化合物结构改造提供理论依据,是新药发展史上的新里程碑,是药物设计由经验设计向合理设计转化的关键阶段。Hansch方法用活性参数和结构参数(疏水参数、电性参数、立体参数、几何参数、拓扑参数、理化性质参数、纯粹的结构参数等)进行线性回归分析,所用的参数由化合物二维结构测得,称为二维定量构效关系(2D-QSAR)。新型含氟喹诺酮类药物是通过2D-QSAR进行药物设计的成功案例。

随着生命科学和计算机科学的发展,众多生物大分子三维结构的准确测定,X衍射、生物核磁共振、数据库、分子图形学的应用,为研究药物与生物大分子三维结构、药效构象以及二者作用模式,探索构效关系提供了理论依据和先进手段。在此基础上,三维定量构效关系(3D-QSAR)研究方法应运而生,相对于2D-QSAR,它具有更明确的物理意义和更丰富的信息量,由此形成了一整套基于配体的药物分子设计方法。进一步结合基于受体结构的计算机辅助药物设计(computer aided drug design,CADD)技术,药物设计进入了以计算机辅助药物分子设计为主导的现代药物分子设计时期。

近年来,生命科学与信息技术研究相继取得突破,如基因药理学(pharmacogenomics)揭示了药物代谢酶系的多态性和与此关联的药物作用的个体差异,使临床用药可以更加个性化,并将化学更大程度地与生物学整合,形成化学基因学(chemicalgenomics);生物信息学(bioinformatics)揭示了生命的起源、遗传、发育和进化,并为人类疾病的诊断、预防和治疗开辟了新的途径,也为新药研究提供了新的靶标,从而为新药发现的第二次革命埋下了伏笔。

随着科技的不断进步,人工智能(artificial intelligence,AI)在药物研发领域中扮演着越来越重要的角色。人工智能是研究、开发有关人的智能的模拟、延伸和扩展的理论、方法、技术及应用系统的一门新科学技术。AI技术在药物靶点发现、蛋白质结构及蛋白质配体相互作用预测、分子生成、化合物筛选、预测ADMET性质、临床试验和发掘药物新适应证等环节得到广泛应用,在加速创新药开发、提高药物研发成功率以及个性化医疗等方面具有巨大的潜力。

综上所述,药物化学的发展过程是和不同时期的科学技术、生产水平、经济建设要求以及相关学科有密切的关系,其进展体现在药物合理设计、化学合成与分离技术、体内外药理学筛选模型、转基因动物、药效学试验模型等各个方面。

三、我国药物化学的发展

药物研究与开发经历了漫长的历程,随着全球经济的不断发展,医疗科技的持续突破,逐步形成了规模巨大的全球医药工业。相较于欧美发达国家,我国的制药工业起步较晚,经历了从无到有、从使用传统工艺到大规模运用现代技术的发展历程。中华人民共和国成立后,我国科技人员结合生产实际,广泛开展工艺改进和技术革新并取得了较为显著的成果。

例如,中华人民共和国成立初期利用国产原料合成氯霉素的工艺研制成功并投入大规模批量生产;以薯蓣皂素为原料,通过七步反应合成可的松并用于工业生产;以玉米面为碳源发酵产生青霉素,解决了青霉素研制技术与原料来源问题;自主研发的两步发酵法制备维生素 C 的生产工艺,得到国际先进企业的认可等。近年来,随着我国医疗卫生体制改革不断深化,我国医药工业高质量发展成效显著,产业基础更加坚实,发展动力愈发强劲,制药企业的整体实力与国际竞争力有所提升,生产能力位居世界前列。截至 2023 年底,全国共有原料药和制剂生产企业 5652 家,化学药生产企业 4494 家。

与此同时,我国也非常重视新药研发工作,创制了一些重要的化学药物。我国具有中药研究的传统优势和天然药物研究的资源优势。中华人民共和国成立以来,我国的新药研究成果,大部分是以中药和天然药物为基础研发成功的。例如,从石杉属植物千层塔中分离出石杉碱甲,可用于老年性痴呆症的治疗;从我国特产树种三尖杉科植物三尖杉分离出的三尖杉酯类生物碱,可用于白血病及部分实体瘤的治疗;从芹菜籽中分离得到的丁苯酞,现已人工合成,具有明显的脑保护作用,可用于急性脑缺血的治疗;从我国特有茄科植物唐古特山莨菪中分离出的新生物碱——山莨菪碱和樟柳碱,可分别用于中毒性休克、平滑肌痉挛和血管性头痛等的治疗。

在新药分子设计和改造中,我们也取得了一些代表性成果。例如,我国从中药黄花蒿中分离得到的青蒿素,对恶性疟,尤其对氯喹耐药的脑型疟有较好的疗效,并确定其结构为含有过氧桥的倍半萜内酯,是与已知抗疟药的化学结构完全不同的新型化合物。青蒿素的发现者屠呦呦研究员获得了 2015 年诺贝尔生理学或医学奖,她是第一位获得自然科学诺贝尔奖的中国本土科学家。为进一步发挥青蒿素的结构优势,对其进行改造,得到抗疟活性增强且毒性降低的双氢青蒿素、蒿甲醚和青蒿琥酯。在对木兰科植物五味子的有效成分五味子丙素结构改造的过程中,通过结构简化,研发出抗炎保肝药物联苯双酯和双环醇。通过对阿片类镇痛剂芬太尼结构进行改造,得到了新的高选择性 μ 阿片受体激动剂——羟甲芬太尼,其镇痛作用为芬太尼的 26 倍,而且具有毒性低、性能稳定等特点。抗肿瘤药物的研究日新月异,我国在抗肿瘤药物研究方面也取得了一些进展。如在芳香氮芥类抗肿瘤药物美法仑基础上将氨基进行甲酰化得到氮甲,与美法仑相比,其治疗指数高,毒性较低。另外,根据环磷酰胺在体内需经酶活化而发挥作用,我们以天然代谢产物氨基酸为载体,研发出不需要活化,可直接起烷化作用的甘氨酸磷酰氮芥药物甘磷酰芥等。

进入 21 世纪以来,我国加大创新药物研发的投入,秉承提高药品质量、鼓励创新,减少低水平重复的改革宗旨,相继启动"重大新药创制"科技重大专项、药品审评制度改革及仿制药一致性评价等举措,在科研机构、制药企业、高校的广大科技工作者共同努力下,我国的药物研发创新能力取得了长足的进步。2013—2022 年,我国研制开发出 85 个具有自主知识产权的创新药物,涉及近 70 种靶点,其中大部分为小分子化学药物,大分子药物及新技术药物数量的占比也在不断提高。肿瘤仍是新药研发最热门的疾病领域,多个激酶小分子抑制剂如埃克替尼、阿帕替尼、阿美替尼、泽布替尼,靶向表观遗传调控的组蛋白去乙酰化酶抑制剂西达苯胺等小分子抗肿瘤药物,以及以特瑞普利单抗为代表的生物技术抗肿瘤药物,先后批准上市。除此之外,在抗炎、抗菌和抗病毒等领域也取得突破,选择性 COX-2 抑制剂非甾体抗炎药艾瑞昔布,喹诺酮类抗菌药物安妥沙星,全球第一个长效 HIV 融合抑制剂艾博卫泰等药物相继获批上市。

第一章
课程思想

我国创新药物研究经过几代医药研发人员的不懈努力,取得了令人瞩目的成就,成为全球医药领域的重要力量,在创新体系、人才队伍、科技积累、资金投入等方面,都已取得长足进步,为未来跨越式发展创造了条件。

第二节　药物作用靶点
Targets of Drugs

药物与机体生物大分子的结合部位即药物作用靶点。选择确定新颖、有效的药物作用靶点是新药开发的基础。迄今已发现的药物作用靶点约 500 个,涉及受体、酶、离子通道、核酸、转运体、免疫系统、基因等。现代新药研究与开发常以生物大分子如酶、受体、蛋白质作为药物靶标,探讨药物分子与靶标的相互作用。但由于这些靶点的三维结构和功能的复杂性,特别是众多靶标的三维结构尚不清楚,使新药的合理设计受到限制。

1. 酶(enzymes)

酶是指由生物体内活细胞产生的一种生物催化剂,是生命细胞内产生的具有高度专一性和催化效率的蛋白质。酶能在机体内高效率地催化各种生物化学反应,促进生物体的新陈代谢,是细胞赖以生存的基础。酶催化化学反应的能力叫酶活力(或称酶活性)。酶活力可受多种因素的调节控制,从而使生物体能适应外界条件的变化,维持生命活动。

目前超过 20% 的药物以酶为作用靶点,特别是酶抑制剂,在临床应用中起着重要作用。除此之外,有些药物本身就是酶,如胃蛋白酶、胰蛋白酶;也有一些药物是酶的底物,需经转化才能发挥作用,如左旋多巴,它通过血脑屏障后在纹状体中被多巴脱羧酶所代谢,转化为多巴胺而发挥作用。酶的种类很多,将其分为:氧化还原酶类(oxidoreductases)、转移酶类(transferases)、水解酶类(hydrolases)、裂解酶类(lyases)、异构酶类(isomerases)、连接酶类(ligases)等等。随着对酶的三维结构、活性部位的深入研究,开发了大量具有不同药理作用的酶抑制剂,如通过干扰肾素(renin)-血管紧张素(angiotensin)-醛固酮(aldosterone)系统调节而达到降压作用的血管紧张素转化酶(ACE)抑制剂卡托普利、依那普利、赖诺普利等。酶抑制剂类药物实例见表 1-1。

表 1-1　酶抑制剂类药物实例

酶	抑 制 剂	治 疗 疾 病
二氢叶酸还原酶	甲氨蝶呤	恶性肿瘤
胸苷酸合成酶	氟尿嘧啶	恶性肿瘤
血管紧张素转化酶	卡托普利	高血压
环氧合酶	阿司匹林	炎症、疼痛
胆碱酯酶	有机磷	重症肌无力、青光眼、阿尔茨海默病

2. 受体(receptors)

受体是指能与细胞外专一信号分子(配体)结合并引起细胞功能变化的生物大分子,是一类介导细胞信号转导的功能性蛋白质。受体具有两方面的功能:①识别与自己特异的信号分子(配体),并且与之结合;②把识别和接受的信号准确无误地放大并传递到细胞内部,从而激活或启动一系列生物化学反应,最后导致该信号物质特定的生物效应。在生理条件下,受体与配体结合即发生分子构象变化,它不通过共价键介导,主要靠离子键、氢键、范德华力和疏水作用而相互结合,具有饱和性、高亲和性、专一性、可逆性等特性。

目前有超过 50% 的药物以受体为作用靶点,受体成为最主要和最重要的作用靶点。药物作用于受体的生理变化一般分为三个阶段:第一阶段,药物-受体复合物的形成;第二阶段,细胞内信使的形成或离子通道的开放;第三阶段,链反应中的其他成分如蛋白激酶(protein kinase)被激活。不同的受体有特异的结构和构型,随着对受体的深入研究,尤其许多受体亚型的发现,促进了受体激动剂和拮抗剂的发展,寻找特异性作用某一受体亚型的药物,可提高其选择性和活性。如作用于肾上腺素 α 和 β 受体及其亚型的激动剂和拮抗剂是治疗心血管系统疾病的常用药物;组胺 H_1 受体、H_2 受体阻滞剂分别能治疗变态反应和胃及十二指肠溃疡。与受体有关的药物实例见表 1-2。

表 1-2　与受体有关的药物实例

受　体	激动或拮抗	药　物	治疗疾病
M 型乙酰胆碱受体	激动	氯贝胆碱	胃、肠道痉挛
M 型乙酰胆碱受体	拮抗	异丙基阿托品	支气管哮喘
肾上腺素能受体 β_1	拮抗	阿替洛尔	心律失常
肾上腺素能受体 α_2	激动	可乐定	高血压
肾上腺素能受体 β_1/β_2	拮抗	普萘洛尔	心律失常
血管紧张素受体 AT_1	拮抗	氯沙坦	高血压
组胺 H_1 受体	拮抗	氯苯那敏	变态反应
组胺 H_2 受体	拮抗	雷尼替丁	胃、肠道溃疡

3. 离子通道(ion channel)

离子通道是机体的神经、肌肉、腺体等各种组织细胞膜上的基本兴奋单元,它们产生和传导电信号,具有重要的生理功能。通道的开放或关闭影响细胞内、外无机离子的转运,能迅速改变细胞功能,引起神经兴奋、心血管收缩或腺体分泌。

主要的离子通道有 Ca^{2+}、K^+、Na^+ 及 Cl^- 通道,调节细胞膜内、外无机离子的分布。离子通道对实现细胞各种功能具有重要意义,参与调节多种生理功能。有些药物通过激活受体调控离子通道,例如激活 N 胆碱受体可引起 Na^+ 通道开放,激活 GABA 受体可引起 Cl^- 通道开放,激活 α 肾上腺素受体可引起 Ca^{2+} 通道开放等。有些药物的直接作用靶点就是离子通道,药物通过改变离子通道的构象使通道开放或关闭。例如作用于 K^+ 通道的抗心律失常药奎尼丁;作用于 Ca^{2+} 通道的治疗高血压、心绞痛的药物硝苯地平、氨氯地平;作用于 K^+ 通道的药物胺碘酮等。由于生物物理学和分子生物学的迅速发展,新的研究技术包括膜片钳技术、分子克隆技术及基因突变技术等的广泛应用,人们开始从分子水平来解释离子通道的孔道特性、动力学过程及其与功能的关系以及功能的表达和调节等。

4. 核酸(nucleic acid)

核酸是 DNA 和 RNA 的总称,是生物体内遗传信息储存与传递的一个重要载体,在生物功能的调控上发挥着极其重要的作用。核酸类创新药物研发靶点丰富、特异性强,能够从源头对疾病进行干预,在遗传疾病、肿瘤、病毒感染疾病等的治疗上有广阔的应用前景。

2018 年第一个 siRNA 药物帕蒂西兰(patisiran)获批上市,用于遗传性甲状腺素介导的淀粉样变性的多发性神经病的治疗。随着 COVID 疫情爆发,利用病毒的基因序列而不是病毒本身开发的 mRNA 疫苗,具有感染风险低、研发周期短、可快速应对病毒变异、免疫原性强、不需要佐剂以及易于批量生成等优点,引起全世界关注。与传统的小分子药物和抗体药物相比,核酸药物可以从根本上调控致病基因的表达,在分子水平上治愈疾病,具有设计简便、研发周期短、靶向特异性强、治疗领域广泛和长效性等明显优势,是当今医药研发中最具发展前景的领域之一。

新药研发存在周期长、费用高和成功率低等特点,据统计,研发一个新药从靶标确定到药物上市的平均周期为 12～24 年,平均费用为 10～20 亿美元,平均需要筛选 1 万个化合物,涉及许多学科的交叉工作。因此,新药研发是一个高风险、高投入,同时也是高收益的漫长的系统工程。

第三节　药物的名称
Names of Drugs

药品的名称是药品标准化、规范化必不可少的主要内容之一,也是药品质量标准的重要组成部分。化学药物的名称通常有通用名、化学名、商品名三种。

1. 通用名

通用名是一种国际非专利药品名称,简称 INN(International Nonproprietary Names for Pharmaceutical Substances),是世界卫生组织(World Health Organization,WHO)给每种药品的一个官方的非专利性名称。WHO 在 1953 年公布了第一批国际通用药名,INN 是新药开发者在新药申请时向政府主管部门提出的正式名称,不能取得专利及行政保护。是任何该产品的生产者都可以使用的名称,也是文献、教材、资料及在药品说明书中标明的有效成分的名称,在复方制剂中只能作为复方组分的使用名称。在 INN 中,具有相似药物作用的药物都有共同的词干、词头或词尾,表明它们是同类药物,给使用者记忆和使用带来了方便。为贯彻上述原则,WHO 制订了一批词干,到目前为止,已公布的常用词干有百余种,如"Cef-"为头孢菌素类抗生素的词干,译作头孢;"-tidine"为 H_2 受体拮抗剂的词干,译作替丁;"-methasone"为皮质激素类药物的词干,译作米松。INN 名称已被世界各国采用,有利于世界范围医药领域的信息交流。

我国药典委员会根据 INN,结合具体情况编写了中国药品通用名称(Chinese Approved Drug Names,CADN),成为中国药品命名的依据。药物的中文译名是根据英文名称、药品性质和化学结构及药理作用等特点,采用音译为主、意译、音意合译或其他译名,尽量与英文名称对应。中文名尽可能不多于 5～6 个字。

2. 化学名

化学名是根据药物的化学结构式进行的命名,反映了药物的本质,具有规律性、系统性、准确性,其英文化学名是国际通用名称。一个化学名只对应一个化学结构,在新药报批和药品说明书中都须注明其化学名,以免误解和混淆。

药物英文名所采用的系统命名是以美国化学文摘(Chemical Abstracts,CA)或国际纯粹和应用化学联合会(International Union Pure and Applied Chemistry,IUPAC)为依据的。中文化学名的命名可参考国际纯粹和应用化学联合会公布的有机化学命名法和中国化学会公布的有机化学命名原则,形成《中华人民共和国药典》收载药品的中文化学名。化学名命名方法以药物一个母核为基本结构,然后连上取代基或官能团的位置和名称,并按照规定顺序注明取代基或官能团的序号,对于手性化合物须注明其立体构型。其中取代基排列先后顺序,英文命名和中文命名有所区别。英文化学名中基团按照首字母的英文顺序排列;而中文化学名是按照小的原子或基团在先,大的在后的规定顺序进行排列。例如阿莫西林(amoxicillin)的结构和命名如下:

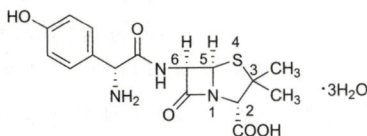

化学名为(2S,5R,6R)-3,3-二甲基-6-[(R)-(-)-2-氨基-2-(4-羟基苯基)乙酰氨基]-7-氧代-4-硫杂-1-氮杂双环[3.2.0]庚烷-2-甲酸三水合物,英文名为(2S,5R,6R)-6-[[(R)-(-)-2-amino-2-(4-hydroxyphenyl)acetyl]amino]-3,3-dimethyl-7-oxo-4-thia-1-azabicyclo[3.2.0]heptane-2-carboxylic acid trihydrate。

3. 商品名

药品的商品名是指经国家药品监督管理部门批准的特定企业使用的该药品专用商品名称,有专利性,受法律和行政保护,不得仿用。药品商品名称应当符合《药品商品名称命名原则》的规定,不得有夸大宣传、暗示疗效作用,并得到国家药品监督管理局批准后方可使用。药物商品名是药品生产企业为了树立自己的品牌,给自己的产品注册的商品名,同一个药品可以有多个不同的商品名,如苯磺酸氨氯地平(通用名)是钙离子拮抗剂,由不同药厂生产,其商品名分别为络活喜、安内真、得恩德等。商品名不只包含某种药物的主要活性成分,还包括其他成分、辅料的内容。含有同一种活性成分,但辅料剂量和剂型不同,可有多个不同的商品名。药物商品名是每个国家都认可的上市药物名称,药品通用名称不得作为药品商标名使用。

第四节 药物纯度和质量标准
Purity and Quality Standards of Drugs

药物是对疾病起预防、治疗、诊断作用的化学物质,其质量的优劣和人们的身体健康密切相关。"安全有效、质量可控"是药品研发和评价必须遵循的基本原则。药物的质量与质量标准的制定是药物研究与开发的主要内容之一,评价药物质量应主要考虑以下两个方面。

1. 药物的疗效与不良反应

药物的质量首先取决于药物自身的疗效和不良反应,即药物的有效性和安全性。一个药物如果疗效差,达不到治病防病的目的,就没有临床应用价值;而一个药物即使疗效很好,但如果副作用或毒性很大,也不可用于临床。因此要求药物在治疗剂量范围内,不产生严重的毒性反应,不产生或较少产生副作用。

2. 药物的纯度

反映药物质量的另一个重要标志就是药物的纯度即有效成分的含量,药物中存在的杂质会直接影响药物的疗效并可能导致不良反应的产生。因此,药物质量标准中有两个重要的指征:一是药物的纯度;二是药物的杂质限度。

药物的纯度是指药物的纯净程度,体现了药物中杂质的限度,也称为药用纯度或药用规格。在药物的研究、生产、供应和临床使用等方面,必须保证药物的纯度,才能保证药物的有效性和安全性。通常可从药物的结构、外观性状、理化常数、杂质检查和含量测定等方面(作为一个有联系的整体)来表征和评定药物的纯度。药物的纯度要求与化学品及试剂的纯度要求不同,药物的纯度必须以保证药物疗效和不危害机体健康为前提;而化学品的纯度,通常只考虑杂质的存在可能影响其使用范围和使用目的,而不考虑这些杂质对机体健康的作用,其杂质限量只是从可能引起的化学变化上的影响来规定。一般情况下化学品的纯度不能与临床用药的纯度互相代替。

药物的杂质是指在生产、贮存过程中引进或产生的药物以外的其他化学物质,包括由于分子手性的存在而产生的非治疗活性的光学异构体。杂质的存在不仅影响药物的纯度,还会带来非治疗活性的不良反应,不仅影响药物稳定性和疗效,有时还会引起严重的毒副作用,必须加以控制。因而质量好的药物应该是达到一定纯度且杂质的含量越少越好,但是在实际生产中考虑到完全除去杂质是否必要以及杂质存在对机体健康的影响程度,除去杂质必然增加生产成本等因素,一般情况下,在不影响药物疗效和人体健康的前提下,国家标准允许药物中存在一定限量的杂质。

药品是一种特殊的商品,药物质量的优劣直接影响人民的身体健康和生命安全。为了保证药物安全有效、质量可控,各国对药品都制定了强制执行的质量标准,即国家药品标准。《中华人民共和国药典》(简称《中国药典》)、《药品标准》和药品注册标准为我国的国家药品标准,由国家药典委员会制定,由国家卫生健康委员会、国家药品监督管理局颁布,是法定的强制性标准。

除以上两个方面外,评价药物质量还应考虑药物的晶型、生物等效性等指标。药物晶型可能会影响其在体内的溶出和吸收,进而影响药物的生物利用度、临床疗效和安全性。生物等效性(bioequivalency)是指在同样试验条件下试验制剂和对照标准制剂在药物的吸收程度和速度方面的统计学差异,用于评价两个药物对某疾病患者的效应(安全性和有效性)是否相同或相近。例如仿制药与标准药,天然药与化学药,口服药与针剂,长效药与短效药,某药低剂量与高剂量的比较需要用生物等效性方法来评价。我国现代制药业起步较晚,药品生产以仿制为主,仿制药在国内医疗市场中占据较大份额,2020年在国内药品市场上,仿制药占比高达65%。为了全面提高仿制药质量,提升我国制药行业整体水平,2016年国务院发布《关于开展仿制药质量和疗效一致性评价的意见》。开展仿制药质量和疗效一致性评价工作,对保障药品安全性和有效性,促进医药结构调整和产业升级,增强国际竞争能力,具有十分重要的意义。

学 习 小 结

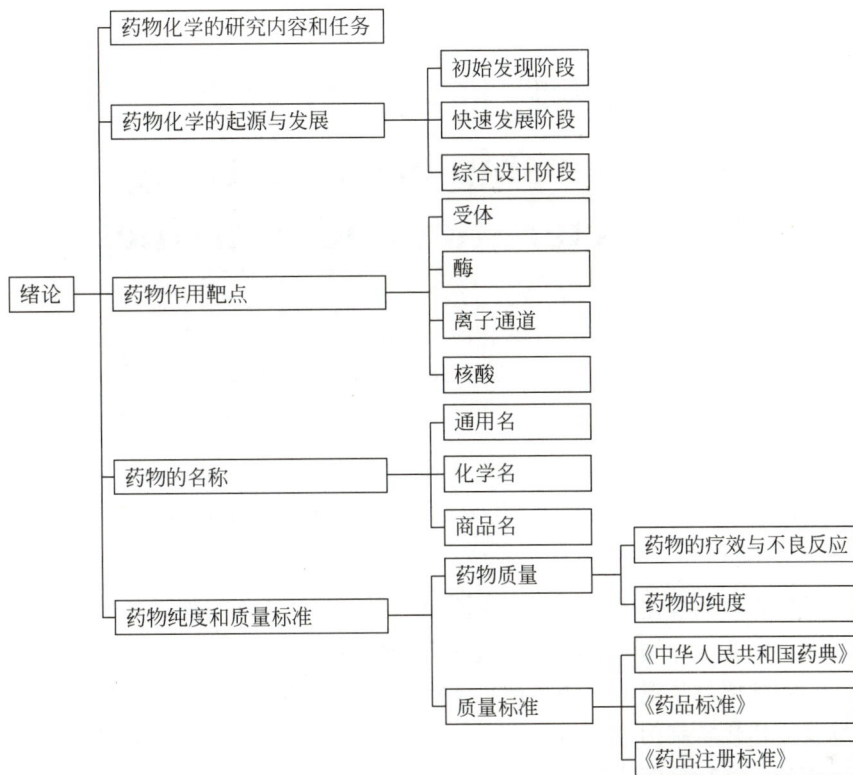

- 绪论
  - 药物化学的研究内容和任务
  - 药物化学的起源与发展
    - 初始发现阶段
    - 快速发展阶段
    - 综合设计阶段
  - 药物作用靶点
    - 受体
    - 酶
    - 离子通道
    - 核酸
  - 药物的名称
    - 通用名
    - 化学名
    - 商品名
  - 药物纯度和质量标准
    - 药物质量
      - 药物的疗效与不良反应
      - 药物的纯度
    - 质量标准
      - 《中华人民共和国药典》
      - 《药品标准》
      - 《药品注册标准》

思 考 题

1. 我国药物化学发展的主要成就有哪些？

2. 请查阅有关药物及药物化学发展的历史资料，举出三个药物研究与开发的代表性成果。

第一章习题

第一章习题答案

（严　琳、徐海伟）

第 二 章

药物特征与活性关系
Relationship between Drug Characteristics and Activities

学习目标

1. 掌握药物构效关系的基本概念及药物特征官能团与药效的关系。
2. 熟悉药物的理化性质对活性的影响及药物与受体的相互作用。
3. 了解药物的立体结构对药效的影响。

药物化学的重要内容之一是研究药物的化学结构与其生物活性之间的关系。药物的化学结构与物理环境相互作用时,决定了药物的物理化学特性,并直接影响药物分子在生物体内的吸收、分布、代谢和排泄。这些物理化学特性包括官能团的酸碱性、水溶性、分配系数、晶体结构以及立体化学结构等。因此,为了寻找更为有效的药物分子,需要了解不同官能团对分子整体物理化学特性的作用,这被称为构效关系研究。

药物在生物体内的基本过程包括吸收、转运、分布至作用部位、发挥药理作用(包括可能的副作用)以及最终排泄。分布至作用部位并且在那里达到有效浓度是药物发挥生物活性的重要因素之一,而药物的转运过程与其物理化学特性密切相关;此外,药物与作用部位内的靶标之间的相互作用也是产生药效的另一个重要因素。因此,药物发挥生物活性的主要决定因素包括药物的物理化学特性以及药物与靶标的相互作用。

第一节　基本概念
Basic Concept

构效关系是指药物的化学结构与其生理活性之间的关系,简称药物的构效关系(structure-activity relationship,SAR),是药物化学研究的中心内容。研究药物的构效关系有助于揭示药物的化学结构与其生理活性间关系的规律,便于进行合理的药物设计,以提高新药发明与发现的成功率。绝大部分的药物具有结构特异性,它们与体内特定的靶点(受体、酶、离子通道及核酸等)形成稳定的复合物,而这些作用力是通过理化性质(电性、疏水性、范德华力等)来实现的。药物分子结构的改变,会引起活性强度发生变化,也可能改变活性类型。因此,化学结构和理化性质是研究药物构效关系的两个重要方面。药物构效关系研究的发展与生物学、物理化学、数学、量子化学、分子力学、波谱学和计算机科学等相关学科的发展密不可分。

药效团（pharmacophore）是指药物分子中直接参与靶标结合并触发药理效应的关键结构特征集合，其本质是实现生物活性所必需的主体构型和电子特性组合。在讨论构效关系时，理解药效团概念对理解基团、构型和构象的变化对活性的改变是十分重要的。这些药效特征元素可以认为是配体与受体发生相互作用时的活性部位，它们可以是某些具体的原子或原子团，如 O、S、N、氨基等，也可以是某些特定的化学功能结构，如氢键的供体或受体、疏水基团、正电荷中心等。作用于不同靶标的药效团是不同的，具有不同的物理化学特征，空间距离也不同。

药物的吸收、血药浓度，是讨论药物代谢动力学和药效学的前提。药物产生药效需要特定的条件，主要体现为以下两个方面：

（1）**药物达到作用部位的有效浓度**：也称药物的动力学时相，药物必须首先通过生物膜转运，而其通过的能力由它的理化性质及其特定的分子结构决定，该因素与药物的吸收、分布及排泄等密切相关。而转运过程又受药物理化性质的影响。如口服抗疟药后，药物先通过胃肠道黏膜吸收进入血液，再透过红细胞膜，最后还要穿过疟原虫的细胞膜，才能到达作用部位，起抑制或杀灭作用。

（2）**药物与作用部位产生的相互作用**：也称为药物的药效学时相，它依赖于药物本身特定化学结构所提供的空间特征及与靶点分子产生相互作用的种类和强度，它决定着药效的高低。药物与靶点结合的方式分可逆或不可逆方式：可逆方式如药物与靶点以离子键、氢键、范德华力和疏水键等可逆结合，形成复合物；不可逆方式则是药物与靶点通过共价键不可逆结合形成复合物。药物与靶点结合形成复合物后，可以引发、改变或阻断一系列相互依赖的生理或生化反应，达到治疗目的。

第二节　药物的理化性质对活性的影响
Effect of Properties on Pharmacologic Activities

药物进入循环血液后，要分布到器官或组织细胞或细胞间质中，分布过程取决于药物的物理化学性质和组织器官的生理特征。药物要转运扩散至血液或体液，首先需要药物有一定的水溶性，另外由于药物的传输需要通过脂质的生物膜，因此还要求药物具有适当的脂溶性。固体药物口服后需要在胃中经过崩解及溶出等过程形成水溶液，然后通过生物膜进入血浆中，这个过程与药物的药代动力学性质（吸收、分布、代谢、排泄）密切相关，而药代动力学性质由药物的理化性质决定。下面重点讨论药物的亲脂性、解离度和酸碱性对药物活性的影响。

一、脂水分配系数

药物的亲脂性是指分子或其片段对脂质环境的亲和力，常用脂水分配系数（lipid-water partition coefficient，P）或 $\lg P$ 来表示，是指化合物在有机相和水相中分配达到平衡时的摩尔浓度之比（$P = C_o / C_w$），此处的 o 代表油相 oil，w 代表水相 water，常用 $\lg P$ 表示，即

$\lg P = \lg(C_\mathrm{o}/C_\mathrm{w})$。

P 的大小反映了药物的脂溶性与水溶性间的相对大小，P 越大，越易溶于脂，反之则越易溶于水。易溶于脂的物质在机体内呈现亲脂性或疏水性，而易溶于水的现象称为亲水性。在构效关系研究中，常用正辛醇作为有机相测定脂水分配系数，因为正辛醇的一端是羟基，具亲水性；另一端是烷基，具亲脂性，很好地模拟了人体内细胞膜的脂相-水相-脂相的结构，接近药物在体内的转运过程。药物的亲脂性直接影响药物的透膜性、吸收、分布、血浆蛋白的结合能力、代谢、消除和毒性。一般情况下，脂溶性增大，药物的吸收性提高，当达到最大脂溶性后，再增大脂溶性则药物的吸收性降低，其吸收性和脂溶性呈近似于抛物线的变化规律，当 P 在一个适当的范围内，才能显示出最优的药效。对于口服药物，最合适的 $\lg P$ 值在 $0 \sim 3$ 之间。化合物的 $\lg P$ 降低，药物的极性会加大，透过双脂质层的概率就降低；化合物的 $\lg P$ 增大，药物的极性会减小，水溶性就会降低。

药物官能团的改变，可以改变药物的脂溶性。当药物分子引入亲脂性基团例如烷基、卤素、芳香环、脂环及碳链时，药物的脂溶性提高，P 值增大；当引入羟基、羧基、磺酸基和巯基等亲水性基团时，脂溶性降低，水溶性增大，P 值减小。

不同药物对亲脂性要求不同。例如中枢神经类药物，由于需要透过血脑屏障，P 要适当大些。但若 $\lg P$ 过大，由于药物在人体组织中的脂相和水相间转运困难，反而不能产生理想的药效。

二、解离度及酸碱性

有机药物多为弱酸或弱碱性物质，在体液中会发生部分解离，因此药物在体液中以离子型和分子型两种形式存在，其解离度由解离常数 $\mathrm{p}K_\mathrm{a}$ 和环境的 pH 决定。通常药物以离子型发挥作用，但由于离子型药物存在水合作用，使其不易通过生物膜，因此药物要有适宜的解离度。

根据广义的酸碱理论，任何能够释放氢离子(H^+)的物质都可被定义为酸，而任何能够接受氢离子(H^+)的物质则可被定义为碱。当酸释放质子后，它会转变成相应的"共轭碱"，同样，当碱接受质子后，它会转变成相应的"共轭酸"。

$\mathrm{p}K_\mathrm{a}$ 是酸度系数 K_a 的负对数值，它是一个特定的平衡常数，代表一种酸(HA)解离氢离子的能力，也指一种酸(HA)将氢离子(即一个质子)转移至水(H_2O)中所达到的平衡状况。值得注意的是，$\mathrm{p}K_\mathrm{a}$ 是酸解离常数，所以对于碱性药物来说，应该是指其共轭酸的解离常数。根据化学平衡原理，弱酸性和弱碱性药物在解离过程中，离子和未解离的分子比例按下列公式计算：

$$\text{弱酸类：} \mathrm{p}K_\mathrm{a} = \mathrm{pH} - \lg \frac{[\mathrm{A}^-]}{[\mathrm{HA}]}$$

$$\text{弱碱类：} \mathrm{p}K_\mathrm{a} = \mathrm{pH} - \lg \frac{[\mathrm{B}]}{[\mathrm{HB}^+]}$$

式中：[HA]和[B]分别表示未解离型酸性药物和碱性药物的浓度，[A^-]和[HB^+]分别表示解离型酸性药物和碱性药物的浓度。利用上述公式，可以根据药物的 $\mathrm{p}K_\mathrm{a}$ 计算出药物在不同 pH 时药物的解离状态。药物的解离度增大，离子型浓度增高，而分子型浓度降低，药物在亲脂性组织中吸收下降；当解离度降低，离子型浓度下降，此时不利于药物的转运。不同药物有不同的适宜解离度,如弱酸性药物阿司匹林($pK_a=3.5$),在胃液($pH=1$)中 99% 不解离,易于吸收;而弱碱性药物可待因($pK_a=8$),在肠道(pH 为 7~8)中 100% 不解离,易于吸收。更典型的例子为催眠药巴比妥类药物,由于 5 位取代基不同,使其 pK_a 有差别,在体内的解离度不同,透过血脑屏障的速度和浓度也不同,因而在镇静、催眠作用的强弱及显效快慢上表现出明显的差别。

另外,一个药物分子常含有多种官能团,有些官能团会给出质子而显示酸性,有些会接受质子而显示碱性,有些既不产生质子也不接受质子而显示中性。例如,环丙沙星(ciprofloxacin)结构中既含有酸性的羧酸基团,又含有碱性的烷基仲胺和弱碱性的芳胺基团,它是一个两性分子。在近中性肠液中(pH 为 5.6~7),环丙沙星呈现内盐形式;在胃酸的条件下(pH 为 1.0~3.5),碱性的烷基仲胺会接受质子形成阳离子的盐,从而对活性、药代动力学等产生综合影响。

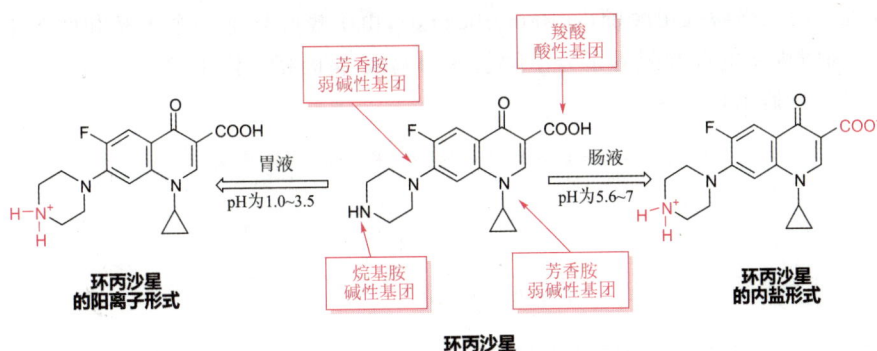

环丙沙星

第三节　药物的特征官能团与药效的关系
Relationship between Functional Groups and the Efficacy

药物各功能基团(functional groups)可使整个分子结构与理化性质发生变化,从而影响药物与受体的结合及药物在体内的吸收和转运,最终影响药效。根据不同特征,通常将药效团分为 6 种:氢键供体、氢键受体、正电荷中心、负电荷中心、疏水中心和芳香中心环。这六种类型基本上反映了药物与受体结合的方式。

通过不同基团的取代可以改变药物分子的许多参数,如分配系数、电子密度、立体环境、生物利用度和药代动力学性质,最终改善取代基与受体或酶之间直接相互作用的能力。其中,药物设计中最常引入的基团有以下几种。

1. 烷基

烷基(-R)为给电子的疏水性基团,不仅增强药物与受体的疏水结合,还可降低药物分子的解离度,增强药物对代谢的稳定性(R 体积大时)。如作用于中枢神经系统药物,为了增加药物亲脂性或延长作用时间,可以引入苯基或烷基。例如,环己巴比妥(cyclobarbital)(HA,$pK_a=8.20$)属于中时巴比妥类药物,而当巴比妥结构的氮原子上引入甲基后成为海索比妥(hexobarbital),使其不易解离(HA,$pK_a=8.40$),在生理 pH 环境下未解离的分子态占 90.91%,口服后大约 10 分钟内即可生效。

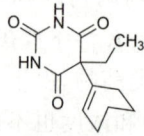
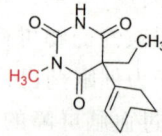

环己巴比妥　　　　**海索比妥**

此外,增加或缩短烷基链、形成支链或改变环的大小都会影响药物与靶标的结合。烷基链每增加一个—CH₂—,可导致 lg P 值增加 0.5。如果在一个烷基链的关键位置引入一个支链,将使较易改变构象的分子的构象不易改变。构象的变化能影响分子中官能团的空间位置,从而影响它与靶标的结合。

烷基的给电子效应也会影响化合物中电子的分布,从而影响其解离度,进而影响生物活性。例如在磺胺嘧啶(sulfadiazine)的嘧啶环上分别引入一个和两个甲基的磺胺甲嘧啶(sulfamerazine)和磺胺二甲嘧啶(sulfamethazine),由于嘧啶环上一个甲基和两个甲基的给电子效应,同时甲基的存在阻碍了分子间氢键和偶极-偶极相互作用,减少了分子间的缔合,从而导致解离度降低(表 2-1)。

表 2-1　磺胺嘧啶类药物的结构、pK_a 和解离度

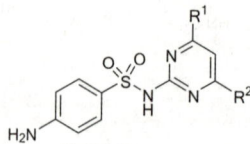

药　　物	R^1	R^2	pK_a	解离度/%(pH 5.2)
磺胺嘧啶	H	H	6.5	3.9
磺胺甲嘧啶	H	CH₃	7.1	1.4
磺胺二甲嘧啶	CH₃	CH₃	7.4	0.7

2. 卤素

卤素(—X)具有较强的电负性,会产生电性诱导效应,其疏水性及体积均随原子序数的增加而增大(氟原子例外)。卤素的引入还可增加分子的脂溶性,改变分子的电子分布,从而增强与受体的电性结合,使生物活性发生变化。如氟奋乃静(fluphenazine)由于 2 位的 CF₃ 的吸电子作用比 Cl 原子强,其安定作用比奋乃静(perphenazine)强 4～5 倍。

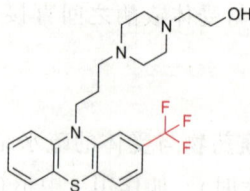
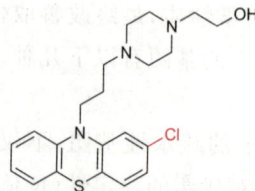

氟奋乃静　　　　**奋乃静**

3. 羟基和巯基

由于羟基(—OH)中的氧原子电负性大于碳原子,且氧原子有两对未共享电子,在脂肪链上羟基表现为吸电子的诱导效应,而芳环上的羟基由于 p-π 共轭而表现为供电子效应,使化合物的理化性质发生了较大变化。引入醇羟基或酚羟基会改变分子的分配系数,使分子的亲水性增加,从而提高其水溶性。此外,引入羟基可能会与受体发生氢键结合,增强与受体的结合力从而改变生物活性。例如,山莨菪碱(anisodamine)在 C-6 位置比阿托品(atropin)多一个羟基,导致其脂溶性降低,对中枢的作用也随之降低。

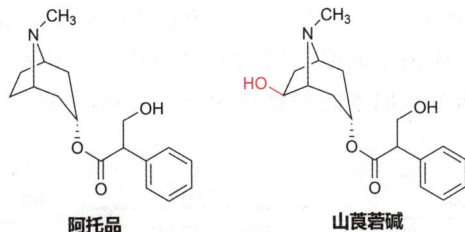

阿托品   **山莨菪碱**

巯基(—SH)与羟基相比脂溶性高,易于吸收,有亲核性,与重金属螯合成硫醇盐,可作为解毒药,如二巯基丙醇(dimercaprol)。

另外,羟基或巯基的酯化或醚化可影响其亲脂性,如吗啡(morphine)的3,6 位羟基乙酰化可得海洛因(heroin),其亲脂性增强,更易通过血脑屏障进入中枢神经系统。

4. 磺酸基和羧基

仅有磺酸基(—SO_3H)的化合物一般无生物活性,但是引入磺酸基会增加水溶性。例如,抗肿瘤药物巯嘌呤(mercaptopurine)引入磺酸基后可制成钠盐得到磺巯嘌呤钠(sulfomercaprine sodium),增加了药物的水溶性。

第二章
知识链接1

羧基(—COOH)与磺酸基类似,其解离度及水溶性比它小,成盐后可增加药物的水溶性。羧基可与受体氨基结合,提高药物的生物活性,成酯后的药物脂溶性增强,生物活性较强,同时可利用它制备前药。

5. 氨基和酰胺基

氨基(—NH_2)易与受体蛋白质的羧基结合,其氮原子又可形成氢键,表现出多种生物活性,其活性及毒性的顺序为伯胺>仲胺>叔胺。季铵类化合物水溶性大,不易透过生物膜和血脑屏障,无中枢作用,口服吸收不好。酰胺基(—$CONH_2$)存在于机体的蛋白质和多肽中,易与生物大分子形成氢键,增强与受体的结合作用。

6. 醚键

醚类(R—O—R)化合物由于分子中氧原子具有一定亲水性,碳原子具有亲脂性,使化合物易于通过生物膜,有利于药物的转运。

第四节 药物的立体结构对药效的影响
Efficacy of Stereochemical Structure

人体组织、生物膜上的蛋白质以及酶结构对配体药物有立体选择性,这就使得不同的药物立体结构可产生不同的药效。药物与靶点结合形成复合物,在立体结构上与靶点的互补性越大,其特异性越高,生物活性越强。因此,药物结构中官能团间距离、几何异构、光学异构(手性)、构象异构等因素均能影响药物与靶点的互补性,从而影响药物与靶点的结合。

一、官能团间的距离

药物分子中官能团间的距离,可影响药物与受体之间的互补性。当这些距离发生改变时,常常导致药物的活性发生改变。如在对雌激素构效关系研究时发现雌二醇(estradiol)两个氧原子间的距离与药理活性密切相关。己烯雌酚(diethylstilbestrol)是人工合成的非甾体雌激素,它的反式异构体两个氧原子间的距离与雌二醇相似,均为 1.45 nm,具有雌激素活性,而顺式异构体的两个氧原子间的距离为 0.72 nm,药理活性很低。

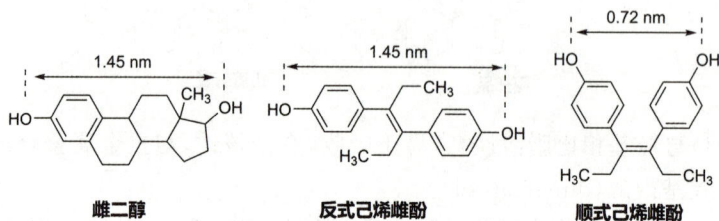

雌二醇　　　反式己烯雌酚　　　顺式己烯雌酚

二、几何异构

几何异构体是由双键或环等刚性或半刚性系统导致药物分子内旋转受到限制而产生的,它们的理化性质和生理活性都有较大的差异。如抗肿瘤药物顺铂(cisplatin),只有顺式结构有效,反式无活性。

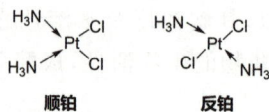

顺铂　　　反铂

三、光学异构

光学异构分子中存在手性中心,两个对映体互为实物和镜像,除旋光性不同外,其他物理性质和化学性质相同,但其生理活性则有不同的情况,如 D-(-)-异丙基肾上腺素(isoprenaline)作为支气管舒张剂,其活性比 L-(+)-异构体强 800 倍;D-(-)-肾上腺素(adrenaline)的血管收缩作用比 L-(+)-异构体强 12~20 倍;抗坏血酸的 L(+)-异构体(L-ascorbic acid)的活性为 D(-)-异构体的 20 倍。

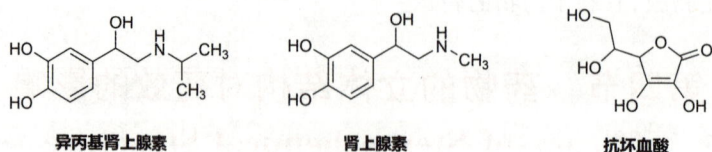

异丙基肾上腺素　　　肾上腺素　　　抗坏血酸

有的光学异构体可显示出不同类型的生物活性。如丙氧芬(propoxyphene)右旋体的镇痛作用十分明显,其强度为左旋体的 6 倍,而左旋体却具有较强的镇咳作用。又如抗精神病药扎考必利(zacopride)通过作用于 5-HT$_3$ 受体而起效的,其中(R)-异构体为 5-HT$_3$ 受体拮抗剂,(S)-异构体为 5-HT$_3$ 受体激动剂。

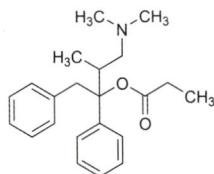

丙氧芬

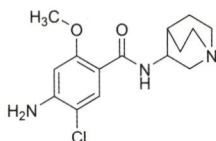

扎考必利

但也有相当数量的光学异构体表现出相同的药理活性,如(S)和(R)-氯喹(chloroquine)具有相同的抗疟活性,又如抗真菌药硫康唑(sulconazole)、抗组胺药异丙嗪(promethazine)等。

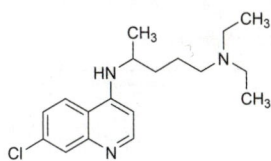

氯喹

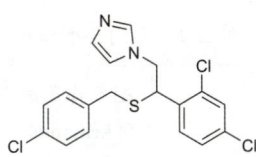

硫康唑

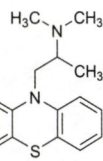

异丙嗪

四、构象异构

由分子中碳碳单键的旋转或扭曲而引起分子内各原子或原子团在空间的不同排列形式产生构象异构(conformational isomerism)。这些柔性分子可以产生无数构象异构体,并处于动态平衡状态。生物体内的受体和酶的作用部位有高度立体专一性,药物与受体相互作用时,必须考虑药物分子的构象。只有能被受体识别并与其结构互补的构象,才能产生特定的药理活性。药物分子与受体相互作用时,药物与受体互补并结合的构象,称为药效构象(pharmacophoric conformation)。药效构象不一定是药物的优势构象,不同构象异构体的生物活性也有差异。药物没有相同的骨架,但有相同的药效团,以相同的作用机制引起相同的药理或毒理效应,这是由于它们具有共同的药效构象,称为等效构象(conformational equivalence)。等效构象不仅存在于同系列化合物中,在结构差异很大甚至化学类型不同的化合物中也存在等效构象。

一些结构相似的药物,往往由于某个部位取代基的变化使化合物的构象发生了重大改变,进而影响活性强弱,甚至显示出不同的生理活性。例如经典的抗精神病药氯丙嗪(chlorpromazine)是多巴胺受体拮抗剂,苯环 2 位的氯原子引起了分子的不对称性,使侧链倾斜于含氯原子的苯环方向(顺式构象),X 射线衍射测定表明氯丙嗪这一构象和多巴胺(dopamine)的构象能部分重叠。正是其构象和多巴胺有一定的构象相似性,才能和多巴胺受体更好地结合发挥效应。失去氯原子则不能保持这一构象,化合物也无抗精神病作用。

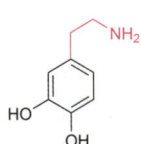

多巴胺

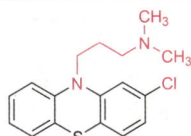

氯丙嗪

第五节　药物与靶点相互作用
Actions between Drug and Their Targets

　　生物体中的药物靶点主要分为四类：酶、受体、离子通道、核酸。药物与靶点结合的方式包括静电作用、氢键作用、范德华引力、电荷转移复合物等。其作用方式有可逆与不可逆两种，在大多数情况下，药物与靶点作用是可逆的，结合方式主要有氢键、范德华力等；药物与受体以共价键结合时则不可逆，药效持久。不同类型作用力及作用能见表 2-2。

表 2-2　不同类型作用力及作用能

键　型	相互作用能/（kcal/mol）	实　例
共价键	40～140	$R-\overset{O}{\overset{\|\|}{C}}-\overset{H}{\underset{}{N}}-$受体
加强的离子键	10	$H-\overset{H^+}{\underset{H}{N}}-H\cdots O=\overset{O}{C}-R$
离子键	5	$R_4N^+\cdots I^-$
离子-偶极	1～7	$R_4N^+\cdots :NR_3$
偶极-偶极	1～7	$O=C\cdots :NR_3$
氢键	1～7	$C=O\cdots H-O-$
电荷转移	1～7	$\equiv C\cdots HO^-$
疏水键	1	$R-CH_2-CH_2-\text{(苯基)}$
范德华力	0.5～1	$\equiv C\cdots C\equiv$

注：1 kcal＝4.18 kJ

　　药物与靶点的结合主要有以下几种键合方式：

　　共价键（covalent bond）：两个或多个原子通过共用电子对而产生的一种化学键称为共价键，成键的两个原子一个来自配体，一个来自受体，共享一对电子。共价键的结合力属于不可逆的结合力，其形成后，结合物相当稳定，需外加很高的能量或用一种与药物能够形成更加稳定的化合物才能使结合物复原。例如 β-内酰胺类抗生素药物、烷化剂类抗肿瘤药物都是通过与受体形成共价键来发挥作用的。

氢键（hydrogen bond）：氢原子与电负性大的原子 X（如 O、N、S）以共价键结合，若与电负性大、半径小的原子 Y（N、O、F 等）接近，在 X 与 Y 之间以氢为媒介，生成 X-H···Y 形式的一种特殊的分子间或分子内相互作用，称为氢键。氢键的键能约为共价键的 1/10，对理化性质和与靶点相互间的结合影响较大。药物与水形成氢键，药物的水溶性增强；药物分子内或分子间形成氢键，可增强它在非极性溶剂中的溶解度。药物与生物大分子通过氢键相互作用的例子如磺酰胺类利尿药，它通过氢键和碳酸酐酶结合，结合位点与碳酸和碳酸酐酶的结合位点相同。

疏水键（water-repellence bond）：水分子与药物非极性分子结构的外周进行有秩序的排列，药物亲脂部分与靶点亲脂部分相互接近，稳定了两个非极性部分的结合，称为疏水键。在机体内部，这种结合对药物的非极性部分与靶点的结合起重要作用，并加强范德华力。多数药物分子中的烷基、苯基等非极性基团均易与作用靶标形成疏水键。

范德华力（van der Waals force）：范德华力是存在于分子间的一种吸引力，它比化学键弱得多，是所有键合作用中最弱的一种，但非常普遍。包括色散力、取向力、诱导力，是指当两个原子核之间的距离为 0.4～0.6 nm 时，其中一个原子核对另一个原子核的外围电子产生吸引作用。一般来说，某物质的范德华力越大，则它的熔点、沸点就越高。

离子-偶极键（ionic-dipole bond）及偶极-偶极作用（dipole-dipole interaction）：在药物分子中，当碳原子和其他电负性较大的原子，如 N、O、S、卤素等成键时，由于电负性较大原子的诱导作用使得电荷分布不均匀，导致电子的不对称分布，形成偶极。该偶极与另一个带电离子形成相互吸引的作用，称为"离子-偶极键"；如果和另一个偶极产生相互静电作用，则称为"偶极-偶极作用"。离子-偶极、偶极-偶极相互作用的例子通常见于羰基类化合物，本质是电性的相互作用，如乙酰胆碱和受体的作用。

电荷转移复合物（charge transfer complex）：电荷转移复合物发生在缺电子的电子受体和富电子的电子供给体之间，当这两种分子相结合时，电子将在电子供给体和电子受体之间通过电荷转移而形成稳定化合物。这种键的键能较低，复合物相对比较稳定。电荷转移复合物的形成往往可增加药物的稳定性以及溶解度，并有利于药物与靶点的结合。电荷转移复合物的形成降低了药物与生物大分子之间相互作用的能量，例如抗疟药物氯喹可以插入到疟原虫的 DNA 碱基对中形成电荷转移复合物。

金属离子配合物（metal ion complex）：电荷密度低的金属离子与电荷密度高的配体形成的配合物。金属离子可与多个配体形成环状（四、五、六元环）螯合物，如抗肿瘤药物中铂的配合物。

药物与靶点结合时，根据药物的结构不同，往往存在多种键合方式。多数情况同时存在几种键合形式，并形成可逆性复合物。以神经递质乙酰胆碱与乙酰胆酯酶的键合为例，在氧和靶点的羟基间有氢键，季铵离子与靶点解离的羧基为离子键，亚乙基与酶之间有疏水键，乙酰基上的甲基、氮上的二个甲基与酶之间有范德华力（图 2-1）。

某些药物与靶点以共价键结合时为不可逆结合。许多抗感染药物是与微生物的酶以共价键结合，产生不可逆的抑制作用，从而发挥其高效和持续的治疗作用。如青霉素（penicillin）的抗菌作用就是由于它能和细菌细胞壁生物合成的转肽酶生成共价键。该药物

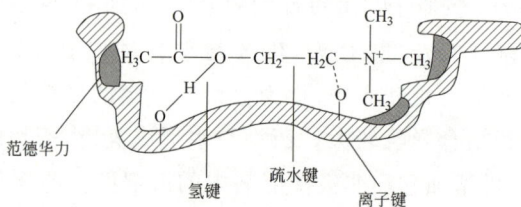

图 2-1　乙酰胆碱与乙酰胆碱酯酶的结合

一旦定位于转肽酶的基质结合部位,此酶就能打开青霉素 β-内酰胺环上有高度反应活性的内酰胺环而使转肽酶失活(图 2-2)。

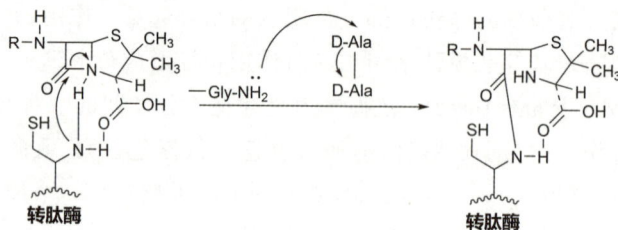

图 2-2　青霉素酰化作用示意图

　　某些具有亲电基的药物,如抗肿瘤药中的生物烷化剂能与 DNA 形成共价键结合而发挥作用(图 2-3)。

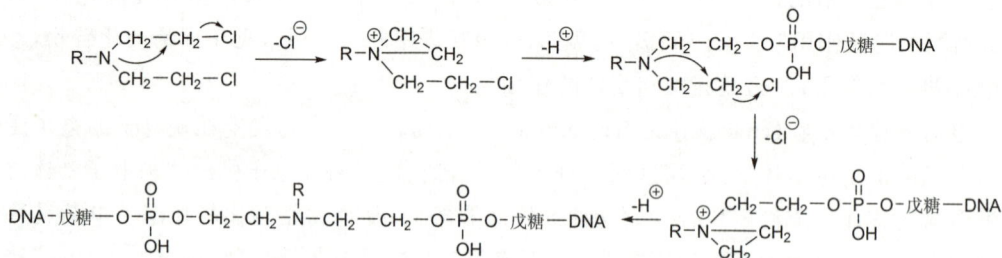

图 2-3　烷化剂和 DNA 双螺旋碱基间的共价键结合

　　药物分子中电荷分布是不均一的,如电荷分布正好与靶点的分布相适应,则使药物与靶点形成复合物而产生活性。如局部麻醉药普鲁卡因(procaine)是通过羰基的偶极与受体通过偶极作用力结合,普鲁卡因结构中的对位取代基为氨基,氨基的给电子效应可增强药物分子的偶极,因此与受体间的偶极作用力增强,使活性增强并延长了作用时间。而硝基卡因则因硝基的吸电子效应降低药物分子的偶极,也由此减弱了与受体间的偶极作用力,因此硝基卡因没有麻醉活性。

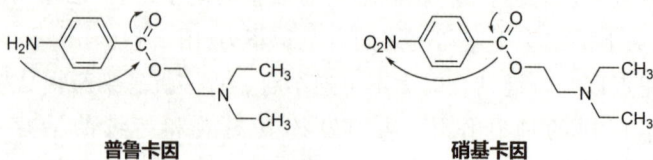

普鲁卡因　　　　　　硝基卡因

学 习 小 结

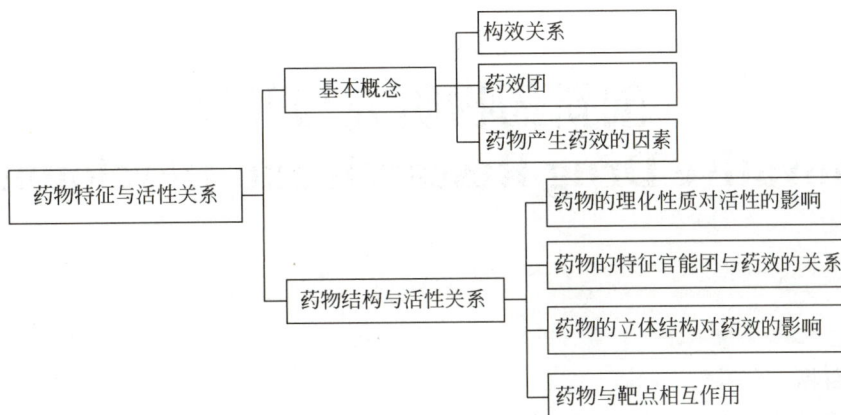

思 考 题

1. 药物为什么要具有适当的脂水分配系数？
2. 药物为什么要具有适当的解离度？

第二章习题   第二章习题答案

（钱　海、孙　华）

第 三 章

创新药物研究与开发
Innovative Drug Research and Development

学习目标

1. 掌握药物代谢的基本原理、药物作用生物靶点的选择和确定方法。

2. 熟悉先导化合物的来源、先导化合物的选择及结构优化的基本方法、药物设计的基本原理和方法。

3. 了解药物研发的主要过程及每个阶段主要研究内容。

第一节　先导化合物的发现和优化
Discovery and Optimization of Lead Compounds

先导化合物(lead compound)又称原形物(prototype compound),是通过各种方法或手段确定的具有某种生物活性的化学结构,但会存在一些其他不合适的性质,如较高毒性、其他生物活性、较差的溶解度或药物代谢等问题。在新药的研发过程中,先导化合物的发现是关键的一步,也是新药研究的一个必备条件。随着对疾病产生机制和药物作用靶点三维空间结构认识的不断深入,先导化合物的发现也由偶然、意外发现,向大量筛选、有针对性的发现转变。一般是通过计算机辅助药物设计、人工智能辅助药物设计等现代手段,设计、发现并优化药效团模型,再对先导化合物进行结构改造或修饰,以确定其与药理活性有关的基本骨架,然后通过电子等排原理、前药原理等进行化学修饰,并通过系统的构效关系或定量构效关系研究,达到改善药动学或药效学性质的目的,使之发展为理想的药物。

一、先导化合物的主要来源

新药开发的基本途径是首先确定药物所治疗的疾病,了解其发病机制并确定药物作用靶标,继而寻找作用于该靶标的先导化合物。先导化合物未必是可实用的药物,可能存在活性不强、作用特异性低、药代动力学性质不合理或毒性较大等缺点,不能直接药用,但可作为新的结构类型和新的线索物质,进行结构改造或修饰,即先导物的优化。近年来随着对代谢物、酶、受体的结构以及疾病生物化学机制研究的不断深入,许多合理有效的先导化合物的发现方法被采用。

先导化合物的发现有以下几种方法：

1. 通过筛选天然产物获得先导化合物

天然产物包括由动物、植物、海洋生物和微生物产生的生物二次代谢产物及生物体内源性生理活性化合物。天然产物具有丰富的化学多样性，可能包含许多具有生物活性的化合物，这些化合物可能成为新药的候选者。在药物发展史上，天然产物提供了最早的先导化合物资源，当今的大部分药物要么直接来源于天然产物，要么以天然产物为先导化合物经过结构修饰得到。植物是天然产物的丰富来源，通过提取植物的不同部位，可以发现具有潜在药物活性的先导化合物。例如，从罂粟中提取分离出具有良好镇痛作用的吗啡（morphine）；从颠茄中提取出具有解痉作用的阿托品（atropine）；从南美洲古柯树叶中提取分离出具有麻醉作用的可卡因（cocaine），后经改造得到局麻药普鲁卡因（procaine）；抗癌药物紫杉醇（paclitaxel）、长春碱（vinblastine）、喜树碱（camptothecin）等都来源于植物提取物。生物次级代谢产物（secondary metabolites），是生物体为了自我保护和物种繁衍而生成的具有防御性或引诱性的物质，常表现出较高的药理活性。需要注意的是，这些生物活性物质的产生是生物自身生长和生存的需要，并非是为了防治人类疾病，它们可能因为作用的特异性不高，药代动力学性质不合理或毒副作用强而不能直接药用，但却是研制新药的优良先导化合物。例如，从真菌中分离出的 HMG-CoA 还原酶抑制剂洛伐他汀（lovastatin），从真菌中分离出的用于抑制器官移植排斥反应的免疫抑制剂环孢菌素 A（cyclosporine A），大环内酯类抗生素红霉素（erythromycin）和 β-内酰胺衍生物等都来源于次级代谢产物。海洋是一个广阔的领域，其中包含许多未知的生物和化合物。通过筛选海洋生物及其代谢产物，可以发现具有抗肿瘤、抗菌、抗炎等生物活性的先导化合物。

2. 通过活性内源性物质获得先导化合物

人体是一个统一整体，体内受体和内源性活性物质相互作用，保持机体处于一种自我调节的平衡状态。机体由细胞组成，细胞的活动受外部信号控制，外部信号传导到细胞内部，引起细胞内的一系列反应，这一过程称为信号传导（signal transduction）。信号传导途径发生差异所导致的平衡失调是产生疾病的生理基础。

细胞间的信号传导由神经系统和内分泌系统统一调节。神经系统的神经介质或神经递质主要有胆碱类，如乙酰胆碱；单胺类，如儿茶酚胺（包括去甲肾上腺素、肾上腺素、多巴胺等）、5-羟色胺、组胺等；氨基酸类，如 γ-氨基丁酸、甘氨酸、谷氨酸等；多肽类，如缓激肽、脑啡肽等。内分泌系统分泌甾体激素如皮质激素、性激素，以及多肽类激素如各种促激素、催产素、胰岛素、甲状腺素等。上述存在于人体内起调节机体、维持生命作用的重要物质统称为内源性活性物质。对内源性活性物质进行药物设计主要包括：一是以信号分子作为治疗药物设计的靶点，或以内源性活性物质为先导物进行研究；二是对疾病机理进行基础性研究以求发现新的药物作用靶点。

例如，由松果体生物合成和分泌的内源性激素褪黑激素（melatonin）的主要生理作用是调节人体昼夜节律（circadian rhythms）。褪黑激素受体有 MT_1、MT_2 和 MT_3 三种亚型。MT_1 亚型被认为是介导褪黑激素调控昼夜节律的主要亚型，MT_2 受体激动剂显示有抗抑郁活性。以褪黑素为先导化合物开发出的阿戈美拉丁（agomelatine），是强效褪黑激素受体激动剂，具有抗抑郁活性。

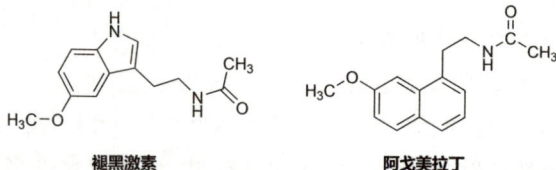

褪黑激素   阿戈美拉丁

3. 通过系统筛选法获得先导化合物

随着生命科学和信息技术的飞速发展,系统筛选法在药物发现中发挥着越来越重要的作用。这种方法可以对大量的化合物进行快速、高效的筛选,从而发现具有潜在药物活性的先导化合物。先导化合物的系统筛选是一个涉及多个学科和技术的复杂过程。在这个过程中,分子生物学(molecular biology)、组合化学(combinatorial chemistry)和高通量筛选(high throughput screening,HTS)等学科和技术发挥了关键作用,这些技术相互配合,形成一种关联配合的模式。

分子生物学技术主要用于确定药物作用的生物靶点,以及在分子水平上研究化合物与靶点的作用机制。通过分子生物学技术,可以深入了解药物的作用机制,从而为新药设计和筛选提供理论依据。

组合化学是一门将化学合成、组合理论、计算机辅助设计及自动化技术结合于一体的新技术。组合化学作为一类化学合成方法,所实行的化学反应与传统的有机合成没有本质区别,但策略不同。传统合成方法每次只合成一个化合物,而组合化学同时进行多个相同类型的反应,制备出多样性的群集分子,形成化合物库,并同时用这些化合物进行群集筛选。组合化学技术的出现丰富了化合物结构的多样性,大大加速了化合物的合成与筛选速度。

高通量筛选技术,即用自动化方法在短时间内评价众多化合物的活性,具有微量、快速、灵敏和准确等特点,不仅可以大幅降低人力和物力成本,而且缩短了研发周期。用高通量筛选方法发现先导化合物,通常组合库中化合物的数量大约为 5 万~20 万个,这样大的数量是为了确保化学结构有足够的多样性,并有较高的概率找到对生物靶标有活性的分子,这样的化合物库称作普筛库(general screening library)。当先导化合物确定后,为了探索结构-活性关系,而建立另一种组合库,称作目标库(target library)。这两种组合库可对一种或多种受体靶点进行高通量筛选,筛选入围的化合物,确定其结合力、作用强度、选择性和功能活性,进行定向库(focused library)设计,以提高作用强度、选择性和改善吸收、分布、代谢、排泄等药代动力学性质,以便最终获得可进一步开发的一个或数个候选化合物。整个过程见图 3-1。

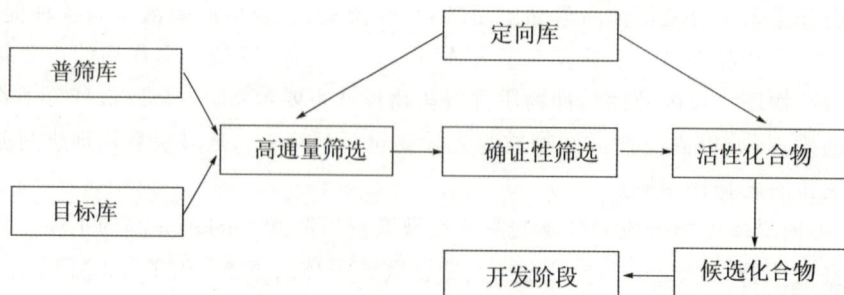

图 3-1　化合物库在研制新药中的作用

上述三种方法并相互关联、配合使用。基于分子生物学的研究结果,可以指导高通量筛选和组合化学的方向,而高通量筛选和组合化学的结果又可以为分子生物学研究提供更多证据和线索。

4. 以现有药物作为先导化合物

对现有药物进行结构改造和修饰,可改善药物吸收、延长作用时间、提高活性、减小剂量、降低毒副作用,甚至发现其他类型药理活性。比如喹诺酮类抗菌药物诺氟沙星(norfloxacin)的亚砜类电子等排体氟司喹南(flosequinan)几乎无抗菌活性,但却有较强的血管扩张作用,可作强心药。

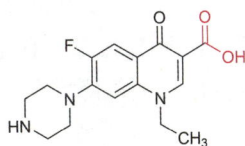 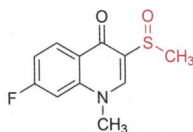

诺氟沙星　　　　　　　　　　氟司喹南

创新仿制药(me-too 或 me-better 药物)也是一类新的先导化合物。如西咪替丁(cimetidine)的模仿药物雷尼替丁(ranitidine)、尼扎替丁(nizatidine)、法莫替丁(famotidine)等活性比西咪替丁大大增加,而它们的研发费用却远低于西咪替丁。

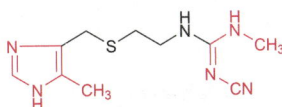 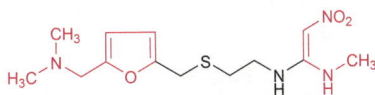

西咪替丁　　　　　　　　　　　　雷尼替丁

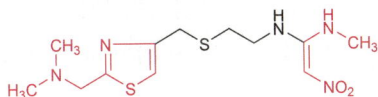 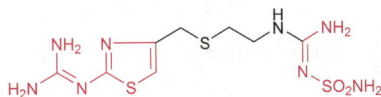

尼扎替丁　　　　　　　　　　　　法莫替丁

5. 以药物代谢产物作为先导化合物

药物进入体内后发生的代谢过程实质上是药物在体内发生的生物化学转化过程。大部分药物在体内代谢失活、排出体外,但有些药物却发生代谢活化或产生其他新的作用,转化为活性保留、毒副作用小的代谢物,这样的代谢产物可作为新的先导化合物。

乙酰苯胺(acetanilide)又称退热冰,1886 年就已用于临床,退热作用良好,但毒性较大,长期服用可导致贫血,因此被淘汰。苯胺的体内代谢产物对氨基酚,也具有解热镇痛作用,但毒性仍较大。将对乙酰氨基酚的酚羟基乙醚化即得到非那西丁(phenacetin),发现其解热镇痛作用增强,因而被广泛应用于临床。但随着该药的大量应用,发现它对肾脏及膀胱肌有致癌作用,对血红蛋白与视网膜也有毒性,因此各国相继废除使用。1948 年,Brodie 发现非那西丁的代谢产物对乙酰氨基酚(paracetamol)的毒性及副作用都相对较低,后开发上市。对乙酰氨基酚是目前苯胺类临床使用的主要品种。

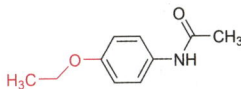 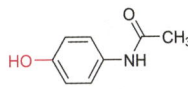

乙酰苯胺　　　　　　　非那西丁　　　　　　对乙酰氨基酚

6. 通过药物的副作用发现先导化合物

临床上使用的药物在针对靶点作用的同时,往往也会与其他组织和细胞中的多种受体、酶或生物大分子发生反应,产生副作用。利用药物的副作用开发药物,也是发现先导化合物的一条重要途径。

磺胺异噻唑(sulfasomizole)最初被用于治疗伤寒病,患者在大剂量使用时发生过死亡事件,研究表明是由于它刺激了胰腺的胰岛细胞分泌胰岛素,导致急性和持续性的血糖降低。随后临床又发现氨磺丁脲(carbutamide)的降血糖作用强于磺胺异噻唑,并将其开发为治疗糖尿病的药物。对磺酰脲化合物构效关系的研究,表明芳香环上需要一个取代基,但可不必是氨基,脲基氮上用烷基或环烷基取代对活性有益,于是发现了甲苯磺丁脲(tolbutamide)、格列吡嗪(glipizide)、格列齐特(gliclazide)等降糖药。

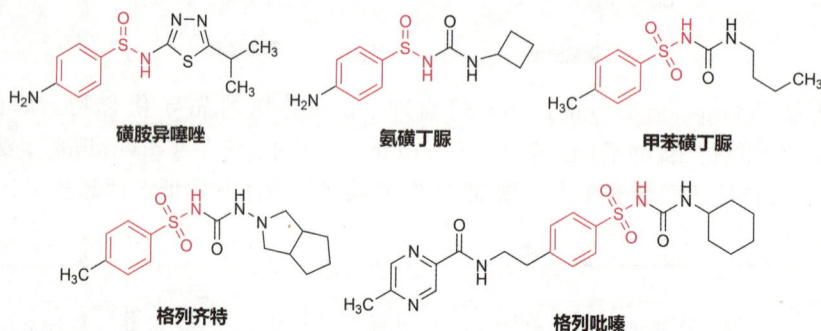

在使用异烟肼(isoniazid)和异丙烟肼(iproniazid)治疗结核病的过程中,发现服用异丙烟肼的患者情绪提高,而未见于服用异烟肼者。研究其机理,发现异丙烟肼可抑制单胺氧化酶(MAO)。进而发现反苯环丙胺(tranylcypromine)和司来吉兰(selegiline)等抗抑郁药。

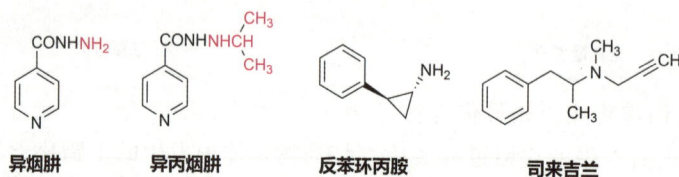

二、先导化合物的优化

先导化合物优化是研究和开发新药的重要环节。由于先导化合物只提供一种新作用的结构类型,往往因作用强度弱、药代性质不合理、不良作用较高等缺点不能直接临床使用,需要对该先导化合物进行化学结构改造或修饰,以优化出具有良好的药效、合理的药代和最低的毒副作用的新化学实体。先导化合物的优化有以下几种途径。

(一)生物电子等排

电子等排体(isosteres)的概念最早是由物理学家 Langmuir 于 1919 年提出来的。经典的电子等排是指原子或基团具有相同的价键及相似的理化性质。利用经典的电子等排概念进行一价原子或基团变换设计新药的成功例子很多,例如口服降血糖药氨磺丁脲的氨基被电子等排体甲基和氯分别置换为甲苯磺丁脲和氯磺丙脲(chlorpropamide),由于延长了生物半衰期,成为长效口服降糖药,毒性也相应降低。电子等排概念在药物化学研究中应用非常广泛,但经典的电子等排不能完全包括和解释同类药物间的构效关系,Friedman 提出生物电子等排(bioisosterism),更加扩大了电子等排的内容。生物电子等排学说认为,具有相似的物理及化学性质的基团或分子会产生大致相似或相反的生物活性。分子或基团的外层电子相似,或电子密度有相似分布,而且分子的形状或大小相似时,都可认为是生物电子等排体,或称作非经典的电子等排体(nonclassical isosters)。在进行生物电子等排替代时,基团的变换应考虑以下几方面:基团的大小和形状,包括键角、基团的长度和轨道杂化的相似性;电性分布,包括可极化性、诱导效应、电荷和偶极性;脂溶性、水溶性、pK_a、化学反应性和生物转化的相似性及氢键的形成能力等。这种取代的结果往往会得到相似或相反生物活性的化合物。电子等排置换引起激动作用-拮抗作用的翻转,成功的例子很多,许多抗代谢物和抗激素物质往往由生物电子等排体的置换而产生。

(二)前药设计

前药(prodrug)的概念最初由 Albert 提出,是指药物经过化学结构修饰后得到的在体外无活性或活性较小、在体内经酶或非酶的转化释放出活性药物而发挥药效的化合物。前药有两大类:一类是载体型前药,即将设计的前药选择性运输到作用部位(部位指向性药物输送,site-directed drug delivery);另一类是生物前体药物,即此前药虽能到达人体的各个部位,但是,只有在靶器官才能活化,显示生物活性(部位特异性药物释放,site-specific drug release)。

前药一般具有以下特征:①原药与载体一般以共价键连接;②前药应无活性或活性较小;③原药与载体的连接在体内经化学反应可被裂解,因而前药是可逆性或生物可逆性药物;④裂解生成的载体部分应无毒或无生理活性;⑤在前药裂解成原药时,应有足够快的反应动力学,以保证在作用部位生成原药并达到有效浓度。

前药设计的中心问题是选择合适的载体,并根据人体组织中酶、受体、pH 等条件的差异,使其在靶器官释放原药。制备前药的方法很多,主要根据原药和载体的化学结构而定,可分成两类:①羧酸、醇或酚形成酯;胺类形成酰胺、亚胺、磷酰胺或 Mannich 碱;醛、酮类形成半缩或缩醛、酮;②引入偶氮基、糖苷基以及肽键与醚键。

设计和合成前药的目的,主要包括以下几个方面:

1. 改善药物的稳定性、水溶性或脂溶性

有些药物的稳定性不好,可能通过水解或氧化等途径降解。如硼酸类化合物不易纯化且稳定性差,限制其临床使用。枸橼酸伊沙佐米(ixazomib citrate)为伊沙佐米结构中硼酸与枸橼酸成酯,形成封闭的二肽硼酸酯类化合物,提高了结构的稳定性,药物接触水溶液或血浆时,会迅速水解转变为伊沙佐米活性分子。

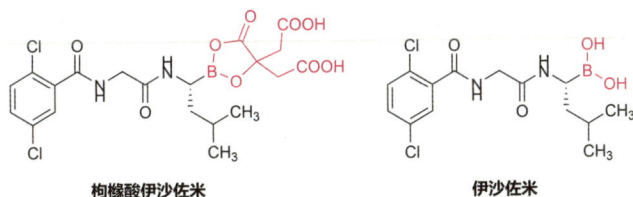

枸橼酸伊沙佐米　　　　　　伊沙佐米

抗癌药鬼臼毒素依托泊苷(etoposide)的水溶性太小,影响临床应用,通过苯环羟基生成磷酸酯,得到水溶性前药。

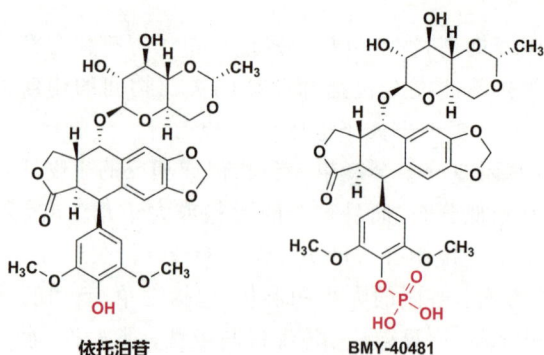

依托泊苷

BMY-40481

抗艾滋病药物齐多夫定(zidovudine)的半衰期较短,且不易渗入脑组织,用1,4-二氢-1-甲基烟酸将其糖上5-OH酯化,使脂溶性得到提高而利于渗入脑内,在体内再经酯酶催化缓慢水解释放出齐多夫定原药,延长其作用时间。

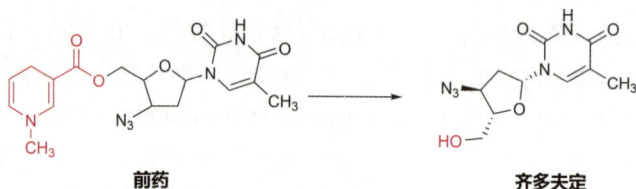

前药   **齐多夫定**

2. 改变酸碱性

阿司匹林(aspirin)即乙酰水杨酸的酸性刺激胃黏膜,羟基上的乙酰基在血浆内很容易水解,因而半衰期很短,将羧基与乙酰基改造成非酸性的原酸酯可减小对胃黏膜的刺激性,在体内水解为乙酰水杨酸而发挥药效。

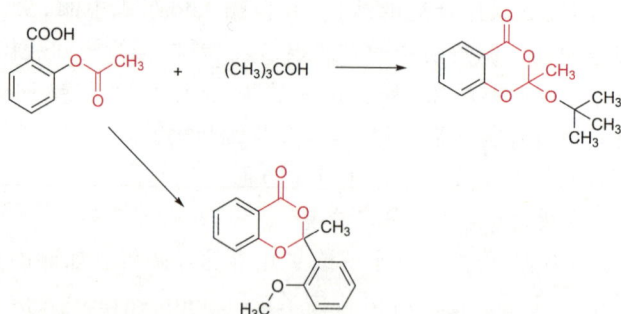

3. 延长或缩短药物的作用时间

胺碘酮(amiodarone)是抗心律失常药,但对肝脏、肾脏、肺脏有毒性,长期大剂量使用的患者曾发生死亡病例。将呋喃环上的丁基侧链改造为甲氧羰甲基,因酯键易水解,而成为短效抗心律失常药。

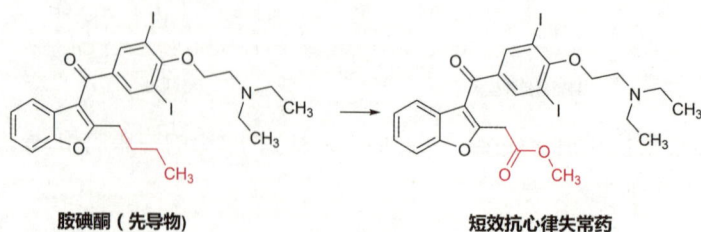

胺碘酮（先导物)   **短效抗心律失常药**

通过化学结构修饰,如将药物与长链脂肪酸结合形成酯类前药,可使其在体内缓慢释放,延长作用时间。抗精神病药氟奋乃静(flufenazine)作用时间较短(6～8小时),利用其分子中的羟基,制成氟奋乃静庚酸酯(fluphenazine enanthate)和氟奋乃静癸酸酯(fluphenazine decanoate),作用时间可达一个月左右,适用于需要长期用药及顺从性不好的精神分裂症患者。

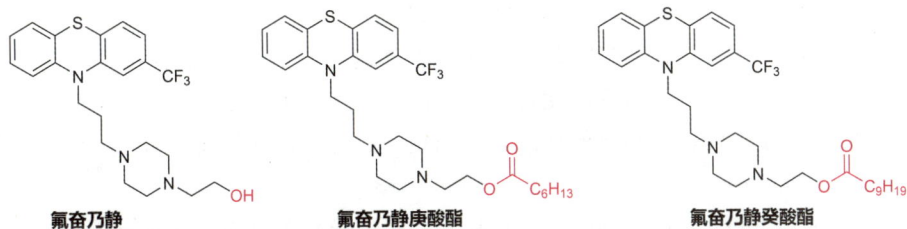

氟奋乃静　　　　氟奋乃静庚酸酯　　　　氟奋乃静癸酸酯

4. 提高药物的靶向性

药物进入人体后需经过吸收、转运、代谢等过程,为了提高药效,有时需要增加血药浓度,这往往也会增加毒副作用,因此提高药物的靶向性是降低全身副作用的方法之一。将药物制成无活性的前药,同时在进行前药设计时考虑靶标作用部位的特点,使该前药在其他组织中不被分解,只有转运到作用部位时,在特异酶的作用下,释放出原药而产生药效。这样可提高药物对靶标的选择性,增强药效并降低毒副作用。

对于需要在特定部位起作用的药物,可利用体内各器官酶系统的差异,设计靶向性的前药。设计时需要研究该部位酶的作用和药物代谢方式,使前药在特定部位酶作用下产生活性代谢物而发挥作用。如己烯雌酚(diethylstilbestro)是治疗前列腺癌的有效药物,但对男性会产生雌激素副作用。研究发现,前列腺肿瘤组织中磷酸酯酶的含量很高,利用这一特点,设计其前药己烯雌酚二磷酸酯。服用后己烯雌酚二磷酸酯容易分布到磷酸酯酶含量较高的前列腺,使肿瘤组织中的浓度高于正常组织,并经磷酸酶催化水解释放出己烯雌酚,从而增强了对前列腺肿瘤组织的选择性,降低了全身的雌激素副作用和毒性。

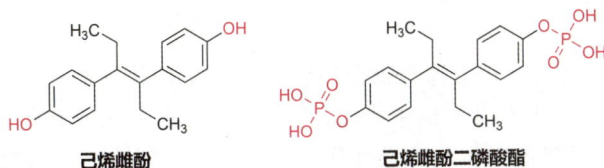

己烯雌酚　　　　　己烯雌酚二磷酸酯

另外,一些需要在结肠部位发挥作用的药物通常采取口服给药的方式,但往往因胃肠道酸碱性和酶的破坏作用,最终到达结肠部位的药物比例减少,因而影响了疗效;而且由于血液的吸收还会产生全身性的副作用。如美沙拉嗪(mesalazine,5-氨基水杨酸)是治疗溃疡性结肠炎的常用药,口服后,在小肠完全吸收,到达有效作用部位结肠的药量极少。利用5-氨基水杨酸的羧基与甘氨酸的氨基结合生成前药5-氨基水杨酰甘氨酸,小肠不易吸收,到结肠后被相应的水解酶催化水解,释放出5-氨基水杨酸,从而提高了药物的靶向性。

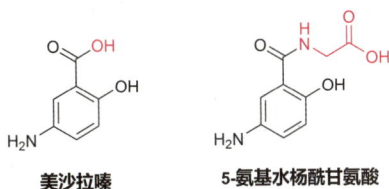

美沙拉嗪　　　　5-氨基水杨酰甘氨酸

（三）硬药与软药原理

软药(soft drug)是指一类本身有治疗效果或生物活性的化学实体,当在体内起作用后,经预料的可控制的代谢作用,转变成无活性和无毒性的化合物。软药与前药在设计原理上是完全相反的过程。设计软药的目的是药物起效后,即可经简单代谢转变成无活性和无毒性物质,因而减少了药物的毒副作用和蓄积毒性,增加了安全性和治疗指数。

软药设计时要考虑药物的代谢因素,使药物在体内产生活性后,迅速按预知的代谢方式(如酶水解等)及可控的速率,转变成无毒、无活性的代谢产物。软药缩短了药物在体内的过程,而且避免了有毒的代谢中间体的形成,是一种安全温和的新药设计方法,可减少药物蓄积的副作用。

氯筒箭毒碱(tubocurarine chloride)是第一个非去极化型肌松药,作用较强,曾广泛用作肌松药和辅助麻醉药,因毒性大,现已少用。作为麻醉辅助使用的肌肉松弛药,希望在手术开刀后即能很快代谢,避免蓄积中毒。通过构效关系研究发现,这类非去极化型肌松药物具有双季铵结构,两个季铵氮原子相隔 10～14 个原子。在此基础上设计的阿曲库铵(atracurium)是一个典型的软药。其双季铵结构间由 13 个原子的链联结,链上具有双酯结构,而且在季铵氮原子的 β 位含有强吸电子的酯基,在生理 pH 和体温下,由于季铵氮原子的 β 位上的强吸电子作用,可进行霍夫曼(Hofmann)消除,生成 N-甲基四氢罂粟碱和其他代谢物,链上的双酯也可被血浆中的酯酶水解,这种性质避免了肌肉松弛药的蓄积中毒不良反应。

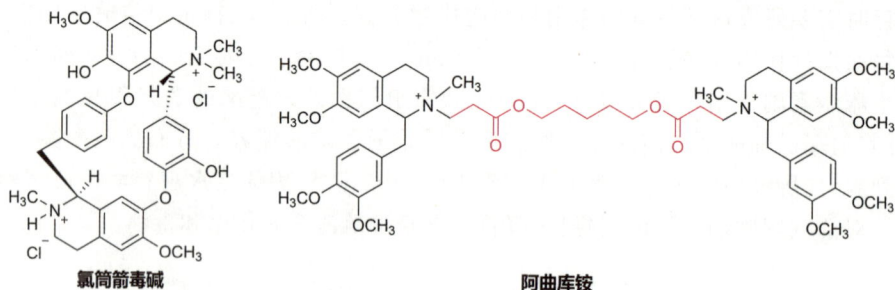

氯筒箭毒碱   **阿曲库铵**

硬药(hard drug)是指具有发挥药物作用所必需的结构特征的化合物,该化合物在生物体内不发生代谢或转化,或不易被机体代谢,或要经过多步氧化或其他反应而失活的药物。硬药设计的目的是为了避免产生某些毒性代谢产物,但由于体内酶的功能很强,实际上硬药并未取得应有的效果。硬药可能是脂溶性或水溶性很强物质,或者是分子中化学敏感的基团因位阻较大不易被代谢,以致消除半衰期比较长。

第二节　药物设计原理和方法
Basic Principles of Drug Design

药物分子设计是药物化学的重要组成部分,是目前研究与开发新药的主要手段和途径。所谓药物分子设计是通过科学的构思和理性的策略,构建具有预期药理活性的新化学体(new chemical entities,NCE)。因而,药物分子设计是科学合理地发现或发明新药的首要过程。

一、计算机辅助药物设计简介

计算机辅助药物设计（computer aided drug design，CADD）作为药物设计的一个重要辅助手段，是随着计算机技术的发展应运而生的，它在创新药物设计与开发中的应用越来越广泛。该方法利用计算机技术模拟和预测药物分子与生物大分子如受体、酶、核酸、转运蛋白和离子通道等的相互作用，在分子水平上研究配体结构与生物活性之间的关系，以指导合成新的药物或修饰已知的药物结构。计算机辅助药物设计是建立在包括量子化学（quantum chemistry）、分子力学（molecular mechanics）和分子动力学（molecular dynamics）等学科的理论计算基础上的，为新药开发提供了一种高效、精准的方法，有助于缩短新药研发周期、降低成本、提高成功率。随着技术的不断进步，CADD 在未来的新药研发中将发挥越来越重要的作用。

第三章
短视频

药物研发的主要过程包含靶点的识别与验证、先导化合物的发现及优化、临床前评价和临床研究四个过程。

（一）靶点的识别与验证

药物靶标识别的方法包括基因组学、转录组学、蛋白质组学等多种技术手段。这些方法可以从不同层面全面分析药物靶标的特点和作用机制，为药物设计提供重要信息。药物靶标预测主要依赖于生物信息学方法，如同源建模、分子对接、虚拟筛选等。这些方法可以在大规模数据中高效地筛选出具有潜在治疗作用的药物靶标，为药物研发提供有力支持。药物靶标的验证和优化主要依赖于实验方法，如基因敲除、基因表达技术、细胞和动物模型等。这些方法可以验证靶标的作用机制，为药物设计提供实验证据。药物靶标选择应考虑靶标的生物学功能、疾病关联性、特异性和成药性等多方面因素。合适的药物靶标应具有明确的作用机制、强烈的疾病关联性和良好的药物作用潜力。

（二）先导化合物的发现及优化

1. 分子对接及虚拟筛选

分子对接（molecular docking）是药物设计中的一种计算模拟技术，用于预测小分子（例如药物候选分子）与生物大分子（例如蛋白质、核酸）之间的相互作用模式和结合能力。在药物设计过程中，分子对接技术常被用来筛选具有潜在生物活性的化合物，并为优化化合物结构提供理论依据。分子对接的基本原理是通过计算两个分子间的结合自由能来评估它们之间的亲和力。结合自由能是一个热力学参数，反映了两个分子结合过程中的能量变化。在分子对接过程中，通常需要考虑分子间的范德华力、静电相互作用、氢键等非共价相互作用以及分子内部的构象能等因素。

分子对接的过程主要包括以下几个步骤：

（1）准备被研究的生物大分子和小分子的三维结构数据。

（2）选择合适的对接方法和评分函数。对接方法包括基于图形搜索的方法、基于遗传算法的方法等；评分函数用于描述分子间相互作用的能量。

（3）设定搜索空间，即确定生物大分子的活性位点区域。

（4）对小分子和生物大分子进行对接计算，得到一系列可能的结合构象。

（5）根据评分函数对结合构象进行排序，选择最优结构进行进一步的分析和优化。

分子对接技术在现代药物设计中具有广泛的应用,可以帮助研究者在大量的化合物中筛选出具有潜在生物活性的分子,为药物研发提供重要依据。同时,分子对接也可以为研究生物大分子与小分子之间的相互作用机制提供重要信息。

2. 间接药物设计与药效团建模

基于受体结构的配体设计必须了解生物大分子的三维结构。然而,对于药物开发具有重要意义的靶酶或受体往往存在于细胞膜上,如不能确定这些生物大分子的结晶和结构,在这种情况下进行药物设计即为间接药物设计。间接药物设计是指当生物大分子的空间三维结构未知时,通过计算分析,对作用于相同靶点的一系列已知相同作用机制的化合物进行比较,从而找出共同的三维结构药效构象,并确定药效基团的距离、键角和二面角、氢键作用位点和疏水作用区等,然后推导模型先导化合物,运用该模型可进行间接药物分子设计。

药效团模型法是间接药物设计的主要方法,一般包括两个方面:即药效团模型的识别以及基于药效团模型的数据库搜索。药效团模型的识别仅仅是得到药效团模型。通过药效团模型来发现新的先导化合物,这就需要采用基于药效团模型的数据库搜索。通过数据库搜索,来寻找包含特定药效团特征的化合物,这些具有特定药效团特征的化合物可能具有相应的生物活性。药效团模型法作为一种发现先导化合物的有效方法已经受到了广泛的重视和应用。

药效基团模型建立的基本步骤主要包括:

(1) 活性化合物的选择及药效特征元素的定义。收集一系列与靶点受体具有高亲和性的配体,选定药效基团特征元素(活性化合物所共有的一个原子或一组原子,这些原子或基团对化合物的活性有重要影响)。

(2) 构象分析。对该系列的每个化合物进行构象分析,得到某一能量范围内的构象。在一般的药效基团识别软件中,都会对保留的构象数有明确的限制。

(3) 分子叠合与药效团映射。将一系列的化合物构象进行叠合以得到共同的药效团模型,药效特征元素作为分子间叠合的叠合点。

(4) 药效团模型的修正。经分子叠合得到的药效团模型不一定是最优的,往往需要根据自己的经验和其他试验或计算结果对药效团模型加以修正。

(5) 基于药效团模型的数据库搜索。得到药效团模型之后,就可以利用它进行数据库搜索,从数据库中选择含有该药效团的候选分子,进而找到相应的先导化合物。基于药效团模型的数据库搜索一般包括初筛、二维子结构匹配和三维结构搜寻三个步骤,经过这些步骤获得命中分子结构。

3. 定量构效关系

药物的化学结构与生物活性间的关系称为构效关系(structure-activity relationship, SAR),它是药物化学研究的中心内容之一。定量构效关系(quantitative structure-activity relationship, QSAR)是借助于化合物的理化或结构参数,用数学模型描述有机小分子化合物(底物、抑制剂、激动剂、拮抗剂等)与生物大分子或组织(如酶、受体、核酸、细胞、组织等)之间相互作用的变化规律,也就是用数学方程来表示化合物结构特征与生物活性的关系。这些结构特征用其理化参数、分子拓扑学参数、量子化学参数或结构碎片指数表示,用数理统计学的方法进行数据回归分析,并以数学模型表达或概括量变关系,又叫2D-QSAR。这个数学模型早在1969年就由Crum-Brown和Fraser提出了,他们用简单的方程描述生物活性与其化学结构之间的函数关系：

生物活性＝f（化学结构参数）

定量构效关系研究的内容是用数学模式来表达药物的化学结构因素与特定的生物活性强度的相互关系。其目的是通过定向地改变分子的结构特征和反应性能，来提高和改善分子的生物活性，预示新设计的化合物的生物活性，寻找同源物中最佳活性化合物，并衍化出显效的新化学结构类型，推论药物与生物大分子的作用机制，力求使药物设计建立在比较合理的基础上，提高新药研发的成功率。为了实现这个目的，需要满足以下两个前提：一是定量地表达或描述整体化合物的化学结构或局部结构或某种物理化学性质，即将化合物结构参数化；另一个是定量地表达生物活性，然后再用数学方法或模型描述活性与结构间的关系。

（三）药代动力学性质与毒性预测

药物设计学中涉及药代动力学性质的内容主要包括药物在人体内的吸收、分布、代谢和排泄（ADME）过程。药物设计学的主要内容包括研究药物在体内代谢过程中涉及的关键参数，如生物利用度（bioavailability）、血浆蛋白结合率（plasma protein binding）、半衰期（half-life）、体内分布容积（volume of distribution）等，以及如何在药物设计过程中优化这些参数，以提高药物的疗效和安全性。毒性预测的内容主要包括对药物可能产生的不良反应和毒性的预测和评估。

尽管 CADD 为新药开发提供了强有力的工具，但在实际应用中仍面临一些挑战。例如，如何更准确地模拟药物与生物大分子的相互作用、如何进行大规模的数据分析等。未来，随着计算能力的提升和算法的改进，CADD 有望在以下几个方面取得更大的突破：

（1）更准确的模拟预测：随着计算技术的发展，我们可以更准确地模拟和预测药物与生物大分子的相互作用，并利用大数据技术，对大规模的化合物库进行高效筛选，发现更多具有潜力的候选药物，从而提高新药发现的成功率。

（2）个性化医疗：通过对患者的基因组等数据进行深入分析，可以针对特定患者群体设计出更有效的药物，推动个性化医疗的发展。

（3）联合用药：利用 CADD 技术，可以研究多种药物联合使用的效果，为疾病治疗提供更多有效的治疗方案。

（4）智能辅助设计：结合人工智能技术，可以实现智能辅助的药物设计和优化，进一步提高新药的研发效率和质量。

二、基于靶点、化学基因组学的药物设计

（一）药物作用的生物靶点

药物对生物有机体的作用过程是对有机体内不同层次的不同系统的影响过程。生物有机体可以分为完整的生物体、组织和器官、细胞和亚细胞以及生物分子等不同的层次。因此要想设计出高活性、低副作用的药物，必须了解药物在体内如何对有机体发挥作用以及哪些因素会影响药物的作用，而这些正是药物能否发挥其活性的关键因素。

从分子的角度来看，不管药物在有机体内起什么样的作用，本质都是药物小分子与有机体组织中具有重要功能的生物大分子之间进行的物理化学反应。因此，除了对于配体

(ligand,可以是药物、激素、神经递质等)结构、物理化学性质等进行必要的研究外,还应该对药物的作用靶点(如受体、酶、参与转运的蛋白质及核酸等)的分子结构和性质以及在相互作用过程中所产生的变化等有一个完整的认识。作为外源性物质,药物会受到有机体为了保护自身而产生的强烈的排斥反应,为了能够使药物到达作用靶点并与靶点作用,必须考虑药物在体内的吸收、分布、代谢和排泄等过程。

根据药物作用的受体理论,产生药理效应的共同点是药物分子与其作用部位的靶点形成复合物。与药物作用的靶点称为受体(receptor),这种相互作用可以改变机体相应成分的功能,从而诱发生物化学反应及生理学变化。以受体理论为核心、以研究药物-受体相互作用的基本原理为主要任务的分子药理学,已成为药物设计的最重要的基础。

(二) 基因工程的一般原理及应用

基因工程技术是一系列有关研究基因结构和功能的方法,也是一项将生物细胞中的遗传物质分离出来,经离体操作,通过生物运载工具(即载体)导入到另一种生物细胞(即宿主)中,在新的条件下,该遗传物质可进行复制和表达,从而创造生物新品种或新物种的遗传学技术,称为"DNA 重组技术"、"基因工程"等。通过基因工程技术可以方便地制备临床上需要但用其他方法难以获得的药物,例如人胰岛素、治疗侏儒症的人生长激素、用于治疗肿瘤和风湿性关节炎的干扰素、白细胞介素 2、集落刺激因子(CSF)、表皮生长因子和各种疫苗等。应用基因工程技术和 DNA 探针可以诊断和治疗一些遗传性疾病和肿瘤。应用转基因技术可得到转基因动物和转基因植物,用它们来表达单克隆抗体和生物活性分子。在药理学研究中基因工程也有广阔的应用前景,例如用 DNA 序列分析方法可以精确地测定体内药物代谢酶及其基因的组成;也可以用基因技术研究对癌基因有调控作用的药物,以期研制一些能够阻断癌基因功能或激活特殊基因以使肿瘤干细胞分化成非分裂性终末细胞的药物。

自 20 世纪 70 年代发明了 DNA 重组技术以来,已经出现了多种方法,这些方法通常包括以下步骤:选择并分离出所需要克隆的基因;制备载体质粒;用核酸内切酶和连接酶将基因 DNA 片段和质粒 DNA 组合起来,形成杂交的环状 DNA;将重组质粒导入细胞内,形成重组细胞;分离带有成功导入重组质粒的克隆体;鉴定带有质粒的细胞。进行这些操作,酶、载体和细胞是重要的工具。

1. 限制性核酸内切酶

限制性内切酶是能够识别特定的 DNA 序列,并能在某一特定部位将 DNA 双链切开的核酸内切酶。不同来源的内切酶识别和切割 DNA 的位点是不同的。利用限制性核酸内切酶,可以使目的基因完整地存于某一 DNA 片段上,然后再把它们分离出来。在基因工程中,内切酶具有"分子手术刀"之称。内切酶作为工具酶,可从许多微生物中分离得到。它们识别的长度为 4~6 个核苷酸,呈二重对称的特异序列。

2. 基因克隆载体

生物具有很强的排他性,目的基因很难进入不同种属的细胞中,即使能够进入细胞中,也不能进行复制和繁殖。基因克隆载体简称载体,是一类 DNA 分子,作为生物运载工具,其功能是将外源基因导入到受体细胞中,使得外源性基因能够复制和表达。载体大都是人工构建的 DNA 分子,通常具有以下的特征:分子量较小,在受体细胞内有较多的拷贝数,并具有自主复制的能力;可以携带足够长度的外源性 DNA 片段,并可转化到宿主细胞中;具有一个或数个选择性遗传标记和适宜的限制酶切位点,该切点对常用的限制酶是单一的,而且处于易被检测的表型基因上。

载体分为质粒载体和噬菌体载体。质粒（plasmid）是最常用的载体，是一种能够独立复制的染色体外遗传因子、大多为环状双链 DNA 分子，其分子量范围由一千到几十万不等。质粒具有使自身转移的基因，可通过细胞间的接合作用将基因转移到另一宿主细胞中。人工构建的质粒一般要除去原有质粒的非必需功能区，降低载体的长度，并在适宜的位置设置限制酶单一切点，以及引入选择标记等。

使用最广泛的载体是质粒 pBR322，在其抗性基因区具有多种单一酶切位点，因而可以用一种酶在特定的位点将质粒切开，并将外来的 DNA 插入到质粒中。这样操作的结果是破坏了抗生素抗性基因，分离出的含有重组质粒的细胞对这种抗生素失去了抗性。

3. DNA 连接酶

DNA 重组技术中另一类重要的酶系是 DNA 连接酶。它与限制性内切酶的作用相反，其功能是将 DNA 分子连接起来。DNA 连接酶可缝合 DNA 分子中具有 5-磷酸基末端和 3-羟基末端的单链缺口，也可将两段分离的核酸拼接在一起。常用的连接酶有 T_4 噬菌体 DNA 连接酶和大肠杆菌 DNA 连接酶。在进行连接时，三磷酸腺苷（ATP）或烟酰胺腺嘌呤二核苷酸（NAD）作为辅酶将连接酶的赖氨酸残基的末端氨基腺苷酸化，后者将 DNA 的 5-磷酸基腺苷酸化，磷酸二酯键的形成意味着两个 DNA 片段的拼接。

4. 多聚酶链式反应

多聚酶链式反应（polymerase chain reaction，PCR）是一种快速扩增 DNA 基因的方法，它是模拟天然基因的复制过程。通过 DNA 高温解链（变性），再冷却到合适的温度使引物与目的 DNA 形成互补链（退火），并在一种对热稳定的 DNA 聚合酶（如 Raq DNA 聚合酶）催化下，使 DNA 链延长（合成）。每当完成变性、退火和合成的一次循环，DNA 量增加一倍。如此不断地循环操作，可在体外迅速使选定的核酸序列扩增到数十万到一百万倍，达到所设定的长度。

第三节　药物研发过程简述
Brief Introduction of Drug Research and Development

新药的研究开发过程是一个复杂的系统工程，根据我国现行的《药品注册管理办法》，化学药注册按照化学药创新药、化学药改良型新药、仿制药等进行分类。申请人在申请药品上市注册前，应当完成药学、药理毒理学和药物临床试验等相关研究工作。药物临床试验分为Ⅰ～Ⅳ期临床试验以及生物等效性试验。根据药物特点和研究目的，研究内容包括临床药理学研究、探索性临床试验、确证性临床试验和上市后研究。

新药的研究开发涉及药学、生物学、化学及临床医学等多个学科，包括选题立项、临床前研究、临床申报、临床研究、申报生产与上市、新药推广等多个过程，并与组织管理协调、规范的专业研究、申报与审批、知识产权保护等诸多方面密切相关，只有将这一系统工程中的各个环节统筹协调，合理安排，才能使新药的研究开发顺利进行。

一、新药研究与开发过程

新药研究与开发大致可分为研究阶段和开发阶段两个阶段，这两个阶段是相继发生、相互联系的。区分两个阶段的标志是候选药物的确定，即在确定候选药物之前为研究阶段，确定之后的工作为开发阶段。所谓候选药物是指拟进行系统的临床前试验并进入临床研究的活性化合物。

（一）新药研究阶段

新药的研究实际上是新药发现的过程。在确定了所治疗疾病的类型或药物作用的受体或靶点以后，所进行的工作主要是先导化合物的确定和优化。通过对先导化合物进行结构修饰和改造而获得目的化合物，再通过生物学的各项评价，研究化学结构的药效、毒性及其与机体的相互作用，并将其作为候选药物进行进一步研究。

制药公司在设计新药时通常把注意力集中在某种疾病上，同时还必须考虑经济因素和医疗因素，因为新药的研发必须进行巨额投资，企业必须确保他们的投资获得良好的财务回报。通常新药研究人员都会把焦点集中到重要疾病上，如抗肿瘤药物，心血管系统药物等。

一旦确定了治疗疾病，下一阶段就是选择合适的药物靶点（例如受体、酶或核酸、离子通道等）。此时，确定疾病的发病机理以及药物的作用机制，了解哪些生物大分子参与特定的疾病过程等成为研究的关键。随着生命科学的发展，人类对于自身的认识不断积累，更多的递质和受体被不断发现，他们常常被科学家们用作药物作用的靶标。另外，随着基因组学和蛋白质组学的发展，目前越来越多的新蛋白质被发现，未来可以成为潜在的药物靶点，很多新靶点目前还没有发现有效的先导化合物，这些都有可能成为新药发现潜在的机会。

寻找药物作用的新靶点，已成为当今创新药研究激烈竞争的焦点。一个好的靶点不仅安全、有效，还必须具有成药性。理想的药物靶点一般具备以下的特征：首先，生物大分子可以单独存在或形成聚合体；其次，具有可以与其他物质相结合的部位或位点；再次，该靶点与药物结合后可以通过变化而发挥生理调节作用，并且该作用在复杂的调节过程中必须起主要作用；最后体内可能存在内源性与之结合的小分子或外源性配体，该配体具有期望的药理作用。

作为药物开发极为关键的一环，发现潜在治疗靶点的功能及其在疾病中的作用是靶点发现和特征鉴定的开始。靶点发现流程一般是先利用基因、蛋白质、细胞水平的技术获取疾病相关的生物分子信息，并进行生物信息学分析，再对相关的生物分子进行功能研究，从而确定候选药物作用靶标。目前已有各种不同的筛选和研究手段来寻找药物靶点，包括表型筛选、基因关联研究、化学蛋白质组学、转基因生物、成像、生物标志物和许多其他方法。

靶点选定以后，就要选择正确的生物测定或测试系统来筛选和评价化合物的活性，这对药物研究计划的成功至关重要。因为通常需要分析测试大量化合物，这就要求测试应该简单、快速和相关。在药物开发早期阶段，通常采用分离的细胞、组织、酶或受体进行体外测试，或在动物身上进行体内实验来研究其活性。在现代创新药物研究过程中，通常在体外和体内进行各种测试，以确定候选药物是否作用于目标靶点，以及它们是否对其他不希望起作用的靶点具有活性，并且通过寻找对目标靶点具有良好活性和对其他靶点具有最小活性之间具有最佳平衡的药物来确定是否继续开发。

（二）新药开发阶段

新药的开发阶段是决定一个候选药物从实验室走向市场的重要过程。这个阶段主要分为两部分：前期开发和后期开发。进入新药研究与开发阶段的具有一定生物活性的新化合

第三章 知识链接

物称为研究中的新药(investigating new drugs，IND)。前期开发主要包括临床前药理、毒理学研究，研究中新药的制备申请等；后期开发主要涉及药物的临床研究工作，以及这些临床前及临床中所得到数据的整理和药物的工艺化过程。

前期开发主要进行实验室和动物研究，基础研究包括药理学研究和药理毒理研究。药理学研究指药效学研究、药物作用机理研究、安全药理学研究(包括亚急性毒性研究、长期毒理学研究、致突变、致畸、致癌三致试验和特殊毒性试验)，药物代谢动力学研究等。药理毒理研究是新药进入人体临床研究前研究的重要步骤，目的是充分揭示临床研究和临床用药的有效性和安全性。包括药物的体内、体外动物研究的评价、动物与人体的生物学相似性、非临床与临床研究的相关性，决定了药品非临床研究在安全性和有效性评价中的重要作用。这些试验大概需要3～5年的时间。

临床试验是后期开发工作中的重点。新药临床试验大多分为四期，世界各国政府监管部门对每期临床实验都提出了基本的原则和技术要求。I期临床试验，又称临床药理和毒性作用试验期，是初步的临床药理学及人体安全性评价试验。观察人体对于新药的耐受程度和药物代谢动力学，及治疗剂量时的药物疗效和可能发生的不良反应等，为制定给药方案提供依据。主要在健康志愿者中进行。试验的主要目的是确定安全有效的人用剂量和设计合理的治疗方案，并为II期临床试验做准备。此阶段大概需要一年时间，由20～80例正常健康志愿者参加。II期临床试验，也称临床治疗效果的初步探索试验，也是随机盲法对照临床试验。此阶段需要约100～300名志愿患者参与。这个阶段大约需要两年时间。初步的临床药理学及人体安全性评价试验，主要对药物的疗效、安全性、药物动力学和生物利用度进行研究，观察患者和健康人的药物动力学差异。必须观察药物对每一位患者的疗效和安全性，确定推荐临床给药剂量。III期临床试验，也称治疗的全面评价临床试验和扩大多中心临床试验。在初步确定新药的疗效后，必须用相当数量的同种病例，遵循随机对照原则，与现有的标准药物(也称参比对照药物)进行大规模的对比研究，所需病例不少于300例，有的药物甚至超过千例。所选病例必须有严格的标准，合格者方可进入临床治疗，必须有明确的疗效标准和安全性评价标准，通过严格的对比试验研究，全面评价新药的疗效和安全性，进一步评价新药的有效性和安全性，决定是否能生产上市。IV期临床试验，也称上市后临床监视期。经过I～III期临床试验后，新药获准试生产与销售，通过上市以后的临床调查，即IV期临床试验，病例数大于2000例，扩大范围监视药物有无副作用及副作用发生率，目的在于考察药物在被广泛使用条件下的疗效和不良反应。如果发现有明显的新药缺陷(如疗效不理想、严重不良反应或罕见不良反应)，上市后仍可淘汰。

二、新药研发中的知识产权保护

全世界每年用于新药研究与开发的费用超过千亿美元，占销售额的10%～15%左右，平均每个新药的开发费用超过10亿美元，费时8～15年。如此高昂的新药研发成本，必然以制药企业的高额利润为基础，而巨大的经济利益源于制药企业对新药知识产权的拥有。专利(patent)即对新药知识产权的保护，可使企业获得新药独占市场20年的机会，这会为企业带来高额的经济回报。世界各制药企业都非常重视新药知识产权的保护。我国在加入WTO后，必须遵守国际通行的知识产权保护制度。

专利通常指专利权，是由各个国家专利行政部门依据专利法的规定，对符合授权条件的专利申请的申请人,授予一种实施其发明创造的专有权。我国专利法规定的专利包括发明专利、实用新型专利、外观设计专利三种。专利具有独占性、时效性、地域性等特点。独占性即专利权所属领域任何人不得侵犯;时效性指专利权有一定的时间范围,没有一个永恒的专利;地域性是指专利是有地域范围的。在我国,发明专利是从申请之日起 20 年为限。

药品专利的保护对象主要是药品领域的新发明创造,包括药物的结构、合成工艺、提取方法、理化性质及纯度、剂型选择、处方筛选、制备工艺、检验方法、质量指标、稳定性、药理、毒理、动物药代动力学等。中药制剂还包括原药材的来源、加工及炮制等;生物制品还包括菌毒种、细胞株、生物组织等起始材料的质量标准、保存条件、遗传稳定性及免疫学的研究等。

对医药企业而言,对新药的知识产权保护,通常以专利权(发明专利和药品包装外观设计专利)和商标权为主。对新药的完整知识产权保护策略,还包括知识产权内容的行政保护、新药监测期保护、中药品种保护、商业秘密(包括未披露数据)的保护。通过对新药研发过程中不同阶段相关技术成果的知识产权权利形态的分析,可以促使我们根据新药研发的具体特点,结合管理办法的要求采取相应的知识产权保护策略和方法。

医药工业最大特点是对专利的高度依赖和发达国家对专利药品的高度垄断。中国在进入 WTO 后,之前的贸易保护壁垒已完全被打破,这对于目前以仿制药为支柱的我国医药企业,无疑是严峻的考验。为鼓励药品研究开发与创新,我国也先后出台了相关的知识产权法律与法规。如药品的安全监测期:我国药品监督管理局对药品生产企业生产的新药品种设立不超过 5 年的监测期,在监测期内,不得批准其他企业生产或进口该品种。而新药也包括了某些并非真正的创新药品如国外已经开发但未在中国获得专利保护的品种,因而给中国企业合理仿制未在中国境内获得专利保护的新药争取了机会。药品行政保护:药品行政保护的对象是与中国签有协议的外国企业或个人的药品发明,药品行政保护的期限为七年零六个月,自药品行政保护证书颁发之日起计算,并将于其专利全部过期后失效。中药品种保护:对象是在中国境内生产的、已列入国家药品标准,对特定疾病有特殊的或显著的疗效,且其质量及标准符合要求的品种。中药品种保护的目的是为了提高中药品种的质量,保护中药生产企业的合法权益,促进中药事业的发展。商标保护:对象是药品经营或销售中为了区别商品的可观性标志。保护的目的是为了促进生产经营者保证商品质量和维护商标信誉,保障消费者和生产、经营者的利益。条件是无他人在同一商品或类似商品上注册过相同或类似的商标。我国商标保护期限为 10 年,自核准注册之日起计算,期满前可申请继续注册,每次 10 年。我国对人用药品实行商标强制注册制度。

三、新药研发中的政策支持

各个国家的药品监管机构为了促进国内医药行业的发展,都会为本国企业、机构或个人进行新药开发提供各类支持,其中起重要作用的就是政策支持。我国政府对于创新支持的力度逐步加大,2015 年国务院印发《关于改革药品医疗器械审评审批制度的意见》(国发[2015]44 号),由此拉开了我国新药鼓励政策的序幕。2019 年 12 月 1 日新修订的《中华人民共和国药品管理法》正式施行,将我国新时期新药鼓励政策实践成果以法律的形式确定。我国新药政策改革以审评审批制度为突破口,逐渐覆盖至临床试验管理、知识产权保护、药品上市许可持有人制度试点、创新药纳入医保药品目录等多个产业环节。随着我国新药创制的政策环境得以根本改善,创新药研发进入历史机遇期。

第三章
课程思政

当前,国家相关部门进行多举措改革并制定相关政策鼓励新药研发:①临床试验管理改革。我国在改革临床试验管理方面进行诸多突破。第一,将临床试验机构资格认定制改为备案管理制,解决了临床资源不足的矛盾;第二,临床试验申请由审批制改为默认许可制,加速临床实验开展,保障了注册申请人的权益;第三,放开对境外临床试验数据的接受程度,加快了境外新药在我国的上市进程。②加快上市审评审批。2015 年以来,为加快审评审批、满足临床用药需求,在原有药品注册特殊审批通道的基础上,逐步建立优先审评审批制度,先后将未在境内外上市的创新药、未在中国上市的境外原研药、列入重大专项的新药、防治艾滋病等重大疾病的新药等纳入优先审评通道,以鼓励满足临床需求的创新药物研发。同时,在我国建立治疗严重危及生命且尚无有效治疗手段疾病、公共卫生急需药物,或境外已经上市的罕见病药物的附条件审批制度,成为与优先审评、特殊审批并行的第三种加快审评形式。将药用包装材料、药用辅料单独审批改为在审批药品注册申请时关联审评审批,实现以药品本身为核心的原辅料质量管理体系。③新药知识产权保护。国家药品监督管理局等相关部门尝试建立我国的专利期补偿制度、数据保护制度等组合配套制度。延长专利保护期意味着药品的市场独占期(效益期)大大增长,投资回报率将显著提高。数据保护制度的明确,将进一步激发创新积极性。④全面实施药品上市许可持有人制度。药品上市许可持有人制度是欧洲、美国、日本等制药发达国家和地区在药品监管领域的通行做法,上市许可持有人制度允许研发机构及科研人员持有药品批准文号,成为药品上市许可持有人,并对该药品的安全性、有效性和质量可控性负全面责任。实施药品上市许可持有人制度,对于鼓励药品创新、提升药品质量具有重要意义。⑤新药通过谈判进入医保药品目录,突出了鼓励创新的导向。新药通过谈判成功进入医保药品目录为新药拓宽了市场,加快了新药研发投入的回收。

第四节 药物代谢反应
Drug Metabolism Reaction

药物代谢(drug metabolism)是指药物分子被机体吸收后,在体内多种药物代谢酶(尤其肝药酶)的作用下,化学结构发生改变的过程,又称生物转化。

药物代谢影响药物的作用、毒副作用、给药剂量、给药方式、药物作用时间和药物相互作用等,同时实现把外源性物质(药物及毒物)排出体外。药物代谢所涉及的反应分为两大类型:一类是官能团化反应(functionalization reactions),又称 I 相生物转化反应;另一类是结合反应(conjunction reactions),又称 II 相生物转化反应。官能团化反应包括药物分子在酶的催化作用下发生的氧化、还原、水解等化学反应,在药物分子中引入或使药物分子暴露出极性基团,如羟基、羧基、巯基和氨基等,以利于结合反应的进行。结合反应是经官能团化反应后的代谢产物在酶催化下与内源性极性小分子等结合形成水溶性代谢物,继而排出体外。

一、官能团化反应

官能团化反应均是在酶的催化作用下进行。这些酶主要是存在于肝微粒体中的混合功能的酶系,它有黄素蛋白类的还原型烟酰胺腺嘌呤二核苷酸磷酸(还原型辅酶Ⅱ,NADPH),细胞色素 P450 还原酶和血红蛋白类的细胞色素 P450 及脂质三种功能成分。其中细胞色素 P450(cytochrome P450,CYP450)酶是最重要的,主要通过"活化"分子氧,从而在有机药物的分子中引入氧,其催化的主要反应如下:

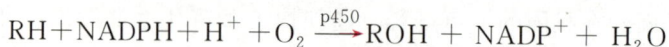

$$RH + NADPH + H^+ + O_2 \xrightarrow{p450} ROH + NADP^+ + H_2O$$

此外,参与药物代谢反应的还有存在于肝细胞的醇脱氢酶,肝细胞线粒体中的单胺氧化酶,以及分布于肝及其他细胞中的羧酸酯酶、酰胺酶等。

(一)氧化反应

氧化反应包括失去电子、脱氢反应等,药物在体内的代谢反应是在 CYP450 酶系、单加氧酶、过氧化物酶等催化下发生氧化反应。

1. 芳香环的氧化

含芳香环结构的药物主要是在 CYP450 酶系催化下进行氧化代谢。芳香环上有供电子基时,羟基化主要发生在对位。芳香环上有吸电子基时,羟基化反应不易发生。有两个芳香环存在时,氧化反应发生在电子云密度较大的芳香环上。芳香环氧化形成酚羟基经过环氧化物历程,进一步重排成苯酚或水解成反式二醇,或发生结合反应,如与谷胱甘肽结合成硫醚氨酸。

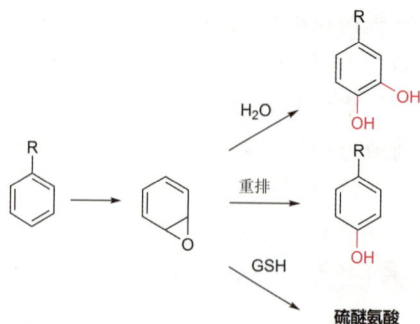

这些反应都增加了药物的极性和水溶性。但环氧化物代谢中间体与生物大分子如核酸共价键结合,可能产生毒性,如苯并芘等含有芳杂环的药物。

2. 烯烃与炔烃的氧化

烯烃与芳香烃相似,生成环氧化物中间体,进一步代谢生成反式二醇化合物。如卡马西平(carbamazepine)。

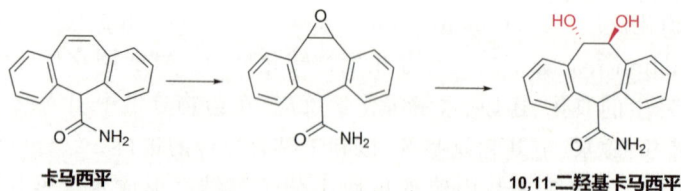

卡马西平   10,11-二羟基卡马西平

炔烃被酶氧化的速度比烯烃快,生成烯酮,进一步水解成羧酸。

3. 烃基氧化

饱和链烃在体内难以被氧化代谢。芳香环(或脂环)结构上的侧链烃基可发生氧化,从而引入羟基。脂肪烃链直接与芳香环相连的苄位碳原子易于氧化,产物为醇。

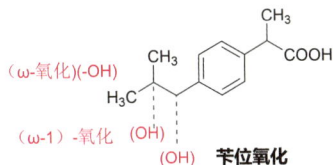
苄位氧化

4. 胺的氧化

脂肪胺、芳香胺、脂环胺和酰胺的代谢方式复杂,主要的方式有 N-脱烷基、N-氧化、N-羟化物和脱氨基等。当药物分子含有 α-氢时,与氮相连的烃基上的 α-氢被氧化生成羟基,所形成的羟胺不稳定,转变成脱烃基的胺和无氨基的羰基化合物,另外还易发生碳氮键断裂。而当分子中无 α-氢时,则不发生脱烃和脱氨基反应。仲胺、叔胺脱甲基后形成相应的伯胺和仲胺。叔胺脱烃基的速度快,得到的仲胺往往与母体具有相似的药物活性。

含氨基的化合物易发生脱氨基反应,如苯丙胺脱氨基变成苯丙酮。

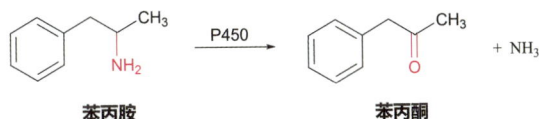
苯丙胺　苯丙酮

5. 醚及硫醚的氧化

含有醚键的药物发生 O-脱烃的反应,甲醚最容易被脱去,如可待因脱甲氧基变成吗啡。含硫化合物的氧化途径有以下三种:

(1) S-脱烃基:如 6-甲基硫嘌呤脱甲基后变成硫嘌呤。

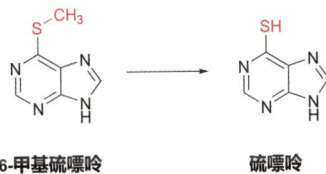
6-甲基硫嘌呤　硫嘌呤

(2) 脱 S:如硫喷妥转变为异戊巴比妥。

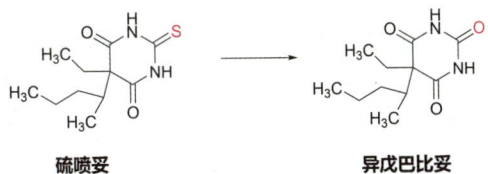
硫喷妥　异戊巴比妥

(3) S-氧化:如西咪替丁结构中的 S 被氧化。

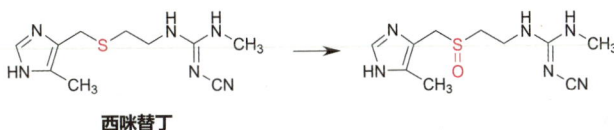
西咪替丁

(二) 还原反应

药物在体内经过还原代谢后分子中常引入羟基、氨基等易于代谢结合的基团,主要反应如下:

1. 羰基的还原

醛或酮在酶催化下还原为相应的醇,醇可进一步与葡萄糖醛酸结合成苷,或与硫酸结合成酯而易于排泄。如水合氯醛(chloral hydrate)还原代谢转化为活性产物三氯乙醇,后者与葡萄糖醛酸结合排出体外。

$$CCl_3\text{-}CH(OH)_2 \longrightarrow CCl_3\text{-}CH_2OH$$

2. 硝基和偶氮化合物的还原

硝基和偶氮化合物通常还原成伯胺代谢物,中间经历了亚硝基、羟胺等中间步骤。

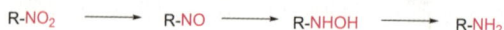

$$R\text{-}NO_2 \longrightarrow R\text{-}NO \longrightarrow R\text{-}NHOH \longrightarrow R\text{-}NH_2$$

(三)水解反应

含有酯和酰胺结构的药物被水解酶水解成羧酸、醇(酚)和胺等,水解产物的极性较其母体强,如阿司匹林(aspirin)。

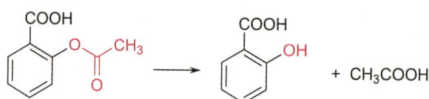

阿司匹林水解

酰胺的水解要比酯慢,如普鲁卡因胺(procainamide)的水解要比普鲁卡因(procaine)慢得多。

利用水解酶在人体中的广泛存在性,将含有羧基、醇(酚)羟基的药物制成酯类前药,来改变药物的脂溶性,从而改善药物的吸收。如将林可霉素(lincomycin)做成酯类前药,可使药物的脂溶性增加,吸收得到改善。

二、结合反应

结合反应是指官能团代谢后的产物在酶催化下与内源性极性小分子等结合形成水溶性代谢物的过程,它是药物失活的重要过程。内源性分子包括葡萄糖醛酸、硫酸、氨基酸和谷胱甘肽等,水溶性代谢物包括酯、酰胺和苷等。

葡萄糖醛酸结合是最常见的药物代谢反应。葡萄糖醛酸具有可离解的羧基($pK_a=3.2$)和多个羟基,无生物活性,易溶于水,它能与羟基、羧基、氨基和巯基结合形成 $O\text{-}$,$N\text{-}$,$S\text{-}$苷结合物。结合过程为葡萄糖醛酸的活化形式——尿苷-5-二磷酸-α-D-葡萄糖醛酸,在肝微粒体中的尿苷-5-二磷酸-葡萄糖醛酸转移酶的作用下,生成葡萄糖醛酸结合物。含有羟基的药物形成醚型苷,含羧基的药物形成酯型苷,含氨基、巯基的药物形成 N-苷和 S-苷,这些化合物稳定性差,不是药物的主要代谢方式。当结合物相对分子质量小于 300 时,主要通过尿排泄;当结合物相对分子质量大于 300 时,则主要通过胆汁排泄。当代谢失调时,可导致药物积累而产生毒副作用。

乙酰化结合是含有芳伯胺基、酰胺和芳硝基类药物的一条有效解毒途径。乙酰化作用后生成无活性或毒性很小的产物,水溶性变化不大,不能促进排泄作用。

甲基化结合在药物代谢比较少见,主要对一些内源性物质如儿茶酚胺的生成和灭活起着重要的作用。

氨基酸结合是体内许多含有羧基的药物或代谢物的主要代谢途径。利用的酶为酰基辅酶 A(RCO-S-CoA)和 N-酰基转移酶。参与反应的氨基酸主要是内源性氨基酸,如甘氨酸、谷氨酰胺等。

　　谷胱甘肽(glutathione,GSH)是由谷氨酸、半胱氨酸和甘氨酸组成的三肽化合物,其作用是与药物中的亲电基团结合,该结合可对正常细胞中具有亲核基团的物质起保护作用。由于体内含有较丰富的谷胱甘肽,所以这一过程有重要的解毒作用。

　　与硫酸结合是含有酚羟基的内源性化合物的主要代谢途径,如甾类激素、儿茶酚、甲状腺素等。

学习小结

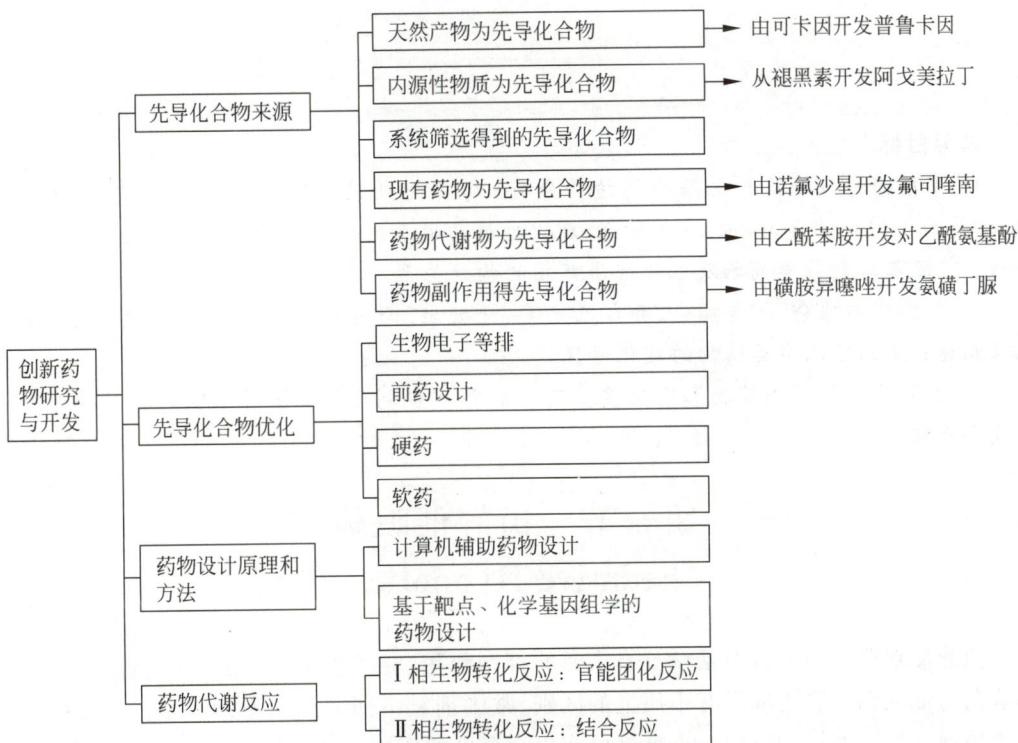

思考题

1. 如何利用人工智能快速发现先导化合物?
2. 对药物代谢原理和规律的认识,在药物研究中有哪些作用?

第三章习题　　　　　　第三章习题答案

（李铭东、叶连宝）

第 四 章

镇静催眠药和抗癫痫药
Sedative-Hypnotics and Antiepileptics

学习目标

1. 掌握镇静催眠药和抗癫痫药结构分类；掌握地西泮、奥沙西泮、苯巴比妥、苯妥英钠、卡马西平的化学名、结构、作用特点、理化性质及用途；掌握地西泮和异戊巴比妥的化学合成；掌握苯二氮䓬类药物及巴比妥类药物的构效关系。

2. 熟悉艾司唑仑、阿普唑仑、异戊巴比妥、唑吡坦、丙戊酸钠、普罗加比的结构、作用特点及用途；熟悉巴比妥类药物的理化通性。

3. 了解苯二氮䓬类药物和巴比妥类药物的作用机制；了解镇静催眠药和抗癫痫药的发展和现状。

第一节　镇静催眠药
Sedative-Hypnotics

镇静催眠药对中枢神经系统具有广泛的抑制作用,能产生镇静、催眠和抗惊厥等效应。镇静药与催眠药二者之间没有本质上的区别,常因剂量不同而产生不同效果。一般小剂量发生镇静,中等剂量引起催眠,大剂量可产生全身麻醉作用,有些还有抗惊厥、抗震颤及肌肉松弛等作用。按化学结构和作用靶点可将镇静催眠药分为苯二氮䓬类、巴比妥类、非苯二氮䓬类及其他类等,其中巴比妥类主要放在抗癫痫药中介绍。

一、苯二氮䓬类

苯二氮䓬类是具 1,4-苯二氮䓬结构的抑制中枢作用的药物,由一个苯环和一个七元亚胺内酰胺环骈合的母核。由于其毒副作用和成瘾性较巴比妥类药物小,上市不久即成为镇静、催眠、抗焦虑的首选药物。

(一)苯二氮䓬类药物的发展

苯二氮䓬类药物中首先用于临床的是氯氮䓬(chlodiazepoxide,利眠宁,librium),由 Leo Sternbach 在 1955 年偶然发现。

进一步研究发现氯氮䓬结构中二氮䓬环上的肼基及氮上的氧结构,不是活性所必需

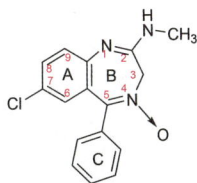

氯氮䓬

的,经简化结构得地西泮(diazepam,又名安定),合成更简单,活性强,且毒性更低。之后研究发现,苯二氮䓬分子中七元亚胺内酰胺环为活性必需结构,1,4-苯二氮䓬环上的取代基与生物活性有关。在 7 位上引入吸电子取代基,活性增强,且吸电子作用越强,活性越高($NO_2 > CF_3 > Br > Cl$),如硝西泮(nitrazepam)、氯硝西泮(clonazepam)、氟西泮(flurazepam)等均比地西泮活性强。

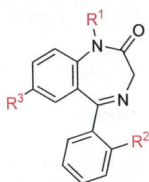

	R^1	R^2	R^3
地西泮	—CH₃	—H	—Cl
硝西泮	—H	—H	—NO₂
氯硝西泮	—H	—Cl	—NO₂
氟西泮	—(CH₂)₂N(C₂H₅)₂	—F	—Cl

在研究地西泮体内代谢时发现,其经过生物转化,如 N-脱甲基、C_3-氧化等,生成的活性代谢产物不仅有催眠作用,且毒副作用小,如奥沙西泮(oxazepam)、替马西泮(temazepam)、劳拉西泮(lorazepam),特别适宜老年人及肝肾功能不良患者。

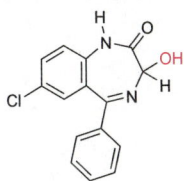
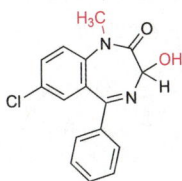
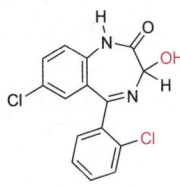

奥沙西泮　　　　　**替马西泮**　　　　　**劳拉西泮**

在苯二氮䓬环的 1,2 位上骈合三唑环,可提高该类药物的代谢稳定性,且可增强其与受体的亲和力,使活性增强,得到后缀为唑仑(-azolam)的一系列药物,如艾司唑仑(estazolam,又名舒乐安定)、阿普唑仑(alprazolam,又名甲基三唑安定)、三唑仑(triazolam)等,均为临床广泛应用的镇静催眠及抗焦虑药,其中阿普唑仑的镇静作用为地西泮的 25～30 倍,催眠作用是地西泮 3 倍以上。

第四章
知识链接 2

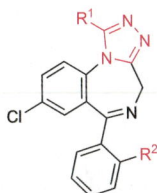

	R^1	R^2
艾司唑仑	—H	—H
阿普唑仑	—CH₃	—H
三唑仑	—CH₃	—Cl

在苯二氮䓬环的 1,2 位骈合咪唑环,仍保持镇静催眠作用。如咪达唑仑(midazolam),具有起效快,作用时间短等优点。由于其碱性较强,其盐酸盐可作注射剂,用于抗惊厥、诱导麻醉和麻醉前给药。

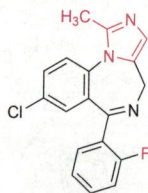

咪达唑仑

在苯二氮䓬环的 4,5 位上骈合四氢噁唑环,得到的药物仍以唑仑为后缀命名,如卤噁唑仑(haloxazolam)、美沙唑仑(mexazolam)和奥沙唑仑(oxazolam)等,均为前体药物,体内转化为 4,5 位双键而产生活性。

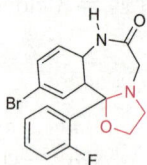

卤噁唑仑

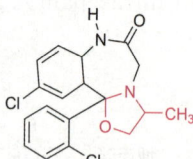

美沙唑仑

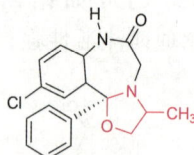

奥沙唑仑

利用生物电子等排体原理,用噻吩环替换苯并二氮䓬结构中的苯环,仍保留较好的生理活性,如溴替唑仑(brotizolam)和依替唑仑(etizolam)。

研究还发现,当 N 上引入—CH_2CF_3,2 位 O 被 S 替代而得到的夸西泮(quazepam),其本身的半衰期是 41 小时,在肝内代谢为 2-氧夸西泮和 N-去烷基-2-氧夸西泮仍具有催眠活性,半衰期可达 47~100 小时。它可选择性地与苯二氮䓬Ⅰ型受体作用,是长效的抗焦虑和镇静催眠药,但有时会造成宿醉(hangover)现象。

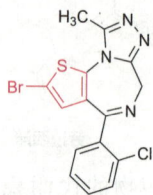

溴替唑仑

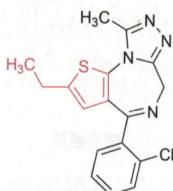

依替唑仑

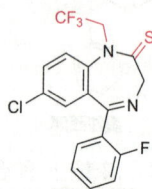

夸西泮

(二) 苯二氮䓬类药物构效关系

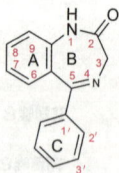

(1) 苯二氮䓬类镇静催眠药一般含有 5-苯基-1,4-苯二氮䓬类母核。

(2) A 环为苯环,于 7 位引入吸电子基能增强生理活性,其次序为 NO_2 > CF_3 > Br > Cl,当苯环被其他芳杂环如噻吩、吡啶等取代,仍有较好的生理活性。

(3) 具有七元亚胺-内酰胺结构的 B 环是产生药理作用的基本结构,在 1 位氮原子上引入甲基可增强活性,若此甲基被代谢脱去,仍保留活性。2 位羰基氧若用二个氢原子或一个硫原子取代则活性有所下降。3 位的一个氢原子可被羟基取代,虽然活性稍有下降,但毒性很低,该羟基的氨甲酰化、烷基化都保留活性。4,5-位双键饱和可导致活性降低。在 1,2 位或 4,5 位并入杂环可增强活性。

（4）5 位引入的苯环（C 环）的专属性很高,如以其他基团代替,活性降低。5-苯基上的 2 位引入吸电子基团（活性次序为：$Cl > F > Br > NO_2 > CF_3 > H$）可增强活性。

（5）大多数用于临床的苯二氮䓬类药物无手性中心,然而核磁共振研究证实,七元亚胺-内酰胺环有两种可能的船式构象 a 和 b（图 4-1）,在室温下,两种构象很容易相互转换。当 3 位引入取代基（如甲基）后,产生了手性中心,S-对映体比及 R-对映体稳定,同时也具较强的活性。

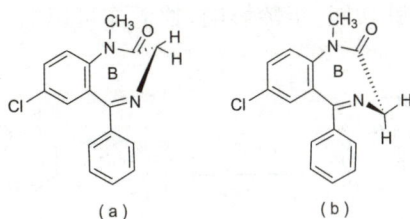

图 4-1　地西泮的两种对映异构体的构象

（三）苯二氮䓬类药物的作用机理

本类药物与中枢苯二氮䓬受体结合而发挥安定、镇静、催眠、肌肉松弛及抗惊厥作用。通过研究发现,在中枢神经系统,主要在大脑皮层中存在苯二氮䓬受体,苯二氮䓬受体在中枢分布状况与中枢抑制性递质 γ-氨基丁酸（GABA）的 $GABA_A$ 受体的分布基本一致。$GABA_A$ 受体是氯离子通道的门控受体,由两个 α 和两个 β 亚单位（$\alpha_2\beta_2$）构成氯离子通道。β 亚单位上有 GABA 受点,当 GABA 与之结合时,氯离子通道开放,氯离子内流,使神经细胞超极化,产生抑制效应。在 α 亚单位上则有苯二氮䓬受体,苯二氮䓬类药物与之结合时,并不能使氯离子通道开放,但它通过促进 GABA 与 $GABA_A$ 受体的结合而使氯离子通道开放的频率增加（不是使 Cl^- 通道开放时间延长或使 Cl^- 流增大）,更多的氯离子内流,增加受体与 GABA 的亲和力,增强 GABA 的作用,从而产生抑制作用（图 4-2）。因此,苯二氮䓬类药物被视为 $GABA_A$ 受体激动剂。

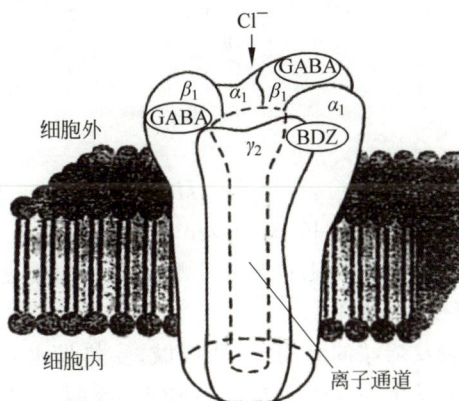

图 4-2　GABA 受体与结合点模式图

（四）苯二氮䓬类药物的体内代谢

苯二氮䓬类口服吸收良好,约 1 小时达血药峰浓度。其中三唑仑吸收最快,奥沙西泮和氯氮䓬口服吸收较慢。苯二氮䓬类与血浆蛋白结合率较高,其中地西泮的血浆蛋白结合率高达 99%。由于脂溶性很高,使之能迅速向组织中分布并在脂肪组织中蓄积。

此类药物主要在 P450 作用下代谢,主要有 1 位氮原子上去甲基,C-3 位上羟基化、苯环酚羟基化,氮氧化合物还原、1,2 位上开环等。其中,1 位氮原子上去甲基,和 C-3 位上羟基化为活性代谢物,已成为临床常用的镇静催眠药。苯二氮䓬类及其代谢物最终均与葡萄糖醛酸结合而失活,经肾排出。结构中含羟基者可直接与葡萄糖醛酸结合而失活。结构上 7 位上有硝基者(如硝西泮)在生物化转化时,硝基还原为氨基及其乙酰氨基化合物,均无生物活性。本类药物代谢易受肝脏功能、年龄影响,饮酒亦可影响其代谢,使 $t_{1/2}$ 延长。图 4-3 为地西泮代谢的主要途径。

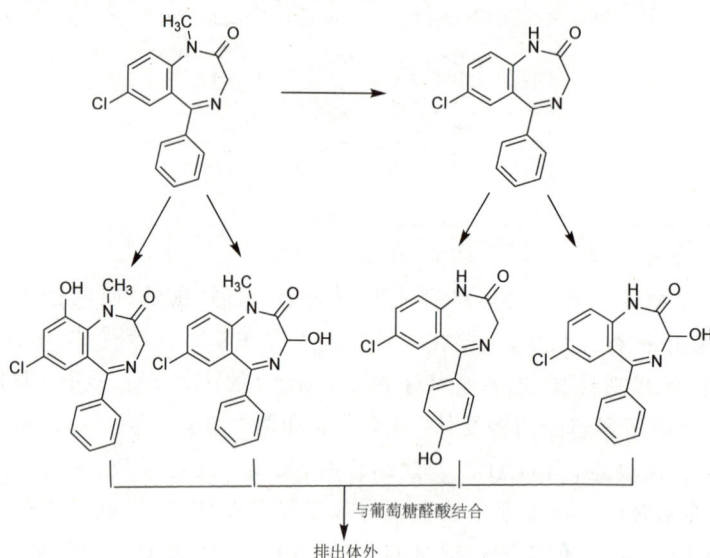

图 4-3　地西泮代谢的主要途径

地西泮 Diazepam

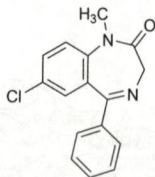

化学名为 1-甲基-5-苯基-7-氯-1,3-二氢-2H-1,4-苯并二氮杂䓬-2-酮(7-chloro-1,3-dihydro-1-methyl-5-phenyl-2H-1,4-benzodiazepin-2-one),又名安定,苯甲二氮䓬。

本品为白色或类白色的结晶性粉末;无臭。本品在丙酮或三氯甲烷易溶,在乙醇中溶解,在水中几乎不溶。熔点 130~134 ℃。

本品分子中具有内酰胺及烯胺的结构,遇酸或碱,受热易水解生成 2-甲氨基-5-氯-二苯甲酮和甘氨酸。水解开环可发生在 1、2 位或 4、5 位上,或两过程平行进行。4、5 位开环是可逆的。在酸性条件下,4、5 位开环水解,尤其是在 7 位和 1、2 位上有吸电子基团(-NO₂,三唑环等)时,水解反应几乎都在4、5位,当中性和碱性时又重新环合。因此4、5位间开环,不影响药物的生物利用度。

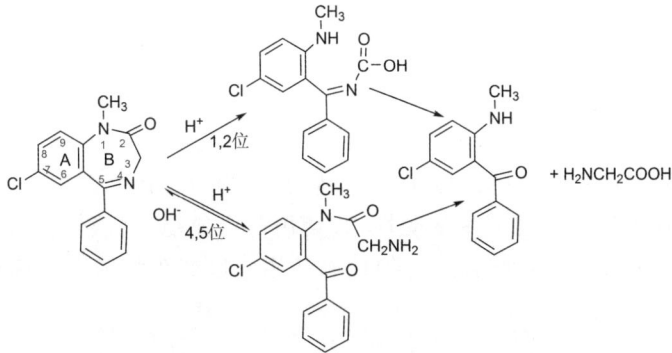

本品加硫酸溶解后,溶液在紫外光(365 nm)下显黄绿色荧光。本品溶于稀盐酸,加碘化铋钾试液,即产生橙红色复盐(B·HBiI₄)沉淀,放置颜色加深。

本品的代谢主要在肝脏进行,代谢途径为N-1去甲基,C-3的羟基化。N-1去甲基得到去甲地西泮,进一步C-3羟基化得到奥沙西泮,两者均为活性代谢物,有中枢抑制活性且已用于临床。形成的3-羟基化的代谢产物与葡萄醛酸结合排出体外。

地西泮的合成是以3-苯-5-氯噁呢为原料,经甲基化、还原、再酰化、生成的2-(N-甲基-氯乙酰氨基)-5-氯二苯甲酮,再与盐酸乌洛托品作用,得本品。

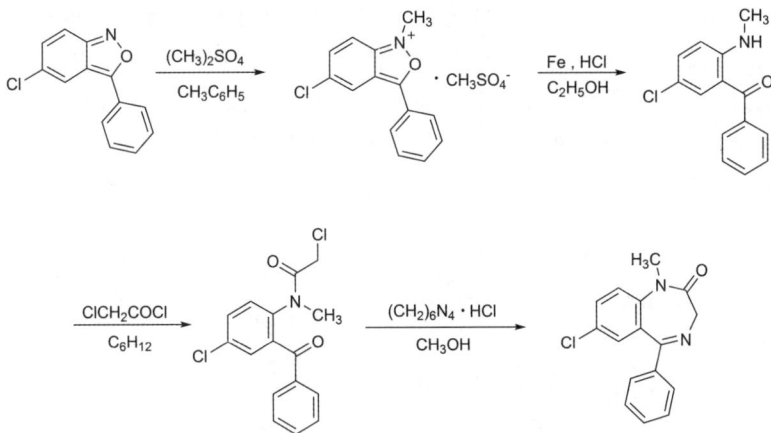

本品用于治疗焦虑症和一般性失眠,也用于抗惊厥、抗癫痫及神经官能症等。

阿普唑仑 Alprazolam

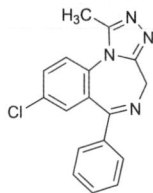

化学名为1-甲基-6-苯基-8-氯-4H-(1,2,4-三氮唑)并[4,3-α][1,4]-苯并二氮杂䓬(1-methyl-6-phenyl-8-chloro-4H-[1,2,4]-triazolo[4,3-α][1,4]benzodiazepine)。

本品为白色或类白色粉末。本品在三氯甲烷中易溶,在乙醇或丙酮略溶,在水或乙醚几乎不溶。熔点 228～228.5 ℃。本品用盐酸溶液溶解后,与碘化铋钾试液反应,生成橙红色的沉淀;与硅钨酸试液反应,生成白色沉淀。本品药理作用与地西泮相似,抗焦虑作用比地西泮强。还具有抗抑郁、抗惊厥、镇静、催眠及肌肉松弛等作用。

二、巴比妥类

巴比妥类药物是应用较早的镇静催眠药,为巴比妥酸(环丙二酰脲)的 5,5-二取代衍生物。此类药物在使用过程中易产生耐受性,长期用药会成瘾,突然停药时还会产生戒断症状,属国家特殊管理的二类精神药品,必须控制使用。目前在临床上已逐渐被苯二氮䓬类药物所取代。

三、非苯二氮䓬类和其他类

咪唑并吡啶类唑吡坦(zolpidem)为新一代的安眠药,有很强的睡眠诱导作用,作用快,服药后 30 分钟起效。由于其在血中的半衰期约为 2.5 小时,所以是短效的催眠药。唑吡坦对正常睡眠时相干扰少,可缩短睡眠潜伏期,减少觉醒次数和延长总睡眠时间。如果停药,与其他药物相比,它引起的睡眠紊乱比较轻微。它具有较强的镇静、催眠和轻微的抗焦虑、肌肉松弛、抗惊厥作用,其作用与特异性的中枢 GABA 受体激活有关。目前,该药在欧洲、美国等世界许多国家被广泛使用,有逐步取代苯二氮䓬类药物的趋势。

阿吡坦(alpidem)与唑吡坦结构极为相似,区别仅在于以氯替代了取代芳杂环上的甲基,以二丙氨基替代了二甲氨基。但二者在受体选择性、药物作用和用途上,表现出很大差异。阿吡坦仅是 ω_1 受体亚型的部分激动剂,且内在活性低,几乎无镇静和肌松作用,临床主要用作抗焦虑药物;而唑吡坦是 ω_1 受体亚型的完全激动剂,内在活性高。两个药物的理化性质也存在较大区别,改变了药物在靶器官内的分布速度和分布量。

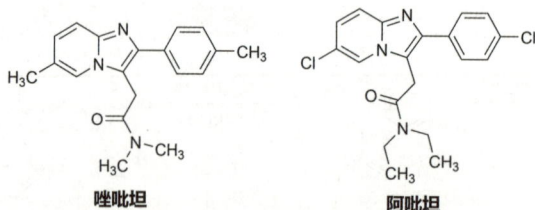

唑吡坦   阿吡坦

吡咯酮类药物佐比克隆(zopiclone)具有镇静、催眠、抗焦虑、肌肉松弛和抗惊厥作用,于 1987 年上市,具有"第三代安眠药"之称,不良反应较苯二氮䓬类小。但长期用药后,若突然停药也会出现戒断症状,其代谢物从唾液中排泄,所以服药后口腔中有苦味。

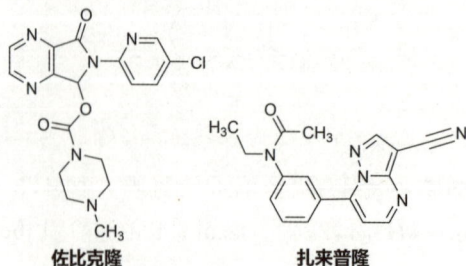

佐比克隆   扎来普隆

吡唑并嘧啶类药物扎来普隆(zaleplon),作为新一代催眠药,具有镇静催眠、肌肉松弛、抗焦虑和抗惊厥作用。半衰期 1 小时,服药 3 小时后,约 87% 的药物从体内消除,具有半衰期短、后遗效应轻等特点。研究显示其可选择性结合于脑 GABA$_A$ 受体复合物 α 亚单位的 ω-1 受体,是苯二氮䓬型 ω-1 受体的完全激动剂。临床上主要用于失眠的短时间治疗,可以使失眠患者很快入睡,缩短入睡时间,延长睡眠时间,减少觉醒的次数。

在苯二氮䓬类药物用于临床之前,一些醛类、氨基甲酸酯类、具有酰胺结构的杂环化合物、哌啶二酮类药物,如水合氯醛(chloral hydrate)、三氯乙醇磷酸酯、甲丙氨酯(meprobamate)、甲乙哌酮(methyprylone)、格鲁米特(glutethimide)等也可用作镇静催眠药,但这些药物目前临床应用较少。

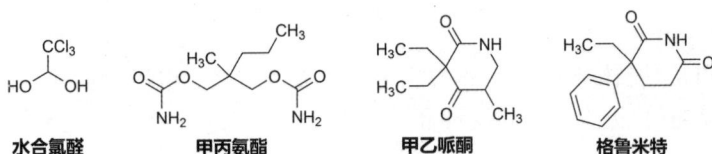

水合氯醛　　**甲丙氨酯**　　**甲乙哌酮**　　**格鲁米特**

近年来一些内源性促睡眠物质,如由脑松果体分泌的主要激素褪黑素(melatonin, MT),可以改善睡眠质量,缩短睡前觉醒时间和入睡时间,可用于调节睡眠节律障碍。一些褪黑素受体激动剂如雷美替胺(ramelteon),他司美琼(tasimelteon)等作为新型镇静催眠药相继问世,其主要机制为高选择性的 MT$_1$、MT$_2$ 受体激动剂,起效快,半衰期短,长期用药没有依赖性,不产生戒断症状。

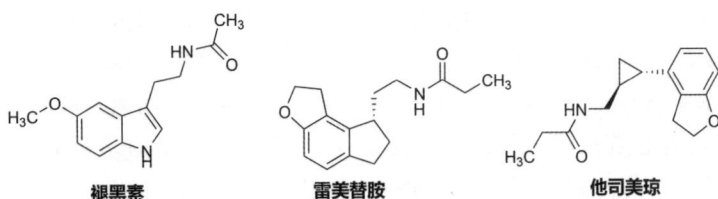

褪黑素　　　　　　**雷美替胺**　　　　　　**他司美琼**

酒石酸唑吡坦 Zolpidem Tartrate

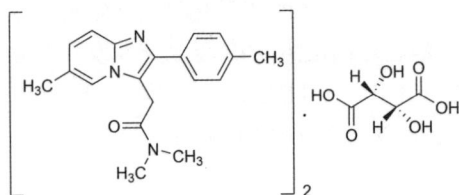

化学名为 N,N,6-三甲基-2-(4-甲基苯基)咪唑并[1,2-a]吡啶-3-乙酰胺-L-(+)-酒石酸盐(N,N,6-trimethyl-2-(6-methyl-2-(4-methylphenyl)imidazo[1,2-a]pyridine-3-yl)acetamide-L-(+)-tartrate)。

本品为白色或类白色结晶性粉末;无臭;略有引湿性。本品在甲醇中略溶,在水或乙醇中微溶,在三氯甲烷或二氯甲烷中几乎不溶;在 0.1mol/L 盐酸溶液中溶解。熔点 193~197 ℃。本品游离形式的 pK_a 为 6.2。

本品服用后,在胃肠道快速吸收,肝脏内进行首过代谢,生物利用度为 70%,半衰期为 2 小时。代谢产物以氧化物形式为主(图 4-4)。

本品为新型结构的催眠药物,其咪唑并吡啶结构可与苯二氮䓬 ω$_1$ 受体亚型选择性地

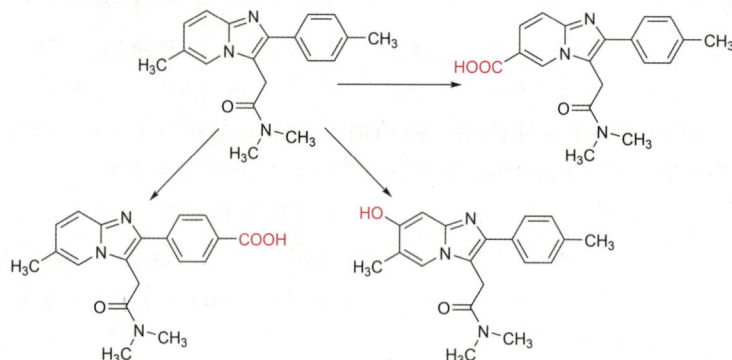

图 4-4　唑吡坦的代谢途径

结合,但对 ω_2 和 ω_3 受体亚型的亲和力很差。本品剂量小、作用时间短,镇静催眠作用很强。在正常治疗期内,极少产生耐受性和成瘾性。现已成为临床上的主要镇静催眠药。

第二节　抗 癫 痫 药
Antiepileptics

癫痫是一种由多种原因引起的大脑阵发性、暂时的功能失调综合征。临床上根据发作时的表现,可分为全身性发作、部分发作和精神运动性发作等。抗癫痫药(antiepileptics)主要用于防止和减少癫痫的发作。其作用机理是通过影响中枢神元,防止或减少病理性过度放电;或减弱兴奋的局部扩散,提高正常脑组织的兴奋阈,抑制大脑神经元过度兴奋;或者通过调节 γ-氨基丁酸(gama aminobutyric acid,GABA)系统,防止癫痫的反复发作。理想的抗癫痫药,应具有起效快、作用持久、不良反应少、在治疗剂量时不影响患者正常活动、适合长期使用等特点。目前临床使用的抗癫痫药不能完全满足上述要求,由于大部分患者需要长期用药,所以应注意该类药物的毒性及副作用。

最早用于临床的抗癫痫病药是溴化钾和溴化钠,后发现苯巴比妥有控制抗癫痫大发作的作用,1938 年发现 5,5-二苯基乙内酰脲对癫痫全身性发作和精神运动性发作均有很好的疗效,推动了抗癫痫药物的研究开发。目前临床使用的抗癫痫药按结构可分为酰脲类、苯二氮䓬类、二苯并氮杂䓬类、脂肪羧酸类、磺酰胺类等。

一、酰脲类

酰脲类抗癫痫药主要有巴比妥类(barbiturates)和乙内酰脲类(hydantonis)。乙内酰脲类的化学结构比巴比妥类少一个羰基,但它们都属于环内酰脲类化合物。

(一)巴比妥类

巴比妥类是巴比妥酸(环丙二酰脲,barbituric acid)的衍生物。巴比妥酸本身无中枢抑制作用,用不同基团取代 C-5 上的两个氢原子后,可获得一系列中枢抑制药。

1. 巴比妥类药物的结构与分类

巴比妥酸在 1864 年由 Von Baeyer 首先合成后,直到 1903 年才由 Fischer 和 Von Mering 合成出一种巴比妥酸的衍生物——二乙基巴比妥酸(diethylbarbituric acid),后被称为巴比妥或巴比通,具有催眠作用。巴比妥酸本身并不具有治疗作用,只有 C-5 上的两个氢原子都被取代后才能产生活性。由于取代基的不同,其作用可有强弱、快慢、长短之分。按作用时间不同,巴比妥类药物分为长时效(6~12 小时)、中时效(4~6 小时)、短时效(2~3 小时)及超短时效(1 小时左右)四类(表 4-1)。

表 4-1 常用巴比妥类药物

作 用 时 间	药物及化学结构
长时效 4~12 小时	巴比妥 苯巴比妥
中时效 2~8 小时	异戊巴比妥 环己烯巴比妥
短时效 1~4 小时	戊巴比妥 司可巴比妥
超短效 1 小时左右	海索比妥 硫喷妥钠

2. 巴比妥类药物的作用机理

脑干网状结构上行激活系统向大脑皮层输入冲动,维持大脑皮层的兴奋性,使人和动物处于觉醒状态。巴比妥类药物作用于网状兴奋系统的突触传递过程,阻断脑干的网状结构上行激活系统,使大脑皮质细胞兴奋性下降,产生镇静催眠和麻醉作用。因为阻止了兴奋性突触后电位的产生,从而抑制神经元的去极化。所以巴比妥类药物又称为抗去极化阻断剂(antidepolarizing blocking agent)。

从生物化学研究中发现,多数巴比妥类药物有解偶联氧化磷酸化作用和抑制电子传递系统,减低脑中的氧化代谢过程及脑的功能活性。

3. 巴比妥类药物的构效关系

巴比妥类药物属结构非特异性药物,其作用强弱、快慢和作用时间长短主要取决于药物的理化性质,与药物酸性解离常数 pK_a、脂溶性及体内代谢过程有关。

(1) 酸性解离常数 pK_a 对药效的影响:药物一般以分子形式通过生物膜,以离子形式发挥药理作用,因而要求有一定的解离度。巴比妥酸和 5-苯基巴比妥酸在生理 pH 条件下,

99％以上是离子状态,故口服时不易吸收,吸收后也不易透过血脑屏障进入大脑中枢,因此无镇静、催眠作用;而 5,5-双取代衍生物如苯巴比妥(phenobarbital)、海索比妥(hexobarbital)未解离的分子分别为50％和90.91％,易吸收进入大脑发挥作用,且海索比妥的作用比苯巴比妥快(表 4-2)。

表 4-2   巴比妥类药物的 pK_a 和生理 pH 时的未解离百分率

药物名称	巴比妥酸	5-苯基巴比妥酸	苯巴比妥	异戊巴比妥	海索比妥
pK_a	4.12	3.75	7.40	7.90	8.40
未解离的百分率/%	0.05	0.02	50.00	75.97	90.91

(2)脂水分配系数对药效的影响:药物必须有适当脂水分配系数,才能在体液中转运,才能穿透血脑屏障到达作用部位发挥作用。巴比妥类药物的脂水分配系数主要由 C-5 上的双取代基决定。因此,巴比妥类药物的药效与 C-5 及其他位置上的取代基密切相关。

① C-5 上两个氢原子必须都被取代,才具有镇静催眠作用。取代基可以是烷烃、卤烃、芳香烃或烯烃或两个之一为烯烃或芳香烃。两个取代基的碳原子总数应在 4～8 之间为好,使脂水分配系数保持一定比值,呈现良好的催眠作用。碳原子总数为 4 时,开始出现镇静催眠作用;7～8 时作用最强;大于 10 时,亲脂性过强,则产生惊厥作用。在 C-5 上引入苯环的,如苯巴比妥,还具有抗癫痫作用。

② C-2 上的氧原子被硫原子取代,如硫喷妥钠(thiopental sodium),由于脂溶性强,易通过血脑屏障,进入中枢神经系统的速度快。因此起效快,而作用时间较短。临床上常作为静脉麻醉药。

③ N_1、N_3 亚胺上的氢原子同时被取代的产物,无催眠作用。仅有一个氢原子被甲基取代,可降低酸性,增加脂溶性,生成起效快,作用时间短的巴比妥类物。如海索比妥,是临床应用的超短时催眠和静脉麻醉药。

(3)代谢过程对作用时间影响:巴比妥类药物多在肝脏代谢,主要是其 5 位取代基的氧化、丙二酰脲环的水解开环、2 位脱硫及 N 上脱烷基等。代谢结果使药物脂溶性下降,在脑内浓度降低,失去镇静催眠活性。体内代谢的难易决定了药物作用时间的长短。

5 位取代基的氧化是最主要的代谢途径。当 5 位为芳香烃或饱和烷烃取代基时,由于不易被氧化,所以作用时间长。氧化产物一般为酚或饱和醇,再与葡萄糖醛酸结合排出体外,如苯巴比妥的代谢。

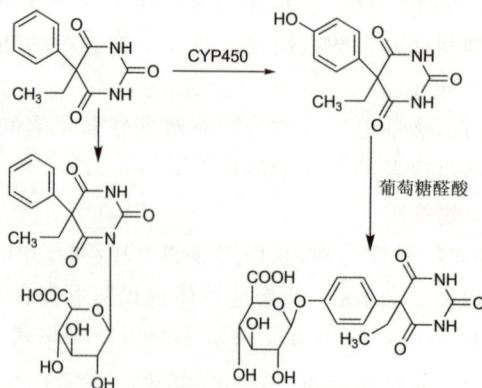

当 5 位为支链烷烃或不饱和烃取代基时,易被氧化,生成羟基,与葡萄糖醛酸结合,从肾排出,故作用时间短,如异戊巴比妥。

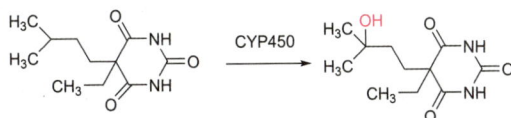

当 2 位为 S 的硫巴比妥类药物代谢更快,脱硫生成相应的氧巴比妥,如硫喷妥。

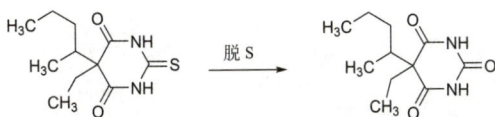

4. 巴比妥类药物的理化性质

巴比妥类药物一般为白色结晶或结晶性粉末,易溶于乙醇及有机溶剂,不溶于水,加热后多能升华。干燥时在空气中稳定,遇酸、还原剂、氧化剂时,其主环也不会破坏。含硫巴比妥类药物有不适臭味。

(1) 弱酸性:本类药物分子中含有"—CONHCONHCO—"结构,存在酮-烯醇式互变异构,显弱酸性,能溶于氢氧化钠和碳酸钠溶液中生成钠盐,但不溶于碳酸氢钠。生成的钠盐不稳定,易吸收空气中的二氧化碳而产生巴比妥类沉淀。

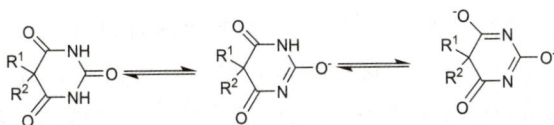

(2) 水解性:本类药物具有酰脲结构,易发生水解开环反应,水解程度及产物与水解条件有关。其水溶液在 pH 低时较稳定,随着 pH 升高,水解速度加快。巴比妥类药物的钠盐水溶液室温放置,即可水解生成酰脲化合物。若遇碱加热可进一步水解、脱羧,生成双取代乙酸钠并放出氨气(可使湿红色石蕊试纸变蓝)。

本类药物的钠盐在吸湿情况下也能被水解成无效产物,所以一般制成粉针剂使用。

(3) 与银盐反应:本类药物在碳酸钠溶液中与硝酸银试液生成一银盐沉淀,瞬即与巴比妥类钠盐作用转化成可溶性的配合物,再被硝酸银分解成一银盐,当其溶于碳酸钠溶液时形成可溶性银钠盐,最后与过量的硝酸银生成不溶于水的二银盐。

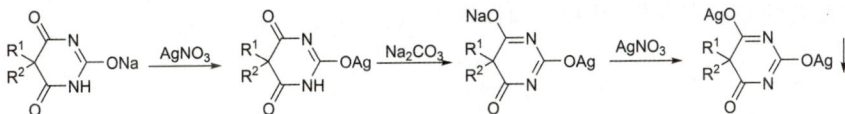

(4) 与吡啶和硫酸铜反应:巴比妥类分子中具有"—CONHCONHCO—"结构,与吡啶和硫酸铜试液反应,生成紫色的配合物。含硫的巴比妥反应后显绿色。

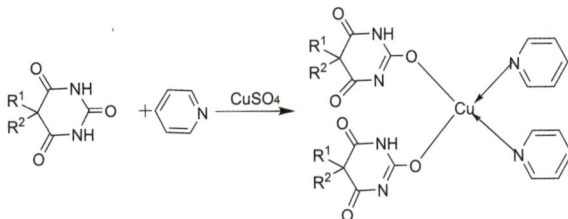

5. 巴比妥类药物的合成通法

巴比妥类药物的合成,通常以丙二酸二乙酯为原料,在乙醇钠催化下与相应的卤烃反应,生成二烃基丙二酸二乙酯,再与脲或硫脲缩合,即可得到不同的巴比妥类药物。

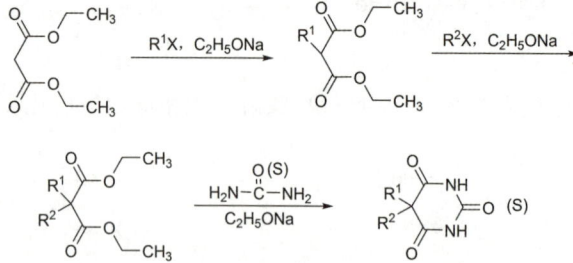

苯巴比妥 Phenobarbital

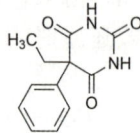

化学名为 5-乙基-5-苯基-2,4,6(1H,3H,5H)-嘧啶三酮(5-ethyl-5-phenyl-2,4,6(1H, 3H,5H)-pyrimidinetrione),又名鲁米那(luminal)。

本品为白色有光泽的结晶性粉末;无臭;饱和水溶液显酸性反应。本品在乙醇或乙醚中溶解,在三氯甲烷略溶,在水中极微溶解;在氢氧化钠或碳酸钠溶液中溶解。熔点 174.5~178 ℃。本品可与甲醛-硫酸试剂作用,在界面产生玫瑰红色环;与亚硝酸钠-硫酸试剂反应,生成橙黄色亚硝基苯衍生物。此为 5-苯基巴比妥类特有的性质。本品为第一代镇静催眠药,长期用药易产生依赖性。大剂量可抑制呼吸中枢,严重可至死亡。目前临床上主要用于治疗惊厥及癫痫大发作。

进一步将苯巴比妥进行结构改造,可得其他具有抗癫痫作用的药物。如在苯巴比妥的 1 位 N 引入甲基则得到甲苯比妥(mephobarbital),由于亲脂性增加,作用时间比苯巴比妥长。将苯巴比妥 2 位酮基改为亚甲基得到 C-2 去氧衍生物扑米酮(primidone),作用与苯巴比妥相似,在体内约有 25% 氧化为苯巴比妥,另一部分裂解为苯基乙基丙二酰胺,扑米酮及其代谢产物均有抗癫痫活性,所以扑米酮的作用时间比苯巴比妥长,临床主要用于使用其他抗癫痫药无效的癫痫大发作、精神运动性发作,对小发作无效。

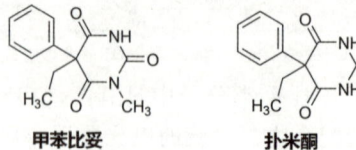

甲苯比妥　　　　**扑米酮**

（二）乙内酰脲类

乙内酰脲本身无抗癫痫作用,当 5 位上两个氢被烷基取代后才有抗惊厥作用。最初合成的巴比妥的类似物 5-乙基-5-苯基乙内酰脲曾用于临床,因毒性大而停止使用。后发现 5,5-二苯基乙内酰脲,被称为苯妥英(phenytoin)有很好的抗惊厥作用,虽然其毒性大,有致畸性,但仍是临床控制癫痫大发作的常用药物。其作用机制:一是阻断电压依赖性的钠通道,降低 Na$^+$ 内流,并可抑制突触前膜和后膜的磷酸化作用,减少兴奋神经递质的释放,从而稳定了细胞膜,抑制神经元反复放电活动而达到抑制癫痫发作疗效,二是可以增加脑内抑制性递质 GABA 含量。乙内酰脲类药物还有磷苯妥英(fosphenytoin)和乙苯妥英(ethotoin)。磷苯妥英一个水溶性的前药,已发展成为苯妥英的替代品。乙苯妥英虽然抗癫痫作用只有苯妥英的 1/5,但毒性较小,口服易吸收。

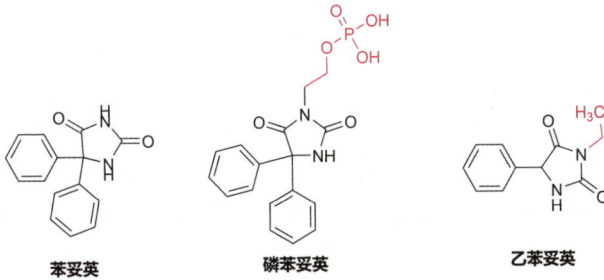

苯妥英　　磷苯妥英　　乙苯妥英

　　将乙内酰脲中的—NH—以其电子等排体—O—或—CH$_2$—取代,分别得到噁唑酮类(oxazolidinediones)和丁二酰亚胺类(succinimides)。噁唑酮类中的三甲双酮(trimethadione)和二甲双酮(dimethadione)曾用于小发作,但由于其对造血系统毒性大,仅作为三线药物用于癫痫小发作。丁二酰亚胺类中的苯琥胺(phensuximide)、甲琥胺(methsuximide)和乙琥胺(ethosuximide),对癫痫大发作效果较差,常用于小发作和其他类型的发作,是失神性发作的首选药。

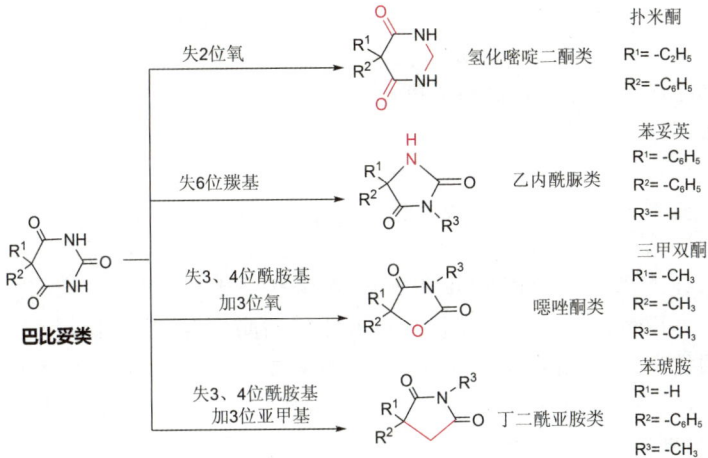

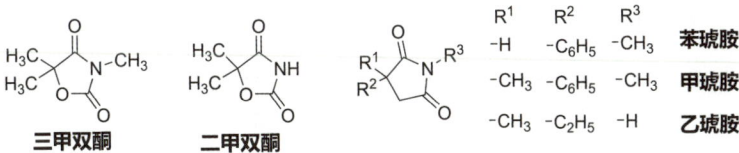

苯妥英钠 **Phenytoin Sodium**

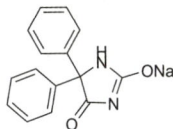

化学名为 5,5-二苯基乙内酰脲钠盐（5,5-diphenyl-2,4-imidazolidinedione sodium salt）。又名大伦丁钠（dilantin sodium）。

本品为白色粉末；无臭；微有引湿性；在空气中渐渐吸收二氧化碳，分解成苯妥英；水溶液显碱性反应，常因部分水解而发生浑浊。本品在水中易溶，在乙醇中溶解，在三氯甲烷或乙醚中几乎不溶。

本品为环状酰脲结构，与碱共热可发生开环，最后生成二苯基氨基乙酸，并释放氨气。

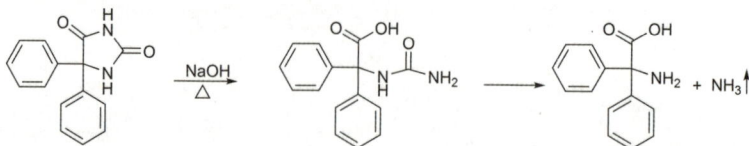

游离的苯妥英在氨水中转变成铵盐溶解，再遇硝酸银试液可产生白色银盐沉淀。

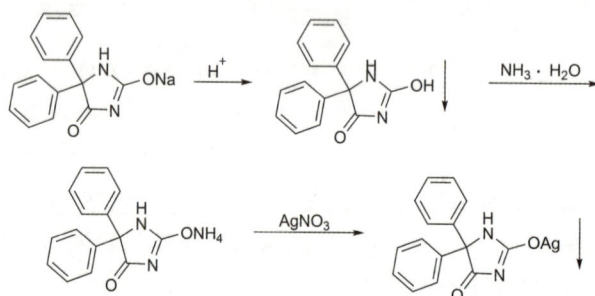

本品水溶液与二氯化汞试液反应，生成白色沉淀，此沉淀不溶于氨试液。本品与吡啶-硫酸铜试液反应显蓝色。本品口服吸收较慢，生物利用度约为 75%。本品治疗指数较低，有效血药浓度为 10~20 $\mu g/ml$，血药浓度超过 20 $\mu g/mL$ 易产生毒性反应，出现眼球震颤、共济失调等。苯妥英半衰期平均为 22 小时，但变异范围很大（7~42 小时）；长期服用苯妥英钠的患者半衰期可因人、因药物浓度而异，可为 15~95 小时不等，甚至更长。所以用药时需进行血药浓度监测，根据患者情况决定给药剂量和次数。

本品主要在肝内代谢，主要代谢物为无活性羟基苯妥英（约占 50%~70%），与葡萄糖醛酸结合排出体外。约 20% 以原形由尿排出，在碱性尿中排泄较快。其代谢有"饱和代谢动力学"的特性，即用量过大或短时反复用药可使代谢酶饱和，代谢速度显著减慢而产生毒性。本品有肝酶诱导作用，如与洋地黄类、皮质激素或三环抗抑郁药等合用，可加速其他药物代谢，降低疗效。本品具有抗癫痫和抗心律失常作用，是癫痫大发作的首选药，还可用于癫痫持续状态，对癫痫小发作无效，也用于治疗三叉神经痛、坐骨神经痛及某些心律失常。

二、苯二氮䓬类

苯二氮䓬类药物除具有镇静、催眠及抗焦虑作用，还有抗惊厥作用，如地西泮、氯硝西泮、劳拉西泮等在临床上用作抗癫痫药，常与其他抗癫痫药合用，治疗癫痫大发作或小发作，其中地西泮静脉注射是治疗癫痫持续状态的首选药。本类药物有嗜睡、轻微头痛、乏力、运动失调等副作用。长期应用可致耐受与依赖性，突然停药有戒断症状出现。

氯巴占（clobazam）为 1,5-苯二氮䓬类，1975 年上市，具有抗惊厥和抗焦虑作用，口服吸收快而完全，服药 1~3 小时后达最高血药浓度，经肝脏代谢，代谢产物 N-去甲氧异安定也有抗惊厥作用。不良反应与地西泮相似，但较轻微，易产生耐药性。临床用于治疗对其他抗癫痫药无效的难治性癫痫。

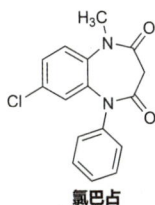

氯巴占

三、二苯并氮杂䓬类

二苯并氮杂䓬类又称亚芪胺类。此类药物第一个上市的是卡马西平（carbamazepine），为一种广谱的抗癫痫药，主要用于用苯妥英钠等其他药物难以控制的大发作、复杂部分性发作或其他全身性或部分性发作，对失神性发作无效外，还可用于缓解某些神经痛如三叉神经痛、舌咽神经痛等。

奥卡西平（oxcarbazepine）为卡马西平的10-酮基衍生物，也有很强的抗癫痫活性。口服吸收完全，在体内几乎全部还原生成的10,11-二氢-10-羟基卡马西平，该代谢产物仍具有很强抗癫痫作用。10,11-二氢-10-羟基卡马西平除少量氧化成无活性反式10,11-二羟基卡马西平外，其余都与葡萄糖醛酸结合排出。

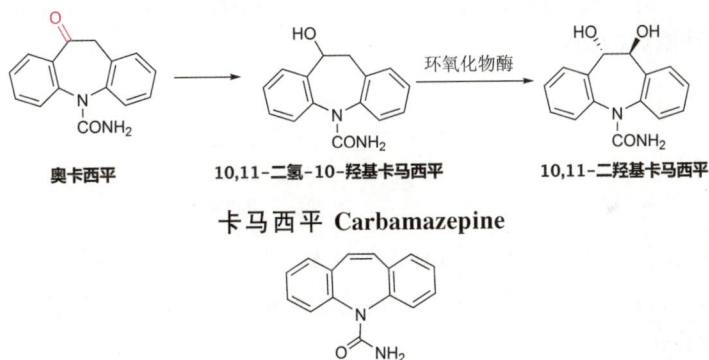

奥卡西平 **10,11-二氢-10-羟基卡马西平** **10,11-二羟基卡马西平**

卡马西平 Carbamazepine

化学名为 $5H$-二苯并[b,f]氮杂䓬-5-甲酰胺（$5H$-dibenz[b,f]azepine-5-carboxamide），又名酰胺咪嗪。

本品为白色或类白色的结晶性粉末；几乎无臭。本品在三氯甲烷易溶，在乙醇略溶，在水或乙醚几乎不溶。熔点 189～193 ℃。本品由两个苯环与氮杂䓬环骈合而成，通过烯键连成一个大的共轭体系。其乙醇溶液在 235 与 285 nm 波长处有最大吸收，可用于定性鉴别。本品在干燥状态及室温下较稳定，长时间光照后被部分氧化为二聚体或生成10,11-环氧化物，故需在避光、干燥处保存。

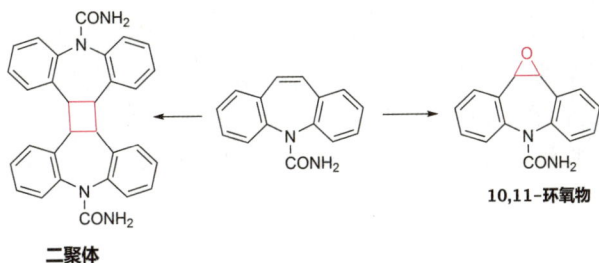

二聚体 **10,11-环氧物**

本品水溶性小,口服吸收较慢。在肝脏内广泛代谢,生成的主要代谢产物 10,11-环氧卡马西平有抗癫痫活性,但此代谢物有一定的副作用及毒性,最终代谢生成无活性的反式 10,11-二羟基卡马西平,经肾及胆汁排出。

本品对癫痫精神运动性发作最有效,对大发作、局限性发作和混合型癫痫也有疗效。

四、脂肪羧酸类

1963 年 Meunierz 在筛选抗癫痫药物时意外发现作为溶剂的丙戊酸(valproic acid)有很强的抗癫痫作用,进一步研究和发展了具有脂肪羧酸结构的抗癫痫药。1964 年发现的丙戊酸钠(sodium valproate)具有很强的抗惊厥作用,使用时发现,若取代其分支碳链,直链脂肪酸的抗惊厥大大减弱;若将其结构中分支碳链延长 9 个碳原子,则表现为镇静作用。

丙戊酰胺(valpromide)为广谱抗癫痫药,其作用比丙戊酸强 2 倍,具有见效快,毒性低等特点,用于各种癫痫的治疗。

加巴喷丁(gabapentin)为 1-甲氨基环己烷乙酸,是与 GABA 相似的氨基酸,由于亲脂性大,易有透过血脑屏障,所以可用于急性发作型的癫痫患者效果好。常用于全身强直阵发性癫痫及癫痫小发作。

氨己烯酸(vigabatrin)为 γ-氨基丁酸的结构类似物,通过不可逆抑制 GABA 氨基转移酶,提高脑内 GABA 浓度而发挥作用,为治疗严重癫痫患儿有效而安全的一种抗癫痫药。氨己烯酸分子有手性碳原子,其(S)-异构体抑制 GABA 氨基转移酶的作用比较强。

普罗加比(progabide,又称卤加比 halogabide)是一种拟 γ-氨基丁酸药,为 GABA 的前体药物。由于其结构中的二苯亚甲基能增加药物亲脂性,使药物易透过血脑屏障发挥中枢作用。其口服吸收良好,在肝脏有首过效应,在体内代谢生成 γ-氨基丁酰胺及二苯甲酮衍生物等。大部分代谢物均有抗癫痫活性。本品主要用于治疗癫痫、痉挛状态和运动失调等疾病。

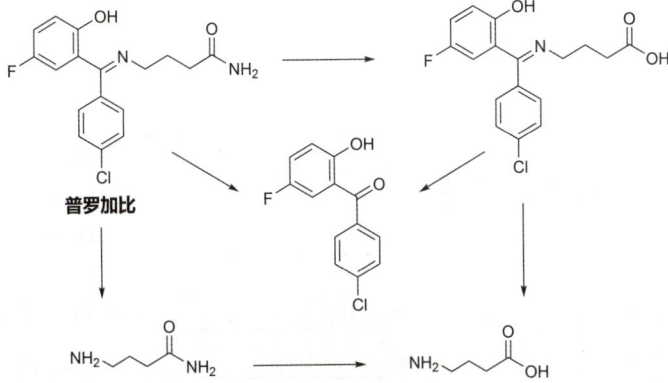

普罗加比

五、磺酰胺类及其他类

一些具有磺酰胺结构的化合物也具有抗癫痫活性。舒噻嗪(sultiame)是苯磺酰胺衍生物,结构中还含有丁烷磺内酰胺,为碳酸酐酶抑制剂,其主要通过抑制脑内碳酸酐酶,使脑细胞内外的钠比率增大,达到稳定细胞膜的作用。常用于精神运动性发作,也与其他药物合用于癫痫大发作。

唑尼沙胺(zonisamide)的作用与苯妥英及卡马西平相似,且作用时间长。因具有磺酰胺基,也对碳酸酐酶有抑制作用。本品毒性较低,反复使用也无蓄积性。

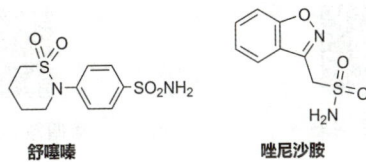

舒噻嗪　　　　**唑尼沙胺**

近年来,又发现新的结构类型的抗癫痫药。氨基甲酸酯类非氨酯(felbamate)对各种类型的癫痫均有效,且毒性低。

吡喃果糖衍生物托吡酯(topiramate),为 GABA 再摄取抑制剂,一般用于抗癫痫药物难于控制的经常发作的部分癫痫特别有效。

苯基三嗪类拉莫三嗪(lamotrigine)主要通过抑制脑内兴奋性介质如谷氨酸和天门冬氨酸的过量释放,而产生抗癫痫作用。其在用其他抗癫痫药治疗时,作为补充治疗药。

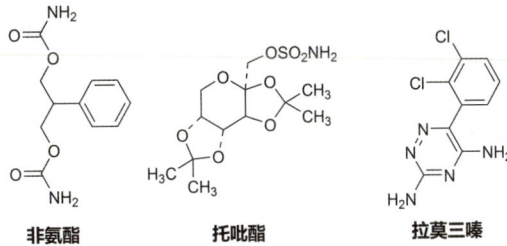

非氨酯　　　　**托吡酯**　　　　**拉莫三嗪**

学 习 小 结

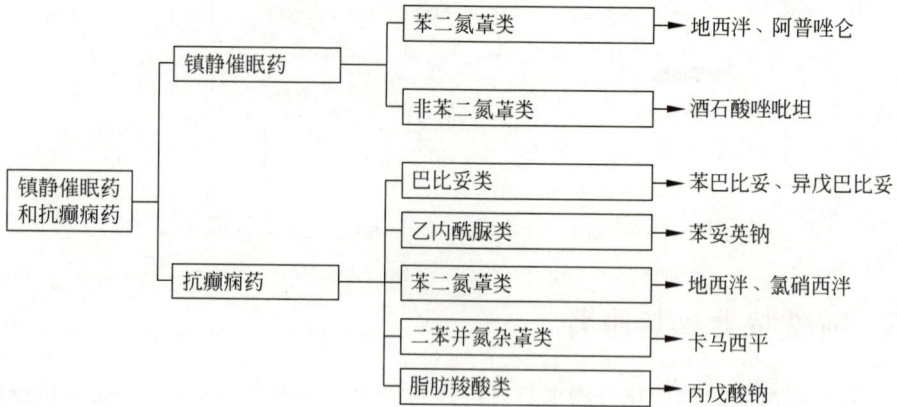

思 考 题

1. 镇静催眠药的结构类型主要包括哪些?
2. 抗癫痫药的结构类型主要包括哪些?

第四章习题

第四章习题答案

（冯丽华、胡　越）

第 五 章

精神疾病治疗药
Psychoterapeutic Drugs

学习目标

1. 掌握抗精神失常药、抗抑郁药的结构类型；掌握盐酸氯丙嗪、氯普噻吨、盐酸丙咪嗪、盐酸帕罗西汀、盐酸氟西汀、盐酸文拉法辛的结构、化学名、理化性质、合成路线、体内代谢及用途。

2. 熟悉精神病药、抗抑郁药的作用机制；熟悉氟哌啶醇和氯氮平的结构及用途。

3. 了解抗精神病药、抗抑郁药的发展。

精神疾病是以心理（精神）活动异常为主要表现的一大类疾病。各种原因导致的中枢神经系统功能和结构的改变以及与其他系统相互关系的平衡失调，表现为思维、情感、行为、知觉、智能和意志等诸种障碍，可分为精神分裂症、焦虑症、抑郁症、狂躁症等类型。治疗精神疾病的药物种类很多，分类方法也各有不同。本章按照其主要适应证分类为抗精神病药（antipsychotic drugs）、抗抑郁药（antidepressive drugs）、抗焦虑药（antianxiety drugs）和抗躁狂药（antimanic drugs）。抗精神病药是主要用于精神分裂症，使患者恢复正常理智的药物；抗抑郁药是用于治疗抑郁症，改善患者情绪的药物；抗焦虑药则可消除紧张和焦虑状态，而抗躁狂药则是主要治疗病态的情感活动过度高涨的药物。

第一节　抗精神病药
Antipsychotics Drugs

抗精神病药可在不影响患者意识清醒的前提下，可控制兴奋、躁动、幻觉及妄想等重症精神病的症状。早期的精神疾病的治疗采用溴化钾或者用电休克方法。直到 20 世纪 50 年代，氯丙嗪（chlorpromazine）的偶然发现，才促进了抗精神病药物的发展，使药物治疗精神疾病成为主要手段。

有关抗精神病药物的作用机制也有许多假说。如多巴胺假说认为精神分裂症可能与脑内神经递质多巴胺（dopamine）的功能失调有关。传统上将阻断中脑-边缘系统及中脑-皮质通路的多巴胺受体的抗精神病药物称为第一代抗精神病药物（即经典抗精神病药物），因其阻断调控运动神经的多巴胺受体，可导致锥体外系副作用（extra-pyramidal side effects,

EPS)和内分泌方面的改变,如急性肌张力障碍及局部肌肉群持续强直性收缩等、帕金森综合征及静坐不能、迟发性运动障碍等。随着精神药理学的发展,开发了锥体外系副作用较低的第二代抗精神病药物(即非经典抗精神病药物),该类抗精神病药除了能够阻断中枢神经系统多巴胺 D_2 受体外,对中枢 5-羟色胺 2(5-HT_2)受体和去甲肾上腺素(noradrenaline,NA)受体也有较强的亲和力。

第一代抗精神病药物按结构分为吩噻嗪类、噻吨类、丁酰苯类、二苯并二氮䓬类。

第二代抗精神病药物主要包括利培酮(risperidone)、奥氮平(olanzapine)、喹硫平(quetiapine)、氯氮平(clozapine)、阿立哌唑(aripiprazole)、齐拉西酮(ziprasidone)等。

一、吩噻嗪类药物

20 世纪 50 年代初,临床发现抗组胺药异丙嗪(promethazine)存在镇静副作用,并能延长巴比妥类药物的睡眠时间。这一发现促进了以异丙嗪为先导化合物的抗精神病药物的研究。研究发现异丙嗪的异丙基被直链丙基取代时,抗组胺作用减弱,抗精神病作用增强。若同时在吩噻嗪环上 2 位以氯取代即氯丙嗪,则抗组胺作用消失,主要表现为抗精神病作用,成为第一个临床应用的吩噻嗪类(phenothiazines)抗精神病药,由此发展了一系列的吩噻嗪类抗精神病药物(表 5-1)。

第五章
知识链接 1

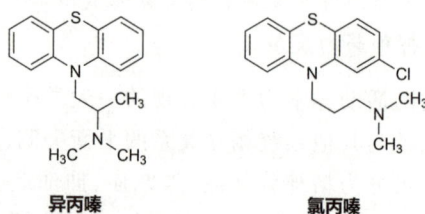

异丙嗪　　　　　　　　　　　氯丙嗪

表 5-1　不同吩噻嗪类药物结构

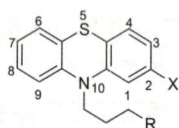

药 物 名 称	—R	—X
氯丙嗪	—N(CH₃)₂	—Cl
乙酰丙嗪	—N(CH₃)₂	—COCH₃
三氟丙嗪	—N(CH₃)₂	—CF₃
乙酰奋乃静	—N⟍N⟍OH	—COCH₃
奋乃静	—N⟍N⟍OH	—Cl
氟奋乃静	—N⟍N⟍OH	—CF₃
三氟拉嗪	—N⟍N—CH₃	—CF₃

药 物 名 称	—R	—X
硫乙拉嗪		$-SCH_2CH_3$
哌泊噻嗪		$-SO_2N(CH_3)_2$
硫利达嗪		$-SCH_3$

1. 吩噻嗪类药物的构效关系（图 5-1）

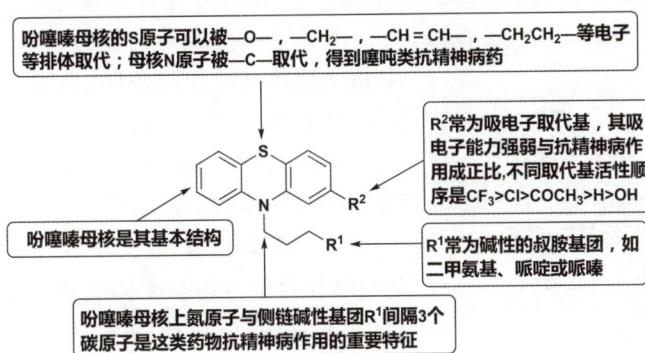

图 5-1　吩噻嗪药物的构效关系

（1）2 位引入含硫取代基时，镇静作用增强，同时锥体外系副作用降低。如硫利达嗪（thioridazine，甲硫达嗪）的锥体外系副作用很弱，主要用于治疗精神分裂症，并有较强的降血压作用。硫乙拉嗪（thiethylperazine）、哌泊噻嗪（pipotiazine，哌普嗪）等，能明显改善慢性精神患者的症状。

（2）10 位取代基对活性的影响很大。不同碱性基团的活性强弱顺序：

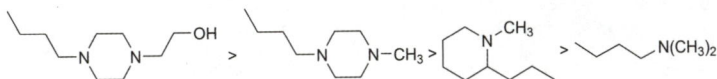

奋乃静、氟奋乃静、三氟拉嗪等的活性均比氯丙嗪强十几倍至几十倍。10 位氮原子与侧链碱性氨基之间相隔 3 个碳原子是吩噻嗪类抗精神病药的另一重要结构特征，碳链延长、缩短或出现分支都将导致抗精神病作用的减弱或消失。且侧链氨基的结构与副作用也有一定关系，侧链为二甲氨基时，如氯丙嗪，具有中等锥体外系副作用，侧链为哌啶基时，如硫利达嗪副作用较小。

利用前药原理，将奋乃静、氟奋乃静、哌泊噻嗪等药物的 10 位取代基末端的羟基与长链脂肪酸制成酯类前药，可增加药物的脂溶性，肌肉注射后，药物在注射部位贮存并缓慢释放出原药，可延长药物作用时间。特别适用于需要长期治疗且服药不配合的患者。如氟奋乃静的作用强，作用时间可维持一天，而氟奋乃静庚酸酯（fluphenazine enanthate）及氟奋乃静癸酸酯（fluphenazine decanoate），分别可维持作用 1～2 周及 2～3 周。哌泊噻嗪棕榈酸酯可维持 4 周。

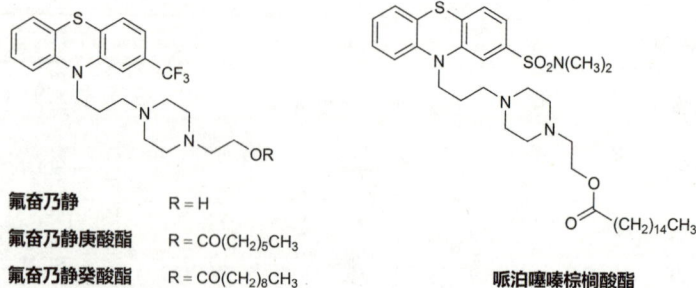

氟奋乃静　　　　R = H

氟奋乃静庚酸酯　　R = CO(CH₂)₅CH₃

氟奋乃静癸酸酯　　R = CO(CH₂)₈CH₃

哌泊噻嗪棕榈酸酯

2. 吩噻嗪类药物与多巴胺受体的作用模型

1964 年,Gordon 等提出三点相适应学说来说明吩噻嗪类药物与多巴胺受体之间的作用关系,即吩噻嗪类药物与多巴胺受体之间的相互作用分为 A、B、C 三个部分(图 5-2)。其立体专属性依次是 B 区 > C 区 > A 区。

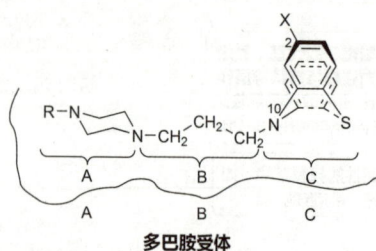

图 5-2　吩噻嗪药物与多巴胺
受体的作用模型

B 区无取代基时作用较好,说明三碳直链结构要有一定的自由旋转度,若引入取代基限制或使自由旋转消失,则抗精神病活性降低,但抗组胺和抗瘙痒作用增强,并产生光学异构体(左旋>右旋)。

C 区沿 N-S 轴折叠,使二个苯环在空间几乎相互垂直,此构象有利于药物与受体表面的作用。2 位取代基引起分子不对称,但对药物与受体结合的空间影响最小,可通过电性效应影响吩噻嗪环系统的电子云密度,从而影响其活性,通常吸电性基团如—Cl、—COCH₃、—CF₃ 等使活性增强;供电子基—OCH₃ 或—OH 使活性下降。

A 区的专属性不及 B、C 区。当侧链末端的开链结构如—N(CH₃)₂ 以—N(C₂H₅)₂ 取代时,活性减弱;而当侧链末端以环的形式存在时,如哌嗪基,分子立体宽度比—N(C₂H₅)₂ 小,作用较强。这说明受体的 A 部分是一个较窄的凹槽,药物 A 部分的分子结构必须与该凹槽空间大小相契合。

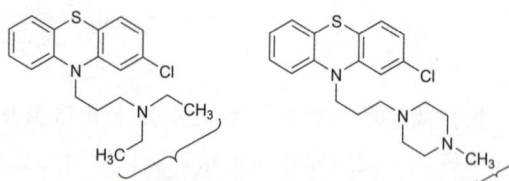

盐酸氯丙嗪 Chlorpromazine Hydrochloride

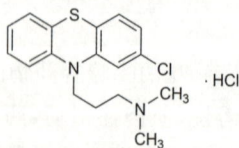

化学名为 N,N-二甲基-2-氯-10H-吩噻嗪-10-丙胺盐酸盐(2-chloro-N,N-dimethyl-10H-phenothiazine-10-propanamine hydrochloride),又名冬眠灵、氯普吗嗪。

本品为白色或乳白色结晶性粉末；有微臭，有引湿性；遇光渐变色；水溶液显酸性反应。本品在水、乙醇或三氯甲烷中易溶，在乙醚或苯中不溶。熔点 194～198 ℃。

本品因吩噻嗪的电子云密度高，易被氧化。在空气或日光中放置，渐变为红棕色，日光及重金属离子可催化氧化。遇硝酸可形成自由基或被氧化成醌式结构而显红色，这是吩噻嗪类化合物的共同特征性反应，可用于吩噻嗪类药物的鉴别。本品可与三氯化铁试液作用产生稳定的红色。盐酸氯丙嗪注射液在日光作用下可引起氧化变质反应，使注射液 pH 降低。为了防止氧化变色，在生产过程中可加入对氢醌、连二亚硫酸钠、亚硫酸氢钠或维生素 C 作抗氧剂。

在口服或注射本品后，部分患者在强烈日光照射下，可能发生严重光化毒过敏反应，皮肤出现红疹，可能与药物在体内氧化代谢生成的游离基有关（图 5-3）。因此对产生光化毒反应的患者，在服药期间应尽量减少户外活动，避免日光照射。

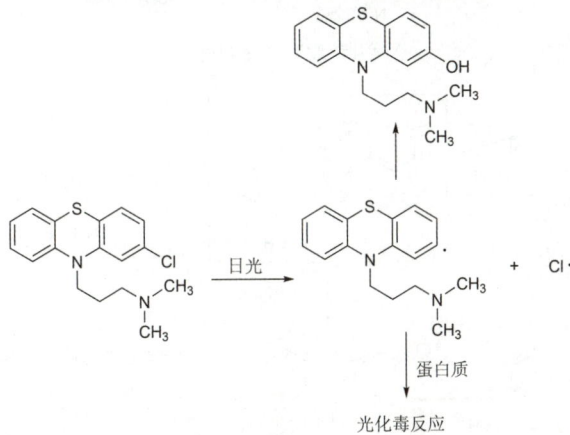

图 5-3　盐酸氯丙嗪的光化毒反应

本品的合成以邻氯苯甲酸和间氯苯胺为原料，经 Ullmann 反应，在高温脱羧后，在碘的催化下与硫熔融，环合成 2-氯-吩噻嗪母环，再与 N,N-二甲基-3-氯丙胺缩合，生成氯丙嗪，最后与盐酸成盐制得，主要杂质是反应不完全的间氯二苯胺及 2-氯吩噻嗪。合成路线如下：

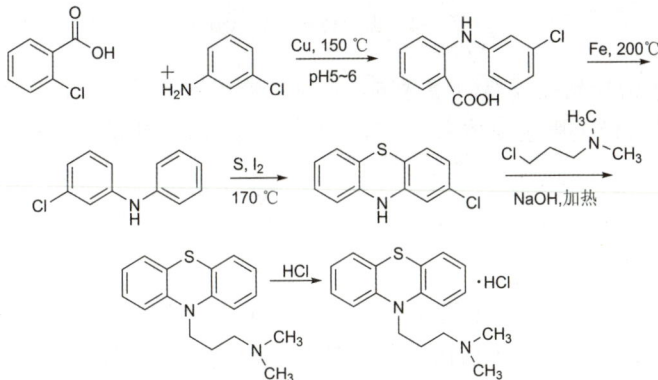

本品吸收不规则，存在明显的个体差异。具有高度的亲脂性和蛋白结合率，半衰期一般

为 10～20 小时。本品可分布于脑、肺和其他组织,并可通过胎盘屏障进入胎血循环。本品的代谢主要受 CYP450 酶的催化,在肝脏内进行,代谢过程及其产物极为复杂,可检测的代谢产物多达 100 多种,仅尿中可检测出 20 多种。代谢途径主要有 5 位硫原子氧化为亚砜或砜、苯环羟基化、侧链氧化和 N-脱烃基等。其中砜和亚砜均为无活性代谢物。苯环氧化以 7 位酚羟基为主,也有 3-OH 和 8-OH 产物。上述氧化代谢物可进一步与葡萄糖醛酸和硫酸结合后经肾脏排泄,或羟基经甲基化生成相应的甲氧基氯丙嗪。10 位 N 或侧链 N 的脱烷基反应,如单脱甲基氯丙嗪和双脱甲基氯丙嗪仍有活性。盐酸氯丙嗪的代谢过程及产物见图 5-4。

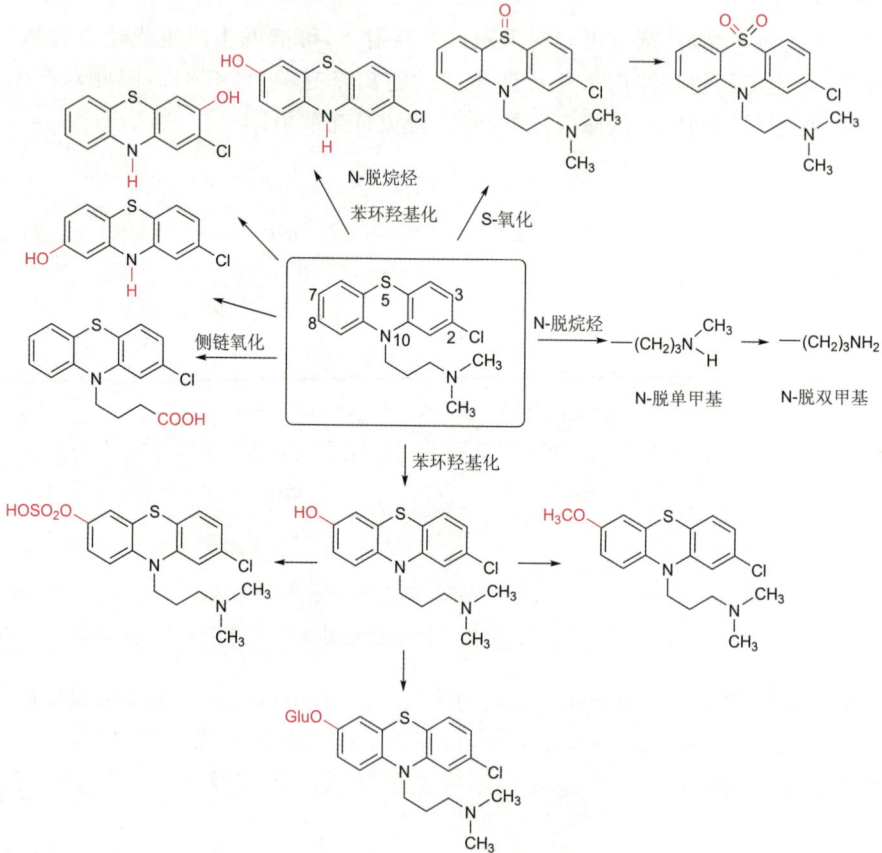

图 5-4　氯丙嗪的体内代谢

本品主要用于治疗精神分裂症、躁狂症,亦用于治疗神经官能症的焦虑、紧张状态。本品还可与组胺受体、肾上腺素受体和 5—HT 受体等结合,大剂量时也用于镇吐,强化麻醉及人工冬眠等。

二、噻吨类

吩噻嗪类药物 10 位的 N 原子换为—CH ==,并通过双键与侧链相连,即为噻吨类,亦称硫杂蒽类(thioxanthenes)。由于结构中存在双键,因此存在几何异构体,即侧链与 2 位有取代基的苯环处于同侧的 Z 型(顺式异构体)和处于异侧的 E 型(反式异构体)。其生物活性 Z 型＞E 型,如氯普噻吨(chlorprothixene)的 Z 型的活性是 E 型的 5～7 倍。顺式异构体的构象可能更接近多巴胺的活性构象,更有利于与多巴胺受体结合。

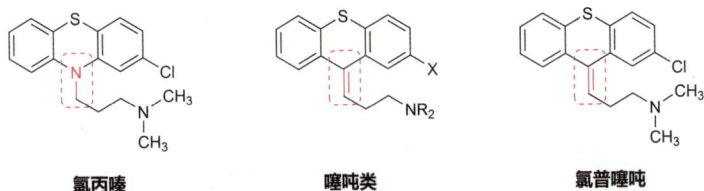

| 氯丙嗪 | 噻吨类 | 氯普噻吨 |

借鉴氯丙嗪结构改造的经验,亦获得一系列噻吨类抗精神病药物(表 5-2)。

表 5-2　噻吨类抗精神病药物

药物名称	X	R	几何异构
珠氯噻醇	—Cl	⌒⌒OH	*cis*—
氟哌噻吨	—CF$_3$	⌒⌒OH	*cis*—
替沃噻吨	—SO$_2$N(CH$_3$)$_2$	—CH$_3$	*cis*—

氯普噻吨 Chlorprothixene

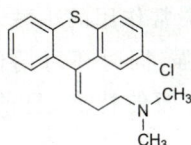

化学名为(Z)-N,N-二甲基-3-(2-氯-9H-噻吨亚基)-1-丙胺((Z)-3-(2-chloro-9H-thioxanthen-9-ylidene)-N,N-dimethylpropan-1-amine)。

本品为淡黄色结晶性粉末;无臭。本品在三氯甲烷中易溶,在水中不溶。熔点 96~99 ℃。

本品在室温条件下比较稳定,在光照或碱性条件下,可分解生成 2-氯噻吨和 2-氯噻吨酮。

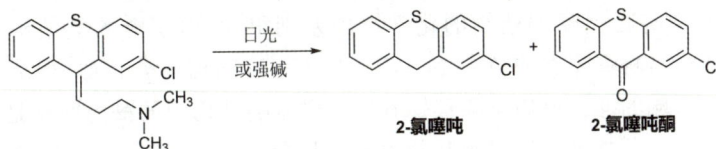

氯普噻吨的合成是以邻氨基苯甲酸经重氮化,再与对氯苯硫酚缩合生成 2'-羧酸-4-氯二苯硫醚,经脱水环合,得到 2-氯噻吨酮。与二甲胺基氯丙烷的格氏试剂经 Grignard 反应,再用硫酸脱水,得到 E 和 Z 型的混合物。再利用二者在石油醚中的溶解度不同,以石油醚重结晶,可先得到 Z 型氯普噻吨结晶。E 型以硫酸加热可转化为 Z 型氯普噻吨。

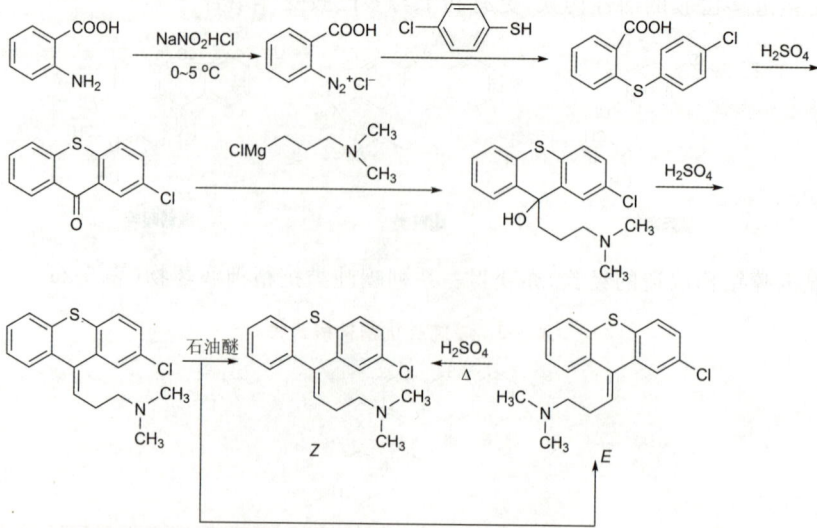

氯普噻吨的作用机制与氯丙嗪一样,是多巴胺受体拮抗剂。对精神分裂症和神经官能症疗效较好,作用比氯丙嗪强,毒性也较小。氯普噻吨还可用于躁狂症的治疗,能较快地控制精神运动兴奋患者的过度兴奋和躁动症状。

三、丁酰苯类

在研究镇痛药哌替啶衍生物的过程中,发现将哌替啶的 N-甲基用丙酰苯基取代时,除具有吗啡样活性外,还有类似氯丙嗪的作用。再进一步将丙基延长至丁基时,则吗啡样的成瘾性消失,由此发展了有较强抗精神失常作用的丁酰苯类(butyrophenones)药物。该类药物的抗精神病作用一般比吩噻嗪类强,同时还可用作抗焦虑药。最早发现的氟哌啶醇(haloperidol),具有疗效确切、价格低廉的特点,目前仍为处方量最大的抗精神病药物之一。

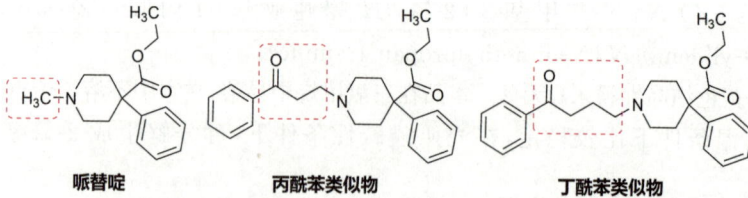

哌替啶　　　　　丙酰苯类似物　　　　　丁酰苯类似物

丁酰苯类药物与吩噻嗪类药物的化学结构差别很大,但丁酰苯类结构中的 Ar—C—C—C—C—N 结构与吩噻嗪类的 Ar—N—C—C—C—N 结构十分相似,即疏水芳环通过大约四个碳原子与末端的碱性氮原子相连。其中丁酰苯类结构中的酰丙胺基是其抗精神病作用的基本结构。该类药物也是通过阻断脑内多巴胺受体而发挥作用。丁酰苯类药物的构效关系为:苯环对位多有氟取代;酮基被硫羰基、烯基、苯氧基取代或被还原,抗精神病作用减弱;酮基与末端 N 原子之间的碳链延长或缩短以及引入支链,都会引起活性下降;末端胺基为叔胺,常为哌啶、哌嗪等杂环(表5-3)。

表 5-3　丁酰苯类药物

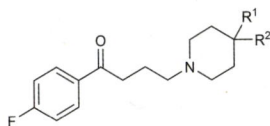

药 物 名 称	R¹	R²
氟哌啶醇	—OH	
三氟哌多	—OH	
苯哌利多	—H	
替米哌隆	—H	
匹泮哌隆	—CONH₂	
螺哌隆ᵃ		

a. 鉴于该药物结构不能用上述通式精确描述,故给出该药物分子整体结构。

　　以 4-氟苯甲基取代丁酰苯类结构中的羰基可得到二苯基哌啶类(diphenylbutylpiperidines)抗精神病药,如匹莫齐特(pimozide)、氟司必林(fluspirilene)和五氟利多(penfluridol)等。该类药物具有多巴胺受体阻断剂和钙通道阻滞剂双重作用特点。且为长效抗精神病药物,对急性、慢性和阳性、阴性症状精神分裂症均有效。

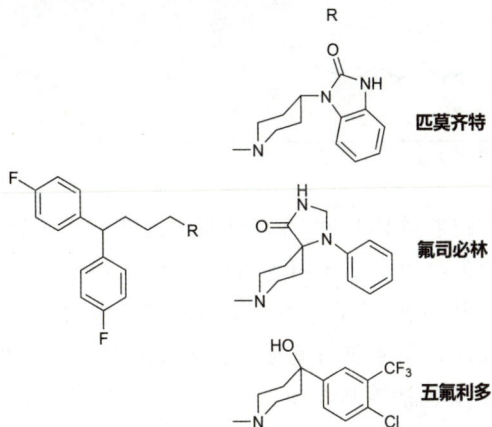

氟哌啶醇 Haloperidol

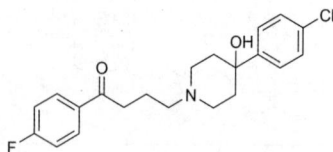

化学名为 1-(4-氟苯基)-4-[4-(4-氯苯基)-4-羟基-1-哌啶基]-1-丁酮(4-[4-(4-chlorophenyl)-4-hydroxy-1-piperidinyl]-1-(4-fluorophenyl)-1-butanone)。

本品为白色或类白色结晶性粉末;无臭。本品在三氯甲烷中溶解,在乙醇中略溶,在乙醚中微溶,在水中几乎不溶。熔点 149~153 ℃;pK_a8.3。

本品在室温或避光时稳定,见光敏感,颜色变深,需避光保存。本品对热不稳定,105 ℃加热干燥时,可发生脱水降解。片剂稳定性与辅料有关,如含乳糖时,其中的杂质 5-羟甲基-2-糠醛可与本品发生羟醛缩合反应。

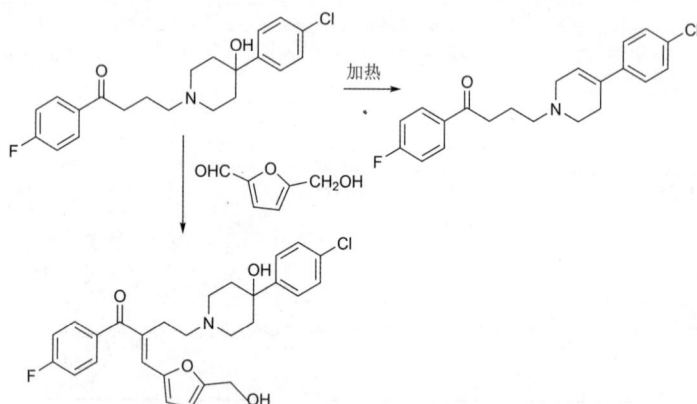

氟哌啶醇的合成是以 4-(4-氯苯基)-1,2,3,6-四氢吡啶为原料,经溴化氢加成,水解生成 4-(4-氯苯基)-4-哌啶醇。最后在碘化钾的催化下与对氟-γ-氯代丁酰苯缩合得到氟哌啶醇。

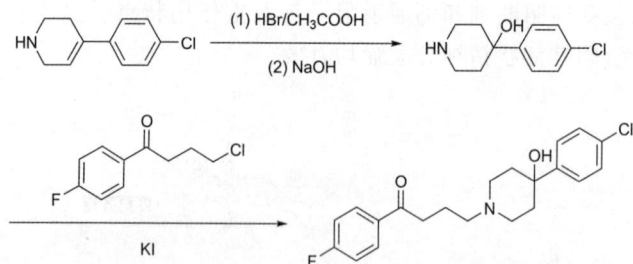

本品通过阻断脑内多巴胺受体起效,并可抑制多巴胺神经元的效应,加快脑内多巴胺的转化。具有作用持久而强的特点。临床用于治疗各种急、慢性精神分裂症及躁狂症,也可用于止吐。但锥体外系副作用发生率高达 80%,且有致畸作用。本品体内作用时间相对较短,每天需肌内注射 2~3 次。制成前药氟哌啶醇癸酸酯则药效可维持 4 周。

本品体内代谢反应主要包括羰基还原、N-脱烷基、ω-氧化为羧酸、β-氧化及结合反应等(图 5-5)。

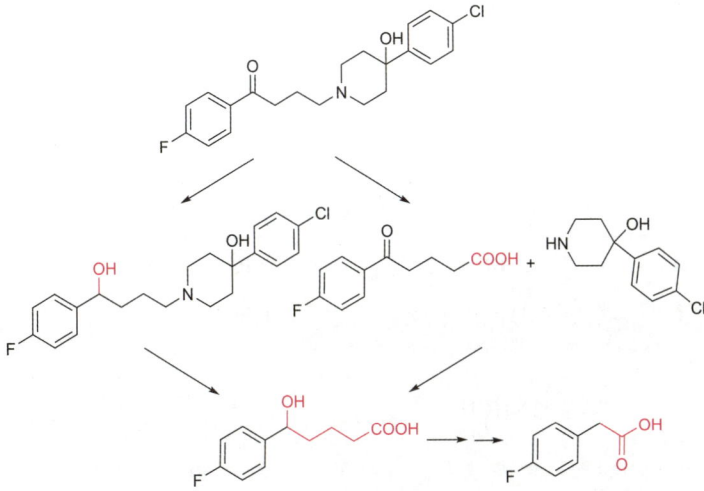

图 5-5　氟哌啶醇的代谢

四、苯甲酰胺衍生物

苯甲酰胺衍生物类(benzamide derivatives)抗精神病药物的发现是源自局部麻醉药普鲁卡因的衍生物普鲁卡因胺(procainamide)的结构改造。20 世纪 60 年代,根据氯丙嗪和氟哌啶醇能增加多巴胺的研究,提出抗精神病药的受体拮抗假说。研究发现以甲氧氯普胺(metoclopramide)为代表,该化合物对多巴胺受体具有一定的拮抗作用,表现出很强的止吐作用和轻微的镇静作用,从而推测可能是一种新的抗精神病药。通过对其芳环和末端酰胺侧链进一步修饰,发现了第一个应用于临床的苯甲酰胺类抗精神病药舒必利(sulpiride)。

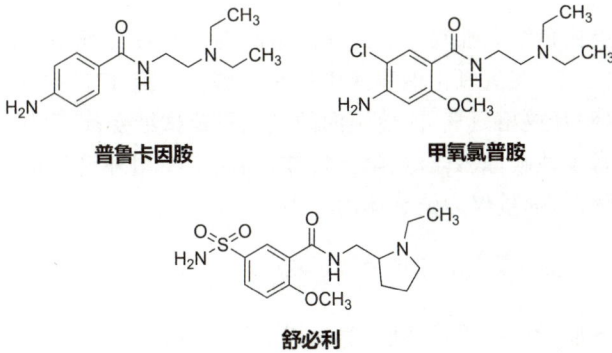

普鲁卡因胺　　　　甲氧氯普胺

舒必利

舒必利的作用机制是对中脑-边缘系统的多巴胺 D_2 受体有选择性阻断作用,并有特殊的神经肌肉作用。与其他抗精神病药物不同的是,它对多巴胺能神经元的作用与腺苷酸环化酶的功能无关,锥体外系副作用小。舒必利不仅能抗精神病和抗抑郁,同时还有止吐作用和抑制胃酸分泌作用。由于它能阻滞疼痛冲动经丘脑束向网状结构的传导,因此具有镇痛作用,对 α 受体和 M 受体的作用极弱,故抗胆碱作用和镇静作用弱。故适用于治疗精神分裂症及焦虑性神经官能症,也可用于止吐,其止吐作用是氯丙嗪的 166 倍,并有抗抑郁作用。

其他苯甲酰胺类药物如硫必利(tiapride)、奈莫必利(nemonapride)和瑞莫必利(remoxipride)(表 5-4)。

表 5-4 苯甲酰胺类药物

药物名称	R^1	R^2	R^3
硫必利	—H	CH_3SO_2—	$N(C_2H_5)_2$
奈莫必利	—NHCH_3	—Cl	
瑞莫必利			

舒必利 Sulpiride

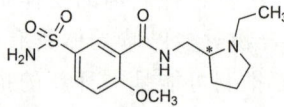

化学名为 N-[(1-乙基-2-吡咯烷基)甲基]-2-甲氧基-5-(氨基磺酰基)苯甲酰胺(5-(aminosulfonyl)-N-[(1-ethyl-2-pyrrolidinyl)methyl]-2-methoxybenzamide)。

本品为白色或类白色结晶性粉末;无臭。本品在乙醇或丙酮中微溶,在三氯甲烷中极微溶解,在水中几乎不溶,在氢氧化钠溶液中极易溶解。熔点 177~180 ℃。本品在氢氧化钠溶液中加热,可水解释放出氨气,能使湿润的红色石蕊试纸变蓝,可用于鉴别。

本品结构中具有手性碳,故具有光学异构体,临床上使用外消旋体。已上市的 S-(-)体即左舒必利的毒性降低,剂量仅为消旋体的一半。

五、二苯并二氮䓬类及其衍生物

吩噻嗪环上的 S 原子用乙烯撑基取代,再以亚氨基取代其 CH═,得到二苯并二氮䓬类(dibenzodiazepines)药物氯氮平(clozapine),为非经典的广谱抗精神病药物,于 1966 年开始在临床上使用。早期发现其有严重的致粒细胞减少的副作用,受到美国 FDA 的严格限制。后来发现该药能特异性地作用于中脑-皮质的多巴胺神经元,而较少产生锥体外系副作用,基本不发生迟发性运动障碍,1990 年又重新批准使用,但仅用于对其他药物无效的精神病患者。氯氮平特异的抗精神病活性也说明抗精神病作用与锥体外系副作用是可以分开的。在此研究思路的启发下,发展了一系列二苯并二氮䓬类非经典的抗精神病药物(表 5-5)。

表 5-5　二苯并二氮䓬类药物

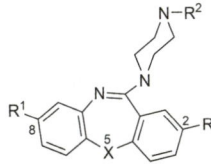

药物名称	X	R	R^1	R^2
氯氮平	—NH—	—H	—Cl	—CH$_3$
洛沙平	—O—	—Cl	—H	—CH$_3$
阿莫沙平	—O—	—Cl	—H	—H
氯噻平	—S—	—Cl	—H	—CH$_3$
喹硫平	—S—	—H	—H	—CH$_2$CH$_2$OCH$_2$CH$_2$OH

对氯氮平进行构效关系的研究发现：5 位的 NH 以生物电子等排体 O 取代,可得洛沙平(loxapine)。阿莫沙平(amoxapine)为洛沙平 N-脱甲基代谢产物,可抑制脑内突触前膜对去甲肾上腺素的重摄取,产生较强的抗抑郁作用,因此临床主要用作抗抑郁药。5 位的 NH 以 S 取代,发现了氯噻平(clothiapine)、奥氮平(olanzapine)、喹硫平(quetiapine)、佐替平(zotepine),与齐拉西酮(ziprasidone)、利培酮(risperidone)等均具有 5-HT$_2$ 及 DA$_2$ 受体拮抗活性,无或少发生锥体外系副作用和迟发性运动障碍等副作用。

其中氯噻平可特异性作用于中脑-皮层多巴胺神经元,具有很好的抗幻觉、妄想的作用,可用于治疗精神分裂症,较少产生锥体外系副作用,基本不发生迟发性运动障碍。喹硫平为二苯硫氮杂䓬类衍生物,对中枢多种神经递质受体均有拮抗作用,但整体强度不及氯氮平。喹硫平口服吸收快,2 小时达峰,半衰期 6～7 小时。齐拉西酮是 FDA 批准的第五个非经典抗精神病药,于 2001 年上市,是美国辉瑞制药公司成功运用拼合原理设计得到。齐拉西酮对 D$_2$、D$_3$、5-HT$_{2A}$、5-HT$_{2C}$、5-HT$_{1D}$ 和 α_1 受体均有强亲和力,可改善阳性症状,对阴性症状的改善与奥氮平、喹硫平及利培酮相比,疗效更好或相当,并可提高认知功能。该药的独特之处还在于不增加体重,不提高血清泌乳素水平,并可降低升高的血糖,副作用小于所有现有的非经典抗精神病药。

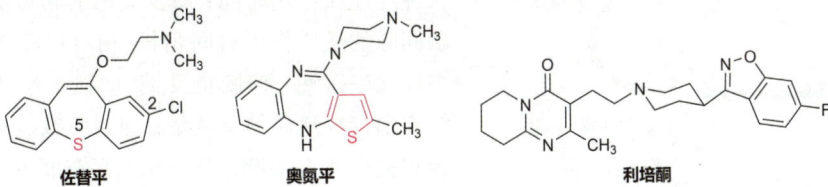

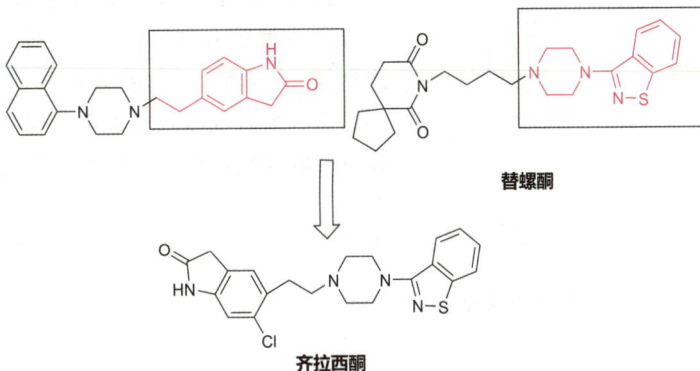

佐替平　　　　　奥氮平　　　　　利培酮

替螺酮

齐拉西酮

氯氮平 Clozapine

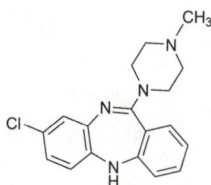

化学名为 8-氯-11-(4-甲基-1-哌嗪基)-5H-二苯并[b,e][1,4]二氮杂䓬(8-chloro-11-(4-methyl-l-piperazinyl)-5H-dibenzo[b,e][1,4]diazepine),又名氯扎平。

本品为淡黄色结晶性粉末;无臭。本品在三氯甲烷中易溶,在乙醇中溶解,在水中几乎不溶。熔点 181~185 ℃。

本品的口服吸收完全且迅速,生物利用度个体差异较大,平均约 50%~60%,有肝脏首过效应。本品经肝脏代谢,主要有 N-去甲基、N-氧化等代谢产物。本品对精神分裂症的各种症状都有较好的疗效,是广谱抗精神病药,尤其适用于难治疗的精神分裂症。本品锥体外系副作用低,其严重的副作用是粒细胞减少症。长期应用有成瘾性。

第五章
知识链接 2

第二节　抗 抑 郁 药
Antidepressant Drugs

抑郁症是一种情感活动发生障碍的精神失常疾病,表现为情绪异常低落,对周围事物冷漠与缺乏兴趣,有强烈自杀倾向,同时出现认知功能改变和异常神经症状,如注意力不集中、学习记忆受损、自责、妄想等。据世界卫生组织统计,抑郁症已成为世界第四大疾病。因此抗抑郁药已成为中枢神经系统药物研究的重要领域。

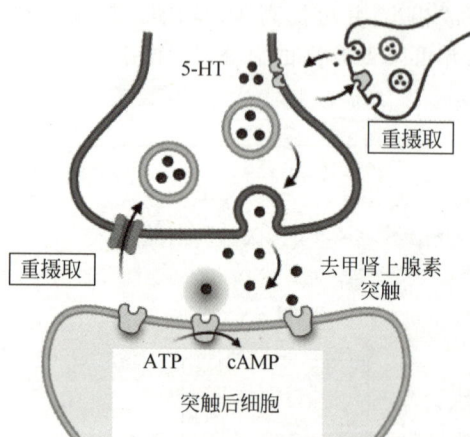

图 5-6　抗抑郁药的作用机制

抗抑郁药主要作用于中枢神经系统的间脑,其次是边缘系统。其作用机制如图 5-6 所示,主要是减少突触部位 NA、5-HT 等递质的降解氧化,延长神经递质作用时间;减少突触前膜再摄取,使突触间隙的递质作用时间延长,相对提高 NA、5-HT 神经元兴奋性;抑制负反馈、增强正反馈,增加神经末梢神经递质的释放量;抑制胆碱能神经活性,相对提高 NA、5-HT 神经元的兴奋度等。

抗抑郁药按作用机制可分为四类:①去甲肾上腺素重摄取抑制剂;②选择性 5-羟色胺重摄取抑制剂;③单胺氧化酶抑制剂;④非典型的抗抑郁药物。大多数临床抗抑郁药物为选择性 5-羟色胺重摄取抑制剂和去甲肾上腺素重摄取抑制剂。

一、去甲肾上腺素重摄取抑制剂

脑内去甲肾上腺素功能低下则表现为抑郁。神经突触对去甲肾上腺素的重摄取,可降低脑内去甲肾上腺素的水平,因此去甲肾上腺素重摄取抑制剂(norepinephrine reuptake inhibitors)是重要的抗抑郁药。

去甲肾上腺素重摄取抑制剂具有共同的结构特征,即由三环母核与三个碳原子连接的叔胺或仲胺侧链组成,或称三环类抗抑郁药。利用生物电子等排原理,将吩噻嗪类分子结构中的 S 以乙撑基(—CH$_2$—CH$_2$—)或乙烯撑基(—CH═CH—)取代后,得到二苯并氮䓬类抗抑郁药。如丙米嗪(imipramine),通过抑制神经末梢对 NA 和 5-HT 的再摄取,减少 NA 和 5-HT 的氧化脱胺代谢,增加突触间隙的 NA 和 5-HT 的浓度,促进神经传递而产生抗抑郁作用。但显效慢,大多数患者在一周以后才显效。丙咪嗪的体内脱甲基化代谢产物地昔帕明(desipramine,去甲米嗪),也有明显的抗抑郁作用(表 5-6)。

表 5-6　二苯并氮䓬类抗抑郁药

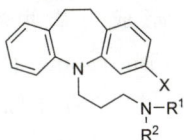

药 物 名 称	X	R^1	R^2
丙米嗪	—H	—CH$_3$	—CH$_3$
地昔帕明	—H	—CH$_3$	—H
氯米帕明	—Cl	—CH$_3$	—CH$_3$

氯米帕明(clomipramine)起效较快,并有抗焦虑作用。氯米帕明可以抑制神经末梢对去甲肾上腺素和 5-羟色胺的重摄取,是广谱的抗抑郁药。它在肝脏代谢生成活性的代谢产物去甲氯米帕明,其血药浓度是原药的 2 倍,亦通过抑制去甲肾上腺素重摄取起效。

按照噻吨类抗精神失常药的结构设计思路,将二苯并氮䓬母核中的 N 以 CH 取代,并通过双键与侧链仲胺或叔胺相连,即得二苯并环庚二烯类抗抑郁药。如阿米替林(amitriptyline)可选择性地抑制中枢突触部位对去甲肾上腺素的再摄取,在三环类抗抑郁药中镇静效应最强,其去甲基代谢物去甲替林(nortriptyline)的抗抑郁作用比丙咪嗪强,可提高患者的情绪。将阿米替林的二苯并氮䓬母核中的 CH$_2$ 以 O 或 S 取代可得多塞平(doxepin)和度硫平(dosulepin),具有较强的抗抑郁作用,由于其镇静作用较强,常用于治疗焦虑性抑郁症(表 5-7)。

表 5-7　二苯并环庚二烯类抗抑郁药

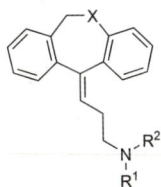

药 物 名 称	X	R^1	R^2
阿米替林	—CH$_2$—	—CH$_3$	—CH$_3$
去甲替林	—CH$_2$—	—H	—CH$_3$
多塞平	—O—	—CH$_3$	—CH$_3$
度硫平	—S—	—CH$_3$	—CH$_3$

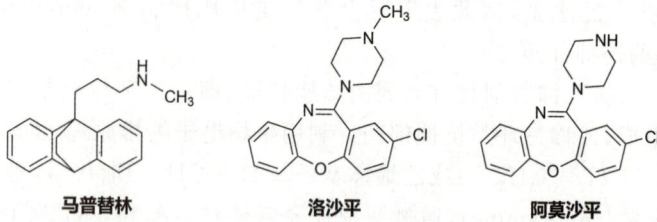

马普替林   洛沙平   阿莫沙平

马普替林(maprotiline)属于9,10-二氢蒽的9,10-亚乙基桥环衍生物,也称为四环类抗抑郁药,是选择性去甲肾上腺素重摄取抑制剂,对5-HT几乎没有作用,是广谱的抗抑郁药,副作用比丙米嗪小且起效快。由于它有适度的镇静作用,可既不影响白天的活动,又能解除因抑郁引起的焦虑,还有催眠作用。

将氯氮平5位的N用O取代,形成二苯并氧氮䓬(dibenzoxazepines)。洛沙平(loxapine)是代表药物之一。阿莫沙平(amoxapine)是洛沙平的脱甲基活性代谢物,又称氯氧平,通过抑制脑内突触前对NA的再摄取,产生很强的抗抑郁和精神兴奋作用。阿莫沙平的代谢产物生成7-羟基阿莫沙平和8-羟基阿莫沙平,仍有抗抑郁活性,前者的半衰期是6.5小时,而后者则长达30小时。大部分代谢产物最终均可与葡萄糖醛酸结合,排出体外。阿莫沙平的抗抑郁谱广,对其他抗抑郁药治疗无效的内源性抑郁患者也有效。

传统的三环类抗抑郁药尽管疗效确切,但因其不良反应多,例如自主神经系统、中枢神经系统、心血管系统等不良反应,最严重甚至致命的是其心脏毒性,尤其是老年患者更易发生,如心率失常、房室传导阻滞、心力衰竭、心肌梗死等。使得传统的三环类抗抑郁药耐受性差,临床应用受到限制。

盐酸阿米替林 Amitriptyline Hydrochloride

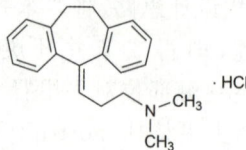

化学名为N,N-二甲基-3-[10,11-二氢-5H-二苯并[a,d]环庚三烯-5-亚基]-1-丙胺盐酸盐((3-(10,11-dihydro-5H-dibenzo[a,d]cyclohepten-5-ylidene)-N,N-dimethyl-1-propanamine hydrochloride)。

本品为无色结晶或白色、类白色粉末;无臭或几乎无臭。本品在水、甲醇、乙醇或三氯甲烷中易溶,在乙醚中几乎不溶。熔点195～199 ℃。本品具有双苯并稠环共轭体系,并且侧链含有脂肪叔胺结构。对日光较敏感,易被氧化变成黄色,故需避光保存。加硫酸时,溶液可显红色。其水溶液不稳定,在缓冲溶液中能分解,某些金属离子能催化本品降解。

本品的体内代谢:首先在肝脏脱甲基,生成活性代谢产物去甲替林,活性相当,对去甲肾上腺素重摄取的选择性更高,毒性降低。去甲替林再脱甲基代谢及其他氧化代谢均失活(图5-7)。本品适用于各种抑郁症的治疗,能明显改善或消除抑郁症状,尤其对内因性精神抑郁症的疗效好。但对于老年及伴有心脏病的抑郁症患者,本品的使用受到限制。

二、5-羟色胺重摄取抑制剂

20世纪80年代发展起来的选择性5-羟色胺重摄取抑制剂(selective serotoninreuptake

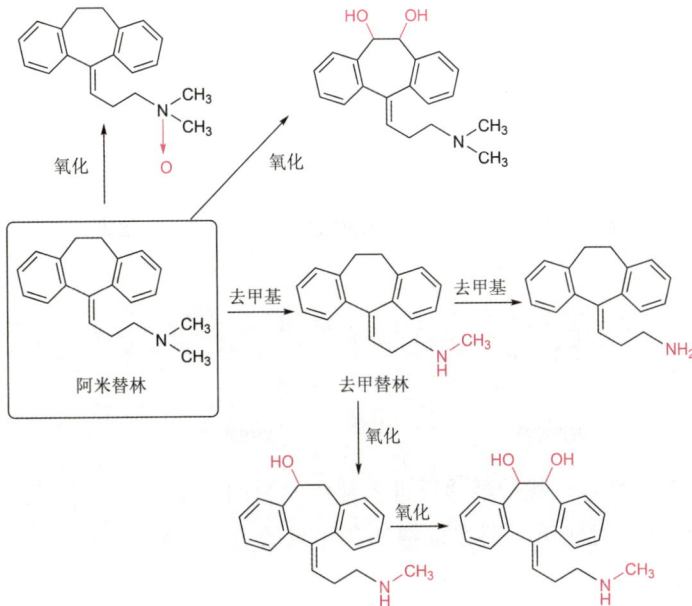

图 5-7 阿米替林的代谢途径

inhibitors,SSRI)通过选择性抑制神经细胞突触前膜 5-羟色胺的再摄取,增加突触间隙 5-羟色胺的浓度,延长 5-羟色胺在突触作用部位的作用时间,提高 5-羟色胺引起的神经递质活性,从而改善患者的低落情绪。该类药物选择性强,安全性高于三环类(去甲肾上腺素重摄取抑制剂),对胆碱、组胺和肾上腺素受体的作用少或几乎没有作用,相关副作用较为少见,患者依从性较好。选择性 5-羟色胺重摄取抑制剂已成为欧美国家的一线抗抑郁药,也可用于焦虑症、情绪低落和非典型抑郁症等的治疗,是需要进行抗抑郁治疗的孕妇的首选药物。

临床上常用的选择性 5-羟色胺重摄取抑制剂主要有：氟西汀(fluoxetine)、氯伏胺(clovoxamine,氯伏沙明)、氟伏沙明(fluvoxamine)、帕罗西汀(paroxetine)、西酞普兰(citalopram)、舍曲林(sertraline)和艾西酞普兰(escitalopram)。

氟西汀及其代谢产物 N-去甲氟西汀都可选择性抑制中枢神经系统对 5-羟色胺的重摄取,增加或延长 5-羟色胺的作用。

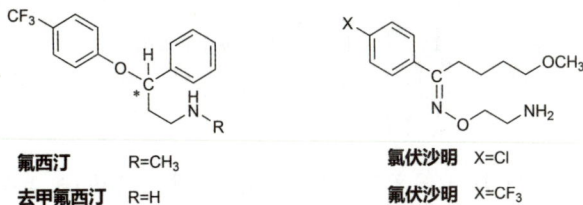

氟西汀	R=CH₃	氟伏沙明	X=Cl
去甲氟西汀	R=H	氟伏沙明	X=CF₃

氯伏胺和氟伏沙明也是强选择性 5-羟色胺的重摄取抑制剂。氟伏沙明的优点是没有兴奋和镇静作用,不影响单胺氧化酶的活性,对去甲肾上腺素和多巴胺的重摄取无影响。

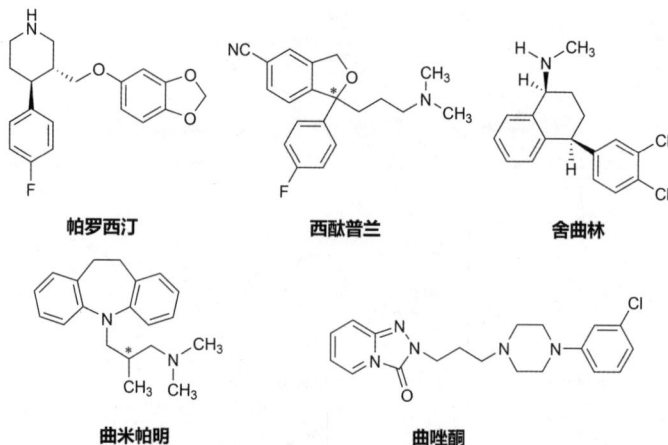

帕罗西汀　　　　　西酞普兰　　　　　舍曲林

曲米帕明　　　　　　　曲唑酮

帕罗西汀能竞争性地干扰神经递质进入神经元膜的主动转运过程,选择性地抑制突触对 5-羟色胺的重吸收,对使用三环类抗抑郁药无效的患者有较好的作用,尤其适用于伴有焦虑症状的抑郁症。

西酞普兰及其左旋体艾司西酞普兰均是安全有效的抗抑郁药,左旋体的作用为右旋体的 100 倍,为高选择性的 5-HT 重摄取抑制剂,对去甲肾上腺素和多巴胺重摄取作用微弱,不良反应较消旋体更轻。二者均可作为治疗老年抑郁症的首选药物。

舍曲林的 1S-cis-(＋)-异构体较(-)-异构体具有更强的抗抑郁活性,为强效的特异性的5-羟色胺重摄取抑制剂。舍曲林通过干扰 5-羟色胺运转,可预防抑郁症早期发作的复发。舍曲林具有不改变心脏的传导的作用,适合老年人使用。舍曲林的半衰期达 22~36 小时,代谢产物 N-去甲舍曲林的活性仅为舍曲林的 1/20,但半衰期达 62~104 小时。

曲米帕明(trimipramine)和曲唑酮(trazodone)被称为“第二代”5-羟色胺重摄取抑制剂。曲米帕明的特点是与脑内 5-HT$_2$ 受体有高度的亲和力,可直接作用于受体,除治疗抑郁外,还用于治疗焦虑、失眠和精神分裂症。曲唑酮是三唑并吡啶类抗抑郁药,由于对心血管系统的毒性小,比较适用于老年或有心血管疾病的抑郁症患者。

盐酸帕罗西汀 Paroxetine Hydrochloride

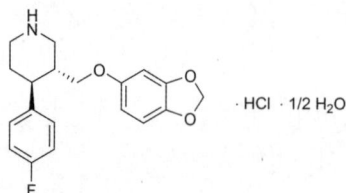

化学名为(-)-(3S,4R)-4-(4-氟苯基)-3-[[(3,4-亚甲二氧基)苯氧基]甲基]哌啶盐酸盐半水合物((-)-(3S,4R)-4-(4-fluorophenyl)-3-[[(3,4-methylenedioxy)phenoxy]methyl] piperidine hydrochloride hemihydrate)。

本品为白色或类白色结晶性粉末;无臭。本品在甲醇中易溶,在乙醇中溶解,在丙酮中微溶,在水中极微溶解;在 0.1 mol/L 盐酸溶液中几乎不溶。熔点 123~125 ℃。

本品选择性地抑制中枢作用部位的突触对 5-羟色胺的重吸收,对中枢神经系统的乙酰胆碱 M 受体、肾上腺素 α_1 受体,组胺 H_1 受体等均不影响。本品有两个手性碳,*trans*-(−)-异构体具有抗抑郁作用,其中(S,S)-体活性最高,是其对映异构体的 131 倍,通过拆分可降低毒性和副作用,安全性更高。本品口服后,在胃肠道吸收较好,主要经肝脏首过代谢,代谢反应包括氧化清除亚甲基二氧桥和酚羟基甲基化等,经肾脏排泄(图 5-8)。

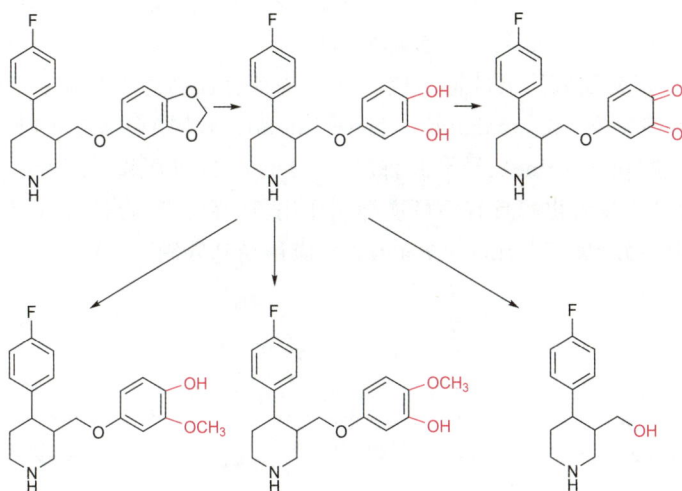

图 5-8　帕罗西汀的代谢途径

本品治疗抑郁症,一日一次给药。2～3 周后酌情每次递增 10 mg,最大剂量可达 50 mg/日。对严重抑郁症以及其他抗抑郁药治疗无明显疗效的患者,本品仍有效。孕妇、儿童一般不用。对伴有严重肝、肾损害或严重心脏损害的患者,应限定在最低治疗量。常见不良反应为恶心、头痛、思睡、口干、性功能障碍及多汗等。

盐酸氟西汀 Fluoxetine Hydrochloride

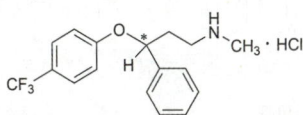

化学名(±)-N-甲基-3-苯基-3-(4-三氟甲基苯氧基)丙胺盐酸盐(*N*-methyl-3-phenyl-3-[4-(trifluoromethyl)phenoxyl] propan-1-amine hydrochloride),又名百忧解。

本品为白色或类白色结晶性粉末;无臭。本品在甲醇或乙醇中易溶,在水或三氯甲烷中微溶,在乙醚中不溶。熔点 158～159 ℃。本品有一个手性碳,S 体活性较强,安全性更高,临床使用消旋体。本品选择性强,口服吸收好,生物利用度达 100%。半衰期达 70 小时,故氟西汀每日口服一次即可。

本品在肝脏代谢,大部分生成活性代谢物去甲氟西汀(demethyl fluoxetine)的活性与氟西汀相当,半衰期达 330 小时,可产生排泄缓慢及药物积蓄。故肝病和肾病患者需要注意用药安全。两者均可与葡萄糖醛酸结合,经尿排出体外。

三、单胺氧化酶抑制剂

单胺氧化酶(MAO)是一种催化体内单胺类递质代谢失活的酶,当该酶在神经组织中过多时,会产生过量的胺代谢产物,而这些产物被认为是引发各类精神疾病的原因之一。单胺氧化酶抑制剂通过抑制单胺氧化酶,使脑内受体部位 5-羟色胺或去甲肾上腺素的浓度增加,同时减少脑内去甲肾上腺素、肾上腺素、多巴胺和 5-羟色胺等单胺类递质的氧化脱胺代谢,进而减少胺代谢产物生成,达到抗抑郁的目的。

20 世纪 50 年代初期偶然发现抗结核药异烟肼具有提高患者情绪的作用,进而开发了一类单胺氧化酶抑制剂(monoamine oxidase inhibitors,MAOI)类抗抑郁药,如异烟肼(isoniazid)、苯乙肼(phenelzine)、异卡波肼(isocarboxazid)和反苯环丙胺(tranylcypromine)等。因这些药物对单胺氧化酶具有不可逆抑制作用,选择性低,毒性大,副作用多,可引起高血压危象,即所谓"奶酪反应"(cheese reaction),应用受到限制。

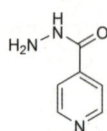 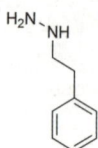 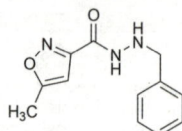

异烟肼 　　　　苯乙肼 　　　　　异卡波肼 　　　　反苯丙胺

单胺氧化酶有 MAO-A 和 MAO-B 两种亚型。其中 MAO-A 为中枢去甲肾上腺素和 5-羟色胺的主要代谢酶,因此如果药物可特异性地对 MAO-A 进行抑制,则能选择性地提高药物的抗抑郁作用,减少副作用。近年来开发的吗氯贝胺(moclobemide)和托洛沙酮(toloxatone),均能选择性并可逆性抑制脑内 MAO-A,阻断 5-羟色胺和去甲肾上腺素的代谢,从而提高脑内去甲肾上腺素、多巴胺和 5-羟色胺的水平,具有作用快,停药后单胺氧化酶活性恢复快的特点。托洛沙酮口服吸收迅速,30 分钟即可达到血液浓度峰值。

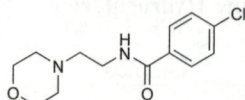 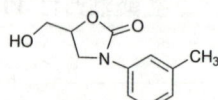

吗氯贝胺 　　　　　　　　托洛沙酮

吗氯贝胺 Moclobemide

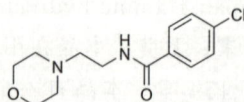

化学名为 4-氯-N-[2-(4-吗啉基乙基)]苯甲酰胺(4-chloro-N-(2-morpholinoethyl) benzamide)。

本品为白色或类白色结晶或结晶性粉末;无臭。本品在甲醇、乙醇、冰醋酸或三氯甲烷中易溶,在丙酮中溶解,在水中微溶。熔点 136~140 ℃。

本品的合成是以对氯苯甲酸为原料,与氯甲酸乙酯反应生成酸酐,再与 4-(2-氨基)乙基吗啉反应得到吗氯贝胺。

本品口服吸收快且完全,分布广。几乎全部自肝脏代谢,只有很少部分以原药经肾脏排出。本品是特异性 MAO-A 的可逆性抑制剂,无催眠副作用,在正常用量时无明显的镇静作用。临床用于治疗精神抑郁症。停药后,单胺氧化酶的活性恢复快,不良反应轻。但由于其在体内代谢速度快,首剂量时需加大剂量。生物利用度与剂量和重复用药成正相关。

四、其他抗抑郁药

临床使用的抗抑郁药大多是选择性 5-羟色胺和去甲肾上腺素重摄取抑制剂。如果能产生 5-羟色胺和去甲肾上腺素双重重摄取抑制作用,则可能起效更快或疗效更好。且 5-羟色胺和去甲肾上腺素转运蛋白属同一个具有 12 个跨膜域的基因大家族,因此开发安全性高、有效的双重再摄取抑制剂已成为新型抗抑郁药重要方向之一。

文拉法辛   度洛西汀

文拉法辛(venlafaxine)和度洛西汀(duloxetine)都对 5-羟色胺和去甲肾上腺素的重摄取产生抑制作用,能使大脑和脊髓中的 5-羟色胺和去甲肾上腺素浓度升高,用于抑郁症和焦虑症的治疗。文拉法辛小剂量主要抑制 5-羟色胺的再摄取,大剂量时则表现为双重抑制作用,是混合性焦虑、抑郁症的首选药物。度洛西汀对多巴胺、肾上腺素、胆碱和组胺等受体作用较小,对阿片、谷氨酸、γ-氨基丁酸等受体无显著亲和力,不抑制单胺氧化酶,故其不良反应相对较轻。

盐酸文拉法辛 Venlafaxine Hydrochloride

化学名为(±)-1-[2-(N,N-二甲氨基)-1-(4-甲氧苯基)乙基]环己醇盐酸盐(1-[2-(dimethylamino)-1-(4-methoxyphenyl)ethyl]cyclohexanol hydrochloride)。

本品为白色结晶或结晶性粉末;无臭。本品在水、稀盐酸中易溶,在乙醇中溶解,在乙醚中几乎不溶。熔点 207～209 ℃。本品旋光异构体的药理活性有差异,右旋体主要抑制 5-羟色胺,左旋体则同时抑制 5-羟色胺和去甲肾上腺素的再摄取,药用其消旋体。本品对肾上腺素能受体、胆碱能 M_1 受体及组胺 H_1 受体等无明显亲和力,因此不良反应较少,且由于其对 β 受体的快速下调作用而起效快。与其他抗抑郁药物相比具有明显优势,已成为治疗抑郁症的一线药物。

本品口服后,在胃肠道迅速吸收,在人体内的分布没有立体选择性。本品在体内主要通过肝脏 CYP450 酶代谢,主要代谢产物为 O-去甲基产物,次要代谢产物为 N-去甲基和 N,O-去甲基产物。代谢产物均有活性,且前者的活性较后者强。本品及其代谢物主要经肾排泄,尿中原形药物所占比例很少。

第三节　抗焦虑药和抗躁狂药
Antianxiety Drugs and Antimanic Drugs

一、抗焦虑药

焦虑症是一种以急性焦虑反复发作为特征的神经官能症。抗焦虑药是用来消除自主神经功能障碍的持续性的情绪紧张、惊恐不安等症状的一类药物,特点是抗精神病作用弱,但可使精神病患者情绪稳定、焦虑和紧张状态减轻及睡眠改善。

巴比妥类药物是 20 世纪 50 年代以前主要的抗焦虑药物。20 世纪 60、70 年代苯二氮䓬类药物用于抗焦虑治疗,是抗焦虑治疗的一大革命。当时三环类抗抑郁药和单胺氧化酶抑制剂也用来治疗焦虑障碍,但不是主要的治疗手段。到 90 年代,选择性 5-羟色胺重摄取抑制剂和 5-羟色胺、去甲肾上腺素重摄取抑制剂等新型抗抑郁药逐渐成为治疗焦虑障碍的主要药物。很多非苯二氮䓬类的镇静药也可以用于焦虑患者的治疗,如抗组胺药、β 受体拮抗剂普萘洛尔也可减轻社交恐怖伴随的植物神经症状,但对广泛性焦虑(generalized anxiety disorder,GAD)和惊恐障碍(panic disorder,PD)的作用有限。非苯二氮䓬类的抗焦虑代表性药物有丁螺环酮(buspirone)、坦度螺酮(tandospirone)等,这些药物也被批准上市治疗广泛性焦虑障碍。

目前临床上治疗焦虑症以苯二氮䓬类药物为首选药,如 1,4-苯二氮䓬类的氯硝西泮、硝西泮、阿普唑仑、奥沙西泮、劳拉西泮、三氮唑等均是常用的抗焦虑药(见第四章)。

丁螺环酮属于氮杂螺环癸烷双酮类抗焦虑药,它的作用机制比较复杂,公认的机制认为它是特异性的突触 5-HT_{1A} 受体的激动剂,可加强 5-羟色胺系统的功能和增加 5-羟色胺的含量。丁螺环酮对 GAD 的效果不及苯二氮䓬类抗焦虑药,但对程度轻的广泛性焦虑有效,对既往用苯二氮䓬类抗焦虑药无效者 60%～80% 可望有效。对伴惊恐发作的严重焦虑不如苯二氮䓬类抗焦虑药和某些抗抑郁药物。

丁螺环酮口服吸收迅速,可达 100%,主要在肝脏代谢,半衰期只有 2～3 小时。体内经氧化脱烃,生成 1-(2-嘧啶)-哌嗪,或嘧啶环上的氧化代谢为 5-羟基丁螺环酮,上述代谢产物仍有活性。

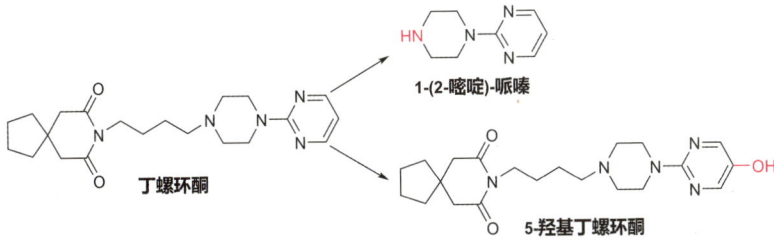

丁螺环酮

1-(2-嘧啶)-哌嗪

5-羟基丁螺环酮

丁螺环酮的优点是治疗剂量下不影响认知功能,没有镇静催眠作用,无中枢性肌肉松弛作用,不会引起嗜睡,适合于驾驶、高空作业等人员使用。

另一个新的抗焦虑药是氯美扎酮(chlormezanone),其特点是起效快,安定及肌肉松弛作用较弱,能改善无意识和清晰度障碍的中度焦虑。用于中度焦虑和紧张状态,慢性疲劳以及由焦虑激动和某些疾病引起的烦躁、失眠等。亦可用于震颤性麻痹、瘫痪及脑震荡等。

坦度螺酮是异吲哚类化合物,可选择性激动脑内 5-HT$_{1A}$ 受体,适合广泛性焦虑,但有嗜睡的副作用。

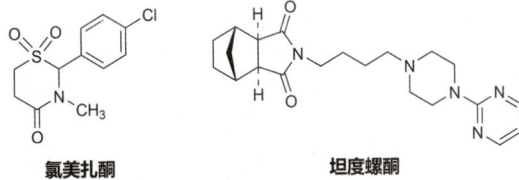

氯美扎酮

坦度螺酮

二、抗躁狂药

躁狂症是一种病态情感活动过于高涨的神经失常,属于情感性精神障碍,发病机制不明。碳酸锂(Li_2CO_3)是治疗躁狂症的首选药,对正常人的精神活动没有影响,对躁狂症发作有特效,还具有一定抗抑郁作用。机制尚未阐明,可能与锂离子能影响细胞膜泵的功能,影响钾、钠离子通道的三磷酸腺苷活性,使神经元间细胞膜钠离子转换功能改善,促进神经细胞对突触间隙中去甲肾上腺素的重摄取,增加其转化和灭活,从而使去甲肾上腺素浓度降低等有关。锂离子的抗抑郁及预防躁狂症复发作用与其能促进 5-羟色胺的生物合成有关,可使情绪稳定。也有观点认为碳酸锂的机制是抑制脑内神经突触部位的去甲肾上腺素释放,并促进其再摄取,使去甲肾上腺素的含量降低。碳酸锂虽然口服吸收完全,但由于通过血脑屏障慢,因此显效慢。口服后易由肠道吸收,以离子形式存在,主要由肾脏排出,少量由唾液、汗液、乳汁和粪便排出。碳酸锂可稳定患者的情绪,除用于躁狂症,还能治疗神经分裂症。

对于用碳酸锂治疗无效或不耐受的患者,临床上在治疗中相继使用了一些非常规抗躁狂药。抗精神病药中的氯丙嗪、氟奋乃静和氟哌啶醇等均兼有抗躁狂和抗抑郁作用,另外抗癫痫药物丙戊酸盐、卡马西平的抗躁狂作用也比较肯定。卡马西平的抗躁狂作用及预防抑郁症复发的效果和锂盐相仿,对锂盐疗效差或不能耐受的患者有效。此外,卡马西平对慢性难治性频发的躁狂症,特别是快速循环型病例可用作首选药物。氯硝西泮、氯氮平、利培酮或奥氮平也常常用来与碳酸锂合用,2003 年 FDA 批准奥氮平与锂剂或丙戊酸盐合用,用于治疗双相情感障碍的急性躁狂发作。

学 习 小 结

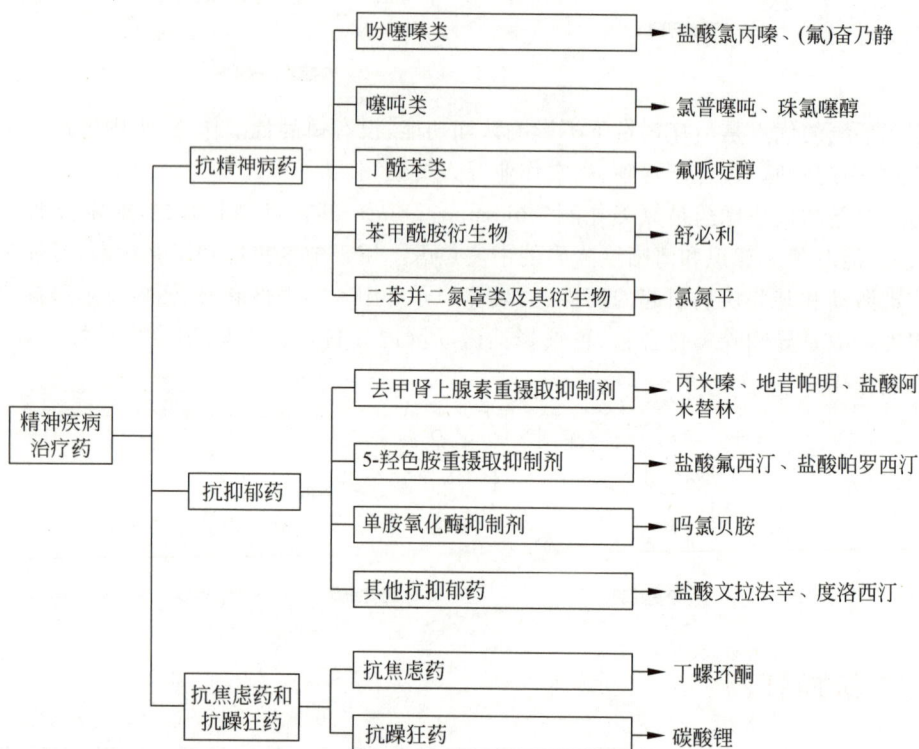

	吩噻嗪类	盐酸氯丙嗪、(氟)奋乃静
	噻吨类	氯普噻吨、珠氯噻醇
抗精神病药	丁酰苯类	氟哌啶醇
	苯甲酰胺衍生物	舒必利
	二苯并二氮䓬类及其衍生物	氯氮平

精神疾病治疗药

	去甲肾上腺素重摄取抑制剂	丙米嗪、地昔帕明、盐酸阿米替林
抗抑郁药	5-羟色胺重摄取抑制剂	盐酸氟西汀、盐酸帕罗西汀
	单胺氧化酶抑制剂	吗氯贝胺
	其他抗抑郁药	盐酸文拉法辛、度洛西汀

| 抗焦虑药和抗躁狂药 | 抗焦虑药 | 丁螺环酮 |
| | 抗躁狂药 | 碳酸锂 |

思 考 题

1. 服用氯丙嗪后为什么要减少户外活动？
2. 氯丙嗪、氟奋乃静为什么易氧化变色？
3. 氟哌啶醇的作用特点是什么？
4. 抗精神病药利培酮是如何设计出来的？
5. 试分析选择性 5-HT 再摄取抑制剂类药物并无相似结构的原因。

第五章习题　　　　　第五章习题答案

（黄　维、李晓坤）

第 六 章

镇 痛 药
Analgesics

学习目标

1. 掌握镇痛药的定义、吗啡及其衍生物的构效关系、镇痛药的"药效构象"及其与阿片受体的相互作用;掌握吗啡、哌替啶、美沙酮的结构、性质及应用;掌握哌替啶的合成。

2. 熟悉吗啡的结构改造、吗啡衍生物的结构及应用;熟悉阿片受体拮抗剂的结构特点及其与受体的相互作用;熟悉芬太尼、布托啡诺、喷他佐辛等合成药物的结构及应用。

3. 了解麻醉性镇痛药的作用机制、作用特点、与解热镇痛药和麻醉药的区别;了解吗啡的发现和发展、合成镇痛药的结构分类和发展趋势、阿片受体和内源性镇痛物质的研究现状和趋势。

第六章 教学课件

疼痛是大脑对直接作用于身体的伤害性刺激的反应,也是一种保护性警觉功能;但剧烈疼痛不仅使患者感觉痛苦,而且常伴随情绪、心血管、呼吸等异常,甚至休克。镇痛药是一类作用于中枢神经系统,对痛觉中枢产生选择性抑制作用,使疼痛减轻或消除而不影响其他感觉的药物。主要是指一些阿片样镇痛剂(opioid agent),它们通过与体内的阿片受体(opioid receptor)结合,呈现镇痛及其他如呼吸抑制等多种药理作用。大部分该类药物具有麻醉作用,反复使用往往易产生耐药性、成瘾性,一旦停药就会出现戒断症状,易被滥用,危害极大,因此,也称为麻醉性(或成瘾性)镇痛药(narcotic analgesics),被联合国国际麻醉药品管理局列为管制药品,其应用受国家颁布的《麻醉药品管理条例》的管制。

第六章 短视频

本章介绍的镇痛药为中枢性镇痛药,临床上主要用于创伤、烧伤、手术后和癌症等引起的剧烈锐痛的止痛,其镇痛效果和作用机制既不同于抑制前列腺素合成的解热镇痛药(非甾体抗炎药),也有别于麻醉药。

第六章 知识链接1

镇痛药按其结构和来源可分为阿片生物碱类及其半合成衍生物(吗啡及其衍生物)、合成镇痛药和内源性阿片样肽类;按其作用机制可分为阿片受体激动剂、阿片受体部分激动剂(混合的激动-拮抗剂)和阿片受体拮抗剂。

阿片受体可分为 μ、δ、κ 及 σ 等亚型,在中枢及外周广泛分布,故根据其对受体亚型的作用和选择性,镇痛药还可以进一步细分。

第一节　吗啡及其衍生物
Morphine and Its Derivatives

吗啡是阿片生物碱中的主要成分,具有强的镇痛活性。阿片,又称鸦片,是罂粟未成熟的果实被划破后流出的白色浆汁干燥后形成的棕黑色膏状物,具有悠久的药用历史,很早就用于镇痛止咳。阿片的主要成分是吗啡,含量达 10%,另外还含可待因、蒂巴因、罂粟碱等 20 余种生物碱以及三萜类和甾类等多种化学成分。1805 年,德国药师 Sertürner 首次从阿片中分离出了其主要活性成分吗啡,成为最早发现并应用于临床的有效镇痛药。吗啡具有良好的镇痛、镇静效果,但同时也具有很强的成瘾性、呼吸抑制、血压降低、恶心、呕吐及便秘等副作用。1847 年吗啡的分子式被确定,1927 年 Gulland 和 Robinson 阐明了其化学结构,1952 年 Gazte 和 Tschudi 完成了化学全合成工作,1968 年确定了绝对构型,为吗啡的结构修饰、简化和合成镇痛药的开发及构效关系研究打下了基础。

盐酸吗啡 Morphine Hydrochloride

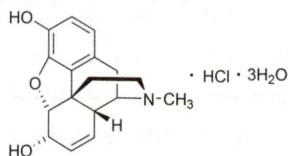

化学名为 17-甲基-4,5α-氧桥-7,8-二脱氢吗啡喃-3,6α-二醇盐酸盐三水合物((5α,6α)-7,8-didehydro-4,5-epoxy-17-methylmorphinan-3,6-diolhydrochloride trihydrate)。

本品为白色、有丝光的针状结晶或结晶性粉末;无臭;遇光易变质。本品在水中溶解,在乙醇中略溶,在三氯甲烷或乙醚中几乎不溶。比旋度为 $-110.0°\sim-115.0°$(2%的水溶液)。本品系从阿片中分离提取后精制成盐制得。

吗啡是一种具有菲环结构的生物碱,由 A、B、C、D、E 五个环稠合而成的刚性分子,分子中含有五个手性中心。天然提取的吗啡为左旋体,即左旋吗啡((-)-morphine),手性碳的构型为 5R,6S,9R,13S,14R,环的稠合方式分别为:B/C 环呈顺式,C/D 环呈反式,C/E 环呈顺式,D 环呈椅式构象,C 环呈半船式构象,A 环以直立键连接在 D 环(哌啶环)的 4 位上。这样的稠合方式使左旋吗啡的立体构象呈三维的"T"形,A、B 和 E 环构成"T"型的垂直部分,C、D 环为其水平部分。吗啡的镇痛活性与其立体结构严格相关,仅左旋吗啡有活性,而右旋吗啡则完全没有镇痛及其他生理活性。

本品分子中的 3 位酚羟基呈弱酸性,17 位 N-甲基叔胺基呈碱性,故吗啡为酸碱两性化合物,pK_a 值分别为 9.9(HA)和 8.0(HB$^+$)。吗啡难溶于水,但能与酸或强碱成稳定的盐使水溶性增加,因此,常将吗啡的碱性基团与酸成盐后供药用,临床常用其盐酸盐、硫酸盐。

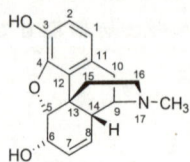

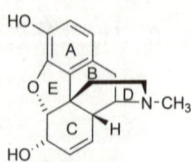

吗啡　　　　吗啡的环编号　　　　吗啡的立体构象

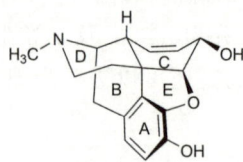

本品的 3 位酚羟基除具酸性外,还具有还原性,易被氧化,故本品水溶液不稳定,放置过程中,受光催化易被空气中的氧氧化生成毒性大的伪吗啡(pseudomorphine),又称双吗啡(dimorphine)和 N-氧化吗啡。其稳定性受 pH 值和温度影响,在酸性条件下稳定,中性和碱性条件下极易被氧化,加热及金属离子能加速氧化。故配置吗啡注射液时应调整其 pH 为 3~5,同时充入氮气,加入焦亚硫酸钠、亚硫酸氢钠等抗氧剂及 EDTA-2Na 等稳定剂。本品应避光、密闭、阴凉处保存,不宜与碱性药物配伍使用。

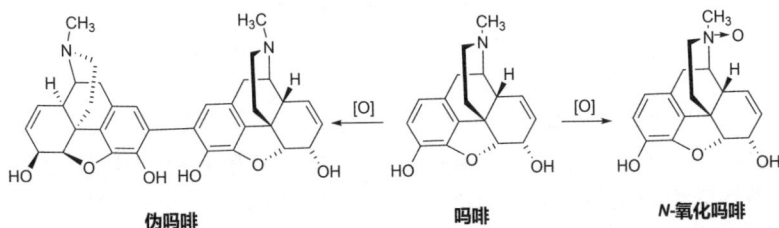

伪吗啡　　　　　吗啡　　　　　N-氧化吗啡

本品有多种颜色反应。如本品与铁氰化钾/三氯化铁作用呈普鲁士蓝反应,显蓝色,若直接与铁氰化钾试液作用,则显蓝绿色,可与可待因区别,后者无上述反应。本品与甲醛硫酸试液反应即显紫堇色(Marquis 反应);与钼硫酸试液反应即显紫色,继变为蓝色,最后变为棕绿色(Fröhde 反应)。上述反应现在仍是各国药典吗啡的法定鉴别方法。

吗啡分子中 6,7,8 位的烯丙醇结构和 E 环的氧桥结构使吗啡对酸比较敏感,当吗啡在酸性条件下加热时,可发生脱水及分子重排反应生成阿扑吗啡(apomorphine)。阿扑吗啡为多巴胺受体激动剂,可兴奋中枢的呕吐中心,临床上用作催吐药。阿扑吗啡具有邻苯二酚结构,具强还原性,极易被氧化,用稀硝酸氧化可生成红色邻醌化合物,该反应可用作鉴别反应。阿扑吗啡在碱性条件下被碘氧化后,有水和醚存在时,水层呈绿色,醚层呈红色,现行版《中国药典》用此反应对盐酸吗啡中的杂质阿扑吗啡进行限量检查。

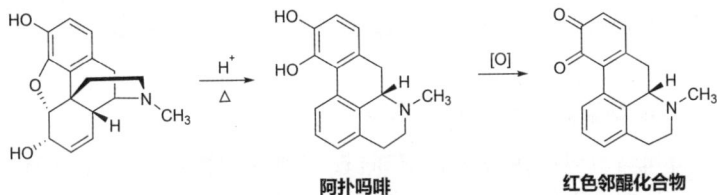

阿扑吗啡　　　　　红色邻醌化合物

本品口服后,在胃肠道易吸收,但是肝脏首过效应显著,生物利用度低,故常以皮下注射给药。进入体内后,60%~70%的吗啡以 3 位或 6 位羟基与葡萄糖醛酸结合,后者被认为是吗啡产生镇痛作用的形式。吗啡还可经 N-脱甲基化生成去甲基吗啡,去甲基吗啡活性低、毒性大。20%以原药形式经肾脏排出体外。

本品作用于阿片受体,为典型的 μ 受体激动剂,产生镇痛、镇咳和镇静作用。临床上主要用于抑制剧烈疼痛,也用于麻醉前给药,但不良反应多,成瘾性强,滥用危害极大,需严格按照国家《麻醉药品管理条例》管理。

吗啡为阿片受体强激动剂,镇痛作用强,但是不良反应多,尤其是成瘾性和呼吸抑制作用较为突出,因此,对吗啡进行结构改造得到了系列衍生物。

将吗啡 3 位酚羟基烷基化后得到了可待因(codeine)、乙基吗啡(ethylmorphine)和苄基吗啡(peronine)等。3 位酚羟基烷基化后,镇痛活性降低,成瘾性也相应降低。可待因是吗啡的重要衍生物,也是天然阿片生物碱之一,镇痛作用是吗啡的 1/6~1/12,成瘾性小,可作为镇咳药；乙基吗啡的镇痛强度与副作用介于可待因与吗啡之间。体外试验显示可待因的活性只有吗啡的 0.1%，而体内试验显示其活性为吗啡的 20%，将可待因直接注入中枢神经系统，没有生理活性现象，这表明可待因在体内转化为吗啡而产生生理活性，同时说明 3 位酚羟基是重要的活性结构。

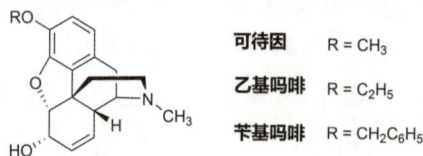

可待因	R = CH₃
乙基吗啡	R = C₂H₅
苄基吗啡	R = CH₂C₆H₅

将吗啡 6 位上的羟基经过烷基化或者去羟基后，得到的一系列化合物的镇痛活性增强，同时副作用也增大。如异可待因（heterocodeine），是 6 位甲基化产物，其活性是吗啡的 5 倍，但因致惊厥等毒副作用强而无药用价值。6-去羟基吗啡的活性与吗啡相似或略强，表明 6 位羟基不是活性位点。吗啡的 3,6-二乙酸酯即海洛因（heroin），其活性是吗啡的两倍，脂溶性提高，更容易透过血脑屏障，成瘾性也大大增强，是主要毒品之一。

研究表明吗啡 17-叔胺结构是活性必需的，N-甲基并不是必需基团。氮上烷基依次为甲基到丁基时，其镇痛活性逐渐减弱，而连接上更大的基团时，除苯乙基吗啡（N-phenethylmorphine）的活性增大，为吗啡的 14 倍外，其他大基团活性均降低；脱甲基为仲胺，活性下降 75%；成季铵盐，则完全没有活性，这可能是由于极性太大，无法通过血脑屏障所致。

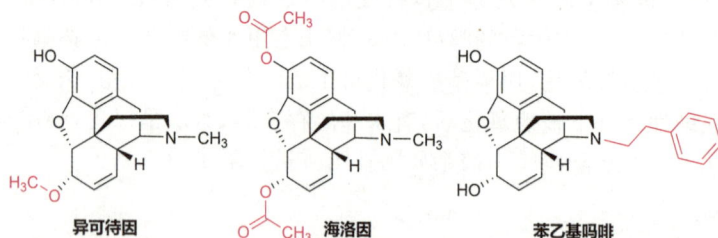

异可待因　　　海洛因　　　苯乙基吗啡

吗啡 7、8 位的双键还原及 6 位羟基氧化成酮时，镇痛作用增加，成瘾性也增加。氢吗啡酮（hydromorphine）的镇痛活性是吗啡的 8 倍。氢吗啡酮 14 位上的氢原子用羟基取代即为羟吗啡酮（oxymorphine），镇痛作用显著增加，提示阿片受体可能存在一个与 14-羟基结合的位点，或者 14-羟基可能诱导叔胺形成季铵而增加氮原子的正电性，使其在体内与受体的结合能力增强。氢吗啡酮和羟吗啡酮均为禁用毒品。

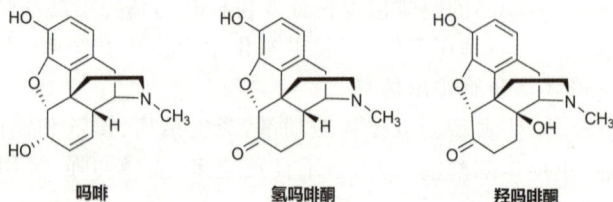

吗啡　　　氢吗啡酮　　　羟吗啡酮

构效关系研究发现，在具刚性结构的吗啡类、吗啡喃类及苯吗喃类分子中，将结构中的 N-甲基换成 N-烯丙基、N-环丙甲基或 N-环丁甲基，则由激动剂转为拮抗剂。如烯丙吗啡（nalorphine）是较早用于临床的吗啡中毒解救药，具有激动-拮抗双重活性，即阿片受体部分激动剂，也称混合的激动-拮抗剂，成瘾性小；纳布啡（nalbuphine）也为阿片受体部分激动剂，镇痛效价与吗啡相似，副作用较小；纳洛酮（naloxone）为阿片受体纯拮抗剂，可有效拮抗具有激动活性或激动-拮抗双重活性的阿片样镇痛药的作用,是研究阿片受体的理想工具药,临床上还用于吗啡类药物中毒后的解救;纳曲酮(naltrexone)也为阿片受体纯拮抗剂,拮抗作用是纳洛酮的 2～3 倍,作用时间较纳洛酮长,但肝脏毒性等副作用较大;纳美芬(nalmefene)为纳曲酮的 6 位亚甲基类似物,是一种特异性阿片受体拮抗剂,与纳洛酮相比,纳美芬具有作用时间长、给药途径多、生物利用度高、不良反应小等特点,临床上已逐渐成为纳洛酮的替代品。

第六章
知识链接 2

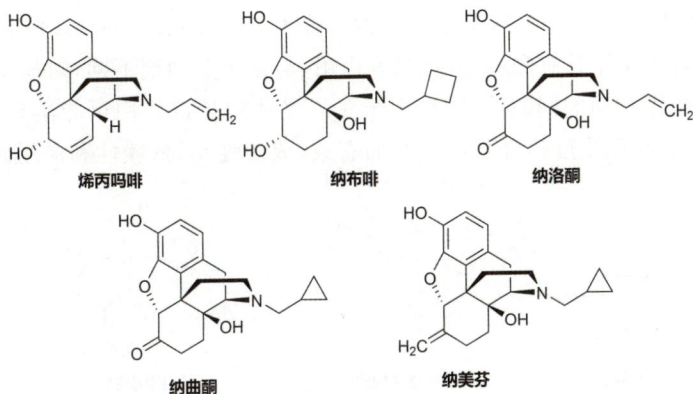

烯丙吗啡　　纳布啡　　纳洛酮

纳曲酮　　纳美芬

　　蒂巴因(thebaine)是天然阿片生物碱的成分之一,有较强的镇痛活性,但同时会产生惊厥副作用。蒂巴因具有双烯结构,将蒂巴因和单烯化合物进行 Diels-Alder 反应,可形成一个新的稠环,据此在吗啡结构中 6 位和 14 位间引入了亚乙烯基链,得到半合成高效镇痛药。如埃托啡(etorphine)的镇痛作用动物实验为吗啡的 2000～10000 倍,但因其治疗指数低,其呼吸抑制作用难以被阿片受体拮抗剂逆转,故未能用于临床,主要用作研究阿片受体的工具药物;二氢埃托啡(dihydroetorphine)的镇痛作用强于埃托啡,其戒断症状及精神依赖性均明显轻于吗啡,但易形成耐受性,且成瘾性大,滥用威胁大;丁丙诺啡(buprenorphine)为 μ 受体强部分激动剂、κ 受体部分激动剂和 δ 受体拮抗剂,属阿片受体部分激动剂,镇痛作用强于吗啡,起效慢,作用时间长,呼吸抑制作用轻,未见成瘾性和明显副作用。

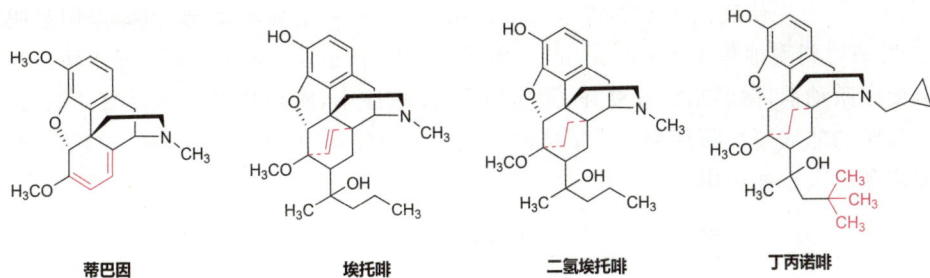

蒂巴因　　埃托啡　　二氢埃托啡　　丁丙诺啡

第二节　合成镇痛药
Synthetic Analgesics

　　合成镇痛药的结构相对更简单,分子中不含吗啡的五环结构,按结构主要分为吗啡喃类、苯并吗喃类、哌啶类、氨基酮类及其他类。

一、吗啡喃类

吗啡喃类(morphinanes)也称吗啡烃类,是吗啡分子去除呋喃环后的衍生物,与吗啡结构高度相似。结构中 B/C 环呈顺式,C/D 环呈反式,与吗啡立体结构相同。吗啡喃(morphinane)无镇痛活性,N-甲基吗啡喃(N-methylmorphinan)镇痛作用弱,在其结构中引入 3-羟基后的左旋体即左啡诺(levorphanol),镇痛作用约为吗啡的 4 倍,研究认为是由于对 μ 受体的亲和性增加和较大的亲脂性所致。布托啡诺(butophanol)是 μ 受体拮抗剂,κ 受体激动剂,对阿片受体具有激动-拮抗双重作用,与完全激动剂不同,对痛觉缺失有最高限度效应,在与 μ 受体激动剂同时给药时,由于对 μ 受体的拮抗作用可能出现急性戒断症状。布托啡诺对减轻中度至重度疼痛作用安全而有效,成瘾性小,依赖性和滥用倾向较低。

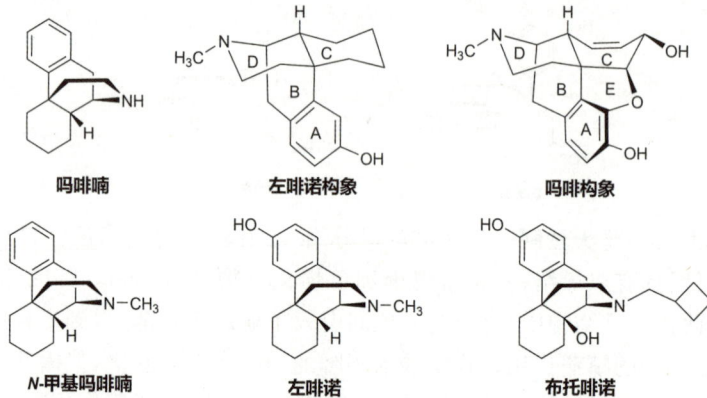

吗啡喃   左啡诺构象   吗啡构象

N-甲基吗啡喃   左啡诺   布托啡诺

二、苯并吗喃类

将吗啡喃类结构中的 C 环也打开,保留相当于吗啡结构中的 A、B、D 环,形成 6,7-苯并吗喃结构。研究发现 C 环裂开后保留小的烃基作为 C 环残基,得到苯吗喃类(benzomophanes)镇痛药。1959 年首先研制出了非那佐辛(phenazocine),为 μ 受体激动剂,镇痛作用是吗啡的 10 倍。后来得到喷他佐辛(pentazocine)、氟痛新(fluopentazocine)等优良镇痛药。喷他佐辛为 κ 受体激动剂,微弱拮抗 μ 受体,副作用小,成瘾性小,属阿片受体部分激动剂,是第一个用于临床的非成瘾性阿片类合成镇痛药。氟痛新镇痛作用比喷他佐辛强,成瘾性很小,并具有安定和肌肉松弛作用。

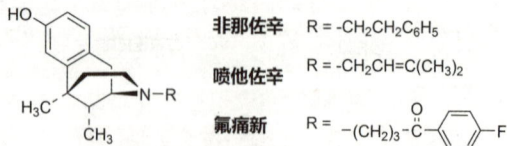

非那佐辛   R = -CH_2CH_2C_6H_5
喷他佐辛   R = -CH_2CH=C(CH_3)_2
氟痛新   R = -(CH_2)_3$\overset{O}{C}$C_6H_4-F

三、哌啶类

哌啶类合成镇痛药又分为 4-苯基哌啶类和 4-苯胺基哌啶类两类。

哌替啶(pethidine)为第一个合成镇痛药,属于 4-苯基哌啶类镇痛药。哌替啶存在两种构象:一种为苯环处于直立键,另一种苯环则处于平伏键。前者与吗啡结构中 4-芳基哌啶部分的空间结构一致,被认为是哌替啶的活性构象。与吗啡相比,哌替啶的结构简单得多,相当于只保留了吗啡结构中的 A 环和 D 环。

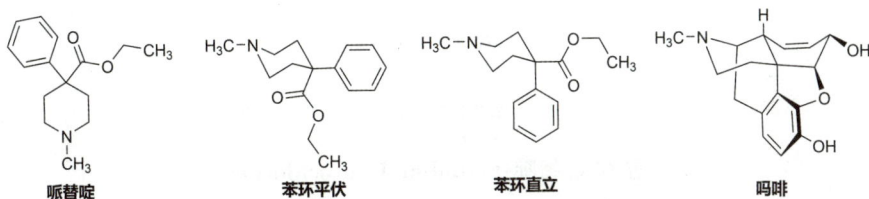

哌替啶　　苯环平伏　　苯环直立　　吗啡

哌替啶的 N-苯基衍生物的镇痛作用增强,这一点与吗啡结构修饰中的苯乙基吗啡相似。其衍生物阿尼利定(anileridine)、苯哌利定(phenoperidine)及匹米诺定(piminodine)等均已应用于临床。

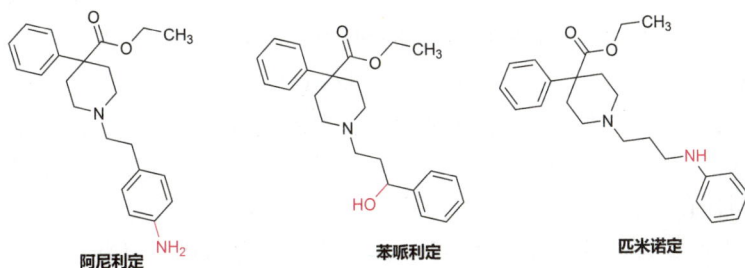

阿尼利定　　苯哌利定　　匹米诺定

将哌替啶的 4-甲酸乙酯部分转变为同分异构的 4-哌啶醇丙酸酯,同时在哌啶环 3 位引入甲基得到了阿法罗定(alphaprodine)和倍他罗定(betaprodne)。动物实验表明阿法罗定的镇痛作用与吗啡相当,而倍他罗定则是吗啡的 5 倍。但由于两者在人体内均能发生消除反应,生成类似神经毒剂的有害物质,在临床上已经停止使用。

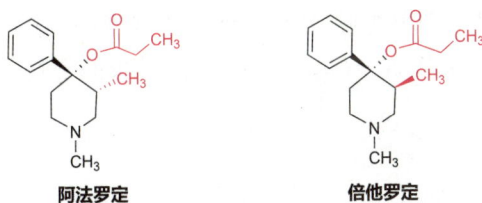

阿法罗定　　倍他罗定

进一步将上述 4-哌啶醇丙酸酯结构中的 O 原子用 N 原子置换,苯基和哌啶基直接与 N 原子连接,即为 4-苯胺基哌啶类。首先得到的该类药物是芬太尼(fentanyl),属于 μ 受体激动剂,镇痛作用约为哌替啶的 500 倍,吗啡的 80 倍。相继开发了一系列太尼类药物,如阿芬太尼(alfentanil),舒芬太尼(sufentanil),瑞芬太尼(remifentanil)等。舒芬太尼的治疗指数最高,安全性好。阿芬太尼和舒芬太尼起效快,维持时间短,临床用于手术中的辅助麻醉。瑞芬太尼由于分子结构中的酯键可迅速被非特异性血浆酯酶和组织酯酶水解,作用时间短,无累积性阿片样效应,停止给药后迅速复原,适用于诱导和维持全身麻醉期间止痛及插管和手术切口止痛等。

	R¹	R²

芬太尼 H C6H5

阿芬太尼 CH2OCH3

舒芬太尼 CH2OCH3

瑞芬太尼 COOCH3 COOCH3

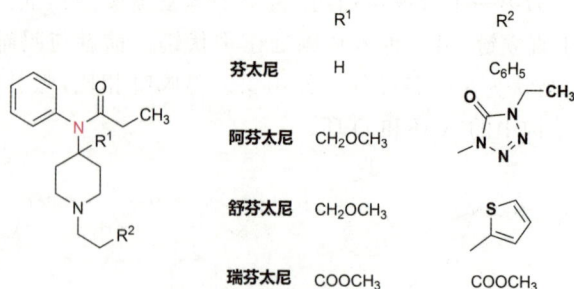

盐酸哌替啶 Pethidine Hydrochloride

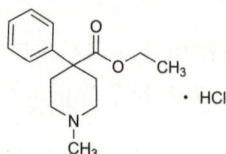

化学名为 1-甲基-4-苯基-4-哌啶甲酸乙酯盐酸盐(1-methyl-4-phenyl-4-piperidine carboxylic acid ethyl ester hydrochloride),又名杜冷丁(dolantin)。

本品为白色结晶性粉末;无臭或几乎无臭。本品在水或乙醇中易溶,在三氯甲烷中溶解,在乙醚中几乎不溶。本品 $pK_a(HB^+)=8.7$。熔点 186~190 ℃。本品易吸潮,遇光易变黄,故应密闭保存。

本品为酯类药物,在酸性条件下易水解,但由于 4-苯基及哌啶环的空间位阻效应,其水溶液在 pH 为 4.0~6.0 时较稳定,短时间煮沸不致水解,故可制成注射液供临床使用。

本品水溶液用碳酸钠碱化,析出哌替啶,初呈油滴状,放置后渐凝为固体。

本品的乙醇溶液与三硝基苯酚的乙醇溶液反应,析出黄色结晶性沉淀,熔点 188~191 ℃ 可用于鉴别。

盐酸哌替啶的合成可用 N,N-二(2-氯乙基)甲胺为原料,在碱性缩合剂氨基钠存在下与苯乙腈环合生成 4-苯基-4-氰基哌啶,然后酸性水解,再酯化成羧酸乙酯,最后在乙醇中与盐酸成盐得哌啶盐酸盐。注意 N,N-二(2-氯乙基)甲胺的毒性较大,生产时需加强安全保护。

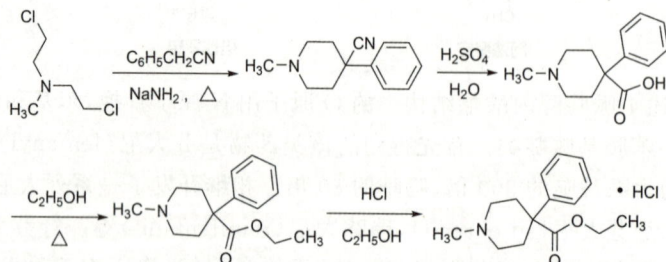

本品代谢迅速,在肝脏中经酯酶水解生成无活性的哌替啶酸(pethidine acid),或脱甲基生成去甲哌替啶(norpethidine),再水解生成去甲哌替啶酸(norpethidine acid),与葡萄糖醛酸结合后经肾脏排泄。去甲哌替啶镇痛作用小而致惊厥作用大,且消除很慢,易积蓄中毒。

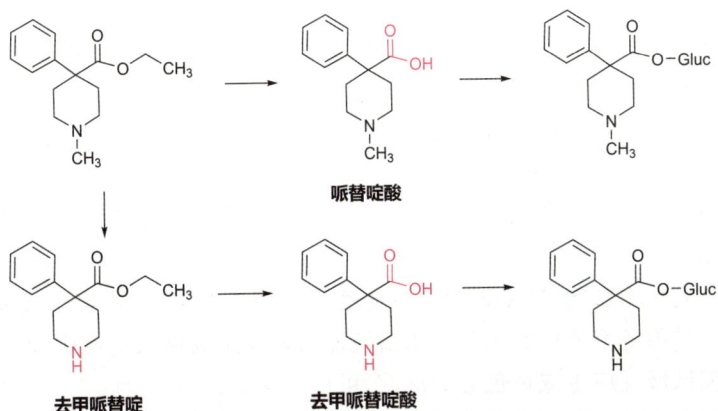

哌替啶酸

去甲哌替啶　　　　　**去甲哌替啶酸**

本品为典型的阿片 μ 受体激动剂,镇痛作用约为吗啡的 1/10,但与吗啡相比,成瘾性较小,不良反应较少,口服效果好,用于各种创伤性疼痛、平滑肌痉挛引起的内脏剧痛及麻醉前镇静。由于起效快,作用时间较短,本品常用于分娩时的镇痛,对新生儿的呼吸抑制作用较小。

四、氨基酮类

氨基酮类(aminoketones)也称苯基丙胺类(phenylpropylamines)。在具有碱性侧链的芴-9-羧酸酯类化合物的构效关系研究过程中,获得了氨基酮类镇痛药美沙酮(methadone)。美沙酮是一个高度柔性分子,羰基碳原子上带有部分正电荷,与氨基氮原子上的孤对电子相互吸引,通过非共价键相互作用可形成与哌替啶相似的构象,氨基酮类镇痛药也可以看作是开环的哌啶类化合物。

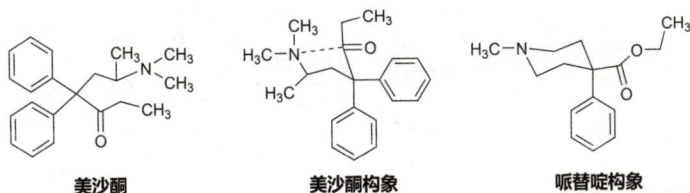

美沙酮　　　　　**美沙酮构象**　　　　　**哌替啶构象**

美沙酮类似物右吗拉胺(右吗酰胺,dextromoramide)的镇痛作用比吗啡强,与美沙酮类似,成瘾性等副作用较小,用于中重度疼痛和镇咳。右丙氧芬(dextropropoxyphene)为 μ 受体激动剂,其镇痛作用较弱,几乎没有镇咳作用,是成瘾性很小的镇痛药,用于缓解轻度至中度疼痛,适用于由慢性病引起的疼痛。

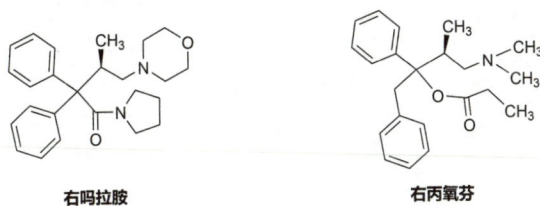

右吗拉胺　　　　　**右丙氧芬**

盐酸美沙酮 Methadone Hydrochloride

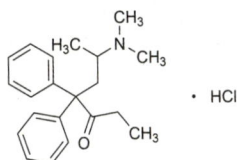

化学名为 4,4-二苯基-6-(二甲氨基)-3-庚酮盐酸盐(6-dimethylamino-4,4-diphenyl-3-heptanone hydrochloride)。

本品为无色结晶或白色结晶性粉末；无臭。本品在乙醇或三氯甲烷中易溶，在水中溶解，在乙醚中几乎不溶。熔点 230～234 ℃。

本品分子中有一个手性碳原子，具有旋光性，其左旋体的镇痛活性大于右旋体，临床上常用其外消旋体。

本品由于空间位阻影响，羰基通常的特征性反应较难发生，如难以生成缩氨脲或腙，也难于被钠汞齐或异丙醇铝还原。本品的水溶液能与常见生物碱试剂反应，产生沉淀，如本品水溶液与甲基橙试液反应生成黄色复盐沉淀，可用于鉴别。

盐酸美沙酮的合成可用环氧丙烷与二甲胺进行胺化、氯代反应制得 2-氯-N,N-二甲基丙胺，再与二苯乙腈在氨基钠或丁醇钾催化下生成几乎等量的 2,2-二苯基-4-二甲胺基戊腈及异构体 2,2-二苯基-4-二甲胺基-3-甲基丁腈，分离出不溶于正己烷的后者，前者与溴化乙基镁进行 Grinard 反应后成盐，即得到盐酸美沙酮。

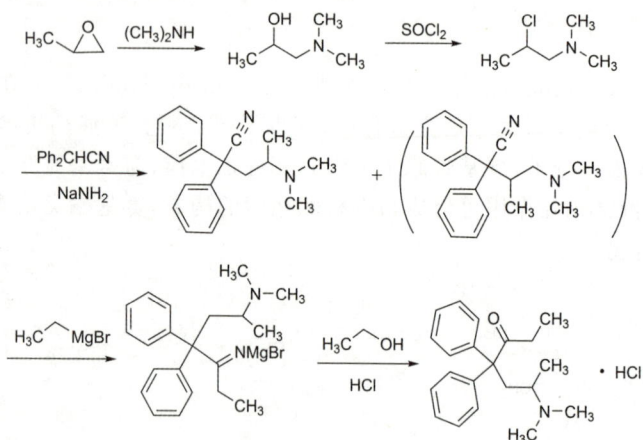

本品体内主要在肝脏内经 N-去甲基化、N-氧化、苯环羟化及羰基氧化、还原等途径代谢。美沙酮的酮基被醇脱氢酶还原生成美沙醇(methadol)，美沙醇的镇痛活性弱于美沙酮，它再经 N-脱甲基后得到活性镇痛剂去甲基美沙醇和二去甲基美沙醇，半衰期比美沙酮长，因此，美沙酮的镇痛作用时间较长。

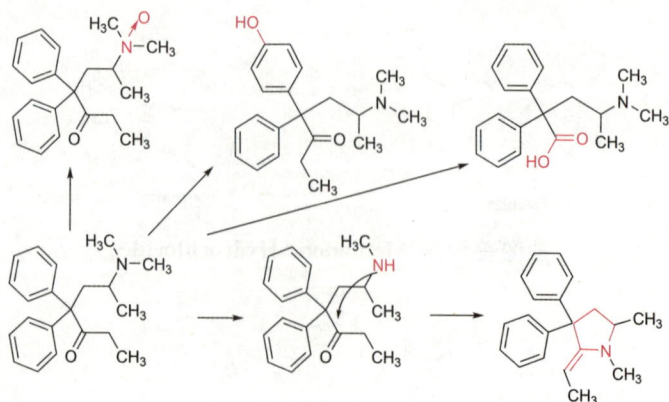

美沙醇

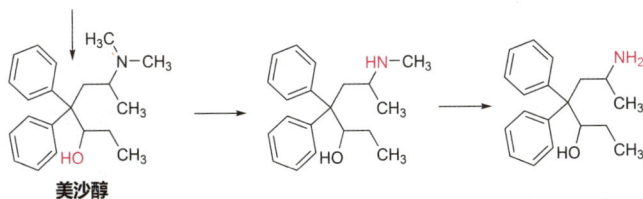

本品为 μ 受体激动剂,镇痛作用比吗啡、哌替啶稍强,适用于各种原因引起的剧痛,并有显著镇咳作用。本品的毒性较大,有效剂量与中毒剂量较接近,安全性小,但成瘾性也较小。由于其耐受性、成瘾性发生较慢,戒断症状轻,常作为依赖阿片患者的替代治疗,但长期应用也能成瘾。

五、其他类

氨基四氢萘衍生物地佐辛(dezocine)具有阿片受体激动-拮抗双重作用,成瘾性小,其 β-取向的氨基相当于阿片受体配体的叔胺碱性基团。

曲马多(tramadol)为具有吗啡样作用的环己烷衍生物,也可看作是 4-苯基哌啶类似物,为 μ 阿片受体激动剂,但是它还能通过对单胺重摄取的抑制作用,阻断疼痛脉冲的传导。它对呼吸抑制作用低,短时间应用时成瘾性小,可以替代吗啡、哌替啶,用于中重度急慢性疼痛的止痛,临床上使用其外消旋混合物。

另外,苯噻啶(pizotifen)、奈福泮(nefopam)、舒马普坦(sumatriptan)等的镇痛机制不是作用于阿片受体,为非阿片类镇痛药。

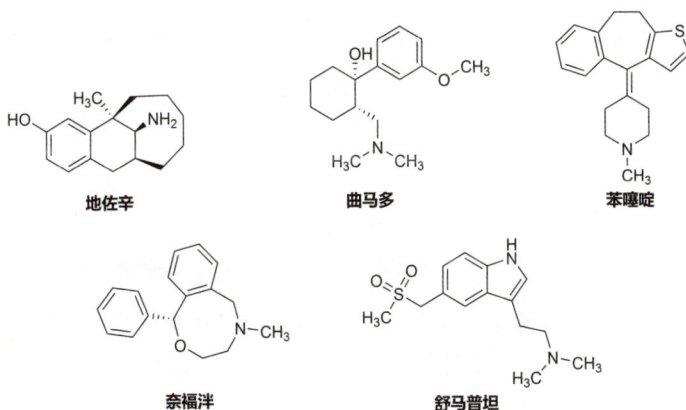

地佐辛　　　曲马多　　　苯噻啶

奈福泮　　　舒马普坦

第三节　阿片类镇痛药的构效关系
Structure-Activity Relationships of Opioid Analgesics

阿片类镇痛药对不同阿片受体亚型的亲和力和内在活性均不完全相同,它们之间的作用机制和作用模式也各不相同。本节主要介绍作用于 μ 阿片受体镇痛药的构效关系。

在对吗啡等天然阿片生物碱类镇痛药进行了大量结构修饰及活性研究工作后,归纳总结了吗啡及其衍生物的构效关系,见图 6-1。

20 世纪 50 年代,通过对吗啡及大量半合成、全合成镇痛药进行结构分析,归纳了镇痛

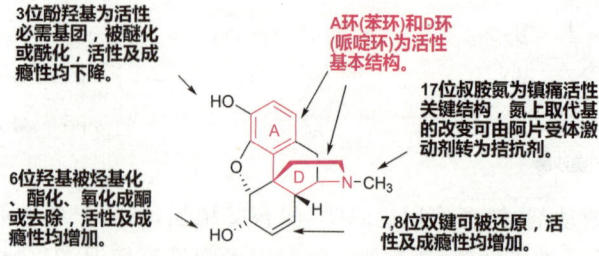

3位酚羟基为活性
必需基团，被醚化
或酰化，活性及成
瘾性均下降。

A环(苯环)和D环
(哌啶环)为活性
基本结构。

17位叔胺氮为镇痛活性
关键结构，氮上取代基
的改变可由阿片受体激
动剂转为拮抗剂。

6位羟基被烃基化
、酯化、氧化成酮
或去除，活性及成
瘾性均增加。

7,8位双键可被还原，活
性及成瘾性均增加。

图 6-1　吗啡及其衍生物的构效关系总结

药的共同结构特征。如吗啡、吗啡喃类和苯吗喃类合成镇痛药均具有多环刚性结构，其构象
均与吗啡相似，它们的镇痛活性与其立体结构密切相关，如左旋吗啡为活性异构体，右旋吗
啡则完全没有药效，推断阿片受体与该类药物结合时存在严格的空间立体结构要求。哌啶
类和氨基酮类合成镇痛药为柔性结构，哌替啶结构中芳环和哌啶环间以单键相连，可通过单
键自由旋转，保持与吗啡相似构象；美沙酮则通过分子内原子间的电荷转移，形成与哌替啶
相似的构象，吗啡、吗啡喃类、苯吗喃类、哌啶类和氨基酮类等存在共同的药效构象
（pharmacophoric conformation）。

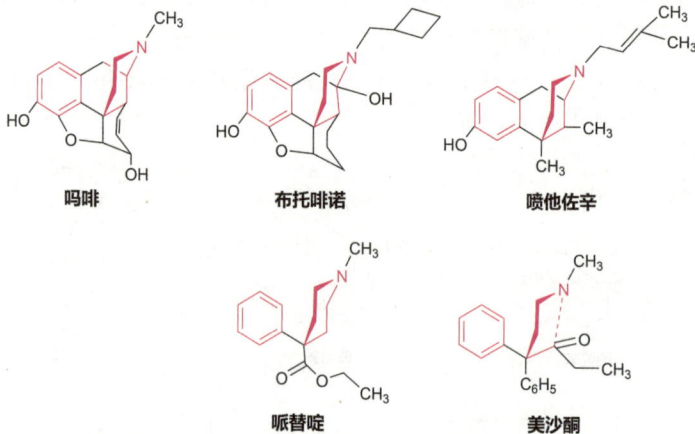

吗啡　　　　布托啡诺　　　　喷他佐辛

哌替啶　　　　美沙酮

　　基于镇痛药的共同"药效构象"，提出了三点结合的阿片受体模型，即三点结合学说。镇
痛药通过其共同结构部分与阿片受体结合：①一个平坦的芳香环结构，与受体的平坦区通
过范德华力相互作用；②一个与芳香环共平面的碱性中心，在生
理 pH 下部分解离为阳离子，与受体表面负离子部分结合；③一
个包含在哌啶环或类似哌啶环结构中的烃基链部分（如吗啡结
构中的 C15—C16），该烃基链凸出于芳香环和碱性中心所在平
面的前方，正好与受体的凹槽相适应。阿片受体相应的结合位
点为：①一个适合芳香环的平坦区；②一个与碱性中心结合的
负离子部位；③一个与烃基链相适应的凹槽部位，见图 6-2。

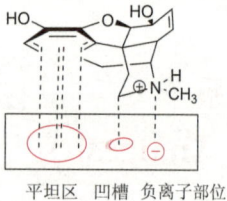

平坦区　凹槽　负离子部位

图 6-2　镇痛药与阿片受体的
三点结合模型示意图

　　上述三点结合学说能解释大部分镇痛药的作用机制，也在
一定程度上促进了镇痛药的研究和发展，但是并不能解释所有现象，如镇痛药结构中 N-取
代基的改变对活性产生的不同影响，阿片受体激动剂和拮抗剂与受体结合的本质区别，埃托

啡、二氢埃托啡的高效作用机制等。随着多种阿片受体理论的提出、镇痛药构效关系研究的不断深入和完善以及内源性镇痛物质的发现,在此基础上又提出了一些新的阿片受体模型和理论。研究发现具有刚性结构的吗啡、吗啡喃和苯吗喃类镇痛药,当 N-取代基改变时,镇痛活性均发生相应改变,说明刚性结构的吗啡类化合物以相同的方式与受体结合;而柔性结构的哌替啶、美沙酮等镇痛药,N-取代基的改变则得不到拮抗剂,由此认为,刚性和非刚性的阿片样镇痛药的 N-取代基部分分别与受体的不同部位结合。另外,吗啡的苯环上有3—OH 时,活性增大,而哌替啶的苯环相应位置上引入 OH 时,则活性消失,由此推断,吗啡和哌替啶的芳香环结构部分也是分别与受体的不同部位结合。根据这些问题提出了阿片受体的四点结合模型(也称四点结合学说),认为阿片受体尚存在两个分离的芳香基识别部位,分别与吗啡结构中的 A 环和 N-取代基上的苯环结合,哌替啶等柔性结构中的芳香环结合位点具有疏水性,所以芳香环上酚羟基的引入不利于与受体的结合,见图 6-3。

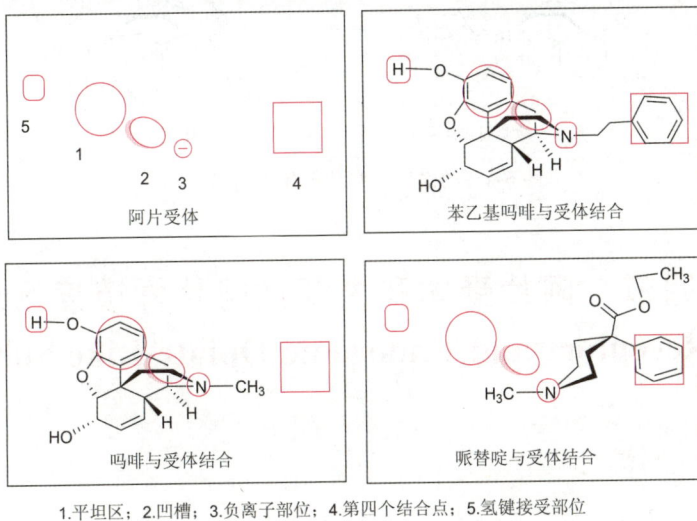

1.平坦区;2.凹槽;3.负离子部位;4.第四个结合点;5.氢键接受部位

图 6-3 阿片受体结合位点与吗啡、苯乙基吗啡、哌替啶结合示意图

四点结合模型可解释上述问题,也能说明脑啡肽等内源性阿片样肽与阿片受体的相互作用,还能较好地解释埃托啡及其衍生物的高镇痛活性,认为埃托啡及其类似物结构中的 7 位取代基可与阿片受体第四个结合位点结合,如图 6-4 所示。

为了解释吗啡、吗啡喃和苯吗喃类镇痛药,当 N-取代基改变得到阿片受体激动剂、部分激动剂(激动-拮抗剂)及拮抗剂的现象。有人提出,阿片受体第四结合位点具有两个区域:激动剂结合区域和拮抗剂结合区域。如

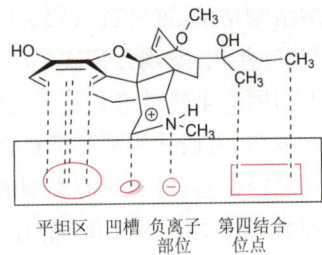

图 6-4 埃托啡及其衍生物与阿片受体的结合示意图

N-取代基处在氮原子的 e 键位置时,可结合阿片受体拮抗剂结合区域,产生拮抗作用;反之,处在氮原子的 a 键位置时,就结合阿片受体激动剂结合区域,产生激动作用。药物的激动、拮抗作用之间的强弱比率取决于 N-取代基处在氮原子 e 键与 a 键两种构象平衡时的比例,见图 6-5。

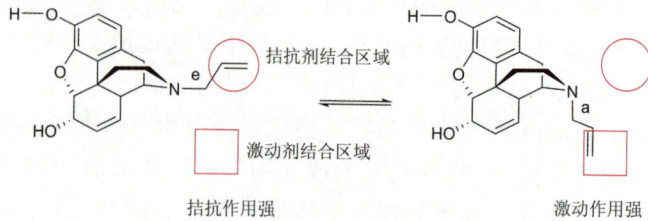

图 6-5 烯丙吗啡激动拮抗作用示意图

纳洛酮和纳曲酮 14-OH 的引入产生了位阻效应,阻止氮原子上取代基处于 a 键位置,使其完全处于 e 键位置,故为阿片受体纯拮抗剂,见图 6-6。

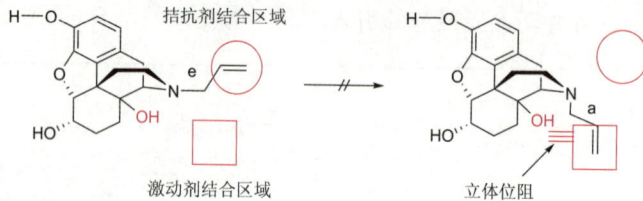

图 6-6 纳洛酮与阿片受体作用示意图

第四节　阿片受体和内源性阿片样镇痛物质
Opiate Receptors and Endogenic Opiate-Like Substances

一、阿片受体

构效关系研究表明,阿片类镇痛药具有高选择性及立体专属性,其镇痛作用能被特异性拮抗剂拮抗,如左旋吗啡具有镇痛等生理活性,右旋体则完全没有活性,左旋吗啡的作用能被纳洛酮拮抗,这些特点均说明阿片类镇痛药可能是通过与体内特定受体结合起作用。20世纪 70 年代,发现并证实了阿片受体的存在,这些受体是一种具高亲和力、可饱和、可在脑膜上与阿片生物碱进行特异性结合的受体。

最初,人们认为阿片类镇痛药的镇痛作用和副作用是分别由不同阿片受体产生,而吗啡由于选择性差,可与所有类型的阿片受体结合,所以镇痛作用和副作用都很明显。人们希望找到与阿片受体中和镇痛作用有关的受体专一性结合的药物,后来发现阿片受体至少存在 μ、κ、δ、σ 等四种类型,并有 μ_1、μ_2;δ_1、δ_2;κ_1、κ_2、κ_3 等亚型,每种受体都各有其不同的药理学特征和解剖学定位。μ 受体激动剂镇痛活性最强,成瘾性、呼吸抑制作用等副作用也最强,是产生镇痛作用和副作用的主要原因;δ 受体激动剂成瘾性小,镇痛作用也不明显;κ 受体激动剂的镇痛活性介于前两者之间,但在镇痛的同时有明显的致焦虑作用;σ 受体激动剂主要产生致幻作用。阿片类镇痛药对不同阿片受体的亲和力和内在活性均不完全相同,生理效应也不尽相同,吗啡、芬太尼等为 μ 受体激动剂,喷他佐辛等为 κ 受体激动剂,脑啡肽等肽类化合物为 δ 受体激动剂。

通过对阿片受体的研究发现,1983 年 Martin 提出了 κ 阿片受体模型。人们开发安全有效、低成瘾性的镇痛药的重心已由 μ 受体转向 κ 受体或者 δ 受体,有关的受体作用机制和构效关系研究也得到发展。

目前临床上使用的 κ 受体激动剂类镇痛药有布托啡诺、喷他佐辛、氟痛新等。它们具有激动 κ 受体和拮抗 μ 受体的双重作用特点,镇痛作用强,成瘾性低。20 世纪 80 年代以来发现的 U-50488、PD117302 等化合物具有高 κ 受体激动作用、低 μ 受体和 δ 受体活性,中枢性 κ 受体激动剂镇痛作用强,成瘾性低,但存在镇静、焦虑、利尿等副作用,从而影响了其临床应用。

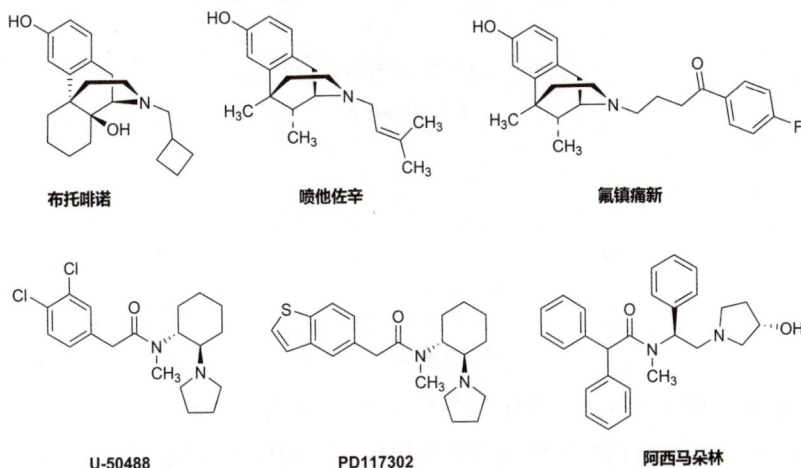

布托啡诺   喷他佐辛   氟镇痛新

U-50488   PD117302   阿西马朵林

研究表明,阿片受体不仅仅存在于中枢神经系统,在外周感觉神经元、肠平滑肌等组织中也有存在,在人和动物的炎症组织中也发现了内源性阿片肽,证明阿片肽类可在外周发挥镇痛作用,为镇痛提供了一条新的途径,拓展了人们对镇痛药结构修饰的思路。

20 世纪 90 年代以来,随着在心脏、血管、胃肠壁以及人的胎盘组织中 κ 受体的发现,研究者们将目标转向外周选择性 κ 受体激动剂,使其仅作用于外周而较少通过血脑屏障,就可以保持对 κ 受体高的激动活性,同时避免中枢副作用,该类代表药物有阿西马朵林(asimadoline)等,研究显示,它们能减轻腹胀引起的疼痛反射和肠易激综合征患者的腹痛强度。另外,随着 κ 受体 κ_1、κ_2、κ_3 亚型的发现,又有了发现新的具有临床应用价值镇痛药的方向。

研究发现 μ 受体存在 μ_1 和 μ_2 两个亚型,μ_1 受体与镇痛作用有关;而 μ_2 受体可能主要与呼吸抑制等副作用有关,因此,寻找专属性的 μ_1 受体激动剂是寻找非成瘾性镇痛药的另一方向。

因为阿片受体的纯化极为困难,对其分子水平的结构和功能还知之甚少。阿片受体的研究方法主要是受体的克隆。目前,阿片受体家族代表性成员的基因均已被克隆成功,并确认了它们的基因编码和功能。阿片受体基因编码的发现和确认,有助于进一步阐明阿片受体功能和作用机制,也有助于研制和开发新的无成瘾性、镇痛效果好、副作用小的阿片类镇痛药。

二、内源性阿片样镇痛物质

吗啡并不是人体自身具有的物质,阿片受体的存在使人们相信,在人体内必然存在内源性"镇痛"物质。1975 年 Hughes 等首先从猪脑中分离提取得到两种具有吗啡样镇痛活性的多肽,亮氨酸脑啡肽(leucine enkephaline, LE),和甲硫氨酸脑啡肽(methionine enkephaline, ME),统称为脑啡肽(enkephaline)。这是两个结构相似的五肽,仅碳端氨基酸残基不同,一个为亮氨酸(Leu),另一个为甲硫氨酸(Met),其余四个氨基酸依次为酪氨酸(Tyr)、甘氨酸(Gly)、甘氨酸(Gly)和苯丙氨酸(Phe)。

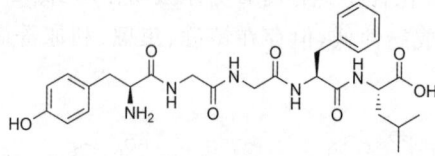

Tyr-Gly- Gly-Phe-Leu

亮氨酸脑啡肽(LE)

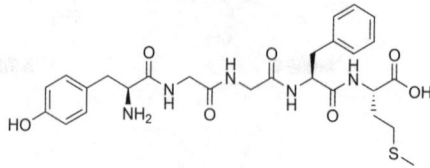

Tyr-Gly- Gly-Phe-Met

甲硫氨酸脑啡肽(ME)

它们在大脑中的分布和阿片受体的分布一致,并能与阿片受体结合产生吗啡样作用。LE 和 ME 为多肽化合物,化学结构与吗啡等镇痛药差别巨大,但经 X 衍射法分析证实 LE 和 ME 分子可通过单键的自由曲绕,在分子内氢键的作用下,形成与吗啡相似的空间立体构象,且第一个氨基酸酪氨酸结构部分与吗啡结构中的对羟基苯乙胺结构部分一致,使 LE 和 ME 可与阿片受体各结合位点进行结合,而产生强的生理活性。

后来,从垂体中分离得到与镇痛及精神活动相关的内啡肽(endorphines)类化合物,其结构中 N 端 1-5 肽片段具有 ME 序列,其中 β-内啡肽的作用最强,为 31 肽化合物,镇痛活性 10 倍于吗啡,同时,它还具有内分泌调节功能,可能是一种神经递质和神经调质。

从猪脑及垂体中分离提纯得到含 17 个氨基酸的强啡肽(dynorphin),结构中 N 端 1-5 肽片段具有 LE 序列。强啡肽是已知的内源性阿片肽中活性最强的一个,对豚鼠回肠的作用较 LE 强 700 倍以上,并具有独特的调节作用,有可能用来治疗阿片成瘾的患者。

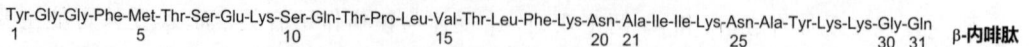

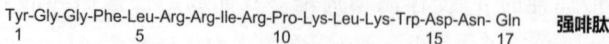

Tyr-Gly-Gly-Phe-Met-Thr-Ser-Glu-Lys-Ser-Gln-Thr-Pro-Leu-Val-Thr-Leu-Phe-Lys-Asn-Ala-Ile-Ile-Lys-Asn-Ala-Tyr-Lys-Lys-Gly-Gln **β-内啡肽**
1   5   10   15   20 21   25   30 31

Tyr-Gly-Gly-Phe-Leu-Arg-Arg-Ile-Arg-Pro-Lys-Leu-Lys-Trp-Asp-Asn- Gln **强啡肽**
1   5   10   15   17

现已发现的内源性阿片肽有 20 余种,广泛存在于脑、垂体、胎盘、胃肠道和血浆中,表现出明显的阿片样活性,长度从 5 个到 33 个氨基酸不等,它们都有如下共同结构特点:①前五个氨基酸及序列都与亮氨酸脑啡肽(LE)或甲硫氨酸脑啡肽(ME)相同,使内源性阿片肽产生与吗啡相似的空间构象;②第一个氨基酸均为酪氨酸,为活性必需结构,该结构部分与吗啡结构中的对羟基苯乙胺结构部分相似,是与阿片受体结合的重要结构部分;③第四个氨基酸为苯丙氨酸,苯环提供了与阿片受体第四个结合位点结合的结构部分,如图 6-7 所示。

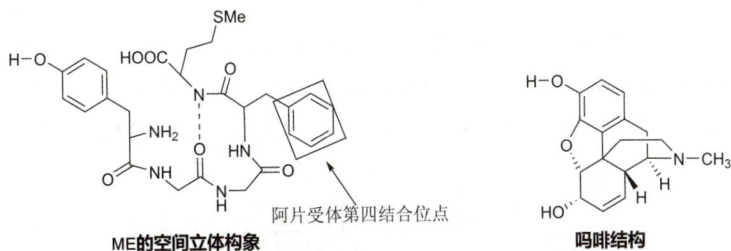

图 6-7　ME 的空间立体构象与吗啡结构比较

　　另外,在内源性阿片样肽的构效关系研究中,发现许多与外源性阿片类镇痛药相似的特点,如第一个氨基酸酪氨酸结构中的酚羟基或碱性氨基的去除将使活性消失,碱性氨基上的氢被甲基或烯丙基取代,可得到阿片受体激动剂或拮抗剂;第四个氨基酸苯丙氨酸的苯基去除或改变它与第一个氨基酸的距离,将使活性消失;内源性阿片样肽也具有成瘾性,其作用能被阿片受体拮抗剂拮抗等。

　　内源性阿片样肽对不同阿片受体的选择性不同,其中脑啡肽和甲硫脑啡肽对 δ 受体有较强的选择性,被认为是 δ 受体的内源性配体;强啡肽对 κ 受体选择性强,被认为是 κ 受体的内源性配体;β-内啡肽对 μ 受体和 δ 受体均有较强的结合力,因而不能被认为是 μ 受体的专一性配体。后来发现四肽化合物内吗啡肽(endomorphin),包括内吗啡肽-1(Tyr-Pro-Trp-Phe-NH_2),内吗啡肽-2(Tyr-Pro-Phe-Phe-NH_2)两种,其性能类似吗啡,是高选择性的、强效的 μ 受体内源性配体。

　　内源性阿片样肽的发现为寻找高效非成瘾性镇痛药的研究提供了新方向,但是多肽类物质体内不稳定,在肽酶作用下容易降解,限制了其临床应用。对内源性阿片样肽进行结构改造和开发肽酶抑制剂,是阻断其酶解、延长作用时间的重要途径。结构改造的主要方法有用 D-Ala 取代 Gly^2,Phe^4 的 N-甲基化,末端羧基酰胺化或转化为醇等,如美克法胺(metkefamide)及 FK-33824,体内稳定性提高,镇痛活性也明显提高。脑啡肽酶抑制剂凯拉托芬(kelatorphan)几乎能完全阻断脑啡肽在体内的代谢,显著提高其镇痛活性;塞奥芬(thiorphan)是一种二肽羧肽酶抑制剂,可显著加强电针和吗啡的镇痛效应,这种加强可被纳洛酮逆转。

Tyr-D-Ala-Gly-Phe-Me-Met-NH_2　　　　Thr-D-Ala-Gly-Me-Phe-Met(o)ol

美克法胺　　　　　　　　　　　**FK-33824**

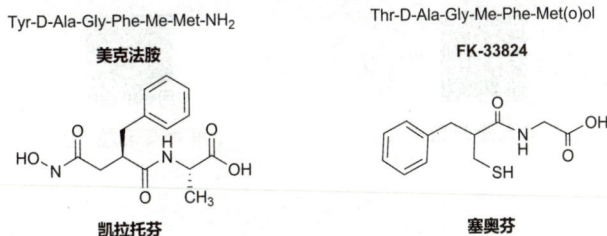

凯拉托芬　　　　　　　　　　　**塞奥芬**

　　阿片受体和阿片样物质的研究还在不断进行中,有些推断和假设随着研究的逐步深入将会不断被修正。阿片受体和阿片样物质的发现和研究对了解疼痛有关的生理、病理基础以及痛觉感觉信息调节等方面具有重大意义,推动了阿片受体分型的研究,为镇痛药的构效关系研究奠定了物质基础,进而为开发新型、高效、非成瘾性的镇痛药提供了理论基础和研究方向。

此外,随着对疼痛生理研究的深入,人们发现一些与疼痛有关的其他机制。除阿片受体外,以谷氨酸受体、乙酰胆碱受体、神经肽受体等作为新的镇痛靶点,正在进行新的镇痛药的研究。现在,镇痛药的研究已突破传统的非甾体类抗炎药和阿片类镇痛药的局限,这些药物研究的成功,将避免和减少阿片类镇痛药的使用,大大提高镇痛治疗的效果。

学 习 小 结

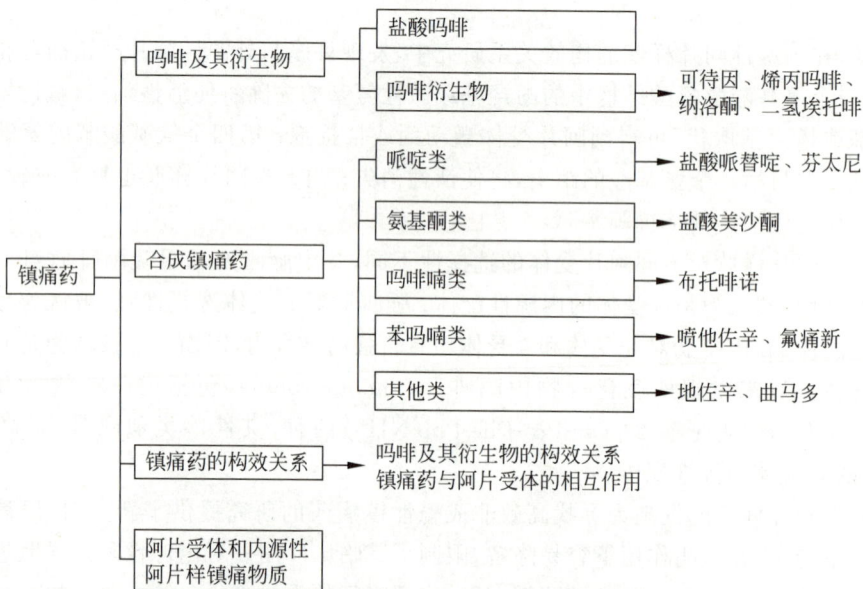

思 考 题

1. 随着对疼痛生理研究的深入,人们发现了哪些与疼痛有关的其他机制?
2. 阿片类镇痛药与非甾体类抗炎药和麻醉药的区别有哪些?

第六章习题　　　　　　第六章习题答案

（向红琳、涂国刚）

神经退行性疾病治疗药和中枢兴奋药
Drug for Neurodegenerative Disease and Central Nervous System Stimulants

学习目标

1. 掌握左旋多巴化学结构、药理作用及其机制、卡比多巴的作用机制和特点。

2. 熟悉多奈哌齐、咖啡因、吡拉西坦的结构特点、作用机制、临床用途。

3. 了解抗阿尔茨海默病药和中枢兴奋药的分类，多巴胺受体激动剂、酶抑制剂类抗帕金森病药代表药物。

第七章
教学课件

神经退行性疾病(neurodegenerative disease)是一类由于中枢神经系统被阻断，导致神经元细胞功能丧失，从而使中枢神经系统功能被抑制的一类疾病。主要包括：阿尔茨海默症、帕金森病、肌萎缩侧索硬化症以及脑中风、脑外伤等。本章重点介绍抗阿尔茨海默病药、抗帕金森病药和中枢兴奋药。

第一节 抗阿尔茨海默病药
Anti-Alzheimer's Disease Drugs

老年痴呆症是一种由器质性脑损伤导致的智能障碍，表现为记忆力、判断力、抽象思维能力的丧失。老年痴呆症主要分为脑血管性老年痴呆、阿尔茨海默型痴呆、二者并存的混合型痴呆。阿尔茨海默病(Alzheimer's disease，AD)是老年痴呆的最常见的神经系统退行性疾病，占老年痴呆症的 $50\%\sim70\%$，其临床特点是隐袭起病，逐渐出现记忆力减退、认知功能障碍、行为异常和社交障碍。

第七章
短视频

阿尔茨海默病的病因及其发病机制尚不完全清楚，目前存在多种学说，以胆碱能损伤学说和 β-淀粉样蛋白(Aβ)异常沉淀学说影响力最大。胆碱能损伤学说是较早公认的 AD 学说。AD 病理过程时出现基底前脑区的胆碱能神经元丢失，胆碱乙酰转移酶和乙酰胆碱酯酶活性下降，导致乙酰胆碱的运输、合成、释放、摄取减少，学习和记忆力衰退，被认为是衰老老年痴呆症的重要病因。Aβ 异常沉淀学说认为 Aβ 的沉淀导致老年斑的形成，可能是所有因素导致 AD 的共同途径。

第七章
课程思政

目前临床应用的 AD 治疗药物可以分成以下几类：胆碱能系统改善药物、N-甲基-D-门冬氨酸(NMDA)受体拮抗剂、抑制 Aβ 形成和沉淀药物、抗氧化药物、抗炎药物、神经细胞营养药物、钙离子通道拮抗剂和代谢增强药物等。

一、胆碱能系统改善药物

根据胆碱能损伤学说,胆碱能神经元的损伤,脑内乙酰胆碱的运输、合成、释放、摄取减少,是造成 AD 患者学习和记忆力衰退的重要病因。因此增加中枢神经系统的胆碱能神经功能,增加脑内乙酰胆碱(ACh)的含量,或者采用激动剂激活乙酰胆碱受体,都有利于阻止或延缓 AD 患者认知功能的减退。目前主要有乙酰胆碱酯酶抑制剂和 M_1 受体激动剂等。

1. 乙酰胆碱酯酶抑制剂

乙酰胆碱酯酶抑制剂(acetylcholinesterase inhibitors,AChEI)是目前临床上主要用于治疗 AD 的药物,其疗效最明确、应用最广泛。该类药物通过抑制脑内突触间隙内乙酰胆碱的降解,增强毒蕈碱受体和烟碱受体处乙酰胆碱的浓度,对毒蕈碱受体和烟碱受体的激动具有神经保护作用,从而提高认知功能,不良反应为恶心、呕吐、心动过缓,在用药几天后便会逐渐消退。现有的 AChE 抑制剂可分为吖啶类、苄基哌啶类、氨基甲酸酯类及生物碱类等。近年上市的第二代 AChEI 如多奈哌齐(donepezil)、利凡斯的明(rivastingmine)已经取代了肝毒性较大的他克林(tacrine),成为 AD 治疗的最主要用药。我国研制的天然提取物(-)石杉碱甲(huperzine A)具有较强的乙酰胆碱酯酶抑制作用,可增强患者的记忆力,副作用少,已经进入临床使用。曾经用于治疗重症肌无力的药物加兰他敏(galanthamine)具有乙酰胆碱酯酶抑制和乙酰胆碱 M_1 受体激动双重作用,也被用于 AD 的治疗。

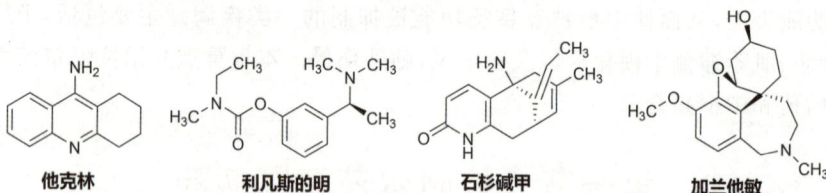

他克林   利凡斯的明   石杉碱甲   加兰他敏

氨基吖啶类化合物他克林是一种具有中枢活性、可逆性的 AChE 抑制剂,是第一个经大规模临床验证用于 AD 治疗的药物,用于有轻度至中度痴呆 AD 患者的治疗。对 $25\% \sim 40\%$ 患者的记忆、思维和其他认知功能以及某些继发精神症状有改善作用,还能明显推迟患者进入医院护理的时间。但是它具有肝脏毒性较大,服用剂量高、次数多等缺点。

氨基甲酸酯类药物利凡斯的明为选择性乙酰胆碱酯酶抑制剂,通过延缓胆碱神经元对释放乙酰胆碱的降解,而促进胆碱能神经传导。动物实验结果表明,利凡斯的明能选择性增强脑皮质和海马等部位乙酰胆碱的效应,因此,它可用于治疗轻、中度阿尔茨海默病。

石杉碱甲是我国科学家从石杉属植物千层塔酚性部分中分离获得的生物碱,药理研究表明石杉碱甲是一高效、高选择性的可逆性 AChE 抑制剂,目前已经在国内上市,它的选择性、生物利用度和改善工作记忆的作用高于他克林和多奈哌齐,而且作用时间长,具有良好的治疗 AD 前景。但有严重心动过缓及低血压者不宜使用。

氢溴酸加兰他敏是一种可逆性的脑乙酰胆碱酯酶抑制剂,最初是从雪花莲球茎和水仙中分离出的一种生物碱,常用其氢溴酸盐。曾用于重症肌无力、营养不良和小儿麻痹后遗症等神经系统疾病的治疗。加兰他敏易透过血脑屏障,对阿尔茨海默型老年痴呆有肯定的疗效。可改善学习能力、记忆和认知功能,不良反应较少。

盐酸多奈哌齐　Donepezil Hydrochloride

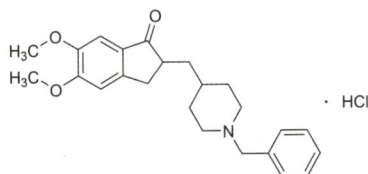

化学名为(±)-2-[(1-苄基哌啶-4-基)甲基]-5,6-二甲氧基-1-茚酮盐酸盐((±)-2-[(1-benzylpiperidin-4-yl)methyl]-5,6-dimethoxy-2,3-dihydro-1H-inden-1-one hydrorochloride。

本品为白色或类白色结晶性粉末。本品在三氯甲烷中易溶,在水中溶解,在乙醇中略溶;在盐酸溶液(1→1000)中略溶。熔点211～212℃。

盐酸多奈哌齐是苄基哌啶类衍生物,为高选择性、可逆的乙酰胆碱酯酶抑制剂,对脑内乙酰胆碱酯酶的抑制作用比外周的丁酰胆碱酯酶的抑制作用强1000倍,半衰期为70～80小时。本品对轻至中度AD的治疗显示,在为期超过24周的治疗中,有60%～80%的患者认知和脑功能得到改善。持续治疗2年以上,治疗的AD患者精神量表评分持续高于未治疗者。与他克林相比,没有肝毒性,不良反应也较少。

盐酸多奈哌齐的合成以3,4-二甲氧基苯甲醛为原料,与丙二酸缩合,经催化氢化、环合、重排、Aldol缩合等反应,最后经Pd/C催化氢化以及盐酸化得到盐酸多奈哌齐。

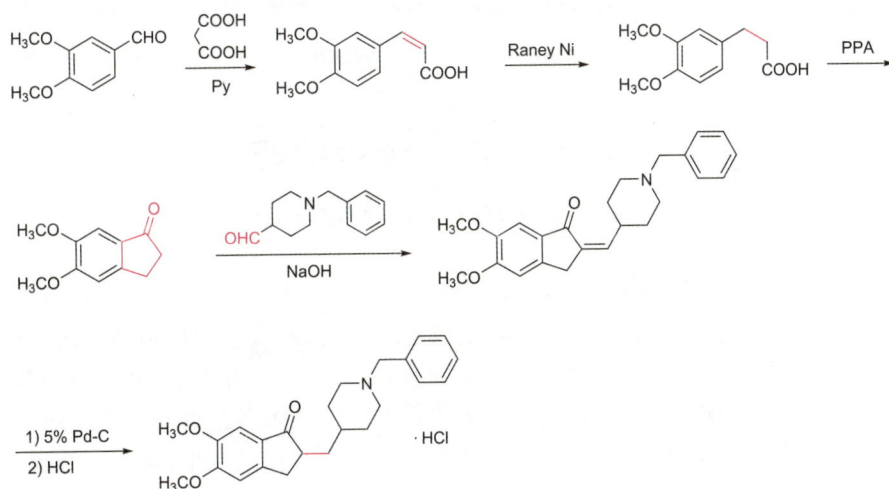

本品用于轻度或中度阿尔茨海默病症状的治疗。

2. 乙酰胆碱 M$_1$ 受体激动剂

尽管AD患者突触前膜胆碱酯酶活性降低,但是突触后膜上毒蕈碱受体(M受体)大部分完好,因此用毒蕈碱受体激动剂直接刺激突触后毒蕈碱受体,可能绕过胆碱能系统受损的突触前部分,使胆碱能系统的功能得到部分恢复。西维美林(cevimeline)作为M$_1$/M$_3$受体激动剂于2000年上市,起初用于AD的治疗,后被终止,用于口腔干燥综合征的临床治疗。另外,占诺美林(xanomeline)是M$_1$受体选择性激动剂,易透过血脑屏障,且皮质和纹状体的摄取率较高,是发现的选择性最高的M$_1$受体激动剂之一。沙可美林(sabcomeline)也是一种有效的选择性M$_1$受体部分激动剂,可以改善认知功能,可用于阿尔茨海默症的研究,正处于开发阶段。

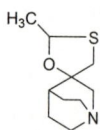
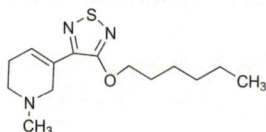
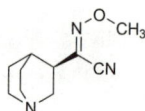

西维美林   占诺美林   沙可美林

二、其他药物

　　盐酸美金刚(memantine hydrochloride)是一个中等亲和力、非竞争性的 NMDA 受体拮抗剂,可与 NMDA 受体优先结合,阻断其轻度病理性激活,抑制兴奋性氨基酸的神经毒性而不干扰学习、记忆所需的短暂的谷氨酸生物性释放。用于治疗中、重度阿尔茨海默型痴呆症。目前也在进行对早期痴呆患者临床效果的研究。

　　吡拉西坦(piracetam)属于增强脑代谢的药物,为 GABA 的类似物,通过激活腺苷酸激酶增加脑内 ATP 含量,增加大脑对氨基酸、蛋白质、葡萄糖的吸收和利用,从而提高大脑的学习和认知功能,改善记忆障碍,有利于缓解痴呆症状。

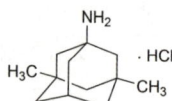
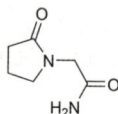

盐酸美金刚   吡拉西坦

第二节　抗帕金森病药
Antiparkinsonian Drugs

　　帕金森病(Parkinson's disease,PD)又称震颤麻痹(paralysis agitans),是严重影响人类健康的第二大神经退行性疾病,是一种多发生于老年人的慢性、进行性神经系统变性疾病,临床表现为经典的三联征:静止性震颤、肌肉强直和运动迟缓,并伴有知觉、识别和记忆障碍。神经药理学研究表明,其病变发生在锥体外系黑质纹状体多巴胺能神经通路上,PD 患者黑质致密区的多巴胺能神经元严重受损,神经细胞明显变性或减少,甚至完全消失,从而导致纹状体区域神经末梢多巴胺的明显不足。神经生化研究显示,纹状体中神经递质多巴胺(dopamine,DA)的不足可以解释 PD 运动系统症状的出现。在正常情况下,多巴胺与另一神经递质乙酰胆碱(acetylcholine)之间保持平衡,在维持锥体外系功能上起着重要的作用。纹状体内的多巴胺为抑制性递质,乙酰胆碱为兴奋性递质,在帕金森病患者中,由于纹状体中的多巴胺合成减少,导致纹状体中的多巴胺含量显著下降,而乙酰胆碱含量不变,破坏了多巴胺与乙酰胆碱之间的平衡,导致肌张力亢进等的运动障碍。

　　目前没有能够有效减慢帕金森病神经退行性病变的治疗,因此,仍然是对症治疗,包括通过一种或者多种途径来替代纹状体中多巴胺的缺失,包括增加脑内多巴胺的合成、刺激突触前多巴胺的释放、直接激动多巴胺受体、减少突触前多巴胺的再摄取及减少多巴胺的分解。

　　相应的抗帕金森病药可以分为多巴胺替代物、外周脱羧酶抑制剂、多巴胺受体激动剂、多巴胺释放剂、单胺氧化酶-B抑制剂、儿茶酚-O-甲基转移酶抑制剂和辅助治疗药，辅助治疗药物包括抗胆碱药、抗组胺药（antihistamines）和抗抑郁药等。

一、多巴胺替代物

由于多巴胺碱性较强[pK_a 8.9(OH),10.6(NH$_2$)]，在体内 pH 条件下以质子化形式存在，不能透过血脑屏障进入中枢，因此不能直接供药用。大剂量口服消旋多巴可有效改进帕金森病患者的状况，其左旋体左旋多巴（levodopa，L-多巴）更为安全有效。左旋多巴是多巴胺的生物前体，由于碱性较弱，能以分子形式透过血脑屏障而到达中枢，然后在芳香L-氨基酸脱羧酶的作用下，生成多巴胺而发挥作用。

左旋多巴 Levodopa

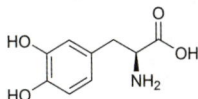

化学名为(-)-3-(3,4-二羟基苯基)-L-丙氨酸((-)-3-(3,4-dihydroxyphenyl-L-alanine)，又名左多巴。

本品为白色或类白色的结晶性粉末；无臭。本品在稀酸中易溶，在水中微溶，在乙醇、三氯甲烷或乙醚中不溶。

本品含有一个手性碳原子，临床用L-左旋体。

本品具有邻苯二酚（儿茶酚）结构，极易被空气中的氧氧化变色。水溶液久置后，可变黄、红紫，直至黑色，高温、光、碱和重金属离子可加速其变化，变黄则不能供药用。本品注射液常加L-半胱氨酸盐酸盐作抗氧剂。

左旋多巴在体内透过血脑屏障进入脑内，经代谢转化为多巴胺（图 7-1）发挥药效。实际上口服后只有约 1%～3% 的左旋多巴能进入中枢神经系统，95% 以上被外周组织的脱羧酶（DC）转化为多巴胺，后者不能通过血脑屏障，无治疗作用，因此引起诸多不良反应，如恶心、呕吐、食欲不振等胃肠道反应，不安、失眠、幻觉等精神症状，体位性低血压、心律失常、不自主运动以及"开关"现象（患者突然多动不安是为"开"，而后又出现肌强直运动不能是为"关"）。临床应用时，可与外周脱羧酶抑制剂如卡比多巴（carbidopa）和苄丝肼（benserazide）合用，使进入脑内的左旋多巴显著增加，减小外周不良反应。

由于维生素 B$_6$ 是多巴胺脱羧酶的辅酶，如与左旋多巴同服，则会增加多巴脱羧酶的活性，从而使外周形成的多巴胺增加，减少左旋多巴进入脑组织，降低药效而增加了外周的不良反应。因此维生素 B$_6$ 不能与左旋多巴合用。安定、吩噻嗪类药物、氟哌啶醇、利舍平等均对左旋多巴有对抗作用，应慎用或不用。

大约 75% 的患者应用左旋多巴治疗有效，治疗初期，疗效更明显。其特点是轻症及较年轻的患者，肌肉强直及运动困难疗效较好；对重症、年老体衰及肌肉震颤者疗效较差，奏效较慢，但疗效持久，且随用药时间的延长而递增。左旋多巴对其他原因引起的帕金森综合征也有效，但对抗精神病药引起的锥体外系反应则无效。

二、外周脱羧酶抑制剂

卡比多巴（carbidopa）和苄丝肼（benserazide）是外周脱羧酶抑制剂，不易进入中枢，它们

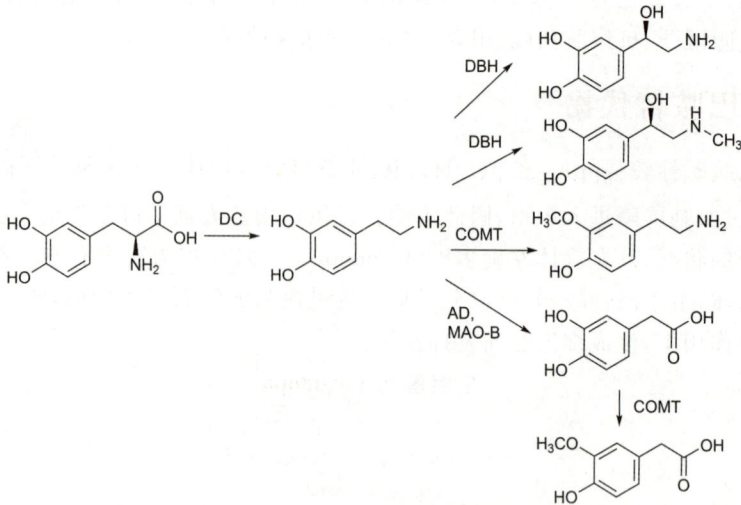

图 7-1　左旋多巴在体内代谢的主要途径

注：DC：芳香 *L*-氨基酸脱羧酶；DBH：多巴胺 β-羟基化酶；COMT：
儿茶酚-*O*-甲基转移酶；MAO：单胺氧化酶；AD：醛脱氢酶

抑制外周多巴胺脱羧酶,阻止左旋多巴在外周降解,使循环中的左旋多巴的量增加 5～10 倍,促使多巴胺进入中枢神经系统而发挥作用。与左旋多巴合用,既可减少其用量,又可降低对心血管系统的不良反应。

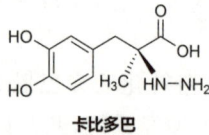

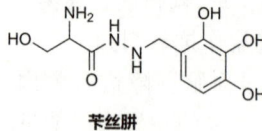

卡比多巴　　　　　　　　　　**苄丝肼**

三、多巴胺受体激动剂

　　DA 神经元释放出来的 DA 和左旋多巴在纹状体内经酶作用脱羧形成的 DA,必须与 DA 受体结合才能发挥生理作用。DA 受体可分为 D_1 和 D_2 两个家族,D_1 家族受体包括 D_1 和 D_5 两个亚型,主要位于突触后；D_2 受体家族包括 D_2、D_3 和 D_4 三个亚型,分别位于突触前和突触后。多巴胺受体激动剂能选择性地激动多巴胺受体,特别是选择性地激动 D_2 受体,从而发挥作用。该类药物有溴隐亭(bromocriptine)、罗匹尼罗(ropinirole)、培高利特(pergolide)、阿扑吗啡(apomorphine)和普拉克索(pramipexole)等。

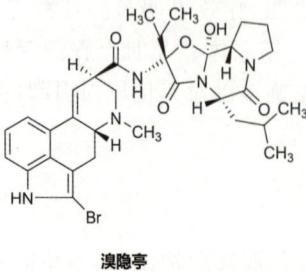

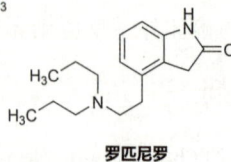

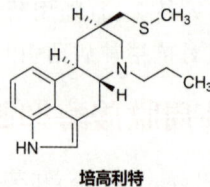

溴隐亭　　　　　　　**罗匹尼罗**　　　　　　　**培高利特**

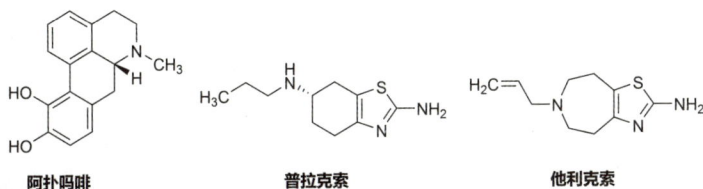

阿扑吗啡　　　　**普拉克索**　　　　**他利克索**

溴隐亭最早作为催乳激素抑制剂用于临床,为半合成的麦角生物碱,是首先用于治疗帕金森病的多巴胺 D_2 受体激动剂。研究证明溴隐亭可改善晚期帕金森病的病残情况,减少运动功能障碍,与左旋多巴合用可提高疗效。

罗匹尼罗为非麦角碱类多巴胺受体激动剂,选择性地激动多巴胺 D_2 和 D_3 受体,作用时间长。单用治疗早期患者,与左旋多巴合用治疗晚期患者,有突然睡眠的副作用。

培高利特是 D_1 部分激动剂、D_2 完全激动剂,为长效的多巴胺受体激动剂,半衰期为 30 小时,作用强,剂量低,与左旋多巴合用能降低其剂量。

阿扑吗啡为吗啡的酸重排产物,原用作催吐药,脂溶性大,可透过血脑屏障,为强效的 D_1、D_5 激动剂,其抗帕金森病作用与 L-多巴相当。

普拉克索是多巴胺 D_2 和 D_3 受体的完全激动剂,对多巴胺受体提供长期持续的刺激,弥补了帕金森病内源性多巴胺缺乏而造成的多巴胺受体兴奋不足的缺点。单用可治疗未经左旋多巴治疗的早期患者,也可与左旋多巴联用治疗晚期患者,延迟晚期由左旋多巴引起的并发症的发生。

选择性肾上腺素 α_2/多巴胺 D_2 激动剂他利克索(talipexole),口服或非口服给药改善帕金森病症状的有效剂量仅为溴隐亭的几分之一,改善率优于溴隐亭。

罗匹尼罗、普拉克索和他利克索是近年来上市的新药,对多巴胺受体选择性强,耐受性好,是应用多巴胺受体激动剂治疗帕金森病的一线药物。

盐酸罗匹尼罗 Ropinirole Hydrochloride

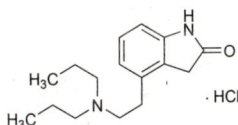

化学名为 4-[2-(二丙氨基)乙基]-1,3-二氢-2H-吲哚-2-酮盐酸盐(4-[2-(dipropylamino)ethyl]-1,3-dihydro-2H-indol-2-one hydrochloride)。

本品为白色或淡黄色结晶性粉末,可溶于水,熔点 241～243 ℃。

本品口服后吸收迅速且完全,首过效应严重,生物利用度为 50%,血药浓度达到峰值时间约为 1.5 小时。本品主要通过 N-脱丙基化和氧化代谢失活,经由肾脏排出体外。严禁用于伴有严重肾或肝功能不全者及孕妇和哺乳期患者。

本品是一种强效的选择性、非麦角碱类多巴胺 D_2 受体激动剂,用于治疗 PD。它作用于纹状体内突触后受体,补偿 DA 的不足,提高交感神经紧张性。还可选择性地与多巴胺 D_3 受体结合,对 D_3 受体的激动作用可治疗记忆或性功能不良症和 PD。本品耐受性良好,大多数不良反应与它的外周 DA 能活性有关。

四、酶抑制剂

多巴胺体内代谢主要通过单胺氧化酶-B(MAO-B)、儿茶酚-O-甲基转移酶(COMT)和

多巴胺 β-羟基化酶进行。抑制这三种酶,能够降低脑内多巴胺的代谢,从而提高脑内多巴胺水平,对帕金森病具有治疗作用。

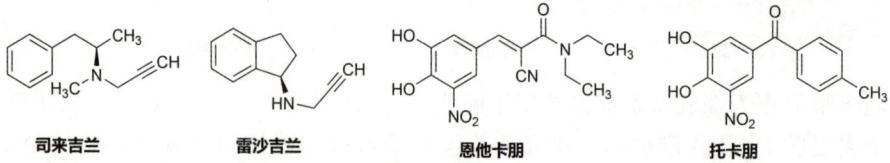

司来吉兰　　　　雷沙吉兰　　　　　恩他卡朋　　　　　　托卡朋

司来吉兰(selegiline)为苯乙胺的左旋炔类衍生物,是高选择性的 MAO-B 抑制剂,具有温和的抗帕金森病作用,与左旋多巴合用可延长给药间隔。

雷沙吉兰(rasagiline)是第二代高选择性的 MAO-B 抑制剂,被 FDA 批准单独使用作为早期 PD 的一线治疗用药,或与左旋多巴联用治疗中至重度 PD。与其他 PD 治疗药物不同,研究表明它的主要代谢产物 1-R-氨基茚满具有神经保护作用,不会引发"奶酪样反应",即酪胺的拟交感作用。

儿茶酚-O-甲基转移酶抑制剂恩他卡朋(entacapone)和托卡朋(tolcapone)是近年上市的治疗帕金森病的药物。托卡朋能够在外周和中枢同时起 COMT 抑制作用,作为左旋多巴的辅助用药,抑制机体对左旋多巴的代谢,从而提高进入脑的左旋多巴的量,增强其抗帕金森病疗效。本品一般耐受性良好,用药方便。COMT 抑制剂加左旋多巴治疗晚期患者最有价值。由于 COMT 抑制剂可能诱发产生幻觉或运动障碍,因此须降低左旋多巴的剂量。

五、其他药物

帕金森病是中枢多巴胺与乙酰胆碱之间失去平衡所致。PD 的治疗药物除影响多巴胺能的药物外,一些辅助治疗药物包括抗胆碱药、抗组胺药和抗抑郁药等也在临床上应用。

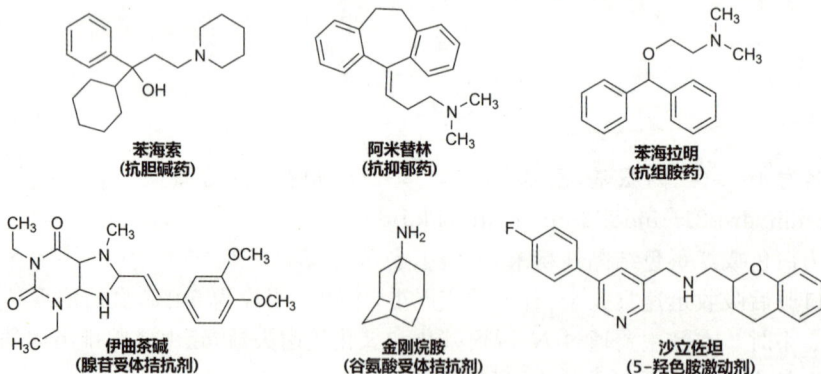

苯海索　　　　　　阿米替林　　　　　　　　苯海拉明
(抗胆碱药)　　　　(抗抑郁药)　　　　　　　(抗组胺药)

伊曲茶碱　　　　　　金刚烷胺　　　　　　　沙立佐坦
(腺苷受体拮抗剂)　　(谷氨酸受体拮抗剂)　　(5-羟色胺激动剂)

第三节　中枢兴奋药
Central Nervous System Stimulants

中枢神经系统疾病是影响人类健康的一大类疾病,其中与中枢抑制直接或间接相关的疾病和病症主要包括:轻度抑郁症、意识障碍、中枢性呼吸抑制与衰竭、儿童多动综合征、小儿遗尿症、发作性睡病与嗜睡症以及神经麻痹性疾病等。凡能兴奋中枢神经系统提高功能活动的药物统称为中枢兴奋药。根据作用部位和用途不同可分为兴奋大脑皮层的药物,如咖啡因(caffeine)、哌甲酯(methylphenidate);兴奋延髓呼吸中枢的药物,如尼可刹米(nikethamide)、二甲弗林(dimefline)、洛贝林(lobeline);兴奋脊髓的药物,如士的宁(strychnine);及促进大脑功能恢复的药物和老年痴呆治疗药物如吡拉西坦(piracetam)、甲氯芬酯(meclofenoxate)等。

中枢兴奋药随着剂量的增加,不仅作用增强,而且药物作用范围也相应扩大,用量过大时,可引起中枢神经广泛、过度而强烈的兴奋导致惊厥,持续惊厥可转为抑制,这种抑制称为"超限抑制",不能再被中枢兴奋药所对抗和消除,危及生命,甚至死亡。因此,在应用本类药物时,必须密切注意控制用量,仔细观察患者用药后的反应,以防用药过量给患者带来危害。

中枢兴奋药按化学结构可分为黄嘌呤类、酰胺类及其他类,其他类常用的药物有洛贝林、二甲弗林、哌甲酯等。

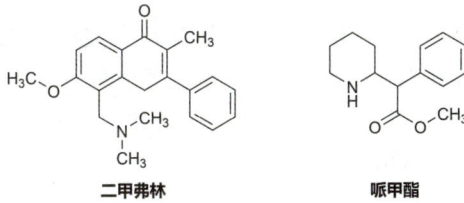

二甲弗林　　　　　　　哌甲酯

一、黄嘌呤类

黄嘌呤类药物均为黄嘌呤的衍生物,常用的药物有咖啡因、茶碱(theophylline)、可可碱(theobromine)。本类药物目前主要采用合成方法制备,也可从植物中提取,如茶叶中含有1%~5%的咖啡因和少量的茶碱及可豆碱,咖啡豆中主要含有咖啡因,可可豆中含有较多的可可碱及少量的茶碱。

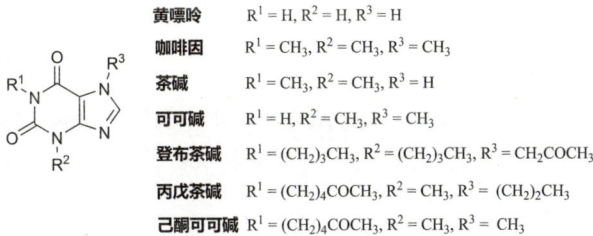

黄嘌呤	$R^1=H, R^2=H, R^3=H$
咖啡因	$R^1=CH_3, R^2=CH_3, R^3=CH_3$
茶碱	$R^1=CH_3, R^2=CH_3, R^3=H$
可可碱	$R^1=H, R^2=CH_3, R^3=CH_3$
登布茶碱	$R^1=(CH_2)_3CH_3, R^2=(CH_2)_3CH_3, R^3=CH_2COCH_3$
丙戊茶碱	$R^1=(CH_2)_4COCH_3, R^2=CH_3, R^3=(CH_2)_2CH_3$
己酮可可碱	$R^1=(CH_2)_4COCH_3, R^2=CH_3, R^3=CH_3$

咖啡因、茶碱、可可碱具有相似的药理作用,即兴奋中枢、松弛平滑肌、利尿及兴奋心脏等作用,但作用强度因化学结构的差异有显著的不同。其中兴奋中枢作用的强弱顺序依次为咖啡因>茶碱>可可碱;兴奋心脏、松弛平滑肌及利尿作用的强弱顺序为茶碱>可可碱>咖啡因。因此,咖啡因在临床上主要作中枢兴奋药;茶碱主要作平滑肌松弛药、利尿药及强心药;可可碱曾作利尿药,现已少用。近年来,对黄嘌呤生物碱的化学结构进行改造,发现了一些具有医疗价值的衍生物,如登布茶碱(denbufylline)可扩张脑血管,增加脑内氧分压,用于治疗脑血管梗死后遗症;丙戊茶碱(propentofylline)能激活神经细胞,是血管和神经保护药,改善记忆,用于治疗痴呆症;己酮可可碱(pentoxifylline)可抑制血小板凝集,改善脑代谢和微循环,用于抗血栓和治疗脑血管性痴呆。

黄嘌呤类药物因分子结构中具有黄嘌呤环,故具有以下共同的性质:

(1) 在水中溶解度都很小。

(2) 由于结构中甲基的取代位置不同,酸碱性略有差别,但它们的酸碱性都很弱(表 7-1)。不能形成稳定的盐类,在水中或醇中即游离析出原生物碱沉淀,但它们的复盐在水中溶解度较大,临床上常用其复盐制成水溶性制剂,如咖啡因与苯甲酸钠所制成的复盐苯甲酸钠咖啡因(安钠咖),茶碱与乙二胺所制成的复盐氨茶碱等。

表 7-1　黄嘌呤类药物的电离常数

药 物 名 称	K_a	K_b	pK_a
咖啡因	$<1\times10^{-14}$(25 ℃)	0.7×10^{-14}(19 ℃)	14
可可豆碱	0.9×10^{-10}(18 ℃)	1.3×10^{-14}(18 ℃)	10
茶碱	1.7×10^{-9}(25 ℃)	1.9×10^{-14}(25 ℃)	8.8

(3) 具有紫脲酸铵反应。本类药物均能与盐酸和氯酸钾在水浴上共热(黄嘌呤的咪唑环开环),蒸干后,残渣遇氨气则发生缩合反应,生成紫色的紫脲酸铵,再加氢氧化钠试液,紫色消失。此反应称为紫脲酸铵反应,是黄嘌呤类药物共有的反应,常用于鉴别。以咖啡因为例,反应生成紫色的四甲基紫脲酸铵。

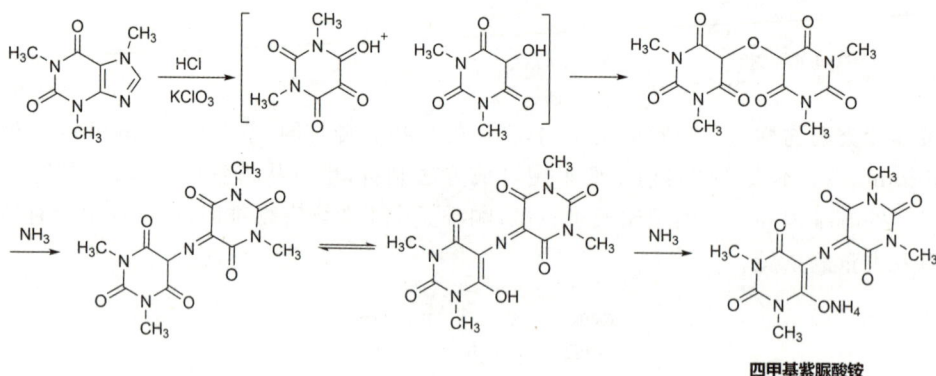

四甲基紫脲酸铵

(4) 具有内酰胺结构,与碱共热,发生水解而开环并脱羧。对碱的稳定顺序为茶碱>可可豆碱>咖啡因。以咖啡因为例,与碱共热生成咖啡啶(caffeidine)。

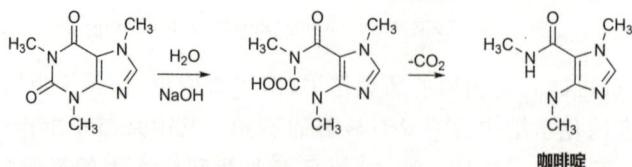

咖啡啶

(5) 与一般生物碱沉淀试剂不产生沉淀,但遇鞣酸试液产生沉淀,沉淀溶于过量的鞣酸试液中。

咖啡因 Caffeine

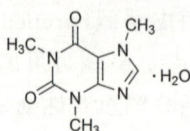

化学名为 1,3,7-三甲基-3,7-二氢-1*H*-嘌呤-2,6-二酮一水合物（3,7-dihydro-1,3,7-trimethyl-1*H*-purine-2,6-dione monohydrate），又名三甲基黄嘌呤、咖啡碱。

本品为白色或带极微黄绿色、有丝光的针状结晶；无臭，有风化性。本品在热水或三氯甲烷中易溶，在水、乙醇或丙酮中略溶，在乙醚中极微溶解。熔点 235～238 ℃。

本品分子结构中 1,3,7 位无质子可解离，故不显酸性，9 位 N 因参与共轭系统，碱性极弱，接近中性。与强酸如盐酸、氢溴酸生成的盐极不稳定，在水中立即水解生成咖啡因和酸，而有机酸或有机酸的碱金属盐可与咖啡因形成分子内氢键而增加咖啡因在水中的溶解度，故制备其注射液时常加苯甲酸钠、枸橼酸钠、桂皮酸钠等增加其溶解度，如制成安钠咖供临床使用。

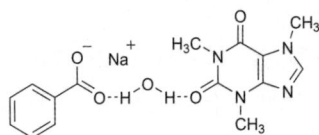

安钠咖注射液

咖啡因可以从可可豆和茶叶中提取，或从茶碱出发进行半合成，也可采用全合成的方法制备。依制备方法不同，产品中的相关产物不同。全合成路线如下：

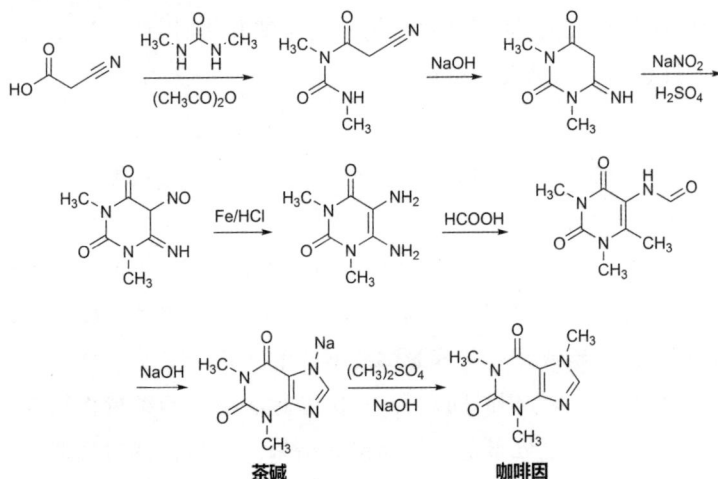

茶碱　　咖啡因

本品在肝内代谢，主要代谢为 1-甲基黄嘌呤、7-甲基黄嘌呤、1,7-二甲基黄嘌呤和 1-甲基尿酸、7-甲基尿酸、1,3-二甲基尿酸等。

本品主要通过抑制磷酸二酯酶的活性，减少环腺苷酸（cAMP）的分解，提高细胞内 cAMP 的含量，加强大脑皮层的兴奋过程。用于中枢性呼吸衰竭、循环衰竭、神经衰弱和精神抑制等。此外，咖啡因可收缩脑血管，常与解热镇痛药制成复方制剂如 APC 片、速效感冒胶囊、去痛片等，用于缓解感冒、牙痛等引起的头痛，还可与麦角胺配伍制成复方制剂麦角胺咖啡因，用于治疗偏头痛。

二、酰胺类

酰胺类(amides)药物可分为芳酰胺和脂酰胺两类。尼克刹米是最早发现的芳酰胺类中枢兴奋药,为烟酸的结构类似物。其后又发现了脂酰胺类中枢兴奋药吡拉西坦,为 2-吡咯烷酮的结构类似物。本类药物通过改变 2-吡咯烷酮 1,4 位取代基发现了一些较好改善脑功能的药物并相继应用于临床。

尼可刹米 Nikethamide

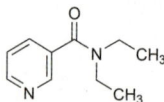

化学名为 N,N-二乙基烟酰胺(N,N-diethylnicotinamide),又名可拉明。

本品为无色或淡黄色的澄明油状液体;放置冷处,即成结晶;有轻微的特臭;有引湿性。本品能与水、乙醇、乙醚或三氯甲烷任意混合。相对密度 $1.058 \sim 1.066$($25\ ℃$);凝点 $22 \sim 24\ ℃$。

本品分子结构中具有酰胺键,但一般条件下较稳定,如 25% 水溶液在 pH 为 7 时,水解速度最慢,经高压灭菌或存放一年,均无明显水解,故制备其注射液时应调 pH 为 $5.5 \sim 7.8$,若注射液变浑或析出沉淀,即不可供药用。当与碱共热时,可发生水解,产生的二乙胺臭气,能使湿润的红色石蕊试纸变为蓝色。

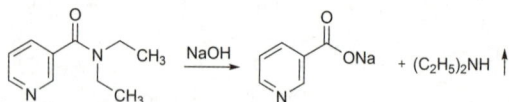

本品可与多种试剂产生沉淀反应,如遇硫酸铜试液,生成蓝色沉淀。遇硫酸铜及硫氰酸铵试液,生成草绿色的配位化合物沉淀。遇碱性碘化汞钾、氯化汞或鞣酸试液,均可生成不溶性沉淀,但遇碘化汞钾、碘或三硝基苯酚试液不产生沉淀。

本品口服及注射易吸收,作用时间短暂,一次静脉注射只能维持作用 $5 \sim 10$ 分钟,这可能是因为药物进入机体后迅速分布全身各部位的结果。本品在体内代谢为烟酰胺,然后再被甲基化为 N-甲基烟酰胺,经尿排出。本品为中枢兴奋药。用于各种原因引起的中枢性呼吸抑制,如肺心病引起的呼吸衰竭、吗啡中毒引起的呼吸抑制等。

吡拉西坦 Piracetam

化学名为 2-氧代-1-吡咯烷基乙酰胺(2-oxopyrrolidin-1-yl)acetamide)。又名脑复康、吡乙酰胺。

本品为白色或类白色的结晶性粉末;无臭。本品在水中易溶,在乙醇中略溶,在乙醚中几乎不溶。熔点 $151 \sim 154\ ℃$。

本品具有五元杂环内酰胺类结构，为 γ-氨基丁酸（GABA）的衍生物。可直接作用于大脑皮质，具有激活、保护和修复神经细胞的作用。本品可改善轻度及中度老年痴呆者的认知能力，但对重度痴呆者无效。还可用于治疗脑外伤所致记忆障碍及弱智儿童。本品口服后可分布到大部分组织器官，易通过血脑屏障及胎盘屏障。口服后 30～45 分钟血药浓度达到峰值，$t_{1/2}$ 为 5～6 小时，给药量的 94%～98% 以原形由尿排出。

第七章
知识链接 2

吡拉西坦的制备是由 2-吡咯烷酮与氯乙酸乙酯反应制得 2-（2-氧代-1-吡咯烷基）乙酸乙酯，再氨解得本品。

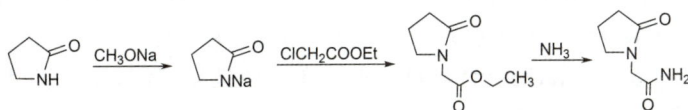

本品对中枢作用的选择性强，仅限于脑功能（记忆、意识等）的改善。精神兴奋的作用弱，无精神药物的副作用，无成瘾性。

进一步通过改变 2-吡咯烷酮的 1 位和 4 位的取代基，得到了用于改善脑功能的其他药物。奥拉西坦（oxiracetam）是 2-吡咯烷酮环引入 4-羟基得到的衍生物，用于脑损伤及引起的神经功能缺失、记忆与智能障碍的治疗，促进脑代谢及对记忆思维的集中作用比吡拉西坦好，毒性小；普拉西坦（pramiracetam）可改善记忆，提高大脑机敏度，且毒性低、耐受性好，可长期用药，适用于老年性痴呆病的治疗和预防；奈非西坦（nefiracetam）具有改善脑功能障碍的作用，为认识增强药，通过大脑皮层的作用，增强认知能力和防止学习、记忆的损伤；茴拉西坦（aniracetam）能增强神经元突触内磷脂酶活性，并增加脑内 ATP 的形成和转运，增加蛋白质和 RNA 的合成，促进大脑对氨基酸、磷脂、葡萄糖和氧的利用，具有作用强、起效快、毒性低等优点，对健忘症、老年痴呆、脑血管后遗症等有很好的疗效。

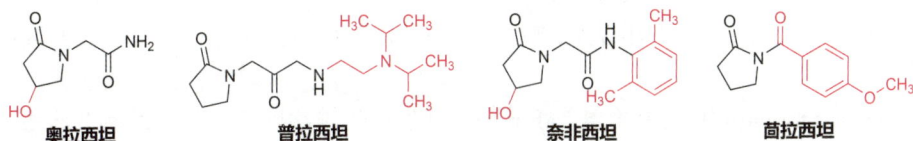

三、其他类

盐酸洛贝林 Lobeline Hydrochloride

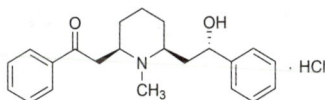

化学名为 2-[1-甲基-6-(β-羟基苯乙基)-2-哌啶基]苯乙酮盐酸盐（2-(6-(2-hydroxy-2-phenylethyl)-1-methylpiperidin-2-yl)-1-phenylethan-1-one hydrochloride），又名盐酸山梗菜碱。

本品为白色结晶或颗粒状粉末；无臭；水溶液显弱酸性反应。本品在乙醇或三氯甲烷中易溶，在水中略溶。比旋度为-56～-58°（10 mg/mL 水溶液）。

本品与甲醛硫酸试液作用，显红色。与碱共热，可分解产生苯乙酮的特臭。本品水溶液滴加氨试液使呈碱性,放置后析出游离洛贝林沉淀,熔点约为 120 ℃。

本品为呼吸兴奋药,作用持续时间短,安全范围大.很少引起惊厥。临床上常用于治疗新生儿窒息、一氧化碳中毒、中枢抑制药及肺炎、白喉等传染病引起的呼吸衰竭。

盐酸甲氯芬酯 Meclofenoxate Hydrochloride

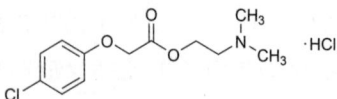

化学名为 2-(二甲基氨基) 乙基对氯苯氧基乙酸酯盐酸盐(2-(dimethylamino)ethyl 2-(4-chlorophenoxy)acetate hydrochloride),又名遗尿丁、氯酯醒。

本品为白色结晶性粉末,略有特异臭。本品在水中极易溶解,在三氯甲烷中溶解,在乙醚中几乎不溶。熔点 137~142 ℃。

本品为酯类化合物,水溶液不稳定,易水解。在弱酸条件下稳定,pH 增高时水解速度加快,pH 为 5 以上易被水解。水解后产物之一为对氯苯乙酸,熔点 158~160 ℃,可用于鉴别。

盐酸甲氯芬酯的合成可从对氯苯酚出发,在碱性条件下与氯乙酸缩合得对氯苯氧乙酸钠,用盐酸中和后与二甲氨基乙醇进行酯化,然后成盐,反应式如下:

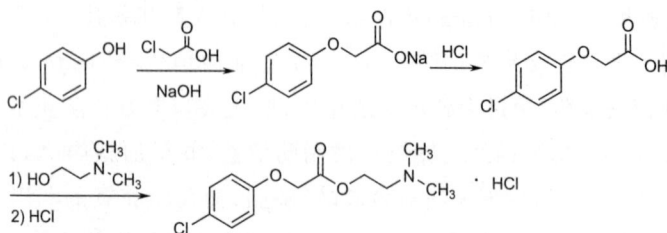

本品能促进脑细胞的氧化还原代谢,增加对糖类的利用,对中枢抑制的患者有兴奋作用。用于治疗意识障碍、外伤性昏迷、新生儿缺氧、儿童遗尿症、老年性精神病及某些中枢和外周神经症状等。

莫达非尼(modafinil)是由法国 Lafon 公司开发的提神醒脑效果良好的新型药物。目前临床上主要用于治疗发作性睡病及自发性睡眠过度。虽然目前莫达非尼的作用机制尚不明确,但此物质似乎是一种选择性的、相对较弱、非典型的多巴胺再摄取抑制剂。然而这可能并不是其唯一的作用机制。

他替瑞林(taltirelin)为促甲状腺素释放激素(TGH)类似物,具有强中枢兴奋作用,强度是 TGH 的数十倍,2000 年在日本上市,用于改善脊髓小脑变性患者的共济失调。

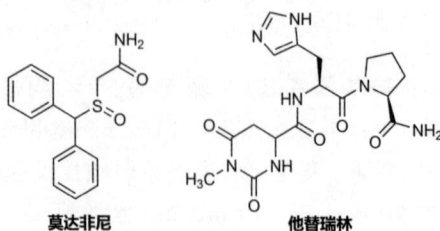

莫达非尼   他替瑞林

学 习 小 结

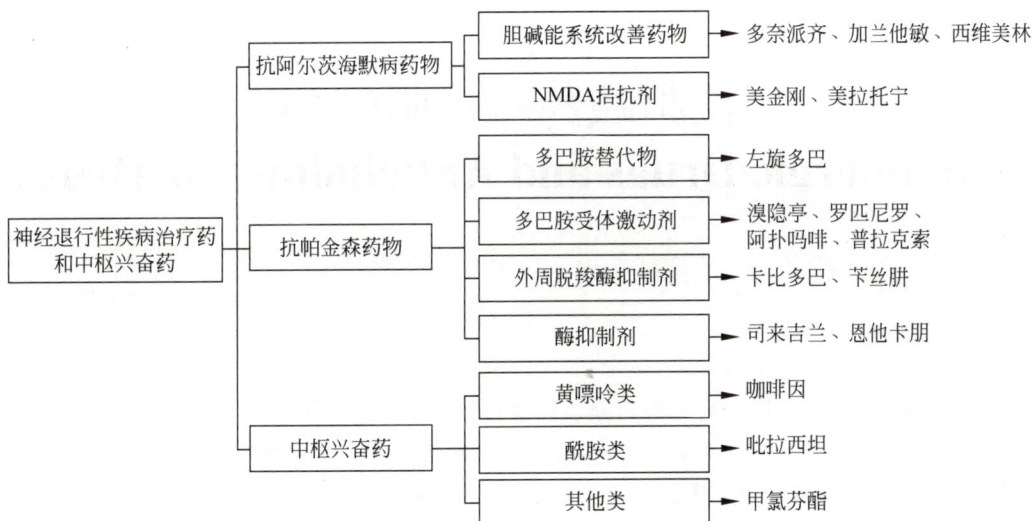

思 考 题

1. 左旋多巴与维生素 B_6 合用治疗帕金森病是否合理？
2. 根据作用部位不同,中枢兴奋药可分为哪些类型？

第七章习题　　　　　　　　　第七章习题答案

（李晓坤、弓建红）

第 八 章

拟胆碱药和抗胆碱药
Cholinergic Drugs and Anticholinergic Drugs

学习目标

1. 掌握拟胆碱药、抗胆碱药物的分类；掌握氯贝胆碱、溴新斯的明、碘解磷定、溴丙胺太林的化学名、化学结构、理化性质、合成、作用靶点及用途；掌握硫酸阿托品的化学结构、理化性质、作用靶点及用途；掌握胆碱受体激动剂的构效关系。

2. 熟悉毒扁豆碱、苯磺顺阿曲库铵、泮库溴铵的化学结构、理化性质、作用靶点及用途；熟悉 M 胆碱受体拮抗剂的结构特征。

3. 了解乙酰胆碱类似物的设计思路；了解乙酰胆碱酯酶的活性部位；了解神经肌肉阻断剂（肌松药）的分类及作用机制。

外周神经系统由传入神经和传出神经组成。影响传出神经系统功能的药物，依其药理作用的不同，传统上分为四大类，即拟胆碱药、抗胆碱药、拟肾上腺素药和抗肾上腺素药。运动神经纤维、交感神经节前纤维和副交感神经节后纤维的化学递质均为乙酰胆碱（acetylcholine，Ach）。乙酰胆碱的生物合成发生在突触前神经细胞内。乙酰胆碱是在突触前神经细胞的末端由胆碱和乙酰辅酶 A 经过胆碱乙酰基转移酶（choline acetyltransferase）催化合成。然后通过特定的转运蛋白转运至突触囊泡中。胆碱能神经兴奋时，钙离子通道打开，细胞内钙离子浓度升高诱导囊泡与细胞膜的融合，乙酰胆碱从囊泡中释放到突触间隙，与突触前膜和后膜上的胆碱受体结合，产生生理效应。乙酰胆碱释放后，很快被位于突触前细胞的胆碱酯酶催化水解成胆碱和乙酸而失活。在以上过程中，有很多步骤都可以用药物调节。目前用药物干预胆碱能神经受体和乙酰胆碱酯酶的活性已成为临床治疗的重要手段。

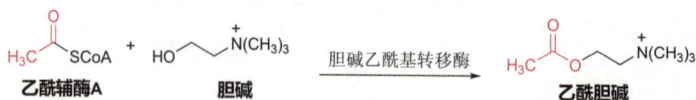

早期研究发现毒蕈碱（muscarine）和烟碱（nicotine）都是胆碱受体的激动剂，但它们的生理效应不相同。位于副交感神经节后纤维所支配的效应器细胞膜上的胆碱受体，对毒蕈碱较为敏感，故这部分受体称为毒蕈碱型胆碱受体（简称 M 胆碱受体）。位于神经节细胞和骨骼肌细胞膜上的胆碱受体，对烟碱比较敏感，这部分受体称为烟碱型胆碱受体（简称 N 胆碱受体)。乙酰胆碱是胆碱受体激动剂,对 M 胆碱受体及 N 胆碱受体均有作用,无选择性,分别产生 M 样作用及 N 样作用。

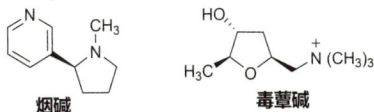

烟碱　　**毒蕈碱**

　　毒蕈碱和烟碱是最早被发现对乙酰胆碱受体具有选择性作用的化合物,但由于这两种化合物均具有较强副作用而不能成药,但为进一步寻找选择性高、副作用小的化合物提供了思路。

第一节　拟胆碱药
Cholinergic Drugs

　　拟胆碱药是一类具有与乙酰胆碱相似作用的药物。按其作用机制的不同,可分为直接作用于胆碱能受体的胆碱受体激动剂(cholinoceptor agonists)和通过抑制内源性乙酰胆碱水解而发挥作用的胆碱酯酶抑制剂(cholinesterase inhibitors)两类。

一、胆碱受体激动剂

　　乙酰胆碱是胆碱受体的天然配基,具有十分重要的生理作用,但存在以下缺点:①乙酰胆碱在胃酸的催化下易水解,不能口服;②乙酰胆碱在血液中非常容易被水解或者酶解;③没有选择性,毒副作用大。因此没有实用价值。临床应用的胆碱受体激动剂是依据乙酰胆碱化学结构,经构效关系研究,设计开发的对酸、酯酶等稳定且有选择性的乙酰胆碱类似物。

(一)构效关系

　　对乙酰胆碱构效关系的研究表明,乙酰胆碱分子中带电荷的氮原子是活性必需的,换为碳原子则活性消失。氮原子到酯基的距离是很重要的,酯基和氮原子之间的亚乙基桥及酯的功能基团是必要的。乙酰基被其他高级同系物取代,如丙酰基、丁酰基,活性降低。亚乙基桥上的氢原子被甲基取代时,由于在体内不易被胆碱酯酶破坏,因而作用较持久。若甲基取代在 β 位,N 样作用消失,为 M 拟胆碱药;若甲基取代在 α 位,则 M 样作用甚小,N 样作用仍保留。S 构型对 M 受体的亲和力比 R 构型大 320 倍。酰基部分的改变以乙酰基或氨甲酰基为最好。氨甲酰衍生物不易被胆碱酯酶水解,故作用时间较乙酰胆碱长。酰基增大,一般是 M 样作用很快消失,但对 N 样作用影响不大。乙酰基上,氢原子被苯环或环己基等亲酯性较大的基团取代,生物活性由拟胆碱作用转变成抗胆碱作用。氮原子和氧原子的距离以相隔两个碳原子为最合适。

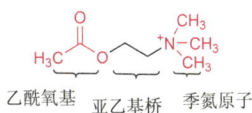

乙酰氧基　亚乙基桥　季氮原子

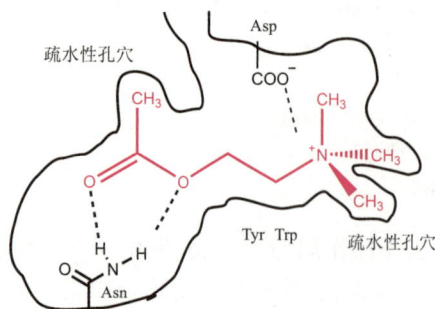

图 8-1　M 胆碱受体活性中心

从乙酰胆碱的 M 受体活性部位结构推测（图 8-1），受体的天冬酰胺残基（Asn）和乙酰胆碱分子的酯基团之间存在着重要的氢键作用。受体上还存在一些小的疏水性孔穴，可以恰好适合酯的甲基基团。这种相互作用对于 M 胆碱受体比 N 胆碱受体更重要。研究表明季铵基团位于受体的一个疏水性孔穴中，这个孔穴是由排在一起的三个氨基酸构成的。并且，这个孔穴恰巧包含两个小的刚好能容得下一个甲基的疏水性孔穴，以适应季铵基团上三个取代基中的两个甲基。第三个甲基位于结合位点的一个空阔的区域，所以可以被其他的烷基所取代。带正电荷的季氮原子和天冬氨酸残基（Asp）侧链的阴离子之间存在很强的离子间相互作用。

（二）乙酰胆碱拟似物的设计

为增强乙酰胆碱对代谢酶的稳定性，可通过增加空间位阻及电子效应这两条途径来解决。

1. 增加空间位阻

乙酰甲胆碱（methacholine）是在乙酰胆碱的亚乙基桥上增加一个甲基。这个甲基的存在使得羰基受到了保护，可以阻碍潜在的亲核进攻以减慢水解的速率，也可以阻碍与酯酶的结合，使酶解的速度降低。乙酰甲胆碱的稳定性是乙酰胆碱的三倍多。由于乙酰胆碱分子与其受体之间的结合是紧密的，所以没有太大空间容纳比甲基大的基团，如果被比甲基大的基团取代，虽然位阻增加，稳定性增强，但活性降低。研究发现，乙酰甲胆碱对于 M 胆碱受体具有很好的选择性。

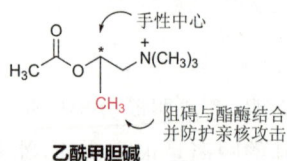

乙酰甲胆碱

2. 电子效应

在卡巴胆碱（carbachol）中，氨基甲酰基替换乙酰胆碱中的乙酰基，由于氨基甲酰酯基团的电子效应，既保留了活性又增加了稳定性。

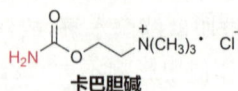

卡巴胆碱

在以下的共振式（图 8-2）中，氨基氮的给电子共轭效应降低了羰基碳的亲电性，使羰基对亲核试剂的稳定性增加。

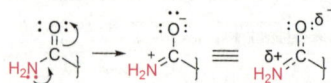

图 8-2　卡巴胆碱的共振式

卡巴胆碱虽然增加了其对化学和酶水解的稳定性，但对 M 型和 N 型胆碱受体选择性差。在临床上用于治疗青光眼。

研究表明 β-甲基可提高乙酰胆碱类似物的稳定性和对受体作用的选择性,如氯贝胆碱。

氯贝胆碱 Bethanechol Chloride

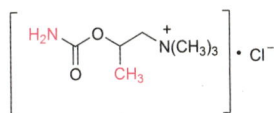

$$\left[H_2N-C(=O)-O-CH(CH_3)-CH_2-\overset{+}{N}(CH_3)_3 \right] \cdot Cl^-$$

化学名为(±)-氯化-N,N,N-三甲基-2-[(氨基甲酰)氧基]-1-丙铵((±)-2-[(aminocarbonyl)oxy)]-N,N,N-trimethyl-1-propanaminium chloride)。

本品为无色或白色吸湿性结晶性粉末;有轻微氨样气味。本品极易溶于水,易溶于乙醇,几乎不溶于三氯甲烷和乙醚。熔点218~219 ℃(分解)。0.5%水溶液的 pH 为5.5~6.5。其溶液于 120 ℃消毒 20 分钟不会发生变色或失效。

氯贝胆碱的合成由氯代异丙醇与光气反应,再经酰胺化和氨解,即可制得氯贝胆碱。

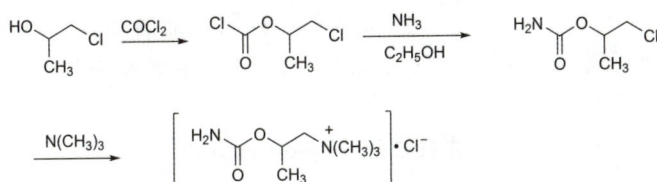

本品为 M 胆碱受体激动剂,尤其对胃肠道和膀胱平滑肌的选择性较高,对心血管系统几乎没有影响。由于不易被胆碱酯酶水解,它的作用时间较乙酰胆碱长。临床主要用于手术后腹胀、尿潴留以及其他原因所致的胃肠道或膀胱功能异常。

二、乙酰胆碱酯酶抑制剂

乙酰胆碱酯酶(AChE)能迅速催化水解神经末梢释放的乙酰胆碱,使之失去活性。AChE 中的丝氨酸羟基亲核进攻乙酰胆碱的羰基,形成过渡态,进而分解形成胆碱和乙酰化 AChE,该乙酰化 AChE 是非活性的,不能与其他乙酰胆碱相结合,但乙酰化 AChE 可迅速水解重新生成原来的活性 AChE 和乙酸(图 8-3)。最后这步是酶的复活过程,对开发抗胆碱酯酶药有重要意义。

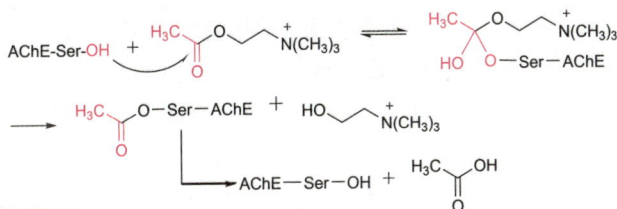

图 8-3　乙酰胆碱酯酶水解乙酰胆碱的机理

临床上使用的胆碱酯酶抑制剂是一种能可逆地与乙酰胆碱酯酶的酯解部位或负离子结合区域相结合,从而阻碍乙酰胆碱酯酶对乙酰胆碱水解的药物。由于胆碱酯酶受到竞争性抑制,神经末梢释放的乙酰胆碱在受体部位浓度增高,从而增强并延长了乙酰胆碱的生理作用。

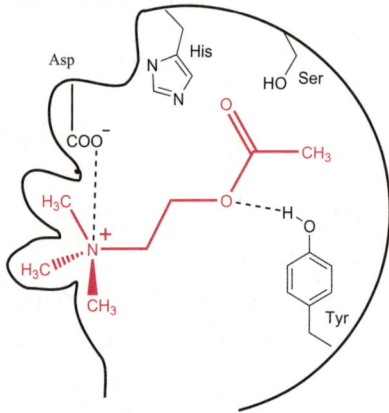

图 8-4　乙酰胆碱酯酶活性中心

（一）乙酰胆碱酯酶的活性部位

乙酰胆碱酯酶有两个重要的区域,分别是阴离子结合区域和酯结合区域(图 8-4)。乙酰胆碱与胆碱酯酶结合是通过:①与天冬氨酸残基(Asp)形成离子键;②与酪氨酸残基(Tyr)形成氢键。位于催化位点的组氨酸残基与丝氨酸残基也是水解机制所必需的。乙酰胆碱酯酶的阴离子结合区域与乙酰胆碱受体的阴离子结合区域非常相似,有两个刚好能容下甲基的疏水性孔穴。带正电荷的氮原子与带负电荷的天冬氨酸残基结合,或者与芳香氨基酸发生诱导偶极作用。

（二）乙酰胆碱酯酶抑制剂

根据与乙酰胆碱酯酶结合程度不同,可分为可逆性乙酰胆碱酯酶抑制剂、不可逆性乙酰胆碱酯酶抑制剂和胆碱酯酶复活剂。

1. 可逆性乙酰胆碱酯酶抑制剂

毒扁豆碱 Physostigmine

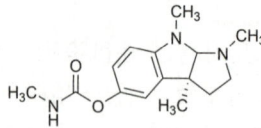

化学名为(3aS,8aR)-1,2,3,3a,8,8a-六氢-1,3a,8-三甲基吡咯并(2,3-b)吲哚-5-醇甲氨基甲酸酯((3aS,8aR)-1,2,3,3a,8,8a-Hexahydro-1,3a,8-trimethylpyrrolo[2,3-b]indol-5-yl methylcarbamate),又名依色林(eserine)。

本品为斜方棱形晶体或小叶片状簇晶,其水杨酸盐为针状结晶。本品易溶于乙醇、苯和三氯甲烷,微溶于水。熔点 102～104 ℃。

1864 年人们从西非的一种植物毒扁豆中发现了毒扁豆碱。1925 年确立了该化合物的结构。它是最先发现并用于临床的可逆性乙酰胆碱酯酶抑制剂。毒扁豆碱易被胃肠道、皮下组织和黏膜吸收,在体内大部分被胆碱酯酶催化水解失活。毒扁豆碱易透过角膜,具有缩瞳降低眼内压等作用。临床上用于治疗青光眼,但因选择性低、毒性较大,现已少用。由于毒扁豆碱为叔胺(非季铵离子),因此能透过血脑屏障到达中枢,抑制脑内的乙酰胆碱酯酶,逆转抗胆碱类药物的作用。可进一步开发为治疗老年性痴呆和识别障碍的药物。

毒扁豆碱由于天然资源有限,不易合成,且水溶液很不稳定,放置可逐渐水解成毒扁豆酚(physostigmol)而失效。又因其毒性较大,药理作用特异性低等缺点,故进行了合成代用品的研究。

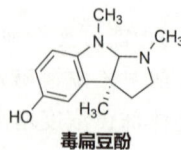

毒扁豆酚

在毒扁豆碱结构改造中发现：酯键对其抑酶作用是必需的；由 N,N-二甲基氨基甲酸酯取代 N-甲基氨基甲酸酯，则酯键的稳定性提高；可用芳香胺代替三环结构，并引入季铵离子以降低中枢作用，进而找到了疗效较好的新斯的明。

溴新斯的明 Neostigmine Bromide

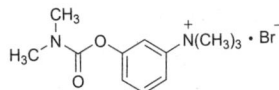

化学名为溴化-N,N,N-三甲基-3-[（二甲氨基）甲酰氧基]苯铵（3-[[(dimethylamino)carbonyl]oxy]-N,N,N-trimethylbenzenaminium bromide）。

本品为白色结晶性粉末；无臭。本品极易溶于水，易溶于乙醇和三氯甲烷，几乎不溶于乙醚。熔点 171～176 ℃（分解）。

本品与氢氧化钠溶液加热反应被水解生成间二甲氨基酚钠，再与重氮苯磺酸试液反应生成红色的偶氮化合物，可用于鉴别。

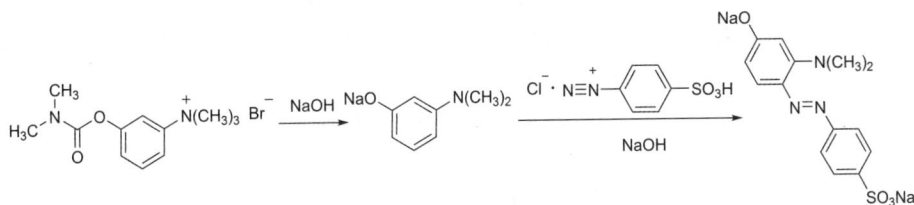

本品的合成以间氨基苯酚为原料，经甲基化、成盐后与二甲氨基甲酰氯成酯，再经季铵化即可制得溴新斯的明。

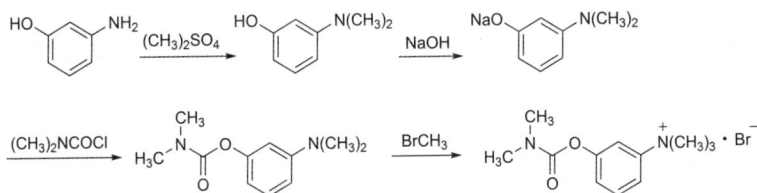

溴新斯的明是经典的乙酰胆碱酯酶抑制剂，药物本身是乙酰胆碱酯酶催化反应的底物。其在体内与 AChE 结合后，形成二甲氨基甲酰化酶。由于氮上孤电子对的参与，其水解释放出原酶和二甲氨基甲酸的速度很慢，需要几分钟，而乙酰化酶的水解只需要几十毫秒。因此，本品能导致乙酰胆碱的积聚，延长并增强乙酰胆碱的作用。

本品可以静脉给药，具有逆反神经肌肉阻断剂的作用，也可以口服给药。临床上用于治疗重症肌无力、腹胀、尿潴留等。

近年来，相继研发了新型抗胆碱酯酶药。这些药物与乙酰胆碱相比，对乙酰胆碱酯酶具有更高的亲和力，但药物分子本身不是乙酰胆碱酯酶催化反应的底物，他们只是在一段时间内占据了酶的活性部位，使之不能催化乙酰胆碱的水解。相对于新斯的明类药物，这些药物被称为非经典的抗胆碱酯酶药，仍属于可逆性乙酰胆碱酯酶抑制剂。目前，他克林、多奈哌齐等已上市（详见第七章），在增强胆碱能传递，治疗和减轻阿尔茨海默症的某些症状的不同治疗中，抑制乙酰胆碱酯酶仍是最成功的方法。因此，开发新型乙酰胆碱酯酶抑制剂，寻找抗老年痴呆药已成为引人注目的研究领域。

2. 不可逆性乙酰胆碱酯酶抑制剂

一些有机磷酸酯类衍生物是有效的胆碱酯酶抑制剂,多见于杀虫剂,如美曲膦酯(metrifonate)、敌敌畏(dichlorvos),这是利用磷酸酯不易水解的性质设计的。它们的作用机制与可逆性酶抑制剂相同,但生成的磷酰化乙酰胆碱酯酶的水解速率非常慢,以至很难经水解重新释放出乙酰胆碱酯酶,所以称为不可逆性乙酰胆碱酯酶抑制剂。其结果导致乙酰胆碱在体内堆积,发生一系列中毒症状,需及时用胆碱酯酶复活药救治。

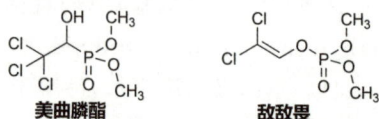

美曲膦酯　　　　**敌敌畏**

3. 胆碱酯酶复活剂

胆碱酯酶复活剂是有机磷农药的解毒剂,以恢复胆碱酯酶的活性。有机磷酸酯类化合物与乙酰胆碱酯酶酶解部位反应形成磷酰化酶,此磷酰化酶还可继续发生酶的复能或酶的老化。老化的磷酰化酶分子中磷酸酯键水解开裂,生成磷酸酯阴离子,难以再发生水解去磷酰基,因此必须在酶老化发生之前及时救治。

碘解磷定 Pralidoxime Iodide

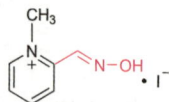

化学名为 1-甲基-2-甲醛肟吡啶鎓碘化物(2-[(hydroxyimino)methyl]-1-methyl-pyridinium iodide),又名解磷定,派姆(PAM)。

本品为黄色颗粒状结晶或结晶性粉末;无臭;遇光易变质。本品在水或热乙醇中溶解,在乙醇中微溶,在乙醚中不溶。熔点 220～227 ℃(分解)。

本品水溶液遇光易分解。其稳定性与 pH 有关,pH 在 3.2～4.9 之间最稳定,但在碱性时很快分解,并有 CN⁻ 生成,使毒性增加。

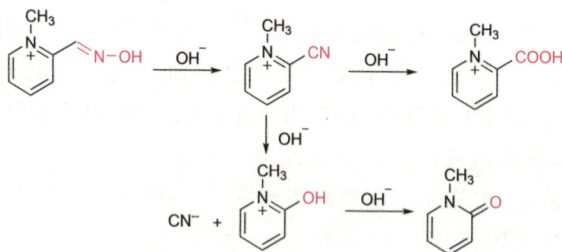

碘解磷定的合成为 2-甲基吡啶与碘甲烷反应生成季铵盐,再用亚硝酸酯亚硝化,最后重排即得碘解磷定。

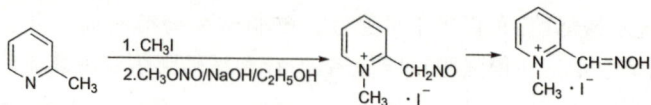

本品为有机磷农药解毒剂,能恢复胆碱酯酶的活性。碘解磷定能与有机磷酸酯类直接作用,结合生成无毒的化合物再由尿中排出。但它仅对形成不久的磷酰化酯酶有复活作用,对老化的磷酰化胆碱酯酶复活效果差。

设计有机磷酸酯类药物的解毒剂要解决的问题是寻找一种能将有机磷酸酯分子从丝氨酸上置换下来的药物。这就需要使得磷酸—丝氨酸键被水解,但该键的键能很大不易被破坏。因此,需要一种比水的亲核能力还强的亲核试剂。根据磷酸盐可以被羟胺水解这一事实,设计了羟胺类化合物。

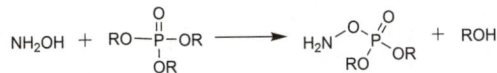

$$NH_2OH + RO-\overset{O}{\underset{OR}{P}}-OR \longrightarrow H_2N-O-\overset{O}{\underset{OR}{P}}-OR + ROH$$

考虑到有机磷酸酯基团并不能完全占据活性位点,其阴离子结合位点是空的。显然需要寻找一种适合于这一阴离子中心,并具有与磷酸酯基反应的羟胺基团的物质,如图8-5所示。碘解磷定中正电荷由甲基化的吡啶环提供,亲核性侧链则在其邻位,经计算把亲核性羟基置于与磷酸酯基反应的最恰当的位置上,碘解磷定表现出很好的解毒性。

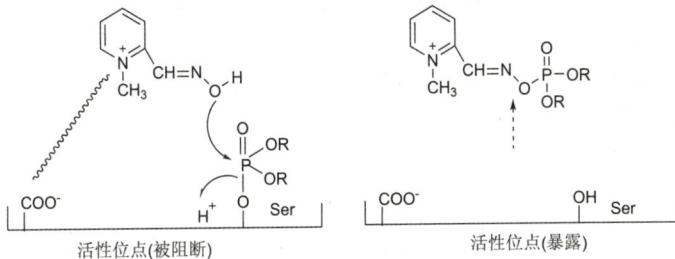

图 8-5　羟胺基团与磷酸酯基反应

第二节　抗胆碱药
Anticholinergic Drugs

胆碱能受体拮抗剂是一类能与受体结合但并无内在活性的药物。可分为 M 胆碱受体拮抗剂(muscarinic antagonists)和 N 胆碱受体拮抗剂(nicotinic antagonists)。

一、M 胆碱受体拮抗剂

M 胆碱受体拮抗剂能可逆性竞争拮抗乙酰胆碱的作用,呈现抑制腺体(汗腺、唾液腺和胃液)分泌、散大瞳孔、加速心律、松弛支气管和胃肠道平滑肌等作用。临床用于治疗消化性溃疡、散瞳、平滑肌痉挛导致的内脏绞痛等,也可用于帕金森病的治疗、抗胆碱酯酶药的中毒解救及运动障碍的治疗。主要包括茄科生物碱类 M 胆碱受体拮抗剂和合成类 M 胆碱受体拮抗剂。

(一)茄科生物碱类 M 胆碱受体拮抗剂

从茄科植物颠茄、曼陀罗及莨菪中分离提取出的生物碱有阿托品(atropin,莨菪碱外消旋体)、(-)-东莨菪碱((-)-scopolamine))、山莨菪碱(anisodamine)和樟柳碱(anisodine)。东莨菪碱含有 β-桥氧基团,脂溶性增大,易于透过血-脑屏障及胎盘,对中枢有镇静作用,用于镇静、全麻前给药、预防和控制晕动症、震颤麻痹、内脏平滑肌痉挛、睫状肌麻痹、有机磷中毒。山莨菪碱是从中国特有茄科植物唐古特山莨菪根中提取的生物碱,化学结构只比阿托品在 6β 位多了一个羟基,但其中枢作用比阿托品低,主要发挥外周抗胆碱作用。天然品 (S)-6-羟基莨菪碱为左旋体,简称"654-1";人工合成品为消旋品,简称"654-2"。654-1 与 654-2 的作用与用途基本相同,只是后者副作用略大。临床用于抢救感染中毒性休克、平滑肌解痉、治疗眩晕症、血管痉挛及各种神经痛等。

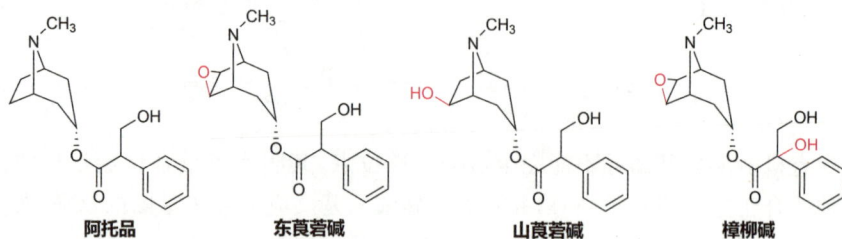

阿托品　　　东莨菪碱　　　山莨菪碱　　　樟柳碱

阿托品、东莨菪碱、山莨菪碱和樟柳碱的化学结构中均含有莨菪烷(也称托烷)骨架,莨菪烷结构中的 C_1 和 C_5 为手性碳原子,但由于内消旋无旋光性。莨菪烷的 3 位有羟基取代时为莨菪醇(也称托品),莨菪醇有 3 个手性碳原子 C_1、C_3 和 C_5,但具有对称平面,故无旋光性。莨菪烷和莨菪醇都有两种构象,分别为椅式和船式,两者互为平衡,船式能量稍高于椅式,故通常写成椅式构象。

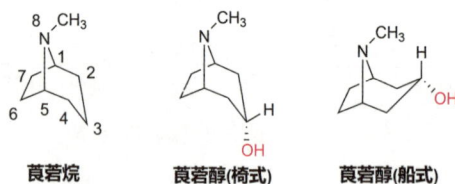

莨菪烷　　　莨菪醇(椅式)　　　莨菪醇(船式)

硫酸阿托品 Atropine Sulfate

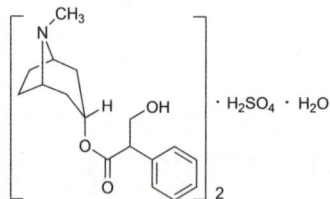

化学名为(±)-α-(羟甲基)苯乙酸-8-甲基-8-氮杂双环[3.2.1]-3-辛酯硫酸盐一水合物 ((±)-α-(hydroxymethyl) benzeneacetic acid-8-methyl-8-azabicyclo[3.2.1]oct-3-yl ester sulphate monohydrate)。

本品为无色结晶或白色结晶性粉末;无臭。本品极易溶于水,易溶于乙醇,难溶于三氯甲烷、丙酮和乙醚。熔点 190~194 ℃(分解)。

天然阿托品含 S-(-)-莨菪酸,为左旋体,但在提取过程中,莨菪酸极易发生消旋化,故无旋光性。阿托品分子中有一叔胺氮原子,显较强的碱性($K_b = 4.5 \times 10^{-5}$),与硫酸成盐的水溶液呈中性。

分子中的酯键易被水解。在微酸性、近中性时比较稳定,强酸性或碱性时易水解。水解后生成莨菪醇和消旋莨菪酸。其水溶液的 pH 在 3.5～4.0 最为稳定,故制备硫酸阿托品注射液时通常用盐酸(0.1 mol/L)调节 pH,并加入 1%氯化钠作为稳定剂。此外温度升高水解加速,灭菌宜采用流通蒸汽 100 ℃,30 分钟。避光保存。

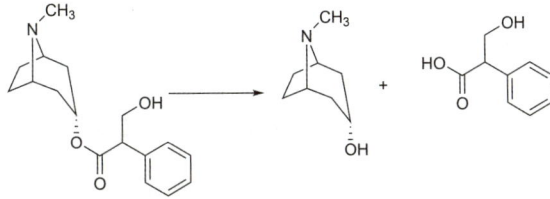

本品具有 Vitali 反应,反应过程是用发烟硝酸加热处理,发生硝基化反应,生成三硝基衍生物;再加入氢氧化钾醇溶液和一小粒固体氢氧化钾,初显深紫色,后转暗红色,最后颜色消失,这是莨菪酸的特异反应。

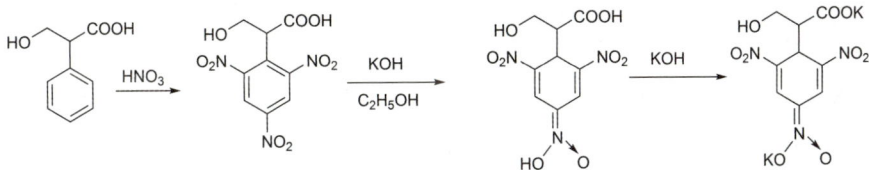

本品水解生成的莨菪酸,与硫酸及重铬酸钾作用,氧化生成苯甲醛,具苦杏仁特异臭味。本品还能和多数生物碱沉淀试剂和显色剂反应。

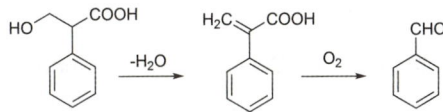

本品常用于胃肠痉挛引起的疼痛、盗汗和胃酸过多等,作为散瞳剂用于眼底检查,也可用于麻醉前给药、有机磷农药中毒等。用药后有口干、眩晕等副作用。青光眼患者禁用。

(二) 合成类 M 胆碱受体拮抗剂

1. 半合成 M 胆碱受体拮抗剂

由于阿托品是叔胺,因此能够透过血脑屏障并拮抗大脑中的 M 胆碱受体。为了减少中枢的副作用,合成了阿托品的季铵盐。例如,异丙托溴铵(ipratropium bromide)常被用于支气管扩张,制成气雾剂,局部应用治疗慢性支气管炎和支气管哮喘,无明显全身副作用。甲硝阿托品(atropinemethylnitrate)可降低胃肠道的活动性。

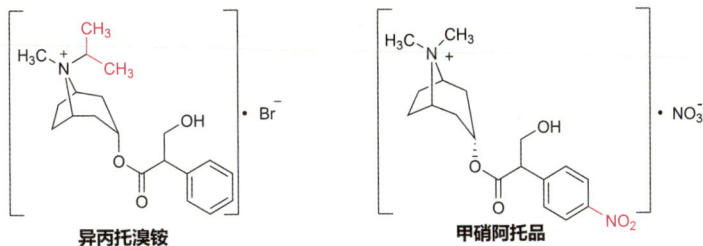

异丙托溴铵　　　　　甲硝阿托品

2. 全合成 M 胆碱受体拮抗剂

分析阿托品的结构可以发现,虚线框中的氨基醇酯部分与乙酰胆碱很相似,从而认定氨基乙醇酯是"药效基本结构"。经过研究阿托品合成类似物的构效关系,得到 M 胆碱受体拮抗剂的共同特征(图 8-6):分子一端有正离子基团,与受体的负离子部位结合;分子另一端为较大的环状基团,该基团可通过范德华力或疏水键与受体结合;这两端由一定长度的结构单元(如酯基等)连接在一起,分子中一定的位置上存在羟基,可以增加与受体的结合。复杂的环系统并不是产生拮抗作用的必要基团,因此将结构进行了简化,得到以溴丙胺太林为代表的一系列化合物。

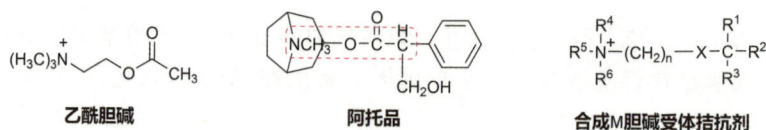

图 8-6 合成 M 胆碱受体拮抗剂的基本结构

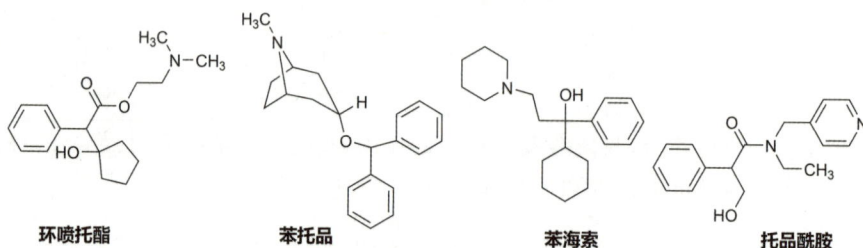

环喷托酯　　　　苯托品　　　　苯海索　　　　托品酰胺

溴丙胺太林 Propantheline Bromide

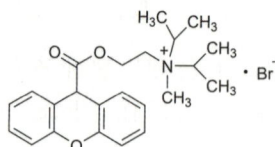

化学名为溴化-N-甲基-N-(1-甲基乙基)-N-[2-(9H-呫吨-9-甲酰氧基)乙基]-2-丙铵(N-methyl-N-(1-methylethyl)-N-[2-(9H-xanthen-9-yl-carbonyloxy)ethyl]-2-propanaminium bromide),又名普鲁本辛(probanthine)。

本品为白色或类白色的结晶性粉末;无臭;微有引湿性。本品在水、乙醇中极易溶解,在乙醚中不溶。熔点 157~164 ℃(分解)。

本品与氢氧化钠试液煮沸,酯键被水解生成呫吨酸钠,经盐酸中和析出呫吨酸,用稀乙醇精制后,熔点为 213~219 ℃(分解)。呫吨酸遇硫酸显亮黄或橙黄色,并显微绿色荧光。

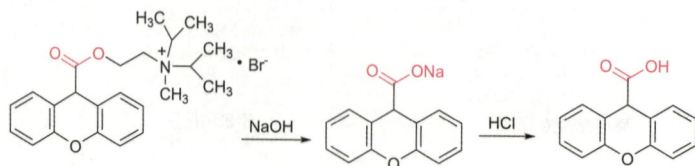

　　本品合成以邻氯苯甲酸为原料,在氢氧化钠及金属铜催化下与苯酚反应,生成邻苯氧基苯甲酸,再以浓硫酸加热脱水环合得到9-呫吨酮,经锌粉在碱性条件下还原得到9-呫吨醇。呫吨醇经氰化、水解得到9-呫吨甲酸后,与二异丙氨基乙醇在二甲苯中共沸脱水进行酯化,再与溴甲烷反应即得溴丙胺太林。

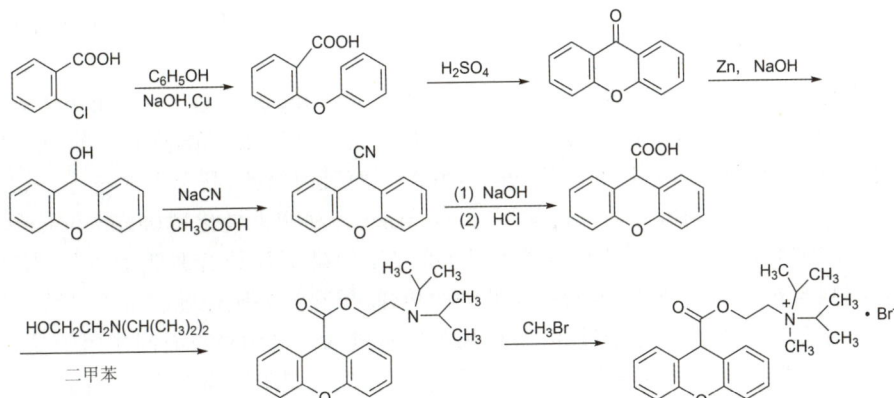

　　现行版《中国药典》规定对合成过程中可能带入的呫吨酮、呫吨酸等杂质,用高效液相色谱法进行杂质限度检查。

　　本品为季铵化合物,不易透过血脑屏障,因此,中枢副作用小。外周M胆碱受体拮抗作用与阿托品类似。主要用于胃肠道痉挛和胃及十二指肠溃疡的治疗。

3. M胆碱受体亚型选择性拮抗剂

　　阿托品及合成抗胆碱药对M胆碱受体有高选择性,但对M受体亚型选择性差,副作用较多。近年来发展的M_1胆碱受体拮抗剂哌仑西平(pirenzepine)是一种选择性M胆碱受体拮抗剂,对M_1胆碱受体具有高亲和性,对M_2和M_3胆碱受体亲和性弱。与其他经典的抗胆碱药不同,治疗剂量时选择性阻断胃黏膜上M_1胆碱受体,控制胃酸分泌,对胃肠道平滑肌、唾液腺分泌、心血管、瞳孔和泌尿功能影响很小,由于它难透过血脑屏障,对中枢神经系统副作用小。哌仑西平可经胃肠道吸收,但是生物利用度仅20%～30%,如与食物同服可降至10%～20%。在体内几乎不被代谢,90%从粪便,10%从尿液以原型排出。消除半衰期约12小时。哌仑西平常以其二盐酸盐一水合物供药用,适用于治疗胃和十二指肠溃疡。与西咪替丁、雷尼替丁等合用疗效更好。奥腾折帕(otenzepad)和喜巴辛(himbacine)选择性作用于心脏M_2胆碱受体,用于窦性心动过缓及心脏传导阻滞的治疗。索利那辛(solifenacin)选择性作用于M_3胆碱受体,主要用于尿频和尿失禁的治疗。

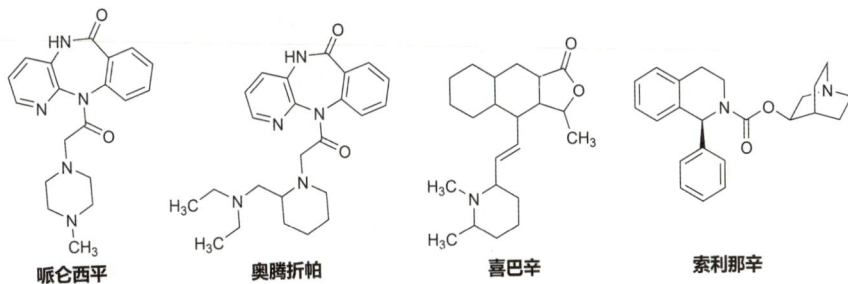

哌仑西平　　　　奥腾折帕　　　　喜巴辛　　　　索利那辛

二、N 胆碱受体拮抗剂

N 胆碱受体存在于神经节(N_1)和神经肌肉接头处(N_2)。因此 N 胆碱受体拮抗剂有两类,即 N_1 胆碱受体阻断剂(也称为神经节阻断剂)和 N_2 胆碱受体阻断剂(又称为神经肌肉阻断剂)。神经节阻断剂竞争性阻断神经冲动在自主神经节中的传递,临床上用作降压药,如美卡拉明(mecamylamine),但因副作用较大现已少用。

本章重点讨论神经肌肉阻断剂(neuromuscular blocking agent,NMB agent)又称骨骼肌松弛药(skeletal muscular relaxants),简称为肌松药。临床上用作辅助麻醉。当与全麻药合用时可以减少全麻药用量,在较浅的全身麻醉下使肌肉松弛,利于手术进行。

肌松药按照作用机制可分为去极化型(depolarizing)和非去极化型(nondepolarizing)两大类。去极化型肌松药与骨骼肌运动终板膜上的 N_2 胆碱受体结合并激动受体,使终板膜及邻近肌细胞膜长时间去极化,阻断神经冲动的传递,导致骨骼肌松弛。由于多数去极化型肌松药不易被乙酰胆碱酯酶分解破坏,其作用类似过量的乙酰胆碱长时间作用于受体,本类药物过量时,不能用抗胆碱酯酶药解救,因此限制了去极化型肌松药在临床上的应用。但本类药物中氯琥珀胆碱(succinylcholine chloride)例外,由于它起效快(1 分钟),易被体内血浆胆碱酯酶水解失活,持续时间短(2~5 分钟),易于控制,适于气管插管术、缓解破伤风肌肉痉挛,但不良反应较多。

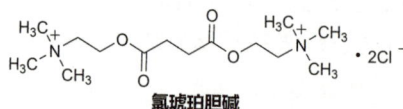
氯琥珀胆碱

非去极化型肌松药与乙酰胆碱竞争运动终板膜上的 N_2 胆碱受体,因为无内在活性,不能激活受体,但又阻断了乙酰胆碱与 N_2 胆碱受体的结合,使骨骼肌松弛,因此又称为竞争性肌松药。当给予抗胆碱酯酶药后,随着终板膜处乙酰胆碱水平增高,可以使神经肌肉阻断作用逆转,易于控制,使用安全,因此临床上使用的肌松药多数为此类。

氯化筒箭毒碱(tubocurarine chloride)是南美洲防己科植物中的一种生物碱,化学结构为双-1-苄基四氢异喹啉类。1935 年被分离,1970 年其结构才得到确认,是临床上第一个非去极化型肌松药,作用较强,曾用于治疗震颤麻痹、破伤风、狂犬病、士的宁中毒等。但由于有神经节阻断作用和促进组胺释放作用,使心率减慢,血压下降,还有麻痹呼吸肌的危险,应用前须做好急救准备。制成注射液多用于腹部外科手术。重症肌无力和支气管哮喘者忌用。

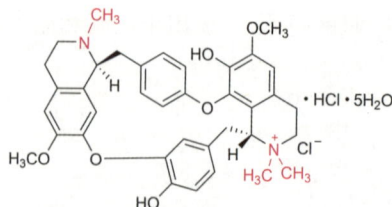

生物碱类肌松药具有非去极化型肌松药的结构特点,即双季铵结构,两个季铵氮原子相隔 10~12 个原子,季铵氮原子上有较大取代基团,此外,多数还都含有苄基四氢异喹啉的结构,以此结构为基础,人们从加速药物代谢的角度,在分子中通过加入自身破坏机制来达到快速消除的目的,设计合成了以苯磺顺阿曲库铵(cisatracurium besilate)为代表的一系列四

氢异喹啉类神经肌肉阻断剂。这是运用软药原理设计新药的一个成功实例。软药是指容易代谢失活的药物,药物在完成治疗作用后,按预先设定的代谢途径和可以控制的速率分解、失活并迅速排出体外,从而避免药物的蓄积毒性。

苯磺顺阿曲库铵 Cisatracurium Besilate

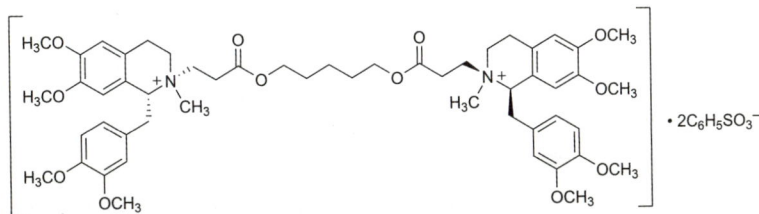

化学名为(1R,1′R,2R,2′R)-2,2′-(3,11-二氧代-4,10-二氧十三烷-1,13-二基)双[1,2,3,4-四氢-6,7-二甲氧基-2-甲基-1-[(3,4-二甲氧基苯基)甲基]异喹啉鎓]二苯磺酸盐((1R,1′R,2R,2′R)-2,2′-(3,11-dioxo-4,10-dioxytridecane-1,13-diyl) bis[1,2,3,4-tetrahydro-6,7-dimethoxy-2-methyl-1-((3,4-dimethoxyphenyl) methyl) isoquinolinium] dibenzenesulfonate)。

本品为白色或类白色粉末;无臭;有引湿性。本品在三氯甲烷或乙醇中易溶,丙酮中溶解,水中略溶。旋光度为$-60°\sim-54°$(10 mg/mL 乙醇),光学异构体中以 1R-cis,1′R-cis 的苯磺顺阿曲库铵活性最强,是消旋体阿曲库铵的 3 倍。

蓄积中毒是神经肌肉阻断剂在临床使用中的一大缺陷。软药可缩短药物代谢的过程,避免有毒代谢物的生成,提高治疗指数。阿曲库铵具有分子内对称的双季铵结构,在其季铵氮原子的 β 位上有吸电子基团取代,使其在体内生理条件下可以发生非酶性霍夫曼(Hofmann)消除反应,以及非特异性血浆酯酶催化的酯水解反应,迅速代谢为无活性的代谢物(图 8-7)。该药物被化学机制灭活而不是被酶机制灭活的一个主要优点是灭活的速率在不同的患者之间保持相同。而以往的神经肌肉阻断剂的灭活大都依赖于酶参与的代谢过程。但是酶参与的过程依不同的患者而各异。该药代谢机制避免了对肝、肾酶催化代谢的依赖性,解决了其他神经肌肉阻断剂的蓄积中毒问题。苯磺顺阿曲库铵为非去极化型肌松

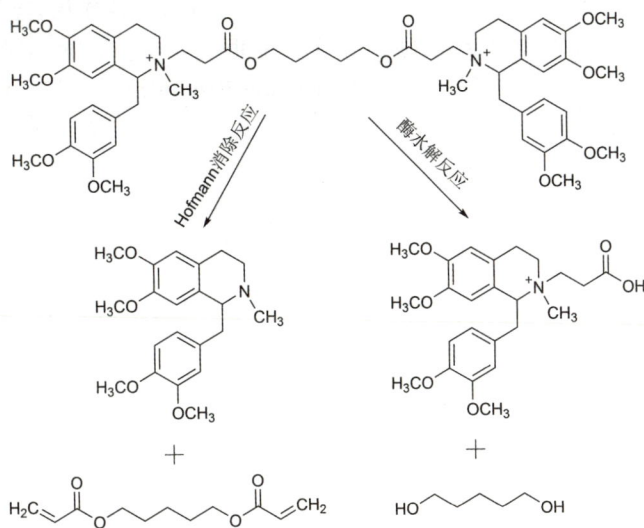

图 8-7　阿曲库铵的主要代谢方法

药,作用强度约为氯化筒箭毒碱的 1.5 倍,起效快(1~2 分钟),维持时间短(约 0.5 小时),不影响心、肝、肾功能,无蓄积性。由于药物的作用时间非常短暂(大约 30 分钟),使用时通过静脉滴注给药,可随时终止用药,是比较安全的肌松药。静脉注射用于辅助全身麻醉。

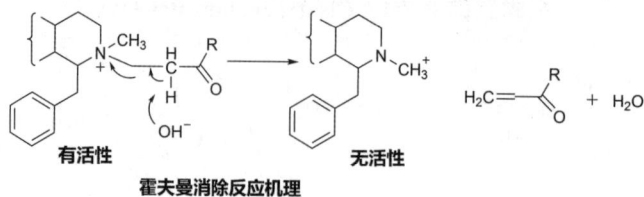

有活性　　　　　　**无活性**
霍夫曼消除反应机理

近年来临床应用的本类药物还有多库氯铵(doxacurium chloride)和米库氯铵(mivacurium chloride)。前者起效稍慢(4~6 分钟),维持时间长(90~120 分钟),为一长效药物。而后者起效快(2~4 分钟),维持时间短(12~18 分钟),为一短效药物。二者均较安全。

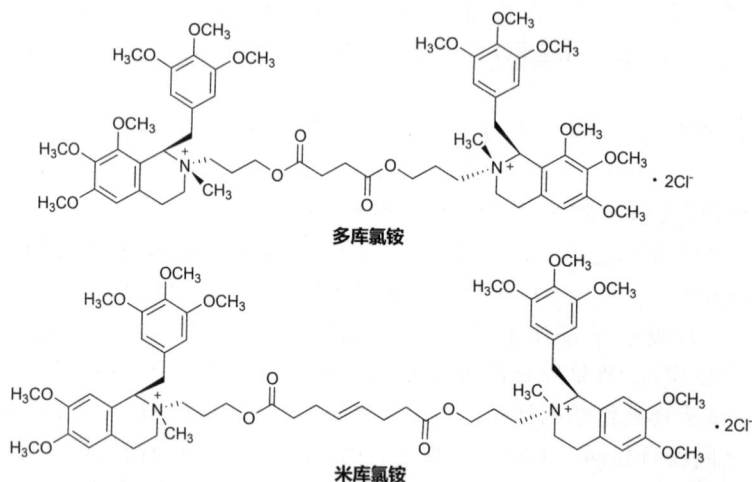

多库氯铵

米库氯铵

另外,还有一类甾类非去极化型神经肌肉阻断剂。此类药物的研究始于 20 世纪 60 年代初,研究发现一些具有雄甾烷母核的季铵生物碱具有肌肉松弛作用,经结构改造,于 1968 年泮库溴铵进入临床。之后此类药物陆续有新药问世。

泮库溴铵 Pancuronium Bromide

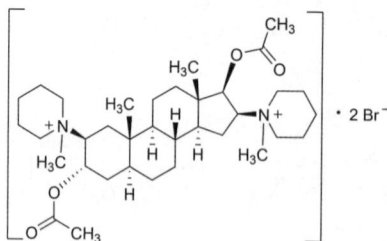

化学名为 1,1′-[3α,17β-双-(乙酰氧基)-5α-雄甾烷-2β,16β-二基]双-(1-甲基哌啶鎓)二溴化物(1,1′-[(2β,3α,5α,16β,17β)-3,17-bis(acetyloxy)androstane-2,16-diyl]bis-(1-methylpiperidinium)dibromide)。

本品为白色或近白色结晶或结晶性粉末;无臭;味苦;有引湿性。本品易溶于水,能溶于乙醇、三氯甲烷和二氯甲烷,几乎不溶于乙醚。水溶液呈右旋。熔点 213~218 ℃。

泮库溴铵为 5α 雄甾烷衍生物,分子中手性中心构型为 $2S,3S,5S,8R,9S,10S,13S,$ $14S,16S,17R$。在其结构中环 A 和环 D 部分,各存在一个乙酰胆碱样的结构片断,属于双季铵结构的肌松药。由于季铵盐 β 位有吸电子取代基,易发生 Hofmann 消除反应,对热不稳定。

泮库溴铵为第一个上市的甾类非去极化型神经肌肉阻断剂,其肌松作用约为氯化筒箭毒碱的 $5\sim6$ 倍,起效时间($4\sim6$ 分钟)和持续时间($120\sim180$ 分钟)与氯化筒箭毒碱相近,无神经节阻断作用。本品虽为雄甾烷衍生物,却无雄性激素作用。

其他甾类非去极化型神经肌肉阻断剂还有:

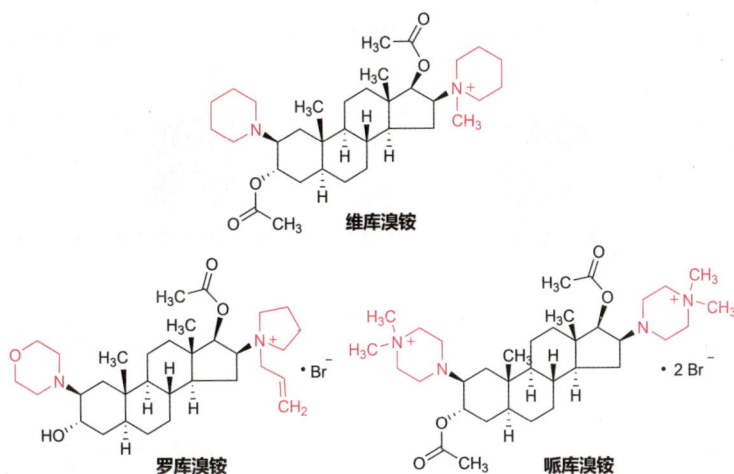

维库溴铵

罗库溴铵

哌库溴铵

学 习 小 结

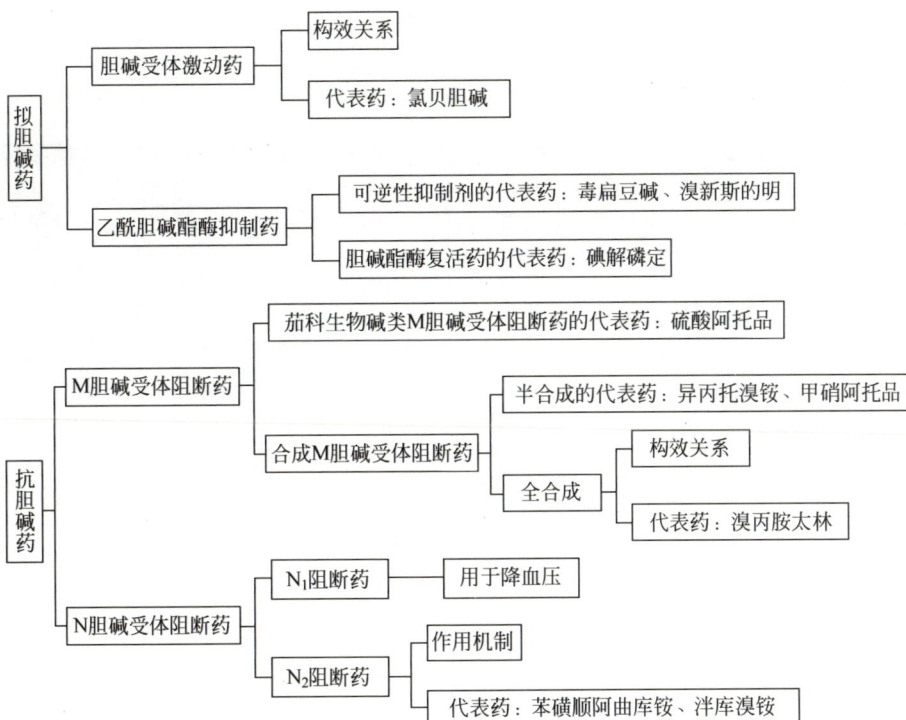

思　考　题

1. 比较乙酰胆碱与拟胆碱药氯贝胆碱(bethanechol chloride)的化学结构,叙述该类药物的设计方法。

2. 比较乙酰胆碱与抗胆碱药的化学结构,叙述阿托品(atropine)及合成抗胆碱药的构效关系。

3. 写出非去化型肌松药苯磺顺阿曲库胺(cisatracurium besilate)的化学结构,叙述该类药物的设计方法。

第八章习题　　　　　　　　第八章习题答案

（涂国刚、傅榕庚）

第 九 章

拟肾上腺素药
Adrenomimetic Drugs

学习目标

1. 掌握拟肾上腺素药的分类、构效关系；掌握肾上腺素和麻黄碱的化学结构、理化性质及影响因素、合成方法和临床应用。

2. 熟悉沙丁胺醇和克仑特罗的化学结构、作用特点。

3. 了解异丙肾上腺素、特布他林的结构、临床用途。

肾上腺素能神经递质包括去甲肾上腺素（norepinephrine，NE）、肾上腺素（epinephrine）和多巴胺（dopamine）。其中，去甲肾上腺素是由交感神经节后神经元分泌，而多巴胺和肾上腺素是由锥体外系分泌。它们都在突触前神经细胞内合成，生物合成途径如图9-1所示。

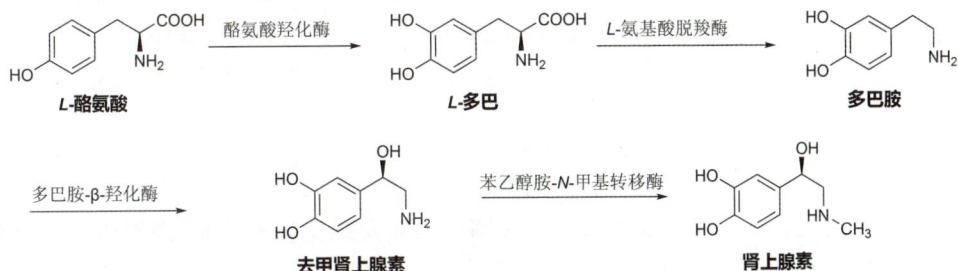

图 9-1　肾上腺素能神经递质的生物合成

肾上腺素能的神经递质合成后储存于囊泡当中，神经冲动作用于神经末梢后，产生去极化，使递质释放到突触间隙，与突触后膜上的受体结合产生生理学效应。这种结合是可逆的，返回突触前膜的神经递质大部分被重摄取而储存于囊泡中，其余部分主要经儿茶酚-O-甲基转移酶（catechol-O-methyltransferase，COMT）和单胺氧化酶（monoamine oxidase，MAO）代谢失活（见图9-4肾上腺素的代谢途径）。突触间隙的递质还可激动突触前膜 α_2 受体，负反馈性抑制递质的释放。

肾上腺素能神经递质与肾上腺素受体结合后，能产生各种生物学效应。1948年，Ahlquist根据肾上腺素受体对去甲肾上腺素、肾上腺素和异丙肾上腺素（isoproterenol）的反应性不同，将其分为 α 受体和 β 受体。α 受体对上述儿茶酚胺的反应性顺序为去甲肾上腺素＞肾上腺素＞异丙肾上腺素；而 β 受体的反应性则正好与 α 受体相反，顺序为去甲肾上腺素＜肾上腺素＜异丙肾上腺素。它们又可分为不同的亚型。不同亚型的受体在体内分布部位不同，产生多种生理效应。α受体分为 α_1、α_2 两种亚型。α_1 受体主要分布在血管平滑肌（如皮肤、黏膜血管，以及部分内脏血管）、瞳孔开大肌，激动时引起血管收缩、血压上升、瞳孔扩大。α_2 受体主要分布在去甲肾上腺素能神经的突触前膜上，激动时可使去甲肾腺素释放减少，对其产生负反馈调节作用。β受体主要分为 β_1、β_2 两个亚型，后来随着分子生物学技术的迅猛发展和广泛应用，又发现了 β_3 受体。β_1 受体主要分布于心脏，激动时可增加心肌收缩性、自律性和传导功能；β_2 受体主要分布于支气管平滑肌和血管平滑肌等，介导支气管平滑肌松弛、血管扩张等作用。肾上腺素受体的所有已知亚型都属于 G 蛋白偶联受体超家族，其具体分布及效应见表 9-1。

表 9-1　拟肾上腺素药受体分布与效应表

分型	α 受体		β 受体		
	α_1	α_2	β_1	β_2	β_3
主要分布	突触后膜、血管平滑肌、扩瞳肌、心脏、毛发运动平滑肌	突触前膜和后膜、血小板、血管平滑肌、脂肪细胞	心脏、肾脏、脑干	子宫肌、支气管、胃肠道、血管壁	脂肪细胞、膀胱
激动后效应	收缩平滑肌，增加心收缩力，升压，瞳孔收缩，毛发竖立	抑制 NA 释放，降压，血小板凝集，抑制血管平滑肌收缩，抑制脂肪分解等	增强心脏功能，升压，松弛胃肠道平滑肌，分解脂肪	舒张支气管、子宫和血管壁	分解脂肪，促进氧耗
激动剂作用	升高血压和抗休克	降低血压	强心和抗休克	平喘和改善微循环	治疗肥胖症和糖尿病
拮抗剂作用	降压、舒张前列腺平滑肌、膀胱括约肌	升压药，增加血管血流量	治疗心律失常	引起支气管痉挛、糖代谢紊乱等	

拟肾上腺素药，又称肾上腺素受体激动剂（adrenomimetic receptor agonists），是一类直接与肾上腺素受体结合或促进肾上腺素能神经末梢释放递质，产生与肾上腺素能神经兴奋时相似效应的药物。由于是一类通过兴奋交感神经而发挥作用的药物，亦称为拟交感神经药。因为化学结构均为胺类，且部分药物又具有儿茶酚（邻苯二酚）结构，故又有拟交感胺或儿茶酚胺之称。

第一节　拟肾上腺素药物的构效关系
Structure-Activity Relationships of Adrenergic Drugs

肾上腺素是发现最早的激素之一，是由人体肾上腺髓质分泌的一种儿茶酚胺激素，某些刺激（例如兴奋、恐惧、紧张等）能促使人体分泌肾上腺素，让人呼吸加快，心跳与血液流动加速，瞳孔放大，为身体活动提供更多能量，使反应更加快速。1895 年，Oliver 证明肾上腺提取物具有升压作用。1901 年，科学家从肾上腺髓质中提取得到肾上腺素。1904 年合成了肾上腺素的消旋体，其生理活性只有天然品的一半。1908 年成功拆分肾上腺素消旋体，证明人工合成的左旋体与天然品完全相同；1946 年鉴定了去甲肾上腺素。后来，人们逐渐发现除肾上腺素外,人体内还广泛存在去甲肾上腺素、多巴胺两种与之作用相似的化合物,它们都属于肾上腺素能神经递质。

　　拟肾上腺素药物具有和肾上腺素能神经递质相同的活性。目前,人们已经发现和合成了许多该类型的药物,如肾上腺素、去甲肾上腺素、异丙肾上腺素和麻黄碱等。它们的化学结构相似,有共同的骨架母核,为苯乙胺类和苯异丙胺类。苯环的3、4位上带有邻二酚羟基的药物称为儿茶酚胺类;去掉儿茶酚胺结构中的4位羟基,即为间羟胺类;去掉苯环上二个羟基,如植物来源的麻黄碱(ephedrine)、伪麻黄碱(pseudoephedrine),称为非儿茶酚胺类。该类药物的构效关系见图9-2。

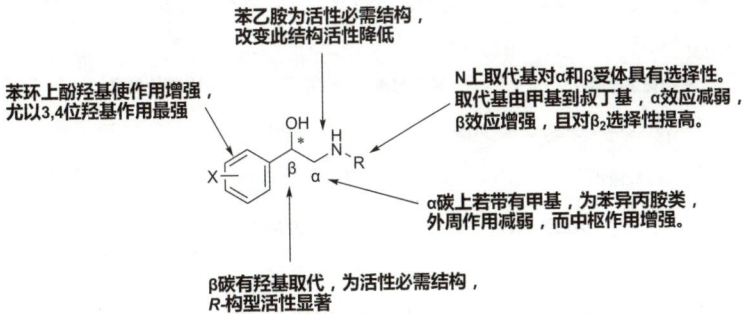

图 9-2　苯乙醇胺类拟肾上腺药物构效关系

　　该类型药物的构效关系分析如下:

　　(1) 苯环取代基的影响:肾上腺素、去甲肾上腺素、异丙肾上腺素和多巴胺等在苯环3、4位上都有羟基形成儿茶酚,均属于儿茶酚胺类。苯环上酚羟基使作用增强,尤以3,4-二羟基化合物的活性最强。儿茶酚胺类药物极性较大,不易透过血脑屏障,有较强的外周作用。但3位羟基易被儿茶酚-O-甲基转移酶(COMT)甲基化失活,口服无效,作用时间短。

　　如果苯环上去掉一个羟基,特别是去掉3位羟基,其外周作用将减弱,但作用时间延长;如将苯环上两个羟基都去掉,则外周作用减弱,稳定性增加,可口服,作用时间也延长。由于极性大为降低,易透过血脑屏障进入中枢神经系统,中枢毒性增加,如麻黄碱。

　　(2) 烷胺侧链α碳原子上的氢被甲基取代:拟肾上腺素药侧链氨基的α碳引入甲基,即称为苯异丙胺类。引入甲基后,α碳原子也成为手性碳原子,其活性构型为 S 构型。甲基的空间位阻作用阻碍了单胺氧化酶(MAO)对药物的代谢脱氨,药物在神经元内存在时间延长,作用时间延长,也促进了内源性递质的释放,如间羟胺(metaraminol)和麻黄碱。

　　(3) 氨基上的取代基的影响:氨基上必须保留一个氢不被取代,另一氢原子如被取代,则药物对α、β受体的选择性将发生变化。取代基的大小可显著影响α和β受体效应,随着取代基的增大,对α受体的作用逐渐减弱,对β受体的作用逐渐加强,且对β$_2$受体的选择性也提高。如去甲肾上腺素无取代基,主要为α受体效应;肾上腺素为 N-甲基取代,兼作用于α和β受体;异丙肾上腺素为 N-异丙基取代,主要为β受体效应,α作用极微;沙丁胺醇 N-叔丁基取代,选择性作用于β$_2$受体。N-取代基对受体选择性的影响可以解释为:β受体的结合部位中,与氨基相结合的天冬氨酸残基旁边有一个亲脂性区域,这个区域可容纳较大烷基;而α受体结合部位没有这样的区域,取代基的增大有助于和β受体的疏水键合,并可使β受体变构以便与拟肾上腺素药的β羟基形成氢键。一般使β效应增强最有效的取代基为异丙基、叔丁基和环戊基。不同的取代基可以对不同的 β 受体亚型产生选择性作用,如 N-叔丁基通常增强对 β₂ 受体的选择性,而 N-异丙基只产生一般 β 受体激动剂的作用。

当 β 受体激动剂兴奋 β₂ 受体,作为支气管扩张剂用于平喘时,其同时具有的对 β₁ 受体的兴奋作用会带来心脏毒性,而选择性 β₂ 受体激动剂则可大大降低和消除这些不良反应。

(4) β 碳原子的构型对活性的影响:β 碳原子引入羟基,则分子有手性,该羟基与受体通过氢键结合,β 碳原子的绝对构型对活性影响显著。天然拟肾上腺素药如肾上腺素、去甲肾上腺素的 β 碳原子均为 R-(-) 构型。合成药也均以 R 构型为活性体,转变为 S 构型则失活。

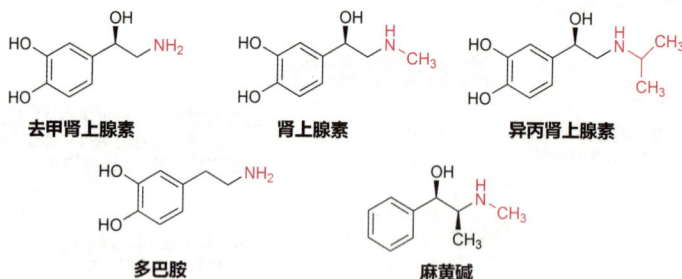

去甲肾上腺素　　肾上腺素　　异丙肾上腺素

多巴胺　　麻黄碱

第二节　常用拟肾上腺素药
Commonly Adrenergic Drugs

根据药物对肾上腺素受体的选择性,拟肾上腺素药分为 α、β 受体激动剂,α 受体激动剂,β 受体激动剂三类。根据化学结构的不同,拟肾上腺素药又可分为苯乙胺类和苯异丙胺类,二者的区别在于苯乙胺类的 α 碳原子上是否有甲基取代。绝大多数拟肾上腺素药物属于苯乙胺类,只有如麻黄碱、间羟胺和甲氧明(methoxamine)等少数药物为苯异丙胺类。

一、α、β 受体激动剂

α、β 受体激动剂,对 α 和 β 受体无选择性。主要包括肾上腺素、麻黄碱、多巴胺等。

肾上腺素 Epinephrine

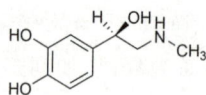

化学名为 (R)-4-[2-(甲氨基)-1-羟基乙基]-1,2-苯二酚 ((R)-4-[(1-hydroxy-2-methylamino)ethyl]benzene-1,2-diol),又名副肾碱(adrenaline)。

本品为白色或类白色结晶性粉末;无臭;与空气和日光接触,易氧化变质;在中性或碱性水溶液中不稳定;饱和水溶液显弱碱性反应。本品在无机酸或氢氧化钠溶液中易溶,在水中极微溶解,在乙醇、三氯甲烷、乙醚、氨溶液、碳酸钠溶液中不溶。熔点 206～212 ℃ (分解)。

本品的稀盐酸溶液加三氯化铁试液,即显翠绿色,再加氨试液,即变紫色,最后变成紫红色;加过氧化氢试液,煮沸,即显血红色。

本品具有邻苯二酚结构,具有较强还原性,遇空气中的氧或其他弱氧化剂,日光、热及微量金属离子均能使其氧化变质,生成红色的肾上腺素红,继而聚合成棕色多聚体,其水溶液露置空气及日光中也会氧化变色。

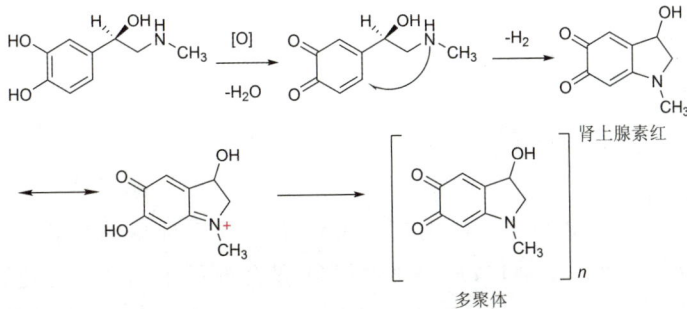

本品在贮存时应避光并避免与空气接触,加入焦亚硫酸钠等抗氧剂,防止氧化变质。

本品有 β-苯乙醇胺的结构,含有一个手性碳,有旋光性,β 碳的绝对构型对活性有显著影响。左旋体(R 构型)的药效比右旋体(S 构型)大 12 倍,是消旋体的 2 倍,临床用其左旋体,比旋度为 $-50.0°\sim-53.5°$(20 mg/mL 盐酸溶液)。R 构型和 S 构型肾上腺素与受体的相互作用如图 9-3 所示。

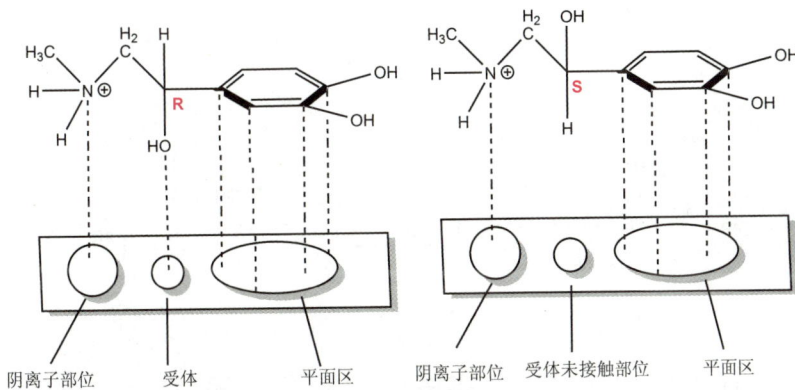

图 9-3 R 和 S 构型肾上腺素与受体的结合示意图

本品水溶液在放置过程中可发生消旋化,消旋化速度与 pH 有关,在 pH<4 时消旋化的速度较快。温度对消旋化速度也有较大影响,加热可使消旋化加快。

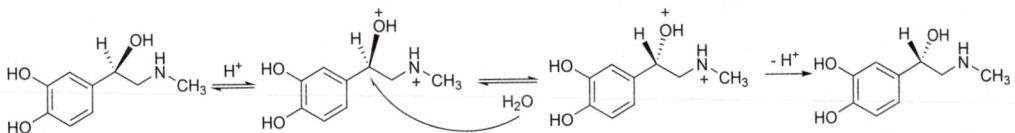

现行版《中国药典》规定本品注射液的 pH 应为 2.5～5.0。本品中可加适宜的稳定剂。实际生产过程中,为了延缓肾上腺素的消旋化和氧化变质,一般添加抗氧化剂焦亚硫酸钠、金属离子螯合剂乙二胺四乙酸二钠;注射用水用惰性气体二氧化碳或氮气饱和,灌封安瓿时充入上述气体;用 100 ℃流通蒸气灭菌 15 分钟;并避光、密闭、置阴凉处保存。

肾上腺素的合成通常以邻苯二酚为原料,在三氯氧磷存在下与氯乙酸缩合,经甲胺化生成中间体肾上腺素酮,再经催化氢化,得到消旋化的肾上腺素,最后用酒石酸拆分即可制得 R-(-)肾上腺素。

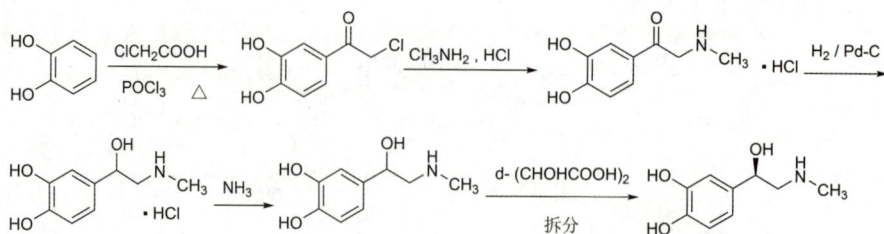

本品口服无效,需注射给药。体内代谢失活主要受两种酶的催化(图 9-4)。一种是 COMT,催化 3 位酚羟基的甲基化;一种是 MAO,催化侧链末端氨基氧化脱氨反应。产物可进一步经醛还原酶(AR)和醛脱氢酶(AD)的作用继续转化,最终的代谢产物为 3-甲氧基-4-羟基苯乙醇酸和 3-甲氧基-4-羟基苯乙二醇。

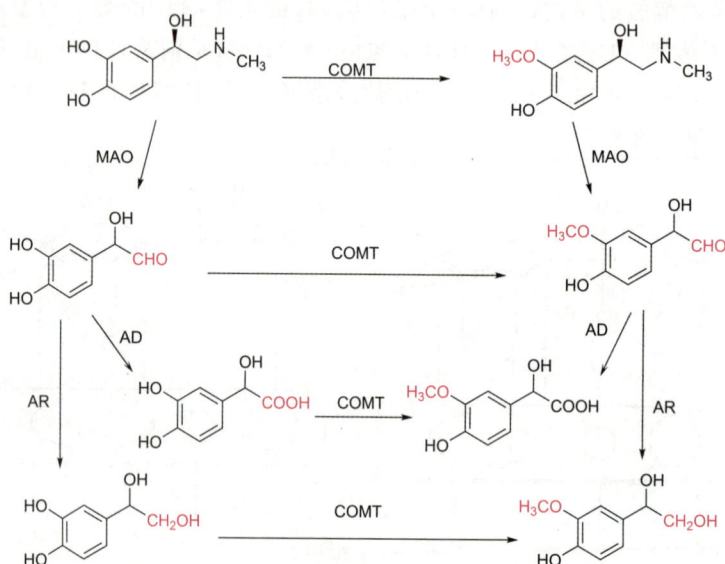

图 9-4 肾上腺素的代谢途径

肾上腺素同时具有较强的 α 受体和 β 受体兴奋作用,临床用于过敏性休克、心脏骤停和支气管哮喘的急救,还可制止鼻黏膜和牙龈出血。与局部麻醉药合用可减少其毒副作用,可减少手术部位的出血。因肾上腺素易被消化液分解,不宜口服,常用其盐酸盐或酒石酸盐的注射液。

地匹福林(dipivefrin)是将肾上腺素结构中的两个酚羟基进行酯化得到的前药。酯化后,可改善透膜吸收,并延长作用时间。渗入前房后,在眼内角膜酯酶的作用下,迅速水解为肾上腺素,产生散瞳、降眼压作用。

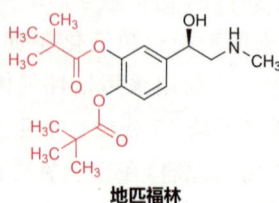

地匹福林

盐酸麻黄碱 Ephedrine Hydrochloride

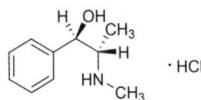

化学名为[R-(R^*,S^*)]-α-[1-(甲氨基)乙基]苯甲醇盐酸盐((1R,2S)-2-(methylamino)-1-phenylpropan-1-ol hydrochloride),又名麻黄素。

本品为白色针状结晶或结晶性粉末;无臭。本品在水中易溶,在乙醇中溶解,在三氯甲烷和乙醚中不溶。熔点217~220 ℃,水溶液呈左旋性,比旋度为−33°~−35.5°(1 mg/mL 水)。

本品较稳定,遇光、空气、热不易被破坏。本品结构中含氮原子,具有碱性。

本品α碳上带有甲基使其成为第二个手性中心,所以有四个光学异构体:(−)-麻黄碱、(+)-麻黄碱、(−)-伪麻黄碱和(+)-伪麻黄碱,均具有拟肾上腺素作用,但强度略有区别。以β-碳为C_1,α-碳为C_2,(-)-麻黄碱的绝对构型为(1R,2S),又名赤藓糖型。其β-碳原子与去甲肾上腺素的R构型相同,是四个异构体中活性最强的,为临床主要药用异构体。β-碳构型反转的(+)-伪麻黄碱(1S,2S),没有直接拟肾上腺素作用,只有间接作用,但中枢副作用也较小,有些复方感冒药中用其作鼻黏膜充血减轻剂。

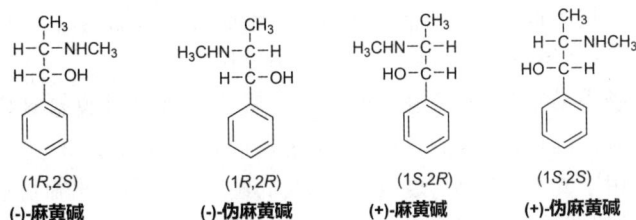

本品的苯环侧链为α-氨基-β-羟基化合物,可发生特征的双缩脲反应,用于鉴别。本品水溶液加硫酸铜和氢氧化钠试液,即显蓝紫色;加入乙醚振摇后放置,乙醚层显紫红色,水层变成蓝色。其中无水铜配位化合物及含有2个结晶水的铜配位化合物进入乙醚层显紫红色,而含有4个结晶水的铜配合物则溶于水呈蓝色。

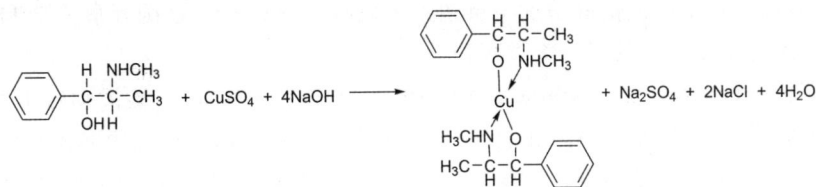

本品可被高锰酸钾、铁氰化钾等氧化生成苯甲醛和甲胺,苯甲醛具特臭,甲胺可使红色石蕊试纸变蓝。

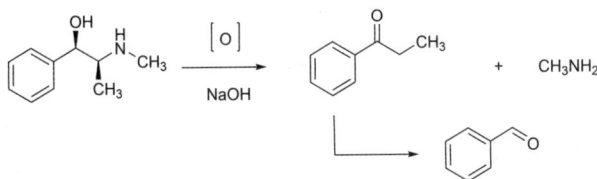

第九章
课程思政

麻黄碱存在于多种麻黄属植物中,是中草药麻黄的主要成分,于 1887 年发现,1930 年用于临床。麻黄中麻黄碱的含量很高,约占总生物碱的 40%~90%,因此,我国目前主要是从麻黄中分离提取得到麻黄碱。将麻黄科植物木贼麻黄或草麻黄用水浸煮,水液用氢氧化钠碱化后以甲苯提取,加草酸中和至 pH 6~7,减压浓缩,析出的草酸麻黄碱用氯化钙饱和溶液置换即得盐酸麻黄碱粗品,经重结晶制得成品,麻黄碱亦可用发酵法制取。麻黄碱还可由发酵法制备,蔗糖和苯甲醛在啤酒酵母催化下缩合,生成左旋中间体,再与甲胺缩合,经氢化即得(1R,2S)-(-)-麻黄碱。

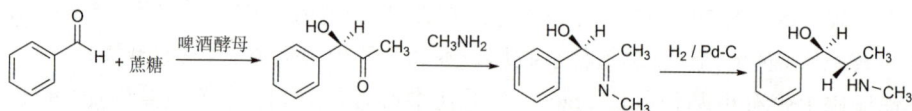

本品侧链 α 碳原子上具有甲基,为苯异丙胺结构,与肾上腺素相比,本品具有两个结构特点:①苯环上没有酚羟基,不含儿茶酚结构,不受 COMT 的影响,虽作用强度较肾上腺素为低,但作用时间比后者大大延长;化合物极性大为降低,易通过血脑屏障进入中枢神经系统,具有中枢兴奋作用。②α-碳上引入一个甲基,其空间位阻作用使本品不易被 MAO 代谢脱氨,稳定性增加,作用时间延长;甲基也使本品极性降低,脂溶性增加,活性降低,中枢毒性增大。若甲基换以更大取代基,则活性更弱,毒性更大。本品对 α 和 β 受体均有激动作用,呈现出松弛支气管平滑肌,收缩血管,兴奋心脏等作用。

本品口服后在肠内易吸收,并可进入脑脊液。吸收后极少量脱氨氧化或 N-去甲基化,79% 以原形经尿排泄。因代谢、排泄较慢,故作用较持久,半衰期为 3~4 小时。

本品临床上可用于支气管哮喘、过敏性反应、低血压及鼻黏膜出血肿胀引起的鼻塞等的治疗。过量使用,或长期连续使用会产生震颤、焦虑、失眠、心悸等反应。本品不良反应较多,长期大量使用,易引起精神兴奋、失眠、不安、神经过敏、震颤等症状。

本品为二类精神药品,同时也是甲基苯丙胺(冰毒)和亚甲二氧甲基苯丙胺(摇头丸)的生产原料,应严格按照国家相关规定进行管理和使用。

本品可兴奋中枢神经系统,可以刺激脑神经、加快心脏跳速和扩张支气管,明显增加兴奋程度,使运动员在不感疲倦的情况下可超水平发挥。所以本品是国际奥委会和世界单项体育联合会绝对禁止使用的兴奋剂类药物。

苯丙醇胺(phenylpropanolamine),简称 PPA,即去甲麻黄碱,因能激动肾上腺素受体,有松弛支气管平滑肌、收缩血管及中枢兴奋作用,曾广泛用于治疗鼻黏膜充血和作为复方感冒药的配伍,近年因发现能诱发心律失常、心肌损害等严重不良反应,在国内外市场上被紧急撤除。

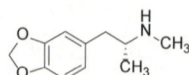

甲基苯丙胺(冰毒)　　　亚甲二氧甲基苯丙胺(摇头丸)　　　苯丙醇胺(PPA)

二、α 受体激动剂

α 受体激动剂根据选择性可分为非选择性 α 受体激动剂、α_1 受体激动剂、α_2 受体激动剂。非选择性 α 受体激动剂对 α₁ 和 α₂ 均具有激动作用。主要药物有去甲肾上腺素和间羟胺等。α₁ 受体激动剂主要有去氧肾上腺素(phenylephrine)、甲氧明等。α₂ 受体激动剂主要有可乐定(clonidine)、甲基多巴(methyldopa)等。

(一)非选择性 α 受体激动剂

去甲肾上腺素的理化性质与肾上腺素基本相同。由于氨基未被取代,还原性略弱于肾上腺素。N 上的取代基可使 N 上电子云密度升高,加快氧化反应速度。如拟肾上腺素药氧化生成红色的速度顺序依次为异丙肾上腺素>肾上腺素>去甲肾上腺素。去甲肾上腺素为非选择性 α 受体激动剂,对 β 受体的激动作用很弱。可引起血管强烈收缩,血压升高,临床静脉滴注用于治疗各种休克。静脉滴注时外渗可以造成缺血性坏死和浅表组织的脱落,现已少用。

间羟胺对 α₁ 和 α₂ 均具有激动作用,结构中无儿茶酚,不被 COMT 所代谢,α 碳上有甲基取代,因空间位阻的影响,不易被单胺氧化酶代谢。

(二)α₁ 受体激动剂和 α₂ 受体激动剂

去氧肾上腺素又名新福林,为 α₁ 受体激动剂,对 β 受体无活性。由于该药物结构上无儿茶酚结构,不易被 COMT 代谢,故作用时间长。本品作用弱于去甲肾上腺素,能引起血管收缩,血压升高。

可乐定又名氯压定,激动中枢 α₂ 受体,为 α₂ 受体激动剂,临床主要用于高血压的治疗。

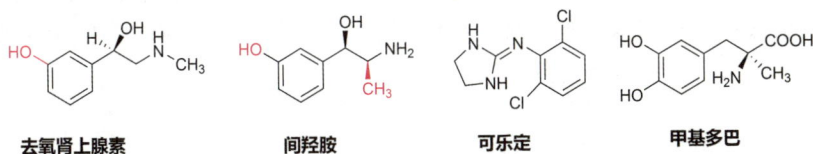

去氧肾上腺素　　　间羟胺　　　可乐定　　　甲基多巴

三、β 受体激动剂

拟肾上腺素药随着氨基氮原子上取代基的增大,α 受体效应减弱,β 受体效应增强。β 受体激动剂主要分为同时激动 β₁ 和 β₂ 受体的非选择性 β 受体激动剂、选择性 β₁ 受体激动剂和选择性 β₂ 受体激动剂。非选择性 β 受体激动剂以异丙肾上腺素为代表。选择性 β₁ 受体激动剂的药物主要有多巴酚丁胺(dobutamine)、普瑞特罗(prenalterol)、扎莫特罗(xamoterol)等。选择性 β₂ 受体激动剂主要有沙丁胺醇(salbutamol)、克伦特罗(clenbuterol)等。

(一)非选择性 β 受体激动剂

盐酸异丙肾上腺素 Isoprenaline Hydrochloride

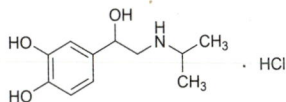

化学名为 4-[(2-异丙氨基-1-羟基)乙基]-1,2-苯二酚盐酸盐((R)-4-[1-hydroxy-2-(isopropylamino)ethyl]benzene-1,2-diol hydrogen chloride)。

本品为白色或类白色结晶性粉末;无臭;遇光和空气渐变色,在碱性溶液中更易变色。本品在水中易溶,在乙醇中略溶,在三氯甲烷或乙醚中不溶。熔点 165.5~170 ℃(分解)。

本品加水溶解后,加三氯化铁试液,振摇,即显深绿色,再滴加碳酸氢钠试液,即变蓝色,然后变成红色。本品加水溶解后,加盐酸滴定液(0.1 mol/L)和碘溶液,放置后,加硫代硫酸钠溶液,即显淡红色。本品结构中有一个手性碳原子,存在2个旋光异构体,其中左旋体的活性强,临床上用其消旋体。

本品为非选择性β受体激动剂,对β_1和β_2受体均有强大的激动作用,对α受体几乎无作用。临床用于治疗支气管哮喘、心源性或感染性休克、房室传导阻滞和心搏骤停。由于对受体选择性差,在治疗哮喘时会产生心悸、心动过速等较强的心脏兴奋副作用。本品易被COMT和MAO代谢失活,不宜口服给药。

（二）β_2 受体激动剂

沙丁胺醇 Salbutamol

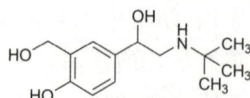

化学名为 1-(4-羟基-3-羟甲基苯基)-2-(叔丁氨基)乙醇(4-(2-(*tert*-butylamino)-1-hydroxyethyl)-2-(hydroxymethyl)phenol),亦名阿布叔醇(albuterol)。

本品为白色结晶性粉末;无臭;几乎无味。本品在乙醇中溶解,在水中略溶,在三氯甲烷和乙醚中几乎不溶。熔点154～158 ℃(分解)。

本品水溶液加三氯化铁试液,振摇,溶液显紫色;加碳酸氢钠试液,溶液变为橙红色。

本品的合成由对羟基苯乙酮经氯甲基化、酯化、溴代、缩合、水解、中和、还原来制得,合成过程中可能带入含酮结构等特殊杂质。

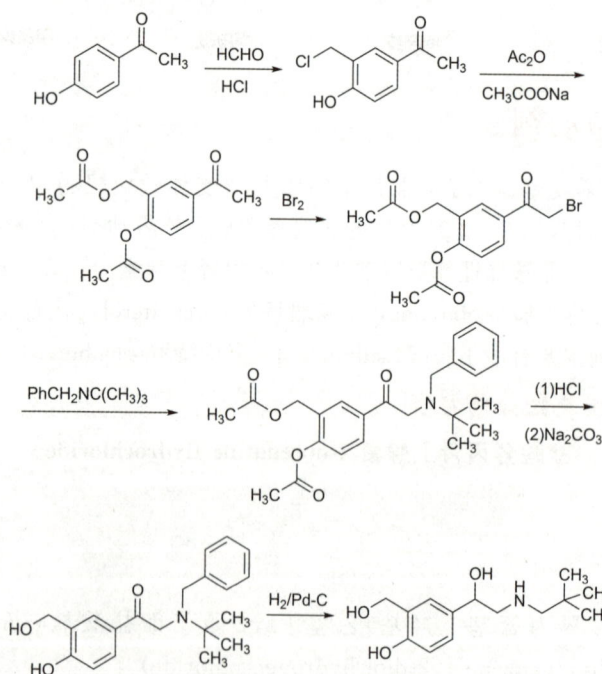

本品从胃肠道吸收,大部分在肠壁和肝代谢,进入循环的原形药物少于20%。在狗、大鼠和家兔体内分别有10%、40%、90%的沙丁胺醇形成 4-O-葡萄糖醛酸结合物,后者无兴奋

或抑制 β 受体活性。在人体内与动物体内不同，多数是形成极性代谢物经肾排泄，如人体中投药量的 25% 代谢成为 4-O-硫酸酯。

本品对 β_2 受体的作用强于 β_1 受体，支气管扩张作用明显，比异丙肾上腺素强 10 倍以上，且作用持久。兴奋心脏 β_1 受体作用仅为异丙肾上腺素的约 1/10。因不易被消化道的硫酸酯酶和组织中的 COMT 破坏，作用持续时间较长，可以多种途径给药。吸入剂 5～10 分即可起效，持续 3～6 小时；口服给药后 30 分钟内起效，持续 6 小时以上，属短效 β_2 受体激动剂。临床用于缓解支气管哮喘或喘息型支气管炎伴有支气管痉挛的病症以及肺气肿患者的支气管痉挛等。还可作用于子宫 β_2 受体，防止先兆流产。

沙丁胺醇作为治疗哮喘的代表药物，于 20 世纪 60 年代末开发上市，是一个较为成功的治疗哮喘药物。

沙丁胺醇的构效关系分析和总结为：

（1）苯乙醇胺的基本结构为活性必需；苯环 3′-羟甲基换为羟乙基使活性增强，换成羟丙基则使活性大大降低；若以氨甲基或其他基团取代羟甲基则降低活性。

（2）苯环 4′-位羟基为活性必需。

（3）氨基上的取代基不可小于叔丁基，若换以对甲氧基苯异丙基如沙甲胺醇（salmefamol），不仅增强活性，且使作用时间延长。沙美特罗（salmeterol）也是沙丁胺醇的衍生物，于 1990 年在英国首次推出，是第一个具有明显抗炎活性的长效支气管扩张药。其带有 10 个碳的长侧链，具有较高的亲脂性，该长链可与 β_2 受体的活性外在部位结合，使之不易被解离，从而发挥长效作用。除具有明显的支气管扩张作用外，还具有明显的抗炎作用和降低血管通透性作用。长效 β_2 受体激动剂维兰特罗（vilanterol）也是由沙丁胺醇改造得来。

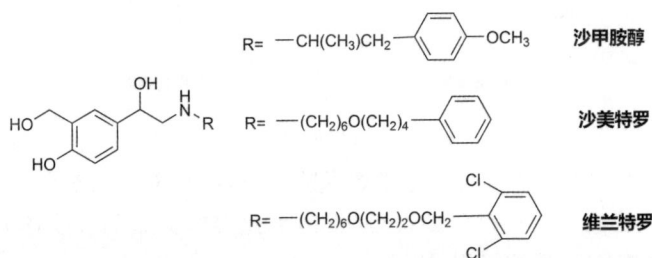

特布他林（terbutaline）为间苯二酚的衍生物，对 β_2 受体的选择性高，支气管扩张作用与沙丁胺醇相当或稍弱，不易被 MAO 或 COMT 代谢，作用持久，可口服，但生物利用度低，故常用气雾剂，临床应用与沙丁胺醇相同。

班布特罗（bambuterol）是特布他林的前体药物，是长效 β_2 受体激动剂。班布特罗分子中的两个酚羟基都成二甲氨基甲酸酯，在血浆胆碱酯酶作用下，班布特罗水解释放特布他林和二甲氨基甲酸。二甲氨基甲酸能可逆性抑制血浆胆碱酯酶的活性，随着水解的进行，释放的二甲基氨基甲酸对血浆胆碱酯酶的活性产生持续抑制，又能减少班布特罗的水解和特布他林的释放。班布特罗这种自身调节水解代谢速度的方式起到了"内储备"的作用。口服本药后，约 7 小时可以达到活性代谢物特布他林的最大血浆浓度，半衰期为 17 小时左右。口服每天只需一次用药，因而患者的用药依从性好，对夜间哮喘和老年哮喘疗效甚好，副作用少，具有很大应用价值。班布特罗目前主要应用于支气管哮喘、慢性喘息性支气管炎、阻塞性肺气肿和其他伴有支气管痉挛的肺部疾病。

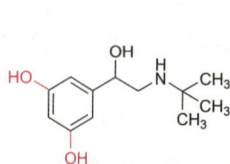

特布他林

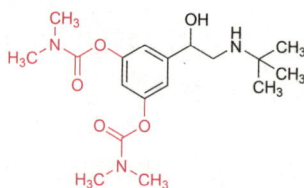

班布特罗

福莫特罗(formoterol)是一种新型长效且选择性更高的 β_2 受体激动药。本品具有强力而持续的支气管扩张作用,此作用明显比同等剂量的沙丁胺醇和特布他林强。本品口服吸收良好,口服后 30 分钟起效,约 4 小时后达最大效应;吸入给药 5 分钟即起效,约 2 小时后达最大效应,气道扩张作用可维持 12 小时以上。其另一显著特点是具有较强的抗炎活性,抑制气道血管通透性增高和抗原引起的炎症细胞在气道的浸润。福莫特罗与沙美特罗相比脂溶性略小,支气管扩张作用起效迅速,沙美特罗是缓效类,福莫特罗其吸入剂型属于短效类,口服剂型属于缓效类,口服比吸入给药起效慢,但作用时间长。

克伦特罗(clenbuterol)为选择性 β_2 受体激动剂,松弛支气管平滑肌作用强而持久,有增强纤毛运动、溶解黏液促进痰液排出的作用。临床用于缓解支气管哮喘或慢性喘息型支气管炎所致的支气管痉挛。20 世纪 80 年代发现本品可以使动物的蛋白质合成和肌肉组织生长,减少皮下脂肪,提高瘦肉率,所以习惯上称之为"瘦肉精"。但本品化学性质稳定,体内代谢消除慢,人吃了这种猪肉后会出现拟交感的毒副作用,现已被严格禁止用作饲料添加剂。

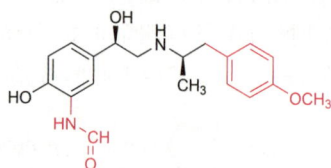

福莫特罗

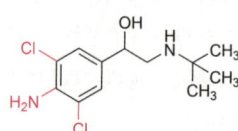

克仑特罗

20 世纪 80 年代,研究发现一些新合成的 β 受体激动剂可刺激啮齿类动物脂肪组织的脂解作用和增加能量消耗,增加机体对胰岛素的敏感性,但对 β_1 或 β_2 受体活性影响很小,该脂解作用不被传统的 β 拮抗剂阻断,由此提出了此类非典型的 β 受体亚型,称为 β_3 受体亚型。该受体主要存在于脂肪组织、胆囊、小肠和膀胱。由于激动 β_3 受体具有特殊的药理活性,β_3 受体激动剂有望发展成为良好的减肥和抗糖尿病药物。

学 习 小 结

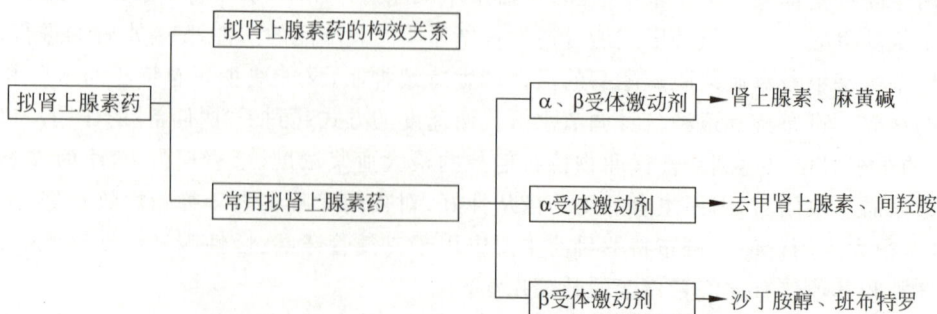

思　考　题

1. 苯乙醇胺类肾上腺受体激动剂的 β 碳是手性碳原子,为何其 R 构型异构体的活性大于 S 构型异构体?

2. 拟肾上腺素药物分为几类?试举例,并说明其临床应用。

3. 试比较肾上腺素和麻黄碱的结构和药理活性的异同。

第九章习题

第九章习题答案

（胡　越、向红琳）

第 十 章

抗变态反应药
Antiallergic Drugs

第十章
教学课件

学习目标

1. 掌握马来酸氯苯那敏、氯雷他定、盐酸西替利嗪、咪唑斯汀的结构、理化性质、体内代谢及用途。

2. 熟悉盐酸苯海拉明、盐酸曲吡那敏、盐酸赛庚啶、酮替芬的结构和用途。

3. 了解马来酸氯苯那敏、盐酸西替利嗪的合成路线。了解第一代(经典)抗组胺药物的发展及结构变换,了解第二代(非镇静性)抗组胺药物的发展。

变态反应又称过敏反应,是指机体对某些外源性物质(或称过敏原)初次应答后,再次接触相同过敏原刺激时,发生的一种以组织细胞损伤或机体生理功能紊乱为主的特异性免疫应答。过敏原进入人体后刺激 B 细胞产生免疫球蛋白 E(immunoglobulin E, IgE),IgE 与人体血清嗜碱细胞和肥大细胞结合后成为致敏细胞。当人体再次接触相同过敏原时就会与致敏细胞上的抗体结合,引发细胞膜的一系列生物化学反应,导致细胞脱颗粒并释放出组胺(histamine)、缓激肽(bradykinin) 和白三烯(leukotriene, LT) 等活性物质作为过敏介质与相应受体结合,导致毛细血管扩张、通透性增加、平滑肌痉挛、腺体分泌增多等生物效应。患者会出现皮肤瘙痒、红肿、荨麻疹、呼吸困难、哮喘、喷嚏、恶心、呕吐、腹泻等一系列过敏反应症状,严重时还可发生过敏性休克。变态反应性疾病是人类的多发病和常见病。

变态反应已证明与体内组胺释放有关,故选择组胺 H_1 受体拮抗剂(histamine H_1-receptor antagonist)作为抗变态反应药。

第十章
短视频

组胺是广泛存在于人体的一种自体活性物质,其化学结构为 2-(4-咪唑)乙胺,它是由组氨酸经脱羧酶催化下,由组氨酸脱羧形成的。

组氨酸   组胺

组胺是一种重要的化学递质,在细胞之间传递信息,参与一系列复杂的生理过程。通常组胺与肝素-蛋白质形成粒状复合物存在于肥大细胞中,当机体受到如毒素、水解酶、食物及一些化学物品的刺激引发抗原-抗体反应时,肥大细胞的细胞膜改变,使组胺释放进入细胞间液体中,释放后的组胺立即与邻近的靶细胞不同亚型的 H_1、H_2 和 H_3 受体结合,产生相应的病理生理反应。组胺 H_1 受体分布于肠道、呼吸道和生殖泌尿道平滑肌、血管内皮细胞、血管平滑肌、视网膜、脑、肝和肾上腺髓质等处。组胺作用于 H_1 受体,引起支气管、子宫、肠道等器官的平滑肌收缩,严重时导致支气管平滑肌痉挛而呼吸困难,另外还引起毛细血管舒张,导致血管壁渗透性增加,产生水肿和痒感,参与变态反应的发生。组胺 H_2 受体位于胃黏膜腺体、血管平滑肌、心肌等处。组胺作用于 H_2 受体,引起胃酸和胃蛋白酶分泌增加,而胃酸分泌过多与消化性溃疡的形成有密切关系。H_3 受体位于中枢和外周神经末梢突触前膜。组胺作用于 H_3 受体,可反馈抑制组胺的合成和释放,还抑制去甲肾上腺素、乙酰胆碱和神经肽的释放,从而调节中枢神经系统、消化道、呼吸道、血管和心脏等的活动。组胺 H_1 受体拮抗剂竞争性阻断组胺的 H_1 效应,临床主要用于皮肤黏膜变态反应疾病,一些药物品种还可用于止吐、防治晕动病、镇静催眠、预防偏头痛等。

第一节　经典的 H_1 受体拮抗剂
Classic H_1 Receptor Antagonists

组胺 H_1 受体拮抗剂研究始于 1933 年,在研究抗疟药物的时候,发现哌罗克生(piperoxan)对由吸入组胺气雾剂引发的支气管痉挛有保护作用,从此开始了组胺 H_1 受体拮抗剂的研究。

哌罗克生

从 1942 年第一个此类药物上市,至今此类药物的开发就从未间断过。传统的组胺 H_1 受体拮抗剂(20 世纪 80 年代以前上市,又称为第一代抗组胺药)由于脂溶性较高,易于通过血脑屏障进入中枢,产生中枢抑制和镇静的副作用。另外,由于 H_1 受体拮抗作用选择性不够强,故常不同程度地呈现出抗肾上腺素、抗胆碱、抗 5-羟色胺、镇痛、局部麻醉等副作用。此类药物主要有乙二胺类和氨基醚类共两类。

一、乙二胺类

1942 年发现了第一个有临床应用价值的乙二胺类抗组胺药芬苯扎胺(phenbenzamine)。在此基础上用吡啶和噻吩对苯环进行生物电子等排替换,得到了活性更大和副作用更小的抗过敏药。如 1946 年发现的曲吡那敏(tripelennamine)抗组胺作用强而持久,毒副作用低,是至今临床仍常用的抗过敏药之一。乙二胺类 H_1 受体拮抗剂的抗组胺作用弱于其他结构类型,并具有中等强度的中枢镇静作用,还可引起胃肠道功能紊乱,局部外用可引起皮肤过敏。

乙二胺类基本结构　　　芬苯扎胺　　　曲吡那敏

二、氨基醚类

氨基醚类是将乙二胺类结构中的氮原子换成氧原子得到的一类组胺 H_1 受体拮抗剂。此类药物具有明显的中枢镇静作用和抗胆碱作用,常见嗜睡、头晕、口干等不良反应,部分药物在常用剂量时可治疗失眠。1943 年报道氨基醚类化合物中的苯海拉明(diphenhydramine)具有较好的抗组胺活性,临床应用较广,但有嗜睡、神经过敏和镇静等副作用。

盐酸苯海拉明 Diphenhydramine Hydrochloride

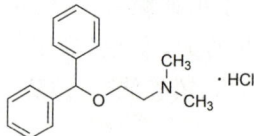

化学名为 N,N-二甲基-2-(二苯基甲氧基)乙胺盐酸盐(2-(benzhydryloxy)-N,N-dimethylethan-1-amine hydrochloride),又名苯那君。

本品为白色结晶性粉末;无臭;味苦,随后有麻痹感。本品在水中极易溶解,在乙醇或三氯甲烷中易溶解,在丙酮中略溶,在乙醚和苯中极微溶解。熔点 167～171 ℃。本品为醚类化合物,化学性质不活泼,纯品对光稳定,当含有杂质二苯甲醇时,在日光下渐变色。

苯海拉明虽为醚类化合物,但由于自身结构的特点,分子中有两个苯环与同一个 α-碳原子存在共轭效应,比一般醚更易受酸的催化而分解,生成二苯甲醇和二甲氨基乙醇。本品在碱性溶液中稳定。

本品能被过氧化氢、酸性重铬酸钾或碱性高锰酸钾溶液氧化,均生成二苯甲酮。

本品遇硫酸初显黄色,继变橙红色,加水稀释后,呈白色乳浊液。

盐酸苯海拉明能竞争性阻断组胺 H_1 受体而产生抗组胺作用,中枢抑制作用显著。有镇静、防晕动和止吐作用,可缓解支气管平滑肌痉挛。临床主要用于荨麻疹、过敏性鼻炎和皮肤搔痒等皮肤、黏膜变态性疾病;预防晕动病及治疗妊娠呕吐。

为了克服苯海拉明的嗜睡和中枢抑制副作用,将苯海拉明与具有中枢兴奋作用的 8-氯茶碱(8-chloro-theophylline)结合成盐,得到茶苯海明(乘晕宁),其副作用减轻,为常用抗晕动病药。

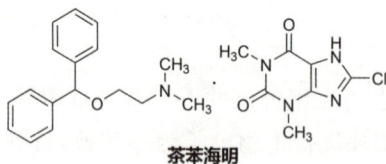

茶苯海明

第二节　非镇静 H_1 受体拮抗剂
Non-sedative H_1 Receptor Antagonist

由于第一代抗组胺药物的脂溶性较高,容易通过血脑屏障进入中枢,产生中枢抑制和镇静的副作用。因此限制药物进入中枢和提高药物对组胺 H_1 受体的选择性就成为设计和寻找新型抗组胺药的指导思想,并由此发展出了非镇静性组胺 H_1 受体拮抗剂(20 世纪 80 年代以后上市，又称为第二代抗组胺药）。此类药物有丙胺类、三环类、哌嗪类和哌啶类。

一、丙胺类

将乙二胺类结构中靠近苯环的氮原子通过电子等排原理，用碳原子替换可得到丙胺类抗组胺药。这类药物也可认为是从氨基醚类简化了一个氧原子后得到的。这类药物有非尼拉敏（pheniramine）、氯苯那敏（chlorphenamine）、吡咯他敏（pyrrobutamine）、曲普利啶（triprolidine）、阿伐斯汀（acrivastine）等。特别是阿伐斯汀具有选择性地阻断组胺 H$_1$ 受体的作用。结构中的丙烯酸基使其具有相当的亲水性而难以进入中枢神经系统，故无镇静作用，也无抗 M 胆碱作用。临床适用于过敏性鼻炎、花粉病、荨麻疹等。

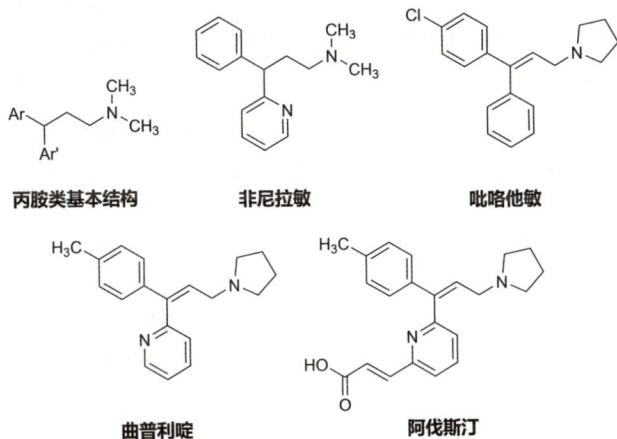

丙胺类基本结构　非尼拉敏　吡咯他敏

曲普利啶　阿伐斯汀

马来酸氯苯那敏 Chlorphenamine Maleate

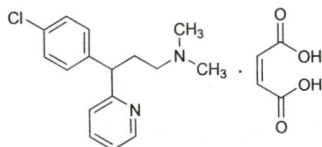

化学名为 2-[对-氯-α-[2-(二甲氨基)乙基]苯基]吡啶马来酸盐(3-(4-chlorophenyl)-N,N-dimethyl-3-(pyridin-2-yl)propan-1-amine maleate)，又名扑尔敏。

本品为白色结晶性粉末；无臭；味苦；有升华性。本品在水、乙醇和三氯甲烷中易溶解，在乙醚中微溶。其 1% 水溶液的 pH 为 4.0～5.0。熔点 131.5～135 ℃。

马来酸氯苯那敏的合成路线如下：

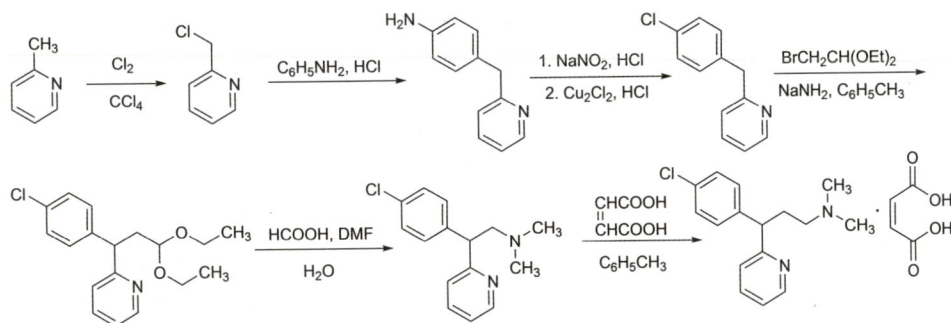

本品与枸橼酸醋酐试液在水浴上加热,即显红紫色,为叔胺类反应。脂肪族、脂环族和芳香族叔胺均有此反应。本品在稀硫酸中,结构中的马来酸与高锰酸钾反应,高锰酸钾氧化马来酸,高锰酸钾红色消失,马来酸生成二羟基丁二酸。

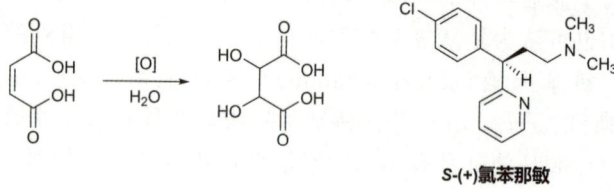

S-(+)氯苯那敏

氯苯那敏含有一个手性碳,存在一对光学异构体。其 *S*-构型的右旋体比消旋体活性约强 2 倍,急性毒性也较小。*R*-构型的左旋体的活性仅为消旋体的 1/90,扑尔敏的药用形式为消旋体的马来酸氯苯那敏。

氯苯那敏的吡啶结构在 pH 3～4 的缓冲液中与溴化氰试剂反应,吡啶环开环,与苯胺生成橙黄色缩合物。若用 1-苯基-甲基-吡啶啉酮代替苯胺,则产生红色缩合物。

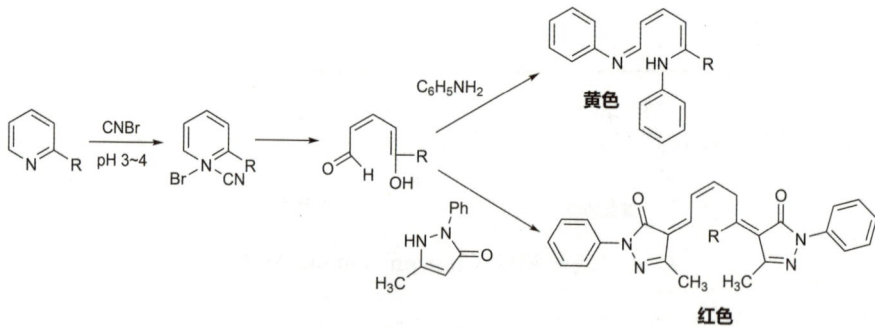

本品服用后吸收迅速而完全,排泄缓慢,作用持久。主要是以 *N*-去一甲基、*N*-去二甲基、*N*-氧化物及未知的极性代谢物随尿排出,而马来酸则被羟化为酒石酸。

氯苯那敏的特点是抗组胺作用较强,用量少,副作用小,适用于小儿科。临床主要用于过敏性鼻炎、皮肤黏膜的过敏、荨麻疹、血管舒张性鼻炎、枯草热、接触性皮炎及药物和食物引起的过敏性疾病。副作用有嗜睡、口渴、多尿等。常用剂型为片剂和注射液。

氯苯那敏为丙胺类抗组胺药,结构中芳基和叔胺基的结构特征与氨基醚类都是一致的。与乙二胺类、氨基醚类、三环类等传统抗组胺药相比,丙胺类组胺 H_1 受体拮抗剂的抗组胺作用较强而中枢镇静作用较弱,产生嗜睡现象较轻。

二、三环类

将氨基醚类、乙二胺类和丙胺类 H_1 受体拮抗剂的两个芳香环部分以不同基团邻位相连,形成三环结构,再用生物电子等排等方法加以修饰,成功得到新型三环类抗过敏药。

异丙嗪(promethazine)为三环吩噻嗪类抗过敏药,自 1945 年发现以来,至今仍在临床应用。以生物电子等排体替代吩噻嗪环的杂原子,得到了许多抗组胺药,其中赛庚啶

（cyproheptadine）不仅抗组胺活性强，还具有抗 5-羟色胺作用。氯雷他定（loratadine）是一强效选择性 H_1 受体拮抗剂，口服吸收快，作用持久，且无抗胆碱活性和中枢神经系统抑制作用。酮替芬（ketotifen）既有强大的抗组胺作用，又可抑制过敏介质的释放，药用其富马酸盐，用于各种哮喘的预防和治疗。

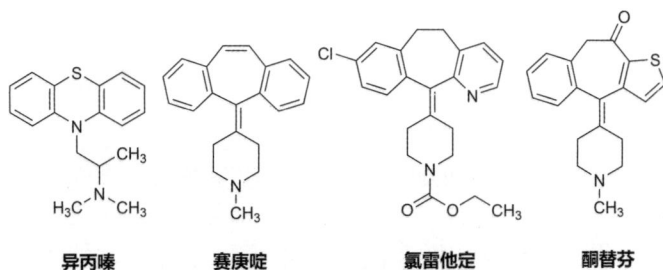

异丙嗪　　**赛庚啶**　　**氯雷他定**　　**酮替芬**

氯雷他定 Loratadine

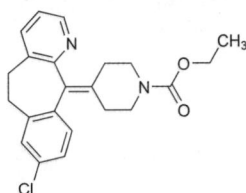

化学名为 4-(8-氯-5,6-二氢-11H-苯并[5,6]-环庚并[1,2-b]吡啶-11-亚基)-1-哌啶羧酸乙酯（ethyl 4-(8-chloro-5,6-dihydro-11H-benzo[5,6]cyclohepta[1,2-b]pyridin-11-ylidene) piperidine-1-carboxylate）。

本品为白色或类白色结晶性的粉末；无臭。本品在甲醇、乙醇或丙酮中易溶，在水中几乎不溶；在 0.1 mol/L 盐酸溶液中略溶。熔点 133～137 ℃。

本品口服吸收良好，起效迅速，某些患者在半小时内就显现作用，1.5 小时后达到血药峰值。在肝脏迅速而广泛地代谢，代谢产物主要为去乙氧羧基氯雷他定（地氯雷他定，desloratadine），代谢物仍具有 H_1 受体拮抗作用，结合后经肾消除。地氯雷他定及其衍生物卢帕他定（rupatadine）也分别于 2001 年和 2003 年上市。

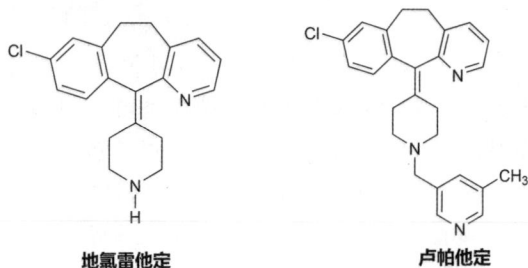

地氯雷他定　　　　　**卢帕他定**

氯雷他定为强效选择性 H_1 受体拮抗剂，但没有抗胆碱能活性和中枢神经系统抑制作用，半衰期为 8～14 小时，其代谢物比氯雷他定的作用持久，半衰期达 17～24 小时。氯雷他定可减轻过敏性鼻炎的症状，可治疗荨麻疹和过敏性关节炎。已有致心动过速的报道。

氯雷他定为三环类抗组胺药,其结构与其他三环类抗组胺药的主要区别是,用中性的氨基甲酸酯代替了碱性叔胺结构,此变化被认为直接导致其中枢镇静作用的降低。

三环类 H_1 受体拮抗剂是在吩噻嗪类结构基础上衍生出来的,传统吩噻嗪类抗组胺药不仅具有组胺 H_1 受体拮抗作用,还有抗胆碱和镇吐作用,中枢抑制作用较明显,也可引起光致敏反应。对吩噻嗪母核和侧链进行变化,产生出多种结构的三环类 H_1 受体拮抗剂,具有各自的作用特点。

三、哌嗪类

哌嗪类抗组胺药是将乙二胺类的两个氮原子再联一个乙基组成一个哌嗪环,就构成了哌嗪类抗组胺药。

盐酸西替利嗪 Cetirizine Hydrochloride

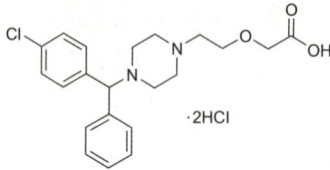

化学名为(±)-2-[2-[4-[(4-氯苯基)苯甲基]-1-哌嗪基]乙氧基]乙酸二盐酸盐(2-(2-(4-((4-chlorophenyl)(phenylmethyl)piperazin-1-yl)ethoxy)acetic acid hydrochloride)。

本品为白色或类白色结晶性粉末,无臭。在水中易溶,在甲醇或乙醇中溶解在三氯甲烷或丙酮中几乎不溶。熔点 110~115 ℃。本品易氧化分解,应在避光的密闭容器中保存。

西替利嗪可用 1-[(4-氯苯基)苯基甲基]哌嗪为原料,与氯乙氧基乙腈缩合,再水解、成盐而制得。

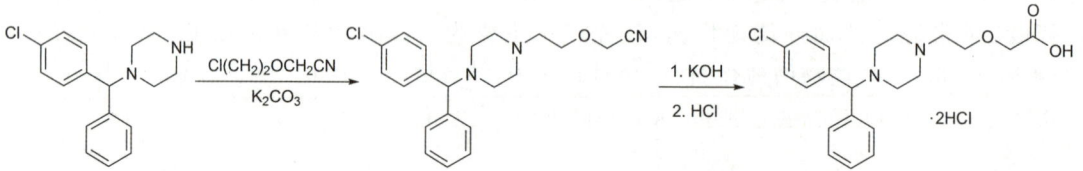

西替利嗪选择性作用于 H_1 受体,作用强而持久,对 M 胆碱受体和 5-HT 受体的作用极小。本品易离子化,不易透过血脑屏障,进入中枢神经系统的量极少,属于非镇静性抗组胺药,是第二代抗过敏药的代表药物之一。服药后,本品很快被吸收,且作用时间长。因药物极性大,大部分药物未起变化而经肾消除,尚未见心脏毒副作用报道。

自 1987 年盐酸西替利嗪首先在比利时上市以来,此药即以其高效、长效、低毒、非镇静性等特点成为哌嗪类抗组胺药的典型代表。其光学纯异构体左西替利嗪(levocetirizine)也已于 2001 年在德国上市。此类中还有其他药物如去氯羟嗪(decloxizine)、赛克力嗪(cyclizine)、氯环力嗪(chlorcyclizine)、美克洛嗪(meclozine)、布克力嗪(buclizine)和奥沙米特(oxatomide)等,虽具有一定的中枢抑制作用,但除了具有较强的 H_1 受体拮抗剂作用外,又各有特点,成为更有特色的三环类 H_1 受体拮抗剂。

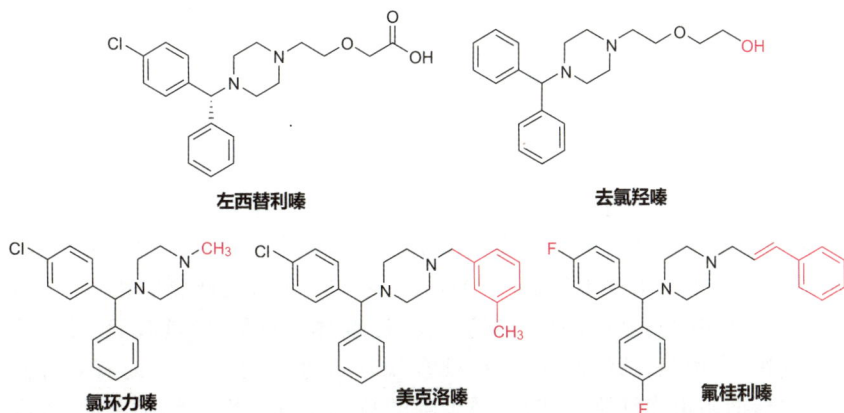

左西替利嗪　　　　　　　　　　　　　去氯羟嗪

氯环力嗪　　　　　　美克洛嗪　　　　　　氟桂利嗪

四、哌啶类

将哌嗪类药物结构中氮原子以碳原子替代,则得到哌啶类抗组胺药物。第一个上市的哌啶类组胺 H_1 受体拮抗剂是特非那定(terfenadine),此药是在研究丁酰苯酮类抗精神病药物时合成出来的,发现其具有选择性外周 H_1 受体拮抗剂活性,无中枢神经抑制作用,也无抗胆碱、抗 5-羟色胺和抗肾上腺素的作用,耐受性好,安全性高,与受体结合解离均缓慢,故药效持久。特非那定与某些抗生素及抗真菌药合用时可致严重的心脏病,由生产商主动提出,由 FDA 批准于 1998 年撤销,但其在哌啶类非镇静性抗组胺药发展史上仍扮演过十分积极的重要角色。1983 年上市的阿司咪唑(astemizole),曾是此类中广泛使用的抗过敏药。阿司咪唑的国内商品名为息斯敏(hismanal),此药为强效组胺 H_1 受体拮抗剂,作用持续时间长,不具抗胆碱和局麻作用。因其不易穿过血脑屏障而不具中枢抑制作用,不良反应较少,但也因心脏毒性于 1999 年由 FDA 决定撤市。可见非镇静性抗组胺药的心脏毒性已备受关注。咪唑斯汀(mizolastine)在这方面有特定优势,是此结构类型的代表药物。

第十章
课程思政

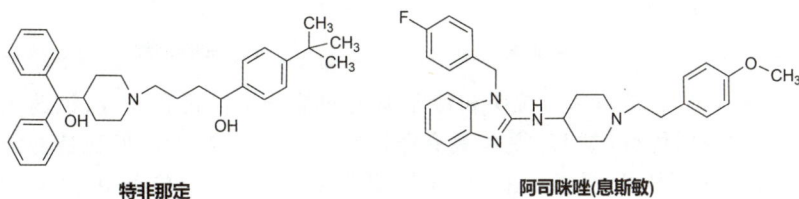

特非那定　　　　　　　　　　　　阿司咪唑(息斯敏)

咪唑斯汀 Mizolastine

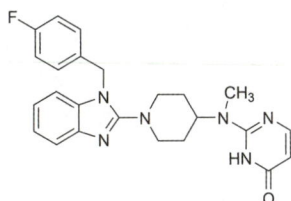

化学名为 2-((l-(1-((4-氟苯基)甲基)-1H-苯并咪唑-2-基)哌啶基-4-基)甲基氨基)嘧啶-4（3H）-酮（2-((1-(1-(4-fluorobenzyl)-1H-benzo［d］imidazol-2-yl)piperidin-4-yl)

（methyl）amino）pyrimidin-4（3H）-one）。

本品为白色结晶；可溶于甲醇。熔点 217 ℃。

咪唑斯汀化学结构是由一个芳环、三个含氮杂环以碳-氮键的方式连接起来，分子中可以看出有两个脒基掺入在杂环中。由于所有的氮原子都处于叔胺、酰胺及芳香性环中，碱性较弱，整体分子相对稳定。

本品口服吸收迅速，1.5 小时达到血浆药物峰浓度，与血浆蛋白高度结合，平均半衰期为 13 小时，生物利用度较高。本品主要代谢途径为母体化合物的葡萄糖醛酸化，其代谢产物无抗组胺活性。因本品主要不经 P450 酶代谢，故与其他合用药物的相互作用也小。

本品于 1998 年在欧洲上市，为第二代组胺 H_1 受体拮抗剂，它具有 H_1 受体高度特异性和选择性，起效快，作用强，持续时间长，持续有效时间达 24 小时。同时有效抑制其他炎性介质的释放，包括抑制炎症细胞的移行、减少嗜酸粒细胞和中性粒细胞浸润，以及对花生四烯酸诱导的水肿表现强效、持久和剂量依赖的抗炎作用。因此此药被认为是具有双重作用的抗组胺药。本品也没有中枢镇静作用，只有个别对该药敏感患者才出现镇静作用。本品其他不良反应极少，无显著的抗胆碱能样作用，对体重的影响小。当剂量达到推荐剂量的 4 倍也未发现明显的心脏副作用，这是咪唑斯汀优于其他第二代 H_1 受体拮抗剂的最重要的一点。本品临床主要用于治疗过敏性鼻炎和慢性特发性荨麻疹。

近年来还有一些哌啶类 H_1 受体拮抗剂上市，它们对外周 H_1 受体有高度选择性，无中枢抑制作用，也没有明显的抗胆碱作用，为目前非镇静类 H_1 受体拮抗剂的主要结构类型。

非索那定（fexofenadine）为特非那定的体内氧化代谢生成的羧酸产物，也具有较强的抗组胺活性，已被开发为新的抗组胺药物于 1996 年上市，无中枢副作用，也无特非那定的心脏毒性。诺阿司咪唑（norastemizole）为阿司咪唑的代谢产物，也具有抗组胺作用，其作用强度为阿司咪唑的 40 倍，已被开发为上市药物。

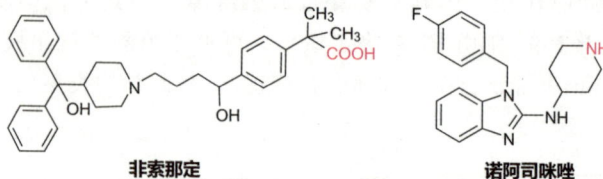

非索那定   诺阿司咪唑

依巴斯汀（ebastine）是由苯海拉明和特非那定的部分结构拼合而成，该药于 1990 年上市，综合了二者的作用优点，对 H_1 受体具有选择性拮抗作用，持续时间比特非那定长，可治疗各种过敏性疾病。依巴斯汀在体内可代谢得到有活性的羧基化代谢物卡瑞斯汀（carebastine），抗组胺作用比依巴斯汀更强。

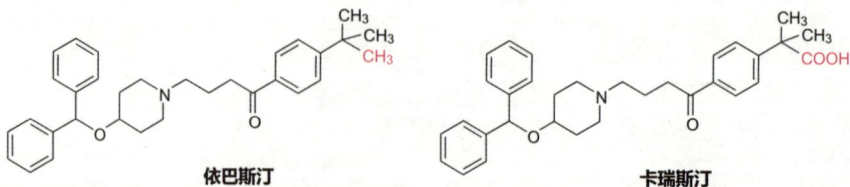

依巴斯汀   卡瑞斯汀

近年来，将哌啶环用七元的氮䓬环替代衍生出一些其他 H_1 受体拮抗剂，如氮䓬斯汀（azelastine）、依美斯汀（emedastine）和依匹斯汀（epinastine）。氮䓬斯汀是一种多途径作用的抗组胺药，除具有抗组胺作用外，尚具抑制白三烯的释放作用，作用强而持久，用于过敏性哮喘、过敏性鼻炎的治疗。依美斯汀刺激性较小,常用于眼、耳、鼻的过敏症,可用于暂时缓解过敏性结膜炎的体征和症状。依匹斯汀为组胺 H_1 受体拮抗药和肥大细胞组胺释放抑制药,适用于成人所患的过敏性鼻炎、荨麻疹及过敏性支气管哮喘的防治。

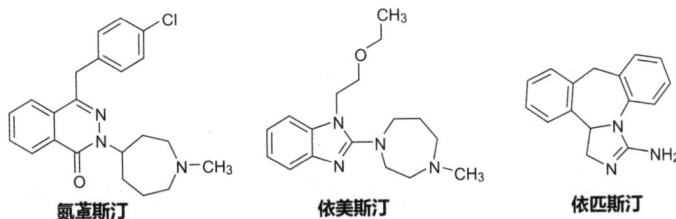

氮䓬斯汀　　依美斯汀　　依匹斯汀

组胺 H_1 受体拮抗剂结构类似,大多数氨基醚类、乙二胺类和丙胺类药物可用以下通式表示:

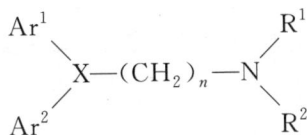

$$Ar^1 \atop Ar^2 } X—(CH_2)_n—N{\ R^1 \atop R^2}$$

组胺 H_1 受体拮抗剂的构效关系:①Ar^1 为苯环、杂环或取代杂环,Ar^2 为另一芳香环或芳甲基,Ar^1 和 Ar^2 可桥连成三环类化合物。②NR^1R^2 一般为叔胺,也可以是环的一部分,常见的有二甲氨基、四氢吡咯基、哌啶基、哌嗪基和七元的氮䓬环。③X 是 sp^2 或 sp^3 杂化的碳原子、氮原子,或连接氧原子的 sp^3 碳原子。④连接段碳链 n 为 2~3,通常 $n=2$。叔胺与芳香环中心的距离一般为 50~60 nm。

白三烯、缓激肽、血小板活化因子等过敏介质的拮抗剂也能作为抗过敏药。抗变态反应药物按药物作用机制分类,除织胺 H_1 受体拮抗剂外,还有白三烯拮抗剂和缓激肽拮抗剂,临床上以 H_1 受体拮抗剂最常用。

白三烯(leukotriene,LT)是一类含三个共轭双键的 20 碳直链羟基酸的总称,化学结构有 LTA、LTB、LTC、LTD、LTE、LTF 等大类。LTC_4、LTD_4、LTE_4 和 LTF_4(缩写的右下角数字标示分子中双键的数目)的结构中都含有半胱氨酸残基,称为半胱氨酰白三烯(cysLT),有着比组胺更强的收缩支气管和增加微血管通透性的活性,是重要的过敏介质,因此也称慢反应过敏物质(SRS-A)。花生四烯酸为 LT 生物合成的前体物质,抗原抗体反应会激发肥大细胞或嗜碱性细胞内磷脂酶 A_2 活化,裂解为膜磷脂,释放花生四烯酸,5-脂氧酶激活蛋白(FLAP)促进花生四烯酸的转移,在关键的酶 5-脂氧化酶(5-LO)催化下花生四烯酸被氧化,进而经一系列酶促反应,形成 LT。

抗白三烯药物有直接 LT 受体拮抗剂和抑制 LT 生成的药物,包括 5-LO 抑制剂、FLAP 抑制剂和磷脂酶 A_2 抑制剂。

扎鲁司特(zafirlukast)以天然白三烯为模型化合物,经结构衍化而得。它是有效 LTD_4 拮抗剂,亲和力约为天然配基的 2 倍,可作为轻中度哮喘的有效治疗药物。

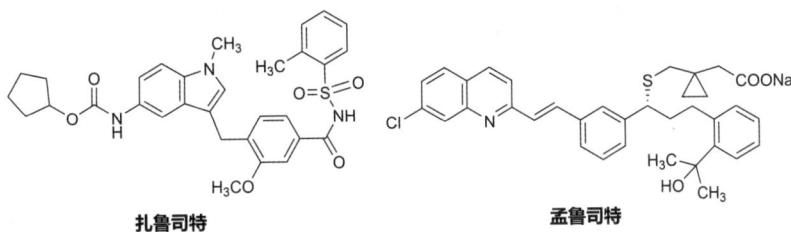

扎鲁司特　　　　　　孟鲁司特

孟鲁司特(montelukast)和普仑司特(pranlukast)为特异性半胱氨酰白三烯(cysLT)受体拮抗剂,药理作用和临床应用同扎鲁司特。

齐留通(zileuton)的主要作用是选择性地抑制 5-LO,从而抑制 LT 的合成,同时能抑制过敏反应引起的嗜酸性细胞向肺部的浸润。给药后可产生快速支气管扩张作用,明显降低血中嗜酸性细胞的水平,还有扩张支气管和抗炎作用。可作为哮喘的长期用药。

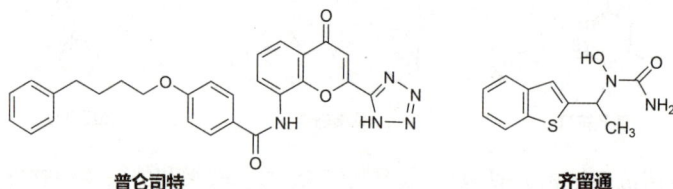

普仑司特   **齐留通**

抗白三烯药物可有效地用于过敏性反应,但白三烯毕竟只是构成过敏反应的过敏介质一,应从病因出发联合使用其他药物才能全面控制疾病。

学 习 小 结

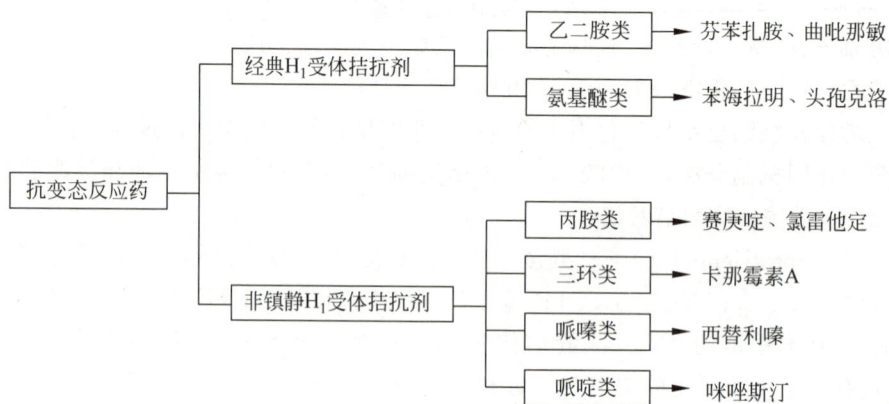

思 考 题

1. 抗变态反应药物按作用机制的不同可分为哪些药物?
2. 组胺 H_1 受体拮抗剂有几种结构类型?它们彼此之间有何联系?

第十章习题   第十章习题答案

(李念光、冯丽华)

第 十 一 章

麻 醉 药
Anesthetics

学习目标

1. 掌握麻醉药的分类；掌握氟烷、盐酸氯胺酮、盐酸普鲁卡因药物的结构、理化性质和临床用途。

2. 熟悉药物恩氟烷、盐酸利多卡因、盐酸达克罗宁的结构、理化性质和临床用途。

3. 了解局部麻醉药的构效关系、盐酸普鲁卡因的合成路线。

麻醉药是指能使患者整个机体或机体局部暂时、可逆性失去知觉及痛觉的药物。根据其作用范围可分为全身麻醉药(general anesthetics)和局部麻醉药(local anesthetics)两大类。前者作用于中枢神经系统，由浅入深可逆性抑制，可引起患者所有的意识、感觉尤其是痛觉消失和骨骼肌松弛，反射运动消失。后者则作用于神经末梢或神经干周围，对神经的膜电位起稳定作用或降低膜对钠离子的通透性，可逆性阻断感觉神经冲动的产生和传导，使局部痛觉暂时消失。

第一节　全身麻醉药
General Anesthetics

全身麻醉药(简称全麻药)按给药途径不同，可分为吸入麻醉药(inhalation anesthetics)和静脉麻醉药(intravenous anesthetics)两类。吸入麻醉药也称挥发性麻醉药(volatile anesthetics)，静脉麻醉药是经静脉给药而产生全身麻醉作用的药物。

全身麻醉药的药理作用机制至今尚未完全阐明，目前普遍认为多数静脉麻醉药通过作用于 GABA(gamma-aminobutyric acid)受体或门控离子通道(ligand-gated ion channels)发挥作用。吸入性麻醉药经肺泡动脉入血，到达脑组织并阻断其突触传递功能，从而实现全身麻醉。其作用机制的学说很多，目前尚未趋统一。其中的脂溶性学说，至今仍是各种学说的基础。有力的证据是化学结构各异的吸入性麻醉药作用与其脂溶性之间有鲜明的相关性，即脂溶性越高，麻醉作用越强。吸入性麻醉药溶入细胞膜的脂质层，使脂质分子排列紊乱，膜蛋白及钠、钾通道发生构象和功能上的改变，抑制神经细胞除极化，进而广泛抑制神经冲动的传递，导致全身麻醉。吸入麻醉药氟烷(halothane)被报道作用于多种分子靶点，而氧化亚氮(nitrous oxide,俗称笑气)和盐酸氯胺酮(ketamine hydrochloride)则是通过抑制 N-甲基-D-天冬氨酸(N-methyl-D-aspartate,NMDA)受体复合物而起效。

　　理想的全麻药需具备诱导期短、停药后恢复快、麻醉深度易于控制、无局部刺激、安全范围大等特点。具体应具备以下条件：①性质稳定,不易燃烧,储存、运输、使用方便；②安全,对肝、肾、心、肺等毒性低；③起效快,停药后清除迅速；④麻醉的深度和时间易于控制；⑤体内代谢率低、代谢物无毒。但目前临床上使用的麻醉药还不能完全满足上述要求,因而需要医药研究者进一步努力,开发更为安全、理想的全身麻醉药。

一、吸入性麻醉药

　　吸入性麻醉药是一类脂溶性较大、化学性质不活泼的气体或分子量小、沸点低、易挥发的液体。吸入性麻醉药对中枢神经系统各部位的抑制作用有先后顺序,先抑制大脑皮质,最后是延脑。麻醉逐渐加深时,依次出现各种神经功能受抑制的症状。

　　全麻药属于结构非特异性药物,开始应用于外科手术的吸入全麻药主要有氧化亚氮(nitrous oxide)、麻醉乙醚(anesthetic ether)、三氯甲烷(chloroform)。氧化亚氮具有良好的镇痛作用及毒性低等优点,但麻醉作用较弱,易致缺氧。临床常与其他全麻药配合使用,可减少其他麻醉药的用量。麻醉乙醚具有麻醉期清楚、易于控制、良好的镇痛作用及肌肉松弛作用等优点,但是也存在易燃、易爆、气味难闻以及呼吸道刺激致使分泌物增加等缺点,现在临床上已很少使用。三氯甲烷因毒性大,已被淘汰。20世纪出现了氟代烃和氟代醚类吸入麻醉药,在烃类或醚类结构中引入氟原子后,可降低易燃性并增加麻醉作用,如氟烷(halothane)、恩氟烷(enflurane,安氟醚)、异氟烷(isoflurane,异氟醚)、七氟烷(sevoflurane)等已成为临床上常用的吸入麻醉药物(图 11-1),取代了毒性较大的三氯甲烷、乙醚。氟代烃或氟代醚类吸入麻醉药的毒性虽远比三氯甲烷小,但仍有一定的肝脏毒性。

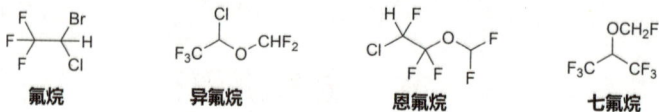

图 11-1　常见氟烷类吸入性麻醉药

　　氟烷类吸入麻醉药的代表药物是氟烷,与乙醚相比较,其具有麻醉作用强而快、苏醒快、不易燃、不易爆、刺激性小等优点,常用于全身麻醉和诱导麻醉,但是它对肝脏有一定损害。氟代醚类包括恩氟烷、异氟烷和七氟烷等。其中,恩氟烷为新型高效全麻药,麻醉诱导期平稳快速,麻醉深度易于控制,对心血管系统抑制作用弱,肌松作用好,常用于复合全身麻醉。恩氟烷的同分异构体异氟烷作用与恩氟烷相似,但在麻醉诱导期对呼吸道刺激性较大。七氟烷麻醉作用强,无呼吸道刺激性、麻醉诱导期短、平稳、舒适,麻醉深度易于控制,患者苏醒快,对心肺功能影响小,用于儿童及成人诱导麻醉和维持麻醉。

氟烷　Halothane

化学名为 1,1,1-三氟-2-氯-2-溴乙烷(1,1,1-trifluro-2-chloro-2-bromoethane)。

本品为无色、易流动的重质液体；有类似三氯甲烷的香气。本品能与乙醇、三氯甲烷、乙醚或挥发油类任意混合，在水中微溶。相对密度为 1.871～1.875。

本品为含氟有机物，呈有机氟化物的一般鉴别反应；经氧瓶燃烧法破坏后以稀氢氧化钠吸收，氟离子可与茜素氟蓝试液和硝酸亚铈试液反应显蓝紫色。

本品化学性质不太稳定，遇光、热和湿空气缓缓分解，氧化生成氯化氢、溴化氢及光气，需添加抗氧剂麝香草酚，避光保存。

本品为临床应用最早的含氟吸入麻醉药，麻醉诱导期平稳而较快，停药后 1 小时患者可苏醒，不易燃、不易爆、刺激性小，但镇痛和肌松作用较弱。主要用于全身麻醉和诱导麻醉，对肝脏有一定损害。

恩氟烷 Enflurane

化学名为 2-氯-1-(二氟甲氧基)-1,1,2-三氟乙烷(2-chloro-1-(difluoromethoxy)-1,1,2-trifluoroethane)，又名安氟醚。

本品为无色易流动的液体；具有特殊的臭气。本品的相对密度为 1.523～1.530；馏程为 55.5～57.5 ℃；折光率为 1.302～1.304。

本品为含氟化合物，经有机破坏后可显氟离子的特征反应，用于鉴别。

本品有一手性中心，具有旋光性，左旋体的麻醉作用约为右旋体的 2 倍，药用消旋体。

本品大部分在肺中以气体形式排出，约 10% 在肝脏代谢，产物主要为无机氟化物和氟代羧酸。本品对中枢神经具刺激作用，肝脏毒性较氟烷轻。

恩氟烷的麻醉作用较强，起效快，肌肉松弛作用良好，无黏膜刺激作用，毒副作用较小，一般用于全身复合麻醉，是目前国内应用较为广泛的吸入麻醉药之一。

二、静脉麻醉药

静脉麻醉药又称非吸入性全身麻醉药(non-inhalation ansetheics)，这类药物通常是水溶性的化合物，大部分为盐类。

静脉麻醉药通过缓慢静脉注射或静脉滴注产生麻醉作用，具有不需要诱导期，就能迅速进入麻醉状态，对呼吸道无刺激，不良反应少，方便易行的优点，目前在临床上占有重要地位，缺点是不易掌握麻醉深度。

此类药物无结构特异性，常用药物有盐酸氯胺酮、丙泊酚(propofol)、硫喷妥钠(thiopental sodium)、依托咪酯(etomidate)、咪达唑仑(midazolam)和 γ-羟基丁酸钠(4-hydroxybutanoic acid sodium salt)等(图 11-2)。

盐酸氯胺酮具有麻醉起效快，镇痛力强，维持时间短，有轻微抑制呼吸中枢，"分离麻醉"副作用。用于小手术或低血压患者诱导麻醉。后续研究发现，氯胺酮的右旋异构体，S-氯胺酮的麻醉镇痛的强度是氯胺酮的两倍，在临床上达到相同麻醉效果使用剂量仅是氯胺酮的一半，因而患者苏醒时间更快，不良反应更少。

丙泊酚通过抑制中枢神经，产生镇静，催眠效果，起效快，作用时间短，苏醒迅速。用于全麻诱导、维持及辅助全麻方面。2020 年，由中国自主研发的 1.1 类化学药环泊酚

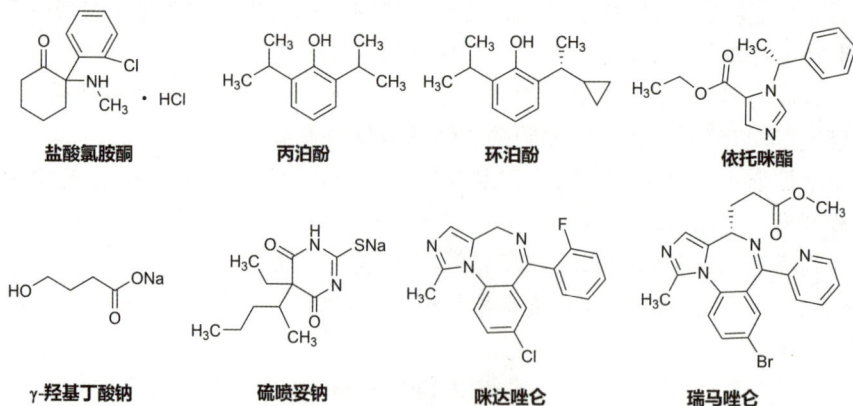

图 11-2　常用静脉麻醉药

（hydroquinone）获批上市,其是丙泊酚的结构类似物,相较于丙泊酚具有更高的效价和更优的安全性,这也是中国第一个自主研发的创新静脉麻醉药。

依托咪酯具有起效快、恢复迅速并且镇痛效果确切等优点,被广泛用于临床麻醉,属强效超短时麻醉药,主要用于诱导麻醉。

硫喷妥钠属于超短效巴比妥类药物,脂溶性高,易于透过血脑屏障,麻醉作用迅速,维持时间短、镇痛和肌松效果差,常用于诱导麻醉和基础麻醉。

咪达唑仑为苯二氮䓬类镇静催眠药,代替硫喷妥钠用于静脉诱导麻醉,无镇痛作用,起效快,消除迅速,镇静效果好。2019 年,中国恒瑞制药研发的咪达唑仑结构类似物瑞马唑仑（remimazolam）获得国家药品监督管理局批准上市。和咪达唑仑一样,瑞马唑仑是一种超短效的 γ-氨基丁酸（GABA）受体激动剂,在体内可迅速被组织酯酶代谢成无活性的代谢产物,经肾脏排泄,具有起效快、清除彻底、镇静作用快速消退、恢复时间短等突出特点。与咪达唑仑比,瑞马唑仑血药浓度达峰时间为 1 分钟,起效迅速;药物在体内平均滞留时间仅为咪达唑仑的 1/7,消除迅速。

γ-羟基丁酸钠麻醉作用较弱,毒性小,无镇痛和肌松作用,配合其他麻醉药或镇静催眠药使用,用于诱导麻醉或维持麻醉。

盐酸氯胺酮 Ketamine Hydrochloride

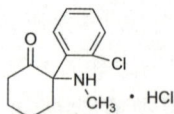

化学名为 2-(2-氯苯基)-2-(甲氨基)-环己酮盐酸盐（2-(2-chlorophenyl)-2-(methylamino) cyclohexanone hydrochloride）。

本品为白色结晶性粉末;无臭。本品在水中易溶,在热乙醇中溶解,在乙醚中不溶。熔点 259～263 ℃（分解）。本品含有一个手性碳,常用外消旋体,右旋体的止痛和安眠作用分别为左旋体的 3 倍和 1.5 倍,产生噩梦和幻觉等副作用主要归因于左旋体。本品水溶液加碳酸钾溶液,即析出游离的氯胺酮。本品为氯代有机物,有机破坏后,可显氯化物的鉴别反应。

本品的合成以环戊醇为原料,经三氧化铝高温脱水为环戊烯;在无水三氯化铝催化下与邻氯苯甲酰氯反应,生成 2-氯苯基环戊基甲酮;溴化后生成 1-溴代环戊基邻氯苯基酮;进一步与甲胺反应再水解得 1-羟基环戊基邻氯苯基酮 N-甲亚胺;最后在盐酸和十氢萘中加热重排即得。

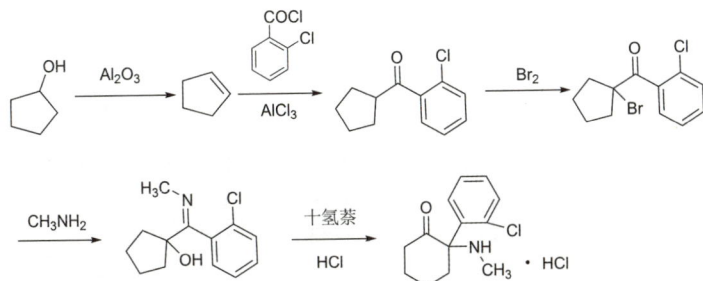

本品主要在肝脏代谢为去甲氯胺酮,再转化为羟基产物,最后与葡萄糖醛酸结合后由肾脏排出。去甲氯胺酮有镇痛作用,约为氯胺酮的 1/3。

本品为静脉麻醉药,亦有镇痛作用。对中枢既有抑制作用又有兴奋作用,可产生痛觉消失后的部分意识存在现象,有梦幻感和烦躁不安等浅麻醉状态,称"分离麻醉"。麻醉时间短,可使血压升高,临床上主要用于小手术或低血压患者的诱导麻醉,近年来多用于复合麻醉。

盐酸氯胺酮因会产生梦幻感,近年来被滥用为毒品,自 2004 年开始,我国将它列入一类精神药品进行管制。

三、全身麻醉药的构效关系

全麻药属于结构非特异性药物。其麻醉药理作用主要取决于药物分子的理化性质,即药物的脂溶性。Meyer 和 Overton 认为全麻药的麻醉强度与其脂溶性成非线性正相关,指出全麻药的脂水分配系数是影响该类药物作用强度的关键。

吸入性麻醉药的吸收及其作用的深浅快慢,首先决定于它们在肺泡气体中的浓度。在一个大气压力下,使 50% 的患者痛觉消失的肺泡气体中麻醉药的浓度称为最小肺泡浓度(minimal alveolar concentration,MAC)。每一种麻醉药都有其恒定的数值,它反映药物的麻醉强度,MAC 数值越低,说明药物的麻醉作用越强。

吸入性全麻药以气体形式随呼吸进入肺部,经肺泡扩散而吸收入血,经血液循环至中枢神经系统。吸收速度及作用速度与肺通气量、吸入气中药物浓度、肺血流量、血/气分配系数和脑/血分配系数有关。

$$血/气分配系数=\frac{血中药物浓度}{吸入气中药物浓度}\qquad 脑/血分配系数=\frac{脑中药物浓度}{血中药物浓度}$$

血/气分配系数是血中药物浓度与吸入气中药物浓度达到平衡时的比值。血/气分配系数大的药物,血中溶解度高,与吸入气之间不易达到平衡,血中药物分压提高慢,麻醉诱导期长。

脑/血分配系数是指脑中药物浓度与血中药物浓度达到平衡时的比值。数值越大,药物越容易进入脑组织,麻醉发挥作用越快。

药物的清除亦与血/气分配系数和脑/血分配系数有关,数值越低者,越容易被排出体外,恢复时间短。常用吸入麻醉药的特性见表11-1。

表 11-1　吸入性麻醉药的特性比较

药　物	氧化亚氮	乙醚	氟烷	恩氟烷	异氟烷
血/气分布系数	0.47	12.1	2.3	1.8	1.4
脑/血分布系数	1.06	1.14	2.3~3.5	1.45	4.0
MAC/%	100	1.92	0.75	1.68	1.15
诱导用吸入气浓度/%	80	10~30	1~4	2.0~2.5	1.5~3.0
维持用吸入气浓度/%	50~70	4~5	0.5~2.0	1.5~2.0	1.0~1.5
诱导期	快	很慢	快	快	快
骨骼肌松弛	很差	很好	差	好	好

第二节　局部麻醉药
Local Anesthetics

局部麻醉药(local anesthetics)简称局麻药,其主要通过可逆性阻滞神经末梢及神经干神经冲动的传导,在不影响意识的前提下,使局部痛觉消失。局部麻醉药普遍应用于鼻、口腔、喉、气管支气管、食管、生殖泌尿道的黏膜,进行表面麻醉;或注入皮下组织进行局部浸润麻醉,注入手术部位周围进行区域阻滞,注入臂丛或颈丛等进行神经干或丛阻滞,注入腰椎蛛网膜下腔而取得下半身某部位的麻醉,即脊麻或腰麻,注入脊神经根的硬脊膜外间隙而产生相应节段面的阻滞。局麻药使用中出现的毒副反应主要表现为中枢神经系统和心血管系统作用,以及过敏反应。

早在16世纪,人们就知道秘鲁人通过咀嚼南美洲古柯树叶来止痛。1860年,德国化学家尼曼(Alert Niemann)从古柯树叶中提取分离一种生物碱,其盐类呈白色晶体状,无气味,味略苦而麻,后命名为可卡因(cocaine)(图11-3)。1884年,可卡因作为局部麻醉药正式应用于临床。因其具有成瘾性及组织刺激性等毒副反应,人们对可卡因进行了系统的结构改造。

研究表明,可卡因的苯甲酸酯骨架是产生局麻作用的主要原因,而莨菪烷双环结构及 N-甲基结构非局麻的必需结构,而且羧酸甲酯基团与成瘾性密切相关。在上述研究基础上,苯佐卡因(benzocaine)于1890年问世。1904年,为改善苯佐卡因溶解度较小、不能注射使用的缺点,科学家在其乙酯部分引入亲水性的二乙氨基,开发得到普鲁卡因(procaine)(图11-4)。至今,普鲁卡因已经应用一百余年,是临床上最经典的局麻药。

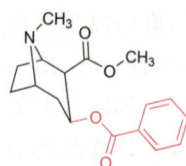

图 11-3　可卡因(Cocaine)的化学结构及关键药效团

局麻药根据结构中连接子的化学类型不同可分为五类:①芳酸酯类;②芳酰胺类;③氨基酮类;④氨基醚类;⑤氨基甲酸酯类。

一、芳酸酯类

芳酸酯类局麻药在结构中均具有一个酯键,临床常用的该类药物有盐酸普鲁卡因

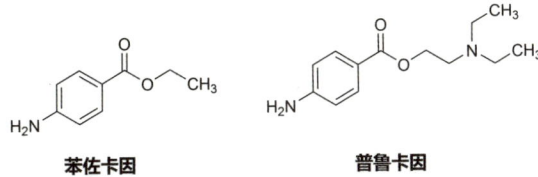

图 11-4 苯佐卡因和普鲁卡因的化学结构

（procaine hydrochloride）、羟普鲁卡因（hydroxyprocaine）、氯普鲁卡因（chloroprocaine）、丁卡因（tetracaine）、布他卡因（butacaine）以及硫卡因（thiocaine）（图 11-5）。

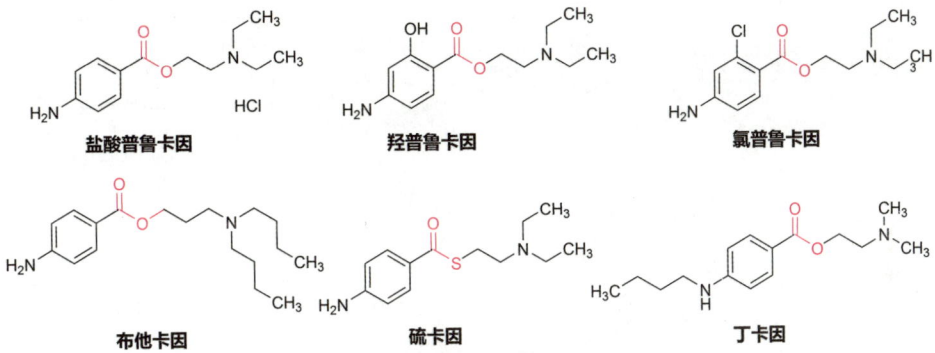

图 11-5 临床常用芳酸酯类局麻药的化学结构

盐酸普鲁卡因至今仍为临床广泛使用的基本药物，毒性低，存在麻醉强度小、作用时间短、易于水解和氧化等缺点。为了克服其缺点，以普鲁卡因为先导物，对苯环、酯键、氨基、侧链进行结构改造，得到较为稳定的氯普鲁卡因和羟普鲁卡因。其中羟普鲁卡因局部麻醉作用比普鲁卡因强，作用时间较长，用于浸润麻醉。氯普鲁卡因麻醉起效快，效能为普鲁卡因的 2 倍，代谢速度比普鲁卡因快，副作用低于普鲁卡因，用于各种手术麻醉。丁卡因局麻作用是普鲁卡因的 10 倍，穿透力强，起效慢，麻醉时间可达 3 小时左右，用于浸润麻醉和眼角膜的表面麻醉。布他卡因局麻作用比普鲁卡因强 3 倍，用于浸润麻醉和表面麻醉。硫卡因是将普鲁卡因酯基中的氧用其生物电子等排体硫替换得到，脂溶性大，显效快，局麻作用比普鲁卡因强，但毒性大，用于浸润麻醉和表面麻醉。

盐酸普鲁卡因 Procaine Hydrochloride

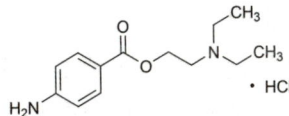

化学名为 4-氨基苯甲酸-2-(二乙氨基)乙酯盐酸盐（2-(diethylamino)ethyl 4-aminobenzoate hydrochloride），又名盐酸奴佛卡因（novocaine hydrochloride）。

本品为白色结晶或结晶性粉末；无臭。本品在水中易溶，在乙醇中略溶，在三氯甲烷中微溶，在乙醚中几乎不溶。熔点 154～157 ℃。本品稳定性较差，在空气中稳定，但对光线敏感，需避光贮存；干燥结晶尚稳定，在水溶液中，本品结构中酯键在酸、碱或体内酯酶作用下，均能发生水解反应，生成对氨基苯甲酸和二乙氨基乙醇。对氨基苯甲酸在生产和贮存过程中均会产生,对皮肤刺激性较大,是现行版《中国药典》明确规定需控制限量的杂质。本品水解速度受 pH 值和温度的影响较大,在 pH 3～3.5 最稳定,当 pH<2.5 时,水解速度增加。同时,当 pH>4 时,随着 pH 的增高,水解速度加快。相同 pH 条件下,温度越高,水解速度越快,在贮存和使用时需注意。

第十一章
知识链接

根据盐酸普鲁卡因和普鲁卡因的溶解性差异,以及酯键水解性质,可鉴别二者。方法如下:在盐酸普鲁卡因水溶液中加碳酸钠或氢氧化钠试液,析出白色沉淀(普鲁卡因),微热后白色沉淀变成油状物;继续加热则油状物消失,并放出气体(二乙胺基乙醇,可使湿润的红色石蕊试纸变蓝);溶液冷却后加盐酸酸化,又析出白色沉淀(对氨基苯甲酸),该沉淀能在过量的盐酸中溶解。

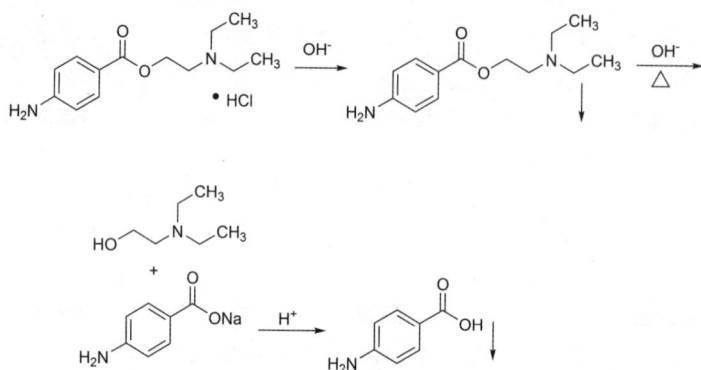

本品显芳香第一胺类反应。在稀盐酸中与亚硝酸钠生成重氮盐,加碱性萘酚试液,生成猩红色偶氮染料。

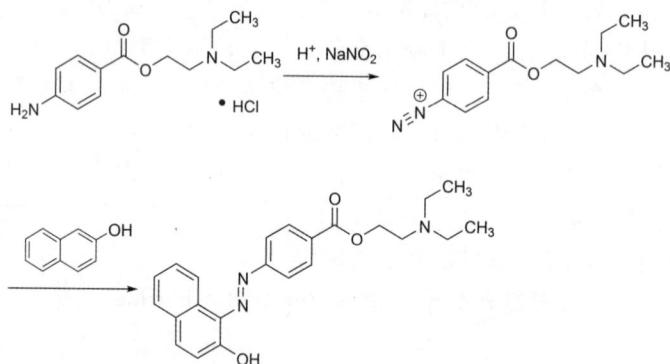

本品结构中含芳伯氨基,易被氧化变色,pH 及温度升高、紫外线、氧、重金属离子等均可加速氧化。因此,注射剂制备中要控制 pH 和温度,通入惰性气体,或加入抗氧化剂及金属离子掩蔽剂等稳定剂。

盐酸普鲁卡因的合成是以对硝基甲苯为原料,经氧化、酯化得硝基卡因,再经还原、成盐即制得。

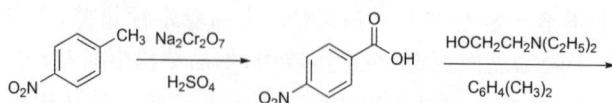

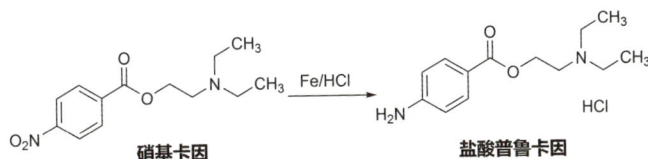

本品在体内可被酯酶迅速水解,代谢较快,麻醉作用时间较短,约 50 分钟,常与肾上腺素合用,增加麻醉作用和时间。本品易水解失效,这一结构上的不稳定性,不仅给贮存带来问题,也是造成局部麻醉作用持续时间短的原因之一。

本品在体内的代谢过程主要为血浆假性胆碱酯酶催化水解生成对氨基苯甲酸和二乙氨基乙醇。前者 80% 可随尿排出,或形成结合物后排出。后者有微弱的麻醉作用,30% 随尿排出,其余可在肝脏继续脱氨、脱羟和氧化后排出。本品具有良好的局麻作用,毒性小,无成瘾性,可用于浸润性麻醉、阻滞麻醉、腰麻、硬膜外麻醉和局部封闭疗法。因穿透力弱,不做表面麻醉使用。

二、芳酰胺类

芳酰胺类在化学结构中含有酰胺键。由于酰胺键比酯键更稳定,因此,该类局麻药的作用时间比芳酸酯类要长。主要的药物包括盐酸利多卡因(lidocaine hydrochloride)、布比卡因(bupivacaine)、阿替卡因(articaine)、依替卡因(etidocaine)、罗哌卡因(ropivacaine)、甲哌卡因(mepivacaine)以及普鲁卡因胺(procainamide)(图 11-6)。

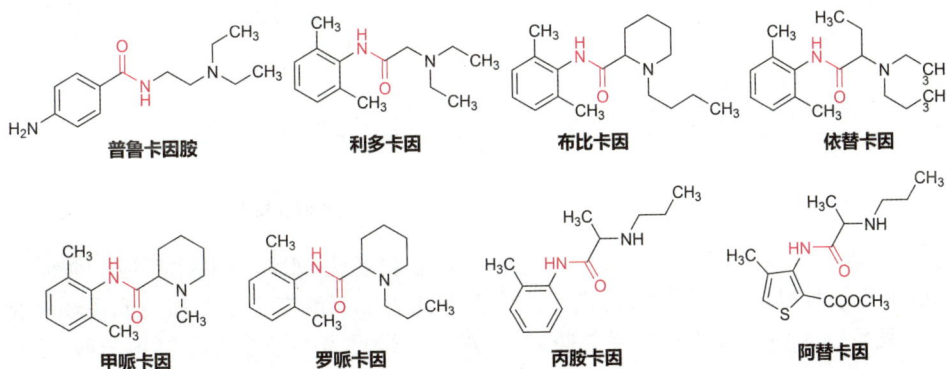

图 11-6　临床常用芳酰胺类局麻药的化学结构

普鲁卡因胺水溶液比普鲁卡因稳定,但局麻作用仅为普鲁卡因的 1/100,临床用于抗心律失常。利多卡因起效快,麻醉持续时间长(2~3 小时),也可以直接用于皮肤来麻醉。布比卡因 N 原子被丁基取代,脂溶性高,麻醉持续时间长,麻醉作用比利多卡因强 4~5 倍,具有长效、强效和安全的特点,是临床最常用的局麻药之一。临床用于局部浸润麻醉、外周神经阻滞麻醉及椎管内阻滞麻醉。丙胺卡因(prilocaine)麻醉强度与利多卡因相当,毒性比利多卡因低,起效时间比利多卡因稍慢。用噻吩环代替丙胺卡因中的苯环,即得到阿替卡因,它对心脏和中枢的毒性低,局麻作用强,适合小儿、孕妇、老年人和心血管病患者使用。临床用于局部浸润麻醉、牙科麻醉、蛛网膜下腔麻醉,尤其适用于切骨术及黏膜切开的外科手术。依替卡因作用类似布比卡因,起效快,持续长,用于浸润麻醉、阻滞麻醉及硬膜外麻醉。罗哌卡因脂溶性低于布比卡因,属长效局麻药,药用 S 构型,对心脏的毒性低于布比卡因,用于外科麻醉和硬膜外阻滞麻醉,适于各科手术麻醉使用,亦可用于术后急性止痛。甲哌卡因作用迅速,可持续 1 小时,穿透力强,毒副作用小,不扩张血管,适合腹部、四肢等部位的手术。

盐酸利多卡因 Lidocaine Hydrochloride

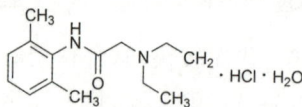

化学名为 N-(2,6-二甲苯基)-2-(二乙氨基)乙酰胺盐酸盐一水合物(2-(diethylamino)-N-(2,6-dimethylphenyl)acetamide hydrochloride monohydrate)。

本品为白色结晶性粉末;无臭。本品在水或乙醇中易溶,在三氯甲烷中溶解,在乙醚中不溶。熔点 75～79 ℃。

本品为酰胺衍生物,酰胺键比酯键稳定,不易水解。同时,利多卡因酰氨基邻二甲基的空间位阻,阻碍酸、碱的催化水解。使利多卡因的酸或碱性溶液均不易水解,体内酶解的速度也相对较慢。因此利多卡因较普鲁卡因的作用强,持续时间长,但毒性也因此增大。

本品可与金属离子络合。在碳酸钠试液条件下,可与硫酸铜试液形成蓝紫色络合物,该络合物在三氯甲烷中显黄色。

利多卡因的合成采用间二甲苯为原料,经硝化、还原成二甲基苯胺,再经酰化、缩合、成盐即制得盐酸利多卡因。

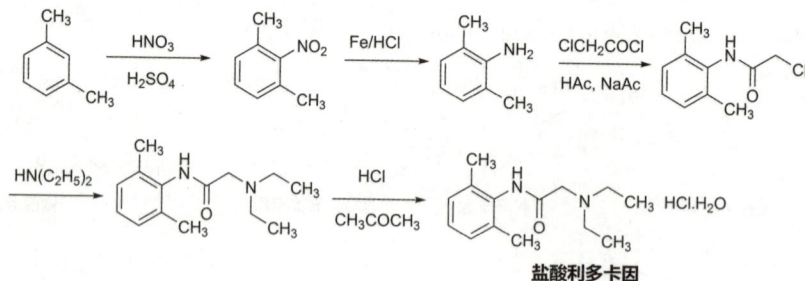

盐酸利多卡因

利多卡因在体内大部分由肝脏代谢,发生 N-去烷基化、水解及氧化反应。胺基去乙基化,生成单乙基甘氨酰二甲苯胺,再进一步去乙基化为甘氨酰二甲苯胺;苯香环氧化产生酚羟基;酰胺键水解生成 2,6-二甲苯胺,对位进一步羟化为 4-羟基-2,6-二甲苯胺,及少部分氧化为 2-氨基-3-甲基苯甲酸。部分产物可生成甘氨酸结合物。

本品局麻作用比普鲁卡因强 2～9 倍,作用时间长 1 倍,穿透性好,扩散性强,无刺激性,是临床常用的局麻药,主要用于表面麻醉、阻滞麻醉及硬膜外麻醉。后来还发现利多卡因还具有抗心律失常作用,尤其对室性心律失常疗效较好,作用时间短暂,无蓄积性,不抑制心肌收缩力,治疗剂量下血压不降低。可静脉注射用于治疗室性心动过速和频发室性早搏,是治疗室性心律失常和强心苷中毒引起心律失常的首选药物。利多卡因还可用于顽固性癫痫、功能性眩晕症以及各种疼痛的治疗。

三、其他类局部麻醉药

除了上述两类局部麻醉药外,临床常用的局部麻醉药还有氨基酮类、氨基醚类以及氨基甲酸酯,代表药物有达克罗宁(dyclonine)、普莫卡因(pramocaine)、奎尼卡因(quinisocaine)

以及庚卡因(heptcain)(图 11-7)。

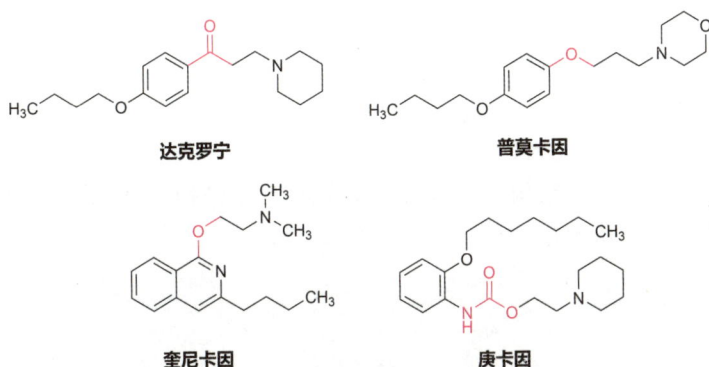

图 11-7 临床常用的其他类局麻药

达克罗宁是用电子等排体-CH$_2$-代替酯基中的-O-形成的酮类化合物,为氨基酮类局部麻醉药的代表,具有很强的表面麻醉作用,对黏膜穿透力强,见效快,作用较持久,毒性较普鲁卡因低。但由于刺激性较大,不宜作静脉注射和肌内注射,只作为表面麻醉药,制成 1% 软膏、乳膏和 0.5% 溶液,用于火伤、擦伤、痒症、虫咬伤等镇痛止痒,及喉镜、气管镜、膀胱镜等内镜检查前的准备。

将达克罗宁的结构进行其他变化,获得了其他结构类型的局部麻醉药,如氨基醚类的普莫卡因和奎尼卡因,均用作表面麻醉药。其中奎尼卡因的表面麻醉作用比可卡因强约一千倍,毒性仅为可卡因的两倍。庚卡因属于氨基甲酸酯类局麻药,其表面麻醉作用超过可卡因100 倍,也可用于抗心律失常。

盐酸达克罗宁 Dyclonine Hydrochloride

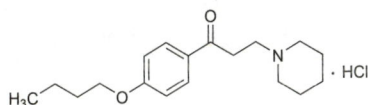

化学名为1-(4-丁氧苯基)-3-(1-哌啶基)-1-丙酮盐酸盐(1-(4-butoxyphenyl)-3-(piperidin-1-yl)propan-1-one hydrochloride)。

本品为白色结晶或白色结晶性粉末;略有气味;味微苦,随后有麻痹感。本品在三氯甲烷中易溶,在乙醇中溶解,在水中略溶,在丙酮中微溶,在乙醚和正己烷中几乎不溶。熔点172～176 ℃。水溶液的 pH 值为 4～7。需隔绝空气避光保存。

本品的合成采用苯酚在氢氧化钠存在下与溴丁烷进行烷基化反应,得丁基苯基醚。在无水氯化锌催化下与乙酸酐进行 Friedel-Crafts 酰化反应生成4-丁氧基苯乙酮,再与多聚甲醛和盐酸哌啶发生 Mannich 反应,成盐后即得盐酸达克罗宁。

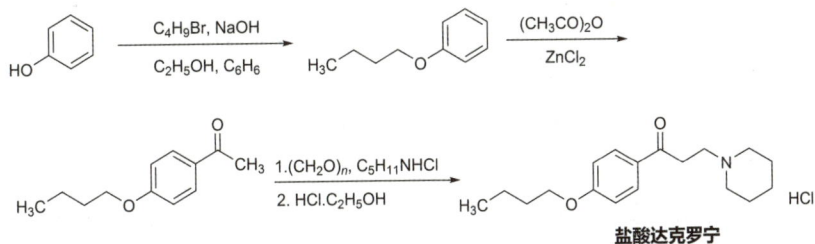

四、局部麻醉药构效关系

局麻药的化学结构类型有酯、酰胺、醚、酮、氨基甲酸酯等,药理作用主要与 Na^+、K^+ 通道受体部位通过范德华力、偶极-偶极吸引和电性作用相结合。根据其与受体结合的作用特点,解析局部麻醉药的构效关系。

临床常用局麻药的基本结构主要包括三部分,即亲水结构部分、中间链部分和亲脂结构部分。其结构通式如下所示:

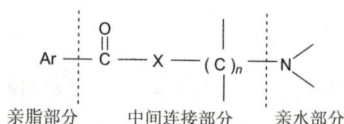

(一)亲水部分

亲水结构部分可影响局麻作用的强度,多为叔胺或含氮脂环(吡咯、哌啶、吗啉等),其中以哌啶取代基作用最强。伯胺、仲胺的刺激性较大,季铵盐会产生箭毒样副作用,N 上烷基取代为三至四个碳原子时作用最强。

(二)中间连接部分

中间连接部分由羰基和烷基两部分组成,与局部麻醉药作用持效时间密切相关,同时也决定药物的稳定性。

(1)羰基部分可分为酮、酰胺、酯、硫酯或醚氧。

影响局麻药作用时间次序如下:

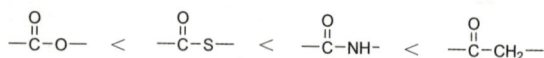

影响作用强度次序如下:

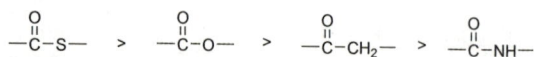

(2)烷基部分影响局麻药与受体的结合,一般以 2～3 个直链碳为好。如有支链烷基取代,虽因位阻效应可增强羰基部分的稳定性,提高局麻作用,延长作用时间,但毒性亦增强。

(三)亲脂部分

亲脂部分影响局麻作用的强度和时间。

(1)可为芳环或芳杂环,其中以取代苯环最多见,苯环的作用最强。相应取代基作用强度的顺序为:

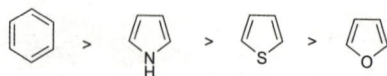

(2)苯环的对位,引入氨基或烷氧基等供电子基团,可提高局麻作用;引入吸电子基团则降低麻醉作用。

(3)苯环的邻位引入氯、羟基、烷氧基等基团,由于位阻效应,可显著降低芳香酯类局麻药酯键的水解,从而延长局麻作用时间和强度。

(4) 为了保持药物在局部的较高浓度,维持一定的作用时间,脂溶性不能太大,否则易透过血管壁,随血液流到全身,使局部浓度降低而达不到应有效果,同时也容易导致相关系统性毒性。但为了便于制剂和在一定范围体液内的扩散,又要有一定的水溶性。因此,局部麻醉药结构中的亲水部分和亲脂部分必须有适当的平衡,即要有合适的脂水分配系数,亲水部分有利于药物在体内的转运,亲脂部分则有利于药物透过生物膜,二者必须保持一定的平衡,局麻药才能发挥更好的药效。

学 习 小 结

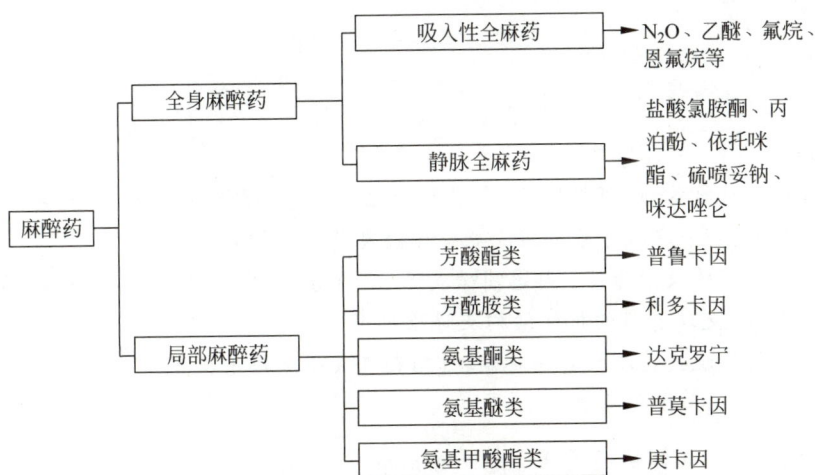

思 考 题

1. 麻醉药与麻醉药品有何区别?
2. 影响局部麻醉药作用的重要参数有哪些?

第十一章习题

第十一章习题答案

(季兴跃、程先超)

第 十 二 章

解热镇痛药、非甾体抗炎药及抗痛风药
Antipyretic Analgesics, Non-steroidal Anti-inflammatory Drugs and Antigout Drugs

学习目标

1. 掌握对乙酰氨基酚、阿司匹林、布洛芬的化学结构、理化性质、体内代谢、合成、作用机理及临床应用特点；掌握芳基丙酸类非甾体抗炎药物的构效关系。

2. 熟悉贝诺酯的设计原理；熟悉吲哚美辛、双氯芬酸钠、舒林酸、萘丁美酮、萘普生、吡罗昔康、塞来昔布、艾瑞昔布的化学结构及临床应用。

3. 了解非甾体抗炎药物的作用机制、作用靶点及临床应用特点；了解选择性环氧合酶-2 抑制剂的作用机制和发展趋势。

解热镇痛药与非甾体抗炎药(antipyretic anagesics and non-steroidal anti-inflammatory drugs)是一类具有解热、镇痛与抗炎作用的化学药物。炎症是机体对各种炎性刺激引起的组织损害而产生的一种常见的病理过程，表现为炎症部位的红、肿、热、痛和功能障碍，并常伴随发热，肌肉、骨骼疼痛等全身症状。通常情况下，炎症是有益的，是人体对外来刺激的自动防御反应，但当炎症不能被很好控制时，会导致电解质紊乱、血压下降、中毒性休克，引起重要器官的组织或细胞变性和坏死等。

炎症反应由多种炎症因子介导发生，目前较为公认的一种机制是与花生四烯酸的体内代谢过程相关。当细胞膜受到刺激时，细胞膜的磷脂在磷脂酶 A_2 和磷脂酶 C 催化下，水解释放花生四烯酸(arachidonic acid, AA)，生成的花生四烯酸可在环氧合酶催化下，代谢生成前列腺素(prostaglandin, PG)和血栓素(thromboxane, TX)，也可以在脂氧合酶催化下生成白三烯(leukotriene, LT)，这些代谢产物与炎症的发生、发展密切相关。前列腺素是一类含有 20 个碳原子的不饱和脂肪酸，分子中有 1 个环戊烷环和 2 条分别含 7 个和 8 个碳原子的侧链，按环戊烷和侧链上氧化状态的不同可分为 PGA～PGI 等九种，与炎症发生相关的主要是 PGD_2、PGE_2 和 PGI_2，它们具有扩张血管、增加血管通透性、增强其他炎症介质的致炎作用，其中 PGE_2 是最强的致热物质之一，可引起体温升高，并促进疼痛敏感化。白三烯是一类含有三个共轭双键的 20 个碳的直链羧酸。LT 及其降解产物在类风湿关节液内、痛风渗出液中有较高的浓度，能促进白细胞溶酶体释放，导致炎症反应的扩大与加剧，并能增强血管的通透性，导致水肿。其中 LTC_4、LTD_4 和 LTE_4 是导致变态反应的主

要介质。

解热镇痛药和非甾体抗炎药能抑制环氧合酶和(或)脂氧合酶,抑制前列腺素、血栓素、白三烯等的生物合成,降低病理性升高的体温,缓解疼痛和炎症的症状,是临床上常用的非处方药物(over the counter,OTC)。

第一节　解热镇痛药
Antipyretic Analgesics

解热镇痛药主要是通过作用于下丘脑的体温调节中枢,使发热的体温降至正常,对正常体温没有影响。镇痛作用机制与吗啡类中枢性镇痛药物不同,其作用部位在外周,通过抑制外周前列腺素的生物合成,使头痛、牙痛、神经痛和关节痛等慢性钝痛的症状缓解,对创伤性锐痛和平滑肌绞痛无效。解热镇痛药根据其化学结构可分为苯胺类、水杨酸类和吡唑酮类,除苯胺类以外大多具有抗炎作用。

一、苯胺类

1886 年乙酰苯胺(acetanilide)作为第一个苯胺类解热镇痛药物应用于临床(图 12-1),表现出较强的解热镇痛作用,又被称为"退热冰"。但其毒性较大,尤其是高剂量应用时,易导致虚脱、高铁血红蛋白血症和黄疸等严重的副作用,已被淘汰。后发现其体内代谢产物对氨基酚,也具有解热镇痛作用,但毒性仍较大。将对乙酰氨基酚的酚羟基醚化即得到非那西丁(phenacetin),发现其解热镇痛作用增强,曾广泛用于临床。在长期临床应用中发现,它对肾脏及膀胱有致癌作用,对血红蛋白与视网膜也有毒性,因此各国相继废除使用。我国于1983 年废止该药单方,2003 年停止了含该成分的复方的使用。

1893 年对乙酰氨基酚(paracetamol)应用于临床,表现出了较低的毒性和副作用,直到1948 年才发现其是非那西丁的体内代谢产物。对乙酰氨基酚是临床上广泛使用的解热镇痛药,也是目前苯胺类解热镇痛药中唯一临床使用的品种。

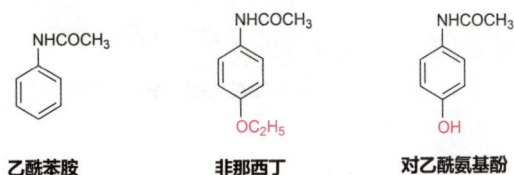

图 12-1　苯胺类解热镇痛药的结构

对乙酰氨基酚 Paracetamol

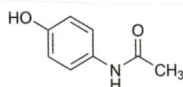

化学名为 4'-羟基乙酰苯胺(N-(4-hydroxyphenyl)acetamide),又称扑热息痛、醋氨酚(acetaminophen)。

本品为白色结晶或结晶性粉末;无臭。本品在热水或乙醇中易溶,在丙酮中溶解,在水中略溶。熔点 168~172 ℃。

对乙酰氨基酚结构中含有酚羟基,呈弱酸性,pK_a 9.51,干燥时在空气中稳定。在水溶液中的稳定性与溶液 pH 值有关,pH=6 时,最稳定,室温时半衰期可达 21.8 年;但在酸性、碱性及潮湿环境下,稳定性降低,可水解为对氨基苯酚,并进而氧化为对亚胺醌类化合物,颜色也逐渐变深,由黄色变为红色至棕色,最终为黑色(图 12-2)。故本品在贮存及制剂的配制过程中应注意避免被水解、氧化。

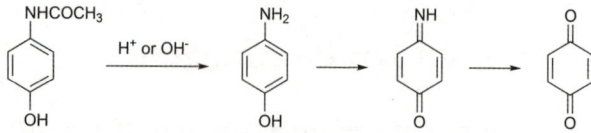

图 12-2 对乙酰氨基酚的水解、氧化

对乙酰氨基酚口服吸收迅速、完全,口服后 0.5～2 小时血药浓度达到峰值,$t_{1/2}$ 为 2～3 小时,作用维持 3～4 小时。主要在肝脏中经 CYP450 酶系统代谢,90%～95% 以酚羟基与葡萄糖醛酸或硫酸结合排泄,少于 5% 以原型排泄,少量生成对肝脏有毒的 N-羟基乙酰氨基酚,进一步转化为 N-乙酰基亚胺醌。正常情况时该醌型产物可与内源性谷胱甘肽结合而解毒,但过量服用对乙酰氨基酚时,肝脏的谷胱甘肽被耗竭后,N-乙酰基亚胺醌会进一步与肝脏中的蛋白的亲核性基团(如巯基)共价结合,导致肝坏死(图 12-3)。这是过量服用对乙酰氨基酚导致肝坏死、低血糖和昏迷的原因。因此可以服用无毒性的含巯基的化合物(如 N-乙酰半胱氨酸)作为对乙酰氨基酚过量服用的解毒药。

第十二章
课程思政

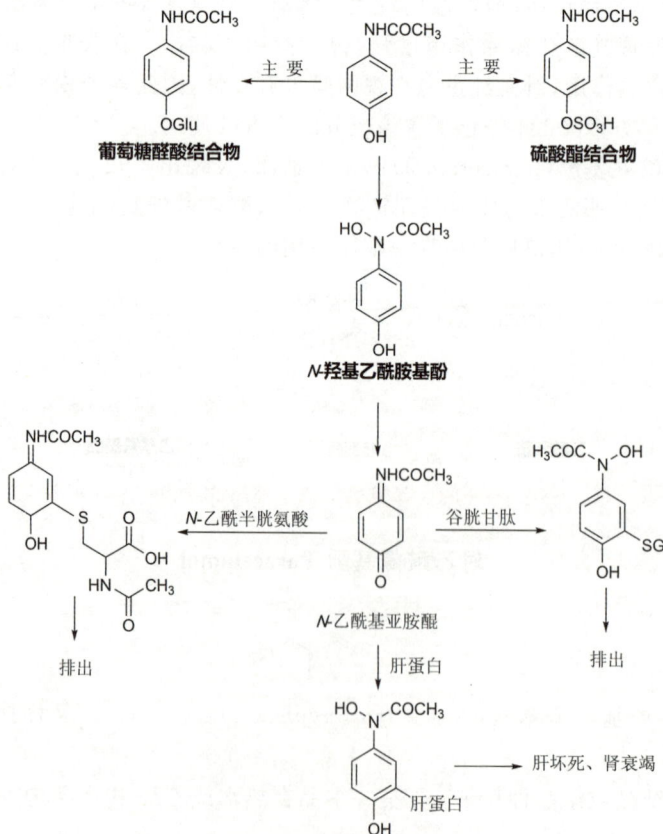

图 12-3 对乙酰氨基酚的代谢与毒性

对乙酰氨基酚的合成方法很多，早期是以对硝基苯酚为原料，先还原为对氨基苯酚，再乙酰化制得。

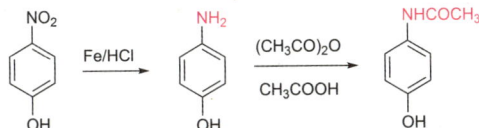

20世纪90年代，对乙酰苯胺的制备工艺进行了改进，以苯酚为原料，经乙酰化、Fries重排、缩合（与羟胺），Beckmann重排，制得对乙酰氨基酚。

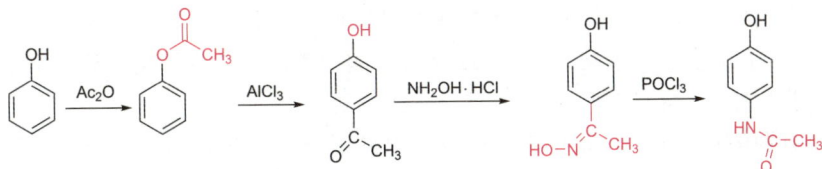

对乙酰氨基酚制备（乙酰化不完全）或贮存不当（水解），产品中可能存在毒性较大的对氨基酚杂质，《中国药典》（2025版）规定对氨基酚不得超过0.005%（峰面积归一化法）。

本品是环氧合酶抑制剂，可减少中枢神经系统中前列腺素 PGE_1、缓激肽和组胺等的合成与释放，临床用于发热、头痛、神经痛和经痛等的治疗，尤其适于对阿司匹林敏感的患者，无抗炎作用，是多种抗感冒药复方制剂的活性成分。

二、水杨酸类

水杨酸（salicylic acid）是人类最早使用的药物之一。公元前400年，古希腊的医生就发现了柳树皮的镇痛作用，并将其应用于治疗疼痛和发热。1828年，人们从柳树皮中分离得到了水杨苷，继而从水杨苷的水解产物中发现了水杨酸。1860年Kolbe通过化学合成方法得到了水杨酸，1875年首次将水杨酸钠作为解热镇痛和抗风湿药物应用于临床，1899年其乙酰化产物阿司匹林（aspirin）应用于临床。

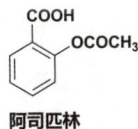

水杨酸酸性较强（pK_a 3.0），胃肠道刺激大。阿司匹林（pK_a 3.5）酸性弱于水杨酸，解热镇痛作用强于水杨酸钠，副作用相对较少，但大剂量或长期应用仍会对胃黏膜产生刺激作用，甚至可引起胃出血、胃穿孔。在非甾体抗炎药物作用机制未阐明前，人们认为水杨酸类药物对胃肠道的刺激作用是结构中游离羧基的酸性引起的，故制得了一系列水杨酸及阿司匹林的盐、酯及酰胺等衍生物。赖氨匹林（lysine acetylsalicylate）是阿司匹林与赖氨酸形成的复盐，吸收良好，且水溶性增大，可制成注射液使用，快速发挥解热、镇痛和抗炎作用，胃肠道刺激小。水杨酰胺（salicylamide），pK_a 8.13，保留了镇痛活性，对胃肠道几乎无刺激性，但抗炎活性也消失。利用拼合原理，将阿司匹林与对乙酰氨基酚成酯后得到前药贝诺酯（benorilate），口服后以原型通过胃肠道，在血液酯酶作用下降解为阿司匹林和对乙酰氨基酚，共同发挥作用，故对胃肠道无刺激，适合老人和儿童服用。

赖氨匹林　　**水杨酰胺**　　**贝诺酯**

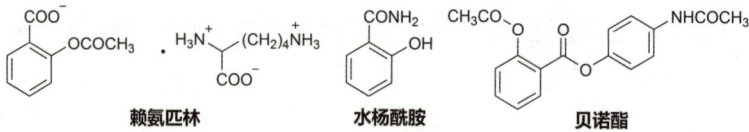

阿司匹林 Aspirin

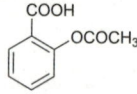

化学名为 2-(乙酰氧基)苯甲酸(2-(acetyloxy)benzoic acid)，又名乙酰水杨酸。

本品为白色结晶或结晶性粉末；无臭或微带醋酸臭；遇湿气即缓缓水解。本品在乙醇中易溶，在三氯甲烷或乙醚中溶解，在水或无水乙醚中微溶；在氢氧化钠溶液或碳酸钠溶液中溶解，但同时分解。熔点 135～140 ℃。

本品具有弱酸性，pK_a 3.5，在潮湿的空气中可缓慢水解生成水杨酸和乙酸。水杨酸中的酚羟基可进一步氧化成醌，进而缩合，故本品在空气中可逐渐变为淡黄、红棕、深棕色、蓝至黑色。碱、光照、高温、微量金属离子均可加速上述氧化过程。

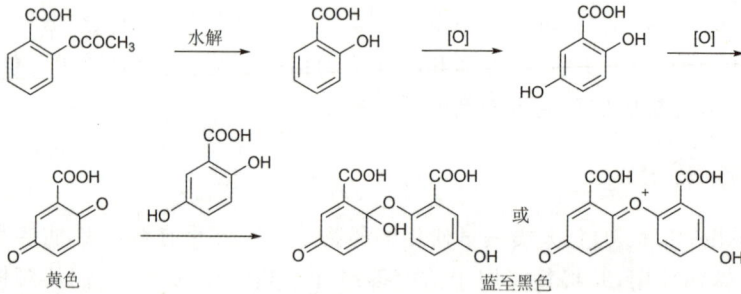

本品口服吸收迅速完全，2 小时即可达血药浓度峰值。主要在酯酶催化下水解为水杨酸，进而与葡萄糖醛酸或甘氨酸结合后排出，少部分水杨酸进一步氧化为 2,5-二羟基苯甲酸(龙胆酸)、2,3-二羟基苯甲酸和 2,3,5-三羟基苯甲酸(图 12-4)。

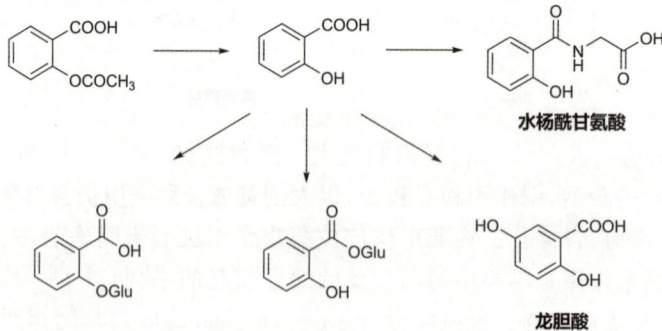

图 12-4　阿司匹林的体内代谢

本品的制备是以水杨酸为原料，在硫酸或吡啶催化下用乙酸酐酰化制得。阿司匹林中可能存在水杨酸、阿司匹林酸酐等杂质。合成过程中原料未反应完全或储存不当，部分水解可生成水杨酸等杂质，《中国药典》(2025 版)规定 4-羟基苯甲酸不得过 0.1%，4-羟基间苯二甲酸不得过 0.05%,苯酚不得过 0.02%;其他单个杂质峰面积不得大于对照溶液主峰面积的 0.25 倍(0.05%);杂质总量不得大于 0.2%。

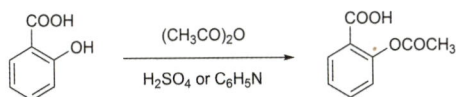

本品是环氧合酶的不可逆抑制剂,具有较强的解热、镇痛、抗炎、抗风湿作用,在临床上广泛用于感冒发烧、头痛、牙痛、神经痛、肌肉痛和经痛等,是风湿及活动型风湿性关节炎的首选药物。本品还能抑制血栓素 A_2(TXA_2)的生物合成,抑制血小板的凝集,故临床上推荐小剂量的阿司匹林用于血栓的预防和治疗。本品对不同组织前列腺素的合成均有一定程度的抑制作用,长期服用可导致胃肠道出血和过敏性的哮喘等副作用。

第十二章
知识链接

三、吡唑酮类

在研究抗疟药奎宁的过程中,偶然发现 5-吡唑酮类药物安替比林(antipyrine)具有解热镇痛的作用,1884 年首次应用于临床,但其毒性大,很快就退出了市场。在对安替比林进行结构改造的过程中,受吗啡结构中二甲基氨基的启发,在吡唑酮环上引入二甲氨基,得到氨基比林,解热镇痛活性较安替比林优,且无胃肠道刺激性,曾广泛用于临床,但该药可引起白细胞减少和粒细胞缺乏,现已淘汰。为增加氨基比林的水溶性,将其结构中一个甲基替换为亚甲基磺酸钠,得到解热镇痛作用强而迅速的安乃近(analgin),可供注射使用。但它对造血系统毒性大,会出现凝血障碍和造血异常,目前多个国家已禁止使用。国家药品监督管理局已于 2020 年 3 月发布公告,停止安乃近相关药品在我国的生产、销售和使用。5-吡唑酮类药物异丙基安替比林(isopropyl antipyrine)、烟酰胺基安替比林(nacotinoylamino antipyrine)等的解热镇痛作用较好,毒性较小。

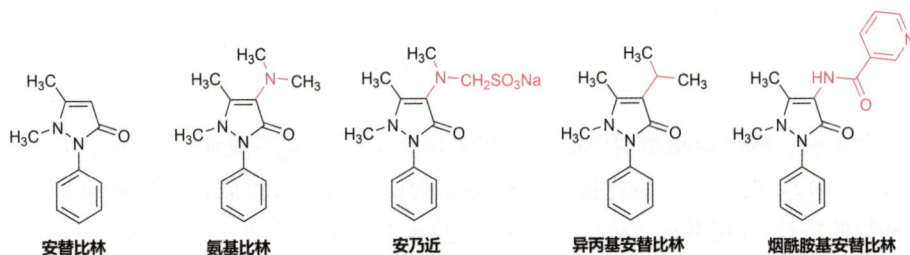

安替比林　　氨基比林　　安乃近　　异丙基安替比林　　烟酰胺基安替比林

第二节　非甾体抗炎药
Non-steroidal Anti-inflammatory Drugs

临床上对于炎症的治疗,主要有甾体抗炎药和非甾体抗炎药(nonsteroidal anti-inflammatory drug,NSAID)两大类。甾体抗炎药主要是糖皮质激素类药物,抗炎效果强,但副作用通常较多且严重。非甾体抗炎药是通过抑制花生四烯酸代谢时的环氧合酶和脂氧合酶起作用,使得致炎致痛的前列腺素和白三烯合成减少,无糖皮质激素类的副作用,是临床上一大类用于抗炎、抗风湿的常用药物,多数兼有解热和镇痛的活性。

非甾体抗炎药物的研究始于19世纪末水杨酸钠的应用。早期的非甾体抗炎药物多为非选择性环氧合酶抑制剂,对环氧合酶的2个亚型(COX-1和COX-2)均有作用,通常都有对消化道的刺激作用。20世纪90年代末随着COX-1和COX-2结构和功能的揭示,选择性环氧化酶-2抑制剂快速发展,开发了一批抗炎活性强,几乎无胃肠道刺激的非甾体抗炎药物,但在应用过程中,它对心血管方面的安全性影响也越来越受到人们的关注。

一、非选择性环氧合酶抑制剂

非选择性环氧合酶抑制剂按照结构类型不同,可分为3,5-吡唑烷二酮类、芳基烷酸类、邻氨基苯甲酸类和1,2-苯并噻嗪类非甾体抗炎药。

(一)3,5-吡唑烷二酮类

5-吡唑酮类解热镇痛药物通常都有较严重的血液系统毒性,为提高该类药物镇痛效果,降低毒副作用,瑞士科学家1946年合成了3,5-吡唑烷二酮类化合物,发现结构中两个羰基的存在,使分子酸性增强,同时,抗炎活性也增强。1949年发现了保泰松(phenylbutazone),其抗炎作用较强,还能促进尿酸排泄,但解热镇痛作用较弱,临床上用于类风湿关节炎、痛风的治疗,被认为是关节炎治疗史上具有里程碑意义的突破。保泰松的酸性与阿司匹林相似,对胃肠道的刺激较大,且长期用药对肝脏和血象都有不良影响。1961年发现其体内代谢产物羟布宗(oxyphenbutazone)同样具有消炎、抗风湿作用,副作用低于保泰松,但没有促尿酸排泄的作用。其另一个代谢产物γ-酮基保泰松(γ-ketophenylbutazone)也有较强的抗炎、镇痛和促尿酸排泄的作用,可用于痛风的治疗。

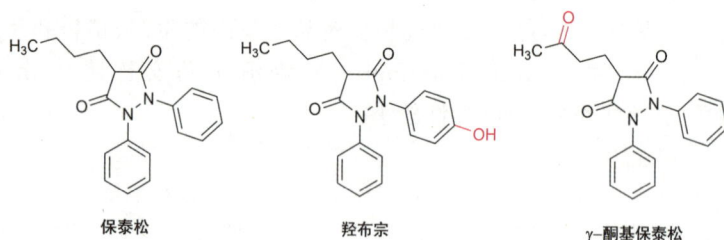

保泰松   羟布宗   γ-酮基保泰松

3,5-吡唑烷二酮类药物结构中的两个羰基增强了4位氢的酸性(保泰松,pK_a 4.4;羟布宗,pK_a 4.5),可能是这类药物抗炎活性增加的原因,同时,胃肠道刺激性也增强。为降低该类药物的酸性,在保泰松4位引入羟甲基,并成为琥珀酸单酯,得到琥布宗(suxibuzone),口服吸收后,水解转化为保泰松发挥抗炎作用,对胃肠道的刺激仅为保泰松的1/10左右。采用骈合原理,将治疗胃溃疡的药物昔法酯中的有效基团异戊烯基引入到保泰松的结构中,得到非普拉宗(feprazone),胃肠道刺激及其他副作用明显减小。吡唑酮1,2-位并入三嗪环得到阿扎丙宗(azapropazone),其抗炎、镇痛作用均强于保泰松,且毒性降低。

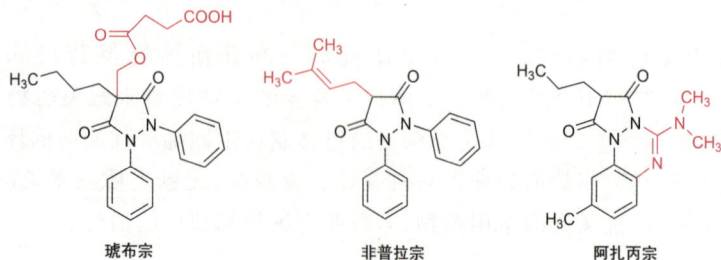

琥布宗   非普拉宗   阿扎丙宗

（二）芳基烷酸类

20 世纪 50 年代，吲哚乙酸类药物吲哚美辛（indomethacin）成功上市引起了人们对芳基烷酸类药物的研究兴趣，陆续上市了多款抗炎活性强、安全性高的非甾体抗炎药物，已成为临床上应用数量最大的一类抗炎药物。根据结构特点可以分为两大类：芳基乙酸类和芳基丙酸类。

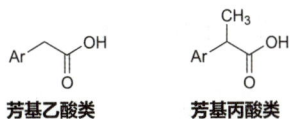

芳基乙酸类　　芳基丙酸类

1. 芳基乙酸类

5-羟色胺（5-hydroxy tryptamine,5-HT）是炎症的重要介质之一，其生物来源与色氨酸（tryptophan）有关，风湿患者体内色氨酸代谢水平较高。据此，Merck 公司的研究小组设计合成了近 350 个吲哚乙酸的衍生物，筛选得到了吲哚美辛，从而发现了一类具有芳基乙酸结构的非甾体抗炎药。

吲哚美辛是一个强效镇痛消炎药，抗炎作用是保泰松的 2.5 倍，氢化可的松的 2 倍，解热作用强于阿司匹林和扑热息痛，镇痛作用是阿司匹林的 10 倍。进一步的研究表明，其抗炎作用不是拮抗 5-羟色胺，而是与其他非甾体抗炎药一样，通过作用于环氧合酶，抑制前列腺素的生物合成。

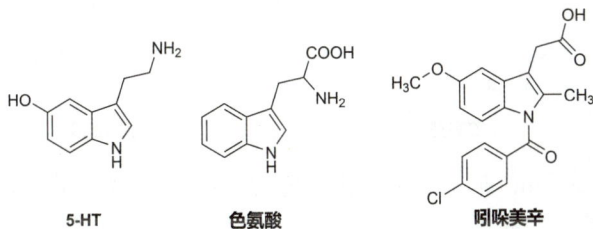

5-HT　　　色氨酸　　　吲哚美辛

吲哚美辛酸性较强，胃肠道刺激性大，对肝功能、造血系统及神经系统都有影响。利用生物电子等排原理以 C 原子替换吲哚美辛结构中的 N 原子，得到茚类衍生物舒林酸（sulindac），其抗炎作用是吲哚美辛的 1/2，镇痛效果略强于吲哚美辛。舒林酸是一个前药，体外无活性，体内经肝脏代谢为还原产物甲硫基化合物起效。甲硫基化合物自肾脏排泄较慢，半衰期长，因此使用舒林酸时，起效慢，作用持久，副作用小，耐受性好。

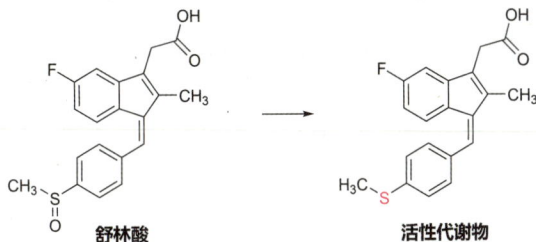

舒林酸　　　活性代谢物

将吲哚美辛结构中的吲哚环替换为吡咯环，并将取代的苯甲酰基由 N1 位移至吡咯环 5 位，得到吡咯乙酸类化合物托美丁（tolmetin），抗炎作用和镇痛作用分别为保泰松的 3～13 倍和 8～15 倍。口服几乎完全吸收，起效快，血浆半衰期短（$t_{1/2}$ 为 1～2 小时），不良反应小,是一种速效、短效的抗炎镇痛药。

苯乙酸的衍生物双氯芬酸钠(diclofenac sodium),具有强效的抗炎、抗风湿和解热镇痛作用,不良反应小,个体差异小,适合于骨科各种关节炎的急性发作期及持续性肿痛的消炎止痛及各种原因引起的轻中度疼痛的止痛治疗。

吡喃乙酸衍生物依托度酸(etodolac)能选择性抑制炎症部位前列腺素生物合成,对胃和肾脏的前列腺素合成没有影响,对胃肠道的副作用相对较小。抗炎活性是阿司匹林的 50 倍,舒林酸的 3 倍,吲哚美辛的 1.5 倍,可用于骨关节炎及镇痛的治疗。

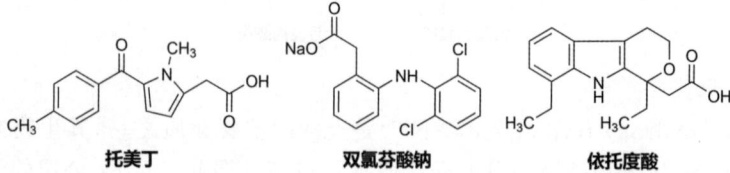

托美丁　　　　　双氯芬酸钠　　　　　依托度酸

芬布芬(fenbufen)属于酮酸类前药,口服后 2 小时有 80% 被吸收,在体内代谢为联苯乙酸起效,可避免直接用联苯乙酸对胃肠道的刺激。本品半衰期为 7 小时,但 72 小时后仍可测得血药浓度,是一种长效的非甾体抗炎药,抗炎活性是阿司匹林的 13 倍,吲哚美辛的 1/3,镇痛作用是阿司匹林的 1/2,临床上用于治疗类风湿性关节炎及牙痛、手术后疼痛等的止痛治疗等。

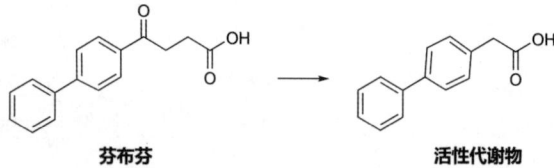

芬布芬　　　　　　　　　　活性代谢物

萘丁美酮(nabumetone)是一个非酸性前药,在体内经肝脏代谢,生成活性代谢物 6-甲氧基-2-萘乙酸而起效。本品不具有酸性,不会对胃肠道产生原发性损伤,且可选择性作用于 COX-2,对胃肠道的 COX-1 无影响,副作用小而轻。其抗炎作用是阿司匹林的 13 倍,吲哚美辛的 1/3,镇痛活性是阿司匹林的 1/2,临床上主要用作类风湿性关节炎的治疗。

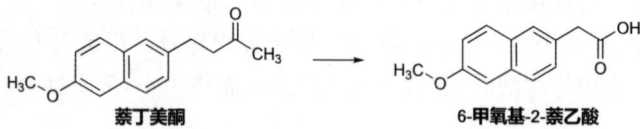

萘丁美酮　　　　　　　　6-甲氧基-2-萘乙酸

吲哚美辛 Indometacin

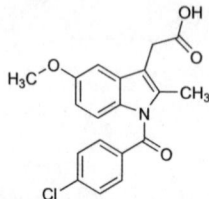

化学名为 2-甲基-1-(4-氯苯甲酰基)-5-甲氧基-1H-吲哚-3-乙酸(2-(1-(4-chlorobenzoyl)-5-methoxy-2-methyl-1H-indol-3-yl)acetic acid)。

　　本品为类白色至微黄色结晶性粉末；几乎无臭；无味。本品在丙酮中溶解，在甲醇、乙醇、三氯甲烷或乙醚中略溶，在甲苯中极微溶，在水中几乎不溶。熔点 158～162 ℃。pK_a 4.5。

　　吲哚美辛在室温下的空气中稳定，但对光敏感。水溶液在 pH 2～8 时较稳定，在 pH<2 或 pH>8 的强酸强碱条件下水解，生成对氯苯甲酸和 5-甲氧基-2-甲基吲哚-3-乙酸，后者可脱羧为 5-甲氧基-2,3-二甲基吲哚，吲哚衍生物可进一步氧化变色。

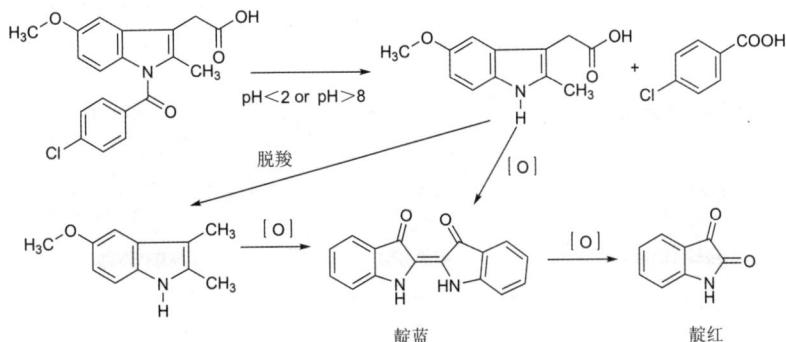

　　吲哚美辛口服吸收迅速，3 小时血药浓度达到峰值，90％与血浆蛋白结合。在肝脏中代谢为无活性的 O-脱甲基产物和与葡萄糖醛酸结合的产物。

　　吲哚美辛的合成是以对甲氧基苯胺为原料，经重氮化、还原得到对甲氧基苯肼，再与乙醛缩合得乙醛缩对甲氧基苯肼。与对氯苯甲酰氯进行 N-酰化，再水解脱保护基，最后与 4-氧代戊酸成吲哚环制得吲哚美辛。

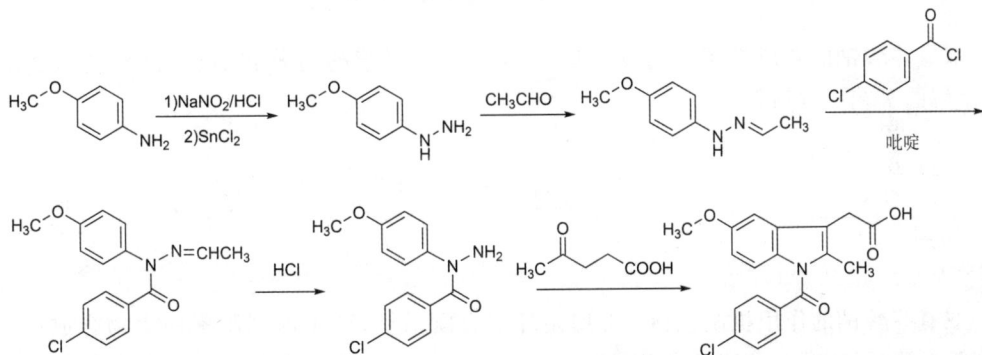

　　本品对缓解疼痛作用明显，是最强的 COX 酶抑制剂之一，但副作用也较大，尤其是对中枢神经系统毒性最为显著，表现为精神抑郁、幻觉和精神错乱等，对肝功能和造血系统也有影响，还会出现过敏和胃肠道反应。临床上主要用于对水杨酸类药物耐受、疗效不明显时的替代药品，也用于急性痛风和炎症发热的治疗。

双氯芬酸钠 Diclofenac Sodium

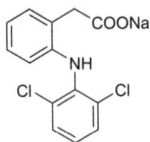

　　化学名为 2-[(2,6-二氯苯基)氨基]苯乙酸钠（sodium 2-(2-((2,6-dichlorophenyl)

amino)phenyl)acetate),又名双氯灭痛。

本品为白色或类白色结晶性粉末;有刺鼻感与引湿性。本品易溶于乙醇,略溶于水,不溶于三氯甲烷。熔点 283~285 ℃。pK_a 4.5。

双氯芬酸钠口服吸收迅速完全,生物利用度为 50%~60%,服药后 1~2 小时血药浓度达到峰值,排泄快,无蓄积毒性。主要在肝脏中进行代谢,苯环被氧化成羟基后与硫酸成酯排出,其中 4′-羟基代谢物占 20%~30%,5-羟基代谢物,3′-羟基代谢物,和 4′,5-双羟基代谢物各占 10%~20%。所有代谢产物活性均低于双氯芬酸钠(图 12-5)。

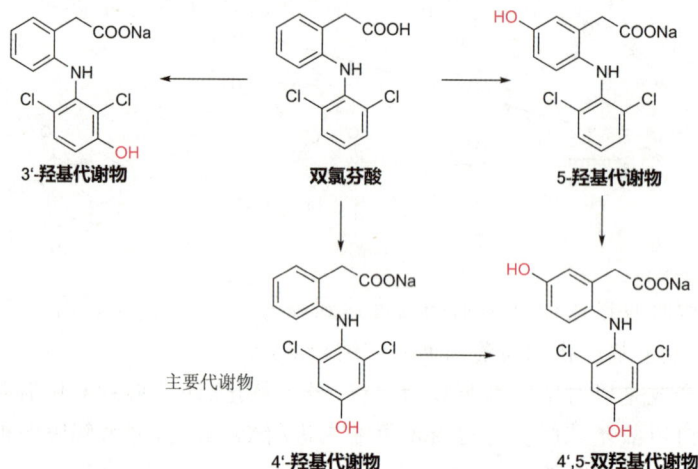

图 12-5   双氯芬酸的体内代谢

双氯芬酸钠的合成有很多方法,其中,以 2,6-二氯苯酚与苯胺缩合,再与氯乙酰氯缩合、水解的工艺成本最低。

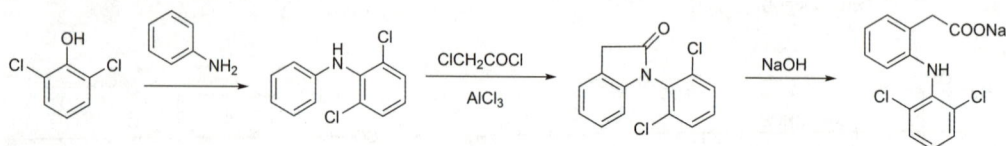

双氯芬酸钠的作用机制包括:①抑制环氧合酶活性,减少前列腺素的生物合成;②抑制脂氧合酶活性,减少白三烯尤其是白三烯 B4 的生成,可避免由于单纯抑制环氧合酶作用而导致脂氧合酶活性突增所引起的不良反应;③抑制花生四烯酸的释放,并刺激花生四烯酸的再摄取,从源头上减少前列腺素和白三烯的生成。

双氯芬酸钠是非甾体抗炎药中唯一具有三重作用机制的药物,具有很强的解热、镇痛和抗炎作用。其镇痛活性是吲哚美辛的 6 倍,阿司匹林的 40 倍;解热作用为吲哚美辛的 2 倍,阿司匹林的 350 倍。具有药效强,剂量小,不良反应少,个体差异小等特点,是全球使用最广的非甾体抗炎药之一。临床主要用于类风湿性关节炎、神经炎、红斑狼疮及癌症、术后镇痛,以及各种原因引起的发热。主要副作用为胃肠道反应、肝肾损害,故有溃疡病史者慎用。

有关双氯芬酸类药物的构效关系研究并不深入,但两个氯原子的存在使得苯胺环不能与苯乙酸所在环共平面,对其抗炎活性是必需的,而这种空间构象更有利于与 COX 的活性部位结合。

2. 芳基丙酸类

20 世纪 60 年代，人们在研究植物生长激素时，发现萘乙酸、吲哚乙酸等一些芳基乙酸类化合物具有一定的抗炎作用。在对该类化合物进一步的结构改造过程中发现，苯环上引入疏水性基团时可使抗炎活性增强。4-异丁基苯乙酸(ibufenac)首先用于临床，但在临床应用中发现它对肝脏有一定的毒性，长期或大剂量使用后，会造成肝脏谷草转氨酶增高。进一步研究发现在羧基 α 位引入甲基得到 4-异丁基-α-甲基苯乙酸，即布洛芬(ibuprofen)，抗炎作用增强，且毒性也有所降低，是临床上常用的镇痛消炎药，适用于治疗风湿性及类风湿性关节炎、骨关节炎、神经炎等。

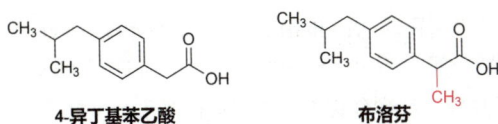

4-异丁基苯乙酸　　　　**布洛芬**

自布洛芬被成功开发后，20 世纪 70 年代，相继开发上市了许多优良的芳基丙酸类抗炎药物，它们的抗炎作用大都强于布洛芬，应用范围与布洛芬相似(表 12-1)。

表 12-1　常见的芳基丙酸类抗炎镇痛药物

药 物 名 称	化 学 结 构	作 用 强 度
布洛芬		1
氟比洛芬		50
酮洛芬		15
非诺洛芬		1
萘普生		10
吡洛芬		10
吲哚洛芬		20

氟比洛芬(flubiprofen)与吲哚洛芬(indoprofen)都是强效抗炎药物，抗炎镇痛活性分别

是吲哚美辛的 5 倍和 2 倍;酮洛芬(ketoprofen)的作用是吲哚美辛的 1.5 倍;萘普生(naproxen)和吡洛芬(pirprofen)的作用与吲哚美辛相当;非诺洛芬(fenoprofen)的作用弱于吲哚美辛,但与布洛芬相当。

通过对大量芳基丙酸类药物的研究,得出如下的构效关系:

(1) Ar 为平面的芳香环或芳杂环,它与羧基相距 1~2 个碳原子为宜;

(2) 芳环上通常为疏水性基团(X)取代,如卤素、烷基、芳环、环己基、烷氧基、芳酰基等;

(3) 羧基 α-位碳原子上通常以甲基或乙基取代,S-异构体活性高于 R-异构体,如萘普生 S-异构体活性强于 R-异构体 35 倍,布洛芬的两个异构体活性比为 28。

芳基丙酸类药物结构中都含有一个手性碳原子,所产生的对映异构体在药理活性、毒性、体内代谢等方面均有差异,大部分以外消旋体上市。

布洛芬 Ibuprofen

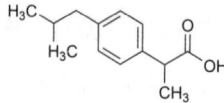

化学名为 α-甲基-4-(2-甲基丙基)苯乙酸(2-(4-isobutylphenyl)propanoic acid)。

本品为白色结晶性粉末;稍有特殊异臭。本品在乙醇、丙酮、三氯甲烷、氢氧化钠、碳酸钠试液或乙醚中易溶,在水中几乎不溶。熔点 74.5~77.5 ℃。pK_a 4.45。

本品有多条合成路线,目前已实现工业化生成的主要是 Boots 合成法和 BHC 合成法,两条路线都是以异丁基苯为起始原料。

Boots 合成法:异丁基苯经 Friedel-Crafts 酰化反应制得 4-异丁基苯乙酮,再与氯乙酸乙酯经 Darzens 缩合后,水解、脱羧、重排得 2-(4-异丁基苯基)丙醛,最后在碱性条件下经氧化即得本品。

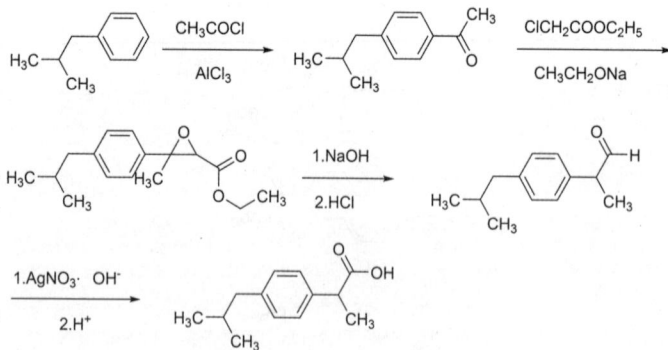

BHC 合成法:异丁基苯经 Friedel-Crafts 酰化反应制得 4-异丁基苯乙酮,经 H_2/Pd 还原得相应醇,最后在 CO 及 Pd 催化下经羰基插入反应制得布洛芬。该路线共 3 步反应,与 Boots 合成法相比,原子经济性可提高 37%,获得了 1997 年度美国"总统绿色化学挑战奖"的变更合成路线奖。

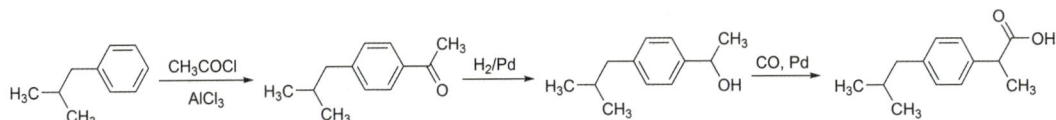

　　布洛芬口服吸收较快,约 1~2 小时血药浓度可达峰值,分布于身体各组织中。布洛芬与血浆蛋白结合率高,代谢迅速,其代谢主要发生在异丙基的 ω-1 和 ω-2 氧化,首先代谢为醇,而后是代谢为酸,代谢产物以 S-异构体为主,代谢产物均无活性(图 12-6)。24 小时有 50% 以上的氧化产物自尿中排出。

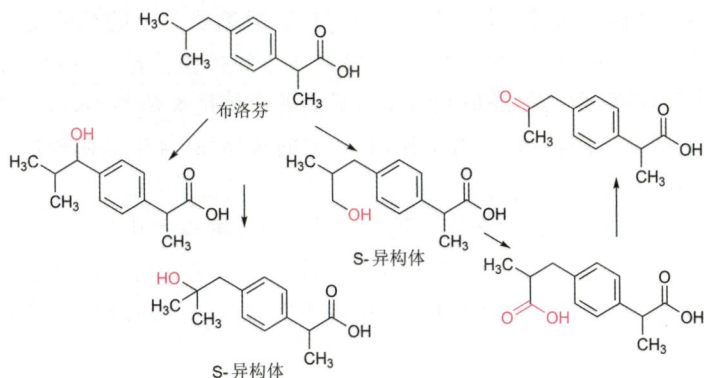

图 12-6　布洛芬的体内代谢

　　布洛芬消炎作用与阿司匹林和保泰松相似,较萘普生和非诺洛芬弱,但副作用相对较小,对肝、肾及造血系统无明显副作用,胃肠道副作用小。不耐受阿司匹林和保泰松的患者可选用本品。布洛芬临床用于风湿性及类风湿性关节炎、骨关节炎、强直性脊椎炎、神经炎及咽喉炎等症。

　　布洛芬以消旋体给药,在体内无活性的 R-(-)体在消化道吸收过程中可经酶的作用转化为活性的 S-(+)体。且药物在消化道滞留的时间越长,布洛芬的 S/R 之比值就越大,S 体在血浆中浓度就越高。但布洛芬的体内构型转化很大程度上取决于患者的机体条件,即这种转化受基因调控,个体差异较大。因此目前也有 S-布洛芬上市,它对慢性炎症和风湿关节炎的疗效与消旋体相当,但剂量仅为消旋体的 1/2。

(三) 邻氨基苯甲酸类

　　邻氨基苯甲酸类非甾体抗炎药也称"灭酸"类,是采用生物电子等排原理设计得到的,由"胺基"取代水杨酸中的"羟基"即得。该类药物具有较强的抗炎镇痛作用,临床上用于风湿性及类风湿性关节炎的治疗。但该类药物与水杨酸相比并没有表现出明显的优势,且副作用较多,包括胃肠道障碍,如恶心、呕吐、腹泻、食欲不振等,亦能引起粒性白细胞缺乏症,目前临床上应用较少。

　　1966 年甲芬那酸(mefenamic acid)作为镇痛药物上市,用于治疗轻度至中度疼痛,抗炎活性中等,是羟布宗的 1.5 倍。同类药物中,甲氯芬那酸(meclofenamic acid)抗炎活性最强,为甲芬那酸的 25 倍。

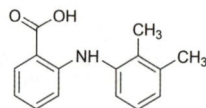

甲芬那酸

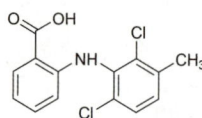

甲氯芬酸

（四）1,2-苯并噻嗪类

1,2-苯并噻嗪类药物是一类噻嗪环上含有烯醇的化合物。含羧酸结构的解热镇痛药对胃肠道刺激较大,20世纪70年代为寻找不含羧基的抗炎药物,在筛选苯并杂环类化合物时得到本类结构的化合物。该类药物结构中没有羧基,但噻嗪环上的烯醇受2位酰胺基中羰基的影响表现出酸性,pK_a在4~6之间,表现出强效的抗炎活性。在临床应用中,此类药物的副反应发生率较高,但其胃肠道刺激比常见的非甾体抗炎药要小,进一步研究发现该类药物对COX-2的抑制作用较对COX-1强,有一定的选择性,且半衰期较长,是一类长效、强效的消炎镇痛药物。

吡罗昔康(piroxicam)是此类药物中第一个上市的,抗炎作用与吲哚美辛相似,具有起效快而持久、长期服用耐受性好、毒副作用小等特点。辛诺昔康(cinnoxicam)和安吡昔康(ampiroxicam)分别是吡罗昔康的酯型前药和缩醛型前药,口服吸收好,可改善其胃肠道耐受性,并降低副作用。

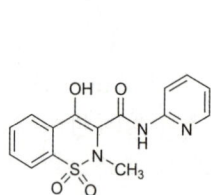
吡罗昔康

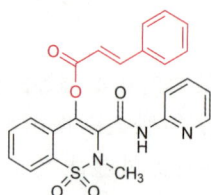
辛诺昔康

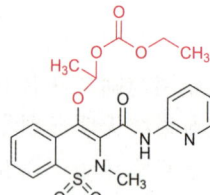
安吡昔康

以噻唑环取代吡罗昔康结构中的吡啶环,得到的舒多昔康(sudoxicam)和美洛昔康(meloxicam)对COX-2选择性高,对慢性风湿性关节炎的抗炎、镇痛效果与萘普生和吡罗昔康相当,但对胃、十二指肠溃疡诱发作用较吡罗昔康弱,胃肠道耐受性好,对肾脏毒性较小。吡罗昔康中的苯环以生物电子等排体噻吩环取代得到了替诺昔康(tenoxicam)和氯诺昔康(lornoxicam),二者都是长效的抗炎药物。替诺昔康口服吸收迅速且完全,每天给药一次;氯诺昔康主要用于偏头痛、骨关节炎、术后止疼等,镇痛效果明显优于临床应用的其他非甾体抗炎药物。

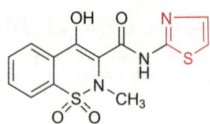
舒多昔康

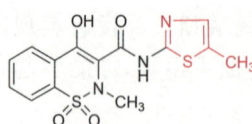
美洛昔康

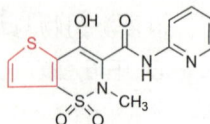
替诺昔康

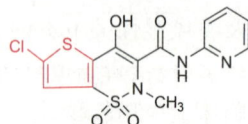
氯诺昔康

1,2-苯并噻嗪类药物的构效关系如下图所示:

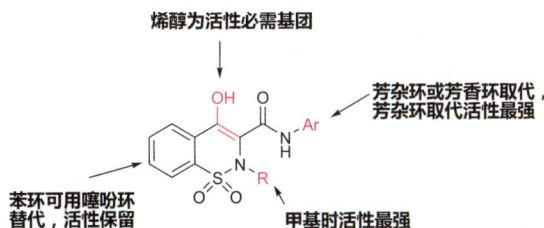

烯醇为活性必需基团

芳杂环或芳香环取代，
芳杂环取代活性最强

苯环可用噻吩环
替代，活性保留

甲基时活性最强

吡罗昔康 Piroxicam

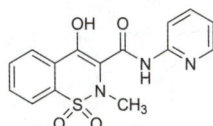

化学名为 2-甲基-4-羟基-N-(2-吡啶基)-2H-1,2-苯并噻嗪-3-甲酰胺-1,1-二氧化物(4-hydroxy-2-methyl-N-(pyridin-2-yl)-2H-benzo[e][1,2]thiazine-3-carboxamide 1,1-dioxide)。又名炎痛喜康。

本品为类白色至微黄绿色结晶性粉末；无臭。本品在三氯甲烷中易溶，在丙酮中略溶，在乙醇、乙醚中微溶，在水中几乎不溶；在酸中溶解，在碱中略溶。熔点 198~202 ℃(分解)。pK_a 6.3。

吡罗昔康结构中含有烯醇羟基，其三氯甲烷溶液与三氯化铁反应，显玫瑰红色，可用作该类药物的定性鉴别。

吡罗昔康的合成：糖精钠(邻磺酰苯酰亚胺钠)与 α-氯代乙酸乙酯在 DMF 溶液中反应，生成糖精的 N-乙氧羰甲基衍生物，再经 Gabriel-Colman 重排扩环，生成 4-羟基-2H-1,2-苯并噻嗪-3-羧酸乙酯-1,1-二氧化物，再以硫酸二甲酯甲基化，最后 α-氨基吡啶经胺酯交换反应得到吡罗昔康。

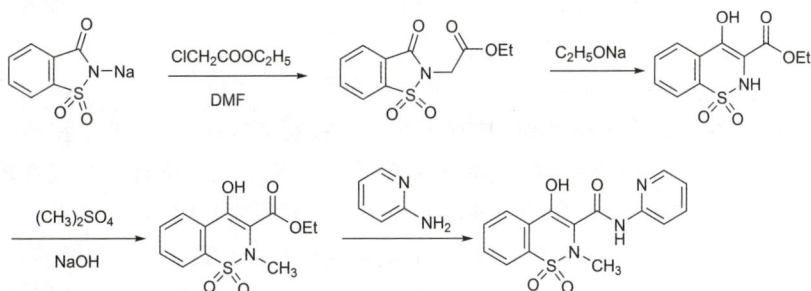

吡罗昔康口服后吸收迅速，约 2 小时后血药浓度达到峰值。吡罗昔康的代谢因物种不同而异，在人、犬、猴、鼠中基本相似。人体的代谢在肝脏中进行，只有 5% 的药物以原形排出体外，主要代谢产物是吡啶环上羟基化产物及其与葡萄糖醛酸结合物，少部分为苯环上羟基化、水解、脱羧等。所有代谢产物都无抗炎活性(图 12-7)。

吡罗昔康呈酸性，与血浆蛋白高度结合，结合率大于 90%，平均半衰期为 50 小时，一次给药可维持 24 小时血药浓度相对稳定，一日给药一次即可。本品抗炎活性与吲哚美辛相当或略强，镇痛活性比布洛芬、萘普生、保泰松强，与阿司匹林相似，临床上用于治疗风湿性和类风湿性关节炎，胃肠道耐受性较好。

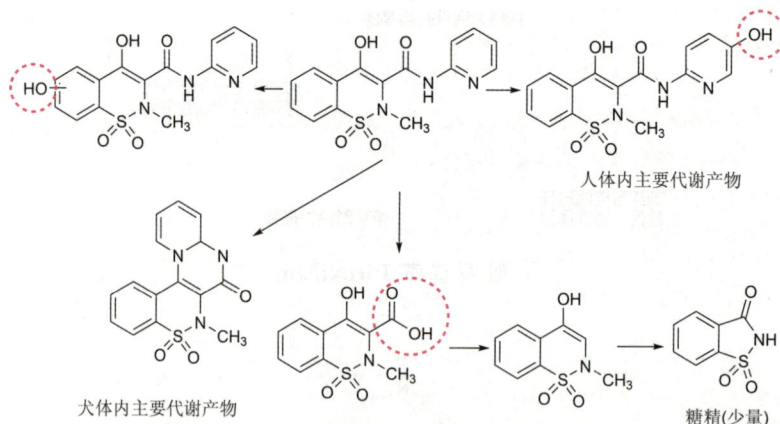

图 12-7　吡罗昔康的体内代谢

二、选择性环氧合酶-2 抑制剂

20 世纪 90 年代,研究证实环氧合酶存在两种同工酶:COX-1 和 COX-2。COX-1 是一种组成酶,尽管在介质的激发下,COX-1 水平可以提高 2～4 倍,但一般情况下保持稳定。COX-1 存在于大多数组织中,催化生成的 PG 具有保护胃肠道、调节肾脏血流和促进血小板聚集等重要生理作用。COX-2 是一种诱导酶,主要在炎症细胞中表达,与 COX-1 具有相似的结合部位。COX-2 在炎症组织中可被多种因子所诱导,其水平以 8～10 倍的速度急剧增加,引起炎症部位多种前列腺素成分如 PGE_1、PGE_2、PGI_2 等含量增加,促进了炎症反应、疼痛、发热和组织损伤。

目前的研究认为,非甾体抗炎药对炎症的治疗作用主要源于它对 COX-2 的抑制,而不良反应,尤其是胃肠道的不耐受,是由于它抑制了 COX-1,选择性 COX-2 抑制剂从理论上来讲可以克服这类药物对胃肠道的刺激。

20 世纪 90 年代初,人们通过 X-射线单晶衍射揭示了 COX-1 和 COX-2 的三维结构。COX-1 和 COX-2 在结构上十分相似,具有 600 个左右氨基酸残基,分子量在 70～74 kD 之间,同源性为 60% 以上。COX-1 和 COX-2 都在通道一侧的 120 位有一个极性较大的精氨酸残基,与药物通过氢键结合。COX-1 和 COX-2 属于不同的基因表达,二者结构上的主要区别是 COX-2 的 N 端比 COX-1 少一段 17 个氨基酸残基的片段,而 C 端则多一段含 18 个氨基酸残基的片段。且 COX-1 的 523 位氨基酸是异亮氨酸,而 COX-2 则是缬氨酸,缬氨酸结构较异亮氨酸小,因而在其旁存在一个称之为"侧袋"的空隙,某些具有特殊结构的药物可在此与酶共价结合,这为选择性 COX-2 抑制剂的开发提供了可能。

基于 COX 结构开发的选择性 COX-2 抑制剂大多是邻二苯基取代的杂环衍生物,其中一个苯基的对位有甲磺酰基或氨磺酰基,此为实现 COX-2/COX-1 选择性抑制的必需结构。该类抑制剂与 COX-2 蛋白的共晶结构表明,甲磺酰基或氨磺酰基可深入到 523 位缬氨酸旁的"侧袋"空隙内,与 COX-2 蛋白形成相互作用。而非特异性 COX 抑制剂因分子略小,易于从 COX-1 和 COX-2 的开口进入通道,与 120 位精氨酸残基以氢键结合,对 COX-1/COX-2 没有选择性,从而竞争性阻碍正常底物花生四烯酸的进入,抑制生理性前列腺素和炎性前列腺素的生成。

　　1998 年底,首款选择性 COX-2 抑制剂上市,即 Pfizer 公司开发的塞来昔布(celecoxib),它对 COX-2 的抑制作用是 COX-1 的 400 倍,实现了对 COX-2/1 的选择性。1999 年,Merck 公司的罗非昔布(rofencoxib)上市,用于治疗关节炎及急性止痛,但在长期使用该药的患者中,出现了严重的心血管事件,2004 年,Merck 公司宣布全球撤回。随后,其他制药公司又开发了第二代的 COX-2 抑制剂,包括伐地昔布(valdecoxib),帕瑞昔布(parecoxib),依托昔布(etoricoxib),艾瑞昔布(imrecoxib)等。这些选择性非甾体抗炎药物都是强效的抗炎、止痛药物,胃肠道耐受性好。伐地昔布上市后,出现了临床试验未观测到的严重的全身和皮肤过敏反应。帕瑞昔布是伐地昔布的钠盐前药,对 COX-2 具有高选择性,可注射给药,用于手术后的中度和重度疼痛短期治疗。依托昔布具有强大的解热、镇痛、抗炎、消肿的作用,用于治疗急性期和慢性期骨关节炎、急性痛风性关节炎。艾瑞昔布是我国自主研发的一类新药,用于缓解骨关节炎的疼痛。

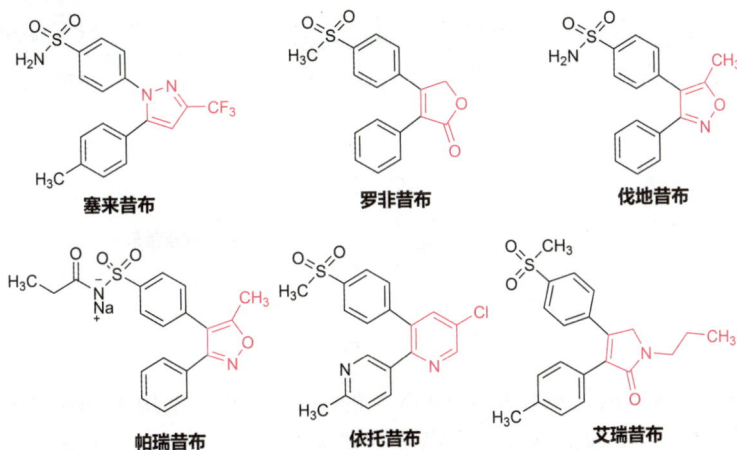

塞来昔布　　　　　罗非昔布　　　　　伐地昔布

帕瑞昔布　　　　　依托昔布　　　　　艾瑞昔布

塞来昔布 Celecoxib

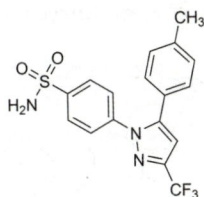

　　化学名为 4-[5-(4-甲基苯基)-3-三氟甲基-1H-吡唑-1-基]-苯磺酰胺(4-(5-(p-tolyl)-3-(trifluoromethyl)-1H-pyrazol-1-yl)benzenesulfonamide),又名塞利昔布。

　　本品为白色粉末或浅黄色粉末。本品溶于甲醇、乙醇、二甲亚砜等有机溶剂,不溶于水。熔点 160~163 ℃。

　　塞来昔布口服吸收迅速、完全,分布在全身各组织,2~3 小时血浆浓度达到峰值。在肝脏中经 CYP2C9 氧化代谢,代谢产物主要是苯环 4 位甲基被氧化代谢为成醇、羧酸(图 12-8),进一步与葡萄糖醛酸成结合物,所有代谢产物均无活性,随尿液及粪便排泄,仅有 3% 以药物原型直接排出体外。同时,本品可抑制 CYP2D6 代谢酶活性,故当与其他与 CYP2C9 或 CYP2D6 代谢相关的药物同时服用时,可能会出现药物之间的相互影响。

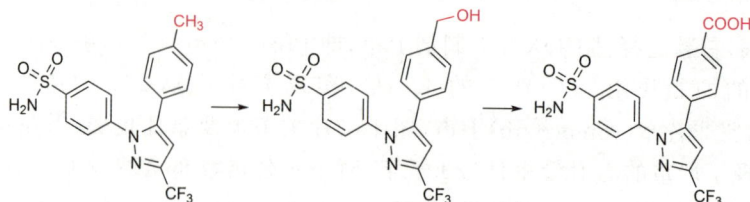

图 12-8   塞来昔布的体内代谢

本品的合成以 4-甲基苯乙酮为原料,与三氟乙酸甲酯发生 Claisen 酯缩合反应,得到苯丁酮衍生物中间体,再与 4-氨磺酰基苯肼盐酸盐环合得到。环合时存在两种缩合方式,故得到两个吡唑衍生物,需要通过分离纯化制得塞来昔布。

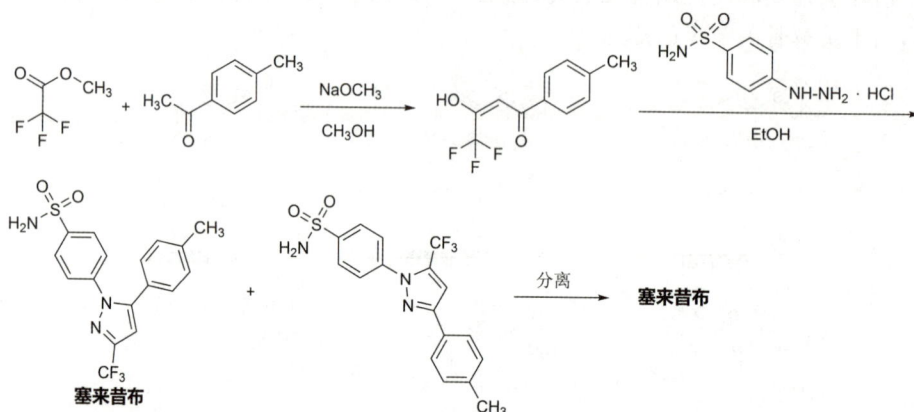

塞来昔布对 COX-2 的抑制作用是 COX-1 的 400 倍,临床上用于治疗风湿性关节炎、骨关节炎及强直性脊柱炎引起的疼痛。本品半衰期为 8~12 小时,每天服用 2 次,长期服用仍可引起胃肠道的副作用。

艾瑞昔布 Imrecoxib

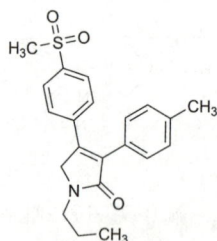

化学名为 4-(4-甲磺酰基苯基)-3-(4-甲基苯基)-1-丙基-2,5-二氢-1*H*-吡咯-2-酮(4-(4-(methylsulfonyl)phenyl)-1-propyl-3-(p-tolyl)-1,5-dihydro-2*H*-pyrrol-2-one)。

本品为白色结晶性粉末。本品溶于甲醇、乙醇等有机溶剂,微溶于水。熔点 181.5~183 ℃。

艾瑞昔布是由中国医学科学院药物研究所和恒瑞医药集团合作研究开发的选择性非甾体抗炎药物。该药是基于药效团的分子设计得到的创新药物。根据已有 COX-2 抑制剂的结构构建了药效团,并依照药效团特征及其分布,充分检索专利,设计了一类以不饱和吡咯烷酮为骨架,连接两个取代苯环的化合物。体外评价了该类化合物对 COX-2 和 COX-1 的抑制活性。为了避免 COX-2 高选择性抑制剂引起心血管事件的风险，研究者提出了"适度抑制"的策略，在抑制引起炎症的 COX-2 酶活性的前提下，不对其过分抑制，以保持 COX-2 和 COX-1 在体内功能上的平衡。同时综合考量化合物的理化性质、体内体外的药效学性质、药代动力学性质及安全性，最后选定艾瑞昔布（对 COX-2 和 COX-1 的 IC_{50} 值分别为 18 nmol/L 和 115 nmol/L）进入临床研究。艾瑞昔布在临床上表现出了良好的镇痛、消炎活性，未观测到发生率大于 10% 的不良反应。于 2011 年 5 月获得国家药物监督管理局的批准，成为国内首个自主研发的选择性非甾体抗炎药，用于治疗骨关节炎，缓解疼痛。

艾瑞昔布空腹口服后约 2 小时血药浓度达到峰值，在肝脏中主要由 CYP2C9 代谢，苯环上的甲基氧化生成醇、羧酸及其葡萄糖醛酸化产物（图 12-9），经尿液或粪便排出体外。体内半衰期约为 20 小时左右，在尿中游离性原型药物约占 40%。

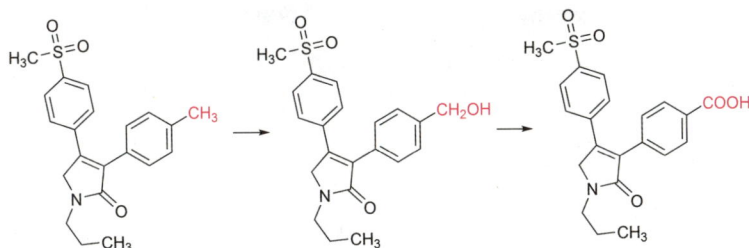

图 12-9　艾瑞昔布的体内代谢

艾瑞昔布的合成是以 2-溴-1-(4-甲磺酰基)苯乙酮为原料，与对甲基苯乙酰氯在碱性条件下缩合成内酯，再以正丙胺氨解得到。

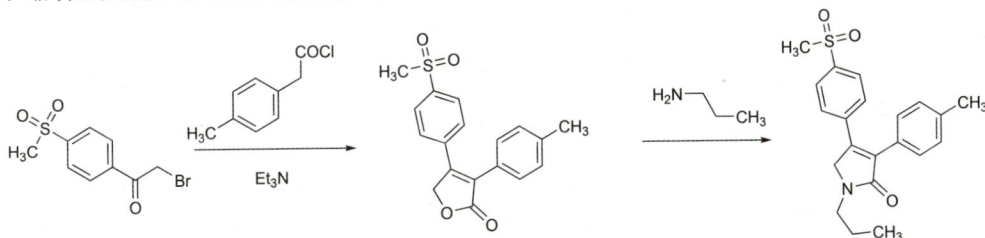

艾瑞昔布对 COX-2 抑制作用的选择性高于吲哚美辛，略强于美洛昔康，但低于塞来昔布。临床上用于缓解男性及非育龄期且无生育要求的妇女的骨关节炎疼痛症状，应避免与其他非甾体抗炎药物共同用药。

第三节　抗痛风药
Antigout Drugs

痛风是因体内嘌呤代谢紊乱或尿酸排泄减少而引起的一类疾病。尿酸具有弱酸性（pK_{a_1} 5.7，pK_{a_2} 10.3），水溶性小，生理条件下以尿酸钠形式存在，可在肾脏被重新吸收。尿酸的生成增加或排泄减少时，患者血液、尿中的尿酸盐水平增高，沉积于关节、囊、软骨和肾脏等的结缔组织中，刺激组织引起痛风性关节炎、痛风性肾病和肾尿酸结石等症状。

临床上用于痛风治疗的药物可分为三类：①急性发作期治疗药物；②抑制尿酸生成的

药物；③促进尿酸排泄的药物。体内尿酸合成途径见图 12-10。

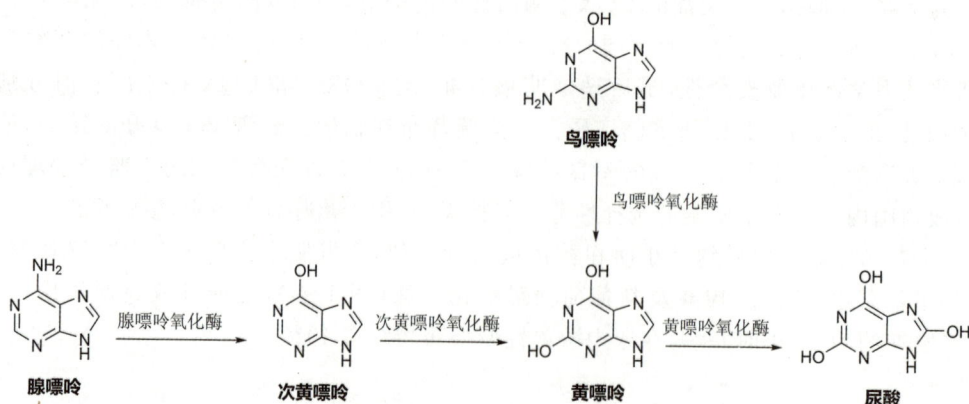

图 12-10　尿酸的体内合成

一、急性发作期治疗药物

痛风急性发作期药物治疗的目的主要是控制症状,缓解疼痛,常用药物包括秋水仙碱(colchicine)、非甾体抗炎药、糖皮质激素和其他镇痛药等。其中,秋水仙碱和非甾体抗炎药是急性痛风治疗的首选药物。

秋水仙碱 Colchicine

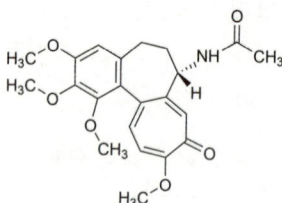

本品原产于欧洲中南部及非洲北部为百合科植物(*Colchium autummale* L.),我国采用的是百合科植物丽江山慈菇(*Iphigenia Indica* Kunth et Benth.)的球茎中提取的一种生物碱。

本品为类白色至淡黄色结晶性粉末；无臭；略有引湿性；遇光色变深。本品在乙醇或三氯甲烷中易溶,在水中溶解(但在一定浓度的水溶液中能形成半水合物的结晶析出),在乙醚中极微溶解。

秋水仙碱通过与粒细胞的微管蛋白结合,妨碍粒细胞的活动,抑制粒细胞的浸润而消炎,不影响尿酸盐的生成、溶解和排泄,因此对急性痛风性关节炎有选择性作用,是痛风急性发作时的首选药物,而对一般性疼痛、炎症和慢性痛风无效。此外,秋水仙碱还能够抑制肿瘤细胞的有丝分裂,显示出一定的抗肿瘤作用,临床用于皮肤癌和乳腺癌的治疗。但本品选择性差,毒性大,治疗剂量与中毒剂量比较接近,且长期应用可产生骨髓抑制,患者急性痛风症状消失或出现胃肠道反应的症状时应立即停药。

二、抑制尿酸生成的药物

尿酸合成过程中黄嘌呤氧化酶是关键的酶,黄嘌呤氧化酶抑制剂可阻断尿酸合成的最终步骤,减少尿酸盐生成,并增加尿酸前体黄嘌呤和次黄嘌呤的排泄。该类药物主要是次黄嘌呤的类似物别嘌醇(allopurinol)、奥昔嘌醇(oxypurinol),以及非嘌呤类的非布司他(febuxostat)、托吡司特(topiroxostat)等。

别嘌醇 Allopurinol

化学名为1H-吡唑并[3,4-d]嘧啶-4-醇(1H-pyrazolo[3,4-d]pyrimidine-4-ol)。

本品为白色或类白色结晶性粉末;几乎无臭。本品在0.1 mol/L氢氧化钠或氢氧化钾溶液中易溶,在水或乙醇中极微溶解,在三氯甲烷或乙醚中不溶。熔点350 ℃以上。

别嘌醇在pH 3.1～3.4时最稳定,pH升高时可分解为3-氨基吡唑-4-羧酸铵。

别嘌醇口服吸收后3～6小时血药浓度达到峰值,半衰期为1～3小时,在肝脏中代谢,约70%转化为活性代谢产物奥昔嘌醇(图12-11)。后者对黄嘌呤氧化酶也有抑制作用,且半衰期更长(18～30小时),故别嘌醇的抗痛风作用实际上是二者的共同效果。

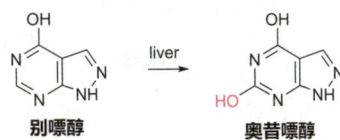

图 12-11　别嘌醇的体内活性代谢产物

本品的合成:以氰乙酸乙酯与原甲酸三乙酯缩合得2-氰基-3-乙氧基丙烯酸乙酯,再依次与水合肼、甲酰胺二次环合,即得本品。

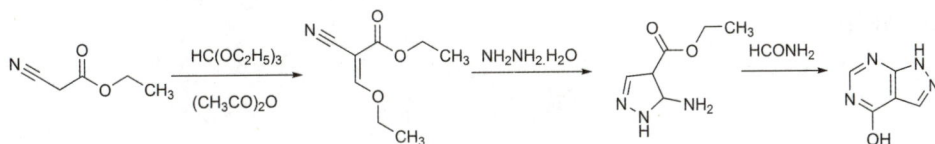

本品在临床上用于痛风及痛风性肾病的治疗,由于其可抑制肝酶活性,与其他药物合用时可使其清除率减少,如茶碱、6-巯嘌呤等,联合用药时应加以关注。

非布司他 Febuxostat

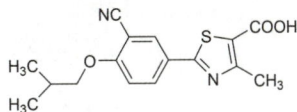

化学名为2-[(3-氰基-4-异丁氧基)苯基]-4-甲基-5-噻唑羧酸(2-(3-cyano-4-isobutoxyphenyl)-4-methylthiazole-5-carboxylic acid)。

本品为白色或类白色粉末。本品易溶于N,N-二甲基甲酰胺及二甲基亚砜,略溶于乙醇,微溶于甲醇以及乙腈,几乎不溶于水。熔点238～239 ℃。pK_a 3.3。

本品为黄嘌呤氧化酶抑制剂,与别嘌醇作用机理的区别是非布司他是通过非竞争性抑制黄嘌呤氧化酶,作用于黄嘌呤氧化酶辅酶部分,结合力强,不易被置换,显示较强的抗尿酸作用。其作用强于同类药物别嘌醇,适用于具有痛风症状的高尿酸血症的长期治疗,不推荐本品用于治疗无症状性高尿酸血症。

三、促进尿酸排泄的药物

促进尿酸排泄的药物可抑制肾小管对尿酸的重吸收,促进尿酸的排泄,减少关节变形和痛风结节。此类药物有丙磺舒(probenecid)、磺吡酮(sulfinpyrazone)和苯溴马隆(benzbromarone)等。该类药物不能用于急性痛风,其潜在危险是尿路形成尿酸结晶,并在肾小管、骨盆或输尿管中沉积,引起肾结石或肾功能衰退。为降低该药的上述危险,在开始用药时选择低剂量,再逐渐增加剂量,来维持较高的尿容积。并与碳酸氢钠同服以碱化尿液,增加尿酸盐的溶解性。

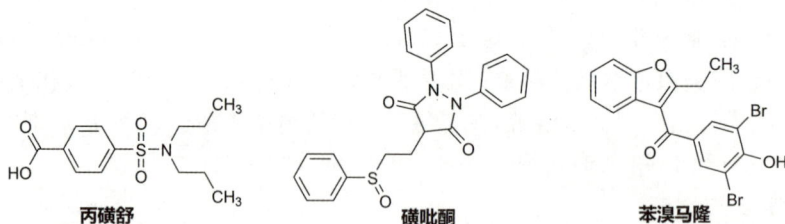

丙磺舒　　　　　　　　　磺吡酮　　　　　　　苯溴马隆

丙磺舒本身是一种有机酸,因溶解度大,经肾小管排泄时也易被肾小管重吸收,在有丙磺舒存在时,对其他有机酸在肾小管的转运有竞争性抑制,从而影响其排泄。丙磺舒可使青霉素、头孢菌素、对氨基水杨酸等药物排泄减慢,延长其作用时间。

磺吡酮是保泰松衍生物,作用机制与丙磺舒类似,用于慢性痛风的治疗,也可用于高尿酸血症。

苯溴马隆是苯并呋喃衍生物,具有强力去尿酸的作用,还可以有效地抑制尿酸的生成,对降低血尿酸的浓度具有双重作用,可用于治疗原发性高尿酸血症,痛风性关节炎间歇期及痛风结节肿等。

学 习 小 结

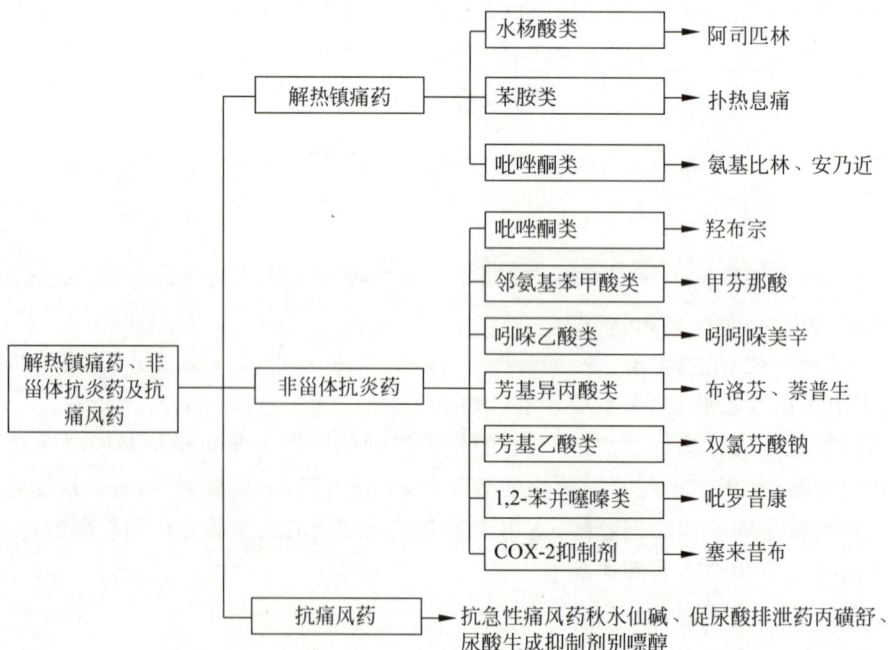

思 考 题

1．非甾体抗炎药物与甾体抗炎药物在临床都应用于炎症的治疗，二者在临床应用上有何区别？主要原因是什么？

2．非甾体抗炎药物通常都具有镇痛的活性，临床上将其应用于镇痛作用时与中枢性镇痛药物（如哌替啶）相比有何区别？主要原因是什么？

3．临床应用时为什么不能将多种复方感冒药物同时服用？

4．选择性环氧化酶-2抑制剂在临床上应用的特点是什么？并请据此分析一下其研究趋势。

第十二章习题　　　　　　第十二章习题答案

（刘　丹、刘许歌）

第 十 三 章

抗 生 素
Antibiotics

学习目标

1. 掌握抗生素的定义、青霉素类药物的构效关系、半合成青霉素类药物的合成、头孢菌素类药物的构效关系、半合成头孢菌素类药物的合成；掌握青霉素钠、阿莫西林、头孢氨苄、克拉维酸钾、盐酸四环素、氯霉素的结构及用途。

2. 熟悉 β-内酰胺类抗生素的基本结构以及抗生素分类。

3. 了解抗生素杀菌作用机制与细菌对抗生素产生抗药性的机制；了解大环内酯类抗生素的发现、结构优化以及代表性药物；了解四环素类药物的发现与代表性药物；了解氨基糖苷类药物的发现与代表性药物。

抗生素是由微生物(包括细菌、真菌、放线菌属)或高等动植物在生长过程中所产生的具有抗病原体或其他活性的一类次级代谢产物,在低浓度下对各种病原微生物有选择性杀灭、抑制作用,而对宿主不产生严重的毒副作用的药物。抗生素以前被称为抗菌素,事实上它不仅能杀灭细菌,而且对霉菌、支原体、衣原体等其他致病微生物也有良好的抑制和杀灭作用,后来将抗菌素改称为抗生素。在临床上,抗生素用于治疗各种细菌感染或抑制致病微生物感染引起的各种疾病。除抗感染外,某些抗生素还具有抗肿瘤、抗病毒、抗立克次体、特异性酶抑制和免疫抑制等作用。抗生素不仅应用于医疗,而且还应用于农业、畜牧业和食品工业。

抗生素按化学结构可分为 β-内酰胺类、四环素类、大环内酯类、氨基糖苷类、氯霉素类及其他类。抗生素主要来源于生物合成(发酵),也可以通过化学全合成和半合成方法制得。半合成抗生素是在生物合成抗生素的基础上发展起来,通过结构改造,增加稳定性,降低毒副作用,扩大抗菌谱,改善耐药性,提高治疗效果或改变用药途径等。

每类抗生素均有其作用特点,其杀菌作用机制主要有如下四种:

1. 干扰细菌细胞壁的合成

细菌细胞壁具有维持细菌正常外形的功能,若出现缺损,则细菌便膨胀、变形、破裂、自溶而死亡。抑制细菌细胞壁的合成会导致细菌细胞破裂而死亡。哺乳动物的细胞没有细胞壁,不受这类药物的影响,因此这类抗生素对哺乳动物的毒性小。以这种方式作用的抗生素有青霉素和头孢菌素等。

2. 损伤细菌细胞膜

细菌细胞膜主要由类脂质和蛋白质组成，具有半透膜性质，起着渗透、屏障和运输物质的作用。一些抗生素与细菌的细胞膜相互作用而影响膜的渗透性，对细菌具有致命的作用。以这种方式作用的抗生素有多黏菌素 B 和短杆菌素。

3. 抑制细菌蛋白质合成

与细菌核糖体或其反应底物（如 tRNA、mRNA）相互作用，细胞存活所必需的结构蛋白和酶不能被合成。以这种方式作用的抗生素包括四环素类抗生素、大环内酯类抗生素、氨基糖苷类抗生素、氯霉素等。

4. 抑制细菌核酸合成

抑制核酸的功能阻止细胞分裂和（或）所需酶的合成。利福霉素类抗生素抑制 DNA 依赖的 RNA 聚合酶，影响 mRNA 的转录。灰黄霉素的化学结构类似于鸟嘌呤，能进入 DNA 分子干扰 DNA 的合成。

人类发现并应用抗生素，是人类的一大革命，从此人类有了可以同死神进行抗争的一大武器，但随着抗生素在临床上的广泛使用，很快出现了耐药性，不仅使抗生素的使用出现了危机，而且"超级耐药菌"的出现使人类的健康又一次受到了严重的威胁。

细菌对抗生素（包括抗菌药物）的耐药性主要有五种机制：

1. 使抗生素分解或失去活性

细菌产生一种或多种水解酶或钝化酶来水解或修饰进入细菌内的抗生素使之失去生物活性。例如：细菌产生的 β-内酰胺酶能使含 β-内酰胺环的抗生素分解；细菌产生的钝化酶（磷酸转移酶、核酸转移酶、乙酰转移酶）使氨基糖苷类抗生素失去抗菌活性。

2. 使抗菌药物作用的靶点发生改变

由于细菌自身发生突变或细菌产生某种酶的修饰使抗生素的作用靶点（如核酸或核蛋白）的结构发生变化，使抗菌药物无法发挥作用。例如：耐甲氧西林的金黄色葡萄球菌是通过对青霉素的蛋白结合部位进行修饰，使其对药物不敏感。

3. 细胞特性的改变

细菌细胞膜渗透性的改变或其他特性的改变使抗菌药物无法进入细胞内。

4. 细菌产生药泵将进入细胞的抗生素泵出细胞

细菌产生的一种主动运输方式，将进入细胞内的药物泵出至胞外。

5. 改变代谢途径

如磺胺药与对氨基苯甲苯酸（PABA），竞争二氢蝶酸合成酶而产生抑菌作用。再如，金黄色葡萄球菌多次接触磺胺药后，其自身的 PABA 产量增加，可达到原敏感菌产量的 20～100 倍，后者与磺胺药竞争二氢蝶酸合成酶，使磺胺药的作用下降甚至消失。

第一节　β-内酰胺类抗生素
β-Lactam Antibiotics

β-内酰胺类抗生素是指分子中含有由四个原子组成的 β-内酰胺环的抗生素。β-内酰胺环是本类抗生素发挥生物活性的必需基团，在和细菌作用时，β-内酰胺环开环使细菌发生酰化作用，抑制细菌的生长。同时 β-内酰胺环是本类抗生素结构中不稳定部分，开环后的分解产物多失去抗菌活性；由于β-内酰胺环是由四个原子组成,分子张力比较大,使其化学性质不稳定易发生开环导致失活。

β-内酰胺类抗生素按β-内酰胺环是否并合有其他杂环以及所并合杂环的化学结构,可分为经典的β-内酰胺类抗生素和非经典的β-内酰胺类抗生素。其中经典的β-内酰胺类抗生素包括：青霉素类(penicillins)和头孢菌素类(cephalosporins)；非经典的β-内酰胺类抗生素主要有青霉烯类(penem)、碳青霉烯类(carbapenem)、氧青霉烷类(oxapenam)和单环β-内酰胺类(monobactam)(图 13-1)。

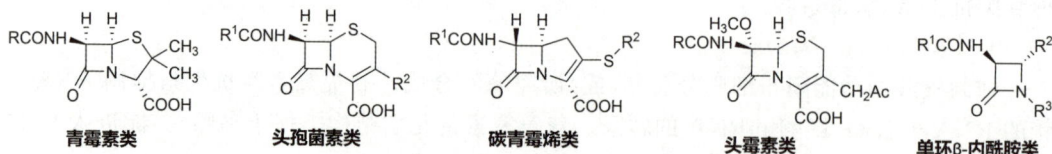

青霉素类　　**头孢菌素类**　　**碳青霉烯类**　　**头霉素类**　　**单环β-内酰胺类**

图 13-1　β-内酰胺类抗生素的基本结构

β-内酰胺类抗生素通过抑制 D-丙氨酰-D-丙氨酸转肽酶(黏肽转肽酶,peptidoglycant-ranspeptidase),从而抑制细菌细胞壁的合成。细菌细胞壁的主要成分是一些具有网状结构的含糖多肽-黏肽,是由 N-乙酰葡萄糖胺(Glc-NAc)和 N-乙酰胞壁酸(Mur-NAc)交替组成线状聚糖链短肽,这些高聚物需要在黏肽转肽酶的催化下进行转肽反应,使高聚物转化成交联结构,完成细胞壁的合成。

β-内酰胺类抗生素的结构与黏肽 D-丙氨酰-D-丙氨酸的末端结构类似(图 13-2),空间构象也相似,使酶识别错误,抗生素竞争性地与黏肽转肽酶的活性中心以共价键结合,使该酶发生酰化反应,形成不可逆抑制,使其催化的转肽反应不能进行,从而阻碍细菌细胞壁的形成,导致细菌死亡。革兰阳性菌的细胞壁黏肽含量比革兰阴性菌高,因此青霉素一般对革兰阳性菌的活性比较高,这也是其抗菌谱比较窄的原因。由于人体细胞没有细胞壁,药物对人体细胞不起作用,具有很大的选择性,因此β-内酰胺类药物是毒性很小的抗生素。这也是β-内酰胺类抗生素优于其他抗生素的主要原因。

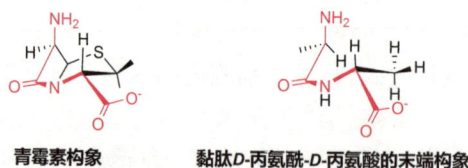

青霉素构象　　　　**黏肽 D-丙氨酰-D-丙氨酸的末端构象**

图 13-2　青霉素与黏肽 D-丙氨酰-D-丙氨酸末端的构象比较

青霉素的主要缺点之一是过敏反应,某些患者易引起过敏反应,严重时会导致死亡。临床中需严格按规定进行皮试以后再使用。现认为β-内酰胺类抗生素的过敏存在外源性和内源性两种过敏源。外源性过敏源主要来自β-内酰胺类抗生素在生物合成时带入的残留量的蛋白多肽类杂质；内源性过敏源可能来自生产、贮存和使用过程中β-内酰胺环开环自身聚合,生成包括青霉噻唑蛋白、青霉噻唑多肽和青霉噻唑聚合物的高分子聚合物。

β-内酰胺类抗生素在临床使用中常发生交叉过敏反应,普遍认为青霉素中的过敏原的主要抗原决定簇是青霉素分子中β-内酰胺环开环后形成的青霉噻唑基(图 13-3),由于不同侧链的青霉素都能形成相同结构的抗原决定簇青霉噻唑基,因此,青霉素类抗生素之间能发生强烈的交叉过敏反应。

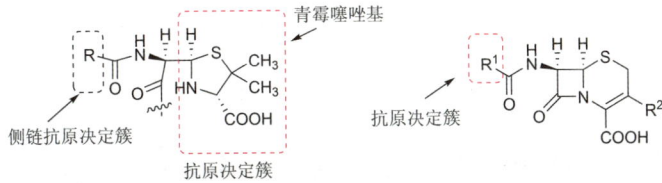

图 13-3 β-内酰胺类抗生素和头孢菌素的抗原决定簇

头孢菌素中 C_7 位侧链是过敏原的主要抗原决定簇,而与母核和 C_3 侧链关系不大。因此头孢菌素类之间、头孢菌素类与青霉素类之间是否发生交叉过敏反应,取决于是否有相同或相似的侧链如 R^1(图 13-3)。

一、青霉素及半合成青霉素类

青霉素类(penicillins)包括天然青霉素和半合成青霉素。天然青霉素是从菌种发酵制备,半合成青霉素是由 6-氨基青霉烷酸(6-aminopenicillanic acid,6-APA)连接适当的侧链,从而获得稳定性更好或抗菌谱更广、耐酸、耐酶的青霉素。

(一)天然青霉素

从青霉菌培养液和头孢菌素发酵液中得到的天然青霉素共 7 种(图 13-4),即青霉素 G、青霉素 X、青霉素 K、青霉素 V、青霉素 N、青霉素 F 和双氢青霉素 F。其中,青霉素 G 含量最高,疗效最好,有临床价值。青霉素 V 是用于临床的另一个天然青霉素,由于其耐酸,可用于口服。

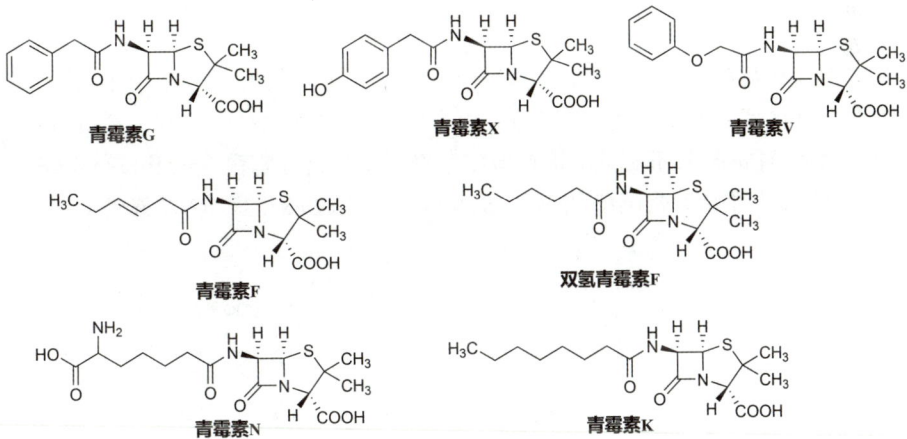

图 13-4 天然青霉素

青霉素钠 Benzylpenicillin Sodium

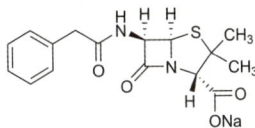

化学名为(2S,5R,6R)-3,3-二甲基-6-(2-苯乙酰氨基)-7-氧代-4-硫杂-1-氮杂双环[3.2.0]庚烷-2-甲酸钠盐(sodium(2S,5R,6R)-3,3-dimethyl-6-[(2-phenylacetyl)amino]-7-oxo-4-thia-1-azabicyclo[3.2.0]heptane-2-carboxylate),又称青霉素G钠、苄青霉素钠。

本品为白色结晶性粉末;无臭或微有特异性臭;有引湿性;遇酸、碱或氧化剂等迅速失效,水溶液在室温放置易失效。本品在水中极易溶解,在乙醇中溶解,在脂肪油或液状石蜡中不溶。

第十三章 知识链接1

青霉素G是第一个在临床上使用的抗生素,由青霉菌(Penicillium notatum)培养液中分离得到。

游离的青霉素是有机酸,易溶于醇、酸、醚和酯类,但在水中的溶解度很小,且迅速丧失其抗菌能力。临床上常用其钠盐或钾盐,以解决其水溶性。因钠盐的刺激性较钾盐小,故临床上用得较多。青霉素的钠盐的水溶液在室温下不稳定,易水解,因此,临床上使用其粉针剂,注射前用注射用水现配现用。

青霉素类药物的结构由侧链酰基和6-氨基青霉烷酸(6-APA)构成,也可以看成由Cys、Val和侧链构成,母核6-APA是由β-内酰胺环和五元的四氢噻唑环骈合而成(图13-5),二个环的张力都比较大,另外β-内酰胺环中羰基和氮原子的孤对电子不能共轭,易受到亲核性或亲电性试剂的进攻,使β-内酰胺环开环,一旦β-内酰胺环破坏,立即失去抗菌活性。金属离子、温度和氧化剂均可催化分解反应。

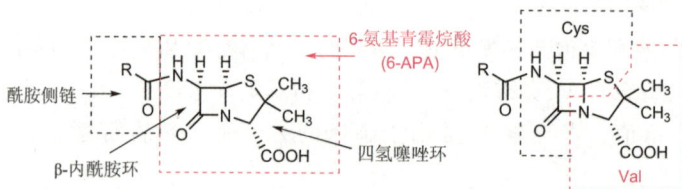

图13-5 青霉素特征分析

大多数青霉素类药物在酸、碱性条件下均不稳定。青霉素G在酸性条件下不稳定。在强酸条件下或氯化高汞的作用下,很容易发生裂解,生成青霉酸(penicillic acid)和青霉醛酸(penaldic acid)。青霉醛酸不稳定,释放出二氧化碳,生成青霉醛(penilloaldehyde)。胃酸的酸性强,在该条件可导致侧链酰胺键的水解和β-内酰胺环开环,使青霉素G失活。所以青霉素G不能口服,需要注射。

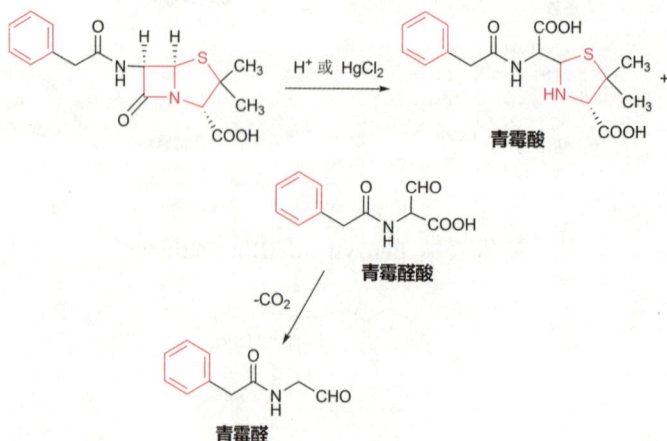

在弱酸(pH＝4)溶液中,室温条件下,侧链上羰基氧原子上的孤对电子作为亲核试剂进攻 β-内酰胺环,生成中间体,再经重排生成青霉二酸(penillic acid),青霉二酸可进一步分解生成青霉胺(penicillamine)和青霉醛。

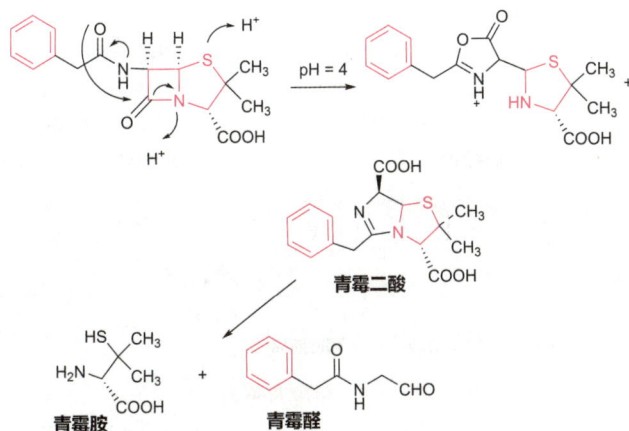

青霉二酸

青霉胺 + **青霉醛**

在碱性条件下或在某些酶(例如 β-内酰胺酶)的作用下,碱性基团向 β-内酰胺环进攻,发生亲核反应,导致 β-内酰胺环开环生成青霉酸。如果是酶中亲核性基团向 β-内酰胺环进攻导致 β-内酰胺环破坏,这是细菌对青霉素类药物产生耐药性的机制之一。

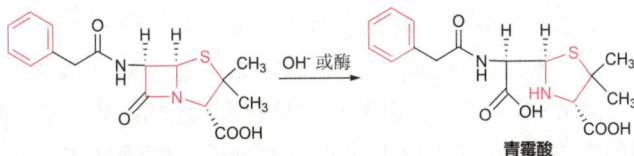

青霉酸

青霉素类药物对热敏感,在生产过程中,如制成钠盐、冷冻或喷雾干燥时易引起 β-内酰胺环开环,发生分子间聚合反应,形成高分子聚合物,既失去活性,又成为引起过敏反应的过敏源。pH 值、温度和浓度均可影响聚合反应。

青霉素 G 临床上主要用于革兰阳性菌,如链球菌、葡萄球菌、肺炎球菌等所引起的全身或严重的局部感染,但对革兰阴性菌则无效。

第十三章
课程思政

(二) 半合成青霉素

青霉素 G 存在一些缺点,如对酸不稳定,不能口服给药;抗菌谱比较窄,只对革兰阳性菌及少数革兰阴性菌效果好,对大多数阴性菌则无效;不耐酶,细菌易产生耐药性;以及有严重的过敏反应。为了解决这些问题,从 20 世纪 50 年代开始对其进行改造,利用从青霉素发酵液中得到的中间体 6-APA,对 6-APA 进行结构修饰,得到了许多半合成青霉素,目前临床应用的有 40 多种,按性能大致分为:①耐酸青霉素;②耐酶青霉素;③广谱青霉素。

1. 耐酸青霉素

天然青霉素中的青霉素 V 可以口服,不易被胃酸破坏,这说明青霉素 V 具有耐酸性质,虽然其抗菌活性低于青霉素 G,但它的耐酸性质值得关注。比较它与青霉素 G 的结构,它仅在 6 位侧链酰胺的 α 位碳原子多一个电负性较强的氧原子,降低了羰基上的电子云密度,从而阻止了侧链羰基电子向 β-内酰胺环的转移,增加了对酸的化学稳定性。参考青霉素 V 的结构特征,于是以 6-APA 为原料,合成了一系列耐酸可口服的青霉素。如非奈西林

(phenethicillin)、阿度西林(azidocillin)和丙匹西林(propicillin)(图13-6)。这一系列的衍生物中6-位侧链的α位碳上都具有吸电性的取代基,如O、N、X等电负性原子。

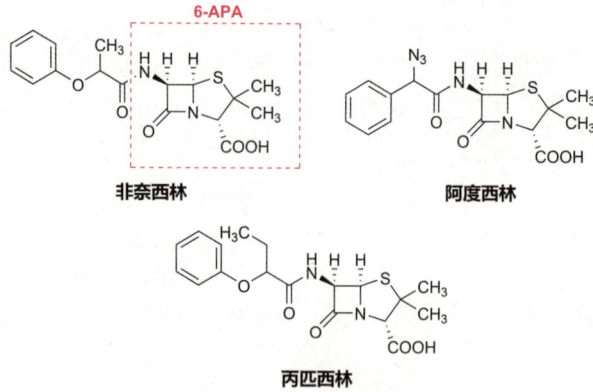

图 13-6 耐酸青霉素

非奈西林和丙匹西林口服吸收良好,血药浓度比青霉素 V 高,持续时间也比青霉素 V 长。阿度西林是在青霉素的侧链引入吸电性的叠氮基团,口服吸收比青霉素 V 强,抗菌谱和青霉素 V 相似。

2. 耐酶青霉素

青霉素类药物产生耐药性的主要机制是细菌产生β-内酰胺酶使青霉素的β-内酰胺环开环破坏。在对半合成青霉素研究过程中发现三苯甲基青霉素对β-内酰胺酶稳定,可能是三苯甲基有较大的空间位阻,阻碍了β-内酰胺酶与该化合物作用,又由于空间位阻限制了酰胺键侧链 R 和羧基间的单键旋转,从而降低了青霉素分子与酶活性中心作用的适应性,加之 R 基比较靠近β-内酰胺环,也可能有保护作用,从而使β-内酰胺环免遭破坏。基于上述考虑,于是合成了在侧链有较大体积的半合成青霉素,得到了具有耐酶作用的青霉素,如萘夫西林(nafcillin)、甲氧西林(meticillin)、苯唑西林(oxacillin)、氯唑西林(cloxacillin)、氟氯西林(flucloxacillin)和双氯西林(dicloxacillin)(图13-7),它们不仅耐酶,且耐酸。

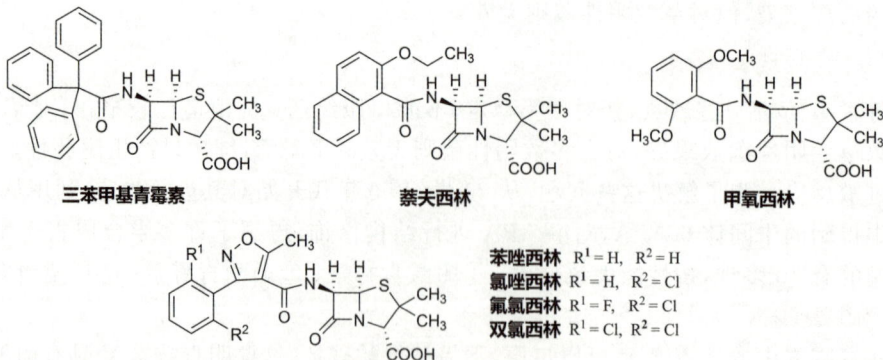

图 13-7 耐酶青霉素

以上耐酶青霉素结构共同特点是:侧链上都有较大的取代基,占用较大的空间。如果侧链是芳环,邻位都应有取代基,使其位置比较靠近β-内酰胺环。如果侧链是五元异噁唑环杂环,3,5 位分别是苯基和甲基,5 位如果是大于甲基的烃基,抗菌活性降低。3 位苯基的邻位引入卤素,抗菌活性增强,并有利于口服。

3. 广谱青霉素

从头孢菌发酵液中分离出的青霉素 N,对革兰阳性菌的作用不如青霉素 G,但对革兰阴性菌作用较强。比较其化学结构与青霉素 G 的不同,发现仅是在侧链含有 D-α-氨基己二酰胺。于是研究了一系列带有氨基侧链的半合成青霉素,在侧链上引入 α-氨基,得到氨苄西林(ampicillin),侧链 α-氨基的引入改变了整个分子的极性,使其容易透过细菌的细胞膜,扩大了抗菌谱,发现它对阳性和阴性菌都有效。氨苄青霉素耐酸,但口服效果差,只有注射剂在临床上使用。为解决口服问题,在氨苄青霉素苯环的 4 位引入羟基得到阿莫西林(amoxicillin),口服吸收好。后来发现用羧基和磺酸基等极性基团代替氨基,得到羧苄西林(carbenicillin)和磺苄西林(sulbenicillin),它们除对革兰阳性菌和革兰阴性菌有效外,对铜绿假单胞菌和变形杆菌也有较强的作用,其抗菌谱得到了扩大(图 13-8)。

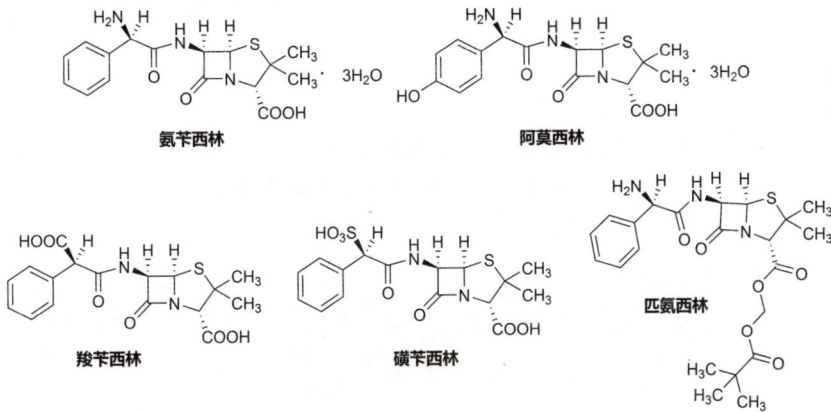

氨苄西林   阿莫西林

羧苄西林   磺苄西林   匹氨西林

图 13-8 广谱青霉素

为了改善口服效果,运用前药设计方法,将氨苄青霉素的羧基酯化,可改善口服吸收,提高生物利用度。如匹氨西林(pivampicillin)。

阿莫西林 Amoxicillin

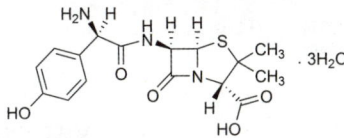

化学名为(2S,5R,6R)-3,3-二甲基-6-[(R)-(-)-2-氨基-2-(4-羟基苯基)乙酰氨基]-7-氧代-4-硫杂-1-氮杂双环[3.2.0]庚烷-2-甲酸三水合物((2S,5R,6R)-6-[[(R)-(-)-2-amino-2-(4-hydroxyphenyl)acetyl]amino]-3,3-dimethyl-7-oxo-4-thia-1-azabicyclo[3.2.0]heptane-2-carboxylic acid),又名羟氨苄青霉素。

本品为白色或类白色结晶性粉末。本品在水中微溶,在乙醇中几乎不溶。在水中(1 mg/mL)比旋度为 $+290°\sim+315°$。

本品侧链为对羟基苯甘氨酸,有一手性碳原子,临床上用其右旋体,为 R 构型。

本品结构中含有酸性的羧基、弱酸性的酚羟基和碱性的氨基,故该药物成酸碱两性,有三个 pK$_a$,分别为 2.4、7.4 和 9.6。本品 0.5%水溶液的 pH 3.5~5.5。本品的水溶液在 pH 6.0 时比较稳定。

因结构中侧链游离氨基有亲核性,阿莫西林也跟其他侧链含有氨基的半合成青霉素一样,侧链游离氨基可以直接进攻 β-内酰胺环的羰基,引起聚合反应(图 13-9)。加上结构中酚羟基催化作用,阿莫西林的聚合速度很快。

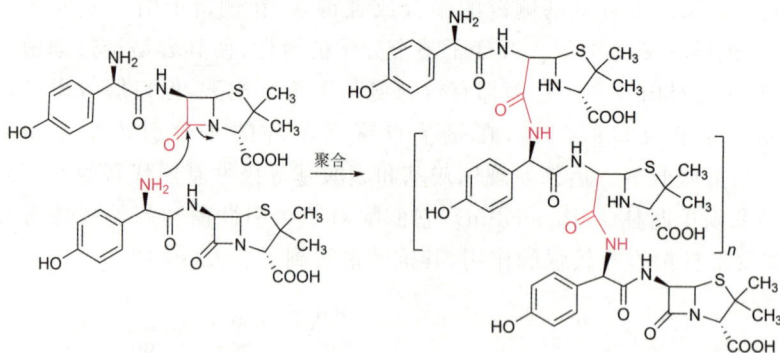

图 13-9　阿莫西林的聚合反应

各种糖类(葡萄糖和葡聚糖)和多元醇在碱性条件下均能加速其分解,发生分子内成环反应,生成 2,5-吡嗪二酮。因此不宜用葡萄糖溶液作为稀释剂。

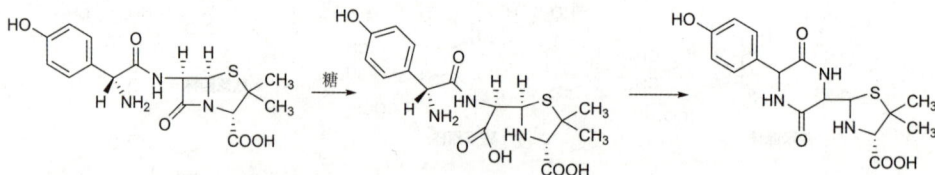

本品对革兰阳性菌的抗菌作用与青霉素 G 相同或稍低,对革兰阴性菌如淋球菌、流感杆菌、百日咳杆菌、大肠埃希菌、布氏杆菌等的作用较强,但使用后易产生耐药性。临床上主要用于泌尿系统、呼吸系统、胆道等的感染。

(三)青霉素类药物的构效关系(图 13-10)

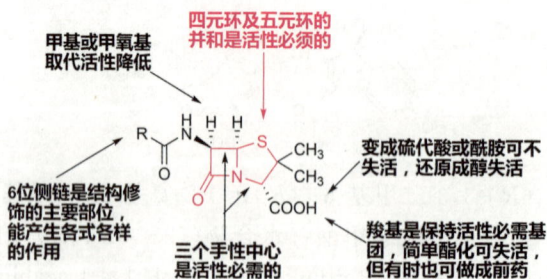

图 13-10　青霉素类药物的构效关系

(四)半合成青霉素类药物的合成

青霉素类抗生素都有基本结构,即 6-氨基青霉烷酸(6-APA),半合成青霉素都以其为基本原料与各种侧链缩合得到。

（1）6-氨基青霉烷酸（6-APA）的制备

以青霉素 G 为原料，在偏碱性条件下，经青霉素酰化酶（penicillin acylase）酶解，可制备 6-APA（图 13-11）。将青霉素酰化酶通过化学键固定在模板上，再酶解青霉素 G 制备 6-APA，该方法称为固定化酶法，适合于大规模工业生产。

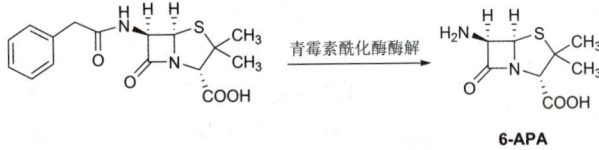

图 13-11　6-APA 的制备

（2）半合成青霉素类药物的合成

将 6-APA 与相应的侧链进行缩合可制得各种半合成青霉素，常用的方法有 3 种（图 13-12）：①酰氯法：是较常用的方法，将侧链酸制成酰氯，在低温、中性或碱性条件下进行反应；②酸酐法：将侧链制成酸酐或混合酸酐进行反应；③DCC 法：将侧链羧酸和 6-APA 在有机溶剂中进行缩合，以 N,N'-二环己基碳二亚胺（DCC）或其类似物作为缩合剂。

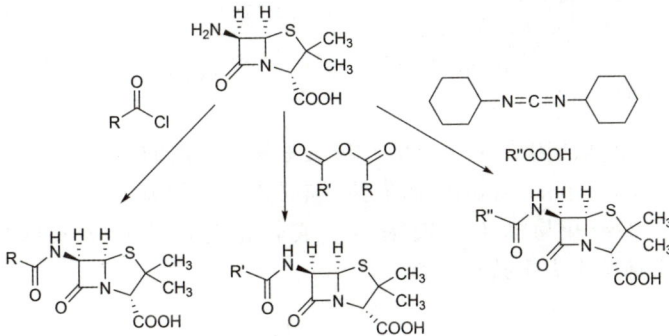

图 13-12　半合成青霉素的常用合成方法

二、头孢菌素及半合成头孢菌素类

头孢菌素类包括天然头孢菌素和半合成头孢菌素。天然头孢菌素是从菌种发酵制备，半合成头孢菌是以 7-氨基头孢烷酸（7-ACA）和 7-氨基-3-去乙酰氧基头孢烷酸（7-ADCA）为原料，在 7 位氨基上连接上适当的侧链，从而获得在抗菌谱、活性、毒副作用方面各有特点的半合成头孢菌素。

（一）天然头孢菌素

天然头孢菌素（cephalosporin）有头孢菌素 C（cephalosporin C）和头霉素 C（cephamycin C），是由青霉菌近源的头孢菌属（Cephalosporium）产生。天然头孢菌素抗菌效力低，易产生耐药性。

天然头孢菌素中头孢菌素 C 虽然抗菌活性低，但有抗菌谱广、毒性小、与青霉素很少有（或无）交叉过敏以及对酶稳定等优点，因而得到了发展。

头孢菌素 C 为亲水性侧链 D-α-氨基己二酸与 7-氨基头孢烷酸（7-aminocephalo-

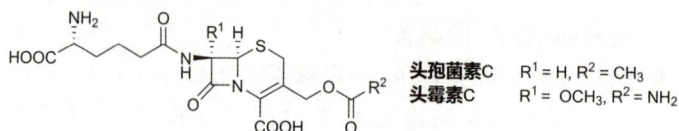

头孢菌素C $R^1 = H, R^2 = CH_3$
头霉素C $R^1 = OCH_3, R^2 = NH_2$

sporanicacid,7-ACA)缩合而成。7-ACA 是其抗菌活性的基本母核,是由四元的 β-内酰胺环与六元的氢化噻嗪环骈合而成,结构中的 β-内酰胺环氮上的孤对电子与 C_2-C_3 间的双键形成共轭,使 β-内酰胺环趋向稳定;此外,与青霉素的"四元环骈五元环"稠合体系相比,头孢菌素的"四元环骈六元环"稠合体系受到的环张力比青霉素母核的环张力小。因此,头孢菌素比青霉素稳定(图 13-13)。

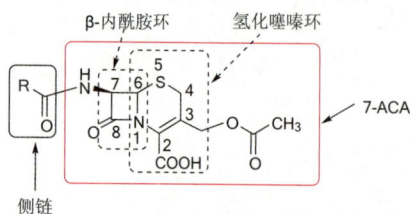

图 13-13 头孢菌素 C 结构特征分析

但是 C-3 位乙酰氧基为一个较好的离去基团,C_2-C_3 间的双键以及 β-内酰胺环的氮原子形成一个较大的共轭体系,易接受亲核试剂对 β-内酰胺羰基的进攻,使 C-3 位乙酰氧基带着负电荷离去,导致 β-内酰胺环开环,这是引起头孢菌素药物活性降低的主要原因。

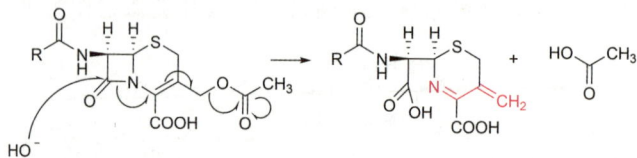

另外,头孢菌素进入体内后,C-3 位的乙酰氧基易被体内的酶水解生成活性较小的 3-羟基头孢菌素(3-hydroxycephalosporin)而失活,同时因 C-3 羟基和 C-2 位的羧基处于 C_2-C_3 双键的同侧,使 C-3 羟基易和 C-2 羧基易形成较稳定的头孢菌素内酯(cephalosporin lactone),从而使头孢菌素失去抗菌活性。

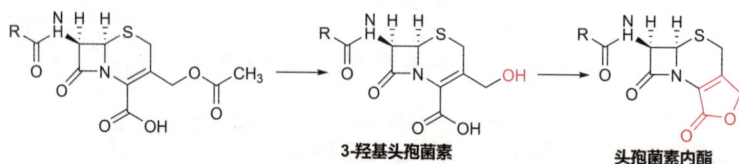

3-羟基头孢菌素   头孢菌素内酯

为增加头孢菌素类药物的稳定性,可考虑从改变 C_7 位侧链和 C_3 位取代基着手。

(二) 半合成头孢菌素

头孢菌素 C 有很多优点,但抗菌效力低,口服吸收差,未用于临床,但其结构较青霉素稳定,为其结构改造提供了有利条件。

在基本母核 7-ACA 的基础上进行改造,借鉴半合成青霉素发展的经验,得到了不同作用特点的半合成头孢菌素类药物,可进行结构改造的位置有 4 处(图 13-14):(Ⅰ)C_7 位酰胺基侧链的改变,决定抗菌谱;(Ⅱ)C_7-α 位氢原子的取代影响对 β-内酰胺酶的稳定性;(Ⅲ)C_5 位硫原子的替换,对抗菌效力有影响;(Ⅳ)C_3 位取代基的改变能影响抗菌效力和药物动力学性质。

从 20 世纪 60 年代首次用于临床以来,头孢菌素已有五代问世,这是由于半合成头孢菌素类抗生素具有抗菌谱广、活性强、毒副作用低的特点。尽管这五代头孢菌素在结构上没有独立

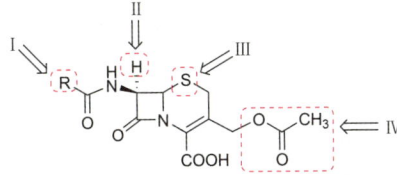

图 13-14　半合成头孢菌素类药物结构改造的位置

性和有所交叉,但它们在抗菌活性、抗菌谱及药代动力学等方面还是有比较鲜明的特点的。

1. 第一代头孢菌素

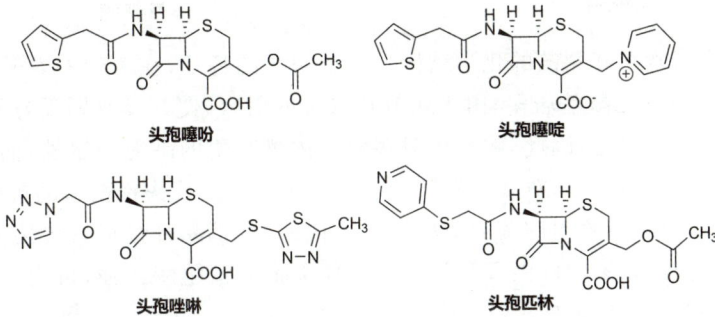

头孢噻吩　　　　　　　　头孢噻啶

头孢唑啉　　　　　　　　头孢匹林

第一代头孢菌素虽耐青霉菌素酶,但不耐 β-内酰胺酶,主要用于耐青霉素酶的金黄色葡萄球菌等敏感革兰阳性菌和某些革兰阴性球菌的感染。

2. 第二代头孢菌素

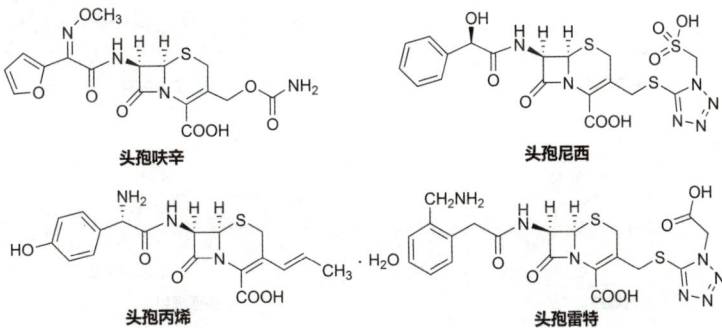

头孢呋辛　　　　　　　　头孢尼西

头孢丙烯　　　　　　　　头孢雷特

第二代头孢菌素与第一代头孢菌素在化学上没有明显的区别,但对多数 β-内酰胺酶稳定,抗菌谱较第一代广,对革兰阴性菌的作用较第一代强,但抗革兰阳性菌的作用则较第一代低。

3. 第三代头孢菌素

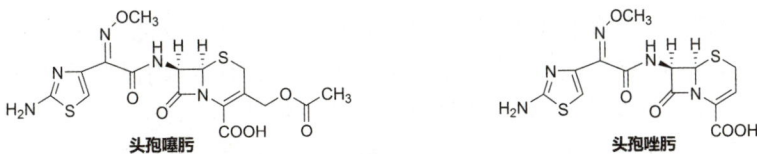

头孢噻肟　　　　　　　　头孢唑肟

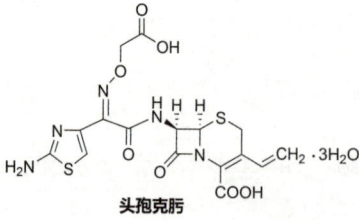

头孢克肟

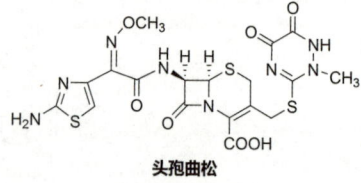

头孢曲松

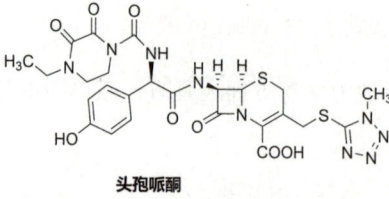

头孢哌酮

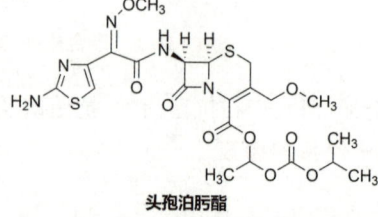

头孢泊肟酯

　　第三代头孢菌素在其侧链的化学结构上具有明显的特征,在 7 位的氨基侧链上以 2-氨基噻唑-α-甲氧亚氨基乙酰基居多,由于亚氨基双键的引入,使其具有顺反异构,顺式体的侧链部分与 β-内酰胺环接近,因此,顺式体对多数 β-内酰胺酶的高度稳定性,而反式体的侧链部分与 β-内酰胺环距离较远,对 β-内酰胺酶多不稳定。第三代头孢菌素的抗菌谱广,对革兰阴性菌的活性强,但对革兰阳性菌的活性比第一代差(个别品种接近),抗菌谱扩大,对铜绿假单胞杆菌、沙雷杆菌、不动杆菌等有效。第三代头孢菌素耐酶性强,可用于对第一代或第二代耐药的一些革兰阴性菌株。

4. 第四代头孢菌素

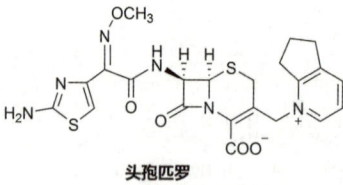

头孢匹罗

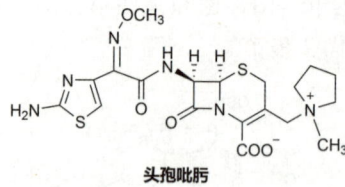

头孢吡肟

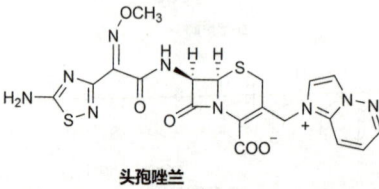

头孢唑兰

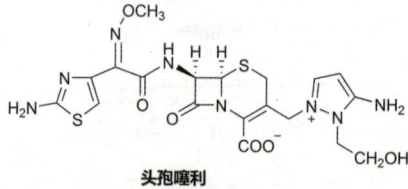

头孢噻利

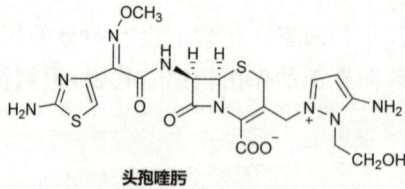

头孢喹肟

　　第四代头孢菌素的 3 位含有正电荷的季胺基团,正电荷使药物能更快地透过革兰阴性杆菌的外膜,而且对青霉素结合蛋白有更高的亲和力,对细菌的 β-内酰胺酶更稳定,具有较强的抗菌活性。从抗菌谱来说,它对革兰阳性菌株有更强的抗菌活性。

　　随着对头孢菌素的研究不断发展,新概念的第五代头孢菌素也相继问世,保持了第三代和第四代的特点,扩大了抗菌谱,增强了对耐药菌株的作用能力。

头孢氨苄 Cefalexin

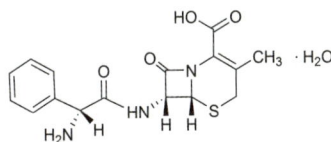

化学名为(6R,7R)-3-甲基-7-[(R)-2-氨基-2-苯乙酰氨基]-8-氧代-5-硫杂-1-氮杂双环[4.2.0]辛-2-烯-2-甲酸一水合物((6R,7R)-3-methyl-7-[[(R)-2-amino-2-phenylacetyl]amino]-8-oxo-5-thia-1-azabicyclo[4.2.0]oct-2-ene-2-carboxylic acid monohydrate)。又称先锋霉素Ⅳ,头孢力新。

本品为白色至微黄色结晶性粉末;微臭。本品在水中微溶,在乙醇、乙醚中不溶。水溶液(5 mg/mL)的比旋度为+149°~+158°。

本品的在干燥状态下比较稳定,其水溶液在 pH 8.5 以下较稳定,但在 9 以上则迅速被破坏。

根据对青霉素结构改造的成功经验,将氨苄西林的侧链苯甘氨酸和 7-ACA 相接后,得到第一个用于口服的半合成头孢菌素——头孢甘氨(cephalosporins glycine)。

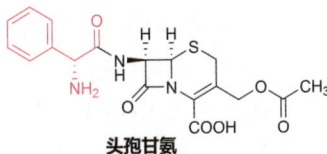

头孢甘氨

头孢甘氨能抑制绝大多数革兰氏阳性菌和奈瑟菌、大肠埃希菌及奇异变形杆菌。但头孢甘氨在体内易代谢成活性差的去乙酰氧基产物,故在临床上已少用。将头孢甘氨 C-3 位的乙酰氧基甲基换成甲基,得到头孢氨苄,由于 C-3 无乙酰氧基,比头孢甘氨更稳定,且口服吸收较好。

本品为可口服的广谱抗生素,对革兰阳性菌效果较好,对革兰阴性菌效果较差,临床上主要用于敏感菌所致的呼吸道、泌尿道、皮肤和软组织、生殖器官等部位的感染治疗。

头孢氨苄的成功让人们认识到 C-3 位取代基的重要性,一系列含 7 位含苯甘氨酰基的半合成头孢菌素相继被开发,具有吸收更好,同时对一些革兰阴性菌活性更强。

头孢噻肟钠 Cefotaxime Sodium

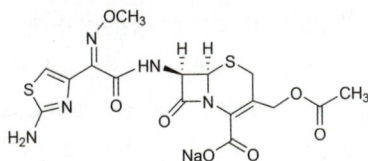

化学名为(6R,7R)-3-[(乙酰氧基)甲基]-7-[2-(2-氨基噻唑-4-基)-2-(甲氧亚氨基)乙酰氨基]-8-氧代-5-硫杂-1-氮杂双环[4.2.0]辛-2-烯-2-甲酸钠盐(sodium(6R,7R)-3-(acetoxymethyl)-7-[[(2Z)-2-(2-amino-1,3-thiazol-4-yl)-2-(methoxyimino)acetyl]amino]-8-oxo-5-thia-1-azabicyclo[4.2.0]oct-2-ene-2-carboxylate)。

本品为白色至微黄白色结晶或粉末;无臭或微有特殊臭。本品在水中易溶,在乙醇中微溶。水溶液(10 mg/mL)的比旋度为+58°~+64°。

头孢噻肟为具有氨噻肟侧链的头孢菌素,C₇ 位侧链的甲氧肟基可占据 β-内酰胺羰基位置,阻止酶分子对 β-内酰胺环的接近,使药物耐酶;2-氨基噻唑基团可增加药物与细菌青霉素结合蛋白的亲和力,这两个有效基团的结合使该药物具有耐酶和广谱的特点。

头孢噻肟结构中的甲氧肟基通常是顺式构型,顺式异构体的抗菌活性是反式异构体的40～100 倍。光照会引发构型转化(图 13-15),如头孢噻肟钠的水溶液在紫外光照射下,45分钟后有 50% 转化为反式异构体,4 小时后转化率达 95%。因此,本品通常需避光保存,在临用前加注射用水溶解后立即使用。

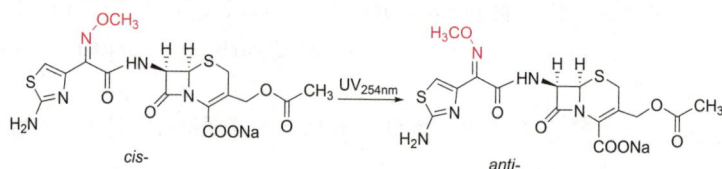

图 13-15　头孢噻肟的构型转化

本品为第三代头孢菌素,对革兰阴性菌的抗菌活性高于第一代、第二代头孢菌素,尤其对肠杆菌作用强,对大多数厌氧菌有强效抑制作用。本品用于治疗敏感细菌引起的肺炎等呼吸道感染、尿路感染、败血症、胆道感染、腹腔感染及生殖器感染;此外还用于免疫功能低下、抗体细胞减少等免疫功能低下的感染性疾病的治疗。

头孢克洛 Cefaclor

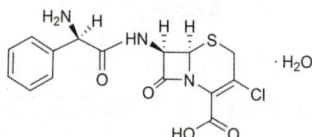

化学名为(6R,7R)-7-[(R)-2-氨基-2-苯乙酰氨基]-3-氯-8-氧代-5-硫杂-1-氮杂双环[4.2.0]辛-2-烯-2-甲酸一水合物((6R,7R)-7-[[(R)-2-amino-2-phenylacetyl]amino]-3-chloro-8-oxo-5-thia-1-azabicyclo[4.2.0]oct-2-ene-2-carboxylic acid monohydrate)。

本品为白色至微黄色粉末或结晶性粉末;微臭。本品在水中微溶,在甲醇、乙醇、二氯甲烷中几乎不溶。水溶液(4 mg/mL)的比旋度为+105°～+120°。

头孢菌素在碱性或亲核试剂的作用下,可造成 β-内酰胺环的破坏,所以在口服的头孢菌素中多对 3 位的取代基进行改造,如将其 3 位的侧链以甲基、氯原子和乙烯基取代,其化学稳定性都有所提高,同时还可以提高抗菌活性,改善药代动力学性质,避免交叉过敏。

头孢克洛为 3 位氯原子取代的头孢菌素,并将氨苄西林的侧链引入其分子中,得到可口服的头孢菌素。临床上用于敏感菌所致的呼吸道、泌尿道、皮肤和软组织感染以及中耳炎等。

(三) 头孢菌素类药物的构效关系(图 13-16)

(四) 半合成头孢菌素的合成

头孢菌素的半合成方法与青霉素类似,是以 7-氨基头孢烷酸(7-ACA)和 7-氨基去乙酰氧基头孢烷酸(7-ADCA)为原料,在 C_7 和 C_3 位连接相应的取代基。

1. 7-ACA 和 7-ADCA 的制备

7-ACA 和 7-ADCA 是生产半合成头孢菌素的关键原料,因此裂解制备这两种原料是半合成的基础。

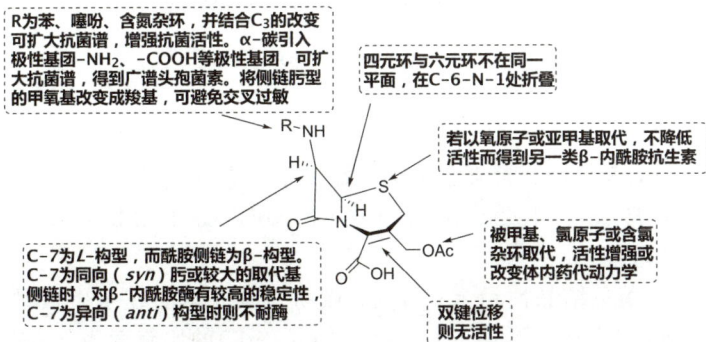

图 13-16　头孢菌素的构效关系

（1）7-ACA 的制备：以头孢菌素 C 为原料制备 7-ACA 有化学裂解法、亚硝酰氯法、硅酯法，还有报道用头孢菌素脱酰酶将头孢菌素 C 转化成 7-ACA。

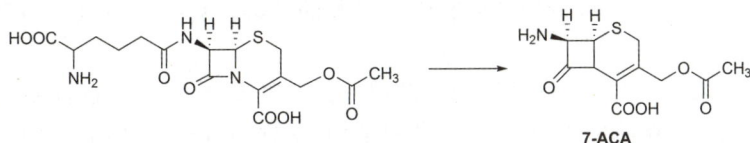

（2）7-ADCA 的制备：以青霉素 G 钾盐为原料，保护羧基后，经氧化、扩环、水解反应，得到 7-ADCA。

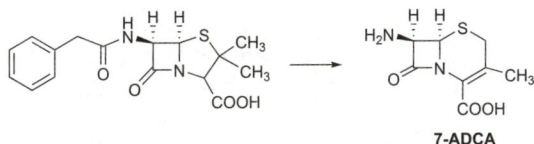

2. 半合成头孢菌素药物的合成

将 7-ACA、7-ADCA 与相应的侧链酸、侧链酸的酰氯或酸酐进行缩合，可制得各种半合成头孢菌素。如头孢噻吩的合成。

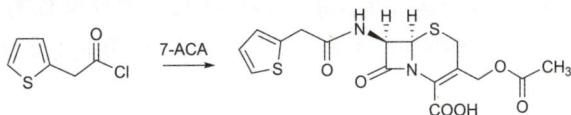

三、β-内酰胺酶抑制剂

某些耐药菌能产生一种保护性酶 β-内酰胺酶，它能使 β-内酰胺类抗生素在没发挥抗菌作用之前使 β-内酰胺环开环水解，生成没有活性的物质，产生耐药性。为避免 β-内酰胺类抗生素被 β-内酰胺酶灭活，可在药物分子中接上能抗 β-内酰胺酶的结构，如前述的耐酶的青霉素类、头孢菌素类药物。β-内酰胺酶抑制剂则是针对细菌对 β-内酰胺类抗生素耐药的机制而开发出来的一类药物。这类药物对细菌的 β-内酰胺酶有很强的抑制作用，本身也有抗菌作用。

克拉维酸钾 Clavulanate Potassium

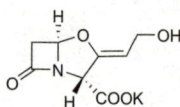

本品为(Z)-(2S,5R)-3-(2-羟亚乙基)-7-氧代-4-氧杂-1-氮杂双环[3.2.0]庚烷-2-羧酸钾(potassium(2R,5R)-3-(2-hydroxyethylidene)-7-oxo-4-oxa-1-azabicyclo[3.2.0] heptane-2-carboxylate)。又称为棒酸。

本品为白色至微黄色结晶性粉末;微臭;极易引湿。本品在水中极易溶解,在甲醇中易溶,在乙醇中微溶,在乙醚中不溶。水溶液(10 mg/mL)的比旋度为+ 55°～+ 60°。

克拉维酸钾是由从链霉菌(streptomyces clavuligerus)发酵得到,是第一个用于临床上的 β-内酰胺酶抑制剂。克拉维酸对革兰阳性菌或革兰阴性菌产生的 β-内酰胺酶均有效,但单独使用无效,常与青霉素药物联合应用以提高疗效。

临床上使用克拉维酸和阿莫西林组成的复方制剂成为奥格门汀(augumentin),可使阿莫西林增效 130 倍,用于治疗耐阿莫西林细菌引起的感染。克拉维酸也可与其他 β-内酰胺类抗生素联合使用,可使头孢菌素类增效 2～8 倍。

舒巴坦(sulbactam)也是一种广谱的酶抑制剂,口服吸收差,一般静注给药。它是由 β-内酰胺与一个五元噻唑环相连,硫氧化成砜的结构,也称为青霉烷砜,它的酶活性比克拉维酸钾稍差,但化学结构却稳定得多。为改善口服可将其制成叔戊酸双酯,也可将氨苄青霉素与舒巴坦以酯键相接即为舒他西林(sultamicillin),舒他西林是一个口服效果良好的前药,达到作用部位分解出舒巴坦和氨苄青霉素,具有抗菌和抑制 β-内酰胺酶的双重作用。

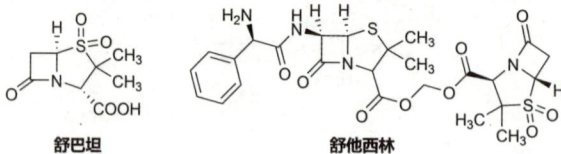

舒巴坦　　　　　　　　舒他西林

四、非典型的 β-内酰胺类抗生素

碳青霉烯、氧青霉素、青霉烷砜和单环的 β-内酰胺抗生素通常称为非典型的 β-内酰胺类抗生素。从结构上看,上述介绍的克拉维酸钾(氧青霉素类)和舒巴坦(青霉烷砜类)也属于非典型的 β-内酰胺类抗生素。

1976 年从链霉菌(streptomyces cattleya)发酵液中分离得到的沙纳霉素(硫霉素,thienamycin),是第一个碳青霉烯化合物,它与青霉素类抗生素在结构上的差别在于噻唑环上的硫原子被亚甲基的碳原子取代,沙纳霉素不但有较强的抗菌活性,有较广的抗菌谱,而且它是 β-内酰胺酶抑制剂,但由于其水溶液稳定性差,未用于临床。对其进行结构修饰,制备了沙纳霉素的氨基以亚胺甲基取代的衍生物亚胺培南(imipenem),稳定性好,抑酶和抗菌活性均比沙纳霉素强,是广谱抗生素,尤其对脆弱杆菌、铜绿假单胞菌有高效。

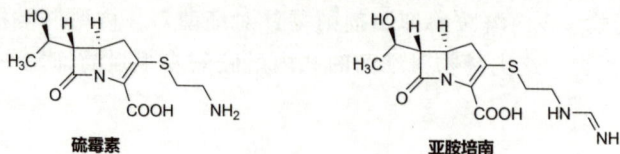

硫霉素　　　　　　　　亚胺培南

第十三章
知识链接 2

　　单环 β-内酰胺类抗生素的发展是由于诺卡霉素(nocardicins)的发现而开始的。诺卡霉素是由 *Nocardia uniformis* 菌发酵产生的一组成分,含有 A～G 七种成分,诺卡霉素 A 是其主要成分,抗菌活性最强。诺卡霉素虽含有单一的 β-内酰胺环,但在酸、碱溶液中都很稳定,是其他天然 β-内酰胺抗生素所不具备的特点。本品抗菌谱窄,对革兰阳性菌作用差,但对某些革兰阴性菌如铜绿假单胞菌、变形杆菌有效,对 β-内酰胺酶稳定,毒性小。由于体内不能生成氢化噻唑蛋白等,故与青霉素类和头孢菌素类抗生素都不发生交叉过敏反应。利用诺卡霉素 A 的母核 3-氨基诺卡霉素进行结构修饰,制备了多种衍生物,其中氨曲南(aztreonam)为第一个全合成的单环 β-内酰胺抗生素。

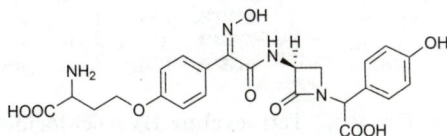

诺卡霉素A

氨曲南 Aztreonam

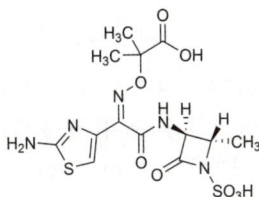

　　化学名为[2S-[2α,3β(Z)]]-2-[[[1-(2-氨基-4-噻唑基)-2-[(2-甲基-4-氧代-1-磺基-3-氮杂环丁烷基)氨基]-2-氧代亚乙基]氨基]氧]-2-甲基丙酸([2S-[2α,3β(Z)]]-2-[[[-[1-(2-amino-4-thiazolyl)-2-[(2-methyl-4-oxo-1-sulfo-3-azetidinyl]amino]-2-oxoethylidene]amino]oxy]-2-methylpropanoic acid)。

　　本品为白色至淡黄色结晶性粉末;无臭;有引湿性。本品在 N,N-二甲基甲酰胺或二甲基亚砜中溶解,在水或甲醇中微溶,在乙醇中极微溶解,在乙酸乙酯中几乎不溶。水溶液(5 mg/mL)的比旋度为 -26°～-32°。

　　氨曲南的 β-内酰胺环上 N 原子连有强吸电子磺酸基团,更有利于 β-内酰胺环打开。C-2 位的 α-甲基可以增加氨曲南对 β-内酰胺酶的稳定性。C-3 位上引入第三代头孢菌素的侧链 2-氨基噻唑肟基。

　　氨曲南对革兰阴性菌包括铜绿假单胞菌有很强的活性,对需氧革兰阳性菌和厌氧菌作用都很小,但它对各种 β-内酰胺酶很稳定,可能与 C₂ 位的 α-甲基的位阻有关。本品能透过血脑屏障,不良反应少。临床用于呼吸道感染、尿路感染、软组织感染和败血症等,疗效好。氨曲南未发生过敏反应,与青霉素类、头孢菌素类不发生交叉过敏。

第二节　四环素类抗生素
Tetracycline Antibiotics

　　四环素类抗生素是一类具有氢化并四苯母核的抗生素的总称。四环素类抗生素分天然四环素和半合成衍生物。本类抗生素为一类广谱的抗生素,对革兰阴性菌和阳性菌、立克次体、衣原体、支原体等均有抑制活性。

一、天然四环素类抗生素

天然四环素是由放线菌(*Streptomyces rimosus*)产生,1948 年从金色链丝菌培养液中分离得到第一个四环素类药物金霉素(chlortetracycline),20 世纪 50 年代相继发现了土霉素(oxytetracycline)、四环素(tetracycline)等。

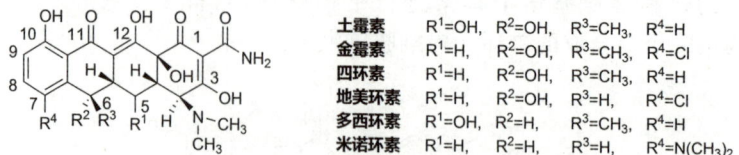

土霉素	R^1=OH,	R^2=OH,	R^3=CH$_3$,	R^4=H
金霉素	R^1=H,	R^2=OH,	R^3=CH$_3$,	R^4=Cl
四环素	R^1=H,	R^2=OH,	R^3=CH$_3$,	R^4=H
地美环素	R^1=H,	R^2=OH,	R^3=H,	R^4=Cl
多西环素	R^1=OH,	R^2=H,	R^3=CH$_3$,	R^4=H
米诺环素	R^1=H,	R^2=H,	R^3=H,	R^4=N(CH$_3$)$_2$

盐酸四环素 Tetracycline Hydrochloride

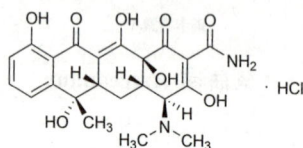

化学名为(4S,4αS,5αS,6S,12αS)-6-甲基-4-(二甲氨基)-3,6,10,12,12α-五羟基-1,11-二氧代-1,4,4α,5,5α,6,11,12α-八氢-2-并四苯甲酰胺盐酸盐((4S,4αS,5αS,6S,12αS)-6-methyl-4-(dimethylamino)-3,6,10,12,12α-pentahydroxy-1,11-dioxo-1,4,4α,5,5α,6,11,12α-octahydro-2-tetracenecarboxamide)。

本品为黄色结晶性粉末;无臭;略有引湿性;遇光颜色逐渐变深,在碱性溶液中易破坏失效。本品在水中溶解,在乙醇中微溶,在乙醚中不溶。水溶液(10mg/mL)的比旋度为－240°～－258°。

四环素类抗生素的结构中都含有酸性基团酚羟基、烯醇羟基和碱性基团二甲基氨基,所以这类抗生素都是两性化合物,有三个 pK_a 值,分别为 2.8～3.4、7.2～7.8、9.1～9.7。4α-二甲基氨基为碱性基团;C_{10} 酚羟基和 C_{12} 烯醇羟基共轭为中性基团,pK_a 约为 7.5;C_1 与 C_3 共轭的三羰基系统(C_3 位烯醇羟基与 C_1 羰基和酰胺羰基都共轭)相当于醋酸的酸性,pK_a 约为 3.3,化合物的等电点为 5。临床上通常用四环素的盐酸盐。

本类抗生素在干燥条件下较稳定,但遇日光可变色,应避光保存。水溶液在酸性及碱性条件下都不稳定,易发生变化。

1. 酸性条件下不稳定

因四环素类抗生素结构中的 C_6 羟基与 $C_{5α}$ 上氢正好处于反式构型,在酸性条件下有利于发生消除反应,生成无活性的橙黄色脱水产物。

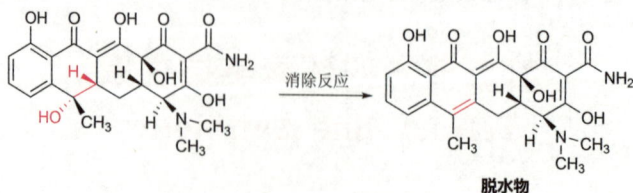

脱水物

另外,在 pH 2～6 条件下,C_4 上的二甲胺基发生差向异构化,生成差向异构体产物,导致抗菌活性减弱,毒性增加。

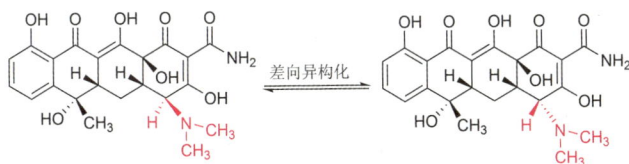

某些阴离子如磷酸根、枸橼酸根、醋酸根离子的存在,可加速这种异构化反应的进行。结构因素也影响四环素类药物的差向异构化进行,土霉素中由于 C_5 羟基与 C_4 二甲氨基之间形成氢键,C_4 位的差向异构化反应比四环素更难进行;而金霉素由于 C_7 氯原子的空间排斥作用,使 C_4 位的差向异构化反应比四环素更易发生。

2. 碱性条件下不稳定

在碱性条件下,C_6 上的羟基形成氧负离子,向 C_{11} 上的羰基发动分子内亲核进攻,经电子转移,C 环打开,生成具有内酯结构的异构体。

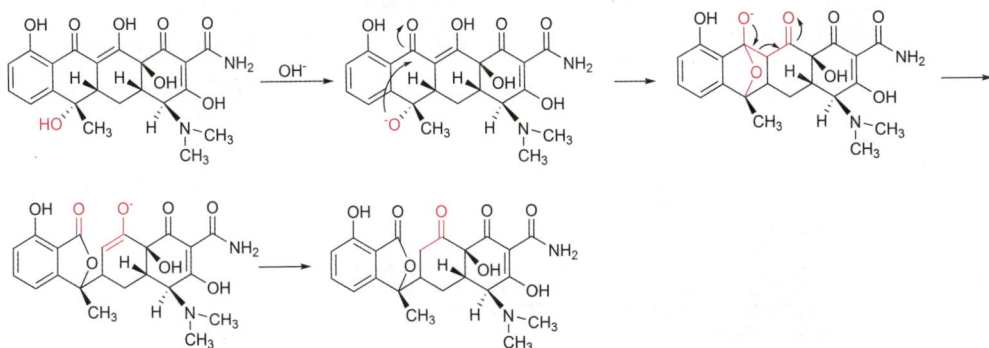

3. 与金属离子的反应

四环素类药物分子中含有多个羟基、烯醇羟基及羰基,在近中性条件下能与多种金属离子形成不溶性螯合物。如与钙离子、镁离子形成不溶性的钙盐或镁盐;与铁离子形成红色络合物,与铝离子形成黄色络合物。

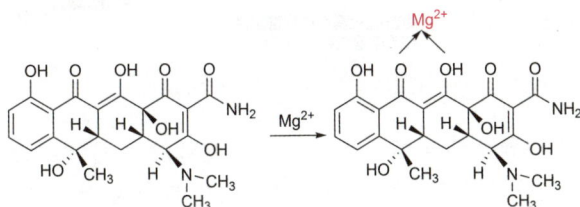

四环素类药物与某些含金属离子的药物和富含钙、铁等金属离子的食物,如与牛奶同服时,因为会形成难溶性的络合物,会干扰药物口服时的吸收而影响药物的血药浓度。由于四环素类药物能和钙离子形成络合物,因此,小儿和孕妇应慎用或禁用该药物。

四环素类药物为广谱抗生素,用于各种革兰阳性菌和革兰阴性菌引起的感染,对某些立克次体、滤过性病毒和原虫也有效。

第十三章
知识链接3

二、半合成四环素

在临床使用中发现这些天然四环素类药物易产生耐药性,毒副作用也比较多,应用受到一定限制。在此基础上进行结构修饰，一方面增强其在酸性、碱性等条件下的稳定性，另一方面解决这类抗生素的耐药问题。

盐酸多西环素 Doxycycline Hyclate

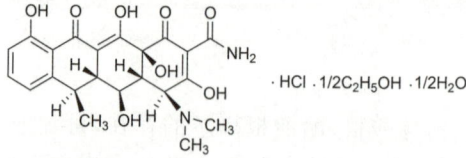

$\cdot$ HCl $\cdot$ 1/2C$_2$H$_5$OH $\cdot$ 1/2H$_2$O

化学名为 6-甲基-4-(二甲氨基)-3,5,10,12,12α-五羟基-1,11-二氧代-1,4,4α,5,5α,6,11,12α-八氢-2-并四苯甲酰胺盐酸盐半乙醇半水合物（6-methyl-4-(dimethylamino)-3,5,10,12,12α-pentahydroxy-1,11-dioxo-1,4,4α,5,5α,6,11,12α-octahydro-2-tetracenecarboxamide-ethanol hydrochloride hydrate(2∶1∶2∶1)）。又名盐酸脱氧土霉素、强力霉素。

本品为淡黄色至黄色结晶性粉末；无臭。本品在水或甲醇中易溶，在乙醇或丙酮中微溶。比旋度为 −105°～−120°(10 mg/mL 盐酸甲醇溶液)。

本品为半合成四环素类药物，结构与四环素相似，具有四环素类抗生素的通性，因结构中无 C$_6$ 位羟基，故无四环素类抗生素的脱水反应和生成内酯结构的开环反应，性质较稳定。但遇光变质，宜避光、密封保存。

四环素类药物的构效关系如图 13-17 所示。

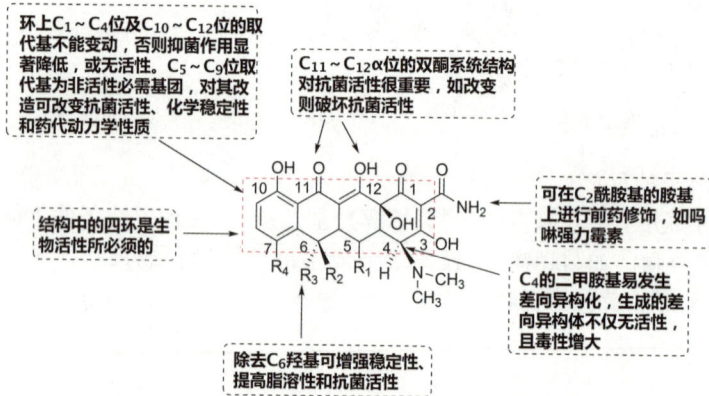

图 13-17　四环素类药物的构效关系

四环素类抗生素能特异性地与细菌核糖体 30S 亚基的 A 位置结合，阻止氨酰-tRNA 在该位上的联结，从而抑制肽链的增长和影响细菌蛋白质的合成，因此是广谱抗生素。多年来由于四环素类的广泛应用，临床常见病原菌包括葡萄球菌等革兰阳性菌及肠杆菌属等革兰阴性杆菌对四环素多数耐药，并且同类品种之间存在交叉耐药。

第三节　大环内酯类抗生素
Macrolide Antibiotics

广义的大环内酯类抗生素是指微生物产生的具有内酯键的大环状生物活性物质，其中包括一般大环内酯（狭义的大环内酯）、多烯大环内酯、安莎大环内酯与酯肽等。一般大环内酯根据内酯环的大小,分为十二元环大环内酯类抗生素(如酒霉素等)、十四元环大环内酯类抗生素(如红霉素等)和十六元环大环内酯类抗生素(如柱晶白霉素、麦迪霉素、螺旋霉素、乙酰螺旋霉素及交沙霉素等),至今最大者已达六十元环,如具有抗肿瘤作用的醌霉素 A1、A2、B1。本节主要介绍十四元环和十六元环两大类抗生素。

大环内酯类抗生素的抗菌谱和抗菌活性相接近,对革兰阳性菌和某些革兰阴性菌、支原体等有较强的作用;与临床常用的其他抗生素之间无交叉耐药性,但细菌对同类药物仍可产生耐药性;毒性较低,无严重不良反应。本类抗生素的作用机制是作用于敏感细菌的50S 核糖体亚基,抑制细菌的蛋白质合成。

一、红霉素及其衍生物

红霉素是在 1952 年发现的,是由红色链丝菌(Streptomyces erythreus)产生的,分离出 A、B、C 三种成分。三者的区别在于 C_{12} 及克拉定糖中的 C_3 位取代基的变化。红霉素 A 为抗菌的主要成分,红霉素 C 的活性低,红霉素 B 不仅活性低,而且毒性大。通常所说的红霉素即指红霉素 A,其他两个组分则被视为杂质。

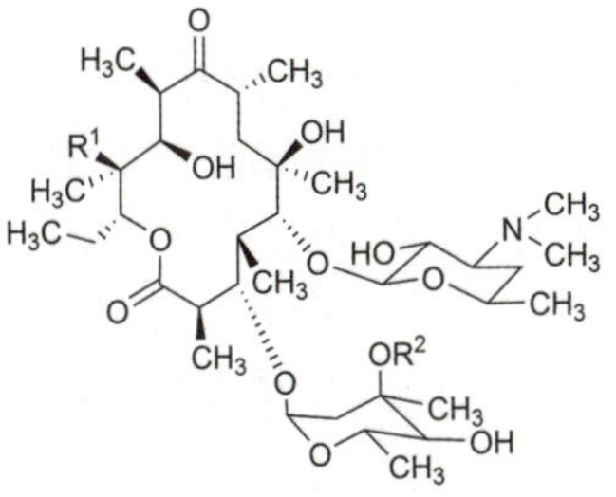

红霉素A R¹ = OH, R² = CH₃
红霉素B R¹ = H, R² = CH₃
红霉素C R¹ = OH, R² =H

红霉素 Erythromycin

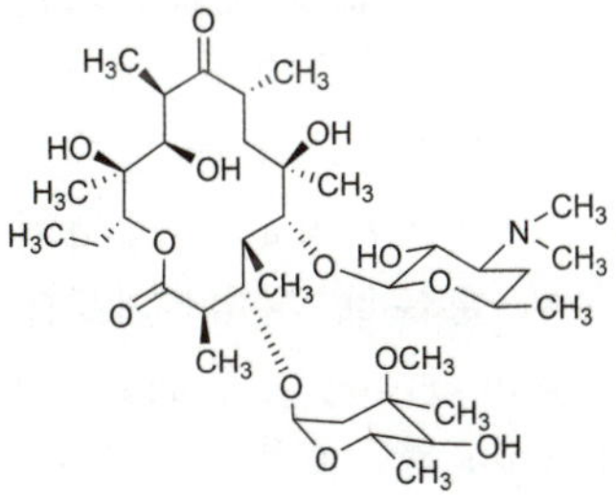

本品为白色或类白色的结晶或粉末;无臭;微有引湿性。本品在甲醇、乙醇或丙酮中易溶,在水中极微溶解。比旋度为 $-71°\sim-78°$(20 mg/mL 无水乙醇溶液)。

红霉素是由红霉内酯与去氧氨基糖和克拉定糖缩合而成的碱性苷(图 13-18)。红霉内酯环为14 原子的大环,环上无双键,偶数碳原子上共有 6 个甲基,9 位上有一个羰基,C-3、C-5、C-6、C-11、C-12 共有五个羟基,内酯环的 C-3 通过氧原子与克拉定糖相连,C-5 通过氧原子与脱氧氨基糖相连。

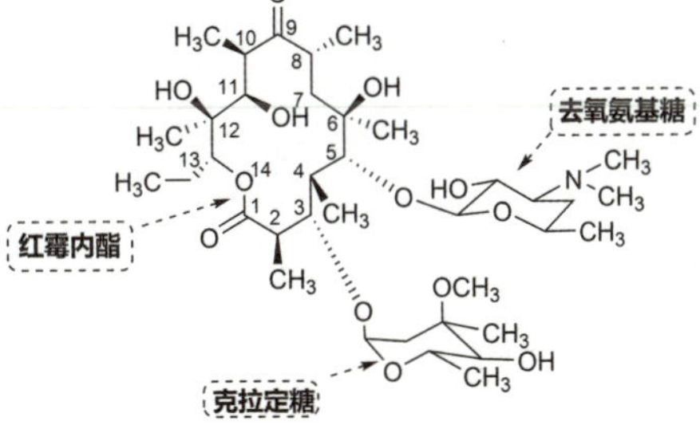

本品在干燥状态时稳定,水溶液在中性时稳

图 13-18　红霉素的结构特征

定。在碱性条件下内酯环水解开环；在酸性条件下苷键水解,并发生分子内脱水环合。

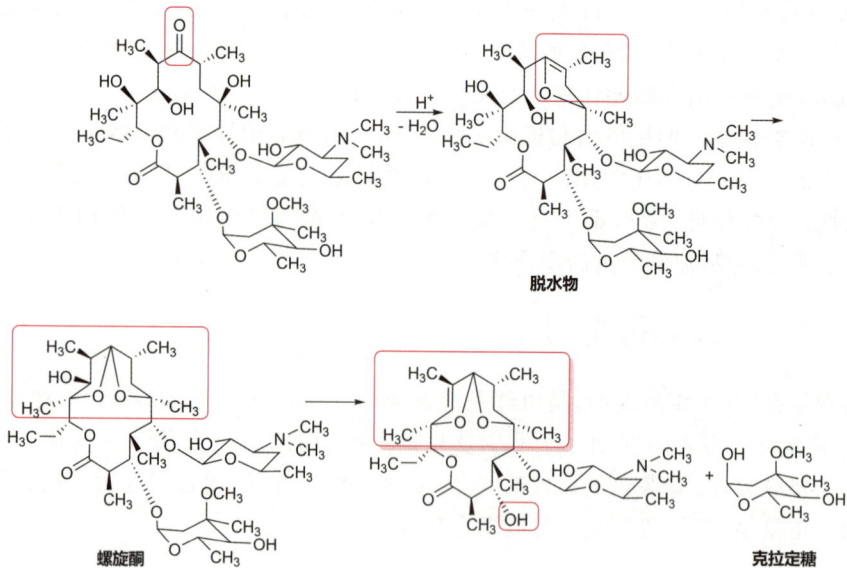

红霉素对各种革兰阳性菌有很强的抗菌作用,对革兰阴性菌如百日咳杆菌、流感杆菌、淋球菌、脑膜炎球菌等亦有效,而对大多数肠道革兰阴性杆菌则无效。红霉素是治疗耐药的金黄色葡萄球菌和溶血性链球菌感染的首选药物。

红霉素抗菌谱窄,味苦,水溶性小,只能口服,但在酸中不稳定,易被胃酸破坏失活。为了改变红霉素的苦味,扩大抗菌谱和提高生物利用度,对红霉素的结构进行修饰,研制出了一些优良的半合成红霉素。

20世纪50～60年代,对红霉素的结构修饰主要集中在 C_5 上的去氧氨基糖的 $C_{2''}$ 羟基和 $C_{3''}$ 氨基,主要将红霉素制成各种酯类和盐类的前体药物。为增加其在水中的溶解性,用红霉素与乳糖醛酸成盐,得到红霉素乳糖醛酸盐(erythromycin lactobionate),可供注射用。

将 C_5 上的去氧氨基糖的 $C_{2''}$ 羟基制成各种酯,可增加红霉素的稳定性,改善其苦味。如红霉素碳酸乙酯(erythromycin ethyl carbonate),可制剂成混悬剂供儿童服用;硬脂酸红霉素(erythromycin stearate)无苦味,毒性低,水溶性小,有良好的药物动力学性质,且作用时间较长;依托红霉素(erythromycin estolate)是红霉素的丙酰酯的十二烷基硫酸盐,不溶于水,在酸中较红霉素稳定,适合口服;琥乙红霉素(erythromycin ethylsuccinate)在水中几乎不溶,在胃中稳定,且无味,在体内水解后释放出红霉素而起作用,可制成不同的口服剂型,供儿童和成人使用。

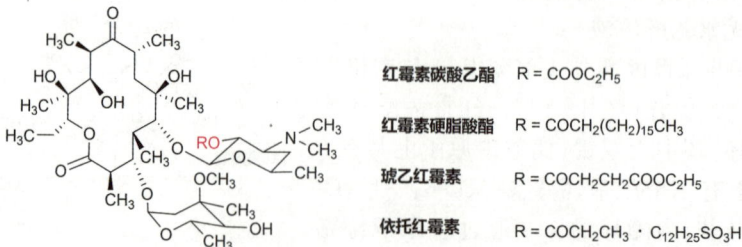

红霉素碳酸乙酯	R = COOC$_2$H$_5$
红霉素硬脂酸酯	R = COCH$_2$(CH$_2$)$_{15}$CH$_3$
琥乙红霉素	R = COCH$_2$CH$_2$COOC$_2$H$_5$
依托红霉素	R = COCH$_2$CH$_3$ · C$_{12}$H$_{25}$SO$_3$H

20世纪70年代,对红霉素的结构改造主要集中在红霉内酯环的 C_6 羟基、C_9 羰基、C_8 氢

的改造,结构修饰的目的是提高红霉素对酸的稳定性以改善其药代动力学性质,扩大其抗菌谱。

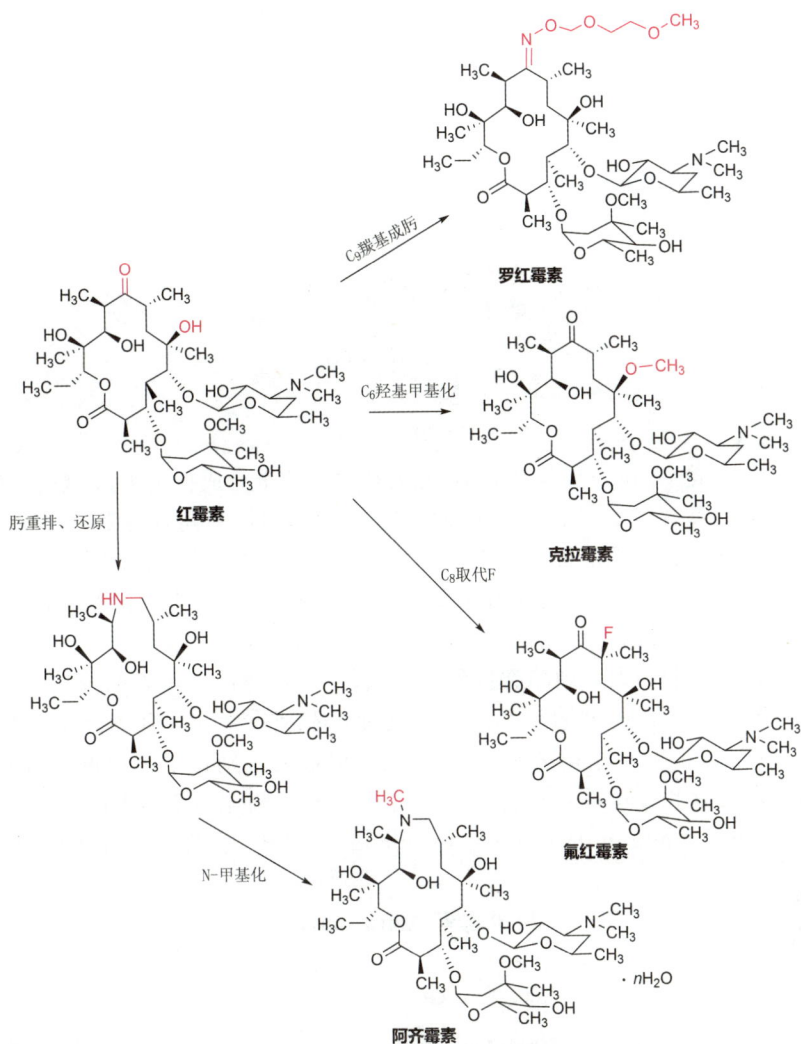

罗红霉素

C₉羰基成肟

红霉素

C₆羟基甲基化

克拉霉素

肟重排、还原

C₈取代F

氟红霉素

N-甲基化

阿奇霉素

罗红霉素(roxithromycin)是将 C_9 羰基制成肟的衍生物,因 C_9 羰基成肟后,可以阻止 C_6 羟基与 C_9 羰基的缩合,增加其稳定性。罗红霉素有较好的化学稳定性,口服吸收迅速,抗菌作用比红霉素强 6 倍,组织分布广,特别在肺组织中的浓度比较高。

将红霉素的 C_6 羟基甲基化得到克拉霉素(clarithromycin),由于 C_6 羟基甲基化,使其不能与 C_9 羰基缩合而增加其在酸中的稳定性。克拉霉素耐酸,血药浓度高而持久,对需氧菌、厌氧菌、支原体、衣原体等病原微生物有效。体内活性比红霉素强,毒性低,用量小。

氟红霉素(flurithromycin)是将 C_8 上的氢用其电子等排体 F 替换的产物,F 原子的引入降低了酮羰基的活性,阻断红霉素半缩酮的脱水过程,对酸稳定,半衰期为 8 小时,对肝脏没有毒性。

阿奇霉素(azithromycin)是红霉素的肟经贝克曼重排后扩环、还原、N-甲基化反应得到的产物,是一个含氮的十五元环大环内酯衍生物。阿奇霉素的碱性更强,对许多革兰阴性杆菌有较大活性,在组织中浓度较高,体内半衰期比较长,有较好的药代动力学性质。

20 世纪 90 年代开始的红霉素的改造工作主要针对其耐药性问题,得到具有新型结构和新作用特点的酮内酯(ketolide)类的抗生素,如泰利霉素(telithromycin)。

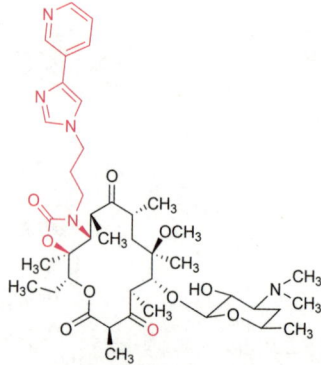

泰利霉素

泰利霉素是一类 C_3 位为酮羰基的 14 元大环内酯的半合成抗生素,在 C_{11}—C_{12} 位形成环状氨基甲酸酯。具有广谱抗菌活性、较低的选择性耐药性,对耐青霉素类和耐大环内酯抗生素的肺炎链球菌具有较强的抗菌作用,对常见典型和非典型病原体均有效。在目前呼吸道致病菌对 β-内酰胺类、大多数大环内酯类抗生素耐药性日益增多的情况下,泰利霉素的应用开辟了一个新的、重要的治疗途径。

泰利霉素作用机制与大环内酯类抗生素相似,主要是通过直接与细菌核糖体的 50S 亚基结合,抑制蛋白质的合成,并阻止其翻译和装配。泰利霉素与大环内酯类抗生素均可与 23S 核糖体 RNA 的 Ⅱ 和 Ⅴ 结构区的核苷酸结合,但最大区别在于泰利霉素对野生型核糖体的结合力较红霉素和克拉霉素分别强约 10 倍和 6 倍。临床主要用于治疗呼吸道感染,包括社区获得性肺炎(community acquired pneumonia,CAP)、慢性支气管炎急性加剧、咽炎和扁桃体炎等。

阿奇霉素 Azithromycin

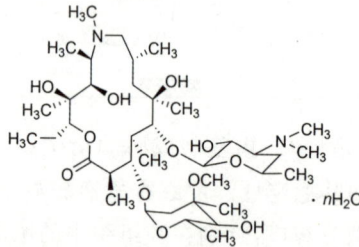

化学名为(2R,3S,4R,5R,8R,10R,11R,12S,13S,14R)-13-[(2,6-二脱氧-3-C-甲基-3-O-甲基-α-L-核-己吡喃糖基)氧]-2-乙基-3,4,10-三羟基-3,5,6,8,10,12,14-七甲基-11-[[3,4,6-三脱氧-3-(二甲氨基)-β-D-木-己吡喃糖基]氧]-1-氧杂-6-氮杂环十五烷-15-酮((2R,3S,4R,5R,8R,10R,11R,12S,13S,14R)-13-[(2,6-dideoxy-3-C-methyl-3-O-methyl-α-L-nuclear-hexopyranosyl)oxy]-2-ethyl-3,4,10-trihydroxy-3,5,6,8,10,12,14-heptamethyl-11-[[3,4,6-trideoxy-3-(dimethylamino)-β-D-xylo-hexopyranosyl]oxy]-1-oxa-6-azacyclopentadecan-15-one)。

本品为白色或类白色结晶性粉末;无臭;微有引湿性。本品在甲醇、丙酮、无水乙醇或稀盐酸中易溶,在乙腈中溶解,在水中几乎不溶。无水乙醇溶液(20 mg/mL)比旋度为—45°~

−49°。熔点 113～115 ℃。

由于阿奇霉素的碱性更强,对许多革兰阴性杆菌有较大活性,在组织中浓度较高,体内半衰期比较长。另外,由于在大环内酯的 9α 位上杂入一个甲氨基,阻碍了分子内部形成半缩酮的反应,大大增强了在酸中的稳定性,改善了口服给药的生物利用度。

阿奇霉素的一个突出优点是具有独特的药代动力学性质,吸收后可被转运到感染部位,达到很高的组织浓度,一般可比细胞外浓度高 300 倍。可用于多种病原微生物所致的感染,特别是性传播疾病,如淋球菌等的感染。阿奇霉素吸收后,大部分以原型存在,主要代谢产物是二甲基化衍生物,失去抗菌活性。阿奇霉素的另一特点是抗菌后效应较长,可达 2.3～4.7 小时,优于 β-内酰胺类抗生素。

本品通过与细菌细胞中核糖体 50S 亚基结合,阻碍细菌转肽过程,抑制依赖于 RNA 的蛋白质的合成而达到抗菌作用。阿奇霉素比红霉素具有更广泛的抗菌谱,能抑制多种革兰阳性球菌、支原体、衣原体及嗜肺军团菌,尤其是对一些重要的革兰阴性杆菌如流感嗜血杆菌等具有良好的抗菌活性,弥补了大环内酯类对嗜血杆菌作用差的不足。

二、十六元大环内酯抗生素

麦迪霉素(midecarmycin)是由米加链霉菌(*Streptomyces mycasofaciens*)产生的一族抗生素,包括麦迪霉素 A₁、A₂、A₃ 和 A₄ 四种成分,其中 A₁ 为主要抗菌成分,药用为麦迪霉素组分的混合物。麦迪霉素的母核都是十六元环内酯与碳霉胺糖和碳霉糖缩合的碱性苷。麦迪霉素对革兰阳性菌、奈瑟氏菌和支原体有较好的抗菌作用,主要用于治疗敏感菌所致的呼吸道感染和皮肤软组织感染。

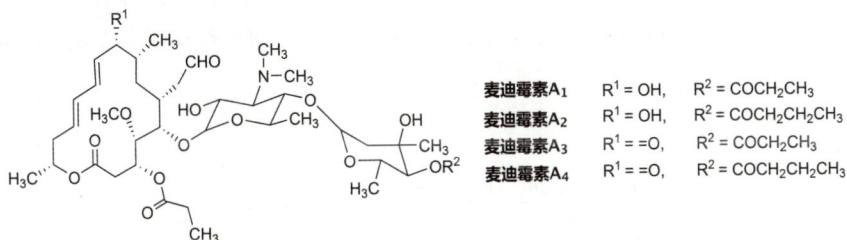

麦迪霉素A₁	R¹ = OH,	R² = COCH₂CH₃
麦迪霉素A₂	R¹ = OH,	R² = COCH₂CH₂CH₃
麦迪霉素A₃	R¹ = =O,	R² = COCH₂CH₃
麦迪霉素A₄	R¹ = =O,	R² = COCH₂CH₂CH₃

麦白霉素(meleumycin)是从四川、广东土壤中链霉菌 *S. mycarofaciens* 10204 及 1748 产生的一族抗生素。为麦迪霉素 A₁ 和吉他霉素 A₆ 的混合物,抗菌谱与麦迪霉素相似。

吉他霉素(kitasamycin)又称柱晶白霉素(leucomycin),是链霉菌(*Streptomyces kitasatoensis*)产生的一族抗生素,包括吉他霉素 A₁～A₁₃,本品为吉他霉素 A₅、吉他霉素 A₄、吉他霉素 A₁ 和吉他霉素 A₁₃ 等组分为主的混合物。本品抗菌谱与红霉素相似,对革兰阳性菌有较好的抗菌作用,临床用于治疗耐药性金黄色葡萄球菌引起的感染,仅有轻微的胃肠道反应,无一般大环内酯类对肝脏的毒性作用。

螺旋霉素(spiramycin)是由螺旋杆菌新种(*Strptomyces spiramyceticus* sp.)产生的一族抗生素,主要含有螺旋霉素Ⅰ、Ⅱ、Ⅲ三种成分。随菌种的不同,各组分的比例有差别,国外的菌种生产的螺旋霉素以Ⅰ为主,国产的螺旋霉素以Ⅱ和Ⅲ为主。螺旋霉素的基本结构与麦迪霉素相似,只是大环内酯的 C₉ 羟基连有一分子去氧氨基糖。临床应用的是螺旋霉素的各成分的混合物。

为改善螺旋霉素的口服吸收,增加其稳定性,在螺旋霉素的 C₃″ 位和 C₄″ 位乙酰化得到乙酰螺旋霉素(acetyl spiramycin)。虽然乙酰螺旋霉素的体外抗菌作用比螺旋霉素弱,但对酸稳定,口服吸收得到了改善,在肠道吸收后脱乙酰基成为螺旋霉素后发挥作用。

乙酰螺旋霉素与螺旋霉素抗菌谱相同,对革兰阳性菌和奈瑟氏菌有良好抗菌作用,主要用于治疗呼吸道感染、皮肤、软组织感染、肺炎、丹毒等。乙酰螺旋霉素对艾滋病患者的隐孢子虫病、弓形体有良好的疗效,并且有持续的抗菌后效应,它们在组织细胞内浓度高,不良反应低于红霉素。

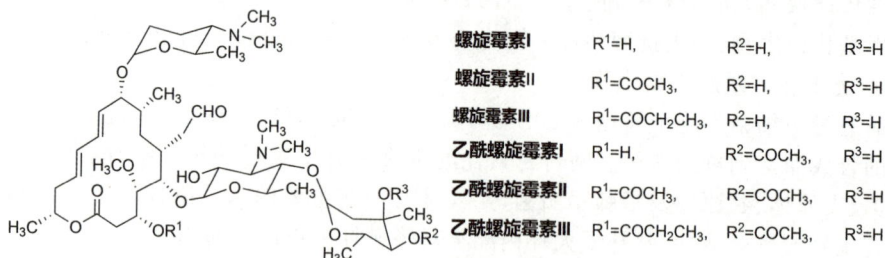

螺旋霉素I	R^1=H,	R^2=H,	R^3=H
螺旋霉素II	R^1=COCH$_3$,	R^2=H,	R^3=H
螺旋霉素III	R^1=COCH$_2$CH$_3$,	R^2=H,	R^3=H
乙酰螺旋霉素I	R^1=H,	R^2=COCH$_3$,	R^3=H
乙酰螺旋霉素II	R^1=COCH$_3$,	R^2=COCH$_3$,	R^3=H
乙酰螺旋霉素III	R^1=COCH$_2$CH$_3$,	R^2=COCH$_3$,	R^3=H

第四节　氨基糖苷类抗生素
Aminoglycoside antibiotics

氨基糖苷类抗生素是由链霉菌、小单孢菌和细菌所产生的具有氨基糖苷结构的抗生素,本类抗生素的化学结构都是以碱性多元环己醇(1,3-二氨基肌醇衍生物)为苷元与某些特定的氨基糖缩合而成的苷。例如链霉素是链霉胍与链霉双糖胺缩合的碱性苷。常见的苷元有链霉胺(streptamine)、2-脱氧链霉胺(2-deoxystreptamine)和放线菌胺(spectinamine)等。

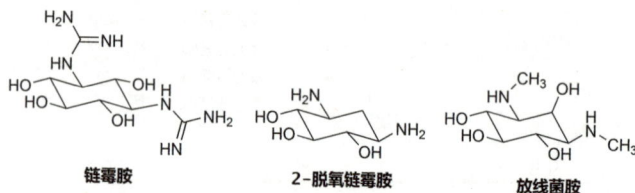

链霉胺　　　　　　　2-脱氧链霉胺　　　　　　放线菌胺

由于该类药物结构上的特点,本类抗生素都呈碱性,可与酸形成硫酸盐或盐酸盐,水溶性较大,性质较稳定。因均具有苷键,酸性条件下可水解为原来的苷元和氨基糖。本类抗生素均含有氨基和多个羟基,多为极性化合物,水溶性较大,脂溶性较小,口服给药时,在胃肠道很难被吸收,需注射给药。注射给药时,与血清蛋白结合率低,主要以原药形式经肾小球排出,对肾脏的毒性较大。此外,本类抗生素还对第八对脑神经有毒性,可造成永久性耳聋,尤其对儿童的影响较大。

氨基糖苷类抗生素抗菌谱广,对革兰阴性菌杆菌有较强活性,对革兰阳性菌也有抗菌作用。

氨基糖苷类抗生素的抗菌机制是抑制细菌蛋白质的生物合成,使蛋白质的合成异常,阻碍已合成的蛋白质的释放,使细菌细胞膜通透性增加而导致一些重要的生理物质外漏,引起细菌死亡。

细菌对氨基糖苷类药物产生耐药性的机制是细菌产生的钝化酶、磷酸转移酶、核苷转移酶、乙酰转移酶,使氨基糖苷类抗生素结构发生改变,使其失去抗菌活性;或通过改变细菌膜通透性而发生非特异性耐药。氨基糖苷类抗生素之间有交叉耐药性。

目前用于临床的氨基糖苷类抗生素有 10 多种,按化学结构可分为四类:链霉素、卡那霉素类、庆大霉素类和新霉素类。

一、链霉素

链霉素(streptomycin)是于 1944 年发现的第一个氨基糖苷类抗生素。由放线菌属的灰色链丝菌(*Streptomyces griseus*)的发酵液中分离得到。链霉素由链霉胍、链霉糖和 *N*-甲基葡萄糖组成。在其分子结构中有三个碱性中心,可以和各种酸成盐,临床用其硫酸盐。

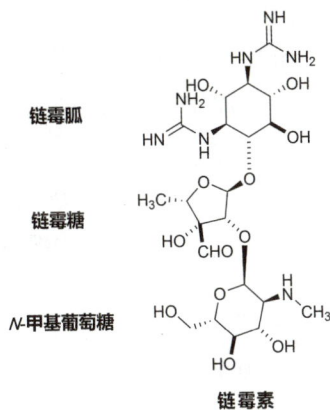

链霉素主要用于治疗各种结核病,特别是对结核性脑膜炎和急性浸润性肺结核有很好的疗效;对尿道感染,肠道感染、败血症等也有效,与青霉素联合应用有协同作用。但该药易产生耐药性,对第八对脑神经有损害,会引起永久性耳聋;对肾脏也有毒性。

二、卡那霉素

1957 年从放线菌(*Streptomyces kanamyceticus*)培养液中发现卡那霉素(kanamycin),首先分离出卡那霉素 A。我国于 1965 年从云南西双版纳土壤中分离得到卡那霉素链霉菌,并研制成功国内的卡那霉素。卡那霉素 A 由氨基去氧-D-葡萄糖与脱氧链霉胺缩合而成的碱性苷,是两分子的糖与一分子脱氧链霉胺形成的苷。1958 年后又分别分离出卡那霉素 B 和 C,临床上用其硫酸盐。

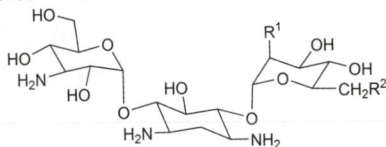

卡那霉素A	R^1=OH,	R^2= NH$_2$
卡那霉素B	R^1=NH$_2$,	R^2=NH$_2$
卡那霉素C	R^1=NH$_2$,	R^2= OH
妥布霉素	R^1=NH$_2$,	R^2=H

卡那霉素化学稳定性较好,在加热或酸碱条件下也不失去抗菌活性。

本类抗生素为广谱抗生素,对革兰阴性杆菌、革兰阳性菌和结核杆菌都有效。临床上适用耐药金黄色葡萄球菌和一些革兰阴性杆菌所引起的各种严重感染,如败血症、胆道感染、尿路感染等。但卡那霉素对第八对脑神经和肾脏有毒性。

卡那霉素易产生耐药性,其原因是一些革兰阳性菌会产生"氨基糖苷钝化酶"

(aminoglycoside inactivtase),使氨基糖苷类抗生素失活。钝化酶主要是三种氨基糖苷转移酶,作用于特定的羟基和氨基。

为了克服卡那霉素的耐药性问题,对其结构中特定的羟基或氨基进行修饰。将卡那霉素 A 分子中的 C_1 位氨基酰化,具体是在 C_1 位引入 L-(-)-4-氨基-2-羟基丁酰基,得到阿米卡星(amikacin),利用该基团的空间位阻,降低了对钝化酶的结构适应性。该药物于 1972 年合成,它不仅对卡那霉素敏感菌有效,对卡那霉素有耐药的铜绿假单胞菌、大肠埃希菌和金黄色葡萄球菌均有显著作用。对上述细菌所产生的各种转移酶都稳定,血药浓度较卡那霉素高,毒性较小。20 世纪 90 年代开发的阿贝卡星(arbekacin)将卡那霉素分子中钝化酶作用的基团消去,同时在 C_1 位氨基引入(S)-4-氨基-2-羟基丁酰基,由于立体障碍,不易受氨基糖苷钝化酶侵袭,不易产生耐药性,且耳毒性较低。

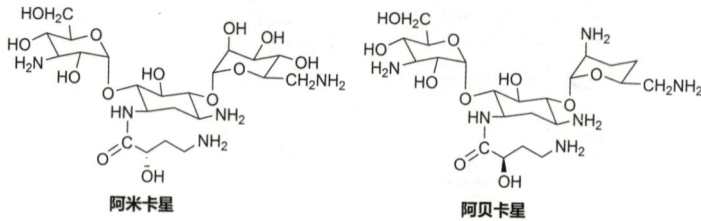

阿米卡星　　　　　　　阿贝卡星

三、庆大霉素 C 及其衍生物

庆大霉素(gentamicin)为 1963 年从小单孢菌(*Micromonospora puspusa*)发酵液中得到的混合物,主要含庆大霉素 C_1、C_{1a} 和 C_2,是由脱氧链霉胺(deoxystreptamine)和紫素胺,3-甲基-3-去氧-4-甲基戊糖胺缩合成的苷。三者抗菌活性和毒性均相似,临床用庆大霉素 C_1、$C_{1\alpha}$ 和 C_2 混合物的硫酸盐,为白色或微黄白色结晶,无臭。

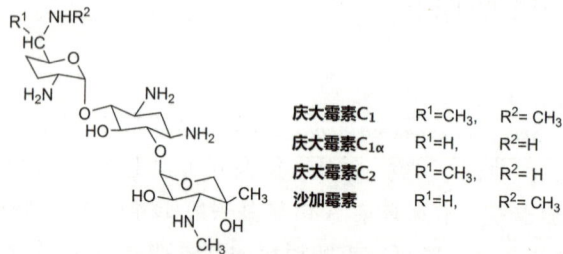

庆大霉素C₁	R^1=CH₃,	R^2=CH₃
庆大霉素C₁ₐ	R^1=H,	R^2=H
庆大霉素C₂	R^1=CH₃,	R^2=H
沙加霉素	R^1=H,	R^2=CH₃

庆大霉素是一种广谱的抗生素,对多种革兰阳性菌和革兰阴性菌均有较强的抗菌作用,特别对铜绿假单孢菌比卡那霉素和新霉素强 5～10 倍,对金黄色葡萄球菌有良好的抗菌作用。临床上主要用于败血症,呼吸道感染,尿路感染,眼、耳、鼻、喉部感染,严重大面积烧伤等的治疗。

四、新霉素及其衍生物

新霉素(neomycin)是由链霉菌(*Streptomyces fradiae*)产生的,从发酵液中分离出 A、B、C 三种成分,其中以新霉素 B 为主要成分,新霉素 A 和 C 不仅活性比 B 低,且毒性大。新霉素 B 是四元苷,是由新霉二糖胺与新霉胺缩合成的苷,新霉胺就是新霉素 A,由新素胺和脱氧链胺缩合而成,新霉二糖胺是新霉胺和 D-核糖缩合成的苷。

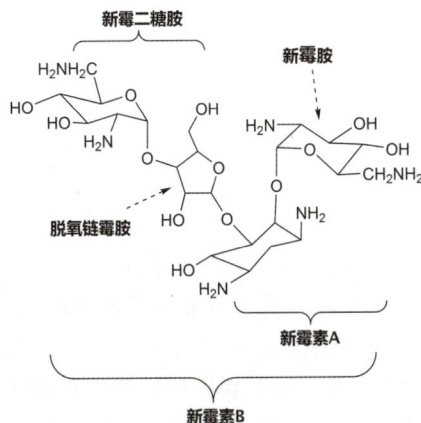

新霉素药用其硫酸盐,临床上用于肠道、皮肤、耳、鼻、咽喉等感染,毒性较大,不宜全身给药。

第五节　氯霉素类抗生素和其他抗生素
Chloramphenicol and Other Antibiotics

一、氯霉素及其衍生物

氯霉素是 1947 年由放线菌属的委内瑞拉链丝菌（*Streptomyces venezuelae*）培养液中分离出的抗生素,现可用化学合成法生产。

氯霉素 Chloramphenicol

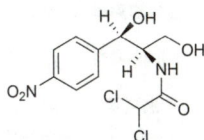

化学名为 D-苏式-(-)-N-[α-(羟基甲基)-β-羟基对硝基苯乙基]-2,2-二氯乙酰胺（2,2-dichloro-N-[(1R,2R)-1,3-dihydroxy-1-(4-nitrophenyl)propan-2-yl] acetamide）。

本品为白色至微带黄绿色的针状、长片状结晶或结晶性粉末;味苦。本品在甲醇、乙醇及丙酮或丙二醇中易溶,在水中微溶。熔点 149～153 ℃,在无水乙醇中（50 mg/mL）比旋度 +18.5°～+21.5°。

本品的化学结构中含有对硝基苯基、丙二醇及二氯乙酰胺基。结构中含有两个手性碳原子,有四个旋光异构体。其中仅 1R,2R(-)或 D(-)苏阿糖型有抗菌活性,是临床使用的氯霉素。合霉素（syntomycin）是氯霉素的外消旋体,疗效为氯霉素的一半。

本品性质稳定,能耐热,在干燥状态下可保持抗菌活性 5 年以上,水溶液可冷藏几个月,煮沸 5 小时对抗菌活性亦无影响。在中性或弱酸性（pH 4.5～7.5）条件下较稳定,但在强酸（pH 2.0 以下）或强碱性（pH 9.0 以上）的水溶液中均可水解失效。

氯霉素对革兰阴性菌和革兰阳性菌都有抑制作用,但对革兰阴性菌的效力比革兰阳性

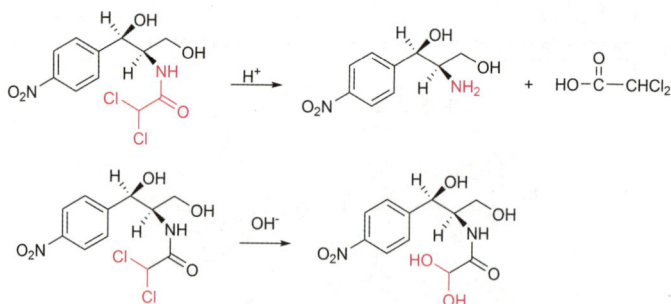

菌强。临床上主要用于治疗伤寒、副伤寒、斑疹伤寒等,对百日咳、沙眼、细菌性痢疾及尿道感染等也有效。本品长期和多次应用可损坏骨髓的造血功能,引起再生障碍性贫血。

本品的作用机制是主要作用于细胞核糖体 50S 亚基,能特异性地阻止 mRNA 与核糖体结合,从而阻止细菌蛋白质的合成。氯霉素还可抑制转肽酶使肽链不能增长。

为避免氯霉素的苦味,增强抗菌活性,延长作用时间,减少毒性,对氯霉素进行了结构修饰。

琥珀氯霉素(chloramphenicol succinate)是氯霉素的丁二酸单酯。为氯霉素的前药,在体内经酯酶水解,产生有抗菌活性的氯霉素。琥珀氯霉素为白色或类白色结晶性粉末,无臭,味苦。熔点 126～131 ℃。易溶于丙酮和乙醇,微溶于水,在碱溶液中易溶。与碱反应形成水溶性盐,如与无水碳酸钠混合制成无菌粉末,临床上加灭菌注射用水溶解供注射用。

棕榈氯霉素(chloramphenicol palmitate)是氯霉素棕榈酸酯,几乎无臭,无味,适于儿童服用。本品为白色或类白色粉末,易溶于三氯甲烷和丙酮,在乙醇中略溶,不溶于水。棕榈氯霉素也是氯霉素的前药,进入体内经胰酶或酯酶分解释放出氯霉素,具有长效性质。

甲砜霉素(thiamphenicol)为氯霉素分子中硝基被强吸电子基甲砜基取代的产物。本品为白色结晶性粉末;无臭。甲砜霉素抗菌谱与氯霉素基本相似,但抗菌作用较强。临床用于伤寒、呼吸道感染、尿路感染、败血症和脑炎等,副作用较少。

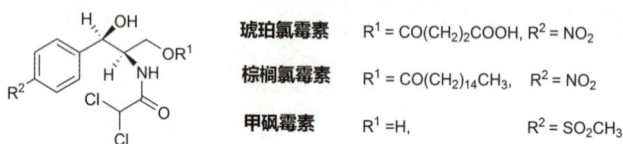

琥珀氯霉素	$R^1 = CO(CH_2)_2COOH$,	$R^2 = NO_2$
棕榈氯霉素	$R^1 = CO(CH_2)_{14}CH_3$,	$R^2 = NO_2$
甲砜霉素	$R^1 = H$,	$R^2 = SO_2CH_3$

通过对氯霉素及其衍生物的研究,总结出其构效关系如下:

① 对位硝基为必要基团,邻位、间位取代均无效。其他原子或基团取代,如以-CN、-CONH$_2$、-SO$_2$NHR、-NHR、-C$_6$H$_5$、卤素或杂环等取代,疗效降低或完全丧失活性;以-SCH$_3$ 和-SO$_2$CH$_3$ 取代仍有效,如以-SO$_2$CH$_3$ 取代则为甲砜霉素。

② 苯环用其他芳环、杂环或脂环取代,如萘基、呋喃基、吡啶基、噻吩基和环己基等取代,抗菌活性均下降。

③ 氯霉素的结构专属性高,四种异构体中只有(1R,2R)-D-(-)有抗菌活性。

④ 二氯乙酰胺基为侧链时活性最强,其他取代基取代活性均有所减小。

二、林可霉素及其衍生物

本类抗生素主要有林可霉素(lincomycin)和克林霉素(clidamycin)。

林可霉素,又名洁霉素,由链霉菌(*Streptomyces lincolnenisi*)或 4-1024 发酵产生的一族抗生素。是由正丙基-吡咯烷基羧酸与甲硫基脱氧-6-氨基-α-D-半乳辛吡喃糖缩合得到的酰胺化合物。在临床上有价值的是林可霉素 A。林可霉素为碱性抗生素,药用其盐酸盐,盐酸林可霉素为白色结晶性粉末,有微臭或特殊臭,味苦。结晶性质很稳定,水溶液稳定性也较好,酸性溶液中稳定性下降。

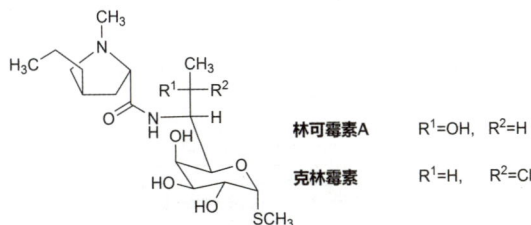

	R¹	R²
林可霉素A	R^1=OH,	R^2=H
克林霉素	R^1=H,	R^2=Cl

克林霉素又名氯洁霉素,是林可霉素的 7 位羟基被氯原子取代的半合成抗生素,抗菌活性比林可霉素高 4 倍。药用其盐酸盐,盐酸克林霉素为白色结晶性粉末,无臭;稳定性较好,对光稳定,水溶液中的稳定性与 pH 有关,pH 3.0~5.0 时最稳定。

林可霉素和克林霉素对革兰阳性菌效果好,特别对金黄色葡萄球菌、绿色链球菌、肺炎双球菌等敏感。适用于治疗葡萄球菌、溶血性链球菌、肺炎球菌引起的软组织感染、上下呼吸道感染等。用药后广泛分布到全身各组织,特别对骨组织渗透性好,是骨髓炎的有效治疗药物。

本类药物的作用机制是作用于敏感菌核糖体的 50S 亚基,阻止肽链的延长,从而抑制细菌细胞的蛋白质合成。林可霉素一般是抑菌剂,但在高浓度下,对高度敏感细菌也具有杀菌作用。

三、磷霉素

磷霉素(fosfomycin)是 1967 年从西班牙土壤中的链丝菌(*Streptomyces fradicle*)中发现的一种广谱抗生素,其分子量很小,是一个不同于其他任何一种抗生素结构的全新抗生素。1970 年实现人工合成。

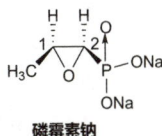

磷霉素钠

临床多用其钠盐,磷霉素钠,本品为(-)-(1R,2S)-1,2-环氧丙基膦酸二钠盐,为白色结晶性粉末;无臭;在空气中极易潮解。在水中易溶,在甲醇中微溶,在乙醇或乙醚中几乎不溶。

本品抗菌谱广,对葡萄球菌属、大肠杆菌、沙雷菌属和志贺菌属等均有较高抗菌活性,对绿脓杆菌、变形杆菌属、产气杆菌、肺炎杆菌、链球菌和部分厌氧菌也有一定抗菌作用。

近年来,世界范围内出现带有耐药基因的"超级细菌",磷霉素成为我国卫生部推荐治疗超级细菌的药物之一。磷霉素抗菌作用机制独特,它可抑制细菌细胞壁的早期合成,在磷霉素 C_2 位上与烯醇式丙酮酸转移酶的氨基酸序列中第 115 位的半胱氨酸(Cys115)的 S 发生不可逆地结合形成 C-S 键,使该转移酶的活性受到抑制,从而发挥抗菌作用。它具有以下三个特点:①磷霉素抗菌谱广,与其他抗生素之间没有交叉耐药性,多数呈现协同作用;②磷霉素使用安全,该药组织分布良好,不与血清蛋白结合,无抗原性,不需要做敏感性测试,毒性低;③磷霉素的分子量很小,可以渗透到身体的各种组织,进入人体后以原形经肾小球滤过排泄,几乎没有肾小管排泄和重吸收。

学 习 小 结

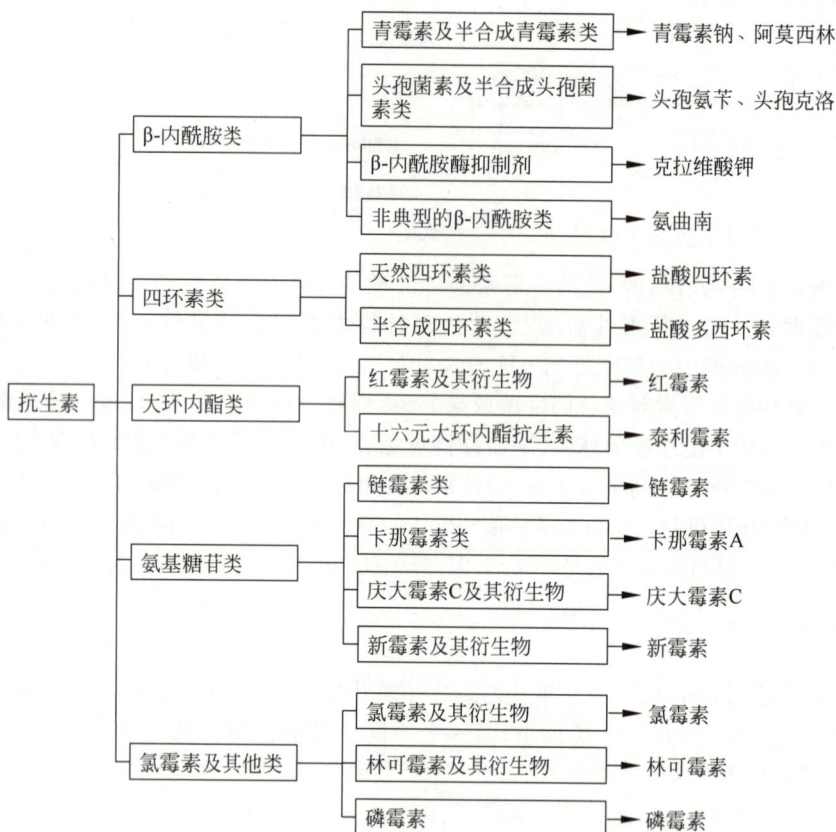

思 考 题

1. β-内酰胺类药物为何对人体毒性小?
2. β-内酰胺类抗生素为何不稳定? 如何提高其稳定性?
3. 半合成青霉素与头孢菌素的合成有何异同?
4. 为什么克拉维酸和阿莫西林组成的复方制剂可使阿莫西林增效 100 多倍?
5. 为什么小儿和孕妇应慎用或禁用四环素类抗生素?

第十三章习题　　　　　　　第十三章习题答案

（孙　华、刘　璨、李铭东）

第 十 四 章

合成抗菌药及其他抗感染药
Synthetic Antibacterial Drugs and Other Antimicrobial Drugs

学习目标

1. 掌握磺胺类药物磺胺嘧啶及抗菌增效剂甲氧苄啶的化学结构、理化性质和体内代谢特点；掌握喹诺酮类抗菌药的构效关系，掌握诺氟沙星的结构特点；掌握合成抗结核病药异烟肼、乙胺丁醇的结构及其理化性质，掌握抗真菌药、抗病毒药和抗寄生虫药代表药物的结构、理化性质。

2. 熟悉磺胺类药物的构效关系及作用机制，抗菌增效剂的作用机制，抗结核药、抗真菌药、抗病毒药及抗寄生虫药的基本分类及其用途。

3. 了解抗艾滋病药物的发现及其作用机制及其结构优化和代表性药物。

第十四章
教学课件

合成抗菌药是指除抗生素以外的抗菌化合物。抗菌药是一大类抑制或杀灭病原微生物的药物，包括抗细菌感染的抗菌药、抗结核病药和抗真菌药。抗细菌感染药物自 1932 年磺胺类药的先驱百浪多息(prontosil)发现以来，发展很快，品种繁多。

抗病毒药物的作用主要是通过影响病毒复制周期的某个环节实现的；齐多夫定是世界上第一个抗艾滋病药，在体外对逆转录病毒包括人类免疫缺陷病毒具有高度活性。

抗寄生虫病药包括驱肠虫药、抗血吸虫药以及抗疟药。寄生在人类肠道的寄生虫很多，驱肠虫药通过干扰蠕虫活动，将其驱逐出体外；血吸虫病是全世界流行最广、危害人类健康最严重的寄生虫病，20 世纪 70 年代开发的吡喹酮的问世，使抗血吸虫病治疗达到了一个新阶段；抗疟药是用于预防和治疗疟疾的药物，尤其是 1971 年我国科学家研究的青蒿素具有十分优良的抗疟作用。

第一节　磺胺类抗菌药物及抗菌增效剂
Antibacterial Sulfonamides and Antibacterial Synergists

一、磺胺类抗菌药

磺胺类药物(sulfonamides，sulfa-drugs)的发现，开创了化学治疗的新纪元。从第一种磺胺类药物的出现到许多优良磺胺药物的应用以及作用机制学说的建立,只用了短短十几年的时间。它对药物化学的贡献不仅仅是开创了用化学药物治疗感染疾病的新纪元,使死亡率很高的细菌感染性疾病得到有效控制;而且奠定了抗代谢学说的基础,对药物化学的发展起到了重要作用。

另外,通过对磺胺类药物的深入研究,从其副作用中发现了具有磺胺结构的利尿药和降血糖药。

(一)磺胺类药物的发展

磺胺类药物的母体对氨基苯磺酰胺(磺胺,sulfanilamide)早在1908年作为偶氮染料的重要中间体被合成出来,但其医疗价值无人注意。1932年Domagk发现含有磺酰氨基的偶氮染料百浪多息可以使鼠或兔免受链球菌和葡萄球菌的感染。次年报告了用百浪多息治疗由葡萄球菌引起败血症的第一个病例,引起世人瞩目。为克服百浪多息水溶性小、毒性较大的缺点,又合成了可溶性的百浪多息(protosil soluble),取得了较好的治疗效果。当时流行的说法认为百浪多息的抗菌作用源于其分子结构中偶氮键的染色作用。但其后发现百浪多息在体外无效,且并非所有含偶氮键的化合物均具有抗菌作用。偶氮基团为“生效基团”的说法被动摇。

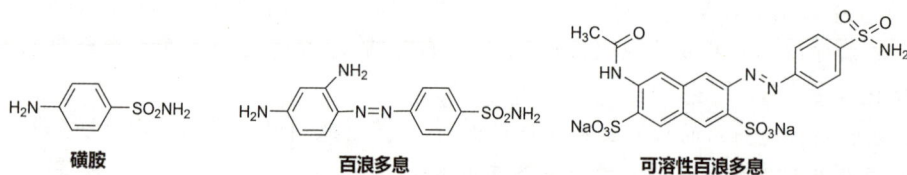

磺胺   百浪多息   可溶性百浪多息

后来发现百浪多息在体内的代谢产物为对氨基苯磺酰胺,并确证它在体内外均具有抗菌活性,由此确立磺酰胺类药物的基本结构。

磺胺类药物的研究工作发展极为迅速,到1946年已经合成了5500多种磺胺类化合物,其中应用于临床的常用药物有磺胺醋酰(sulfacetamide)、磺胺噻唑(sulfathiazole)和磺胺嘧啶(sulfadiazine)等20余种。

1940年青霉素的问世及在临床上应用,一度使磺胺类药物的研究发展受阻。但随着青霉素的不稳定性、过敏性、耐药性等缺点的暴露,使磺胺类药物的研究再度受到关注,磺胺类药物的开发进入一个新时期,磺胺甲噁唑(sulfamethoxazole)、磺胺甲氧嗪(sulfamethoxypyridazine)等中长效磺胺类药物相继问世。此外,还发现了磺胺增效剂甲氧苄啶(trimethoprim)。在此期间对磺胺类药物的作用机理和构效关系都进行了深入的探讨,建立了药物化学的抗代谢学说。

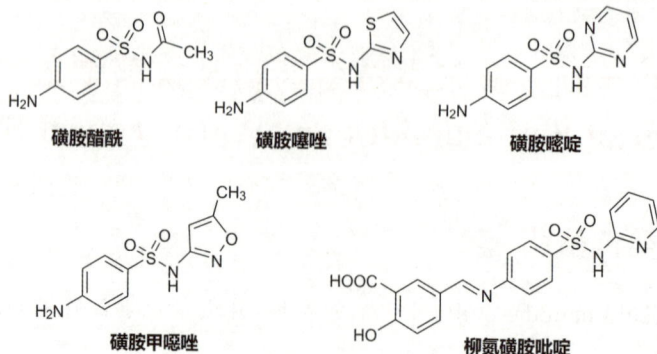

磺胺醋酰   磺胺噻唑   磺胺嘧啶

磺胺甲噁唑   柳氮磺胺吡啶

近年来磺胺类药物研究速度放慢，但仍有少数优良药物被发现。如柳氮磺胺吡啶（salazosulfapyridine），它吸收快、抗菌活性高、溶解度大，几乎全部以原药排出体外。

（二）磺胺类药物的构效关系

对氨基苯磺酰胺基为必需结构，即苯环上的氨基与磺酰胺基必须处在对位，在邻位或间位无抑菌作用；芳氨基上的取代基对抑菌活性有较大的影响。多数磺胺中芳氨基氮原子上没有取代基，若有取代基，则必须在体内易被酶分解或还原为游离的氨基才有效，如 $RCONH—$，$R—N \equiv N—$，$—NO_2$ 等基团，否则无效；磺酰胺基上 N-单取代化合物大多可使抑菌作用增强，且以杂环取代时抑菌作用较优；磺酰胺基上 N,N-双取代化合物一般丧失活性；苯环若被其他芳环取代或在苯环上引入其他基团，抑菌活性降低或丧失；磺胺类药物的酸性离解常数（pK_a）与抑菌作用的强度有密切的关系，当 pK_a 值为 $6.5 \sim 7.0$ 时，抑菌作用最强。

（三）磺胺类药物的作用机理

关于磺胺类药物的作用机制有许多学说，其中以伍德-费尔兹（Wood-Fields）学说为人们所公认和接受，并且被实验所证实。该学说认为磺胺类药物能与细菌生长所必需的对氨基苯甲酸（p-aminobenzoic acid，PABA）产生竞争性拮抗，干扰细菌的酶系统对 PABA 的利用，影响了细菌的正常生长，因此有抑菌作用。

磺胺类药物之所以能与 PABA 竞争性拮抗是由于其分子大小和电荷分布与 PABA 极为相似的缘故。PABA 离子的长度是 0.67 nm，宽度是 0.23 nm，磺胺类药物分子中的对氨基苯磺酰基部分的长度是 0.69 nm，宽度是 0.24 nm，两者的长度及宽度几乎相等，见图 14-1。经分子轨道方法计算，二者的电荷分布也极为相似。

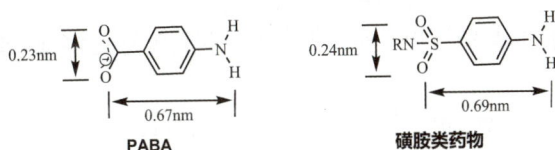

图 14-1 对氨基苯甲酸和磺胺类药物结构比较

PABA 是微生物合成二氢叶酸的重要原料。在二氢叶酸合成酶的催化下，PABA 与二氢蝶啶焦磷酸酯及谷氨酸或二氢蝶啶焦磷酸酯与对氨基苯甲酰谷氨酸合成二氢叶酸，再在二氢叶酸还原酶的作用下生成四氢叶酸（FAH_4），四氢叶酸进一步合成辅酶 F。辅酶 F 为细菌 DNA 合成中所必需的嘌呤、嘧啶碱基的合成提供一个碳单位。因此，磺胺类药物与 PABA 竞争性拮抗的结果使微生物的 DNA、RNA 及蛋白质的合成受到干扰，影响了细菌的生长繁殖（图 14-2）。

人体作为微生物的宿主，可以从食物中摄取二氢叶酸，所以磺胺类药物对人类的影响较小。

Wood-Fields 学说开辟了从代谢拮抗寻找新药的途径。所谓代谢拮抗（metabolic antagonism）就是设计与生物体内基本代谢物的结构有某种程度相似的化合物，使之竞争性地或非竞争性地和体内特定的酶作用，抑制酶的催化作用或干扰基本代谢物的利用，从而干扰生物大分子的合成；或以伪代谢物的身份掺入生物大分子的合成中，形成伪生物大分子，

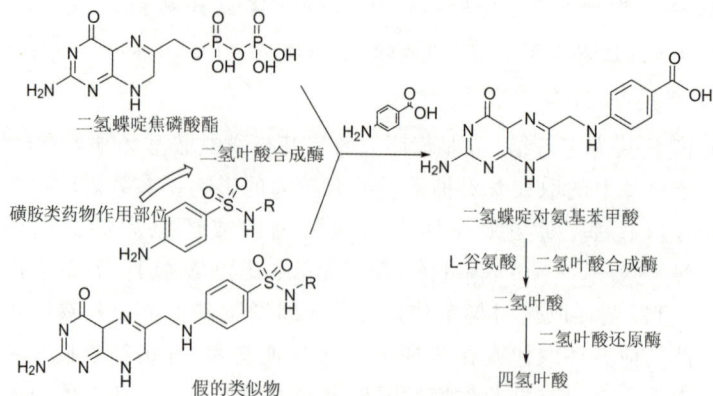

图 14-2 FAH₄ 合成过程和磺胺类药物作用机制

导致致死合成(lethal synthesis),从而影响细胞的生长。抗代谢物常采用生物电子等排原理进行设计,代谢拮抗概念已广泛应用于抗菌、抗疟及抗肿瘤等药物的设计。

磺胺嘧啶 Sulfadiazine

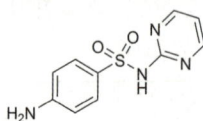

化学名为 N-2-嘧啶基-4-氨基苯磺酰胺(4-amino-N-(pyrimidin-2-yl)benzenesulfonamide)。

本品为白色或类白色的结晶或粉末;无臭;遇光色渐变暗。本品易溶于氢氧化钠试液或氨试液,溶解于稀盐酸,微溶于乙醇或丙酮,几乎不溶于水。

本品显芳香第一胺的鉴别反应。呈铜盐反应,生成黄绿色沉淀,放置后变成紫色,可用于鉴别。

本品可与金属离子(如钠、银、锌等)反应形成磺胺嘧啶金属盐作为药用。如磺胺嘧啶钠注射液,由于磺胺嘧啶钠水溶液能吸收空气中二氧化碳,析出游离磺胺嘧啶沉淀,故在配制或贮存中应加以注意。与硝酸银溶液反应,则生成磺胺嘧啶银(sulfadiazine silver),具有抗菌作用和收敛作用,用于烧伤、烫伤创面的抗感染,对绿脓杆菌有抑制作用。类似药物还有磺胺嘧啶锌(sulfodiazine zinc),用于烧伤、烫伤创面的抗感染。

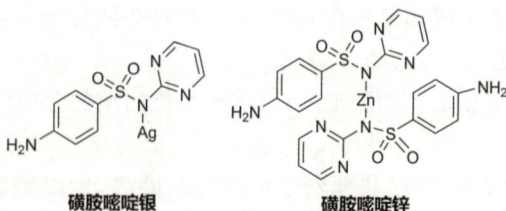

磺胺嘧啶银　　　　**磺胺嘧啶锌**

本品抑菌力强,口服吸收完全,血药浓度较高,血浆蛋白结合力较低。本品口服 4 小时后血药浓度的 50% 以上可渗入脑脊液,为治疗和预防流脑的首选药物。其体内乙酰化作用、毒副作用较其他磺胺类药物为低。

二、抗菌增效剂

抗菌增效剂(antibacterial synergists)是指与抗菌药配伍使用后,能增强抗菌药疗效的药物。

在抗疟药的研究过程中,发现5-取代苄基-2,4-二氨基嘧啶类化合物对二氢叶酸还原酶具有抑制作用,也可以影响辅酶F的形成,达到化学治疗的目的。其中甲氧苄啶(trimethoprim,TMP)对革兰氏阳性和革兰氏阴性菌均具有广泛的抑制作用。它对二氢叶酸还原酶进行可逆性地抑制,阻碍二氢叶酸还原为四氢叶酸,影响辅酶F的形成,从而影响微生物DNA、RNA及蛋白质的合成,抑制了其生长繁殖。

磺胺类药物能阻断二氢叶酸的合成,而甲氧苄啶阻断二氢叶酸还原成四氢叶酸。当二者合用后,可产生协同抗菌作用,使细菌体内叶酸代谢受到双重阻断,抗菌作用增强数倍至数十倍,故甲氧苄啶又被称为磺胺增效剂。后来发现甲氧苄啶与其他抗生素合用也可增强抗菌作用。

甲氧苄啶的4位取代基发生改变,得到具有较强抗菌作用的药物,如四氧普林(tetroxoprim)及溴莫普林(brodimoprim)等。

与甲氧苄啶不同的其他抗菌增效剂有丙磺舒(probenecid),其作用机制为可以抑制有机酸的排泄,从而提高有机酸药物在血液中的浓度。丙磺舒与青霉素合用时,由于降低了青霉素的排泄速度,从而增强了青霉素的抗菌作用。

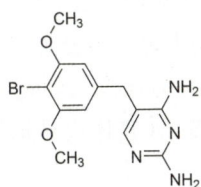
溴莫普林

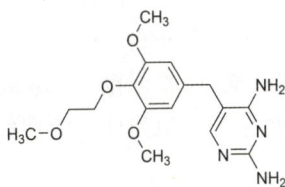
四氧普林

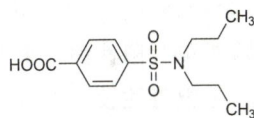
丙磺舒

甲氧苄啶 Trimethoprim

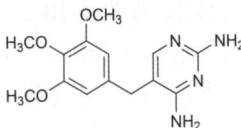

化学名为5-[(3,4,5-三甲氧基苯基)甲基]-2,4-嘧啶二胺(5-(3,4,5-trimethoxybenzyl)pyrimidine-2,4-diamine),别名甲氧苄胺嘧啶。

本品为白色或类白色结晶性粉末;无臭。本品在冰醋酸中易溶,在乙醇或丙酮中微溶,在水中几乎不溶。熔点199～203 ℃。

本品的稀硫酸溶液,加碘试液,即生成棕褐色沉淀。

本品口服后吸收完全,广泛分布至组织和体液中,在肾、肝、脾、肺、肌肉、支气管分泌物、唾液、阴道分泌物、前列腺组织及前列腺液中的浓度均超过血药浓度。本品可透过血-脑屏障、血-胎盘屏障,也可分泌至乳汁中。本品80%～90%以药物原形排出,而其余部分以代谢物形式排出。

人和动物辅酶 F 的合成过程与微生物相同,但是,甲氧苄胺嘧啶对人和动物的二氢叶酸还原酶的亲和力要比对微生物的二氢叶酸还原酶的亲和力弱 10000 至 60000 倍,所以,它对人和动物的影响很小,其毒性也较弱。

本品和磺胺类药物合用,可使其抗菌作用增强数倍至数十倍。甲氧苄啶甚至有杀菌作用,不仅可减少耐药菌株的产生,还可增强多种抗生素(如四环素、庆大霉素)的抗菌作用。本品单用时易引起细菌耐药,常与磺胺嘧啶或磺胺甲噁唑合用。复方新诺明(是由磺胺甲恶唑和甲氧苄啶制成的复合片,一般配方为 5∶1),该配方不但减轻了副作用,还极大地增加了抗菌谱及抗菌活性,具有抗菌谱广、吸收较迅速、不良反应较小等优点,临床常用于治疗呼吸道、泌尿道感染和伤寒、细菌性痢疾等。

第二节　喹诺酮类抗菌药
Quinolone Antibacterial Drugs

一、喹诺酮类抗菌药的发展概况

喹诺酮类抗菌药是一类以原核生物 DNA 螺旋酶和拓扑异构酶 Ⅳ 为作用靶点的合成抗菌药。1962 年在对抗疟药氯喹(chloroquine)进行结构改造的过程中,偶然发现一种具有新结构类型的抗菌药——萘啶酸(nalidixic acid)。自萘啶酸被发现以来,此类药物发展极为迅速,已经成为仅次于 β-内酰胺抗生素的抗菌药物。此类药物的发展大体上可分为四个阶段:

第一阶段,1962—1969 年,以萘啶酸、吡咯米酸(piromidic acid)为代表,其特点是抗革兰阴性菌,对革兰阳性菌几乎无作用,易产生耐药性。活性属于中等,而且体内易被代谢,作用时间短,中枢毒性较大,现已少用。

第二阶段,1970—1977 年,由于在其分子中引入对 DNA 螺旋酶有亲和作用的哌嗪基团,使其抗菌活性大大增加,抗菌谱也从革兰阴性菌扩大到阳性菌,并且对绿脓杆菌也有活性,药代动力学性质也得到改善,耐药性低、毒副作用小,临床上用于治疗泌尿道感染、肠道感染及耳鼻喉感染。代表药物为吡哌酸(pipemidic acid)和西诺沙星(cinoxacin)。

第三阶段,1978—1997 年,在其药物分子中引入氟原子使其抗菌谱和药物代谢动力学性质达到极佳,除抗革兰阳性菌和阴性菌以外,对支原体和衣原体及分支杆菌也有作用。在除脑组织和脑脊液外的各种组织和体液中均有良好的分布,因此,应用范围从泌尿道感染和肠道感染扩大到呼吸道感染、皮肤感染、骨和关节感染、腹腔感染、胃肠道感染、伤寒、败血症和淋病等。最令人可喜的是像斯帕沙星(sparfloxacin)等新的喹诺酮类药物对结核杆菌显示强大的抑制作用,甚至一些药物的药效可与头孢菌素相媲美。主要代表药物有诺氟沙星(norfloxacin)、环丙沙星(ciprofloxacin)、氧氟沙星(ofloxacin)、左氟沙星(levofloxacin)、洛美沙星(lomefloxacin)、依诺沙星(enoxacin)、托舒氟沙星(tosufloxacin)和帕珠沙星(pazufloxacin)等。

第四阶段,1997 年至今,本阶段依然保留了 6 位氟,并在 5 或 8 位引入氨基或甲基及甲氧基衍生物。抗菌谱比第三阶段的药物进一步扩大,对衣原体、支原体、革兰阳性菌耐药菌以及厌氧菌的活性也更强，延长了半衰期。临床上用于敏感菌引起的各种感染症。主要代表药物莫西沙星（moxifloxacin）、西他沙星（sitafloxacin）、加替沙星（gatifloxacin）等。而加替沙星因血糖代谢紊乱、心脏不良事件 2006 年退市。

二、喹诺酮类抗菌药的分类

喹诺酮类药物按其母核的结构特征可以分为以下三类：

1. 萘啶羧酸类（naphthyridinic acids）

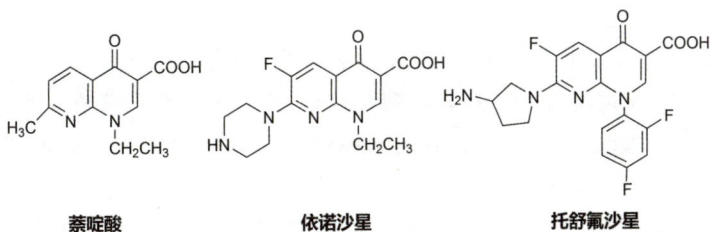

萘啶酸　　依诺沙星　　托舒氟沙星

2. 吡啶并嘧啶羧酸类（pyridopyrimidinic acids）

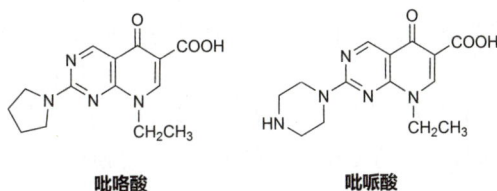

吡咯酸　　吡哌酸

3. 喹啉羧酸类（quinolinic acids）

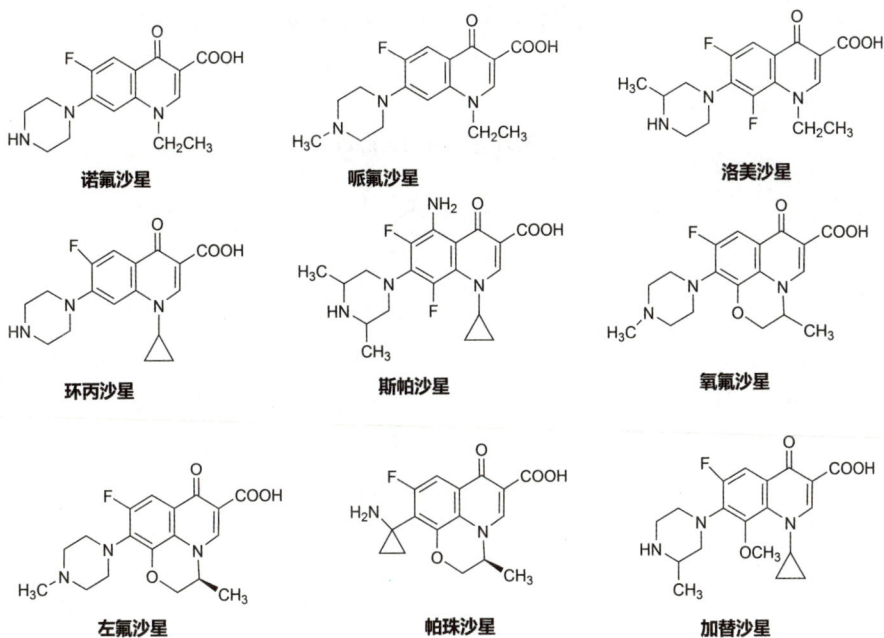

诺氟沙星　　哌氟沙星　　洛美沙星

环丙沙星　　斯帕沙星　　氧氟沙星

左氟沙星　　帕珠沙星　　加替沙星

三、喹诺酮类抗菌药的构效关系和代谢特点

（一）喹诺酮类抗菌药的构效关系

喹诺酮类药物的构效关系可总结如下：

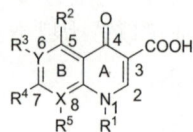

（1）吡啶酮酸的 A 环是抗菌作用必需的基本药效基团，变化较小。其中 3 位-COOH 和 4 位 C＝O 与 DNA 促旋酶和拓扑异构酶Ⅳ结合，为抗菌活性不可缺少的部分；

（2）B 环可作较大改变，可以是骈合的苯环（X＝CH，Y＝CH）、吡啶环（X＝N，Y＝CH）以及嘧啶环（X＝N，Y＝N）等；

（3）1 位取代基 R^1 为烃基或环烃基活性较佳，其中以乙基或与乙基体积相近的氟乙基或体积较大的环丙基取代活性较好，此部分结构与抗菌强度相关；

（4）5 位可以引入氨基，对活性影响不大，但可提高吸收能力或组织分布选择性；

（5）6 位引入氟原子可使抗菌活性增大，特别有助于增加对 DNA 螺旋酶亲和性，改善了对细胞的通透性；

（6）7 位引入五元或六元杂环，抗菌活性均增加，以哌嗪基最好，同时也增加对中枢的作用；

（7）8 位以氟、甲氧基取代或与 1 位以氧烷基成环，可使活性增加。

（二）代谢特点

喹诺酮类药物口服吸收迅速，在体内分布较广，多数药物在尿中能保持高于对病原微生物的最小抑制浓度，大多数喹诺酮类药物的代谢物为 3 位羧基与葡萄糖醛酸的结合物，其余的代谢反应发生在哌嗪环上。如环丙沙星和伊诺沙星为哌嗪环的 3′碳原子羟基化，再进一步氧化成酮。

诺氟沙星 Norfloxacin

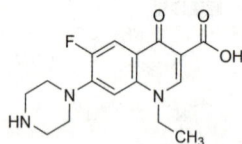

化学名为 1-乙基-6-氟-1,4-二氢-4-氧代-7-(1-哌嗪基)-3-喹啉羧酸（1-ethyl-6-fluoro-4-oxo-7-(piperazin-1-yl)-1,4-dihydroquinoline-3-carboxylic acid），又名氟哌酸。

本品为类白色至淡黄色结晶性粉末；无臭；有引湿性。本品在醋酸、盐酸或氢氧化钠溶液中易溶，在 N,N-二甲基甲酰胺中略溶，在水或乙醇中极微溶解。熔点 218～224 ℃。

本品为 20 世纪 70 年代末开发的喹诺酮类抗菌药，鉴于氟甲喹（flumequine）具有较弱的抗菌作用，但确有较广的抗革兰阴性菌的性质，且在其六位具有氟原子，以它作为先导化合物，在分子中再引入哌嗪基团，使得此类药物具有良好的组织渗透性，具有抗菌谱广的特点，对革兰阴性菌和阳性菌都有明显的抑制作用，特别是对包括绿脓杆菌在内的革兰阴性菌

作用比庆大霉素等氨基糖苷类抗生素还强,临床上用于治疗敏感菌所引起的尿道、肠道等感染性疾病。

　　本品在室温下相对稳定,但在光照下可分解,得到7-哌嗪环开环产物。在酸性下回流可得到3-脱羧产物。因此,本品应遮光,密封,在干燥处保存。

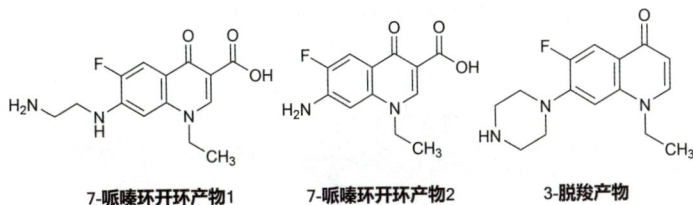

7-哌嗪环开环产物1　　7-哌嗪环开环产物2　　3-脱羧产物

　　本品合成路线如下:

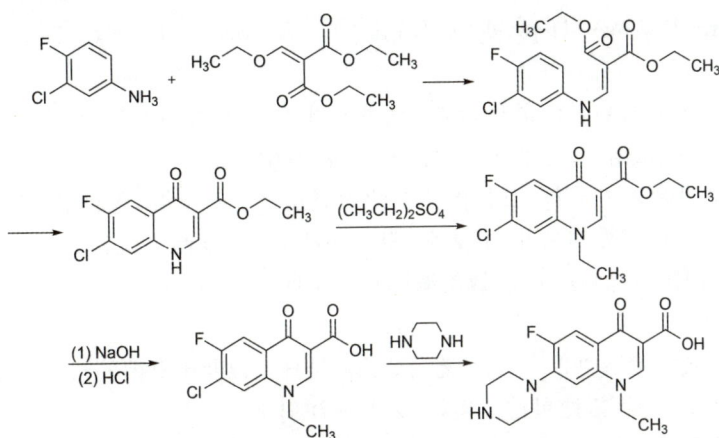

　　为了避免最后一步的副反应,采用如下的改进方法:采用硼化物与中间体形成螯合物,利用4位羰基氧的 p 电子向硼电子的空轨道转移的特征,增强诱导效应;活化7位氯原子并钝化6位的氟原子,基本消除氯哌酸的生成。

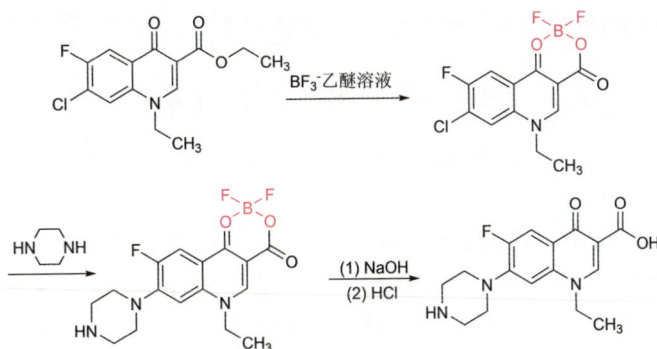

　　喹诺酮类抗菌药口服吸收迅速,本品口服1~2小时,血药浓度达峰值,但食物能延缓其吸收,因此本品宜空腹服用。本类药物血浆 $t_{1/2}$ 较长,多数药物可以8~12小时间隔给药,但由于本品哌嗪基团上无取代基,易代谢,半衰期为4小时。

　　诺氟沙星的问世是喹诺酮类抗菌药发展过程中的重要进展,并且对此类药物的构效关系有了进一步的认识。二氢吡啶酮部分是药效基本结构,与吡哌酸相比,嘧啶部分已由苯环取代。而氟原子及哌嗪基也成为必不可少的取代基。

本品抗菌谱广,作用强,临床上用于泌尿道、呼吸道、肠道及耳鼻喉科、妇科、外科和皮肤科等感染性疾病的治疗。

左氧氟沙星 Levofloxacin

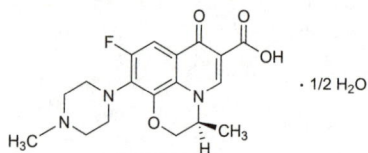

化学名为(-)-(S)-3-甲基-9-氟-2,3-二氢-10-(4-甲基-1-哌嗪基)-7-氧代-7H-吡啶并[1,2,3-de]-1,4-苯并噁嗪-6-羧酸半水合物((-)-(S)-3-methyl-9-fluoro-2,3-dihydro-10-(4-methyl-1-piperazinyl)-7-oxo-7H-pyrido[1,2,3-de]-1,4-benzoxazine-6-carboxylic acid hemihydrate,又名氟嗪酸。

本品为类白色或微黄色结晶性粉末;无臭。本品在冰乙酸中易溶,在0.1 mol/L盐酸溶液中略溶,在水中微溶,在乙醇中极微溶解,在乙醚中不溶。

本品为氧氟沙星的左旋体,其抗菌活性约为氧氟沙星的两倍,它的作用机制为抑制细菌DNA旋转酶(细菌拓扑异构酶Ⅱ)的活性,阻碍细菌DNA复制。抗菌作用大于其右旋异构体8~128倍,归因于它们对DNA螺旋酶的活性不同。

与氧氟沙星相比,其特点主要有三个方面:

(1)活性是氧氟沙星的2倍,如对葡萄球菌和链球菌以及厌氧菌的活性都比氧氟沙星强;

(2)水溶性好,是氧氟沙星的8倍,更易制成注射剂;

(3)毒副作用小,是喹诺酮类药物已上市中的最小者,副反应发生率低(2.77%)。

本品口服后吸收完全,达峰时间约为1小时,组织分布广,蛋白结合率约为30%~40%,半衰期约为6~8小时。本品主要以原形自肾排泄,在体内代谢甚少。

本品临床上主要用于革兰阴性菌所致的呼吸系统、泌尿系统、消化系统、生殖系统感染等,亦可用于免疫损伤患者的预防感染。

第三节　抗结核病药
Antituberculous Drugs

结核病是由有特殊细胞壁的耐酸结核杆菌引起的慢性细菌感染性疾病。因结核杆菌细胞上存在高度亲水性的类脂,而对醇、酸、碱和某些消毒剂具有高度的稳定性。由于结核杆菌较一般的细菌生长周期长,所以需用药周期长,因而抗结核药物易产生耐药性。抗结核病药依据化学结构可分为两类:合成抗结核病药物和抗结核抗生素。

一、合成抗结核病药物

1944年发现苯甲酸和水杨酸可促进结核杆菌的呼吸,根据抗代谢药物的设计原理,寻找其抗结核治疗药。在1946年发现了对结核杆菌有选择抑制作用的对氨基水杨酸钠

(sodium aminosalicylate)。其后,又发现抗结核药物异烟肼(isoniazid),及运用随机筛选方法得到的盐酸乙胺丁醇(ethambutol hydrochloride)。除此以外,还有吡嗪酰胺(pyrazinamide)等其他结构的药物。

吡嗪酰胺是在研究烟酰胺时发现的抗结核杆菌药物,它为烟酰胺的生物电子等排体,因为是烟酰胺的抗代谢产物,所以起到抗结核作用。乙硫酰胺(ethionamide)为异烟肼胺的类似物,由于其耐受性和副作用,成为二线抗结核药。丙硫异烟胺(prothionamide)是乙硫酰胺的乙基被丙基取代所得。其作用机制与异烟肼类似,被认为是前体药物,对结核杆菌有较好的活性。

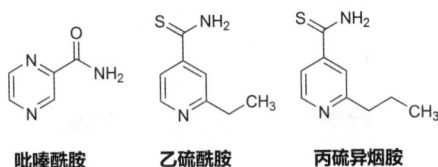

吡嗪酰胺　乙硫酰胺　丙硫异烟胺

异烟肼 Isoniazid

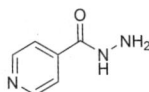

化学名为 4-吡啶甲酰肼(4-pyridinecarboxylic acid hydrazide),又名雷米封。

本品为无色结晶,白色或类白色结晶性粉末;无臭;遇光渐变质。本品易溶于水,微溶于乙醇,极微溶于乙醚。熔点 $170\sim173$ ℃。pK_a 10.8。

本品的肼基具有较强的还原性,可被多种弱氧化剂氧化。如与氨制硝酸银试液作用,异烟肼被氧化生成异烟酸铵,同时生成氮气与黑色的金属银沉淀;在酸性溶液中与溴酸钾作用生成异烟酸、溴化钾和氮气,此反应可用于含量测定。也可被溴、碘等氧化。

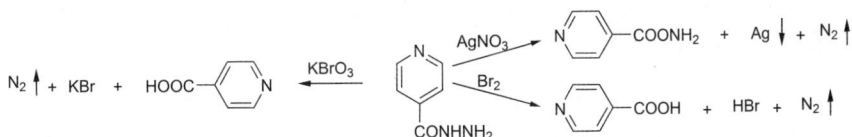

本品与铜离子或其他金属离子络合,形成有色的螯合物,如与铜离子在酸性条件下,生成一分子的红色螯合物,在 pH 7.5 时形成两分子螯合物。

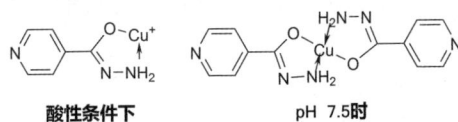

酸性条件下　　　pH 7.5时

本品含酰肼结构,在酸或碱存在下,水解生成异烟酸和游离肼,其毒性大,故变质后不可再供药用。光、重金属、温度以及 pH 等因素均可加速水解反应。

异烟肼合成以 4-甲基吡啶为原料,在五氧化二钒的催化下,与空气中的氧作用,氧化成异烟酸,再和水合肼缩合得本品。

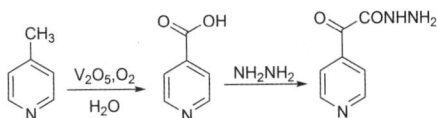

本品的构效关系研究表明肼基上的质子可以被烷基或芳基取代,但只有 N^2 取代的衍生物有抗菌活性,N^1 取代的衍生物无抗菌活性,在吡啶核上引入取代基活性降低或失去,所有的衍生物活性低于异烟肼。异烟肼可与醛缩合生成腙,但其抗结核杆菌作用低于异烟肼,却可解决异烟肼的耐药性问题。如与香草醛缩合得异烟腙(ftivazide),与葡萄糖醛酸钠缩合得葡烟腙(glyconiazid)。其抗结核作用与异烟肼相似,毒性略低,不损伤肝功能,常与乙胺丁醇和乙硫酰胺合用。

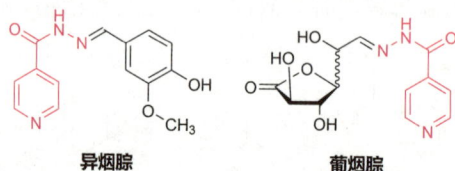

异烟腙　　　　　　　葡烟腙

本品口服后迅速被吸收,食物及耐酸性药物可干扰或延误其吸收。因此,异烟肼应空腹使用。异烟肼在包括病灶在内的各种组织中均能有很好的吸收,其大部分的代谢物为失活产物,主要代谢物为 N-乙酰异烟肼,约占服用量的 $50\% \sim 90\%$,并由尿排出,N-乙酰异烟肼抗结核作用仅为异烟肼的 1%。在人体内这种乙酰化作用受到乙酰化酶的控制,此酶活性受基因控制。因此,应根据乙酰化速度的差异,调节患者用药量。

为临床上常用的抗结核药,具有疗效好、用量小、易于口服等优点。常与链霉素、卡那霉素和对氨基水杨酸钠合用,减少结核杆菌耐药性的产生。

盐酸乙胺丁醇 Ethambutol Hydrochloride

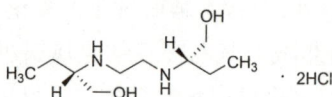

化学名为(2S)-2-[2-[(2S)-1-羟基丁烷-2-基]氨基]乙基氨基]丁烷-1-醇二盐酸盐((2S,2′S)-2,2′-(ethane-1,2-diylbis(azanediyl)bis(butan-1-ol)dihydrochloride))。

本品为白色结晶性粉末;无臭或几乎无臭;略有引湿性。本品极易溶于水,略溶于乙醇,极微溶于三氯甲烷,几乎不溶于乙醚。熔点 $199 \sim 204\ ℃$。比旋度 $6.0° \sim +7.0°(0.10\ g/1\ mL$ 水溶液)。

乙胺丁醇含两个手性碳,有左旋、右旋和内消旋三个光学异构体,右旋体的活性是内消旋体 12 倍,为左旋体的 $200 \sim 500$ 倍,药用为右旋体。对盐酸乙胺丁醇结构进行优化,但未能得到活性更好的衍生物。

本品的氢氧化钠溶液与硫酸铜试液反应,生成深蓝色络合物,此反应可用于鉴别。

本品在体内两个羟基氧化代谢为醛,进一步氧化为酸。昼夜内口服量一半以上以原形由尿排出,仅 $10\% \sim 15\%$ 以代谢物形式排出,其代谢物均无活性。

本品的抗菌作用机制尚未完全阐明,可能抑制敏感细菌的代谢,抑制 RNA 的合成,干扰结核杆菌蛋白代谢,从而导致细菌死亡。如可能与二价金属离子如 Mg^{2+} 结合,干扰细菌 RNA 的合成。对生长繁殖期结核杆菌有较强的抑制作用,与其他抗结核药无交叉耐药性,长期服用可缓慢产生耐药性。本品主要用于治疗对异烟肼、链霉素(streptomycin)有耐药性的结核杆菌引起的各型肺结核及肺外结核,可单用,但多与异烟肼、链霉素合用。

二、抗生素类抗结核病药物

抗生素类抗结核病药物是指对结核杆菌有抑制或杀灭作用，临床用于治疗结核病的抗生素。主要有链霉素（streptomycin）和利福霉素类（rifamycins）、卡那霉素（kanamycin）、环丝氨酸（cycloserine）、紫霉素（viomycin）和卷曲霉素（capreomycin）等。

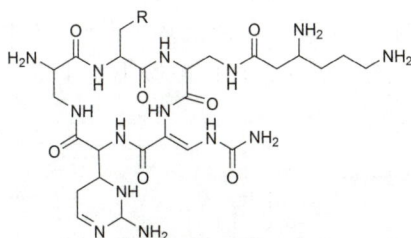

卷曲霉素IA R=OH
卷曲霉素IB R=H

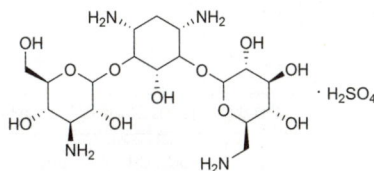

卡那霉素

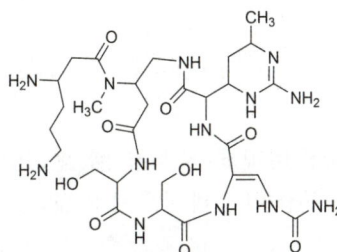

环丝氨酸　　　　　　　紫霉素

抗结核病抗生素均具有良好抗菌活性，其中链霉素在临床上被列为第一线抗结核药物之一。由于结核病需长期治疗，易诱导结核杆菌产生耐药性，因此需与其他抗结核药物联用，以提高疗效，减少耐药性。链霉素为氨基糖苷类抗生素，在抗生素章节中介绍。

利福平（rifampicin）、利福定（rifandin）和利福喷丁（rifapentine）对结核杆菌有强大抗菌作用，临床上除与其他抗结核药联用治疗肺结核病外，对泌尿生殖系统结核、骨和关节结核、淋巴结结核等亦有较好疗效，也列为第一线抗结核病药物。

利福平 Rifampicin

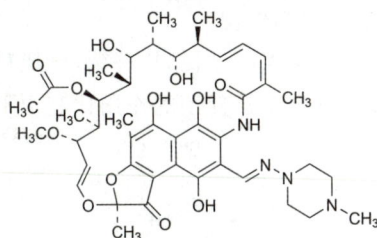

化学名为 3-[[（4-甲基-1-哌嗪基）-亚氨基]甲基]-利福霉素（（3-[[4-methyl-l-piperazinyl)imino]methyl]rifamycin)，又名甲哌利福霉素。

本品为鲜红色或暗红色结晶性粉末；无臭。本品在甲醇中溶解，在水中几乎不溶。

本品遇光易变质，水溶液遇亚硝酸液易被亚硝酸氧化成暗红色的酮类化合物而使效价降低。

利福平分子中含 1,4-萘二酚结构,在碱性条件下易氧化成醌型化合物。其醛缩氨基哌嗪在强酸中易在 C=N 处分解,成为缩合前的醛基化合物和氨基哌嗪两个化合物。因此本品 pH 值控制在 4.0~6.5 范围内。

利福平是从利福霉素 B(rifamycin B)得到的一种半合成抗生素。利福霉素是由链丝菌发酵液中分离出的利福霉素 A、B、C、D、E 等物质。它们均为碱性,性质不稳定,仅利福霉素 B 分离得到纯品,利福霉素的化学结构为 27 个碳原子的大环内酰胺,环中含有一个萘核,它是一个平面芳香核和一立体脂肪链相连所成的大环内酰胺类抗生素。其结构剖析为:

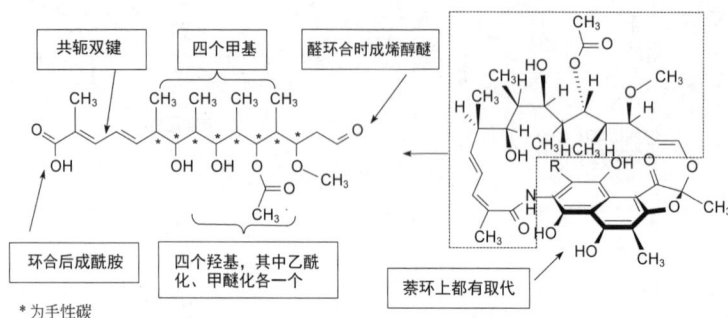

利福霉素 B 的抗菌作用很弱,经氧化、水解、还原得到利福霉素 SV,利福霉素 SV 对革兰氏阴性菌和结核杆菌的作用较利福霉素 B 强,已用于临床,但口服吸收较差,对革兰氏阴性菌作用弱。

将利福霉素 B 的羧基衍化成酯、酰胺、酰肼等发现利福米特(rifamide)的效果与利福霉素 SV 相似,已用于临床,但吸收不好,只能注射给药。为寻找口服吸收好,抗菌谱广、长效和高效的抗结核药物,对利福霉素进行结构改造,SV 与 1-甲基-4-氨基哌嗪形成的腙为利福平。其抗结核活性比利福霉素高 32 倍,但缺点是细菌对其耐药性出现较快。以利福平为基础,进一步合成了新的衍生物,其中在临床和药效方面突出的有利福定和利福喷丁。

利福定抗菌谱与利福平相似,对结核杆菌、麻风杆菌有良好的抗菌活性,其用量为利福平的 1/3 时,可获得近似或较高的疗效,对金黄色葡萄球菌有良好作用,对部分大肠杆菌也有一定抗菌活性,对沙眼病毒也有抑制作用。

利福喷丁的抗菌谱性质与利福平相同,对结核杆菌、麻风杆菌、金黄色葡萄球菌、某些病毒、衣原体等微生物有抗菌作用,其抗结核杆菌的作用比利福平强 2~10 倍。

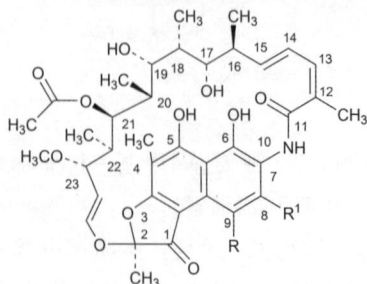

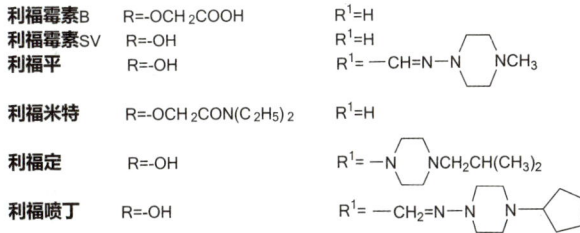

利福霉素B	R=-OCH₂COOH	R¹=H
利福霉素SV	R=-OH	R¹=H
利福平	R=-OH	R¹= —CH=N-N⬡NCH₃
利福米特	R=-OCH₂CON(C₂H₅)₂	R¹=H
利福定	R=-OH	R¹= —N⬡NCH₂CH(CH₃)₂
利福喷丁	R=-OH	R¹= —CH₂=N-N⬡N⬠

利福平的作用机制是抑制细菌 DNA 依赖 RNA 聚合酶（DDRP）。利福平体内代谢是 C-21 的酯键水解，生成脱乙酰基利福平，其活性只为原药的 $1/8 \sim 1/10$。利福平代谢物具有色素基团，因而尿液、粪便、唾液、痰液及汗液常现橘红色。

第四节　抗 真 菌 药
Antifugals Drugs

真菌（fungus）是一类没有叶绿素、不能自制养料、以寄生或腐生的方式生活的低等生物。真菌属真核生物有明显的核膜，而细菌无明显的核膜。真菌储藏的养料为肝糖，而绿色植物主要储藏淀粉。真菌的适应能力很强，自然界几乎到处都有。真菌感染疾病是危害人类健康的重要疾病之一，真菌感染可分为表皮、毛发和指甲等部位的浅表真菌感染和感染皮下组织和内脏的深部真菌感染。浅表性真菌感染为一种传染性强的常见病和多发病，占真菌患者的 90%。近年来由于临床上广谱抗生素的大量使用，破坏了细菌和真菌间的共生关系，加之药物的滥用、器官移植和艾滋病的传播等，使机体的免疫机能降低，导致中性粒细胞缺乏或减少者，器官或骨髓移植者，恶性肿瘤、白血病、糖尿病、尿毒症、大面积烧伤者，应用广谱抗菌药、皮质激素、抗肿瘤药、免疫抑制剂者，经导管治疗及外科介入性治疗者深部真菌病的发病率明显增加。深部真菌病的危害性大，严重者可导致死亡。

目前，临床使用的抗真菌药物按结构可分类为抗真菌抗生素、唑类抗真菌药物和其他抗真菌药物。

一、抗生素类抗真菌药物

抗真菌抗生素药物分为多烯和非多烯两类。

非多烯主要有灰黄霉素（griseofulvin）和西卡宁（siccanin），虽然它们对深部真菌病显抑制作用，但由于其生物利用度低和毒性大，只用于浅表真菌感染。

多烯类抗生素的分子内都含有共轭多烯亲脂大环内酯环并连有一个氨基糖，这些多烯类抗生素亲脂性比较强，水中溶解度较低。因结构有共轭多烯基团，故对热和光不稳定。常见的多烯类抗生素有两性霉素 B（amphotericin B）、制霉菌素 A₁（nystatin A₁）等，主要用于深部真菌感染。

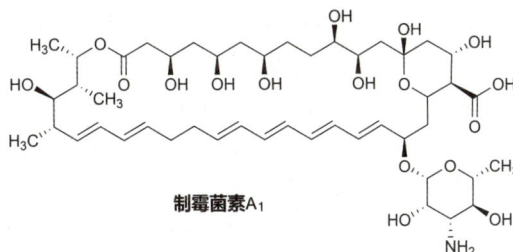

制霉菌素A₁

两性霉素B

多烯类抗生素在水和一般有机溶剂中的溶解度较小,但是在二甲基甲酰胺、二甲基亚砜、吡啶等极性溶剂中溶解度较大。因结构中含有共轭多烯基团,此类药物性质不稳定,可被光、热、氧等迅速破坏。

抗真菌抗生素作用机制是与真菌细胞膜上的甾醇结合,损伤膜的通透性,导致细菌细胞内钾离子、核苷酸、氨基酸等外漏,破坏正常代谢而起抑菌作用。除支原体外,细胞上缺少甾醇的细菌不能被多烯类抗生素所作用。游离甾醇和细胞膜上甾醇竞争多烯类抗生素,而使多烯类抗生素作用减少。哺乳动物细胞膜上的甾醇主要为胆甾烷醇,多烯类抗生素可以使其对含有麦角甾醇囊的亲和力大于对含有胆固醇囊亲和力的 10 倍。

二、唑类抗真菌药物

唑类抗真菌药物起源于 20 世纪 60 年代末克霉唑(clotrimazole)抗真菌作用的发现,随后大量的唑类抗真菌药物被开发,这些药物可用于治疗皮肤真菌感染和酵母菌感染,部分为口服治疗全身真菌感染。临床上常用唑类抗真菌药物有益康唑(econazole)、咪康唑(miconazole)、噻康唑(tioconazole)、酮康唑(ketoconazole)、伊曲康唑(itraconazole)、氟康唑(fluconazole)等。

| 克霉唑 | 益康唑 | 咪糠唑 | 噻康唑 |

酮康唑　　　　　　　　　　　　　　　伊曲康唑

克霉唑为第一个在临床上使用的唑类抗真菌药物,虽然对深部真菌感染有作用,但由于吸收的不规则和毒性大而主要外用于皮肤、黏膜等部位的感染。硝酸咪康唑、益康唑和噻康唑的化学结构类似,为广谱的抗真菌药物,其作用优于克霉唑。特别是硝酸咪康唑除可用于黏膜、阴道的白色念珠菌及皮肤真菌感染外,还可用于深部真菌感染,为临床上常见的抗真菌药物。酮康唑是第一个口服有效的咪唑类广谱抗真菌药物,对皮肤真菌及深部真菌感染均有效。伊曲康唑是 1980 年合成的三氮唑类药物,用三氮唑代替了咪唑环,该药具有广谱抗真菌作用,体内体外抗真菌作用比酮康唑强 5～100 倍。

唑类抗真菌药按其化学结构可分为咪唑类和三氮唑类,其结构通式和结构特点如下:

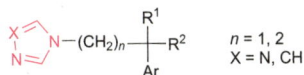

（1）分子中至少含有一个唑环（咪唑或三氮唑）,咪唑环的 3 位或三氮唑的 4 位氮原子与血红素铁原子形成配位键,竞争抑制酶的活性,且三氮唑类药物的治疗指数明显优于咪唑类药物；

（2）氮唑上的取代基必须与唑环上 1 位氮相连；

（3）芳烃基一般为一卤或二卤取代苯环,Ar 上取代基有一定的体积和电负性；

（4）R^1、R^2 上取代基结构类型变化较大,当 R^1、R^2 形成取代二氧戊环结构,活性强,肝毒性大,外用药,如酮康唑、伊曲康唑；R^1 为醇羟基,体内活性强,治疗深部真菌感染,如氟康唑。

氟康唑 Fluconazole

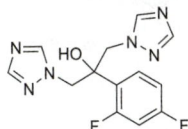

化学名为 2-(2,4-二氟苯基)-1,3-双(1,2,4-三唑-1-基)丙-2-醇(2-(2,4-difluorophenyl)-1,3-di(1H-1,2,4-triazol-1-yl)propan-2-ol)。

本品为白色或类白色结晶或结晶性粉末；无臭或微带特异臭。本品在甲醇中易溶,在乙醇中溶解,在二氯甲烷、水或醋酸中微溶,在乙醚中不溶。熔点 137～141 ℃。

氟康唑的合成是通过 2,4-二氟苯甲酸甲酯与三氮唑甲基氯化镁反应一步得到。

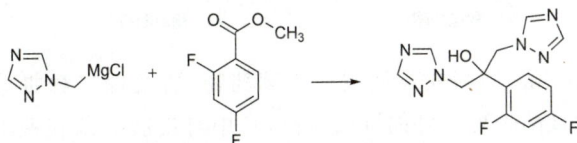

氟康唑是根据咪唑类抗真菌药物构效关系研究结果,以三氮唑替换咪唑环后得到的抗真菌药物。它的特点是与蛋白结合率较低、生物利用度高,并具有穿透中枢的特点,对白色念珠菌及其他念珠菌、黄曲菌、烟曲菌、皮炎芽生菌、粗球孢子菌及荚膜组织胞浆菌等有抗菌作用。

氟康唑对真菌的细胞色素 P-450 有高度的选择性,它可使真菌细胞失去正常的甾醇,而使 14-甲基甾醇在真菌细胞内蓄积,起到抑制真菌的作用。氟康唑在尿中大量以原型排泄,胃的酸性并不影响其吸收。氟康唑口服吸收可达 90%。空腹服药,1～2 小时血药浓度达峰值,其 $t_{1/2}$ 约 30 小时,所有体液、组织、尿液及皮肤中的药物浓度为血浆浓度的 10 倍。唾液、痰、指甲中的药物浓度与血浆浓度相近,脑脊液中浓度低于血浆,为 0.5～0.9 倍。

三、其他抗真菌药物

1981 年发现的萘替芬(naftifine)为烯丙胺类结构的抗真菌药,具有较高的抗真菌活性,局部用药治疗皮肤癣菌的效果优于益康唑,治疗白色念珠菌病效果与克霉唑相同。由于其良好的抗真菌活性及新颖的结构特征而受到重视。继而又发现抗菌作用更高、毒性更低的特比萘芬(terbinafine)和布替萘芬(butenafine)。特比萘芬与萘替芬相比,其抗菌谱更广,抗真菌作用更强、更安全、毒性低、副作用小,不仅可以外用,还可以口服。其药物作用机制与萘替芬相同,都是角鲨烯环氧化酶的抑制剂。布替萘芬则对发癣菌、小孢子菌和表皮癣菌等皮肤真菌具有较强的作用,且经皮肤、角质层渗透迅速,潴留时间长,24 小时仍可保留高浓度。另外,还有胞嘧啶的衍生物氟胞嘧啶(flucytosine),对念珠菌、隐球菌等较好的疗效,其结构与抗肿瘤药物氟尿嘧啶相似,而且在酸、碱性条件下,可以水解脱氨生成氟尿嘧啶。

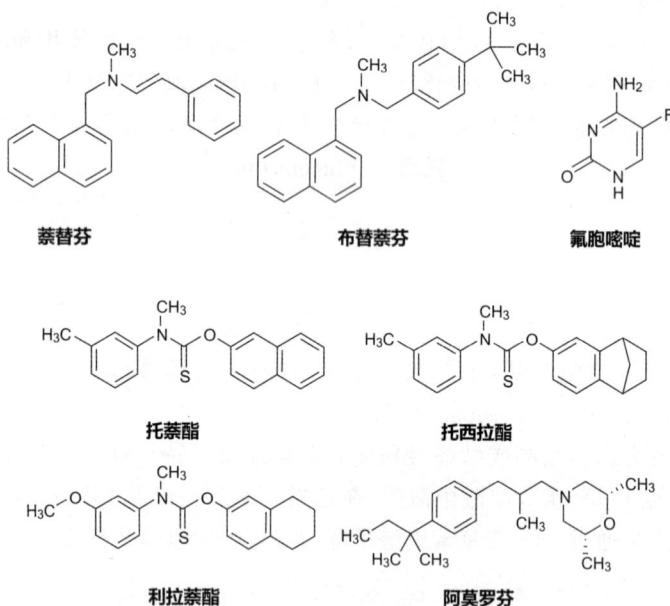

萘替芬　　　　　　　布替萘芬　　　　　　氟胞嘧啶

托萘酯　　　　　　　　托西拉酯

利拉萘酯　　　　　　　阿莫罗芬

阿莫罗芬(amorolfine)原为农业使用的杀菌药物,后发现它对曲霉和青霉等非着色丝状菌以外的所有致病真菌表现很好的抗菌活性,其中对皮肤真菌和糠秕马色氏霉菌最为敏感。阿莫罗芬为无色或几乎无色的澄明液体,是一种新型的抗真菌药,主要抑制次麦角类固醇转化成麦角甾醇所需的还原酶和异构酶,造成次麦角类醇蓄积,麦角类固醇大量减少,导致胞膜结构和功能受损,从而杀伤真菌。阿莫罗芬还造成异常几丁质沉积导致真菌生长障碍,抑制 NADH 氧化酶和琥珀细胞色素 C 还原酶等活性,有极高的体外药理活性。

托萘酯(tolnaftate)为适用于治疗体癣、股癣、手足癣等的浅表皮肤真菌感染的药物,而托西拉酯(tolciclate)为对其进行结构改造的产物。对皮肤丝状菌体有很强的抗菌作用。另一个结构改造的产物是利拉萘酯(liranaftate),其抗真菌谱广,对包括须发菌在内的皮肤菌具有强大的抗真菌活性,且口服时不诱导胆固醇的生物合成。

盐酸特比萘芬 Terbinafine Hydrochloride

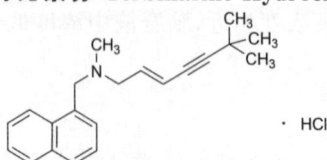

· HCl

化学名为(E)-N-(6,6-二甲基-2-庚烯-4-炔基)-N-甲基-1-萘甲胺盐酸盐((E)-N,6,6-trimethyl-N-(naphthalen-1-ylmethyl)hept-2-en-4-yn-1-amine hydrochloride)。

本品为白色或类白色结晶性粉末；微有特臭。本品在甲醇或乙醇中易溶，在水中微溶或极微溶解，在乙醚中几乎不溶。熔点 204~208 ℃。

特比萘芬是一个丙烯胺类广谱抗真菌药物，通过抑制真菌细胞膜上的角鲨烯环氧化酶来发挥作用，特异地干扰真菌固醇生物合成的早期步骤，由此引起麦角固醇的缺乏以及角鲨烯在细胞内的积聚，从而导致真菌细胞死亡。对于皮肤、头发和指甲的致病性真菌包括皮肤癣菌均有广泛的抗真菌活性，对于酵母菌，根据菌种的不同而具有杀菌效应或抑菌效应，适用于浅表真菌引起的皮肤、指甲感染。人体细胞对本品的敏感性为真菌的万分之一。

第五节　抗病毒药
Antiviral Drugs

病毒性感染疾病是严重危害人民生命健康的传染病，据不完全统计，在人类传染病中，病毒性疾病高达 60%~65%，最常见的由病毒引起的疾病有流行性感冒、麻疹、腮腺炎、水痘、小儿麻痹症、病毒性肝炎、脊髓灰质炎、狂犬病、流行性出血热、艾滋病和疱疹病毒等。此外，病毒和肿瘤、某些心脏病、先天性畸形等也有一定关系。

病毒是病原微生物中最小的一种，大小为 0.02~0.40 μm。病毒没有自己的代谢系统，必须寄生在宿主活细胞内，利用宿主的核酸、蛋白质、酶等进行自身繁殖。病毒在寄生细胞内的增殖称为复制。

由于病毒必须依靠宿主细胞进行复制，理想的抗病毒药应能有效地干扰病毒的复制，又不影响正常细胞的代谢。但至今还没有发现一种抗病毒药可达到此目的，许多抗病毒药物在达到治疗剂量时对人体也产生毒性。目前，抗病毒药物的研究远没有抗细菌、抗寄生虫及抗真菌药物发展得快，至今还没有真正能完全治愈病毒感染疾病的药物。更严重的是病毒感染引起人类新疾病不断出现，因此抗病毒新药研究尚任重而道远。但随着对病毒分子生物学、病毒基因组序列和病毒宿主细胞相互作用的深入研究，抗病毒药物也有新的发展。

抗病毒药物的作用主要通过影响病毒复制周期的某个环节而实现的。但是，由于病毒宿主相互作用的复杂性，因此大多数抗病毒药物在发挥治疗作用时，对人体产生毒性或抗病毒作用较低。这也是抗病毒药物发展速度较慢的原因。

抗病毒药物根据其作用机制可分为：抑制病毒复制的药物，干扰病毒核酸复制的药物，影响核糖体翻译的药物。

抗病毒药临床上依据其结构可分为三类：三环胺类、核苷及其类似物和多肽类。

一、抑制病毒复制的药物

（一）三环胺类

这类药物的基本结构特征是含有饱和三环癸烷金刚烷（adamantane）环，形成刚性笼状结构。主要包括盐酸金刚烷胺（amantadine hydrochloride）和盐酸金刚乙胺（rimantadine hydrochloride）。

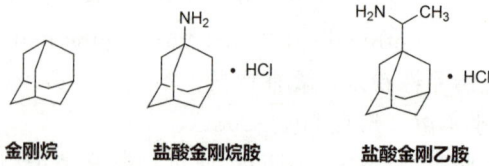

金刚烷　　　盐酸金刚烷胺　　　盐酸金刚乙胺

盐酸金刚烷胺 Amantadine Hydrochloride

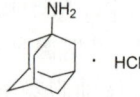

化学名为三环[3.3.1.1^{3,7}]癸烷-1-胺盐酸盐(adamantan-1-amine hydrochloride)。

本品为白色结晶或结晶性粉末；无臭。本品在水或乙醇中易溶，在三氯甲烷中溶解。

本品主要是抑制病毒颗粒穿入宿主细胞，也可以抑制病毒早期复制和阻断病毒基因的脱壳及核酸向宿主细胞的侵入，达到治疗和预防病毒的感染疾病。

本品能有效预防和治疗所有 A 型流感毒株，尤其是亚洲流感病毒 A$_2$ 毒株。另外，对德国水痘病毒、B 型流感病毒、一般流感病毒、呼吸合胞体病毒和某些 RNA 病毒也具有一定的活性。

盐酸金刚烷胺口服有很好的吸收，可通过血脑屏障，并可分泌于唾液、鼻腔分泌物和乳汁中，约 90% 的药物以原形排泄，主要从肾小管排泄。是流感流行人群的预防用药，保护率可达 50%～79%，对已发病者，如在 48 小时内给药，能有效地改善由于 A 型流感病毒引起的呼吸道症状；24 小时内用药，体温可明显下降；36 小时内用药，其余症状也显著减轻。

本品能引起中枢神经系统的毒副反应，如头痛、失眠、兴奋、震颤。但在治疗剂量下毒性较低，由于金刚烷胺的这一特点，本品也可用于抗震颤麻痹。

金刚烷胺的类似物还有金刚烷乙胺，是盐酸金刚烷胺的衍生物，其抗 A 型的流感病毒的活性比盐酸金刚烷胺强 4～10 倍且中枢神经的副作用也比较低。该药通过抑制特异蛋白的释放而干扰病毒脱壳、抑制逆转录酶而发挥抗病毒活性或者抑制病毒特异性 RNA 的合成，但却不影响病毒的吸附和穿入，该药在肾排泄前被代谢掉。

(二) 流感病毒神经氨酸酶抑制剂

流感病毒的神经氨酸酶(neuraminidase,NA)又称唾液酸酶，是存在于流感病毒 A 和 B 表面的糖蛋白，是病毒复制过程的关键酶。神经氨酸酶可促进新生的流感病毒从宿主细胞的唾液酸残基释放，并加速流感病毒的复制过程，对流感的预防和治疗发挥重要的作用。

在研究过程中通过模拟这一过渡态结构，设计了第一个神经氨酸酶抑制剂 DANA。DANA 与唾液酸相比，前者和 NA 的结合能力高约 1000 倍，但对流感病毒 NA 的特异性很差，对流感病毒动物模型研究中的效果也不理想。根据流感病毒神经氨酸酶与唾液酸结合的 X-衍射晶体结构，并利用分子模型计算和计算机辅助设计，得到了第一个上市的 NA 抑制剂——扎那米韦(zanamivir)，它可以特异性地抑制 A、B 型流感病毒 NA，阻止子代病毒从感染细胞表面释放，防止病毒呼吸扩散，从而抑制流感病毒的复制。但扎那米韦的极性很大，口服生物利用度低，只能静脉注射、滴鼻或吸入给药。

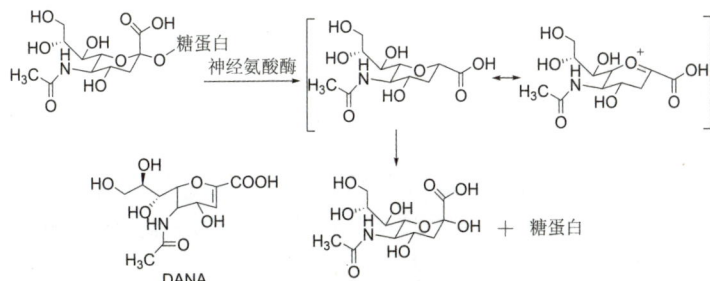

图 14-3　神经氨酸酶水解神经氨酸-糖蛋白复合物示意图

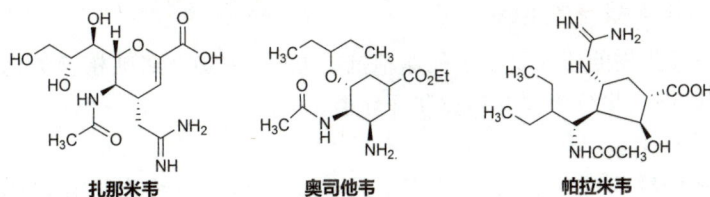

扎那米韦　　　　奥司他韦　　　　帕拉米韦

NA 在流感病毒致病和传播中的作用至关重要，随着研究的深入，人们对 NA 的结构和性能的认识更加彻底，流感 NA 抑制剂的研究也得到更大发展。在扎那米韦的基础上设计并合成了全碳六元环结构的衍生物奥司他韦（oseltamivir）。另一个新型药物帕拉米韦（peramivir）是在分析唾液酸、扎那米韦、奥司他韦与 NA 的相互作用机制及构效关系的基础上设计并合成的环戊烷衍生物，与环连接的基团有亲水的羧基和胍基，以及疏水的异戊基和乙酰氨基，4 个极性不同的基团分别作用于流感病毒 NA 结构中不同的活性位点区域。

磷酸奥司他韦 Oseltamivir Phosphate

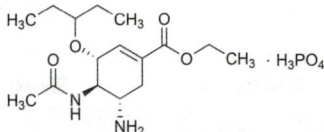

化学名为 $(3R,4R,5S)$-4-乙酰氨基-5-氨基-3-(1-乙基丙氧基)-1-环己烯-1-羧酸乙酯磷酸盐（ethyl $(3R,4R,5S)$-4-acetylamino-5-amino-3-(1-ethylpropoxy)-cyclohex-1-ene-1-carboxylate phosphate），又名 tamiflu（达菲）。

本品为白色或类白色结晶性粉末。本品在水或甲醇中易溶，在 N,N-二甲基甲酰胺中微溶，在乙醚中几乎不溶。比旋度为 $30.7°\sim-32.6°$（10 mg/mL 水溶液）。

本品为口服制剂，是第一个口服有效的流感病毒神经氨酸酶抑制剂，主要通过干扰病毒从被感染宿主细胞表面的释放来减少病毒传播。临床上用于预防和治疗 A 和 B 型流感病毒导致的流行性感冒，是预防和治疗 H_5N_1 型禽流感的首选药物。

奥斯他韦对 A、B 型流感病毒均有抑制作用，抑制 NA 的活性是扎那米韦的 3.6 倍，对扎那米韦耐药的变异株仍有效，与流感病毒 NA 的亲和力比人类同一种酶的亲和力大 100 万倍，被认为是目前开发特异性最高的药物。奥斯他韦对人和动物的毒性极低，由于 NA 具有相对保守性，所以扎那米韦和奥司他韦极少产生耐药性，且二者作用点不完全相同，故不易发生交叉耐药。

二、干扰病毒核酸复制的药物

正常细胞被病毒感染后,成为病毒繁殖的场所,病毒的基因组和蛋白组在宿主细胞内大量的合成,从而导致全身性疾病。因此,干扰病毒的核酸复制就可以抑制病毒的繁殖,这类药物主要通过选择性地抑制病毒的转录酶或其他重要酶,如激酶、聚合酶,从而阻断病毒特有的 RNA 和 DNA 的合成。

该类药物从结构上分为核苷类(包括嘧啶核苷类和嘌呤核苷类)及核苷类似物、糖基修饰的核苷类和非核苷类。

(一) 核苷类及核苷类似物

核苷类抗病毒药物的研究是基于代谢拮抗的原理,主要有嘧啶核苷类化合物和嘌呤核苷类化合物,可以进一步分为非开环类和开环类。

1. 嘧啶核苷类

1959 年合成的碘苷(idoxuridine)是第一个临床有效的抗病毒核苷类药物。除了碘苷外,还有一些如曲氟尿苷(trifluridine),其作用机理和碘苷相类似,水溶性较大,对Ⅰ型和Ⅱ型单纯疱疹病毒均有效,可用于治疗眼睛疱疹感染和抗碘苷的病毒疾病。阿糖胞苷(cytarabine)是胞嘧啶衍生物,能阻止脱氧胞嘧啶核苷的形成,抑制病毒 DNA 的合成,和碘苷的作用机理基本相同。本品在体内转变成单磷酸酯、双磷酸酯及三磷酸酯,从而抑制 DNA 多聚酶和还原酶。临床上用于治疗带状疱疹病毒所引起的感染。

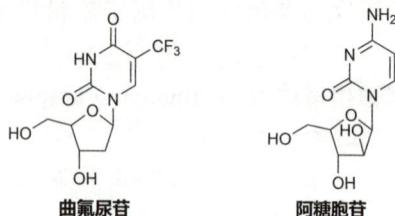

曲氟尿苷   阿糖胞苷

碘苷 Idoxuridine

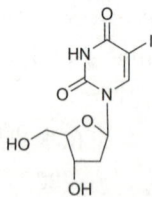

化学名为 2′-脱氧-5-碘尿苷(1-((2R,4S,5R)-4-hydroxy-5-(hydroxymethyl)tetrahydrofuran-2-yl)-5-iodopyrimidine-2,4(1H,3H)-dione),别名碘苷、疱疹净、碘脱氧尿苷、IDU、IDUR。

本品为白色结晶性粉末。本品在氢氧化钠试液中易溶,在水、甲醇、乙醇、稀盐酸或丙酮中微溶,在三氯甲烷或乙醚中几乎不溶。熔点 176～184 ℃(分解)。比旋度为＋25°～＋30°(1 mg/mL 氢氧化钠试液)。

本品化学结构和胸腺嘧啶脱氧核苷相似,可和胸腺嘧啶脱氧核苷竞争性地抑制 DNA

聚合酶,阻碍病毒 DNA 的合成。碘苷本身无活性,它在体内被细胞和病毒胸腺嘧啶核苷激酶磷酸化生成三磷酸碘苷,后者是活性形式。所有核苷类药物都是经过三磷酸化后才发挥作用。在三次磷酸化过程中,由于单纯疱疹病毒编码的病毒胸腺嘧啶核苷激酶催化活性高于细胞内的酶,从而造成碘苷在病毒中的浓度高于正常细胞,使其抗疱疹病毒具有选择性。

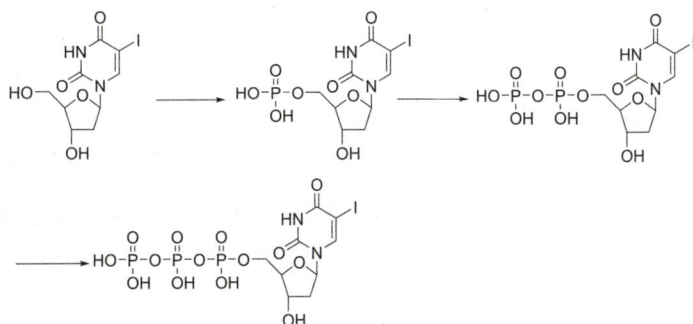

碘苷也是胸苷磷酸化酶和胸苷酸合成酶的底物。这两个酶使得碘苷和单磷酸碘苷在体内分别分解为 5-碘代尿嘧啶和单磷酸尿苷。这就是碘苷口服或非血管注射给药时无效的原因。

本品对单纯疱疹病毒和牛痘病毒等 DNA 病毒有效,对流感病毒等 RNA 病毒无效。由于毒副作用较大,且应用范围较窄,水溶性较小,在临床上应用较少。

2. 嘌呤核苷类

阿糖腺苷(vidarabine)是嘌呤核苷类抗病毒药物。阿糖腺苷是天然存在的化合物,由链霉素的培养液中提取得到的,也可以通过全合成制备。

阿糖腺苷在体内也是通过转化为其三磷酸酯衍生物而干扰 DNA 合成的早期阶段。具有抗单纯疱疹病毒(HSV_1 和 HSV_2)作用,临床上用以治疗单纯疱疹病毒性脑炎和免疫缺损患者的带状疱疹和水痘感染,但对巨细胞病毒无效。

阿糖腺苷经静脉滴注给药,进入体内被腺苷脱氨酶脱氨生成阿拉伯糖次黄嘌呤,抗病毒作用减弱。因此设计合成了碳环类似物 cyclaradine,它可以拮抗腺苷脱氨酶,并能在水中稳定存在,具有较好的抗 DNA 病毒活性。

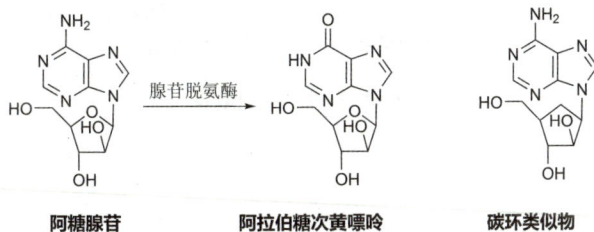

阿糖腺苷　　　　阿拉伯糖次黄嘌呤　　　　碳环类似物

(二)开环核苷类

由于腺苷类药物在体内易被脱氨酶转化成脱氨化合物而丧失活性,在寻找腺苷脱氨酶抑制剂的过程中,发现一些开环的核苷有较好的抗病毒活性。

开环核苷类抗病毒药物有阿昔洛韦(aciclovir)、更昔洛韦(ganciclovir)、喷昔洛韦(penciclovir)和泛昔洛韦(famciclovir)。泛昔洛韦是喷昔洛韦前体药物,体内经脱乙酰化和氧化,产生活性代谢物,生物利用度可达 70% 以上。

阿昔洛韦的前药地昔洛韦(desciclovir)在水中溶解度比阿昔洛韦大 18 倍,口服吸收好,毒副作用小,进入体内后被黄嘌呤氧化酶作用转化为阿昔洛韦而产生活性。

伐昔洛韦(valacyclovir)是阿昔洛韦的缬氨酸酯前药,胃肠道吸收好,在体内经肠壁或肝脏代谢生成阿昔洛韦,继而转化为三磷酸酯而产生作用,克服了阿昔洛韦口服吸收生物利用度低的缺点。临床用于治疗急性的局部带状疱疹。

更昔洛韦作用机制和阿昔洛韦相似。对巨细胞病毒的作用比阿昔洛韦强,但毒性比较大,主要用于治疗巨细胞病毒引起的严重感染。

喷昔洛韦是更昔洛韦的电子等排体。和阿昔洛韦相比,具有相同的抗病毒谱,在停药后仍可保持较长时间的抗病毒活性,而阿昔洛韦停药后其抗病毒活性会迅速消失。

泛昔洛韦是喷昔洛韦的前药。口服后在胃肠道和肝脏中迅速被代谢产生喷昔洛韦,生物利用度达 77%。

西多福韦(cidofovir)是合成胞嘧啶非环状核苷类衍生物,进入体内后被宿主细胞的酶转化为活化的西多福韦二磷酸酯而发挥作用。对痤疮病毒有较强的抑制作用,对耐阿昔洛韦的 HSV 病毒株和耐更昔洛韦的病毒株也有效。副作用较大,会引起肾小管损伤而产生肾毒性。

阿德福韦(adefovir)是腺嘌呤的非环状核苷衍生物,对嗜肝病毒、逆转录病毒及痤疮病毒都具有明显的抑制作用,对拉米夫定耐药的病毒变异株有较好的抑制作用。临床上用于治疗慢性乙型肝炎,对晚期 AIDS 患者能延长其存活时间,且无致畸、诱变、致癌及胚胎毒性。

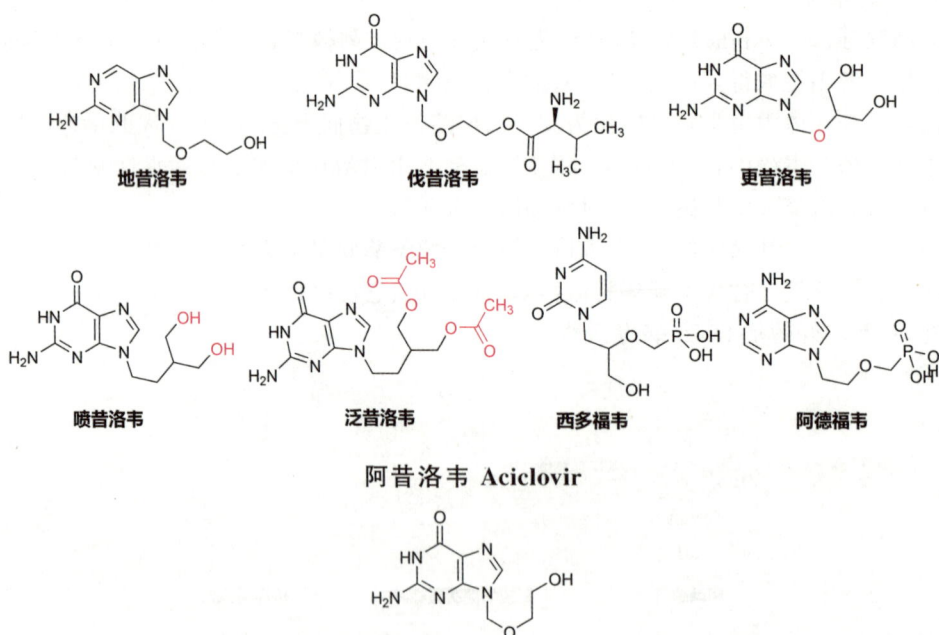

地昔洛韦　　伐昔洛韦　　更昔洛韦

喷昔洛韦　　泛昔洛韦　　西多福韦　　阿德福韦

阿昔洛韦 Aciclovir

化学名为 9-(2-羟乙氧甲基)鸟嘌呤 (2-amino-9-((2-hydroxyethoxy) methyl)-1,9-dihydro-6H-purin-6-one),又名无环鸟苷。

本品为白色结晶性粉末;无臭。本品在氢氧化钠试液中易溶,在冰乙酸或热水中略溶,在乙醚或二氯甲烷中几乎不溶。

阿昔洛韦是第一个上市的开环类核苷类抗病毒药物,系广谱抗病毒药物,现已作为抗疱疹病毒的首选药物。本品是开环的鸟苷类似物,其作用机理独特,只在感染的细胞中被病毒的胸苷激酶磷酸化成单磷酸或二磷酸核苷(在未感染的细胞中不被细胞胸苷激酶磷酸化),而后在细胞酶系中转化为三磷酸形式,才能发挥其干扰病毒 DNA 合成的作用,因此在病毒和宿主之间具有很高的选择性。

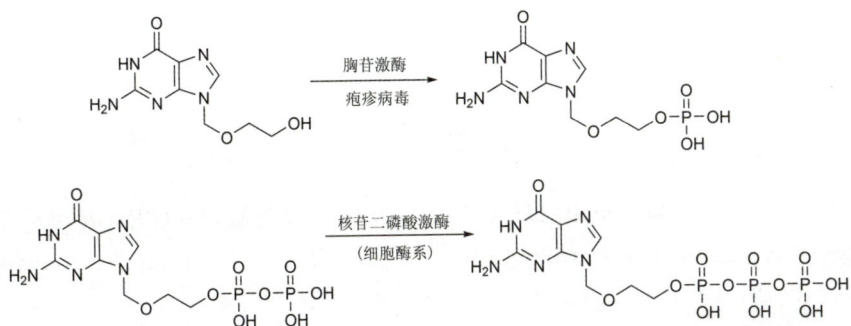

本品可以看成是在糖环中失去 C-2′ 和 C-3′ 的嘌呤核苷类似物,其专一性地在相应于 C-5′ 羟基的位置上磷酸化,并掺入到病毒的 DNA 中。由于该化合物不含有相当的 C-3′ 羟基,为链中止剂,从而使病毒的 DNA 合成中断。

阿昔洛韦制备有多种合成方法,其中以鸟嘌呤为原料的路线较为适合工业化生产。

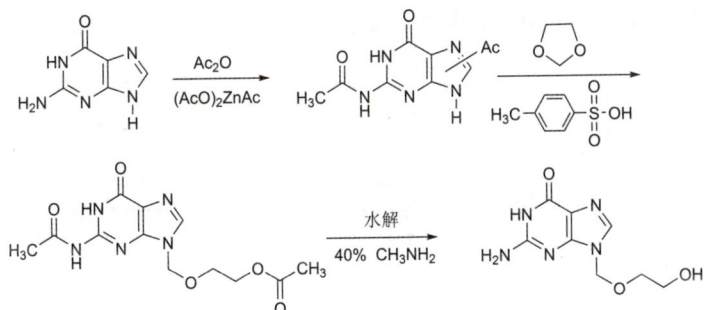

阿昔洛韦被广泛用于治疗疱疹性角膜炎、生殖器疱疹、全身性带状疱疹和疱疹性脑炎及病毒性乙型肝炎。本品缺点水溶性差,口服吸收少,可产生抗药性。

(三) 非核苷类

非核苷类抗病毒药物主要有利巴韦林(ribavirin)、齐多夫定(zidovudine)、司他夫定(stavudine)和拉米夫定(lamivudine)等。

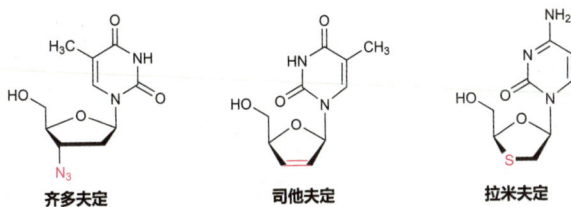

非核苷类抑制病毒核酸复制的药物还有膦甲酸(phosphonoformic acid)、膦甲酸三钠(trisodium phosphonoformic acid)和膦乙酸(phosphonoacetic acid)等,用来抑制病毒 DNA 聚合酶,抑制疱疹病毒的复制,还可以抑制 HIV 逆转录病毒,用于艾滋病的治疗。

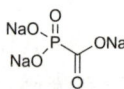 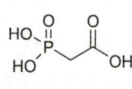

膦甲酸(PFA)　　　膦甲酸钠　　　膦乙酸(PAA)

利巴韦林 Ribavirin

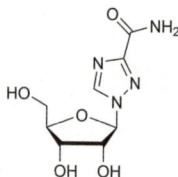

化学名为 1-β-D-呋喃核糖基-1H-1,2,4-三氮唑-3-羧酰胺(1-((2R,3R,4S,5R)-3,4-dihydroxy-5-(hydroxymethyl)tetrahydrofuran-2-yl)-1H-1,2,4-triazole-3-carboxamide),又名三氮唑核苷、病毒唑(virazole)。

本品为白色或类白色结晶性粉末;无臭。本品易溶于水,微溶于乙醇,不溶于二氯甲烷或乙醚。熔点 166~168 ℃。比旋度为 $-35.0°\sim-37.0°$(40 mg/mL 水溶液)。

本品可视为磷酸腺苷(AMP)和磷酸鸟苷(GMP)生物合成前体氨基咪唑酰氨核苷(AICAR)的类似物。本品与鸟苷的空间结构有很大的相似性,因此本品易被细胞内的嘌呤核苷激酶一磷酸化,继之三磷酸化。所得利巴韦林一磷酸酯可以抑制单磷酸次黄嘌呤核苷(IMP)脱氢酶,从而抑制了 GMP 的生物合成。

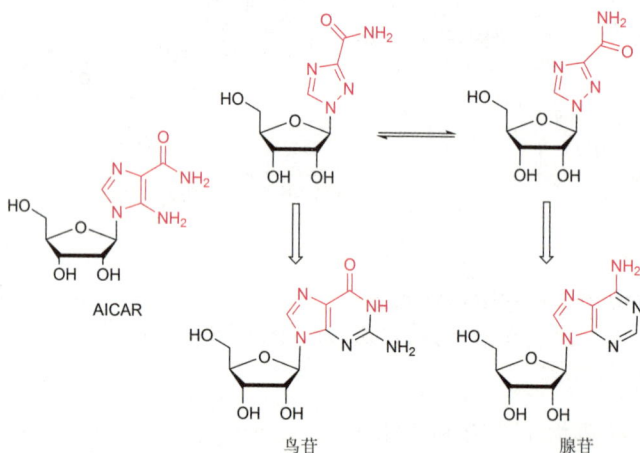

利巴韦林的合成是以三氮唑甲酸酯为原料在酸催化下和四乙酰核糖缩合而成。

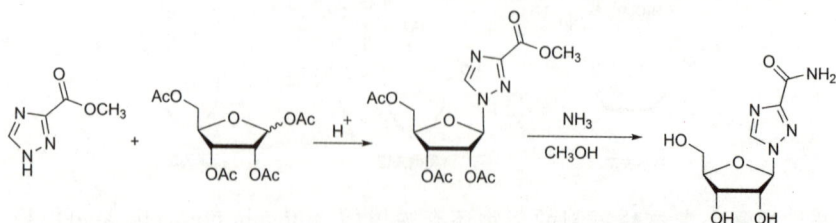

本品口服吸收快,口服后 1~2 小时可达血药浓度峰值,生物利用度为 45%~65%,少量可经气溶吸入,呼吸道分泌物中药物浓度大多高于血药浓度。本品可透过胎盘进入胎儿血液循

环,也能通过乳汁分泌。本品在体内消除很慢,终止治疗后 4 周,血浆中仍有药物存在。

利巴韦林为广谱抗病毒药,可用于治疗麻疹、水痘,腮腺炎等,也可用喷雾、滴鼻方法治疗上呼吸道病毒感染及静脉注射治疗小儿腮病毒肺炎。对流行性出血热能明显缩短退热时间,使尿蛋白转阴,血小板恢复正常。该药在体内经磷酸化,能抑制病毒的聚合酶和 mRNA,也可以抑制免疫缺陷病毒(HIV)感染者出现艾滋病前期症状。本品在使用过程中有较强的致畸作用,故孕妇禁用。大剂量使用时,可致心脏损害。

三、影响核糖体转录的药物

核糖体是蛋白质合成的场所,DNA 中所含的遗传信息通过转录作用传递到 mRNA 中,然后再经转录作用将遗传信息从 mRNA 传递到蛋白质结构中去。影响核糖体转录的药物阻断了在细胞核糖体将 mRNA 的遗传信息转录到蛋白质合成中去,这样病毒 DNA 照样产生,宿主细胞也会被破坏,但不产生感染性病毒。

美替沙腙(methisazone)为缩氨硫脲类化合物,可以抗 DNA 病毒,包括天花和牛痘,对某些 RNA 病毒如鼻病毒、流感病毒、副流感病毒、脊髓灰质炎病毒也有抑制作用。该药为影响核糖体翻译的药物,其作用机制是阻断细胞核糖体 mRNA 的遗传信息翻译,从而减少病毒蛋白质的合成。

酞丁安(ftibamzone)是我国自行研制的缩氨硫脲类抗病毒药物,对沙眼衣原体和单纯疱疹病毒Ⅰ型和Ⅱ型有强效抑制作用,临床用作滴眼剂治疗各型沙眼,外用油膏治疗单纯疱疹、带状疱疹和尖锐湿疣。

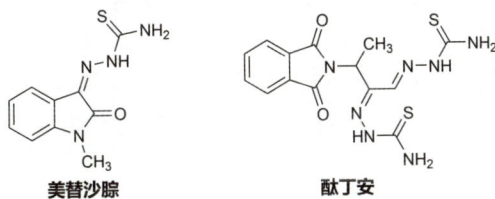

美替沙腙　　　　酞丁安

第六节　抗艾滋病药物
Anti-AIDS Drugs

由人类免疫缺陷病毒(human immunodeficiency virus,HIV)引起的获得性免疫缺陷综合征(acquired immunodeficiency syndrome,AIDS),即艾滋病,是一种致命性的传染病,至今尚无有效的治疗办法。艾滋病疫情蔓延和扩散之迅速,死亡率之高是空前的,被称为世界级瘟疫,成为举世瞩目的严重的公共卫生和社会问题,对人类健康生存和社会经济发展构成严重的威胁。HIV 的致病机理、预防和治疗已成为研究者们的重要课题。

自 1987 年第一个治疗 HIV 感染的药物齐多夫定(zidovudine,AZT)被美国 FDA 批准上市以来,迄今为止治疗艾滋病的药物已发展到 30 多个品种,是抗病毒药物发展史上进展最迅速的药物。抗艾滋病药物主要有核苷类逆转录酶抑制剂、非核苷类逆转录酶抑制剂、蛋白酶抑制剂、整合酶抑制剂和进入抑制剂五大类。其中 HIV 对宿主细胞的依附、辅受体相互作用以及 HIV 与细胞的融合属于病毒的入侵过程,是前后紧密相关的三个步骤,抑制这三个步骤所涉及的受体或酶的药物分子都称为 HIV-1 进入抑制剂。值得一提的是,进入抑制剂和整合酶抑制剂是最近抗艾滋病药物研究领域的重大突破,它们拥有不同于以往抗艾滋病药物的全新作用机制,因此在一定时间内会有效抵抗对其他药物耐药的 HIV 感染,并很可能由此引发和带动更多的联合治疗新药的产生,为艾滋病患者提供更多和更有效的治疗途径和选择。

一、核苷类

　　治疗艾滋病的药物齐多夫定就是核苷类 HIV 逆转录酶抑制剂。随后陆续被批准上市的核苷类逆转录酶抑制剂有拉米夫定(lamivudine,3TC)、扎西他滨(zalcitabine,DDC)、司他夫定(stavudine,D4T),其中拉米夫定因其活性高、毒性低、耐受性好,以及与齐多夫定的协同作用而成为一个卓有成效的组合单元,成就了三个新的抗 HIV 复方制剂:双汰芝(combivir,齐多夫定＋拉米夫定)、三协维(trizivir,齐多夫定＋拉米夫定＋阿巴卡韦)和epzicom(阿巴卡韦＋拉米夫定)。这些将两个或三个核苷类逆转录酶抑制剂制成固定剂量的单一片剂的联合疗法(combination therapy)具有毒性低、用量少、病毒抗药性发展缓慢等显著优点,对 HIV 的复制起到了有效的抑制作用。

　　由于核苷类逆转录酶抑制剂会引起宿主细胞线粒体损坏,毒副作用大,而且长期单独用药促使病毒迅速产生抗药性,因此,药物学家一方面对现有逆转录酶抑制剂进行结构改造或剂型改进,一方面努力发展第二代抗病毒药物。

　　扎西他滨的作用机理与齐多夫定相同,和齐多夫定联用时,有加合和协同的抗病毒作用,副作用为周围神经病变。

　　司他夫定为脱氧胸苷的脱水产物,对酸稳定,口服吸收良好。其作用机制和 AZT、DDC相似。对 HIV-I 和 HIV-II 有同等抑制作用,对齐多夫定耐药的 HIV 病毒株有抑制作用,但骨髓毒性仅为 AZT 的 1/10。

　　拉米夫定是双脱氧硫代胞苷化合物,作用机制和 AZT 相似。对逆转录酶的亲和力大于人 DNA 聚合酶的亲和力,具有选择性作用。口服吸收良好,生物利用度可达 72%～95%。

　　去羟肌苷(didanosine,DDI)是嘌呤核苷类衍生物,进入体内后在酶的作用下生成二脱氧腺苷(DDA)的 $5'$-单磷酸酯,再在体内磷酸化酶的作用下生成 DDA 的三磷酸酯,DDA 的三磷酸酯在逆转录酶的作用下掺入到初生 HIV 病毒的 DNA 中,终止前病毒 DNA 的延长而发挥作用。

　　阿巴卡韦(abacavir)常用其硫酸盐,临床上和其他药物,如 AZT、3TC、D4T 等合用有很好的协同作用,用于治疗 HIV 感染的患者。本品的口服吸收好(＞75%),能穿过血脑屏障(BBB)进入脑部和脊髓液。本品的主要副作用有头痛、恶心、呕吐、不适和皮疹等。

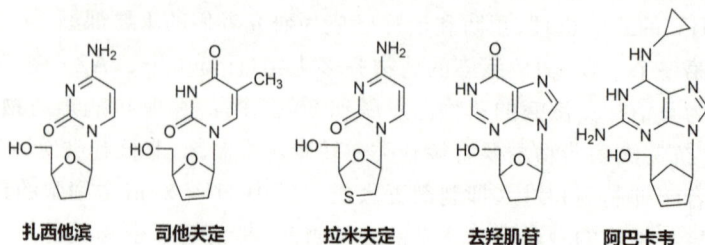

扎西他滨　　　司他夫定　　　拉米夫定　　　去羟肌苷　　　阿巴卡韦

依非韦仑（efavirenz）是野生型和耐药变异型 HIV-1 的有效抑制剂,和茚地那韦（indinavir）合用可显著增加 CD4＋细胞的数量和减少 HIV-RNA 的量。

奈韦拉平（nevirapine）为专一性的 HIV-I 逆转录酶抑制剂,仅可抑制 HIV 病毒的逆转录酶活性,对其他的逆转录酶无作用。构效关系研究结果表明:①三个环中,外侧二个环中的一个必须是吡啶环,当这二个环均为吡啶环时,效果最好;②吡啶基的 4 位须有一个体积小的亲脂性取代基;③内酰胺必须有一个游离的氢质子。本品和核苷类抑制剂合用时有相加作用,对 AZT 耐药的 HIV 病毒株也有效。缺点是快速诱导耐药性。

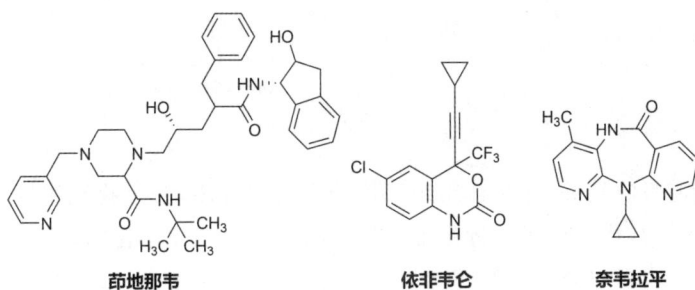

茚地那韦　　依非韦仑　　奈韦拉平

齐多夫定 Zidovudine

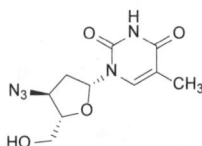

化学名为 1-(3-叠氮-2,3-二脱氧-β-D-呋喃核糖基)-5-甲基嘧啶-2,4(1H,3H)-二酮(1-((2R,4S,5S)-4-azido-5-(hydroxymethyl)tetrahydrofuran-2-yl)-5-methylpyrimidine-2,4(1H,3H)-dione)。

本品为白色或浅黄色结晶性粉末;无臭。本品在甲醇、N,N-二甲基甲酰胺或二甲基亚砜中易溶,在乙醇中溶解,在水中略溶。熔点 122~126 ℃。

本品对光、热敏感,所以应在 15~25 ℃以下避光保管。

齐多夫定为胸苷的类似物,在其脱氧核糖部分的 3 位上以羟基被叠氮基取代。1964 年齐多夫定作为一个抗癌药物首次被合成,1984 年发现它对 HIV 有抑制作用,1987 年被批准作为第一个抗艾滋病病毒药物上市,因其疗效确切,成为"鸡尾酒"疗法最基本的组合成分。

齐多夫定在体外对 HIV 病毒具有高度活性。在受病毒感染的细胞内被细胞胸苷激酶磷酸化为三磷酸齐多夫定,后者能选择性抑制 HIV 逆转录酶,导致 HIV 链合成终止,从而阻止 HIV 复制。它由一对苏型和赤型异构体组成,由于苏型异构体不能进行磷酸化,因而没有活性。

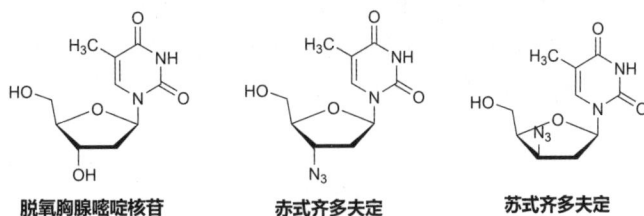

脱氧胸腺嘧啶核苷　　赤式齐多夫定　　苏式齐多夫定

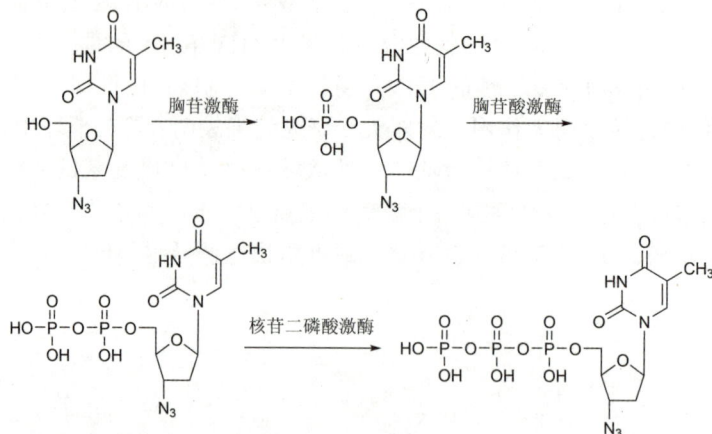

本品在胃肠道吸收较好,在机体组织和体脑脊液中较高,其生物利用度为 60%,半衰期约为 1 小时,在体内被代谢成无活性的葡萄糖醛酸结合物从尿中排除。

齐多夫定的合成是以脱氧胸腺嘧啶核苷为起始原料,和 2-氯-1,1,2-三氟三乙胺反应得到环状化合物,再和叠氮化锂反应制得。

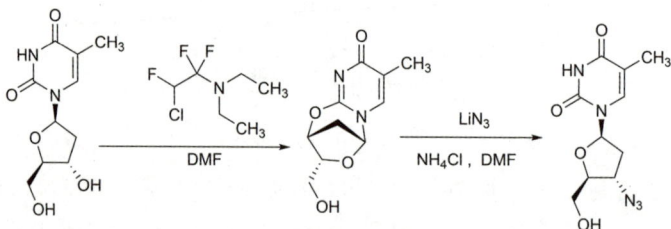

本品用于治疗 HIV 感染的成年人和儿童,以延缓疾病的进程。患者有合并症(卡氏肺囊虫病或其他感染)时尚需应用对症的其他药物联合治疗。

二、多肽类

HIV 蛋白酶抑制剂(HIV protease inhibitors)是治疗艾滋病的另一类药物。HIV 如果不从前蛋白裂解出来,就无感染性。有两种 HIV 蛋白产物是裂解成熟蛋白的前体,裂解过程受 HIV 蛋白酶的催化,所释放出的蛋白对病毒的复制起决定性作用,这些蛋白包括蛋白酶本身及逆转录酶、整合酶和结构蛋白。HIV 蛋白酶抑制剂可以与病毒蛋白酶催化基团结合,抑制酶活性,导致蛋白前体不能裂解和形成成熟病毒体,可以减慢艾滋病病毒在细胞内的蔓延,防止新一轮感染的发生和延迟疾病的发展。

HIV 蛋白酶抑制剂大多是模拟蛋白酶水解肽类化合物的过渡态而设计的,主要有三大类型:肽类抑制剂、拟肽类抑制剂和非肽类抑制剂,临床上使用的药物多为拟肽类抑制剂。此类蛋白酶抑制剂有沙喹那韦(saquinavir)、萘非那韦(nelfinavir)、利托那韦(ritonavir)。

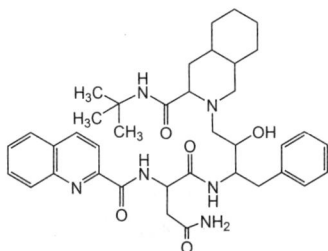

沙喹那韦

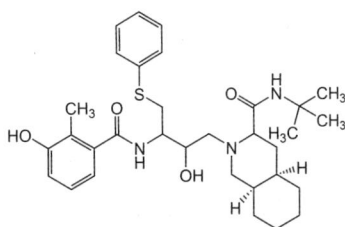

萘非那韦

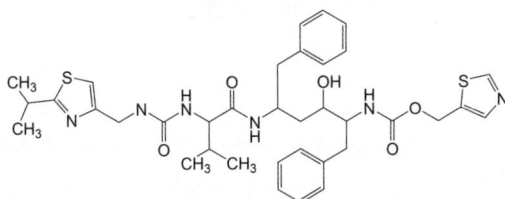

利托那韦

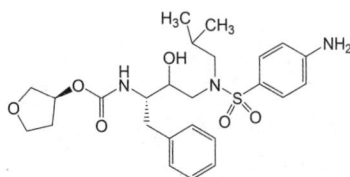

安普那韦

安普那韦(amprenavir)通过抑制 HIV 病毒编码的蛋白酶发挥作用,能特异性抑制病毒编码的天冬氨酸蛋白酶,从而阻断 gag 和 gag 包膜多聚蛋白的加工,导致产生无功能病毒。

利托那韦能和 HIV 蛋白酶的活性部位可逆地结合,阻止多肽的形成及后期的病毒的成熟。

沙奎那韦 Saquinavir

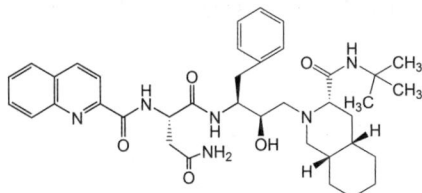

化学名为 N^1-[(2S,3R)-4-[(3S,4aS,8aS)-3-[(叔丁基氨基)甲酰]八氢-2(1H)-异喹啉基]-3-羟基-1-苄基丙基]-2-[(2-喹啉甲酰)氨基]丁二酰胺((S)-N^1-((2S,3R)-4-((3S,4aS,8aS)-3-(tert-butylcarbamoyl)octahydroisoquinolin-2(1H)-yl)-3-hydroxy-1-phenylbutan-2-yl)-2-(quinoline-2-carboxamido)succinamide),又名双喹纳韦、沙奎那维。

本品是白色结晶性固体。比旋度为−55.9°(C=0.5,甲醇)。

在 HIV 感染的细胞中,HIV 蛋白酶特异性地裂解病毒前体蛋白,使感染性病毒颗粒能最终形成。这些病毒前体蛋白存在分解位点,只能被 HIV 和其密切相关病毒的蛋白酶识别。沙奎那韦是一种类肽,与苯丙氨酸-脯氨酸肽键过渡态结构类似,结构上模拟这些分解位点。因此,沙奎那韦与 HIV-1 和 HIV-2 蛋白酶的活性部位恰好可以紧密结合,体外显示可逆和选择性抑制蛋白酶的活性,为较人类蛋白酶的亲和力大约五万分之一。

本品为第一个上市的治疗艾滋病的蛋白酶抑制剂,与核苷类似物(齐多夫定等)不同,沙奎那韦直接作用于病毒靶酶,不需经代谢激活,对静止细胞也有潜在作用。沙奎那韦能有效地抑制 HIV 多聚蛋白及其防止成熟病毒颗粒的形成和减慢病毒的复制过程,对急性或慢性感染细胞,单独使用或与齐多夫定合用有增效作用,对齐多夫定有耐药性的病毒,沙奎那韦也有效。

沙奎那韦在与其他逆转录酶抑制剂(如齐多夫定、扎西他滨、去羟肌苷等)进行两联或三联治疗 HIV-1 感染时,有附加的协同抗病毒作用,但毒性并不增加。

第七节　抗寄生虫病药
Antiparasitic Drugs

寄生虫是一种生物,其一生的大多数时间寄居于另一种动物宿主上,同时,对被寄生的动物宿主造成损害。寄生虫的体积变化非常大,从能引起疟疾和阿米巴痢疾的单核细胞原生动物到体积较大、结构复杂的蠕虫类。它们寄生于人体,会夺取人体营养,对人体造成机械性损伤,释放出毒素及抗原性物质等,对人类的健康造成重大危害。

一、驱肠虫药物

凡能作用于肠寄生虫,如蛔虫、钩虫、蛲虫及绦虫等,将其杀死或驱除出体外的药物为驱肠虫药。理想的驱肠虫药,应对肠寄生虫具有高度的选择性,人体吸收应极少、毒性低、对胃肠道黏膜的刺激性少。此类药物根据化学结构分为哌嗪类、咪唑类、嘧啶类、三萜和酚类。目前临床使用的驱虫药物几乎都是为咪唑类药物。咪唑类驱虫药主要有左旋咪唑(levamisole)、甲苯咪唑(thiabendazole)、噻苯达唑(mebendazole)、奥苯达唑(oxibendazole)及阿苯达唑(albendazole)。该类最早药物是左旋咪唑,后对其进行结构修饰,保留左旋咪唑分子中的咪唑环,将氢化噻唑环打开,苯环与咪唑环并合得到苯并咪唑类驱虫药。该类药物在水中溶解度较低,因此胃肠道吸收较少,在肠内直接与成虫及虫卵作用,有利于发挥抗肠道寄生虫作用。

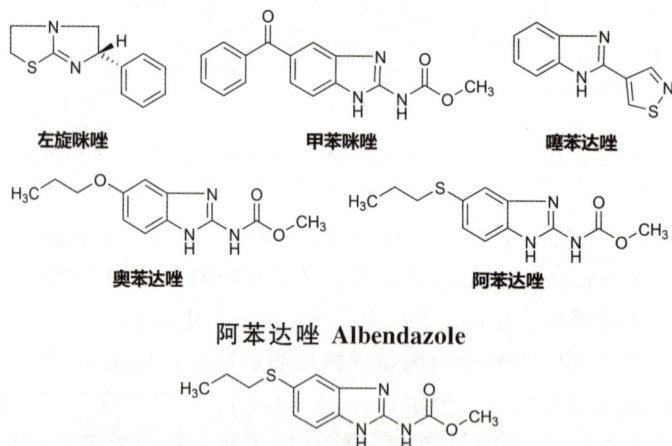

左旋咪唑　　　　　甲苯咪唑　　　　　噻苯达唑

奥苯达唑　　　　　　　阿苯达唑

阿苯达唑 Albendazole

化学名为 N-(5-丙巯基-1H-苯并咪唑-2-基)氨基甲酸甲酯(methyl N-(5-(propylthio)-1H-benzo[d]imidazol-2-yl)carbamate)。

本品为白色或类白色粉末;无臭。本品在冰乙酸中溶解,在丙酮或三氯甲烷中微溶,在乙醇中几乎不溶,在水中不溶。熔点 206~212 ℃。

本品灼烧后产生硫化氢气体,能使醋酸铅试纸变为黑色。

本品具有含氮杂环结构,在稀硫酸中加碘化铋钾试液,产生红棕色沉淀。

本品在肝脏经氧化代谢生成氧阿苯达唑(阿苯达唑的亚砜形式),仍具较强的抗虫活性,氧阿苯达唑经进一步氧化形成阿苯达唑砜而失去活性。

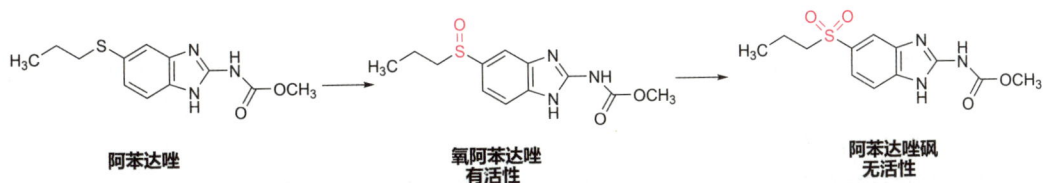

阿苯达唑　　　　　**氧阿苯达唑**　　　　　**阿苯达唑砜**
　　　　　　　　　　有活性　　　　　　　**无活性**

　　本品为广谱高效驱虫药,通过抑制虫体对葡萄糖的摄取而使其不能生存和繁殖,对钩虫、蛔虫、鞭虫、蛲虫的成虫和虫卵都有抑制作用。研究表明治疗剂量的阿苯达唑有致畸和胚胎毒性,所以 2 岁以下儿童及孕妇禁用。

二、抗血吸虫病

　　血吸虫病是全世界流行最广、危害人体健康最严重的寄生虫病。血吸虫分为曼氏血吸虫、埃及血吸虫及日本血吸虫三种,在我国流行的是日本血吸虫。

　　治疗血吸虫病的药物可以分为锑剂和非锑剂两类。锑剂如酒石酸锑钾,1918 年发现,疗效确切,后开发出三价葡萄糖酸锑钾、没食子酸锑钾等,但均因毒性大,对肝脏和心脏有一定毒性,现已少用。非锑剂药物中,吡喹酮(praziquantel)是新型广谱抗寄生虫药物。还有硝硫氰胺(nithocyanamine)和其衍生物硝硫氰酯(nitroscanate)等。

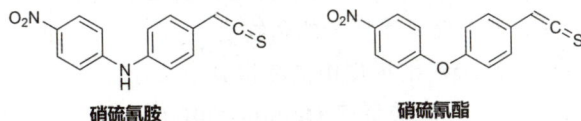

硝硫氰胺　　　　　　　　**硝硫氰酯**

吡喹酮 Praziquantel

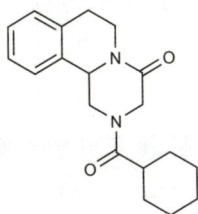

　　化学名为 2-(环己基羰基)-1,2,3,6,7,11b-六氢-4H-吡嗪并[2,1-a]异喹啉-4-酮(2-(cyclohexanecarbonyl)-1,2,3,6,7,11b-hexahydro-4H-pyrazino[2,1-a]isoquinolin-4-one)。

　　本品为白色或类白色结晶性粉末。本品在三氯甲烷中易溶,在乙醇中溶解,在乙醚或水中不溶。熔点 136～141 ℃。

　　本品结构中有两个手性中心,左旋体疗效高于外消旋体,目前临床使用的是外消旋体。

　　本品口服后吸收迅速,80%以上的药物可从肠道吸收。约 1 小时左右到达血药峰值,药物进入肝脏后很快代谢,主要形成羟基代谢物,仅极少量未代谢的原药进入体循环。

　　本品为异喹啉类广谱抗寄生虫药,对虫的糖代谢有明显的抑制作用,影响虫对葡萄糖的摄入,促进虫体内糖原的分解,使糖原明显减少或消失。本品为广谱抗吸虫和绦虫药物,对三种血吸虫均有效,且对日本血吸虫的作用更突出,具有疗效高、疗程短、代谢快及毒性低的优点。

三、抗疟药

疟疾是通过被疟原虫感染的雌性蚊子传播的疾病。自然界大约有近百种疟原虫,其中四种在人体上可引起疟疾,其余的能传染鸟、猴、家畜及爬行动物。抗疟药是指能预防、治疗或控制疟疾传播的药物。

引起人类疟疾的原虫有四种,即间日疟原虫、蛋形疟原虫(引起间日疟,48 小时发作一次)、三日疟原虫(引起三日疟,72 小时发作一次)及恶性疟原虫(引起恶性疟,每 48 小时发作一次或呈弛张热)。

疟原虫生活史可分为有性生殖和无性生殖两个阶段,前者在雌性蚊体内进行,后者在人体内进行。人体内的无性生殖又分原发性红细胞外期、继发性红细胞外期、红细胞内期等阶段。各种抗疟药通过影响疟原虫生活史的不同发育阶段而发挥其抗疟效果。

用于预防和治疗疟疾的药物按其结构可以分为喹啉类,代表药物奎宁(quinine)、氯喹(chloroquine);青蒿素类,代表药物蒿甲醚(artemether),嘧啶类代表药物乙胺嘧啶(pyrimethamine)。

1. 喹啉类

喹啉类抗疟药物历史悠久、种类较多,在抗疟药物中举足轻重。按结构进一步分为 4-喹啉甲醇类、4-氨基喹啉类和 8-氨基喹啉类。

(1) **4-喹啉甲醇类**:代表药物奎宁,是茜草科植物金鸡纳树及其同属植物的树皮中的主要生物碱,为历史上少有的为人类解除痛苦的药物之一。早在 17 世纪就知道金鸡纳树皮可以治疗发热和疟疾,1820 年从金鸡纳树皮中提取得到了奎宁。

硫酸奎宁 Quinine Sulfate

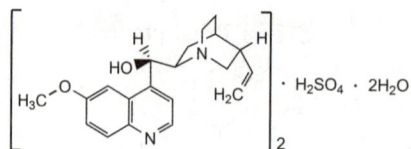

化学名为(8S,9R)-6'-甲氧基-脱氧辛可宁-9-醇硫酸盐二水合物((8S,9R)-(6'-methoxy-deoxy-cinchonan-9-ol sulfate dihydrate)。

本品为白色细微的针状结晶,轻柔,易压缩;无臭;遇光渐变色;水溶液显中性反应。本品在三氯甲烷-无水乙醇(2:1)中易溶,在水、乙醇、三氯甲烷或乙醚中微溶。比旋度为 $-237°\sim-244°$(20 mg/mL,0.1 mol/L 盐酸溶液)。本品含有两个碱基,分别为喹啉环和喹核碱的两个氮原子,pK_a 为 4.2、8.8,临床用其硫酸盐或二盐酸盐。

奎宁通过与疟原虫的 DNA 结合,形成复合物,抑制 DNA 的复制和 RNA 的转录,从而抑制原虫的蛋白质合成,作用较氯喹为弱。另外,奎宁能降低疟原虫氧耗量,抑制疟原虫内的磷酸化酶而干扰其糖代谢。

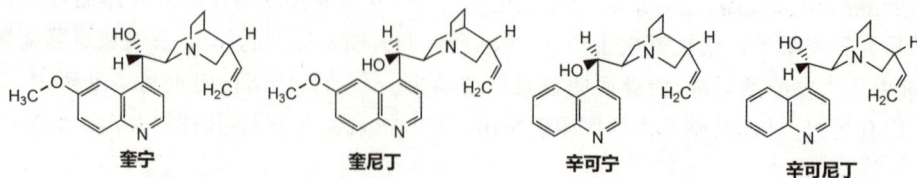

| 奎宁 | 奎尼丁 | 辛可宁 | 辛可尼丁 |

奎宁的分子中有四个手性碳,即 C-3(R)、C-4(S)、C-8(S)、C-9(R),其光学立体异构活性各不相同。从植物中得到的奎宁异构体有:奎尼丁(quinidine)、辛可宁(cinchonine)和辛可尼定(cinchonidnie)等。其中奎尼丁(3R,4S,8R,9S)对氯喹敏感耐药恶性疟原虫物种的活性比奎宁大 2~3 倍,在体内也有相同的结果,只是奎尼丁又是钠通道阻滞剂,比奎宁有更大的心脏副作用和降血压作用。

奎宁和奎尼丁都是低治疗指数和容易引起中毒的药物,存在毒性反应称为金鸡纳反应,主要表现为恶心、呕吐、耳鸣、头痛、听力和视力减弱,甚至发生暂时性耳聋。低血糖是使用金鸡纳生物碱后易发生的另一个较为严重的症状,其原因为金鸡纳生物碱能刺激胰腺释放胰岛素。

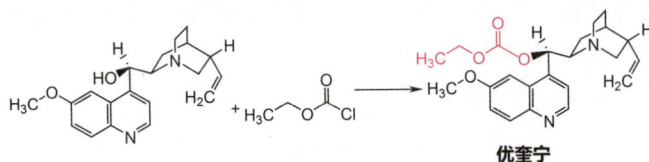

优奎宁

将奎宁的仲醇基与氯甲酸乙酯反应,得到前药优奎宁(euquinine),又称无味奎宁。它不再具有奎宁的苦味,但仍保留抗疟作用,口服后在消化道内水解转化为奎宁,适于儿童患者服用。

本品对各种疟原虫的红细胞内期滋养体有杀灭作用,能控制临床症状。不良反应有金鸡纳反应,心肌抑制作用,特异质反应,子宫兴奋作用和中枢抑制作用。主要用于耐氯喹或耐多药的恶性疟,尤其是脑型疟疾的救治。

奎宁口服后迅速并完全被吸收,在体内主要代谢途径为羟基化,或氧化代谢生成 2,2'-二羟奎宁,其抗疟作用大大减弱,封闭喹啉环 2 位就可以避免该类药物生物氧化发生。因此,开发了 2-取代喹啉类抗疟新药,如甲氟喹(mefloquine)等。

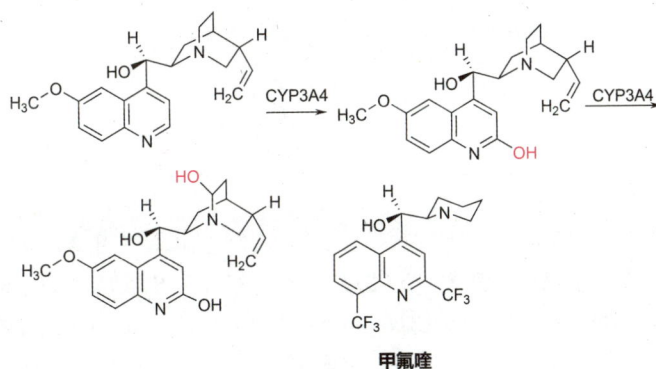

甲氟喹

甲氟喹在喹啉环 2 位引入性质稳定的三氟甲基,并简化 C-4 位喹核碱环得到的衍生物,有两个手性中心,但四个光学异构体活性均相同,能与细胞膜结合,有杀灭红内期原虫的长效作用,因此临床上使用混悬体。主要用于对氯喹显耐药性和对多种药物显耐药性的疟疾的预防和治疗。

(2)**4-氨基喹啉类**:对奎宁的构效关系研究认为,具有氨基侧链的喹啉化合物是抗疟药的基本药效基团,于是开发出 4-氨基喹啉类抗疟药物,代表药物氯喹。进一步以氯喹为先导物,保留 7-氯喹啉部分,改造发现咯萘啶(malaridine)和哌喹(piperaquine)。

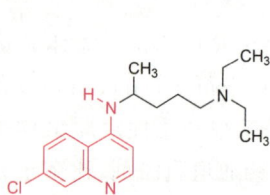

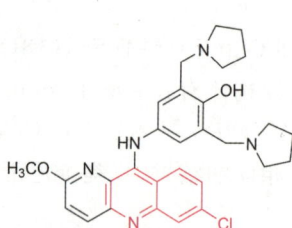

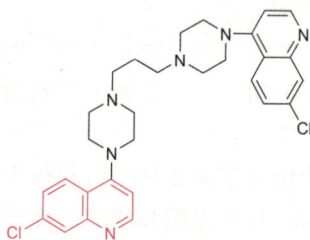

氯喹　　　　　　　　喹萘啶　　　　　　　　哌喹

（3）**8-氨基喹啉类**：伯氨喹（primaquine）为8-氨基喹啉衍生物，作为防止疟疾复发和传播的抗疟药物，对良性疟疾红细胞外期裂殖体中的各型疟原虫配子体有较强的杀灭作用，因而用于控制良性疟的复发。伯氨喹可杀灭人体血液中的各型疟原虫的配子体，因此具有阻断疟疾传播的作用。临床常用其磷酸盐。

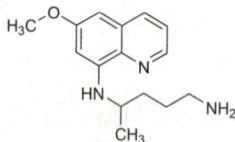

伯氨喹

2. 青蒿素类

1972年，中国药学家屠呦呦等发现并从黄花蒿中提取了青蒿素，开创了疟疾治疗新方法，屠呦呦也因此获得2011年拉斯克临床医学奖和2015年诺贝尔生理学或医学奖。青蒿素是治疗疟疾耐药性效果最好的药物之一，以青蒿素类药物为主的联合疗法，是当下治疗疟疾的最有效最重要的手段。

青蒿素 Artemisinin

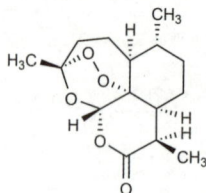

化学名为(3R,5aS,6R,8aS,9R,12S,12aR)-八氢-3,6,9-三甲基-3,12-氧桥-12H-吡喃并[4,3-j]-1,2-苯并二氧杂环庚熳-10（3H）-酮（（3R,5aS,6R,8aS,9R,12S,12aR)-octahydro-3,6,9-trimethyl-3,12-epoxy-12H-pyrano[4,3-j]-1,2-benzodioxepin-10(3H)-one）。

本品为无色或白色针状晶体。本品在丙酮、乙酸乙酯、三氯甲烷及冰乙酸中易溶，在甲醇、乙醇、稀乙醇、乙醚及石油醚中溶解，在水中几乎不溶。熔点150～153 ℃。

本品是我国科学家在1971年首次从菊科植物黄花蒿得到的新型结构的倍半萜内酯化合物。青蒿素结构中含有过氧键，遇碘化钾试液氧化析出碘，加淀粉指示剂，立即显紫色。青蒿素含内酯结构，加氢氧化钠水溶液加热后水解，遇盐酸羟胺试液及三氯化铁液生成深紫红色的异羟肟酸铁。

青蒿素在体内的代谢物为双氢青蒿素、脱氧双氢青蒿素、3α-羟基脱氧双氢青蒿素和9,10-二羟基双氢青蒿素。

青蒿素的抗疟作用与自由基的调节有关。血红蛋白消化的结果是使在寄生虫中的血红蛋白积累。血红蛋白中铁离子与青蒿素反应，通过内过氧化物的均裂产生自由基，通过自由基重排得到碳自由基,而碳自由基可对特殊的疟原虫蛋白进行共价键的结合和损害。

青蒿素的过氧基团可产生自由基,对红细胞内期滋养体有杀灭作用,用于治疗间日疟、恶性疟,对脑型疟和耐氯喹虫株感染仍有良好疗效。不良反应少见,但大剂量对动物胚胎有毒性作用,孕妇禁用。

青蒿素的构效关系研究表明,内过氧化物对活性存在是必需的,脱氧青蒿素(双氧桥被还原为单氧),完全失去抗疟活性。虽然内过氧化结构对产生抗疟活性是必需的,但只有内过氧化物还不能产生足够的抗疟活性,青蒿素抗疟活性的存在归于内过氧化物-缩酮-乙缩醛-内酯的结构。经进一步的研究认为,疏水基团的存在和过氧化桥的位置对其活性至关重要。

青蒿素具有十分优良的抗疟作用,对疟疾具有速效、低毒的特点,但是用后其"复燃率"很高,而且只能口服,生物利用度低,半衰期短,且因溶解度小而难以制成注射剂液用于抢救严重患者。为克服以上缺点,以其为先导化合物进行结构改造。

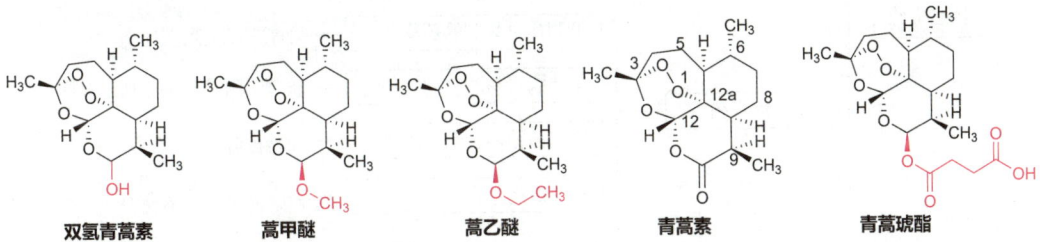

双氢青蒿素　蒿甲醚　蒿乙醚　青蒿素　青蒿琥酯

将青蒿素 C-10 羰基还原得到双氢青蒿素(dihydroartemisinin),其抗鼠疟比青蒿素强 1 倍,为青蒿素在体内还原代谢物。

双氢青蒿素经醚化得蒿甲醚(artemether)和蒿乙醚(arteether)。蒿甲醚对疟原虫红内期裂殖体有杀灭作用,能迅速控制症状和杀灭疟原虫,与氯喹几乎无交叉耐药性,特别是对耐氯喹的恶性疟也有较强的活性。抗疟作用较青蒿素强 10~20 倍。在体内的主要代谢物为脱醚甲基后转化生成双氢青蒿素。蒿甲醚的毒性比青蒿素低,治疗恶性疟、间日疟、凶险型疟等均获得满意的结果。

蒿乙醚对疟原虫红内期有强大且快速的杀灭作用,能迅速控制临床发作及症状。蒿乙醚的特点是半衰期长,在治疗期间产生蓄积。肌内注射后,药物缓慢进入循环系统,3~12 小时达到最高血药浓度,其半衰期为 20~24 小时。

青蒿琥酯(artesunate)是用琥珀酸对二氢青蒿素进行酯化得到的水溶性药物,可口服或静脉注射给药。其钠盐水溶液不稳定,可制成粉针剂,临用时配制成水溶液供静脉注射,能迅速控制疟疾发作,治疗间日疟、恶性原虫平均转阴时间快于氯喹,临床治疗中未见毒副作用。青蒿琥酯对鼠疟正常株的疗效与静脉滴注氯喹相当,但杀虫速度比氯喹快,适用于抢救脑疟和危重昏迷的疟疾患者。

3. 嘧啶类

代表药物乙胺嘧啶可抑制疟原虫的二氢叶酸还原酶,因而干扰疟原虫的叶酸正常代谢,对恶性疟及间日疟原虫红细胞前期有效,常用作病因性预防药。此外,也能抑制疟原虫在蚊体内的发育,故可阻断其传播。临床上用于预防疟疾和休止期抗复发治疗。

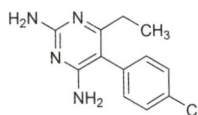

乙胺嘧啶

学 习 小 结

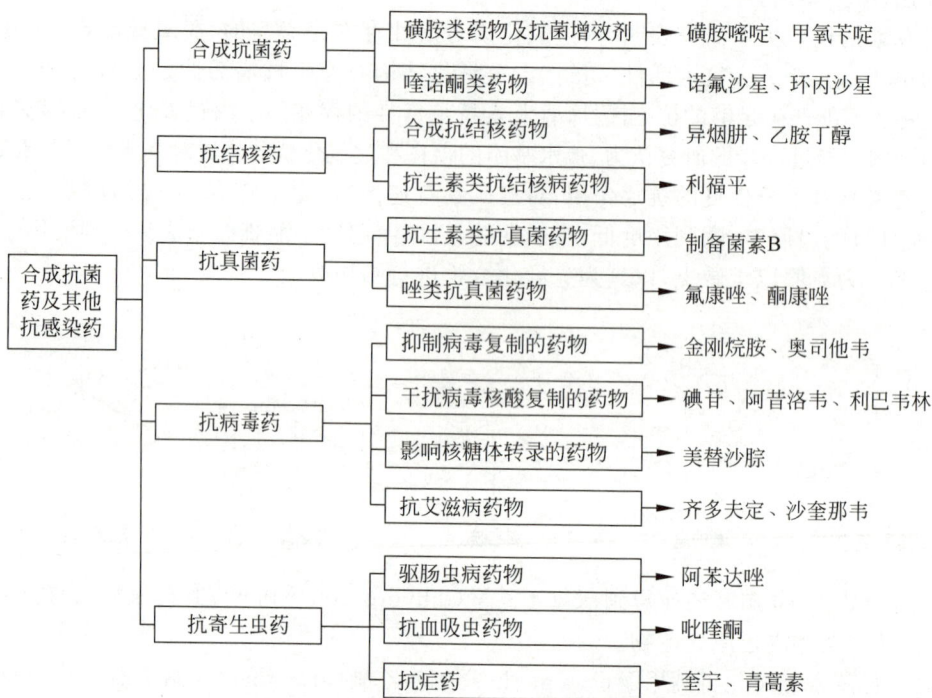

思 考 题

1. 磺胺类药物的抗菌机制是什么？为什么它和 TMP 配伍会增效？
2. 从抗代谢角度叙述磺胺类药物的结构与活性的关系。
3. 有关磺胺类抗菌药物作用机制的研究为药物化学的发展做出何种贡献？
4. 喹诺酮类药物是否可以干扰骨骼的生长？
5. 以诺氟沙星为例写出喹诺酮类抗菌药的构效关系。
6. 抗结核药异烟肼的理化性质是什么？储存时需要注意哪些事项？

第十四章习题　　　　　　　　第十四章习题答案

（弓建红、刘　丹）

第 十 五 章

抗肿瘤药
Anticancer Drugs

学习目标

1. 掌握抗肿瘤药物的分类；盐酸氮芥、环磷酰胺、顺铂、氟尿嘧啶、巯嘌呤、伊马替尼、吉非替尼和奥希替尼的结构特征和作用机制；抗肿瘤抗生素的分类和代表性药物。

2. 熟悉盐酸阿糖胞苷和甲氨蝶呤的结构；环磷酰胺、卡莫司汀、氟尿嘧啶的合成；常用抗肿瘤植物有效成分喜树碱、长春碱、紫杉醇等的结构特征；多柔比星的作用机制、米托蒽醌的结构特点；激酶抑制剂、组蛋白去乙酰化酶抑制剂和蛋白酶抑制剂典型药物的结构特点和耐药机制。

3. 了解各类抗肿瘤药物的发展趋势；磺酸酯类药物的结构特征；抗肿瘤植物药及衍生物的发展和作用机理；靶向抗肿瘤药物的发展及作用机制。

恶性肿瘤（malignant tumor）又称为癌症，是一种严重威胁人类生命健康的常见病和多发病，死亡率高。肿瘤的治疗方法有手术治疗、放射治疗、药物治疗、免疫和基因治疗等。化学治疗（chemotherapy，简称"化疗"）是目前治疗恶性肿瘤的主要手段之一，是利用化学药物杀死肿瘤细胞、抑制肿瘤细胞的生长增殖和促进癌症分化的一种治疗方式。

抗肿瘤药是指治疗恶性肿瘤的药物，又称"抗癌药"。从 20 世纪 40 年代，氮芥用于治疗恶性淋巴瘤以来，人类开发了生物烷化剂、天然产物、激素类、铂类等多类抗肿瘤药物，并在 20 世纪后期开发出了小分子靶向药物、单克隆抗体药物等类型的抗肿瘤药物。自 21 世纪以来，人类的抗肿瘤药物研发更是突飞猛进，取得了诸多前所未有的突破。

抗肿瘤药按作用机制可以分为：与 DNA 相互作用的药物，包括生物烷化剂、DNA 嵌入剂、拓扑异构酶抑制剂；干扰 DNA 和核酸合成的抗代谢药物；作用于微管的药物以及针对肿瘤发生机制和特征的新型分子靶向抗肿瘤药。根据作用原理及来源的不同，本章重点讨论生物烷化剂、抗代谢药物、抗肿瘤抗生素、抗肿瘤植物有效成分及其衍生物和抗肿瘤靶向药物。

第一节　生物烷化剂
Bioalkylating Agents

生物烷化剂（bioalkylating agents）也称为烷化剂，是使用最早、也是非常重要的一类抗肿瘤药物。该类药物是通过与体内的生物大分子发生烷化反应而起作用：药物在体内首先形成缺电子或其他具有活泼亲电基团的活泼中间体，进而与 DNA、RNA 或某些酶分子中的富电子基团(如—NH_2、—SH、—OH、—COOH 及—PO_3H_2 等)发生共价结合(烷基化)，使其丧失活性或使 DNA 分子发生断裂，从而导致细胞死亡。

生物烷化剂属于细胞毒类药物，由于其选择性差，在抑制和毒害增殖活跃的肿瘤细胞的同时，对其他增殖较快的正常细胞(如骨髓细胞、胃肠上皮细胞、毛发细胞和生殖细胞等)也会产生抑制作用，因而产生许多严重的副反应，如恶心、呕吐、骨髓抑制和脱发等。

根据化学结构的不同，目前临床使用的生物烷化剂可分为氮芥类、乙撑亚胺类、亚硝基脲类、甲磺酸酯类与卤代多元醇类以及金属铂配合物等。

一、氮芥类

氮芥类(nitrogen mustards)药物的发现源于芥子气，它是在第一次世界大战期间使用过的一种毒气，为一种烷化剂毒剂。之后发现芥子气对淋巴癌有一定的治疗作用，但由于其毒性太大而不能药用。在此基础上对其结构进行改造，得到第一个用于临床的氮芥，进而发展出氮芥类抗肿瘤药物。

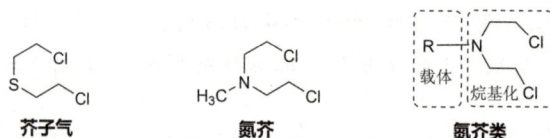

芥子气   氮芥   氮芥类

氮芥类是双-(β-氯乙基)胺类化合物的总称。氮芥类药物的结构可以分为两个部分，即烷基化部分(双-β-氯乙胺基，也称氮芥基)和载体部分。烷化剂部分是该类药物的抗肿瘤活性功能基；载体部分则主要用于改善该类药物的吸收、分布等药代动力学性质，提高其活性、选择性和降低药物毒性。因此，设计选用不同的载体，对氮芥类药物的研究开发具有重要意义。根据载体的结构差别，氮芥类药物又可以分为脂肪氮芥、芳香氮芥和杂环氮芥等。

(一) 脂肪氮芥

由于脂肪氮芥脂肪烃基的给电子效应，脂肪氮芥中氮原子的碱性比较强，在游离状态和生理 pH 条件下，β-氯原子离去，生成高度活泼的乙撑亚胺离子。乙撑亚胺离子为强亲电性的离子，极易与细胞成分的亲核中心(富电子基团，Y^-)进行烷化反应。氮芥中另一个 β-氯原子重复上述过程，与细胞成分的另一个亲核中心(Z^-)进行烷化反应(图 15-1)，从而使得该生物大分子失去活性或使 DNA 的复制受阻而导致细胞死亡。

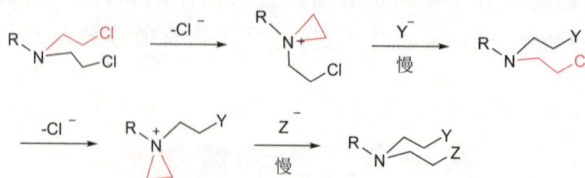

图 15-1 脂肪氮芥的烷化过程

脂肪氮芥的烷化历程一般认为是双分子亲核取代(S_N2)反应历程，反应速率与烷化剂和亲核中心的浓度相关。

脂肪氮芥为强烷化剂,对肿瘤细胞的杀伤力较大,抗瘤谱也较广,但选择性较差,毒性也比较大。目前临床上使用的脂肪氮芥主要有氮芥、氧氮芥(mechlorethaminoxide)等。

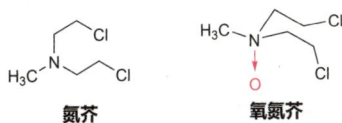

氮芥　　　　氧氮芥

盐酸氮芥 Chlormethine Hydrochloride

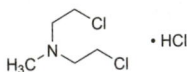

化学名为 N-甲基-N-(2-氯乙基)-2-氯乙胺盐酸盐(N-methyl-N-(2-chloroethyl)-2-chloroethylamine hydrochloride)。

本品为白色结晶性粉末;有引湿性与腐蚀性。本品在水中极易溶解,在乙醇中易溶。熔点108~111 ℃。本品显氯化物的鉴别反应。本品在碱性溶液中很不稳定,易水解生成醇和氯化物而失效,其注射液 pH 应控制在 3.0~5.0,且忌与碱性药物配伍。

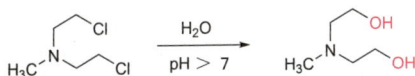

本品是最早用于临床并取得突出疗效的抗肿瘤药物,作为抗肿瘤药物主要用于治疗淋巴肉瘤和霍奇金淋巴瘤(何杰金氏病)。最大缺点是只对淋巴瘤有效,且毒性大(特别是对造血器官),选择性差,对其他肿瘤如肺癌、肝癌、胃癌等实体瘤无效。

盐酸氮芥对皮肤、黏膜有腐蚀性,不能口服,只能制成注射液用于静脉注射,并防止其漏至静脉外。

(二)芳香氮芥

为了降低脂肪氮芥的缺陷,以氮芥为先导化合物进行结构修饰,可通过降低氮原子上的电子云密度来降低氮芥的反应活性,达到降低其毒性的作用,但同时也降低了氮芥的抗肿瘤活性。

将氮原子上的 R 基团用芳香环进行取代,得到芳香氮芥。芳香氮芥由于芳环与氮原子的 p-π 共轭效应,减弱了氮原子的碱性,失去氯离子可形成稳定的碳正离子,再与肿瘤细胞的亲核中心作用(图 15-2)。其烷化历程为单分子亲核取代反应(S_N1),反应速率取决于烷化剂的浓度。

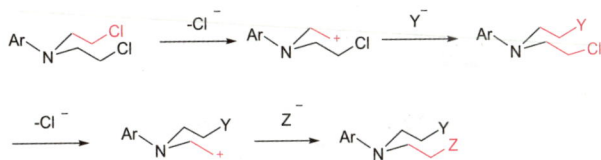

图 15-2　芳香氮芥的烷化过程

构效关系研究表明,在芳香氮芥的苯环上引入一些其他基团可改善药物的理化性质,如苯丁酸氮芥(chlorambucil)、美法仑(melphalan)及氮甲(formylmerphalan)等(表 15-1)。特定氨基酸的引入,增加了药物对肿瘤组织的亲和性,使肿瘤部位的药物浓度增加,从而增加药物的疗效,降低其毒性。另外,将氨基酸中的氨基进行酰化是常被用来降低药物毒性的方法之一,我国研究者将美法仑中的 NH_2 进行甲酰化,成功开发出氮甲。

表 15-1　代表性芳香氮芥类抗肿瘤药物

名　称	化 学 结 构	作 用 特 点
苯丁酸氮芥		抗肿瘤作用强,口服有效;常用其钠盐,水溶性好,在体内逐渐转变成游离苯丁酸氮芥,易被胃肠道吸收。临床上用于治疗慢性淋巴细胞白血病,对淋巴肉瘤、霍奇金病、卵巢癌也有较好的疗效
美法仑(溶肉瘤素)		左旋体(L 型)的活性强于右旋体(D 型),临床使用其外消旋体。对卵巢癌、乳腺癌、淋巴肉瘤和多发性骨髓癌等有较好的疗效;但其不能口服,须注射给药
氮甲(甲酰溶肉瘤素)		左旋体(L 型)的活性强于右旋体(D 型),临床使用其外消旋体。临床上对精原细胞瘤的疗效较为显著,对多发性骨髓瘤、恶性淋巴瘤也有效

（三）环磷酰胺及其他氮芥类

有研究报道认为,在肿瘤细胞中,磷酸酯酶的活性高于正常细胞,以此为线索设计合成了一些含磷酰基团的前药。另外,磷酰基作为吸电子基团可以使氮原子上的电子云密度下降,使氯不容易解离,从而降低毒性发挥作用。基于此设计思路,以环状磷酰胺内酯为载体得到环磷酰胺(cyclophosphamide)。

环磷酰胺的抗瘤谱较广,毒性比其他氮芥类药物小,为临床常用药物,主要用于恶性淋巴瘤、急性淋巴细胞白血病、多发性骨髓瘤、肺癌、神经母细胞瘤等,对乳腺癌、卵巢癌、鼻咽癌也有效。一些病例观察到有膀胱毒性,可能与代谢产物丙烯醛有关。

在环磷酰胺结构的基础上,将环外氮原子上的一个氯乙基移至环上的氮原子上得到异环磷酰胺(ifosfamide)。

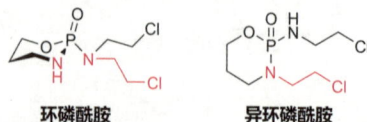

环磷酰胺　　　　**异环磷酰胺**

异环磷酰胺是环磷酰胺的类似物,作用机制与环磷酰胺相似,体外对肿瘤细胞无效,需在体内经酶在 4 位羟基化后发挥作用。异环磷酰胺的代谢途径和环磷酰胺基本相同,但异环磷酰胺易代谢脱去环上的 N-氯乙基,生成单氯乙基环磷酰胺,它是异环磷酰胺产生神经毒性的主要原因,而环磷酰胺则很少有此代谢产物。异环磷酰胺主要毒性为骨髓抑制、出血性膀胱炎、尿道出血等,和尿路保护剂美司钠(mesna,巯乙磺酸钠)一起使用,可以降低毒性。

异环磷酰胺比环磷酰胺治疗指数高、毒性小,与其他烷化剂无交叉耐药性,临床用于乳腺癌、肺癌、恶性淋巴瘤及卵巢癌的治疗。

环磷酰胺 Cyclophosphamide

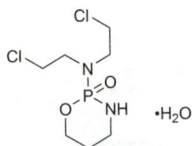

化学名为(2RS)-2-[双(2-氯乙基)氨基]-1,3,2λ^5-氧氮膦杂己环烷-2-酮-水合物(2-(bis(2-chloroethyl) amino-1,3,2-oxazaphosphinane-2-oxide monohydrate),又名癌得星(endoxan,cytoxan)。

本品为白色结晶或结晶性粉末;失去结晶水即液化。本品在乙醇中易溶,在水或丙酮中溶解。熔点 48.5～52 ℃。

本品与无水碳酸钠混合,加热熔融后,放冷,加水使溶解,滤过,滤液加硝酸酸化后,显氯化物与磷酸盐的鉴别反应。

本品的水溶液不稳定(图 15-3),遇热更容易分解,故应在溶解后短期内使用。

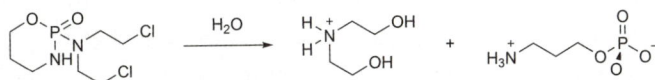

图 15-3 环磷酰胺水解

环磷酰胺的合成是将二乙醇胺用三氯氧磷同时进行氯代和磷酰化,生成氮芥磷酰二氯,再和 3-氨基丙醇缩合即得。环磷酰胺的无水物为油状物,可在丙酮中和水生成水合物而析出结晶(图 15-4)。

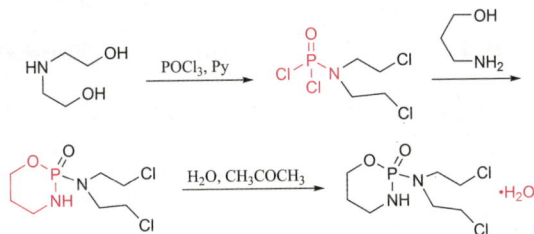

图 15-4 环磷酰胺的合成

环磷酰胺属于前药,在体外对肿瘤细胞无效,在体内经酶代谢活化后发挥作用。环磷酰胺在肝中被细胞色素 P450 氧化酶氧化生成 4-羟基环磷酰胺;4-羟基环磷酰胺可进一步氧化代谢为无毒的 4-酮基环磷酰胺,也可经过互变异构生成开环的醛基磷酰胺;醛基磷酰胺可进一步氧化成无毒的羧酸化合物,也可经非酶促反应 β-消除生成磷酰氮芥和丙烯醛;磷酰氮芥及羧酸化合物都可经非酶水解生成去甲氮芥(图 15-5)。磷酰氮芥、丙烯醛和去甲氮芥都是较强的烷化剂。在生理 pH 条件下,磷酰氮芥上的羟基解离成氧负离子,降低了磷酰基对氮原子的吸电子作用,使得磷酰氮芥仍具有较强的烷基化能力。

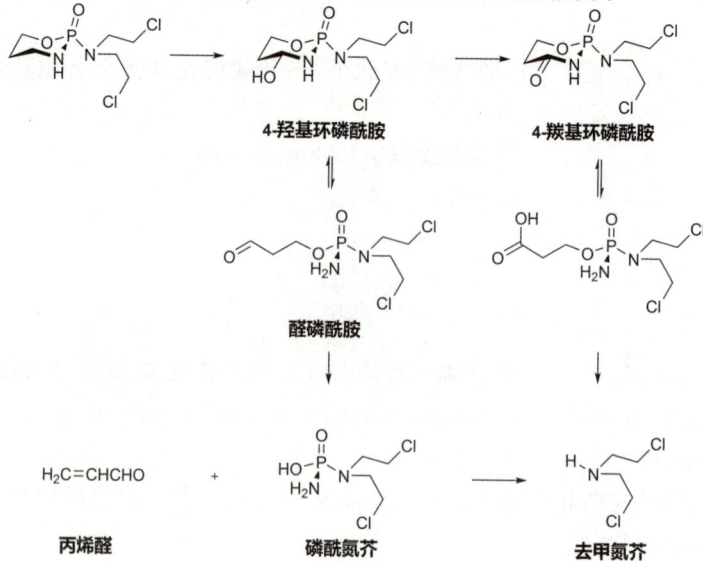

图 15-5   环磷酰胺的代谢途径

环磷酰胺生物利用度在 75% 以上,口服吸收好,服用后迅速分布到全身,少量可通过血脑屏障,静脉注射后血浆半衰期为 4~6.5 小时,50%~70% 在 48 小时内通过肾脏排泄。

嘧啶苯芥(uraphetin)、乌拉莫司汀(uracil mustard)和胸腺嘧啶氮芥(thyminalkylamine)是以嘧啶衍生物作为载体的氮芥。嘧啶苯芥对多种肿瘤如慢性粒细胞白血病、淋巴瘤和乳腺癌均有较好的疗效。乌拉莫司汀用于慢性粒细胞、淋巴细胞白血病及恶性淋巴瘤的治疗。胸腺嘧啶氮芥适用于骨肉瘤、卵巢癌和恶性淋巴瘤等。

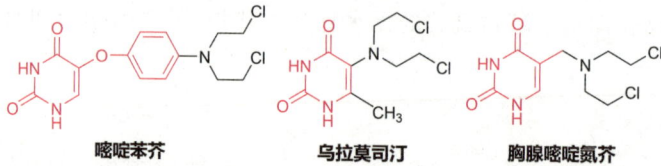

嘧啶苯芥   乌拉莫司汀   胸腺嘧啶氮芥

某些肿瘤细胞中存在甾体激素受体,以甾体激素为载体时,既可增加药物对肿瘤组织的选择性,又可使药物具有烷化剂和激素的双重作用。如泼尼莫司汀(prednimustine),选择性好,毒性比苯丁酸氮芥低,临床用于治疗恶性淋巴瘤和慢性淋巴细胞型白血病。磷酸雌莫司汀(estramustine phosphate),主要用于治疗前列腺癌。

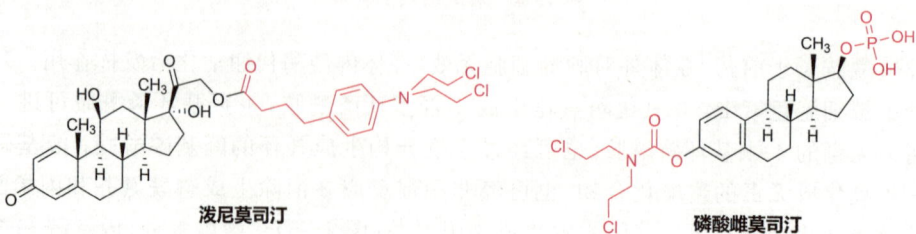

泼尼莫司汀   磷酸雌莫司汀

二、乙撑亚胺类

基于脂肪氮芥类药物是通过乙撑亚胺活性中间体而发挥烷基化作用,从而设计合成了一系列直接含有活性乙撑亚胺基团的化合物即乙撑亚胺类(aziridines)。为了降低乙撑亚胺基团的反应活性,从而降低其毒性,可在氮原子上引入吸电子基团得到替派(tepa)和塞替派(thiotepa)。

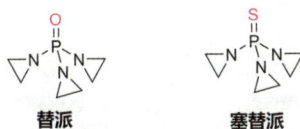

替派　　　　　塞替派

替派在与 DNA 作用时,分子中的乙撑亚胺分别和核苷酸中腺嘌呤的 3-N(或鸟嘌呤的 7-N)进行烷基化,生成替派-DNA 的烷基化产物。替派主要用于治疗白血病。塞替派含有体积较大的硫代磷酰基,脂溶性大,对酸不稳定,在胃肠道吸收较差,不能口服,须通过静脉注射给药。本品进入体内后迅速分布到全身,在肝中很快被 P450 酶系代谢生成替派,而发挥作用,因此塞替派可认为是替派的前体药物。

塞替派 Thiotepa

化学名为 1,1′,1″-硫次膦基三氮丙啶(1,1′,1″-phosphoro thioyl triaziridine)。又名三胺硫磷、三乙烯硫代磷酰胺。

本品为白色鳞片状结晶或结晶性粉末;无臭或几乎无臭。本品在水、乙醇或三氯甲烷中易溶,在石油醚中略溶。熔点 52～57 ℃。本品稳定性差,遇酸后乙撑亚胺环开环生成聚合物而失效。本品加无水碳酸钠混合后,炽灼至灰化,加水溶解后加稀硝酸酸化,呈磷酸盐和硫酸盐特征反应。

临床上,塞替派主要用于卵巢癌、乳腺癌、膀胱癌和消化道癌的治疗,是治疗膀胱癌的首选药物,可直接注射入膀胱,效果较好。

三、亚硝基脲类

亚硝基脲类(nitrosoureas)药物的结构中除了亚硝基和脲的结构外,大都具有 β-氯乙基的结构单元。常用的亚硝基脲类药物有卡莫司汀(carmustine)、洛莫司汀(环己亚硝脲,lomustine,CCNU)、司莫司汀(甲环亚硝脲,semustine,Me-CCNU)、尼莫司汀(nimustine,ACNU)、链佐星(streptozocin)和氯脲霉素(chlorozotocin)等。

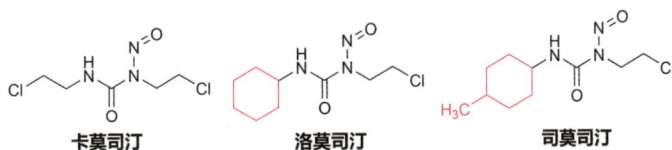

卡莫司汀　　　　　洛莫司汀　　　　　司莫司汀

若将卡莫司汀分子中一侧的胺换成环己胺,则为洛莫司汀。洛莫司汀的作用原理和卡莫司汀相近,对霍奇金病、肺癌及若干转移性肿瘤疗效优于卡莫司汀,但对脑瘤的疗效不及卡莫司汀。司莫司汀的抗肿瘤疗效优于卡莫司汀和洛莫司汀,毒性较低,临床用于脑瘤、肺癌和胃肠道肿瘤。

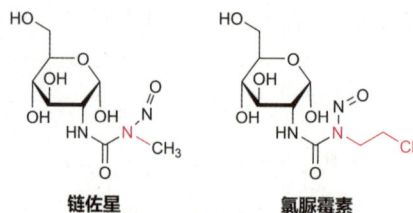

链佐星   氯脲霉素

链佐星(streptozocin)是从链霉菌(*Streptomyces achromogenes*)发酵液中分离得到的一个亚硝基脲化合物,由于分子中含有糖的结构,其水溶性增加,毒副作用降低,其特别之处是没有像卡莫司汀、洛莫司汀那样产生骨髓抑制毒性。

由于氨基糖的存在,链佐星很容易被膜中胰岛 β-细胞所摄取,导致其在胰岛中有较高的浓度,所以对胰岛细胞癌有独特的疗效,但大约有 2/3 的患者会引起肾和肝功能的不良反应。由于该药物损伤胰岛,会导致糖尿病的产生。

将链佐星结构中的 N-甲基换成 β-氯乙基,则得到氯脲霉素(chlorozotocin)。其抗肿瘤活性与链佐星相似,但毒副作用特别是对骨髓抑制的副作用更小。由于结构中 β-氯乙基具有较强的亲脂性,易通过血脑屏障进入脑脊液中,因此适用于脑瘤及其他中枢神经系统肿瘤、恶性淋巴瘤等治疗。

亚硝基脲类药物结构中,由于 N-亚硝基的吸电子性,使得与其相连的氮原子与相邻羰基之间的键变得不稳定,在生理 pH 条件下发生分解,生成亲电基团,该亲电基团对 DNA 进行烷基化而发挥抗肿瘤作用。亚硝基的存在也影响了该类药物的稳定性。亚硝基脲类药物在酸性和碱性溶液中相当不稳定,分解时可放出氮气和二氧化碳。

卡莫司汀 Carmustine

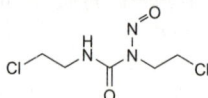

化学名为 1,3-双(2-氯乙基)-1-亚硝基脲(1,3-bis(2-chloroethyl)-1-nitrosourea)。又名:卡氮芥,BCNU。

本品为无色至微黄或微黄色的结晶或结晶性粉末;无臭。本品在甲醇或乙醇中溶解,在水中不溶。熔点 30~32 ℃,熔融时分解。本品不溶于水,有较高的脂溶性,在聚乙二醇、葡萄糖溶液中较稳定,故其注射液为聚乙二醇的灭菌溶液。

本品含有脲基及亚硝基,在酸性或碱性条件下均不稳定,加氢氧化钠水解,解离出氯离子,用稀硝酸酸化后,再加硝酸银试液,可生成白色氯化银沉淀。

本品主要用于治疗脑瘤及中枢神经系统肿瘤,对恶性淋巴瘤、多发性骨髓瘤、急性白血病及何杰金氏病也有效,与其他抗肿瘤药合用可增强疗效。

亚硝基脲类药物的合成原理基本相同,即以氨基乙醇和脲为原料,先环合生成 2-噁唑烷酮,然后和相应的胺反应开环。如用氨基乙醇来进行开环,则得到对称的开环产物,再经氯代、亚硝化即得到卡莫司汀(图 15-6)。

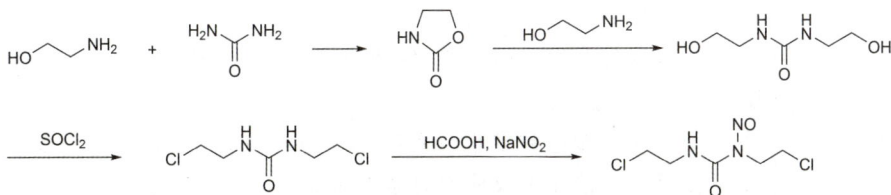

图 15-6 卡莫司汀的合成路线

四、甲磺酸酯类及卤代多元醇类

(一)甲磺酸酯类

烷化剂上有较好的离去基团,在和生物大分子反应时,或通过生成碳正离子的途径与生物大分子发生 S_N1 的反应;或通过直接和生物大分子按 S_N2 的方式进行烷基化。因此,凡是在结构上有较好的离去基团,且可以在体内与肿瘤细胞中 DNA、RNA 等生物大分子发生亲核取代反应的有机化合物,理论上均有可能成为具有抗肿瘤活性的生物烷化剂。在有机合成的烷基化反应中,甲磺酸酯 C—O 发生断裂后生成碳正离子,而具有烷化作用。因此,人们就开始研究双磺酸酯类化合物,希望找到有效的新型生物烷化剂。研究发现,含 1～8 个亚甲基的双甲磺酸酯具有较强的抗肿瘤活性,其中活性最强的为含有 4 个亚甲基的化合物白消安(busulfan)。

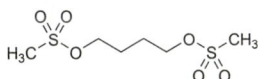

白消安 Busulfan

化学名为 1,4-丁二醇二甲磺酸酯(1,4-butanediol dimethanesulfonate esters),又称为马楠楠(nyleran)。

本品为白色结晶性粉末;几乎无臭。本品在丙酮中溶解,在水或乙醇中微溶。熔点 114～118 ℃。

本品在碱性条件下水解生成丁二醇,再脱水生成具有乙醚样特臭的四氢呋喃。本品呈硫酸盐特征反应。

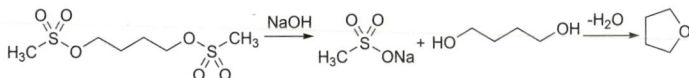

白消安是双功能烷化剂,由于两个甲磺酰氧基容易离去,形成的双碳正离子可以对 DNA 分子中鸟嘌呤核苷酸的 7-N 进行烷基化而产生交联,也可以使氨基酸及蛋白质中的—SH 双烷基化,并进一步从分子中除去 S 原子。以半胱氨酸为例,白消安和它反应后使其硫原子双烷基化,生成环状硫化合物,经进一步代谢后生成 3-羟基四氢噻吩-1,1-二氧化物和丙酮酸。

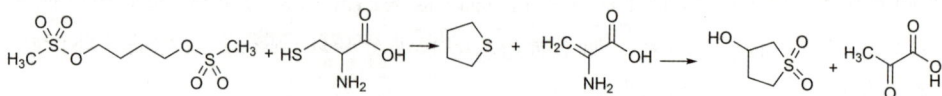

由于甲磺酸酯的特点,白消安口服吸收良好,口服生物利用度达到 60%～80%,吸收后迅速分布到各组织中。在体内代谢生成甲磺酸,代谢速度较慢,自尿液中缓慢排出,24 小时排出不足 50%,反复用药可引起蓄积。

临床上白消安主要用于治疗慢性粒细胞白血病,也可用于原发性血小板增多症及真性红细胞增多症。主要不良反应为消化道反应及骨髓抑制。

（二）卤代多元醇类

卤代多元醇类抗肿瘤药物,在体内转化为烷化能力很强的环氧化合物后,可起到抗肿瘤的作用。如二溴甘露醇(mitobronitol,DBM) 和二溴卫矛醇(mitolactol,DBD),二者在体内都脱去溴化氢,形成双环氧化物而产生烷化作用。

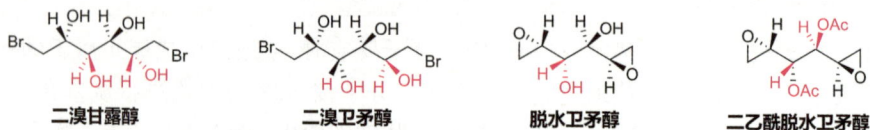

二溴甘露醇   二溴卫矛醇   脱水卫矛醇   二乙酰脱水卫矛醇

二溴甘露醇主要用于治疗慢性粒细胞型白血病。二溴卫矛醇抗瘤谱更广,对某些实体瘤如胃癌、肺癌、结直肠癌、乳腺癌等有一定的疗效。

脱水卫矛醇(dianhydrogalactiol,DAG)可以看成是二溴卫矛醇脱水后的产物,该药对 L_{1210} 白血病的疗效比二溴卫矛醇强三倍;并能通过血脑屏障,对肺癌、胃肠道及泌尿道肿瘤有效。

脱水卫矛醇的衍生物二乙酰脱水卫矛醇(diacetyl dianhydrogalactiol,DADAG),毒性比脱水卫矛醇小。

五、金属铂配合物

20 世纪 60 年代,罗森伯格和他的同事在研究电场对细胞分裂的影响时,意外地发现了铂电极能形成杀死肿瘤细胞的阳离子铂,进而证实了顺铂对动物肿瘤有强烈的抑制活性,引起了人们对金属配合物抗肿瘤研究的重视,并逐步发现铑、钌、锗、锡等化合物也具有抗肿瘤活性,其中尤其以铂的配合物引起人们的极大重视。开发了顺铂(cisplatin)、卡铂(carboplatin)、奥沙利铂(oxaliplatin)和洛铂(lobaplatin)等铂类配合物,在临床广泛应用于实体肿瘤的治疗。

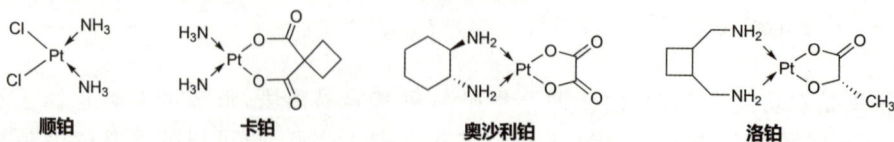

顺铂   卡铂   奥沙利铂   洛铂

顺铂是第一个用于临床的抗肿瘤铂配合物,具有广谱的抗肿瘤活性,为治疗睾丸癌和卵巢癌的一线药物,并用于治疗膀胱癌、前列腺癌、肺癌、头颈部癌、乳腺癌、恶性淋巴癌和白血病等。与甲氨蝶呤、环磷酰胺等有协同作用,无交叉耐药性,并有免疫抑制作用。顺铂的缺点是水溶性差,只能注射给药,半衰期短,毒副作用大。

卡铂是 20 世纪 80 年代上市的第二代铂配合物,结构中保留抗癌的活性基团 $(NH_3)_2Pt^{2+}$,并引入了亲水性的 1,1-环丁烷二甲酸根作配体,溶解度大大改善,比顺铂的溶解度高 17 倍。同时由于螯合环的存在,其稳定性也大于顺铂。其生化性质、抗肿瘤活性和抗肿瘤谱与顺铂类似,但是肾毒性、消化道反应和耳毒性等较低。

奥沙利铂是第一个上市的抗肿瘤手性铂配合物,性质稳定,在水中的溶解度介于顺铂和卡铂之间。1,2-环己二胺配体有三个立体异构体[(R,R)、(S,S)和内消旋的(R,S)异构体],相对应的三个铂配合物立体异构体,体外和体内活性略有不同,但只有(R,R)异构体用于临床。其对大肠癌、非小细胞肺癌、卵巢癌、乳腺癌以及对顺铂和卡铂耐药的肿瘤株均有显著的抑制作用。洛铂为 1,2-二胺甲基-环丁烷-乳酸合铂,溶解度好,在水中稳定,与顺铂的抗肿瘤作用相似,毒性与卡铂相似。

顺铂 Cisplatin

化学名为 (Z)-二氨二氯铂((Z)-diamminedichloroplatinum),又名顺氯氨铂,简称 DDP。

本品为亮黄色至橙黄色的结晶性粉末;无臭。本品在二甲基亚砜中易溶,在 N,N-二甲基甲酰胺中略溶,在水中微溶,在乙醇中不溶。

本品加硫酸显灰绿色。本品加硫脲和水,加热后显黄色。

本品为顺式异构体,其反式异构体无效。在室温条件下对光和空气稳定,室温条件下可长期贮存。加热至 170 ℃时转化为反式,270 ℃分解成金属铂。本品水溶液不稳定,水解转化为反式异构体和生成水合物,水合物进一步水解生成无抗肿瘤活性且有剧毒的低聚物;顺铂低聚物在 0.9%氯化钠水溶液中可迅速完全转化为顺铂,因此临床上使用其含氯化钠的注射液不会导致中毒危险。

顺铂对乳腺癌和结肠癌等疗效较低。长期使用会产生耐药性,有些肿瘤在接受初始治疗后产生耐药性,有些肿瘤对顺铂天生具有耐药性。顺铂的作用机制是阻碍肿瘤细胞的 DNA 复制和转录,抑制细胞有丝分裂。顺铂进入体内后,在较高的 Cl^- 离子浓度中较稳定,可通过扩散穿过带电的细胞膜进入细胞。由于细胞内 Cl^- 浓度低,顺铂水解为带阳离子的水合物,再解离生成羟基配合物。羟基配合物和水合物比较活泼,与细胞核内 DNA 的碱基结合,破坏了 DNA 链上嘌呤基和胞嘧啶之间的氢键,扰乱了 DNA 的正常双螺旋结构,使其局部变性失活而丧失复制能力(图 15-7)。顺铂与 DNA 连接的形式有三种,其中主要是与两个相邻鸟嘌呤的 7-N 配合形成螯合环状结构、少量与相邻的鸟嘌呤和腺嘌呤的 7-N 配合或极少量与相间的两个鸟嘌呤 7-N 配合。反式铂配合物则无此作用。

顺铂在甘露醇、葡萄糖和苯甲醇中稳定,可制成含甘露醇和氯化钠的冷冻干粉,临用前用注射用水溶解配制成溶液。临床应用中伴有严重的肾、胃肠道毒性、耳毒性及神经毒性,毒副作用较大。为减轻不良反应、提高疗效,有研究者将其制成脂质体。

目前正在研究开发的新一代有机金属铂配合物类抗肿瘤药,与顺铂、卡铂相比,应具备

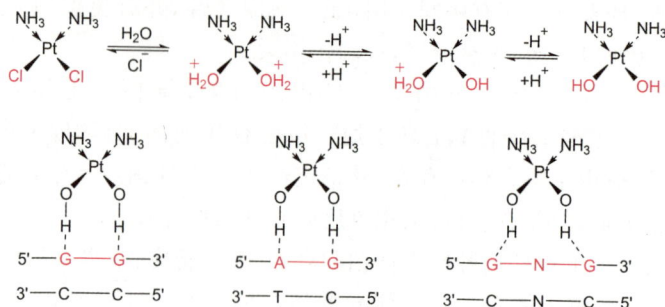

图 15-7 顺铂的作用机制

以下特点：①与顺铂无交叉耐药性；②有较好的口服吸收活性；③与顺铂不同的剂量限制性毒性。

铂类药物的耐药性一直是临床研究的难题，目前还无法用单一机制来准确且完全地解释，可能同时存在多种耐药机制。铂类抗肿瘤药的耐药机制主要有以下四种：

1. 肿瘤细胞内的铂积累减少

铂类药物在细胞内的积累是产生抗肿瘤作用的必要条件，无论是铂的内流减少或者外排增加，都会造成铂类药物在细胞内积累量的减少导致耐药。铂类药物的摄取主要包括被动扩散和主动转运，当跨膜转运相关蛋白表达异常时，会造成肿瘤细胞摄取铂量的锐减，引起肿瘤细胞耐药性的发生。

2. 细胞解毒机制

细胞内含丰富巯基的还原型谷胱甘肽(GSH)与铂或铂-DNA 配合物结合可减少或防止链间交联，从而使细胞内的铂失活降低顺铂的毒性，同时 GSH 可能也有调节 DNA 修复的作用。

3. DNA 的损伤修复作用增强

铂类药物能够与 DNA 结合形成复合物，造成 DNA 损伤，导致肿瘤细胞死亡。当损伤DNA 的功能及时得到修复时，会引起细胞耐药。

4. 肿瘤细胞凋亡抑制作用增强

当肿瘤细胞凋亡受到抑制时，铂类药物在常规浓度下不足以引起细胞发生凋亡而最终引起肿瘤细胞死亡，肿瘤细胞发生耐药。错配修复缺陷使细胞失去检测 DNA 配对错误的能力，于是无法激活阻止细胞周期及诱发凋亡的信号通路，或者是通过复制旁路来克服铂-DNA 交联障碍。此机制主要与顺铂及卡铂的耐药有关，而与奥沙利铂的耐药无关。

第二节 抗代谢药物
Antimetabolites

抗代谢药物(antimetabolites)是利用代谢拮抗原理设计的抗肿瘤药物，通过干扰 DNA合成中所需的嘧啶、嘌呤及叶酸的合成和利用，从而抑制肿瘤细胞的生存和复制，导致肿瘤细胞死亡。抗代谢药物的结构与代谢物很相似，大多数是对正常代谢物的结构做细微的改变而得到，例如利用生物电子等排原理，以 F 或 CH_3 代替 H，S 或 CH_2 代替 O，NH_2 或 SH

代替 OH 等。

　　肿瘤细胞与正常细胞的生长分数不同,所以理论上用抗代谢物仍可杀死更多的肿瘤细胞,而对正常细胞影响较小,但实际上其选择性较差,对增殖较快的正常组织如骨髓、消化道黏膜等也呈现一定的毒性。抗代谢药物的抗瘤谱比生物烷化剂窄,临床上多数用于治疗白血病,但对某些实体瘤也有效。由于抗代谢药物的作用点各异,一般无交叉耐药性。在肿瘤的化学治疗上占有较大的比重(约为40%),也是肿瘤化疗常用的药物。

　　常用的抗代谢药物有嘧啶类抗代谢物、嘌呤类抗代谢物、叶酸类抗代谢物等。

一、嘧啶类抗代谢物

　　嘧啶类抗代谢物(pyrimidine antagonists)主要有尿嘧啶类和胞嘧啶类。

(一)尿嘧啶类

　　尿嘧啶是体内正常的嘧啶碱基,其掺入肿瘤组织的速度比其他嘧啶快。根据生物电子等排原理,以卤原子代替氢原子合成得到卤代尿嘧啶衍生物。

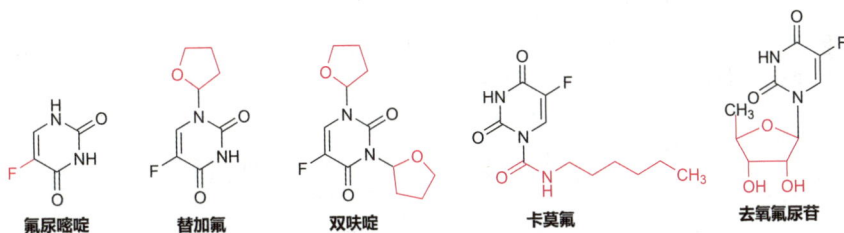

氟尿嘧啶　　替加氟　　双呋啶　　　卡莫氟　　　去氧氟尿苷

　　由于氟的原子半径和氢的原子半径相近,用氟原子取代尿嘧啶 5 位上的氢原子后得到氟尿嘧啶(flurouracil,5-FU),其体积与原化合物几乎相等,加之 C-F 键特别稳定,在代谢过程中不易分解,抗肿瘤作用最好。它能在分子水平上代替正常代谢物尿嘧啶,抑制胸腺嘧啶合成酶(thymidyte synthetase,TS)并使其失活,从而抑制 DNA 的合成,最后导致肿瘤细胞死亡。

　　氟尿嘧啶的疗效好,但毒性也较大,可引起严重的消化道反应和骨髓抑制等副作用。为了提高药物疗效、降低毒性,采用前药原理设计了大量的氟尿嘧啶衍生物。

　　根据氟尿嘧啶的结构特点,其分子中的 N 原子是主要的修饰部位。如替加氟(呋氟尿嘧啶,tegafur)、双呋啶(difuradin)、卡莫氟(carmofur)和去氧氟尿苷(氟铁龙,doxifuridine,5'-DUFR)等,均是氟尿嘧啶的前体药物,在体内转化为氟尿嘧啶而发挥作用,毒性较氟尿嘧啶低。

　　替加氟是氟尿嘧啶 N-1 上的氢原子被四氢呋喃取代的衍生物,进入体内后转变为氟尿嘧啶而发挥作用,适应证与氟尿嘧啶相同,但毒性为氟尿嘧啶的 1/5～1/19,毒性较低,且化疗指数为其 2 倍。

　　双呋啶是氟尿嘧啶 N 上的两个氢原子都被四氢呋喃环取代的衍生物,作用与替加氟相似,且作用时间更长,不良反应比替加氟轻。

　　卡莫氟也属于氟尿嘧啶的前体药物,进入体内后缓缓释放出 5-FU 而发挥抗肿瘤作用,抗瘤谱广,化疗指数高。临床上可用于胃癌、结肠癌、直肠癌、乳腺癌的治疗,特别是对结肠癌、直肠癌的疗效较高。

去氧氟尿苷在体内也是转化成游离的氟尿嘧啶而发挥作用。这种转化是在嘧啶核苷磷酸化酶作用下完成的,由于该酶的活性在肿瘤组织内较正常组织高,所以它在肿瘤细胞内转化为氟尿嘧啶的速度快,产生的氟尿嘧啶浓度较正常组织高,所以对肿瘤具有选择性作用。它主要用于胃癌、结肠直肠癌、乳腺癌的治疗。

氟尿嘧啶 Flurouracil

化学名为 5-氟-2,4(1H,3H)-嘧啶二酮(5-*fluoro*-2,4(1H,3H)-pyrimidine dione)。简称"5-FU"。

本品为白色或类白色的结晶或结晶性粉末。本品在稀盐酸或氢氧化钠溶液中溶解,在水中略溶,在乙醇中微溶,三氯甲烷中几乎不溶。熔点281～284 ℃(分解)。

本品结构中有烯键,遇溴试液发生加成反应,溴试液的红色消失。本品与碱熔融破坏后的水溶液显氟化物的特殊反应。

本品在空气及水溶液中都非常稳定;在亚硫酸钠水溶液中较不稳定,可生成5,6位双键的加成物,该中间体不稳定,会进一步发生消除或者开环等反应(图15-8)。

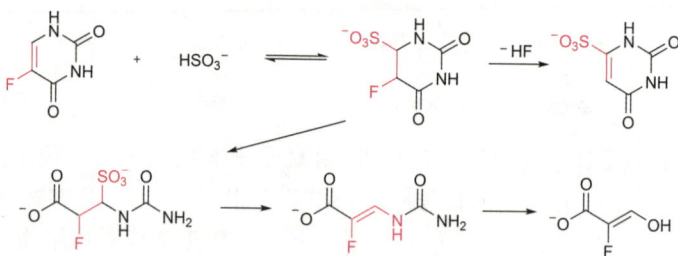

图 15-8　氟尿嘧啶在亚硫酸钠水溶液中的降解过程

氟尿嘧啶的抗瘤谱比较广,对绒毛膜上皮癌、恶性葡萄胎和白血病有显著疗效,对结肠癌、直肠癌、胃癌和乳腺癌、头颈部癌等有效,是治疗实体肿瘤的首选药物。氟尿嘧啶口服吸收不完全,故通过注射给药,静脉注射后可迅速分布到全身各组织,包括脑脊液和肿瘤组织中。氟尿嘧啶在肝、肠黏膜和其他组织内的二氢嘧啶还原酶的作用下,被还原为 5-氟-5,6-二氢尿嘧啶而失活,最终的代谢产物为 α-氟-β-丙氨酸。

氟尿嘧啶的合成是用氯乙酸乙酯与氟化钾反应得到氟乙酸乙酯,然后它与甲酸乙酯缩合得氟代甲酰乙酸乙酯,其烯醇型钠盐与甲基异脲缩合成环,稀盐酸水解即得本品(图15-9)。

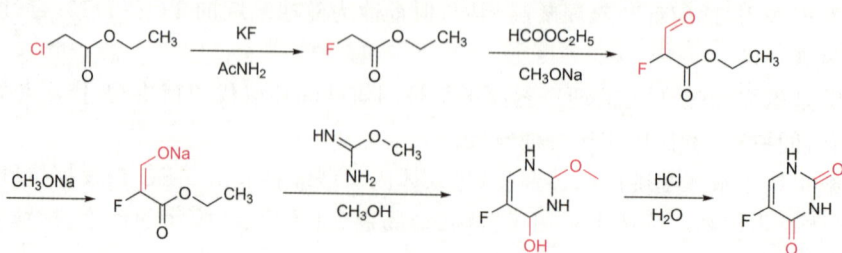

图 15-9　氟尿嘧啶的合成

（二）胞嘧啶类

在研究尿嘧啶类衍生物构效关系时发现,将胞嘧啶核苷中的核糖或去氧核糖用阿拉伯糖替代后所得到的衍生物阿糖胞苷(cytarabine)亦有较好的抗肿瘤活性。将氨基用脂肪酸酰化,可以减慢阿糖胞苷在体内脱氨代谢失活。如依诺他滨(enocitabine)和棕榈酰阿糖胞苷(N-palmitoyl Arac),在体内代谢成阿糖胞苷而起作用,抗肿瘤作用比阿糖胞苷强而持久。

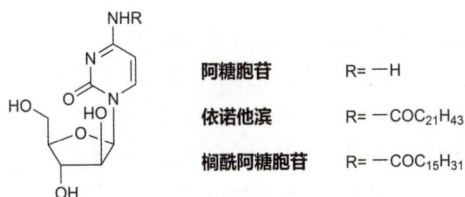

阿糖胞苷	R= —H
依诺他滨	R= —COC₂₁H₄₃
棕榈酰阿糖胞苷	R= —COC₁₅H₃₁

其他临床应用的胞苷类似物还有环胞苷(cyclocytidine,又称安西他滨)、阿扎胞苷(azacitidine)、吉西他滨(gemcitabine)、地西他滨(decitabine)和卡培他滨(capecitabine)等。环胞苷(cyclocytidine)体内代谢比阿糖胞苷慢,作用时间较长,副作用较小。用于各类急性白血病治疗,亦可用于治疗单纯疱疹病毒性角膜炎和虹膜炎。

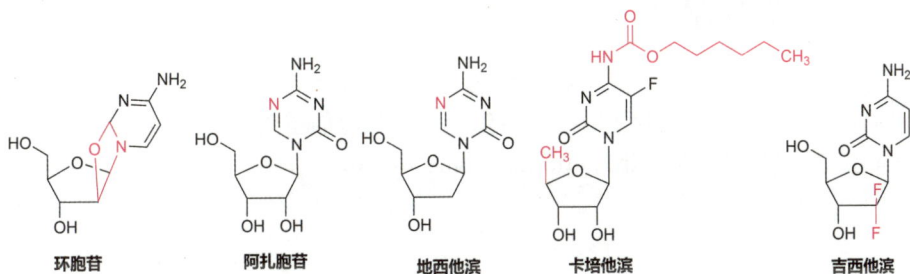

环胞苷 阿扎胞苷 地西他滨 卡培他滨 吉西他滨

阿扎胞苷(azacitidine)的化学结构也和胞苷非常相似,在体内掺入 RNA 和 DNA 中,形成非功能性的氮杂 RNA 和 DNA,从而影响核酸的转录过程,抑制 DNA 和蛋白质的合成。临床主要用于治疗急性粒细胞白血病,对结肠癌、乳腺癌也有一定的疗效。

地西他滨是脱氧胞苷类似物,N 替代嘧啶环上 5—CH 的衍生物,是特异性的 DNA 甲基转移酶(DNMT)抑制剂,主要用于治疗骨髓增生异常综合征和急性髓性白血病。

卡培他滨为氟尿嘧啶氨甲酸酯,本身并无细胞毒作用,口服后在体内代谢,最后转化氟尿嘧啶而起作用。本品具有一定选择性,不良反应相对较低。

将胞嘧啶核苷分子中糖的 2 位用氟取代,则得到吉西他滨。吉西他滨的抗瘤谱和阿糖胞苷不同,对多种实体瘤有效,临床用于晚期胰腺癌的治疗,对局部晚期和已有转移的非小细胞肺癌有效,对膀胱癌、乳腺癌、大肠癌、胃癌、卵巢癌、子宫颈癌、肝癌、胆道癌、鼻咽癌、睾丸肿瘤、淋巴瘤、间皮瘤和头颈部癌也有一定疗效。

盐酸阿糖胞苷 Cytarabine Hydrochloride

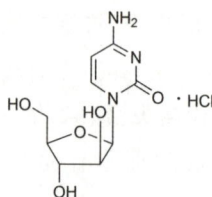

化学名为 1-β-D-阿拉伯呋喃糖基-4-氨基-2(1H)-嘧啶酮盐酸盐（4-amino-1-β-D-arabinofuranosyl-2(1H)-pyrimidinone hydrochloride）。

本品为白色或类白色细小针状结晶或结晶性粉末。本品在水中极易溶，乙醇中略溶，在乙醚中几乎不溶。熔点 189～195 ℃（分解）；本品有旋光性，$[\alpha]_D^{25}$ +127°(H_2O)。

阿糖胞苷和正常代谢物胞苷的化学结构极为相似，在体内转化为活性的三磷酸阿糖胞苷（Ara-CTP），主要是抑制 DNA 多聚酶，也少量阻止 DNA 的合成，抑制肿瘤细胞的生长。

本品临床上主要用于治疗急性粒细胞白血病，还用于治疗带状疱疹病毒所引起的角膜炎等。对慢性粒细胞白血病的疗效较差，与其他抗肿瘤药合用，可提高疗效。

本品口服吸收较差，会迅速被肝脏中的胞嘧啶脱氨酶作用，脱氨生成无活性的尿嘧啶阿拉伯糖苷。故需通过静脉连续滴注给药，才能得到较好的治疗效果。

二、嘌呤类代谢物

腺嘌呤和鸟嘌呤是 DNA 和 RNA 的重要组分，次黄嘌呤是腺嘌呤和鸟嘌呤生物合成的重要中间体。嘌呤类抗代谢物主要是次黄嘌呤和鸟嘌呤的衍生物。主要代表药物有巯嘌呤（mercaptopurine）和磺巯嘌呤钠（sulfomercapine sodium）。

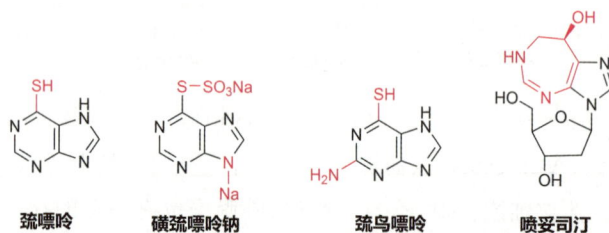

巯嘌呤　　　磺巯嘌呤钠　　　巯鸟嘌呤　　　喷妥司汀

将次黄嘌呤 6-位的羟基以巯基取代则得到巯嘌呤。巯嘌呤结构与黄嘌呤相似，在体内经酶促转变为活性的 6-硫代次黄嘌呤核苷酸（即硫代肌苷酸），抑制腺酰琥珀酸合成酶，阻止次黄嘌呤核苷酸（肌苷酸）转变为腺苷酸（AMP）；还可抑制肌苷酸脱氢酶，阻止肌苷酸氧化为黄嘌呤核苷酸，从而抑制 DNA 和 RNA 的合成。临床主要用于各种急性白血病的治疗，对绒毛膜上皮癌、恶性葡萄胎也有效。缺点是不溶于水，显效慢，易产生耐药性。

由于巯嘌呤存在水溶性差、毒性大、易产生耐药性和起效慢等缺点，因此合成了具有水溶性的磺巯嘌呤钠（溶癌呤），起效快，毒性较低。由于肿瘤组织 pH 较正常组织低，巯基化合物含量也比较高，该药被肿瘤细胞中巯基化合物和酸性介质选择性分解成 6-巯基嘌呤，因此对肿瘤有一定的选择性。

根据巯嘌呤在体内能抑制嘌呤核苷酸生物合成的原理，对鸟嘌呤的结构进行类似的改造，同样得到巯鸟嘌呤（thioguanine，6-TG）。巯鸟嘌呤在体内转化为硫代鸟嘌呤核苷酸

（TGRP），掺入 DNA 和 RNA 中，使 DNA 不能复制。临床主要用于各类型白血病，与阿糖胞苷合用，可提高疗效。

喷妥司汀（pentostatin）可以看成是次黄嘌呤核苷的扩环衍生物。喷妥司汀对腺苷酸脱氨酶（ADA）具有强抑制作用，阻断 DNA 的合成，也可抑制 RNA 的合成，加剧 DNA 的损害，主要用于白血病的治疗。

巯嘌呤 Mercaptopurine

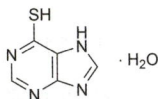

化学名为 6-嘌呤硫醇一水合物（purine-6-thiol monohydrate）。简称 6-MP，又名乐疾宁。

本品为黄色结晶性粉末；无臭。本品在水或乙醇中极微溶，在乙醚中几乎不溶。pK_a 为 7.8。遇光易变色。

本品口服生物利用度 5%～37%。经胃肠道吸收后广泛分布于体液内，仅有较少量可透过血脑屏障，吸收后主要在肝脏代谢，经黄嘌呤氧化酶氧化、甲基化作用后分解为硫尿酸等产物而失去活性。静脉注射后的血浆半衰期约为 1.5 小时。

本品结构中含有巯基，其乙醇溶液与醋酸铅作用，生成黄色的巯嘌呤铅沉淀。

本品分子中的巯基可以与氨反应生成铵盐而溶解，遇硝酸银溶液生成不溶于热硝酸的巯嘌呤银白色沉淀（图 15-10）。

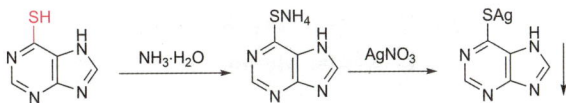

图 15-10　巯嘌呤鉴别反应

本品结构中的巯基具有还原性，可被硝酸氧化生成 6-嘌呤亚磺酸，进一步氧化生成黄色的 6-嘌呤磺酸，再与氢氧化钠作用生成黄棕色的 6-嘌呤磺酸钠。

三、叶酸类代谢物

叶酸（folic acid）是核酸生物合成所需的代谢物，也是红细胞发育生长的重要因子，临床可用作抗贫血药。叶酸参与许多重要的生物合成过程，当体内叶酸缺乏时，会导致白细胞减少，因此叶酸拮抗物可用于缓解急性白血病。

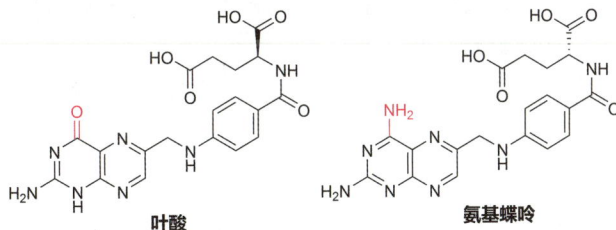

叶酸　　　　　　　　　　　　　　氨基蝶呤

叶酸的拮抗剂主要有氨基蝶呤（白血宁，aminopterin）和甲氨蝶呤（methotrexate）。氨基蝶呤和甲氨蝶呤在结构上与叶酸差别很小。氨基蝶呤可以看成是由叶酸中蝶啶基中的羟基被氨基取代后的衍生物,主要用于银屑病的治疗;甲氨蝶呤则比氨基蝶呤多一个甲基。二者通过抑制二氢叶酸还原酶影响核酸的合成而达到抗肿瘤作用。

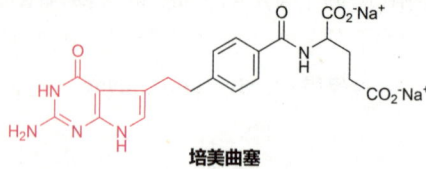

培美曲塞

培美曲塞(pemetrexed)是叶酸的类似物,以吡咯环替代叶酸分子中蝶啶部分的吡嗪环,桥接部分的氨基则由亚甲基所取代,是一种新型抗叶酸代谢药物,作用靶点包括嘧啶和嘌呤合成中的多种酶,故又称为多靶抗叶酸剂。

培美曲塞通过还原型叶酸载体进入细胞内后,在叶酸多谷氨酸合成酶的催化下迅速转化为有活性的培美曲塞多聚谷氨酸盐,后者对多个叶酸依赖酶有很强的抑制作用,包括胸苷酸合成酶(TS)、二氢叶酸还原酶(DHFR)、甘氨酰胺核苷酸转甲酰酶(GARFT)和氨基咪唑酸酰胺核苷甲酰转移酶(AICARFT),可以从多个途径抑制嘧啶和嘌呤的合成,从而起到抗肿瘤作用。培美曲塞通过抑制 TS 而阻止脱氧尿苷酸转变为脱氧胸苷酸,从而妨碍胸腺嘧啶的合成;培美曲塞的多聚谷氨酸盐通过抑制 DHFR 的活性来抑制四氢叶酸的合成;培美曲塞的多聚谷氨酸盐对 GARFT 的抑制则影响了嘌呤的从头合成。

临床前和临床研究证实培美曲塞对多种实体肿瘤有明显的抑制活性,包括肺癌、乳腺癌、胰腺癌、卵巢癌等,特别是对恶性胸膜间皮瘤的治疗。不良反应主要包括骨髓抑制和皮疹,在补充叶酸和维生素 B_{12} 的情况下,不良反应明显减轻。

甲氨蝶呤 Methotrexate

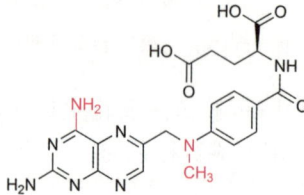

化学名为 L-(+)-N-[4-[[(2,4-二氨基-6-蝶啶基)甲基]甲氨基]苯甲酰基]谷氨酸(N-[4-[[(2,4-diamino-6-pteridinyl)methyl]methylamino] benzoyl]-L-glutamic acid)。又名氨甲蝶呤、氨甲基叶酸,简称"MTX"。

本品为橙黄色结晶性粉末。本品在稀碱溶液中易溶,在稀盐酸中溶解,在水、乙醇、三氯甲烷或乙醚中几乎不溶。甲氨蝶呤分子中含有多个氮原子,故 pK_a 有 4.8、5.5 等值。单水合物的熔点 185～204 ℃(分解)。

本品在强酸性溶液中不稳定,酰胺键发生水解,生成谷氨酸和蝶呤酸而失去活性。

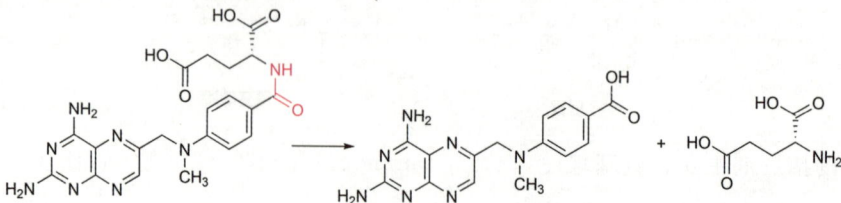

甲氨蝶呤和二氢叶酸还原酶的亲和力比二氢叶酸强 1000 倍,几乎是不可逆地和二氢叶酸还原酶结合,干扰胸腺嘧啶脱氧核苷酸和嘌呤核苷酸的合成,对 DNA 和 RNA 的合成均有抑制作用,从而阻碍肿瘤细胞的生长。

甲氨蝶呤大剂量导致正常细胞所需的四氢叶酸缺乏引起中毒时,可用亚叶酸钙解救。亚叶酸钙可提供四氢叶酸,所以与甲氨蝶呤合用可降低毒性,不降低抗肿瘤活性。

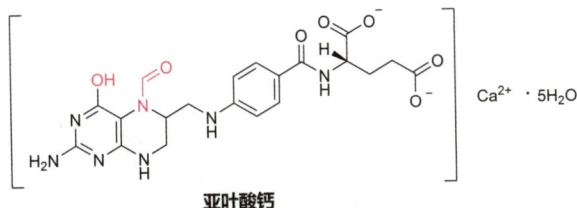

亚叶酸钙

甲氨蝶呤主要用于治疗急性白血病、绒毛膜上皮癌和恶性葡萄胎,对头颈部肿瘤、乳腺癌、宫颈癌、消化道癌和恶性淋巴癌也有一定效用。

第三节　抗肿瘤抗生素
Anticancer Antibiotics

抗肿瘤抗生素是由微生物产生的具有抗肿瘤活性的化学物质。现已发现多种抗肿瘤抗生素,这些抗生素大多是直接作用于 DNA 或嵌入 DNA 中干扰其功能,为细胞周期非特异性药物。目前已发现多种抗生素用于抗肿瘤,常用的主要有多肽类和醌类两大类。

一、多肽类抗生素

放线菌素 D(dactinomycin D,又称更生霉素),是从放线菌 *Streptomyces parvulus* 中提取分离的一种多肽抗肿瘤药物,属于放线菌素家族的一种抗生素。

放线菌素 D Dactinomycin

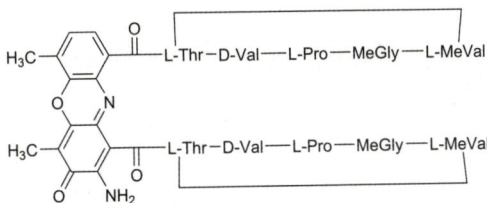

本品为鲜红色或深红色结晶,或橙红色结晶性粉末;无臭;有引湿性;遇光极不稳定。本品在丙酮或异丙醇中易溶,在甲醇中略溶,在乙醇中微溶,在水中几乎不溶,但在 10 ℃水中溶解。$[\alpha]_D -293° \sim -329°(CH_3OH)$。

本品水溶液不稳定,酸、碱或高温都能加速其分解。

本品由 L-苏氨酸(L-Thr)、D-缬氨酸(D-Val)、L-脯氨酸(L-Pro)、N-甲基甘氨酸(N-MeGly)、L-N-甲基缬氨酸(L-MeVal)组成的两个多肽酯环与母核 3-氨基-1,8-二甲基-2-吩噁嗪酮-4,5-二甲酸通过羧基相连接而成。

本品与 DNA 结合能力较强,但是结合可逆,主要是通过抑制以 DNA 为模板的 RNA 多聚酶,从而抑制 RNA 的合成。放线菌素 D 与 DNA 结合的方式可能是通过其母核吩噁嗪酮嵌入 DNA 的碱基对之间,和碱基对形成氢键,而其肽侧链位于 DNA 双螺旋的小沟内。

本品主要用于恶性淋巴瘤、霍奇金病、肾母细胞瘤、绒毛膜上皮癌、恶性葡萄胎等的治疗。与其他抗肿瘤药合用可提高疗效,与放疗结合可提高肿瘤对放疗的敏感性。

博莱霉素(bleomycin,BLM,又称争光霉素)是从放线菌 *Streptomyces verticillus* 中分离出的一类水溶性碱性糖肽抗生素。本品为白色粉末;在水或甲醇中易溶;其水溶液呈弱酸性,较稳定。

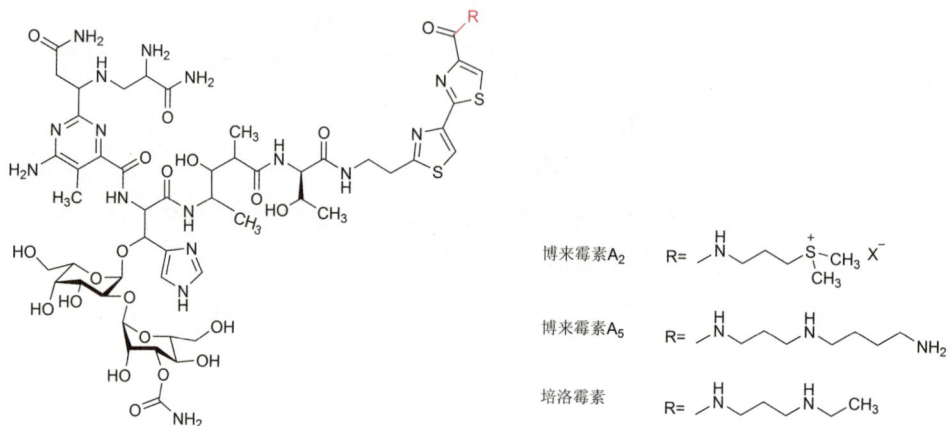

临床应用的博莱霉素是以 A_5(占 50％以上)为主要成分的混合物,此外还包含博来霉素 A_2、B_2 及培洛霉素。平阳霉素(pingyangmycin)是从我国浙江平阳县土壤中的放线菌(*Streptomyces pingymgensisn sp*)培养液中分离得到的抗肿瘤抗生素,主要成分为单一的博来霉素 A_5。培洛霉素为博来霉素的衍生物。

博来霉素类药物通过直接作用于肿瘤细胞的 DNA 而发挥作用,使 DNA 链断裂和裂解,最终导致肿瘤细胞死亡。本品对鳞状上皮细胞癌、宫颈癌和脑癌都有效。与放射治疗合并应用,可提高疗效。

平阳霉素对鳞癌有较好疗效,而肺毒性相对较低。临床用于治疗头颈部鳞癌、淋巴瘤、乳腺癌、食管癌、鼻咽癌等。

二、醌类抗生素

(一)蒽醌类抗生素

蒽醌类抗生素是 20 世纪 70 年代发展起来的一类抗肿瘤抗生素。该类药物主要是通过嵌合到 DNA 中,使 DNA 分子中碱基对之间的距离发生改变,进而引起 DNA 的裂解。代表药物有多柔比星(doxorubicin,adriamycin)、柔红霉素(daunoruibicin)和米托蒽醌(mitoxantrone)。

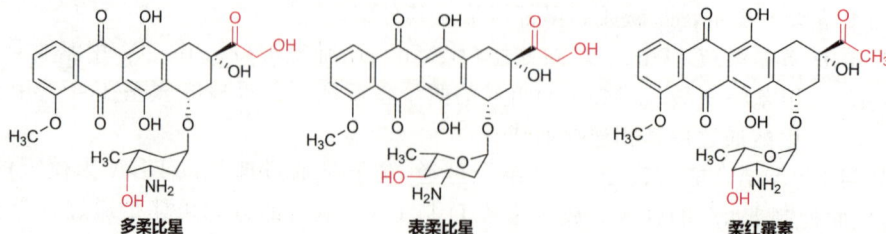

多柔比星　　　　表柔比星　　　　柔红霉素

多柔比星又称阿霉素，是由 *Streptomyces peucetium var caesius* 产生的蒽环糖苷抗生素，分子中含有平面结构的四环结构柔红霉酮（daunomycinone）和柔红糖胺，通过糖苷键相连。

多柔比星结构中具有较大共轭体系的蒽醌结构，为橘红色针状结晶。在水中易溶，水溶液稳定；在碱性条件下不稳定，易迅速分解。

多柔比星既有脂溶性蒽环配基和水溶性柔红糖胺，又有酸性酚羟基和碱性氨基，易通过细胞膜进入肿瘤细胞，因此有很强的药理活性。临床上常用其盐酸盐。盐酸多柔比星抗瘤谱较广，不仅可用于治疗急、慢性白血病和恶性淋巴瘤，而且还可用于治疗乳腺癌、甲状腺癌、肺癌、卵巢癌和肉瘤等实体瘤。

表柔比星（表阿霉素，epirubicin）由多柔比星结构改造而来，是多柔比星在柔红霉糖 $4'$ 位 OH 的差向异构体。临床用于乳腺癌、淋巴瘤、软组织肉瘤、小细胞肺癌等实体瘤及白血病的治疗，对白血病和其他实体瘤的疗效与多柔比星相似，但骨髓抑制和心脏毒性比多柔比星低 25%。

柔红霉素（daunorubicin）是由从中国河北省正定县土壤含有的放线菌 *Streptomyces peucetins* 中得到的抗生素，又称正定霉素。本品的作用与多柔比星相同，临床上主要用于治疗急性粒细胞白血病及急性淋巴细胞白血病。与其他抗肿瘤药联合应用可提高疗效。

多柔比星和柔红霉素的主要毒副作用为骨髓抑制和心脏毒性，其产生的原因可能是醌环被还原成半醌自由基，诱发脂质过氧化反应，引起心肌损伤。

对这类抗生素的研究，科研人员致力于寻找心脏毒性较低的化合物，主要是对柔红霉糖的氨基和羟基进行改造。在柔红霉素的基础上进行结构改造得到半合成衍生物佐柔比星（zorubicin），临床用于急性淋巴细胞白血病和急性原始粒细胞白血病，疗效与柔红霉素相似。

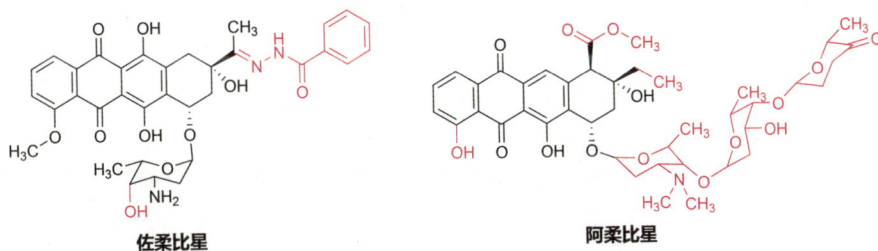

佐柔比星　　　　　　　　　　阿柔比星

阿柔比星（aclarubicin，阿克拉霉素）是从放线菌 *Streptomyces galilaeus* 的代谢产物中发现的一种新型蒽环抗生素，对子宫内膜癌、胃肠道癌、胰腺癌、肝癌和急性白血病都有效，对柔红霉素产生耐药的病例仍有效。特点是选择性地抑制 DNA 的合成，心脏毒性低于其他蒽环抗生素。

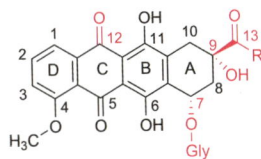

蒽环类抗生素主要通过直接作用于肿瘤细胞 DNA 而达到抗肿瘤的目的。蒽环类抗肿瘤药物的构效关系研究表明：①A 环的几何结构和取代基对保持其活性至关重要。C-9 和 C-7 位的手性不能改变，否则将失去活性；若 9,10 位引入双键，则使 A 环结构改变而丧失活性。②C-13 的羰基和 C-9 的羟基与 DNA 双螺旋的碱基对产生氢键作用，若将 C-9 位由羟基换成甲基，则蒽酮与 DNA 亲和力下降而活性丧失。

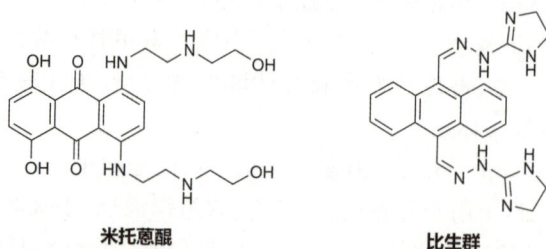

米托蒽醌　　　　　　　比生群

由于蒽酮类抗生素具有心脏毒性，全合成步骤长、收率低。为减少蒽酮抗生素结构中的非平面环部分和氨基糖侧链，设计、合成了一些蒽环类的化合物。新设计的化合物以蒽醌为母核，用其他有氨基(或烃氨基)的侧链代替氨基糖，有可能保持活性而减小心脏毒性。如米托蒽醌(mitoxantrone)，其抗肿瘤作用是阿霉素的 5 倍，而血液毒性和心脏毒性较小，临床用于治疗晚期乳腺癌、非何杰金氏病、淋巴瘤和成人急性淋巴细胞白血病。

比生群(bisantrene)是继米托蒽醌后第二个用于临床的合成蒽环类抗肿瘤药。它可抑制 RNA 及 DNA 的合成。抗瘤谱与米托蒽醌相似，且无明显的心脏毒性。临床上对恶性淋巴瘤、卵巢癌、肺癌、肾癌、黑色素瘤和急性白血病有效。

盐酸米托蒽醌 Mitoxantrone Hydrochloride

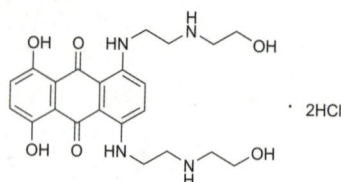

化学名为 1,4-二羟基-5,8-双[[2-[(2-羟乙基)氨基]乙基]氨基]-9,10-蒽醌二盐酸盐(1,4-hydroxy-5,8-bis[[2-[(2-hydroxyethyl)amino]ethyl]amino]-9,10-anthracenedione hydrochloride)。

本品为蓝黑色结晶性粉末；无臭；有引湿性。本品在水中溶解，乙醇中微溶，三氯甲烷中不溶。熔点 203～205 ℃，其游离碱熔点 162～164 ℃。

本品固体比较稳定，在碱性水溶液中会降解，降解产物如图 15-11 所示。

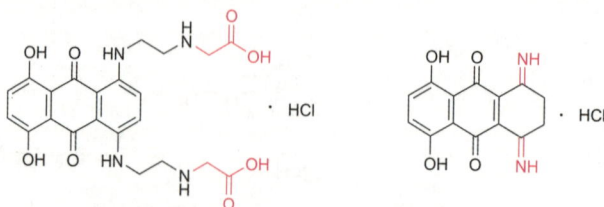

图 15-11　盐酸米托蒽醌的降解产物

本品盐酸盐进入体内后很快被吸收进入组织,在尿中发现有侧链被氧化成羧基的代谢产物(图 15-12)。

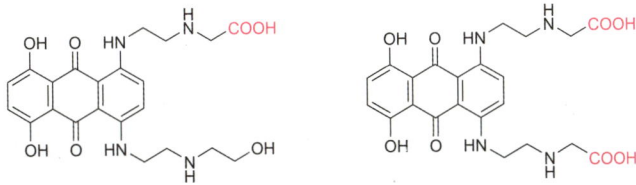

图 15-12　米托蒽醌氧化代谢产物

米托蒽醌是细胞周期非特异性药物,能抑制 DNA 和 RNA 合成。抗肿瘤作用是多柔比星的 5 倍,心脏毒性较小。用于治疗晚期乳腺癌、非何杰金氏病淋巴瘤和成人急性非淋巴细胞白血病复发。

(二)对苯二醌类抗生素

丝裂霉素 C(mitomycin C)是由放线菌产生的一种抗生素,也称自力霉素。

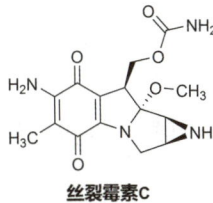

丝裂霉素C

丝裂霉素 C 及其衍生物的水溶液贮存时都不稳定,酸、碱或高温都能加速其分解。

丝裂霉素 C 对胃癌、胰腺癌、直肠癌、乳房癌以及某些头颈癌和骨髓性白血病有效。由于会引起骨髓抑制的毒性反应,较少单独应用,通常与其他药物合用,用于胃腺癌的治疗。

第四节　抗肿瘤植物有效成分及其衍生物
Anticancer Compounds from Plants and Their Derivatives

对天然药物有效成分进行结构修饰而得到一些半合成衍生物,从中寻找疗效更好、副作用低的抗肿瘤药物,这方面的研究近年来发展较快,成为抗肿瘤药物的一个重要组成部分。自 20 世纪 60 年代以来,我国医药工作者根据民间运用天然抗肿瘤药物的经验,从天然药物中研究和开发出了一批疗效确切的天然抗肿瘤药物,为肿瘤的防治做出了较大的贡献。临床应用的抗肿瘤植物有效成分很多,本节主要介绍喜树碱类、长春碱类和紫杉烷类药物。

一、喜树碱及羟基喜树碱

喜树碱(camptothecin)和羟基喜树碱(hydroxycamptotheine)是从中国特有的洪桐科植物喜树(*Camptotheca accuminata Decaisene*)中分离得到的含五个稠合环的内酯生物碱。

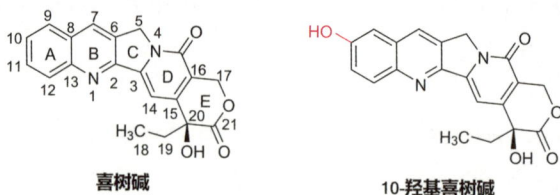

喜树碱　　　　　　**10-羟基喜树碱**

喜树碱类的化学结构由五个环稠合而成：其中 A、B 环构成喹啉环，C 环为吡咯环，D 环为吡啶酮结构，E 环为一个六元环的 α-羟基内酯环。整个环上共有两个氮原子，一个为内酰胺的氮原子，另一个为喹啉的氮原子，碱性都比较弱，不能与酸形成稳定的盐。天然的喜树碱为右旋，分子中唯一的手性中心 C-20 为 S 构型。

喜树碱具有较强的细胞毒性，对消化道肿瘤(如胃癌、结直肠癌)、肝癌、膀胱癌和白血病等恶性肿瘤有较好的疗效，但对泌尿系统的毒性比较大，主要为尿频、尿痛和尿血等。

由于在临床中发现喜树果的粗制品比喜树碱疗效好，毒性低，于是对喜树果的其他成分进一步研究，1969 年从喜树中又分离得到含量较低，但抗肿瘤活性更高的羟喜树碱。羟基喜树碱为喜树碱的羟基衍生物，化学名为 10-羟基喜树碱(10-hydroxycamptothecin)。本品为黄色柱状结晶，在水中不溶，有机溶剂中微溶，由于具有酚性羟基而溶于碱性水溶液，溶液具有黄色荧光。

羟基喜树碱毒性比喜树碱低，很少引起血尿和肝肾功能损伤，临床主要用于肠癌、肝癌和白血病的治疗。一般为粉针剂，通过静脉注射，其 $t_{1/2\alpha}$ 为 4.5 分钟，$t_{1/2\beta}$ 为 29 分钟，主要以原形从粪便中排出。

由于喜树碱和羟基喜树碱水溶性差，给其临床应用带来了困难。为了解决水溶性问题，科学家们曾将喜树碱 E 环的内酯环打开制成水溶性的羟基酸钠盐用于临床，利用钠盐在体内环合形成喜树碱起作用，但是喜树碱开环形式钠盐的活性只有喜树碱的 1/10，因此需加大用量，从而造成毒副反应加大。

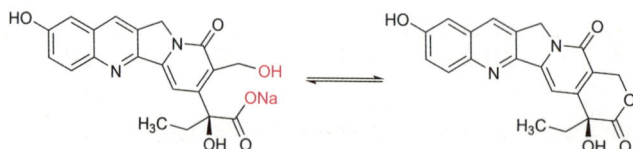

20 世纪 80 年代后期，人们发现喜树碱新的作用机制，即作用于哺乳动物的 DNA 拓扑异构酶 I(Topo I)。DNA 拓扑异构酶是调节 DNA 空间构型动态变化的关键性核酶，该酶主要包括 Topo I、Topo II 两种类型。以 Topo I、Topo II 为靶分子设计各种酶抑制剂，已成为肿瘤化疗的新热点。喜树碱类药物是 Topo I 抑制剂，通过阻断酶与 DNA 反应的最后一步，即单链或双链 DNA 在切口部位的重新结合，使 DNA 复制、转录等受阻，从而导致 DNA 断裂和细胞死亡。

揭示了喜树碱的作用机制后，人们又设计、合成了一系列活性和安全性改善的喜树碱衍生物(表 15-2)，如伊立替康(irinotecan，CPT-11)、拓扑替康(topotecan)和鲁比替康(rubitecan)、9-氨基喜树碱(9-aminocamptothecin，NSC-603071)。

表 15-2 不同喜树碱类药物结构

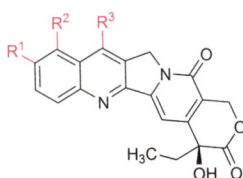

药 物 名 称	R^1	R^2	R^3
伊立替康		—H	—C_2H_5
SN-38	—OH	—H	—C_2H_5
拓扑替康	—OH		—H
9-氨基喜树碱	—H	—NH_2	—H
鲁比替康	—NO_2	—H	—H

盐酸伊立替康为淡黄色或黄色的疏松块状物或粉末,可溶于水,不溶于三氯甲烷、二氯甲烷等有机溶剂。本品属前体药物,在体外抗癌活性小,但它在体内经 P-450 依赖性酯酶代谢成为有活性的 7-乙基-10-羟基喜树碱(SN-38)。抗肿瘤效果比喜树碱好,毒性低,对结肠癌、胸癌、小细胞肺癌和白血病疗效显著。主要副作用是中性白细胞减少和腹泻。

拓扑替康化学名为 9-N, N'-二甲基氨甲基-10-羟基喜树碱盐酸盐(9-N, N'-dimethylaminomethyl-10-hydroxy camptothecin),是另一个半合成的水溶性喜树碱衍生物,1996 年被美国 FDA 批准上市,国内也已上市。拓扑替康在喜树碱 A 环上连有 N, N'-二甲基氨甲基侧链,其盐酸盐有很好的水溶性,溶液的酸性避免了因内酯开环而导致的活性降低。拓扑替康的抗肿瘤谱较广,主要用于转移性卵巢癌的治疗,对小细胞肺癌、乳腺癌、结肠癌、直肠癌的疗效也比较好,对头颈癌和恶性神经胶质瘤也有效。副作用为血毒症、中性白细胞减少、呕吐和腹泻。

喜树碱类衍生物抗肿瘤活性的构效关系如图 15-13 所示。

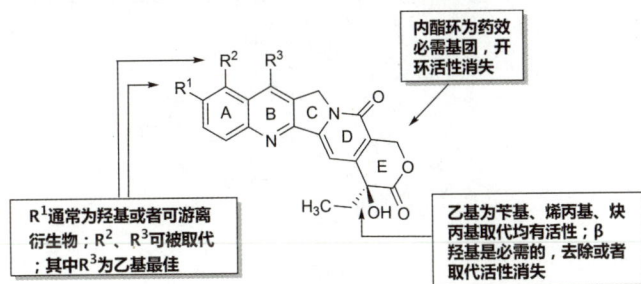

图 15-13 喜树碱类衍生物抗肿瘤活性构效关系

二、长春碱类

长春碱类(vinca alkaloids)抗肿瘤药系从夹竹桃科植物长春花(*Catharanthzu Roseus*

或 *Vinca Rosea*）中分离得到的一类具有抗肿瘤活性生物碱,为干扰蛋白质合成的抗癌药物（表 15-3）,主要有长春碱（vinblastine,VLB）、长春新碱（vincristine,VCR）、长春地辛（vindisine,VDS）和长春瑞滨（vinorelbine,NVB）。

表 15-3　不同长春碱类药物结构

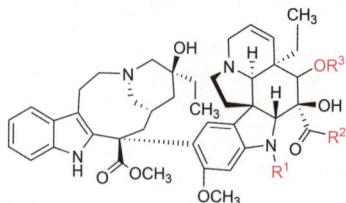

药 物 名 称	R^1	R^2	R^3
长春碱	—CH_3	—OCH_3	—$COCH_3$
长春新碱	—CHO	—OCH_3	—$COCH_3$
长春地辛	—CH_3	—NH_2	—H

长春碱类抗肿瘤药物能与微管蛋白结合,阻止微管蛋白双聚体聚合成微管,还可诱使微管在细胞内形成聚集体,从而使纺锤体不能形成,使肿瘤细胞停滞于分裂中期,达到阻止肿瘤细胞分裂繁殖的作用。

长春碱类药物中的另一代表药物长春新碱,又名醛基长春碱,也是从长春花中提出分离的有效成分。长春新碱是将长春碱二氢吲哚环上的 N—CH_3 换成 N—CHO。它可以从国产长春花植物中提取分离得到,也可以用低温氧化法从长春碱转化得到。

长春碱与长春新碱均对光敏感,应避光保存,静脉滴注时应避免日光直接照射。长春新碱对动物肿瘤的疗效超过长春碱,与长春碱之间没有交叉耐药现象。在临床上应用较广,为基本药品之一。毒性反应与长春碱相近,骨髓抑制和胃肠道反应较轻,但对神经系统毒性较突出,有剂量依赖性、神经毒性副作用,多在用药 6～8 周出现,有的患者可能发生运动障碍。

在对长春碱结构改造的过程中,合成了长春地辛,其为半合成的长春碱衍生物,活性远优于长春碱和长春新碱,毒性介于长春碱和长春新碱之间。对急性淋巴细胞性白血病及慢性粒细胞性白血病有显著疗效,对小细胞及非小细胞肺癌、乳腺癌也有较好疗效。

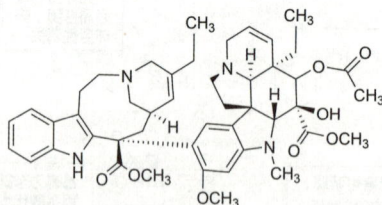

长春瑞滨

长春瑞滨,又名去长春烯碱、异长春花碱,是 20 世纪 90 年代初开发上市的另一个半合成的长春碱衍生物。其为周期特异性药物,作用近似长春新碱。对肺癌尤其对非小细胞肺癌的疗效好,还用于乳腺癌、卵巢癌、食管癌等的治疗。长春瑞滨的神经毒性比长春碱和长春新碱低。

硫酸长春碱 Vinblastine Sulfate

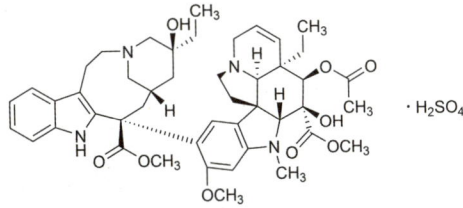

本品为白色或类白色的结晶性粉末；无臭；有引湿性；遇光或热易变黄。本品在水中易溶，甲醇和三氯甲烷中溶解，在乙醇中极微溶解。熔点 284～285 ℃。

本品具有吲哚类生物碱的特征颜色反应，如与 1‰硫酸铈铵的磷酸溶液显紫色。

由于长春碱分子中具有吲哚环结构，极易被氧化，故在光照或加热情况下很容易变色。本品对热不稳定，加热情况下，一分子中的—$COOCH_3$ 迁移到另一分子的—N 原子上，随后发生类似 Hofmann 型的消除反应。

本品为临床常用粉针剂，本品静脉注射后，血浆药物的清除呈双相型。主要用于治疗淋巴瘤、绒毛膜上皮癌及睾丸肿瘤，对肺癌、乳腺癌、卵巢癌及单核细胞白血病也有效。常见的副作用是骨髓抑制和肌痛。

三、紫杉烷类

紫杉烷类（paclitaxels）抗肿瘤药物主要有紫杉醇及其衍生物（表 15-4）。紫杉醇（paclitaxel）最先是从美国西海岸的短叶红豆杉（Taxus brevifolia）的树皮中提取得到的一个具有紫杉烯环的二萜类化合物，是由美国 Bristol-Myers-Squibb 公司历经 30 多年开发出的一种新抗肿瘤药。

表 15-4 不同紫杉烷类药物结构

	药物名称	R[1]	R[2]
	紫杉醇		
	多西紫杉醇		—H

早在 20 世纪 60 年代发现短叶红豆杉树干的粗提物具有抗肿瘤活性，1971 年 Wall 等从中分离得到紫杉醇。在体外人癌细胞株筛选中，发现它对卵巢癌、乳腺癌和大肠癌疗效突出，对移植性动物肿瘤和黑色素瘤、肺癌也有明显抑制作用。目前已对红豆杉科的 2 属 8 个种及若干变种进行了研究，发现了大量具有紫杉烷骨架及类似骨架的化合物。但迄今为止，还没有发现抗癌活性强于紫杉醇的天然来源的紫杉烷类化合物。

紫杉醇的化学结构为一个具有紫杉烷骨架的二萜类化合物，其紫杉烷骨架为 [6,8,6] 三环骈合，其上的 C-4(20)、5 位具有一个环氧丙烷环。紫杉醇分子结构中共有 11 个手性碳原子；共有 3 个游离羟基,其中 1 位是叔-OH,且为桥头 C-OH,空间位阻很大,反应性很低,而 7 位及 2′ 位的仲-OH 有较大的反应活性,可以考虑对其进行修饰,得到水溶性较好的前药;此外还有 3 个酯基,其 2 位的苯甲酰氧基及 4 位的乙酰氧基是活性必需基团,去掉后活性基本消失,而 10 位的乙酰氧基可以进行修饰。

由于紫杉醇水溶性很差,对紫杉醇的结构改造主要集中在改善其水溶性方面,主要是对 C-2′ 位羟基进行衍生化。C-2′ 位羟基酯化后体外试验活性较差,而体内试验中活性影响不大,说明酯化产物可能在体内水解成紫杉醇,因此,C-2′ 位羟基的修饰是寻找前药的一个可能途径。具有较好水溶性以及活性的紫杉醇衍生物有 2′-[3-(N,N-二乙基氨)丙酰基]紫杉醇甲磺酸盐、2′-[2-(N,N-二甲氨)乙酰基]紫杉醇甲磺酸盐、2′-[4-[3(N,N-二甲基)丙氨酸]丁酰]紫杉醇盐酸盐以及 2′-(3-磺丙酰基)紫杉醇钠盐等,其中 2′-(3-磺丙酰基)紫杉醇钠盐的水溶性为紫杉醇的 210 倍。最近开发了一种水溶性的聚谷氨酸紫杉醇[poly-(glutamic acid)-paclitaxel],在体内能逐步释放紫杉醇而显示疗效。由于它的毒性小,故剂量可增加 2 倍,能显著增加疗效。

多西他赛(多西紫杉,docetaxel;紫杉特尔,taxotere)是保持了紫杉醇 2′R,3′S 构型的另一个半合成的紫杉醇类抗肿瘤药,于 1996 年被美国 FDA 批准上市。它在结构与紫杉醇的区别是：① 10 位碳上的取代基,脱去 10-O-乙酰基；② 3′ 位上的侧链 N 上苯甲酰替换成特戊酰基后的衍生物。与紫杉醇相比,多西他赛的水溶性较大,具有较好的生物利用度,抗肿瘤谱更广且毒性较小。在相当的毒性剂量下,其抗肿瘤作用比紫杉醇高 1 倍,且同样情况下,活性优于紫杉醇,抗肿瘤谱更广,对乳腺癌、卵巢癌、肺癌均有效。多西他赛最严重的不良反应是急性超敏反应,发生率可达 40%,且大部分患者在用药后 10 分钟内出现。

紫杉醇 Paclitaxel

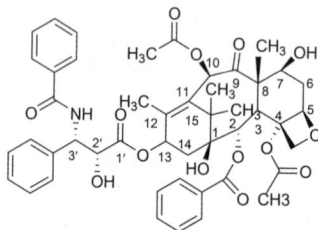

本品为白色或类白色结晶性粉末。本品在甲醇、乙醇或三氯甲烷中溶解,在乙醚中微溶,在水中几乎不溶。熔点 213~216 ℃(分解)。

紫杉烷类药物的作用机制是抑制肿瘤细胞的有丝分裂,但与长春碱类药物不同,是通过促进微管蛋白聚合成微管,而抑制所形成微管的解聚,进而导致微管束的排列异常而使肿瘤细胞的有丝分裂终止,最终导致肿瘤细胞的死亡。紫杉醇类药物是至今为止发现的唯一可以抑制所形成的微管解聚的一类药物。

紫杉醇为水针剂,需在 2~8 ℃ 冰箱内避光保存。由于紫杉醇在水中难溶(0.03 mg/mL),常用表面活化剂聚环氧化蓖麻油(cremophor)助溶,但常引起血管舒张、血压降低及过敏反应等副作用。

由于紫杉醇的作用机制独特,对很多耐药患者有效,成为目前最热门的抗肿瘤药物之一。本品于 1983 年进入临床研究,1993 年上市,主要用于卵巢癌、乳腺癌及非小细胞肺癌的治疗；1994年在中国上市。国产的紫杉醇针剂已于1998年上市。

紫杉醇在数种红豆杉属植物中含量均很低（最高约0.07%），再加上紫杉生长缓慢，树皮剥去后不能再生，所以其来源受到限制。虽然曾有实验室成功全合成紫杉醇，但由于合成步骤复杂，成本昂贵，尚无应用价值，目前大都是通过半合成的方法得到紫杉醇及其衍生物。先从浆果紫杉（*Taxus baccata*）的新鲜叶子中提取得到含量较高（约0.1%）的10-去乙酰浆果赤霉素Ⅲ（10-deacetylbaccatin Ⅲ），通过选择性保护C-7羟基和酯化C-10羟基，然后对C-13羟基进行酯化，去掉7位羟基上的保护基就得到紫杉醇，总收率可达53%（图15-14）。

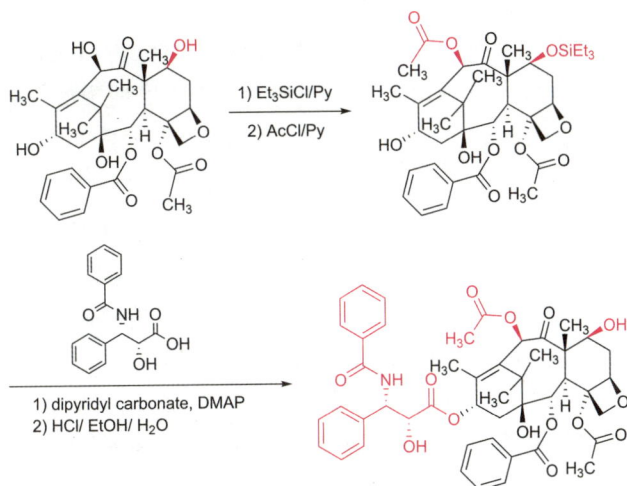

图15-14 紫杉醇的半合成路线

紫杉醇除了从10-去乙酰浆果赤霉素Ⅲ半合成外，也可以从其他高含量的类似物通过生物转化和化学半合成方法获得，还可以通过植物组织和细胞培养以及利用内生真菌转化得到。

紫杉醇的构效关系研究表明：①紫杉烷环上C-4、C-5位的环氧丙烷环和4-乙酰氧基是保持其抗肿瘤活性所必需的，开环后几乎无活性。②C-13上的苯基异丝氨酸酯侧链也是保持其活性的关键部位。③C-2的苯甲酰氧基对活性十分重要，对位取代则活性显著降低，间位取代时活性提高。④C-7、C-9及C-10的含氧官能团可做适当修饰。⑤侧链上C-2′位羟基酯化后在体外试验中活性较差，而在体内试验中活性影响不大，说明酯化产物可能在体内水解成紫杉醇，可制成前药，构型翻转活性降低。⑥侧链上C-3′位的氨基取代对其影响微管功能的作用很重要，C-3′位没有氨基的衍生物与微管结合很差。氨基上的取代基可以进行改变，如半合成的衍生物多西紫杉醇。

第五节　靶向抗肿瘤药物
Targted Anti-tumor Drugs

传统的肿瘤化学治疗药物大多数是以DNA或微管作为靶点，或通过抑制肿瘤细胞的代谢途径来发挥作用。这样的治疗药物在发挥抗肿瘤活性的同时，对人体正常细胞也造成了一定的损伤,带来了许多明显的不良反应。

随着分子生物学、分子肿瘤学和分子药理学的迅速发展,肿瘤的本质得到进一步的阐明,为抗肿瘤药物的研究提供了新的方向和新的靶点,抗肿瘤药物的研究正在从传统的细胞毒药物向针对机制、多环节作用的新型抗肿瘤药物发展。

第十五章
短视频

目前已经有数十个分子靶向抗肿瘤药上市,由于具有相对较高的选择性和较轻的不良反应,它在临床抗肿瘤治疗上发挥越来越重要的作用。已经上市的新型分子靶向抗肿瘤药可分为小分子化学药物和生物技术药物。前者主要由各种激酶小分子抑制剂组成,还包括蛋白酶体抑制剂和靶向表观遗传调控的组蛋白去乙酰化酶抑制剂。目前已上市的抗肿瘤靶向药主要有蛋白酪氨酸激酶抑制剂、组蛋白脱乙酰酶抑制剂、蛋白酶体抑制剂、细胞周期依赖性蛋白激酶抑制剂、Hedgehog 通路抑制剂和肿瘤血管生成抑制剂等。

一、蛋白酪氨酸激酶抑制剂

第十五章
知识链接1

蛋白激酶基因簇是真核细胞中最大的基因家族,目前已知人体内有 518 种激酶。研究表明,激酶对多种基因过程都有至关重要的调节作用,例如细胞增殖、细胞死亡、细胞周期进程、分化和细胞存活等。其异常表达或功能失调会导致细胞信号通路调控异常,致使肿瘤发生,还与肿瘤的侵袭、转移、血管生成以及化疗抗药性密切相关。目前 80 多个激酶小分子抑制剂已上市,其中超过 50 个用于抗肿瘤领域。激酶成为近 20 年来抗肿瘤药研究的热门靶点之一。这些药物大部分靶向蛋白酪氨酸激酶(protein tyrosine kinase,PTK)。PTK 家族按其结构、功能及存在位置可大致分为两类:受体酪氨酸激酶(receptor protein tyrosine kinase,RTK)和非受体酪氨酸激酶(non-receptor protein tyrosine kinase,NRTK)。

RTK 是一类具有可使酪氨酸磷酸化的穿膜受体蛋白,由含有配体结合位点的细胞外结构域及 RTK 活性的细胞内结构域组成。人类基因组包括 58 种 RTK,可以根据受体或配体的不同将其划分为 20 个亚家族,包括胰岛素受体和生长因子,如表皮生长因子、成纤维细胞生长因子、血小板源生长因子、血管内皮生长抑制因子和神经生长因子等。

NRTK 是胞内蛋白的一个大家族,在调节细胞增殖、分化、代谢、迁移和存活等细胞过程中起着重要作用。NRTK 包括 32 个成员,被划分为 9 个家族:ABL、SRC、TEC、CSK、FAK、SYK、JAK、TNK 和 FEK。与 RTK 类似,基因突变、过表达等因素会导致 NRTK 的活性失调,最终引起信号失常或丧失自调节能力,NRTK 被认为与许多癌症的发病机制有关。

(一)表皮生长因子受体酪氨酸激酶抑制剂

表皮生长因子受体(epidermal growth factor receptor,EGFR)是 erbB 蛋白家族成员,其他三个亚型分别是人类表皮生长因子受体 2(human epidermal growth factor receptor 2,neu,erbB2)、HER3(erbB3)和 HER4(erbB4)。EGFR 是一种糖蛋白的跨膜受体,激酶域在酪氨酸激酶蛋白家族中,具有很高的保守性,使得在设计该结合位点(激酶口袋)的小分子抑制剂时,靶点选择性成为值得关注的问题。EGFR 蛋白酪氨酸激酶抑制剂可能是通过促凋亡、抗血管生成、抗分化增殖和抗细胞迁移等方面而实现抗癌的,常可与化疗和放疗起协同作用。

大部分第一代 EGFR 抑制剂具有喹唑啉结构,它们能够作为 ATP 的模拟物,竞争性地与 EGFR 结合。

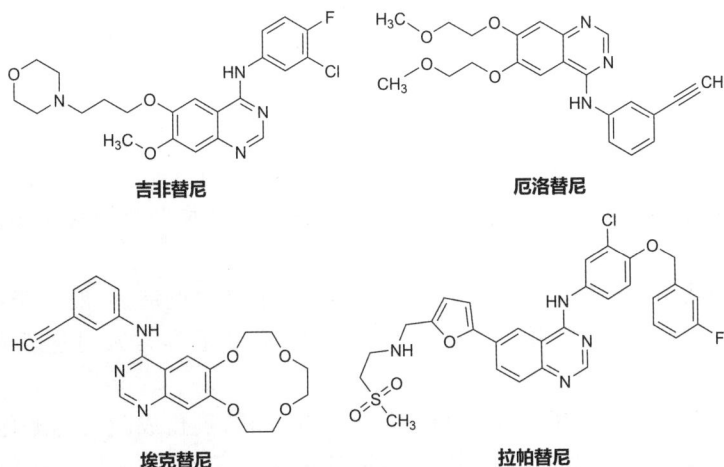

吉非替尼　厄洛替尼

埃克替尼　拉帕替尼

吉非替尼(gefitinib)是 2003 年上市的第一个小分子 EGFR 抑制剂,用于对铂剂和多西他赛等治疗无效的局部晚期或者转移性的非小细胞肺癌。在吉非替尼上市后,又陆续上市厄洛替尼(erlotinib,2004 年)、拉帕替尼(lapatinib,2007 年)、埃克替尼(icotinib,2011 年)等。其中,埃克替尼为我国自主研发的小分子激酶抑制剂,用于既往接受过至少一个化疗方案失败后的局部晚期或转移性非小细胞肺癌的治疗,最主要的不良反应为皮疹和湿疹。

厄洛替尼是一种Ⅰ型 HER1/EGFR 酪氨酸激酶抑制剂,能与 ATP 竞争结合 HER1/EGFR 细胞内催化区,抑制磷酸化,阻断和抑制系统传送核内信息,阻止肿瘤生长,控制细胞增殖、新生血管生成和肿瘤转移。其单药适用于既往接受过至少一个化疗方案失败后的局部晚期或转移的非小细胞肺癌。不良反应包括肺毒性、皮疹和腹泻、肝毒性及其他副作用。

厄洛替尼口服后有大约 60% 被吸收,血清的峰值出现于 4 小时后,在食物的作用下,它的生物利用度几乎为 100%。半衰期大约为 36 小时,7~8 天后达到血清稳态浓度。厄洛替尼主要通过肝脏代谢,经 CYP3A4 代谢途径清除。因此 CYP3A4 的诱导剂(利福平)可使厄洛替尼的清除率提高 3 倍并减少 2/3 曲线下面积;而 CYP3A4 的抑制剂(酮康唑)可提高 2/3 的厄洛替尼曲线下面积。

拉帕替尼(lapatinib)为作用于 EGFR 和 HER2 的双靶点抑制剂,2007 年美国 FDA 批准其与卡培他滨联合用于治疗 HER2 阳性的晚期或转移性的乳腺癌患者。拉帕替尼治疗的耐受性较好,最常见的不良反应为腹泻、疲劳、皮疹、瘙痒、恶心等,经处理后均可耐受,对心脏的毒性较小。

尽管第一代小分子抑制剂对携带 EGFR 活化突变的非小细胞肺癌患者有较好疗效,但是大部分患者最终往往会获得耐药,其中最主要的一种耐药机制是 EGFR 发生二次突变即 T790M 突变。

吉非替尼 Gefitinib

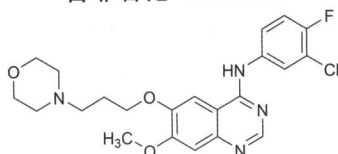

化学名为 N-(3-氯-4-氟苯基)-7-甲氧基-6-(3-吗啉-4-丙氧基)喹唑啉-4-胺(N-(3-Chloro-4-fluorophenyl)-7-methoxy-6-(3-morpholine-4-ylpropoxy)quinazoline-4-amine),又名易瑞沙(iressa)。

本品为类白色至白色结晶性粉末。熔点 119～120 ℃。

本品为 EGFR 酪氨酸激酶抑制剂,对癌细胞的增殖、生长、存活的信号转导通路起阻断作用。通过抑制 EGFR 酪氨酸激酶活性,阻止癌细胞生长、转移和新血管生成,促进癌细胞凋亡。临床用于对 EGFR 酪氨酸激酶基因敏感突变的局部晚期或转移非小细胞肺癌患者的一线治疗。

最常见的药物不良反应为腹泻、皮疹、瘙痒、皮肤干燥和痤疮,一般见于服药后一个月内,通常可逆,乏力、结膜炎和睑炎、指甲毒性、脱发、肝功能异常及可逆性角膜糜烂较为常见。

第十五章
知识链接 3

吉非替尼的合成是以 4-甲氧基-3-羟基苯甲醛为原料,氧化成酸后再酯化,在苯环上硝化后将硝基还原成氨基,同时酯水解成酸,与甲酰胺缩合成环得中间体 6-羟基-7-甲氧基喹唑啉-4(3H)-酮;用 $SOCl_2$ 氯化后,与 3-氯-4-氟苯胺反应得 N-(3-氯-4-氟苯基)-6-羟基-7-甲氧基喹唑啉-4-胺;酚羟基与 3-吗啉丙基氯反应后得吉非替尼(图 15-15)。

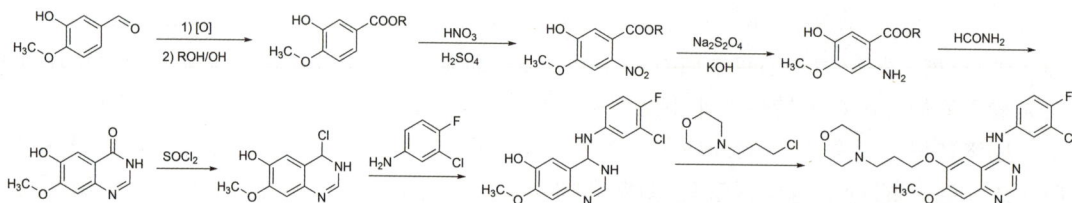

图 15-15　吉非替尼的合成

第二代 EGFR 不可逆抑制剂是基于第一代可逆抑制剂的喹唑啉结构改造而来,即通过在喹唑啉骨架上引入丙烯酰胺这类"弹头"基,使之能够通过迈克加成受体与 EGFR 上的 Cys797 残基形成共价键作用。相比可逆抑制剂,这些不可逆抑制剂的共价结合可以使它们更强地占据 ATP 结合位点,持续抑制 EGFR 蛋白的磷酸化,从而克服 EGFR T790M 耐药。其中,阿法替尼(afatinib,2013 年)和达克替尼(dacomitinib,2018 年)已经批准上市。

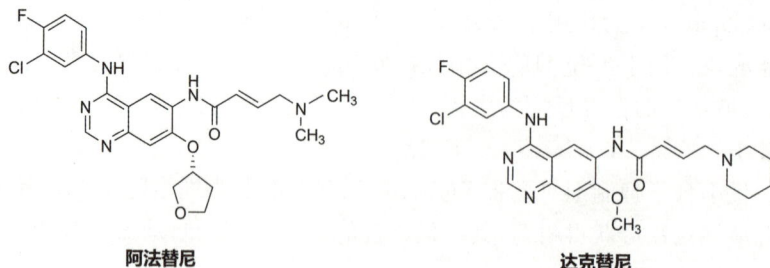

阿法替尼　　　　　　　　　　达克替尼

第二代 EGFR 不可逆抑制剂虽然在体外试验以及肿瘤移植模型上均表现出比第一代抑制剂更好的作用于 EGFR T790M 的抑制活性,但是由于缺乏对野生型 EGFR 的选择性,因而导致临床上在较高剂量应用此类抑制剂出现较大的毒副作用和较窄的治疗窗口,仅被批准用于携带 EGFR 激活突变的非小细胞肺癌。

阿法替尼 Afatinib

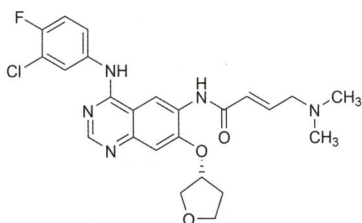

化学名为(2E)-N-(4-((3-氯-4-氟苯氨基)-7-[[(3S)-氧杂-3-环戊基]氧]喹唑啉-6基-4-(二甲基氨基)丁-2-烯酰胺((2E)-N-(4-((3-chloro-4-fluorophenyl)amino)-7-[(3S)-oxa-3-cyclopentyl]oxyquinazolin-6-yl)-4-(dimethylamino)but-2-enamide)。

本品是一种 EGFR、HER2、HER4、酪氨酸激酶(TK)的不可逆性抑制剂,能不可逆地与EGFR-HER2 酪氨酸激酶结合,抑制酪氨酸激酶活性,进而阻断 EGFR-HER2 介导的肿瘤细胞信号传导,抑制肿瘤细胞的增殖与转移,促进肿瘤细胞的凋亡。

本品用于治疗伴有 EGFR 外显子 19 缺失或外显子 21(L858R)替代突变的转移性非小细胞肺癌(NSCLC),该药对 HER2 阳性的晚期乳腺癌患者也有效。

阿法替尼最常见的不良反应包括腹泻、皮肤类似于粉刺的皮肤脱落、皮肤干燥、瘙痒、口腔炎症、甲沟炎、食欲减退、体重减轻、膀胱炎、鼻出血、流涕、发热、眼炎症和低钾血症。最严重的不良反应包括可造成肾衰竭和严重脱水的腹泻、严重药疹、肺炎和肝脏毒性。

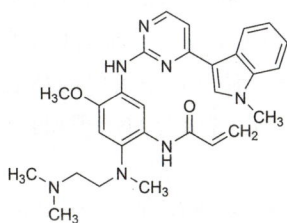

奥希替尼

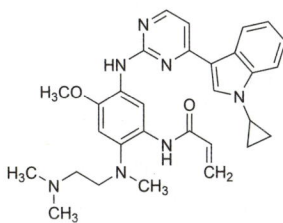

阿美替尼

第三代选择性 EGFR 共价抑制剂代表药物奥希替尼(osimertinib)于 2015 年被美国FDA 批准上市,成为全球首个获批用于治疗 EGFR T790M 阳性非小细胞肺癌的药物。2017 年在我国获批上市,2019 年成为 EGFR 突变的晚期 NSCLC 的一线治疗药物。2020年,我国自主研发的三代 EGFR 抑制剂阿美替尼(almonertinib)在国内获批上市,用于携带T790M 突变阳性的局部晚期或转移性非小细胞肺癌的治疗。奥希替尼和阿美替尼为选择性 EGFR ^{T790M} 不可逆抑制剂,其基本骨架为氨基嘧啶结构,区别于第一、二代抑制剂氨基喹啉结构。

（二）BCR-ABL 酪氨酸激酶抑制剂

人体 9 号染色体上的癌基因 c-ABL 链接到 22 号染色体上的断点簇集区(BCR)形成p210 BCR-ABL 融合基因和 p185 BCR-ABL 融合基因,会使相应的 BCR-ABL 酪氨酸激酶持续激活,而引起细胞增殖、黏附和生存性质的改变,导致多种肿瘤如慢性粒细胞白血病(chronic myelocytic leukemia,CML)和急性粒细胞白血病(acute myeloblastic leukemia,AML)发生。自从第一个治疗 CML 的抑制剂伊马替尼(imatinib)上市后,BCR-ABL 酪氨酸激酶抑制剂开始受到关注。

第十五章
课程思政

甲磺酸伊马替尼 Imatinib Mesylate

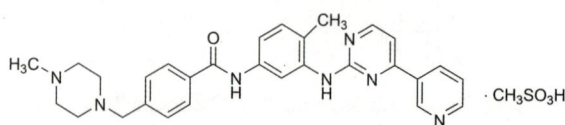

化学名为 4-[(4-甲基-1-哌嗪)甲基]-N-[4-甲基-3-[[4-(3-吡啶)-2-嘧啶]氨基]苯基]苯甲酰胺甲磺酸盐（4-[(4-methylpiperazin-1-yl) methyl]-N-[4-methyl-3-[(4-pyridin-3-ylpyrimidin-2-yl) amino]phenyl]benzamide）。又名格列卫(glivic)。

本品为白色结晶粉末,易溶于水。熔点 214～224 ℃。

本品是一种选择性抑制 BCR-ABL 阳性克隆的特异酪氨酸激酶抑制剂,在体内外均可强烈抑制 ABL 酪氨酸激酶的活性,特异性地抑制 V-ABL 的表达和 BCR-ABL 细胞的增殖。此外,它还能抑制血小板衍生因子和重组人体干细胞因子介导的生化反应,但是不影响其他刺激因子如表皮生长因子等的信号传递。临床用于慢性骨髓性白血病和胃肠基质肿瘤的治疗。

细胞色素 P450 系统 CYP3A4 的抑制剂如酮康唑会降低伊马替尼的代谢,升高伊马替尼的血药浓度;反之,如果同时应用 CYP3A4 的诱导剂会加速伊马替尼的代谢。所以,最好尽量不与辛伐他汀和对乙酰氨基酚等联合应用。有肝功能损伤的患者可能延长药效,也应当慎用。

伊马替尼的耐受良好。大多数患者的不良反应为轻度,最常见的不良反应是下肢水肿、恶心、呕吐、肌肉痉挛、肌肉骨骼痛、腹泻、皮疹和消化不良。然而,随后的临床研究表明,某些患者对伊马替尼会产生耐药性。伊马替尼耐药可能与病原蛋白的高表达以及 BCR-ABL 基因的突变有关,基因突变可导致伊马替尼不能与蛋白结合而出现耐药性。临床急需研发新一代 BCR-ABL 酪氨酸激酶抑制剂。

针对耐药性,上市的第二代 BCR-ABL 酪氨酸激酶抑制剂药物主要有达沙替尼（dasatinib,2006 年）、尼洛替尼（nilotinib,2007 年）和博舒替尼（bosutinib,2012）以及第三代普纳替尼（ponatinib,2012 年）和奥雷巴替尼（olvermbatinib,2021 年）。

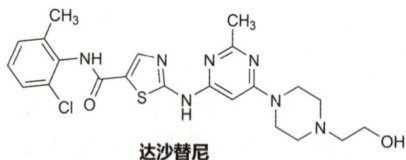

达沙替尼

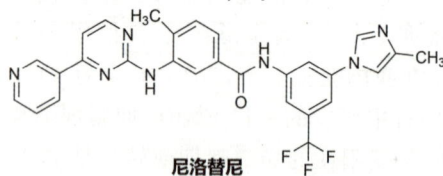

尼洛替尼

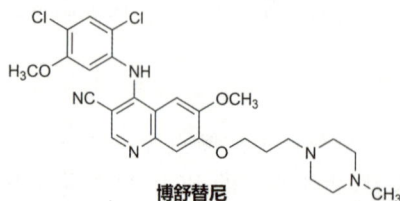

博舒替尼

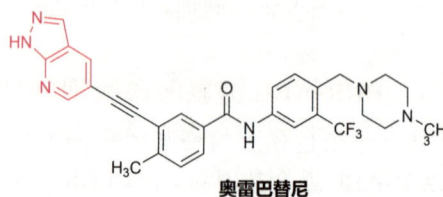

奥雷巴替尼

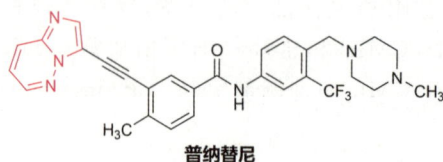

普纳替尼

　　达沙替尼是一种口服 BCR-ABL 酪氨酸激酶抑制剂,既可以与 ABL 酪氨酸的活性部位连接,又可与其非活性部位连接,比伊马替尼更有药效但不会致死静止的干细胞群。达沙替尼对大部分伊马替尼耐药性的突变都有效,临床用于治疗慢性粒细胞白血病和费城染色体阳性的急性淋巴细胞性白血病。

　　尼洛替尼是在伊马替尼的基础上改进得到。研究者用具有较好亲脂性和溶解性的4-甲基-1H-咪唑基团来替换 N-甲基哌嗪基,并在苯基上引入了电负性较高的三氟甲基,提高了对野生型 BCR-ABL 非活化构象的亲和性。临床上尼洛替尼用于治疗对伊马替尼耐药或不能耐受的慢性期或加速期的费城染色体阳性慢性髓细胞白血病成年患者。

　　普纳替尼主要用于携带 T315I 阳性的白血病患者。我国自主研发的 BCR-ABL 第三代抑制剂奥雷巴替尼用于治疗伴有 T315I 突变的慢性粒细胞白血病(CML)慢速期或加速期的成年患者。

(三) Raf/MEK/MAPK 信号通路相关抑制剂

　　Raf/MEK/MAPK 信号通路存在于大多数细胞中,与多种细胞功能相关,主要是参与细胞运动、凋亡、分化及生长增殖等多种生理过程。MAPK 属于丝氨酸/苏氨酸蛋白激酶,可被细胞因子、神经递质、激素等多种刺激因素所激活。目前已被批准的基于该信号通路的相关抑制剂主要集中在 Raf 和 MEK 两个位点上。临床批准上市的代表性药物包括维罗非尼(vemurafenib,2011 年)、达拉非尼(dabrafenib,2013 年)和恩拉非尼(encorafenib,2018 年)等。维罗非尼为 ATP 竞争性及可逆性 B-Raf 抑制剂,用于具有 B-Raf V600E 基因突变体不可切除或转移性黑色素瘤治疗。达拉非尼为一种可逆的 ATP 竞争性 B-Raf 激酶抑制剂,用于治疗转移性黑色素瘤和不能进行手术治疗的黑色素瘤患者,其最常见的不良反应有过度角化、头痛、发热、关节疼痛、乳头瘤、脱发、手足综合征、皮疹、腰背疼痛、咳嗽、肌肉疼痛、便秘和鼻咽炎。恩拉非尼用于黑色素瘤和结直肠癌的治疗。

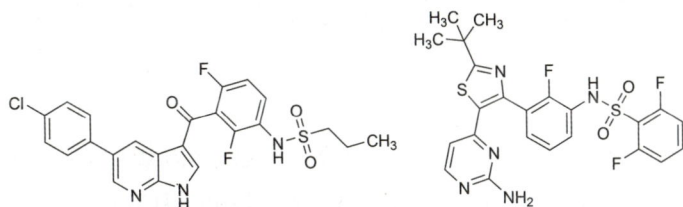

维罗非尼　　　　　　　　　　　　　达拉非尼

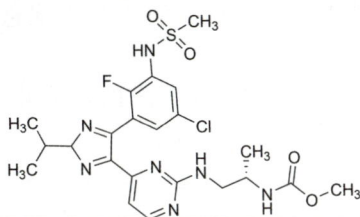

恩拉非尼

维罗非尼 Vemurafenib

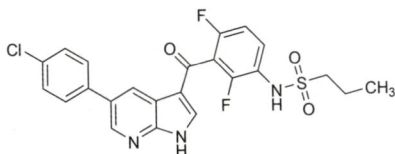

化学名为 N-[3-[[5-(4-氯苯基)-1H-吡咯并[2,3-b]吡啶-3-基]羰基]-2,4-二氟苯基]-1-丙磺酰胺（N-[3-[5-(4-chlorophenyl)-1H-pyrrolo[2,3-b] pyridine-3-carbonyl]-2,4-difluorophenyl]-1-propanesulfonamide）。

本品是一种白色至灰白色的结晶固体,不溶于水。

本品为 ATP 竞争性及可逆性 B-Raf 抑制剂,通过抑制 B-Raf,阻断 MAPK 信号通路,抑制致癌基因活性,从而遏制失控的肿瘤细胞分裂。本品对无 B-Raf V600E 突变体的黑色素瘤不产生抑制作用,反而可能通过激活正常 B-Raf,促进肿瘤生长。

维罗非尼用于具有 B-Raf V600E 基因突变体不可切除或转移性黑色素瘤治疗。

本品最常见不良反应(发生率≥30%)为关节痛、皮疹、脱发、疲乏、光敏反应、恶心、瘙痒及皮肤乳头状瘤,3 级严重不良反应(≥5%)为皮肤鳞状细胞癌和皮疹。

（四）PI3k/Akt/mTOR 信号通路相关抑制剂

磷脂酰肌醇 3-激酶/蛋白激酶 B/雷帕霉素靶体(PI3K/Akt/mTOR)通路是胞内重要的信号转导途径,在细胞的生长、存活、增殖、凋亡、血管生成、自噬等过程中发挥着重要的生物学功能,常见在癌症中表达异常。

PI3K 是一种可催化磷脂酰肌醇(PI)D3 位磷酸化的脂类激酶,PI3K 活性的增加常与多种癌症相关。当细胞受各种生长因子等刺激后,PI3K 的激活将导致 PI-4,5-二磷酸(PIP2)转化为 PI-3,4,5-三磷酸(PIP3),作为第二信使的 PIP3 进一步激活 Akt 和 mTOR,促进癌细胞的生长、增殖和血管生成等。

艾代拉利司 Idelalisib

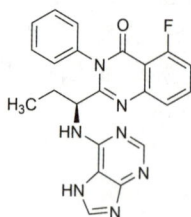

化学名为 5-氟-3-苯基-2-[(1S)-1-(9H-嘌呤-6-基氨基)丙基]-3H-喹啉-4-酮(5-fuoro-3-phenyl-2-[1(S)-1-(9H-purin-6-ylamino)propyl]-quinazolin-4(3H)-one),又名 Zydelig。

艾代拉利司可高度选择性地作用于 PI3K-δ 亚基,阻滞 PI3Kδ-Akt 信号通路并促进细胞凋亡,还能够显著促进慢性淋巴细胞白血病和 B 细胞急性淋巴细胞白血病细胞系的凋亡,而且不影响正常 T 细胞的凋亡。

本品由美国吉利德公司研发,主要用于复发的慢性淋巴细胞白血病、滤泡 B 细胞非霍奇金淋巴瘤和复发性小淋巴细胞淋巴瘤的治疗。

艾代拉利司常常伴有严重的腹泻或肠炎、肝毒性及肠穿孔和肺炎等不良反应。

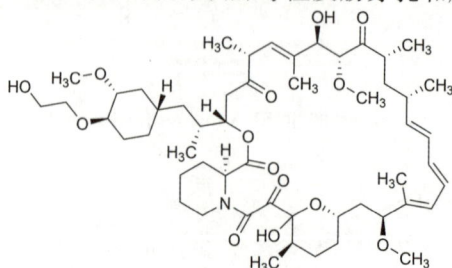

依维司莫

依维莫司(everolimus)是雷帕霉素的 40-O-羟乙基衍生物,通过与细胞内特异性受体他克莫司结合蛋白-12(FKBP-12)的结合,进而与 mTOR 结合,抑制 mTOR 激酶活性。体内外研究表明,依维莫司可降低细胞增殖、血管生成和葡萄糖摄取。

依维莫司是 CYP3A4 的一种底物,可经由钙代谢途径被人体迅速吸收,同时也是 P 糖蛋白(PgP)的一种底物和中度抑制剂。因此,依维莫司应避免和强 CYP3A4 抑制剂联合使用,与中度 CYP3A4 或 PgP 抑制剂联用时需减低依维莫司剂量,与强 CYP3A4 诱导剂联合使用时,则需要增加依维莫司的剂量。

本品是哺乳动物雷帕霉素靶蛋白(mTOR)抑制剂,用于治疗使用常规抗癌药物(如舒尼替尼、索拉菲尼)无效的晚期肾癌患者及伴有结节性硬化症(TS)的室管膜下巨细胞星形细胞瘤(SEGA)患者。最常见不良反应有口腔炎、感染、疲乏、咳嗽、脱水及腹泻等。

(五)多靶点酪氨酸激酶抑制剂

很多药物往往不止作用一个靶点,适应证也各不相同。多靶点酪氨酸激酶抑制剂(MTKI)是指可同时抑制多种 RTK 及相关信号通路的小分子抑制剂,其中多靶点血管生成抑制剂在临床上对多个瘤种都表现出较好的应用前景。表 15-5 列举了部分代表性的多靶点激酶抑制剂抗肿瘤药物。

表 15-5　部分多靶点酪氨酸激酶抑制剂

中文名 英文名 上市年度	结　　构	作用靶点	适　应　证
索拉菲尼 sorafenib 2005 年		VEGFR PDEFR C-Raf B-Raf	不可切除肝癌、晚期肾癌和局部复发或者转移或者进展的分化型甲状腺癌
舒尼替尼 sunitinib 2006 年		VEGFR PDGFR-β c-kit Flt-3	标准治疗无效或不能耐受的恶性胃肠道间质瘤或转移性肾细胞癌
帕唑帕尼 pazopanib 2010 年		VEGFR PDGFR c-Kit	肾细胞癌
凡德他尼 vandetanib 2011 年		VEGFR-2 EGFR Ret	非小细胞肺癌和甲状腺癌,可单药使用或与培美曲塞、多西紫杉醇等联用

中文名 英文名 上市年度	结　构	作用靶点	适　应　证
克唑替尼 crizotinib 2011 年		ALK C-Met HGFR	ALK 阳性转移非小细胞肺癌
布加替尼 brigatinib 2017 年		ALK EGFR ROS-1 Flt3	已进展或对克唑替尼不耐受间变性淋巴瘤激酶(ALK)阳性转移性非小细胞肺癌(NSCLC)
劳拉替尼 lorlatinib 2018 年		ALK ROS1	对 ALK 抑制剂治疗后进展或不能耐受,间变性淋巴瘤激酶(ALK)阳性的局部晚期或转移性非小细胞肺癌

二、组蛋白脱乙酰酶抑制剂

随着表观遗传学与肿瘤发生发展及表观遗传治疗药物研究的深入,尤其是组蛋白脱乙酰酶(histone deacetylase,HDAC)抑制剂等在临床肿瘤治疗中的成功应用,表观遗传学已经成为肿瘤治疗的热点之一。表观遗传(epigenetics)是指 DNA 序列不发生变化,但基因表达却发生了可遗传的改变。这种改变是细胞内除了遗传信息以外的其他可遗传物质发生的改变,且这种改变在发育和细胞增殖过程中能稳定传递。表观遗传现象主要包括 DNA 甲基化、组蛋白修饰、染色体重塑和非编码 RNA 调控等过程。其中,对组蛋白修饰的研究最为广泛,主要包含乙酰化、甲基化、泛素化、磷酸化和糖基化等,为肿瘤的治疗提供了重要靶点。

HDAC 是一类蛋白酶,对染色体的结构修饰和基因表达调控发挥着重要的作用。一般情况下,组蛋白的乙酰化有利于 DNA 与组蛋白八聚体的解离,核小体结构松弛,从而使各种转录因子和协同转录因子能与 DNA 结合位点特异性结合,激活基因的转录。在细胞核内,组蛋白乙酰化与组蛋白去乙酰化过程处于动态平衡,并由组蛋白乙酰化转移酶(histone acetyltransferase,HAT)和 HDAC 共同调控,在正常细胞中,HAT 与 HDAC 平衡存在。

在肿瘤细胞中,HDAC 的过度表达导致去乙酰化作用的增强,通过恢复组蛋白正电荷,从而增加 DNA 与组蛋白之间的引力,使松弛的核小体变得十分紧密,不利于特定基因如肿瘤抑制基因的表达。组蛋白脱乙酰酶抑制剂(HDACi)则可通过提高染色质特定区域组蛋白乙酰化,从而调控细胞凋亡及分化相关蛋白的表达和稳定性,诱导细胞凋亡及分化,成为一类新的抗肿瘤药物。

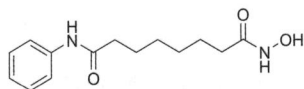

伏立诺他

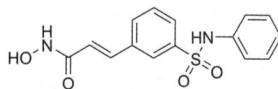

贝利司他

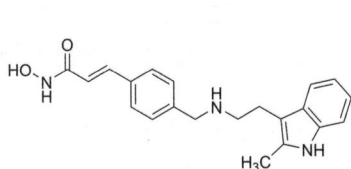

帕比司他

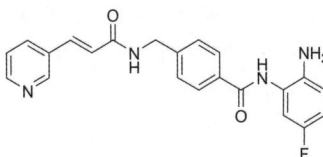

西达本胺

2006 年,首个 HDAC 小分子抑制剂伏立诺他(vorinostat)获得批准上市,用于皮肤 T 细胞淋巴瘤(CTCL)的治疗。除了伏立诺他,目前已上市的 HDAC 抑制剂还包括贝利司他(belinostat,2014 年)用于复发或难治性外周 T 细胞淋巴瘤(PTCL)的治疗,帕比司他(panobinosttat,2015 年)用于多发性骨髓瘤(MM)的治疗。西达本胺(chidamide)是我国自主研发的苯甲酰胺类 HDAC 抑制剂,于 2015 年在我国获批上市,用于 PTCL 的治疗。

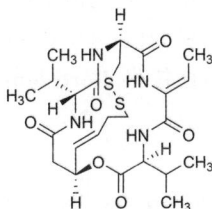

罗米地辛

罗米地辛(romidepsin,2010 年)是一类环肽类 HDAC 抑制剂,在体内二硫键被还原成相应的硫醇而发挥作用。硫醇特异性地与 HDAC 结合,抑制 HDAC1 和 HDAC2 的活性,且对二者的选择性相似,催化组蛋白或非组蛋白中已被乙酰化的赖氨酸残基脱乙酰基,调控肿瘤细胞基因的表达,诱导肿瘤细胞分化,阻滞肿瘤细胞生长,促进肿瘤细胞凋亡。临床用于 CTCL 和 PTCL 的治疗。

伏立诺他 Vorinostat

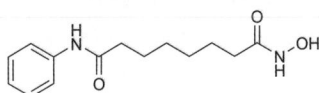

化学名为 N-羟基-N′-苯基辛二酰胺(N-hydroxy-N′-phenyloctanediamide)。

本品为白色至类白色结晶粉末。熔点 161～162 ℃。作为一种异羟肟酸衍生物,极性较大。

伏立诺他可抑制 HDAC1/2/3(Ⅰ型)和 HDAC6(Ⅱ型)酶活性,这些酶催化组蛋白和转录因子的酪氨酸残基去乙酰化。

本品是由美国 Merck 公司研发,2006 年获得美国 FDA 批准,成为第一个上市的 HADC 抑制药物,临床用于其他药物无效、恶化或病情反复的转移性皮肤 T 淋巴细胞瘤。

本品常见的不良反应包括肺栓塞、贫血、腹泻、恶心、乏力、恶寒、血小板减少、味觉异常等。

三、蛋白酶体抑制剂

泛素-蛋白酶体途径作为真核细胞内一种重要的蛋白质降解途径,参与细胞周期、信号转导、细胞凋亡和炎症反应等多种生理功能的调控。抑制蛋白酶体的水解活性会增加毒性蛋白、激活凋亡通路、导致细胞凋亡。在增殖活跃的肿瘤细胞中,由于异常蛋白的迅速积累致使蛋白酶体高表达,蛋白酶体的活性比在正常细胞中强,因此肿瘤细胞对抑制蛋白酶体活性导致的凋亡作用更加敏感。

蛋白酶体是真核生物细胞内降解蛋白质的核心部分,由 1 个 20S 核心颗粒和 2 个 19S 调节颗粒和许多多肽亚基组成。真核生物体中 β1、β2、β5 亚基具有水解蛋白的活性位点,其中 β5 亚基负责大部分蛋白质的水解。肿瘤细胞通常比正常细胞具有更高的蛋白酶体活性,因此对于蛋白酶体抑制剂的促凋亡效应更加敏感,这使蛋白酶体成为抗肿瘤药研究的重要靶点。

蛋白酶体抑制剂通常由短肽和一个药效团组成,是一类缺电子的化合物,具有亲电性。药效团通常连接在短肽的 C-端,通过与 20S 蛋白酶体活性位点的催化残基的相互作用,形成可逆或者不可逆的复合物;而短肽部分则可以特异性地与活性位点周围底物的结合口袋相互作用。

首个上市的蛋白酶体抑制剂为硼替佐米(bortezomib,2003 年),它是一个三肽化合物,用于治疗多发性骨髓瘤和套细胞淋巴瘤,目前已成为多发性骨髓瘤治疗中最重要的药物之一。

硼替佐米 Bortezomib

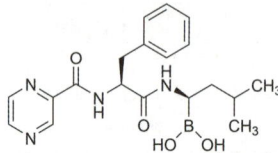

化学名为 [(1R)-3-甲基-1-[(2S)-3-苯基-2-(吡嗪-2-甲酰胺基)丙酰胺基]丁基]硼酸([(1R)-3-*methyl*-1-[(2S)-3-phenyl-2-(pyrazin-2-ylformamido)propanamido] butyl]boronic acid),又名万珂(velcade)。

用于复发或难治性多发性骨髓瘤的一线治疗,对非霍奇金淋巴瘤有效,对非小细胞肺癌、晚期雄激素依赖性前列腺癌也有一定效果,与其他抗肿瘤药联合使用可提高疗效。

硼替佐米为可逆性蛋白酶体抑制剂,通过选择性地与蛋白酶体活性位点的苏氨酸结合,可逆性地抑制细胞中蛋白酶体 20S 亚单位的糜蛋白酶或胰蛋白酶活性,能明显减少核因子 κB(NFκB)的抑制因子(IκB)的降解。IκB 与 NFκB 结合后能有效抑制 NFκB 的活性,抑制与细胞增殖相关基因的表达,减少 IL-6 等骨髓瘤细胞生长因子的分泌和黏附因子的表达,最终导致肿瘤细胞凋亡。

本品不良反应主要为疲劳、腹泻、恶心、食欲减退、周围神经病、皮疹、贫血、粒细胞减少和血小板减少。

卡非佐米(carfilzomib,2012 年)为上市的第二代蛋白酶体抑制剂。卡非佐米是环氧甲酮四肽蛋白酶体抑制剂类似物,主要抑制 20S 蛋白酶体的糜蛋白酶,不同于硼替佐米与蛋白酶体的催化 β5 亚组可逆性结合,卡非佐米不可逆共价结合蛋白酶体的催化 β5 亚组和免疫蛋白酶体 β5i(LMP7)亚组,相比于硼替佐米具有更好的效力和耐药性。临床用于治疗之前接受至少 2 种药物(包括硼替佐米和免疫调节剂)治疗的多发性骨髓瘤患者。

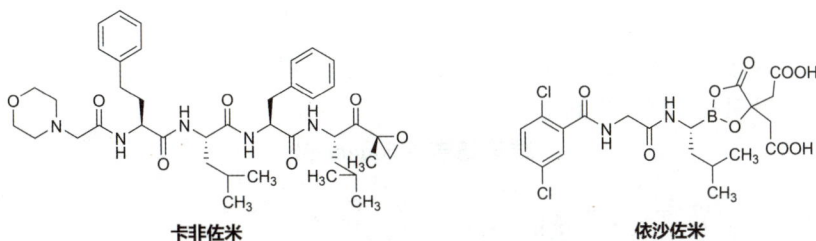

卡非佐米　　　　　　　　　　　依沙佐米

依沙佐米(ixazomib,2015 年)为新一代蛋白酶体抑制剂,是首个获批的口服蛋白酶体抑制剂,为柠檬酸酯前药。依沙佐米是一种可逆性蛋白酶体抑制剂,优先结合于 20S 蛋白酶体的糜蛋白酶的 β5 亚组并抑制其活性。临床用于既往已接受过至少一种治疗方案的多发性骨髓瘤的治疗。

四、细胞周期依赖性蛋白激酶抑制剂

过度活化、持续的细胞增殖是肿瘤的一个基本特征,因此诱导细胞周期阻滞可有效抑制肿瘤的生长。细胞周期依赖性激酶(CDK)属于丝氨酸/苏氨酸蛋白激酶家族,是参与细胞周期调节的关键激酶。CDK 与细胞周期蛋白(cyclin)结合形成特异的 CDK-cyclin 复合物发挥蛋白激酶活性,从而促进细胞周期时相转变、启动 DNA 合成以及调控细胞转录等。

帕博西尼 Palbociclib

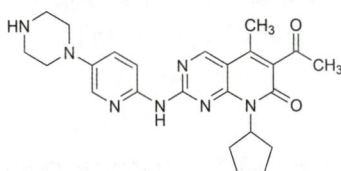

化学名为 5-甲基-8-环戊基-6-乙酰基-2-[[5-(哌嗪-1-基)吡啶-2-基]氨基]-7H,8H-吡啶并[2,3-d]嘧啶-7-酮(6-acetyl-8-cyclopentyl-5-methyl-2-[[5-(piperazin-1-yl) pyridin-2-yl] amino]-7H,8H-pyrido[2,3-d]pyrimidin-7-one)。

本品为黄色到橘黄色粉末。pK_a 为 7.4 和 3.9。pH≤4 时,溶解度较高;pH>4 时,溶解度明显下降。

帕博西尼(palbociclib)是第一个获得 FDA 批准的 CDKs 抑制剂,能够选择性抑制细胞周期蛋白依赖性激酶 4 和 6(CDK4/6),恢复细胞周期控制,阻断肿瘤细胞增殖。临床用于绝经期妇女 ER 阳性和 HER2 阴性的晚期乳腺癌,是一种口服 CDK4/6 选择性抑制剂。

联合来曲唑用于 ER 阳性和 HER2 阴性的绝经后晚期(转移性)乳腺癌患者的一线治疗。

帕博西尼最常见的不良反应(发生率≥10%)为白细胞减少、乏力、贫血、上呼吸道感染、恶心、口腔炎、脱发、腹泻、血小板减少症、食欲下降、呕吐、周围神经病变和鼻出血。

五、Hedgehog 通路抑制剂

Hedgehog 信号通路在胚胎时期的细胞分化、组织发育及器官形成中扮演重要角色。在皮肤基底细胞癌、髓母细胞瘤、肺癌、消化道肿瘤以及乳腺癌等多种肿瘤组织中都存在着 Hedgehog 信号通路的异常激活，并与肿瘤的增殖分化、细胞凋亡、血管新生、侵袭转移等密切相关。

维莫德吉为选择性 Hedgehog 信号通路抑制剂，口服片剂用于术后复发或不能手术和放疗的局部进展期和转移性皮肤基底细胞癌患者的治疗。

维莫德吉 Vismodegib

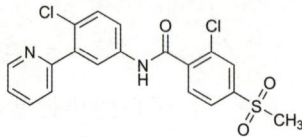

化学名为 N-[4-氯-3-(2-吡啶基)苯基]-2-氯-4-甲磺酰基苯甲酰胺(2-chloro-N-[4-chloro-3-(pyridin-2-yl)phenyl]-4-methylsulfonylbenzamide)。

本品不溶于水，具有高度渗透性。

维莫德吉在人体肝细胞中检测到 6 种代谢产物，包括 3 种氧化产物和 3 种葡萄糖醛酸结合物，原型药及其代谢物主要通过肝脏途径消除。

维莫德吉最易产生的不良反应为肌痉挛、脱发、体重减轻、恶心等。

六、肿瘤血管生成抑制剂

1971 年，Folkman 等提出实体肿瘤的生长和转移依赖于新生血管生成，由此人们认识到肿瘤血管生成与肿瘤生长、侵袭和转移等过程密切相关。人们提出通过抑制或破坏肿瘤血管生成，切断肿瘤营养来源，从而"饿死"肿瘤的癌症新疗法。

肿瘤血管与正常血管相比存在特殊性：①正常血管通常处于静息状态而肿瘤血管内皮细胞处于高度生长状态，这意味着作用于肿瘤血管的药物选择性会更高，毒性更小；②肿瘤血管细胞基因组稳定，不易产生多药耐药性；③各种肿瘤血管内皮细胞差异较小，因此针对肿瘤血管的同一药物可能对不同肿瘤均有疗效。理想的肿瘤血管生成抑制剂(TAI)应当具有高效、低毒、无耐药性并且抗瘤谱广等特点。

从 2004 年贝伐珠单抗(bevacizumab)被 FDA 批准作为首个 TAI 上市，到目前已有包括索拉非尼(sorafenib)、舒尼替尼(sunitinib)和来那度胺(lenalidomide)等多个 TAI 进入临床应用。作用于 VEGF/VEGFR 信号通路上市的药物主要有生物大分子抑制剂和多靶点小分子激酶抑制剂。

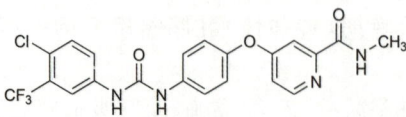

索拉非尼

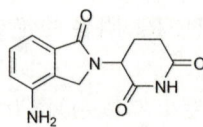

来那度胺

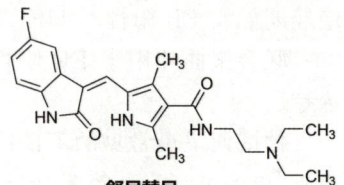

舒尼替尼

学 习 小 结

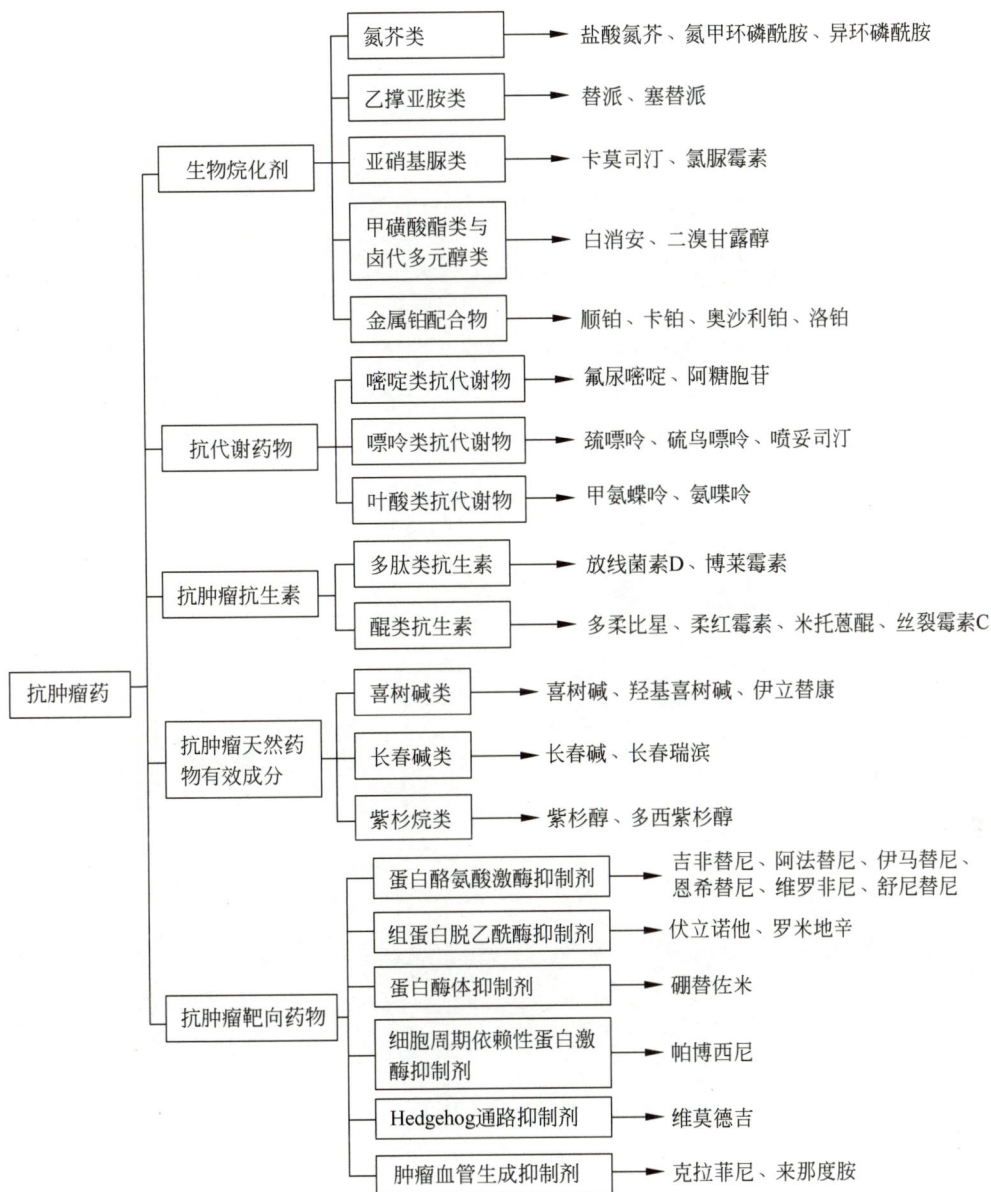

思 考 题

1. 按照作用机制和结构来源,小分子抗肿瘤药物可分为几大类?
2. 传统的抗肿瘤药物与靶向抗肿瘤药物的主要区别是什么?
3. 除了蛋白酶体抑制剂,目前靶向泛素-蛋白酶体降解通路的前沿研究领域有哪些?

其作用机制与传统的小分子抑制剂有什么区别?

第十五章习题

第十五章习题答案

（徐海伟、黄　维）

第 十六 章

心血管疾病治疗药和调血脂药
Drugs Affecting the Cardiac Disease and Lipid Regulators

学习目标

1. 掌握硝酸甘油、硝苯地平、氨氯地平、普萘洛尔、卡托普利、洛伐他汀的结构、理化性质、体内代谢及临床应用。

2. 熟悉维拉帕米、利血平、马来酸依那普利、氯沙坦、奎尼丁、吉非罗齐的结构及应用。

3. 了解地高辛、尼莫地平、氯吡格雷、阿托伐他汀、强心苷的结构及应用；了解心血管药物类型构效关系和作用特点。

随着社会的现代化，人类生存条件和环境的变化，人口老龄化程度日趋严重，一些常见的心血管疾病如高血压、冠心病、心力衰竭及多种心律失常等发病率逐年增高。药物是防治心脏疾病综合措施中极其重要的组成部分，相关学科的迅速发展，有关心血管疾病的发生、发展与发病机制的研究取得了令人欣喜的结果。近年来心血管疾病治疗药物的更新率远高于其他各类药物。

第一节　抗心绞痛药、抗血小板及抗凝药
Antianginal Drugs，Antiplatelet Drugs and Anticoagulant Drugs

一、抗心绞痛药

心绞痛原因多为冠状动脉粥样硬化引起的心肌缺血的短暂发作。其病理生理基础为氧的供需平衡失调，心肌缺血、缺氧状态是由冠状动脉供血不足或心肌耗氧量增加引起的。心肌耗氧量增加、冠脉供氧不足或血携氧能力降低等均可诱发心绞痛，治疗心绞痛的合理途径是增加供氧或降低耗氧。

抗心绞痛药可通过舒张冠状动脉，解除冠状动脉痉挛或促进侧支循环的形成进而增加冠状动脉供血和心肌供氧量。另一方面也可舒张静脉血管，减少回心血量，降低前负荷；或通过舒张外周小动脉，降低血压，减轻后负荷；也可降低心室壁肌张力，减慢心率及降低心

肌收缩力等作用而降低心肌耗氧量。抗心绞痛药主要通过上述两方面的作用,恢复心肌氧的供需平衡,发挥其治疗作用。

常用的抗心绞痛药物有硝酸酯类及亚硝酸酯类(NO 供体药物)、钙通道阻滞药、β 受体拮抗剂和其他类药物,可单独或合并用药。

(一) 硝酸酯类

第十六章
短视频

本类药物在过去的 100 多年中在治疗急性心绞痛方面占据了主导地位,20 世纪 80 年代,科研人员阐明其作用机制为释放一氧化氮(NO,血管舒张因子)。药物的作用以扩张静脉血管为主,降低心肌氧耗,减少回心血量,降低心脏负荷,从而缓解心绞痛症状,适用于各型心绞痛。尽管近年来钙通道阻滞药和 β 受体拮抗剂也广泛用于治疗心绞痛。但在治疗急性心绞痛时,硝酸酯类和亚硝酸酯类仍是首选药物。硝酸酯类药物的基本结构是由醇或多元醇与硝酸或亚硝酸而成的酯。目前用于临床的主要有硝酸甘油(nitroglycerin)、丁四硝酯(erythrityl tetranitrate)、戊四硝酯(pentaerythrityl tetranitrate)、硝酸异山梨酯(isosorbide dinitrate)及其代谢产物单硝酸异山梨酯(isosorbide mononitrate),以及甘露六硝酯(mannitol hexanitrate)。这些不同醇的变化,改变药物的作用时间、起效时间和作用时程。

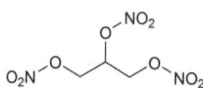

硝酸甘油

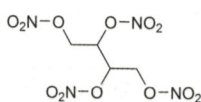

丁四硝酯

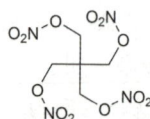

戊四硝酯

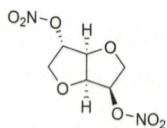

硝酸异山梨酯

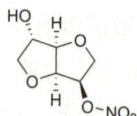

单硝酸异山梨酯

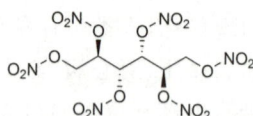

甘露六硝酯

第十六章
知识链接1

NO 一直被认为是"不受欢迎"的气体小分子,1980 年 Furchgott 对多种离体血管进行实验时发现,血管内皮细胞健全时能释放一种活性很强的舒张血管的物质,被称为内皮舒张因子(endothelium derived relaxing factor,EDRF)。1987 年证明这种物质就是 NO,1992 年 NO 被美国《科学》杂志选为当年的明星分子,随之 NO 的生物学特性逐渐被人们认识,对其功能的探讨也成为新的生物学研究领域。NO 的发现带动了心血管药理学与生命科学的发展。1998 年美国药理学家 Furchgott R. F.、Ignarro L. J. 及 Murad F. 因发现 NO 是心血管系统的信使分子而荣获诺贝尔生理学或医学奖。

硝酸酯类药物进入体内后通过生物转化形成一氧化氮(NO)。NO 具有高度的脂溶性,能通过细胞膜,激活鸟苷酸环化酶,使细胞内 cGMP 的含量增加,激动依赖性的蛋白激酶,引起相应底物磷酸化状态的改变,结果导致肌凝蛋白轻链去磷酸化。改变状态的肌凝蛋白不能在平滑肌收缩过程中发挥正常作用,因此可松弛血管平滑肌。在冠状动脉粥样硬化以及急性缺血时,内皮舒张因子 EDRF 释放减少,外源性硝酸酯可以补充内源性 NO 的不足,这些非内皮依赖性的 NO 供体,对冠状动脉病变处于痉挛状态血管的松弛作用远远强于对正常血管段的作用。

　　硝酸酯类药物的挥发性使其在制剂时可造成有效成分丢失；且因酯键易水解，故储藏时应避免潮湿。且此类药物在高纯度时，受热、摩擦或撞击，可发生爆炸。在各种溶媒和赋形剂中稀释可以避免这种危险。

　　由于硝酸酯类药物与平滑肌细胞的"硝酸酯受体"结合，并被"硝酸酯受体"的巯基还原成 NO 或 SNO（亚硝巯基）发挥作用，这类药物在连续使用后，体内"硝酸酯受体"中的巯基被耗竭，产生耐受性。给予硫化物还原剂，能迅速翻转这一耐受现象。若在使用硝酸酯类药物的同时，给予保护性的硫醇类化合物 1,4-二巯基-2,3-丁二醇，就不易产生耐药性。

　　由于这些药物分子中酯具有非极性特性，生物膜吸收非常快，所以对心绞痛疾患者进行急救非常有效。硝酸酯的作用比亚硝酸酯强，可能是由于前者较易吸收。硝酸酯及亚硝酸酯都易经黏膜或皮肤吸收，口服吸收较好，但经肝脏首过效应后大部分已被代谢，因此血药浓度极低。其药物代谢动力学特点是吸收快，起效快。本类药物在肝脏被谷胱甘肽、有机硝酸酯还原酶降解，脱去硝基成为硝酸盐而失效，并与葡萄糖酸结合，主要为肾脏排泄，其次为胆汁排泄。

硝酸甘油 Nitroglycerin

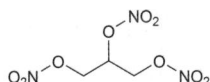

　　化学名为 1,2,3-丙三醇三硝酸酯（1,2,3-propanetriol trinitrate）。又名三硝酸甘油酯。

　　本品为浅黄色、带甜味的油状液体；无臭；沸点 145 ℃。本品溶于乙醇，混溶于热乙醇、丙酮、乙醚、冰乙酸、乙酸乙酯，略溶于水，有挥发性，能吸收空气中的水分子成塑胶状。本品在遇热或撞击下易发生爆炸。为了便于运输，本品常以乙醇溶液的形式保存。

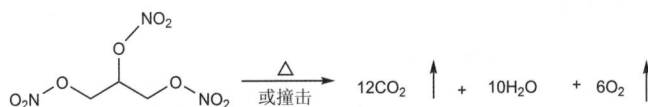

　　本品舌下含服经口腔黏膜吸收迅速，起效快，作用时间短。心绞痛发作时将其片剂在舌下含化，直接进入人体循环可避免首过效应，舌下含服后血药浓度很快达峰，1～2 分钟起效，半衰期约为 42 分钟。在肝脏中硝酸甘油经谷胱甘肽还原酶还原为水溶性较高的二硝酸代谢物、少量的单硝酸代谢物和无机盐。前者仍有扩张血管作用，但作用仅为硝酸甘油的 1/10。脱硝基的速度主要取决于谷胱甘肽的含量，谷胱甘肽的消耗可导致对本品的快速耐受性。在体内代谢生成的 1,2-二硝酸甘油酯、1,3-二硝酸甘油酯、甘油单硝酸酯和甘油均可经尿和胆汁排出体外，也有部分甘油进一步转化成糖原、蛋白质、脂质和核苷参与生理过程，还有部分氧化为二氧化碳排出。

　　临床用于心绞痛、冠状动脉循环功能不全、心肌梗死等的缓解和预防。常见的不良反应为头痛、头晕，也可出现体位性低血压；长期连续服用，有耐受性。

硝酸异山梨酯 Isosorbide Dinitrate

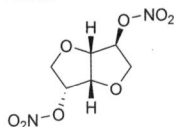

化学名为 1,4:3,6-二脱水-D-山梨醇二硝酸酯(1,4：3,6-dianhydro-D-glucitol dinitrate)，又名消心痛、硝异梨醇。

本品为白色结晶性粉末；无臭；受热或受到撞击易发生爆炸。本品在丙酮或三氯甲烷中易溶，在乙醇中略溶，在水中微溶。熔点 68～72 ℃。硝酸异山梨酯的结晶有稳定型和不稳定型两种，药用为稳定型。两种晶型的其他理化性质相同。不稳定型在 30 ℃放置数天后，即转为稳定型。本品干燥状态比较稳定，45 ℃放置几个月，室温放置 60 个月未发生变化，但在酸、碱溶液中，硝酸酯容易水解，生成脱水山梨醇及亚硝酸。

本品口服生物利用度仅 3%，大多数在胃肠道、肝脏被破坏。舌下含化本品后约 6 分钟即可达到血药浓度峰值，$t_{1/2}$ 为 45 分钟，有效作用时间持续 10～60 分钟。本品口服后经肝脏代谢，脱硝基生成 2-单硝酸异山梨醇酯和 5-单硝酸异山梨醇酯，二者均具有抗心绞痛活性，但半衰期分别为 1.8～2 小时和 5～7.6 小时。由于 5-硝酸异山梨醇酯的半衰期长，加之硝酸异山梨酯为二硝酸酯，脂溶性大，易透过血脑屏障，有头痛的不良作用。现将单硝酸异山梨酯(isosorbide mononitrate)开发为临床用药，水溶性增大，副作用降低。单硝酸异山梨酯含服吸收迅速，药物在口内 2 分钟内即可溶解，可提高儿童和老年人用药的顺应性。并且生物利用度高，无肝脏首过效应，有效血药浓度稳定，$t_{1/2}$ 为 5～6 小时，作用维持时间较长。

本品具有冠状动脉扩张作用，能明显地增加冠状动脉流量，降低血压。临床用于缓解和预防心绞痛、冠状动脉循环功能不全、心肌梗死等，其效果优于硝酸甘油，且持续时间长。常见的不良反应有体位性低血压(表现为眩晕、面颊和颈部潮红等)、灼热、恶心等。长期服用可产生药物耐受性，与其他硝酸酯有交叉耐药性。

（二）钙通道阻滞药

钙通道阻滞药(calcium channel blockers)选择性地阻滞 Ca^{2+} 经细胞膜上的钙离子通道进入细胞内，减少细胞内 Ca^{2+} 浓度。细胞内 Ca^{2+} 对细胞功能有着非常重要的作用，作为重要的细胞内第二信使，调节许多细胞反应和活动，参与神经递质释放、肌肉收缩、腺体分泌、血小板激活等，特别是对心血管系统的功能起着重要作用，是临床非常重要的一类药物。钙通道阻滞药主要用于治疗高血压、心绞痛、心律失常、脑血管痉挛、心肌缺血等疾病。

钙通道存在多种亚型，其中 L-型钙通道最为常见，存在于心肌、血管平滑肌和其他组织中，是细胞兴奋时 Ca^{2+} 内流的主要途径。根据选择性的不同，钙通道阻滞药分为选择性和非选择性两大类。其中选择性钙通道阻滞剂包括：二氢吡啶类(dihydropydines,DHP)，如硝苯地平(nifedipine)；苯烷胺类(aralkylamine derivatives)，如维拉帕米(verapamil)；苯并硫氮䓬类(benzothiazepine derivatives)，如地尔硫䓬(diltiazem)；非选择性钙通道阻滞剂包括：二苯基哌嗪类，如氟桂利嗪(flunarizine)；二苯基丙胺类，如普尼拉明(prenvlamine)。

1. 1,4-二氢吡啶类

在钙通道阻滞剂中，1,4-二氢吡啶类为特异性高、作用很强的一类药物，具有很强的扩张血管作用，在整体条件下不抑制心脏，适用于冠脉痉挛、高血压、心肌梗死等，可与 β 受体拮抗剂及强心苷等合用。该类药物也是目前上市品种最多、临床应用最广和降压作用最强的一类钙通道阻滞药。常用的药物有硝苯地平(nifedipine)为第一代钙通道阻滞药，对各期高血压均有效，无严重不良反应，应用较广，为抗高血压一线用药。尼卡地平(nicardipine)、尼群地平(nitrendipine)、氨氯地平(amlodipine)等为第二代钙通道阻滞药,扩冠作用更强,维持时间更长,通常在降低血压同时,并不降低血流量,同时还能增加心脏及肾血流量,另外,其迅速降压和交感激活副作用较小。

1,4-二氢吡啶类钙通道阻滞剂的基本结构如下:

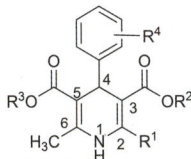

1,4-二氢吡啶环是该类药物的必需药效团,且 N_1 上不宜带有取代基,6 位为甲基取代,C-4 位常为苯环,3,5 位存在羧酸酯的药效团,不同的羧酸酯结构体内的代谢速度和部位都有较大的区别。该类药物与柚子汁一起服用时,会产生药物-食物相互作用,导致其体内浓度增加,这种相互作用的机理可能是由于存在于柚子汁中的黄酮类和香豆素类化合物抑制了肠内的细胞色素 P450 酶,减慢了 1,4-二氢吡啶类钙通道阻滞药的代谢速度。

1,4-二氢吡啶类钙通道阻滞剂都有不同程度的肝首过效应,1,4-二氢吡啶类钙通道阻滞剂被肝脏的细胞色素 P450 酶系(CYP450)氧化代谢,产生一系列失活的代谢物。二氢吡啶环首先被氧化成一个失活的吡啶类似物,随后这些代谢物通过水解、环合以及氧化进一步被代谢。

硝苯地平为对称结构的二氢吡啶类药物,于 1975 获批上市,是该类钙通道阻滞剂中第一个上市的药物。

尼群地平中 1,4-二氢吡啶环上所连接的两个羧酸酯的结构不同,使其 4 位碳原子具手性。目前临床用外消旋体。本品为选择性作用于血管平滑肌的钙通道阻滞剂,它对血管的亲和力比对心肌大,对冠状动脉的选择性作用更强,首过效应明显,能降低心肌耗氧量,对缺血性心肌有保护作用;可降低总外周阻力,使血压下降。降压作用温和而持久。临床用于治疗高血压,特别适合于老年人收缩期高血压,可单用或与其他降压药合用。本品也可用于充血性心衰。

非洛地平(felodipine)为选择性钙通道阻滞药,主要抑制小动脉平滑肌细胞外钙的内流,选择性扩张小动脉,对静脉无此作用,不引起体位性低血压;对心肌亦无明显抑制作用。在降低肾血管阻力的同时,不影响肾小球滤过率和肌酐廓清率,肾血流量无变化甚至稍有增加,有促尿钠排泄和利尿作用。本品可增加心输出量和心脏指数,显著降低后负荷,而对心脏收缩功能、前负荷及心率无明显影响。临床用于治疗高血压、缺血性心脏病及心力衰竭,可单用或与其他降压药合用。

第十六章 知识链接 2

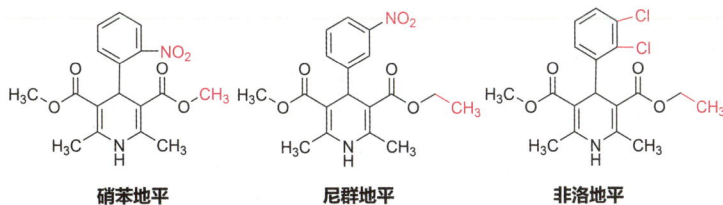

硝苯地平　　尼群地平　　非洛地平

氨氯地平由辉瑞公司开发,于 1992 年获 FDA 批准上市。氨氯地平与其他二氢吡啶类钙通道阻滞剂不同,氨氯地平分子中的 1,4-二氢吡啶环的 2 位甲基被氨乙氧基取代,3 位和 5 位羧酸酯的结构不同,因而 4 位碳原子具手性,可产生两个光学异构体,临床用外消旋体和左旋体。

尼莫地平(nimodipine)容易通过血脑屏障而作用于脑血管平滑肌,选择性扩张脑血管,在增加脑血流量的同时不影响脑代谢。具有抗缺血和抗血管收缩作用,能选择性地扩张脑血管,对抗脑血管痉挛,增强脑血管流量,对局部缺血有保护作用。临床用于预防和治疗蛛网膜下出血后脑血管痉挛所致的缺血性神经障碍、高血压和偏头痛等。

尼卡地平(nicardipine)与尼莫地平均选择性扩张脑血管,称为脑血管扩张药,用于各种缺血性脑血管疾病,如脑梗死后遗症、脑溢血后遗症及脑动脉硬化。

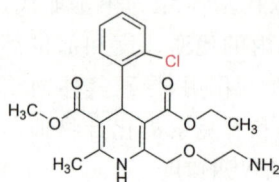

氨氯地平

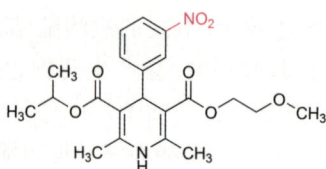

尼莫地平

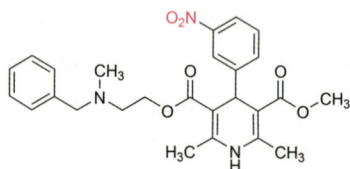

尼卡地平

依拉地平(isradipine)是分子中 4 位为 2,1,3-苯并氧杂二唑的二氢吡啶类钙通道阻滞药,首过效应明显,生物利用率仅 17%。由于对血管的选择性高,能舒张外周血管,可使血压下降,持续时间较久,但是起效较慢(2~4 周)。而拉西地平(lacidipine)的苯环上取代基为 3-(叔丁氧基)-3-氧代丙基-1-烯基,系特异、强效持久的二氢吡啶类钙通道阻滞药,主要选择性地阻滞血管平滑肌的钙通道,扩张周围动脉,减低周围血管阻力和心脏后负荷,降低血压。

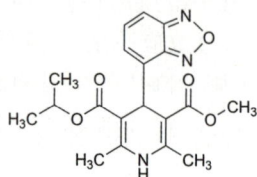

依拉地平

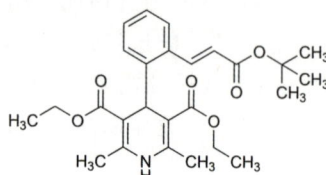

拉西地平

二氢吡啶类结构与取代构象如下所示,其构效关系总结如下:

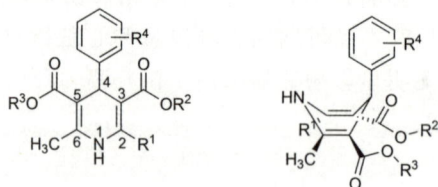

① 1,4-二氢吡啶为活性必需结构,若氧化为吡啶或还原为六氢吡啶,则活性消失。

② 二氢吡啶的氮原子上没有取代基或有在代谢中易离去的基团,活性最佳。

③ 二氢吡啶的 2,6 位最适宜的取代基为低级烃,多数药物为甲基,氨氯地平例外。

④ 分子中二氢吡啶环和 3,5 位上的羧酸酯基是活性所必需的,若为乙酰基或氰基活性降低,若为硝基则激活钙通道。两个酯基不同时,活性优于酯基相同的化合物。4 位上取代

苯环和二氢吡啶在空间位置上相互垂直是本类药物的药效构象。

⑤ C-4 位为苯基或取代苯基时活性最强,若以杂环、环戊基或烷基替代,则活性下降。

⑥ 苯环上取代基以吸电子基活性为佳,取代基位次依下列顺序减弱:邻位、间位、对位。

⑦ 3,5 位取代酯基不同时使 C-4 形成手性中心,结果可影响药物作用效果。具有手性中心的药物,通常以 S 体活性更强。

硝苯地平 Nifedipine

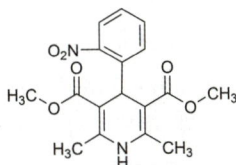

化学名为 2,6-二甲基-4-(2-硝基苯基)-1,4-二氢-3,5-吡啶二甲酸二甲酯(2,6-dimethyl-4-(2-nitrophenyl)-1,4-dihydropyridine-3,5-dicarboxylate),又名硝苯吡啶、心痛定。

本品为黄色结晶性粉末;无臭;遇光不稳定。本品在丙酮或三氯甲烷中易溶,在乙醇中略溶,在水中几乎不溶。熔点 171~175 ℃。

本品遇光极不稳定,分子内部发生光催化的歧化反应,降解产生硝基苯吡啶衍生物和亚硝基苯吡啶衍生物。亚硝基苯吡啶衍生物对人体极为有害,故在生产、贮存过程均应注意避光。

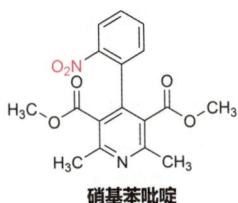

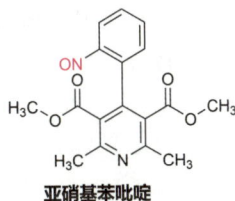

硝苯地平口服后吸收迅速、完全。口服后约 30 分钟达血药峰浓度,嚼碎服或舌下含服达峰时间提前。硝苯地平与血浆蛋白高度结合,约为 90%,作用时间可持续 12 小时。药物在肝脏内转换为无活性的代谢产物,约 80% 经肾排泄,20% 随粪便排出。

硝苯地平的合成,以 2-硝基苯甲醛为原料,进行 Hantzsch 合成,用一分子的 2-硝基甲醛与二分子的乙酰乙酸甲酯及过量氨水在甲醇中作用制得(图 16-1)。

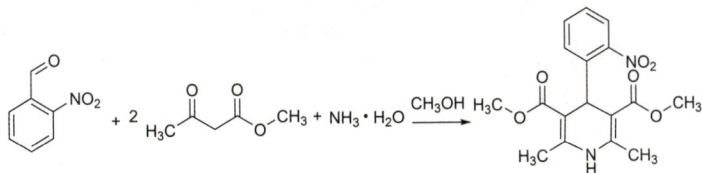

图 16-1　硝苯地平的合成

本品能抑制心肌对钙离子的摄取,降低心肌兴奋-收缩偶联中 ATP 酶的活性,使心肌收缩力减弱,降低心肌耗氧量,增加冠状动脉血流量。还可通过扩张周边血管,降低血压,改善脑循环。用于治疗冠心病,缓解心绞痛。本品还适用于各种类型的高血压,对顽固性、重度高血压和伴有心力衰竭的高血压患者也有较好疗效。

不良反应有短暂头痛、面部潮红、嗜睡,其他还包括眩晕、过敏反应、低血压、心悸及有时促发心绞痛发作。剂量过大可引起心动过缓和低血压。

苯磺酸氨氯地平 Amlodipine Besilate

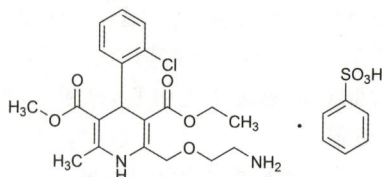

化学名为(±)-2-[(2-氨基乙氧基)甲基]-4-(2-氯苯基)-6-甲基-1,4-二氢吡啶-3,5-二羧酸-3-乙酯-5-甲酯苯磺酸盐((±)-3-ethyl-5-methyl 2-((2-aminoethoxy)methyl)-4-(2-chlorophenyl)-6-methyl-1,4-dihydropyridine-3,5-dicarboxylate benzenesulfonate)。

本品为白色或类白色粉末；无臭；味微苦；有引湿性。本品在甲醇或 N,N-二甲基甲酰胺中易溶，在乙醇中略溶，在水或丙酮中微溶。

本品口服后，6～12小时血药浓度达峰值，绝对生物利用度约为64～90%，其吸收不受食物的影响。血药浓度稳定，终末消除半衰期约为35～50小时，连续每日给药7～8天后，氨氯地平的血药浓度达稳态。氨氯地平在肝脏主要被代谢为无活性的氧化的吡啶衍生物，其他10%以原药形式排出，60%的代谢物经尿液排出。

本品的1,4-二氢吡啶环3,5位所连的酯基不同，使其4位碳原子具有手性，活性型为 S(−)体，R(+)体几乎无活性，本品临床用外消旋体。本品的左旋体苯磺酸左氨氯地平(levamlodipine besilate)已上市，与其他降压药相比，左旋氨氯地平还具有药效长，降压作用缓慢、持久，生物利用度高等优点。

本品主要用于高血压的治疗，可单独或与其他抗高血压药联合使用；也可用于治疗慢性稳定性心绞痛或血管痉挛性心绞痛。

2. 芳烷基胺类

芳烷基胺类药物主要有维拉帕米(verapamil)、戈洛帕米(gallopamil)、依莫帕米(emopamil)及法利帕米(falipamil)等。本类药物都具有手性，其光学异构体的活性大多不同。代表药物维拉帕米右旋体比左旋体的作用强，现用外消旋体。戈洛帕米对心肌和平滑肌的活性强于维拉帕米，临床使用的是其 S 异构体。依莫帕米 S 异构体的活性优于 R 异构体。

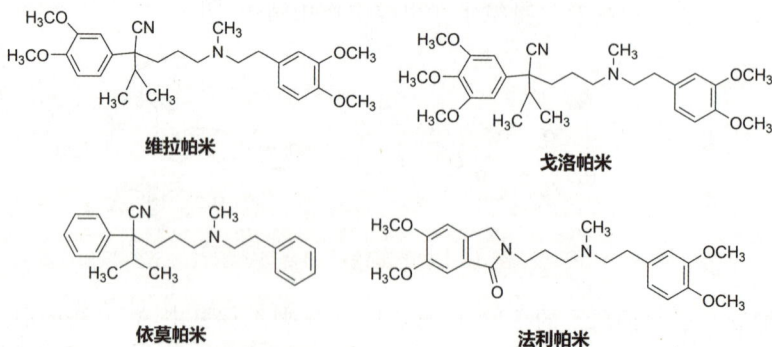

维拉帕米   戈洛帕米

依莫帕米   法利帕米

盐酸维拉帕米 Verapamil Hydrochlorid

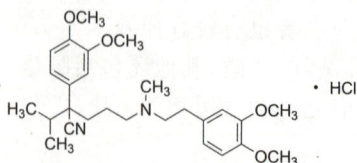

化学名为(±)α-[3-[[2-(3,4-二甲氧苯基)乙基]甲氨基]丙基]-3,4-二甲氧基-α-异丙基苯乙腈盐酸盐((±)α-[3-[[2-(3,4-dimethoxyphenethyl)ethyl]methylamino]propyl]-]3,4-dimethoxy-α-isopropyl-benzenacetonitrile hydrochloride)。又名异搏定、戊脉安。

本品为白色粉末；无臭。本品在甲醇、乙醇或三氯甲烷中易溶，在水中溶解。熔点141～145 ℃。

分子中含有手性碳原子，右旋体比左旋体的作用强，现用外消旋体。维拉帕米呈弱碱性，$pK_a = 8.6$。化学稳定性良好，不管加热、光化学降解条件，还是酸、碱水溶液，稳定性好。然而维拉帕米的甲醇溶液，经紫外线照射 2 小时后，降解 50%。

维拉帕米口服吸收后，有首过效应，生物利用度为 20%，半衰期为 6～8 小时。维拉帕米经肝脏代谢，代谢物主要为 N-脱甲基化合物，也就是去甲维拉帕米。去甲维拉帕米保持了大概 20% 母体活性，长期服用本品时，去甲维拉帕米浓度甚至超过母体的稳定血药浓度而起主要治疗作用。

本品为钙通道阻滞剂，能抑制心肌及房室传导，并能选择性扩张冠状动脉，增加冠状动脉流量。用于治疗阵发性室上性心动过速，也可用于急慢性冠状动脉不全或心绞痛，对房室交界的心动过速疗效也较好。本品副作用较小，偶有胸闷、口干、恶心、呕吐等。静脉注射可使血压下降，可治疗房室传导阻滞及窦性心动过缓。

3. 苯并硫氮杂䓬类

20 世纪 70 年代初，人们在研究抗忧郁、安定和冠状动脉扩张的苯并硫氮杂䓬类衍生物时，发现了一类高选择性的钙通道阻滞剂，其代表药物就是地尔硫䓬(diltiazem)。

盐酸地尔硫䓬 Diltiazem Hydrochloride

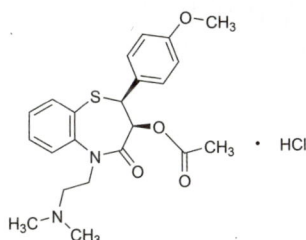

化学名为[2S,3S]-5-[2-(二甲氨基)乙基]-2-(4-甲氧基苯基)-4-氧代-2,3-二氢-1,5-苯并硫杂氮杂䓬-3-基]乙酸酯盐酸盐((2S,3S)-5-[2-(dimethylamino)ethyl)-2-(4-methoxyphenyl)-4-oxo-2,3,4,5-tetrahydrobenzo[b][1,4]]thiazepin-3-yl acetate hydrochloride)，又名硫氮䓬酮。

本品为白色或类白色的结晶或结晶性粉末；无臭。本品在水、甲醇或三氯甲烷中易溶，在乙醚中不溶。熔点 207.5～212 ℃。本品为苯并硫氮䓬类衍生物，结构中有 2 个手性碳，故有 4 个立体异构体。其活性顺序为：*cis-d* 体＞*cis-dl* 体＞*cis-l* 体＞*trans-dl* 体，以 2S,3S 异构体(即 *cis-d* 异构体)冠脉扩张作用最强，临床仅用其顺式 2S,3S 异构体。

本品口服吸收完全，但有首过效应，生物利用度仅为 25%～60%。本品经肝肠循环，主要代谢途径有脱乙酰基、N-脱甲基和 O-脱甲基。脱乙酰基地尔硫䓬活性为地尔硫䓬的 25%～50%，如图 16-2 所示。

本品为高选择性的钙通道阻滞剂，具有扩血管作用，特别是对大的冠状动脉和侧支循环

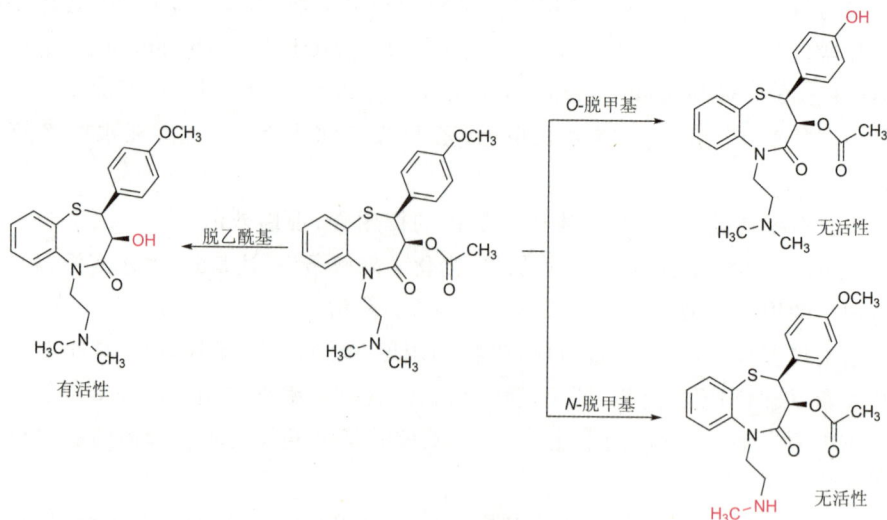

图 16-2   地尔硫䓬的代谢途径

均有较强的扩张作用,使冠状动脉流量增加和血压下降,也有减缓心率的作用。临床主要用于心绞痛的预防和治疗,特别是变异型心绞痛、冠状动脉痉挛引起的心绞痛及室上性心律失常的预防。长期使用,可预防心血管意外的发生,无耐药性,也无明显的副作用。

4. 非选择性钙通道阻滞剂

与 L-型钙通道阻滞剂不同,非选择性的钙通道阻滞剂对钙通道阻滞作用相对较弱,同时还能阻滞钠、钾等通道,结构类型主要包括二苯基哌嗪类和二苯基丙胺类。

二苯基哌嗪类是对血管平滑肌钙通道有选择性的抑制作用,这类药物主要有桂利嗪(cinnarizine)、氟桂嗪(flunarizine)、利多氟嗪(lidoflazine)等,主要用于脑血管和脑细胞的疾病,对缺血性脑缺氧引起的脑损伤和代谢异常,能显著改善脑循环和冠状循环,减轻脑水肿。

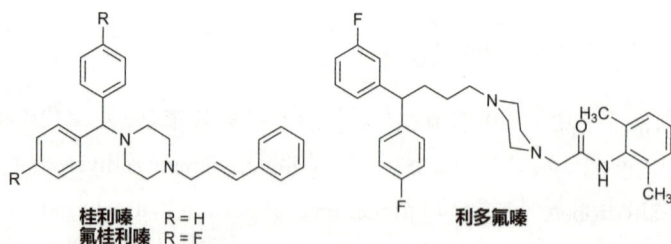

桂利嗪   R=H
氟桂利嗪   R=F

利多氟嗪

普尼拉明(prenylamine)是二苯基丙胺类的代表药物,可阻滞钙通道和钠通道,对心脏的作用强于对血管平滑肌的作用,可抑制窦房结及房室结的功能,负性肌力作用较小,用于心绞痛、心肌梗死及冠状动脉粥样硬化。

苄普地尔(bepridil)是一种新型、长效钙通道阻滞剂,除阻滞 L-钙通道、钠及钾通道外,还具有抑制钙调蛋白的作用。因此苄普地尔具有抑制心脏传导、延长不应期及 QT 间隔、减慢心率等作用。临床用于慢性稳定性心绞痛,但由于其存在潜在性不良反应,因此建议用于对其他药物不耐受的患者。

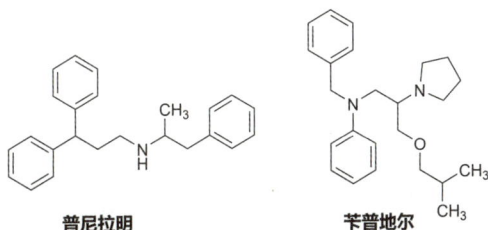

普尼拉明　　　　　　　　　苄普地尔

（三）β 受体拮抗剂

β 受体即 β 肾上腺素能受体,其拮抗剂是指能选择性地与 β 肾上腺素受体结合,从而拮抗神经递质和儿茶酚胺对 β 受体的激动作用的一类药物。它们与 β 受体激动剂呈典型的竞争性拮抗,产生对心脏兴奋的抑制作用和对支气管及血管平滑肌的舒张作用,表现为心率减慢、心收缩力减弱、心输出量减少、心肌耗氧量下降,临床上广泛用于对心绞痛、心律失常、心肌梗死、高血压等疾病的治疗,也用于治疗甲状腺功能亢进、肥厚型心肌病、嗜铬细胞瘤、偏头痛、青光眼等。

β 受体分 β_1 和 β_2 受体亚型。β_1 受体存在于心脏,β_2 受体分布于血管和支气管平滑肌。现在已发现同一器官可同时存在 β_1 和 β_2 亚型,如心房以 β_1 受体为主,但同时含有 1/4 的 β_2 受体。在人的肺组织中,β_1 与 β_2 受体的比例为 3：7。

根据已经应用的各种结构的 β 受体拮抗剂对这两种受体亚型亲和力的差异,可以将 β 受体拮抗剂分为三种类型：①非选择性 β 受体拮抗剂,同一剂量对 β_1 和 β_2 受体产生相似幅度的拮抗作用；②选择性 β_1 受体拮抗剂；③兼有 α 和 β 受体拮抗作用的混合型 α/β 受体拮抗剂。

1. 非选择性 β 受体拮抗剂

该类药物是从异丙肾上腺素的结构衍生而来,具芳氧丙醇胺类的基本结构。异丙肾上腺素是较强的 β 受体激动剂,当苯环上酚羟基移位后,作用减弱数十倍。1957 年 Lilly 公司将异丙肾上腺素的两个酚羟基用氯原子置换后得到 3,4-二氯肾上腺素,具有阻断拟交感神经递质引起的支气管扩张、子宫松弛、兴奋心脏的效应,是 β 受体拮抗剂(具有部分激动作用),进一步用碳桥取代两个氯原子得到芳基乙醇胺类丙萘洛尔,活性较强,且几乎无拟交感活性,但它有致癌倾向。

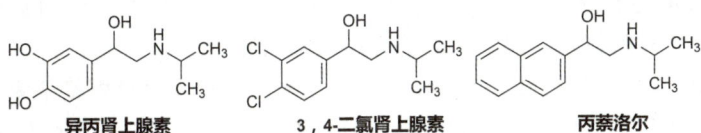

异丙肾上腺素　　　　　3,4-二氯肾上腺素　　　　　丙萘洛尔

在丙萘洛尔的芳基乙醇胺结构中引入一个氧亚甲基(—OCH_2—)后,得到 β-受体拮抗剂芳氧丙醇胺的基本结构,阻断 β-受体作用比芳乙醇胺类强。1964 年开发出第一个几乎无内在拟交感活性,也无致癌性,至今仍广泛使用的 β-受体拮抗剂普萘洛尔(propranolol)。

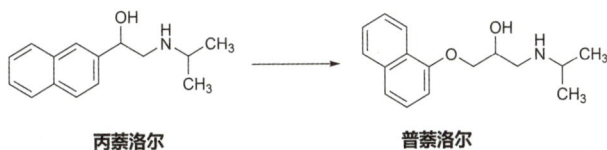

丙萘洛尔　　　　　　　　　普萘洛尔

　　自普萘洛尔问世以来,先后发明了多种类似药物,这些药物结构具有异丙肾上腺素的骨架,结构由三部分组成:①取代芳香环或杂环;②乙醇型或氧代丙醇型,醇羟基均为仲醇结构;③含有较大的两个以上碳原子取代基的仲胺。

　　普萘洛尔是非选择性 β 受体拮抗剂的代表药物,属于芳氧丙醇胺类结构类型的药物,芳香环为萘核。其他药物如具长效作用的纳多洛尔(nadolol),其血浆半衰期较长,被认为与药物的水溶性有关,适合需长期服药的高血压患者使用。此外,作为前药的波吲洛尔(bopindolol),是吲哚洛尔的苯甲酸酯,进入体内水解后产生作用,一周给药 1～2 次即可降低血压。索他洛尔(sotalol)是强效非选择性 β 受体拮抗剂,结构属于苯乙醇胺类 β 受体拮抗剂,含有甲磺酰胺基,常用其盐酸盐。

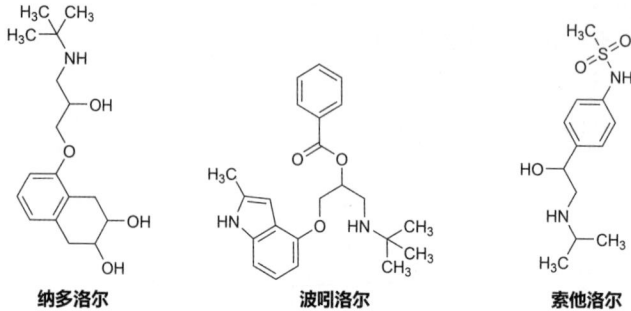

纳多洛尔　　　　　　　波吲洛尔　　　　　　　索他洛尔

盐酸普萘洛尔 Propranolol Hydrochloride

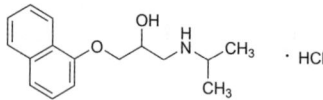

　　化学名为 1-异丙氨基-3-(1-萘氧基)-2-丙醇盐酸盐(1-(isopropylamino)-3-(naphthalen-1-yloxy)propan-2-ol hydrochloride)。又名心得安。

　　本品为白色或类白色的结晶性粉末;无臭。本品在水或乙醇中溶解,在三氯甲烷中微溶。熔点 162～165 ℃。水溶液为酸性,游离碱的 pK_a(HB$^+$)为 9.5。

　　本品属于芳氧丙醇胺类 β 受体拮抗剂,含一个手性碳原子,存在一对光学异构体,其中 S-异构体具有强效的 β 受体阻断作用,而 R-异构体的阻断作用很弱。研究还发现 R-异构体在体内竞争性取代 S-异构体,导致后者血浆蛋白结合率下降,发生药动学相互作用,外消旋体的毒性比单个对映体强。但临床上仍应用其外消旋体。

　　本品对热稳定,光对其有催化氧化作用。酸性水溶液可发生异丙氨基侧链氧化,在碱性条件下较稳定。本品的合成可用 α-萘酚在氢氧化钾存在下与环氧氯丙烷经 O-烃化得 1,2-环氧-3-(α-萘氧)丙烷,再与异丙胺胺化,与盐酸成盐即得本品(图 16-3)。

　　本品口服后几乎完全经胃肠道吸收,吸收率大于 90%,由于其脂溶性高,能进入 CNS 系统产生中枢效应,对 $β_1$ 受体和 $β_2$ 受体均有阻断作用。有较强的抑制心肌收缩和引起支气管痉挛及哮喘的副作用,因此哮喘患者禁用。本品主要由肝脏代谢,因首过效应,只有 1/3 进入体内循环,生物利用度仅 30%,因此肝病患者要慎用。本品的代谢产物 4-羟基普萘洛尔为活性代谢物。

　　不同个体口服相同剂量的普萘洛尔,血浆高峰浓度相差可达 20 倍之多,这可能由于肝

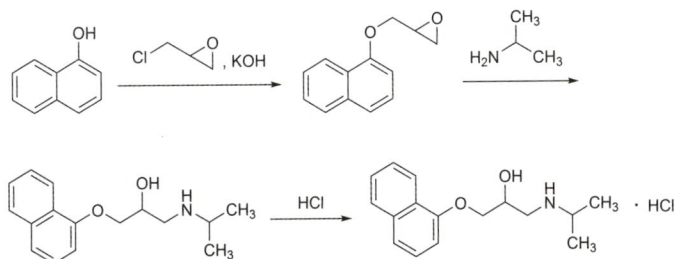

图 16-3 盐酸普萘洛尔的合成

消除功能不同所致。因此临床用药需从小剂量开始，逐渐增加到适当剂量。临床上用于心绞痛、窦性心动过速、心房扑动及颤动；也用于早搏和高血压的治疗。

2. 选择性 β_1 受体拮抗剂

非选择性 β 受体拮抗剂用于治疗心律失常和高血压时，因同时阻断 β_2 受体而引起支气管痉挛和哮喘，并延缓低血糖的恢复，使哮喘患者和糖尿病患者应用受限。根据 β_1 和 β_2 受体亚型的分布和生理功能的不同，开发了选择性作用于 β_1 受体的药物，具有无支气管收缩副作用的优点。从普拉洛尔（practolol）开始，开发了大量选择性 β_1 受体拮抗剂药物。这些药物的化学结构类型都为 4-取代苯氧丙醇胺，根据 4-取代基的不同，又分为 4-胺取代（包括酰胺、脲、磺酰胺等）和 4-醚取代，药物结构中 4-胺取代的胺基直接与芳环连接者都有微弱的部分激动作用。

美托洛尔（metoprolol）是第一个被证明具有 β_1 受体拮抗活性的 4-醚取代苯氧丙胺类化合物，其作用强，维持时间长，可用于高血压治疗。

比索洛尔（bisoprolol）是一种高选择性的 β_1 受体拮抗剂，对心脏 β_1 受体有高亲和力和高选择性，对胰腺 β_1 受体抑制较弱，对支气管和血管平滑肌和调节代谢的 β_2 受体仅有很低的亲和力。因此，比索洛尔通常不会影响呼吸道阻力和 β_2 受体调节的代谢效应，特别适合于合并有糖尿病的高血压患者。

倍他洛尔（betaxolol）的结构与美托洛尔相似，临床应用的是其盐酸盐。为较新的选择性 β_1 受体拮抗剂，其 β_1 受体阻断作用为普萘洛尔的 4 倍。脂溶性较大，口服后在胃肠道易吸收，生物利用度较高，无首过效应，半衰期为 14～22 小时。每天给药一次，可控制血压与心率达 24 小时。

β 受体拮抗剂具有抑制心脏的副作用，与其脂溶性有关，以软药设计原理得到的一些超短效的药物，如艾司洛尔（esmolol）在结构中引入易变部分。艾司洛尔的芳环 4-取代碳链末端脂肪酸甲酯，很容易被血浆酯酶水解，水解后的代谢产物只有微弱的活性。艾司洛尔的体内半衰期只有 10 分钟，适用室性心律失常和急性心肌局部缺血，几乎无副作用。

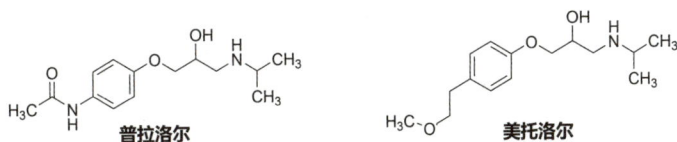

普拉洛尔

美托洛尔

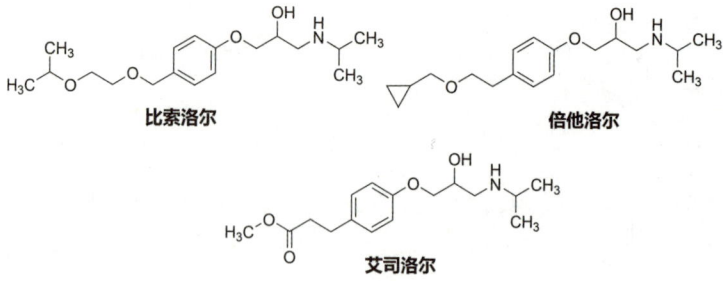

比索洛尔　　　　　　　倍他洛尔

艾司洛尔

3. 混合型 α/β 受体拮抗剂

混合型 α/β 受体拮抗剂兼有 α_1 和 β_1 受体拮抗作用。单纯的 β 受体拮抗剂可使外周血管阻力增高,致使肢端循环发生障碍,在治疗高血压时产生拮抗。研究发现 α_1 受体拮抗剂能够扩张血管,降低外周血管阻力。故兼有 α 受体和 β 受体拮抗作用的混合型 α/β 受体拮抗剂可产生协同降压效果。

本类药物的代表有拉贝洛尔(labetalol),具有 α_1、β_1 和 β_2 拮抗活性。其阻断 β 受体的作用为阻断 α 受体作用的 4~8 倍,阻断 β_1 受体的作用为普萘洛尔的 1/4,阻断 β_2 受体的作用为普萘洛尔的 1/17~1/11,有较弱的内在拟交感活性及膜稳定作用;本品阻断 β_1 受体的作用比阻断 β_2 受体的作用略强。

拉贝洛尔属于苯乙醇胺类,含两个手性碳原子,临床上使用 4 种异构体(R,R)、(S,R)、(S,S) 和 (R,S) 的混合物。β 受体的拮抗活性来自(R,R)-异构体,而 α_1 受体拮抗活性大多来自(S,R)-异构体,(S,S) 和 (R,S)-异构体几乎无药理活性。

与普萘洛尔不一样,拉贝洛尔的亲脂性较低,进入中枢神经系统较少,没有活性代谢物,主要代谢途径为酚羟基与葡萄糖醛酸直接结合,半衰期为 6~8 小时。在等效剂量下,其心率减慢作用比普萘洛尔轻,降压作用出现较快。此外可使肾血流量增加,而普萘洛尔使之减少。副作用较少,可用于中度或严重的高血压患者及老年高血压患者,近年来更成为妊娠高血压的首选降压药物。

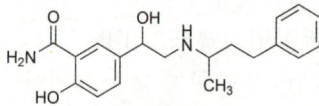

拉贝洛尔

β 受体拮抗剂的基本结构与构效关系:β 受体拮抗剂按结构可分两类,即芳氧丙醇胺类和芳基乙醇胺类。侧链上均含有带羟基的手性中心,该羟基与受体相互结合时,通过形成氢键发挥作用,是关键药效团。芳氧丙醇胺类侧链较苯乙醇胺类多一个亚甲氧基,但分子模型研究表明,在芳氧丙醇胺类的较低能量构象中,芳环、羟基和氨基可与苯乙醇胺类拮抗剂完全重叠,因此亦符合与 β 受体结合的空间要求。

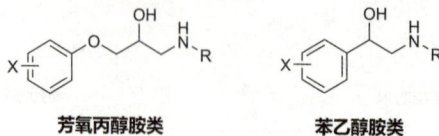

芳氧丙醇胺类　　　　　　　苯乙醇胺类

（1）对芳香环部分的要求不甚严格，可以是苯环、萘环、芳杂环或稠环等。苯环或其他芳香环上不同位置带有不同取代基，氨基 N 上大多带有一个取代基。

（2）芳香环取代基的位置与 β_1 受体阻断作用的选择性存在一定的关系，在芳氧丙醇胺类中，芳香环为萘基或结构上类似于萘的邻位取代苯基化合物，如普萘洛尔，对 β_1 和 β_2 受体选择性较低，为一般 β 受体拮抗剂。引入取代基（特别是酰氨基），虽 β 拮抗作用减少，但对 β_1 受体的选择性增加，如阿替洛尔。如苯环 4 位取代基为醚结构时，如美托洛尔，对 β_1 受体有较高的特异性，为选择性 β_1 受体拮抗剂。

（3）在苯香环引入极性的甲磺酰氨基或乙酰氨基以降低脂溶性，可避免产生抑制心脏的副作用。

（4）在苯乙醇胺类中，同醇羟基相连的 β 碳原子 R 构型具有较强的 β 受体拮抗作用，其对映体 S 构型的活性则大大降低甚至消失。在芳氧丙醇胺类中，由于插入了氧原子，命名时手性碳原子上的优先基团顺序发生改变，而取代基的空间排列不变，但其手性碳构型不同，因此 β 碳原子 S 构型的立体结构与苯乙醇胺类 R 构型相当。左旋的 S 构型普萘洛尔拮抗异丙肾上腺素所引起的心动过速的作用强度为其右旋体 R 构型的 100 倍以上。

二、抗血小板及抗凝药

血栓形成（thrombosis）是指在一定条件下，血液有形成分在血管（多数为小血管）形成栓子，造成血管部分或完全堵塞、相应部位供血障碍的病理过程。血栓栓塞（thromboembolism）是血栓由形成部位脱落，在随血流移动的过程中部分或全部堵塞某些血管，引起相应组织和（或）器官缺血、缺氧、坏死（动脉血栓）及瘀血、水肿（静脉血栓）的病理过程。

以上两种病理过程所引起的疾病，临床上称为血栓性疾病。主要表现为心肌梗死、缺血性脑梗死、静脉血栓栓塞。血栓性疾病严重威胁人类的生命健康，是中年人猝死、老年人死亡的首要原因。抗凝血药、抗血小板药可阻止血栓的形成和发展，用于防止血栓性疾病的发生。

（一）抗血小板药

血小板是血栓形成的必需物质，在初期止血和血栓形成中起着重要作用，因此目前抗血小板治疗已成为预防和治疗血栓的重要策略。随着对血小板活化作用机制的深入理解，针对血小板激活过程中不同环节展开抗血小板治疗。

抗血小板药物按其作用机制大体可分为：血栓素 A_2（thromboxane A_2，TXA_2）抑制剂、二磷酸腺苷（ADP）P2Y12 受体拮抗剂、糖蛋白（glycoprotein，GP）$\mathrm{II}_b/\mathrm{III}_a$ 受体拮抗剂以及磷酸二酯酶抑制剂等。

1. 血栓素 A_2（TXA_2）抑制剂

血栓素 A_2 是血小板活化和血管收缩强有力的激动剂，通过与 G-蛋白偶联受体结合，血小板被激活。

阿司匹林（aspirin）是经典解热镇痛药，后发现其能延长出血时间，其能抑制环氧合酶（cyclooxygenase，COX）活性，从而抑制 TXA_2 合成，发挥抗血小板的作用。阿司匹林的推荐量是肠溶片每日 75～150 毫克，睡前服用效果佳。奥扎格雷（ozagrel）属于 TXA_2 合成酶抑制剂，可抑制 TXA_2 的产生和促进前列环素（PGI_2）的产生，改善二者间的平衡，最终抑制血小板聚集和减轻血管痉挛。用于治疗急性血栓性脑梗死和脑梗死所伴随的运动障碍。

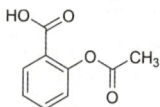

阿司匹林

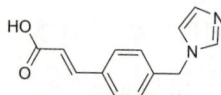

奥扎格雷

2. 血小板二磷酸腺苷（ADP）P2Y12 受体拮抗剂

ADP 是一种重要的诱导血小板凝聚的物质，ADP 受体拮抗剂与血小板膜表面 ADP 受体结合后，阻止了与 ADP 受体相耦联的 GPⅡb/Ⅲa受体的结合位点暴露，使配体无法结合，血小板的聚集受到抑制。ADP 受体主要有 P2Y1 和 P2Y12 两种亚型，ADP 与 P2Y12 亚型结合后，能触发形成稳定、持久的血小板聚集效应。

临床应用的 P2Y12 受体拮抗剂主要有氯吡格雷（clopidogrel）、噻氯匹定（ticlopidine）和普拉格雷（prasugrel）等噻吩并四氢吡啶类药物。近年来还开发出非噻吩并四氢吡啶类的坎格雷洛（cangrelor）和替格瑞洛（ticagrelor）等药物。

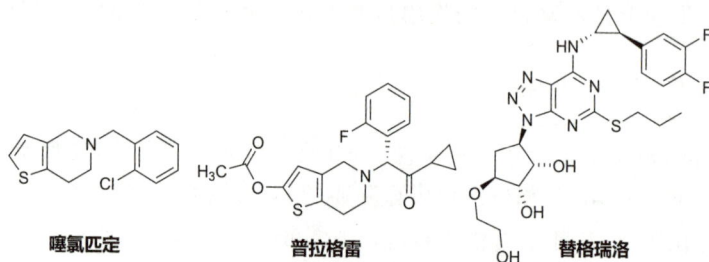

噻氯匹定　　　　**普拉格雷**　　　　　　**替格瑞洛**

硫酸氯吡格雷 Clopidogrel Bisulfate

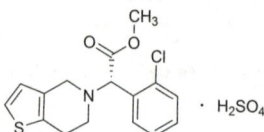

本品为 $S(+)$-2-(2-氯苯基)-2-(4,5,6,7-四氢噻吩并[3,2-c]吡啶-5-基)乙酸甲酯硫酸盐(methyl(S)-2-(2-chlorophenyl)-2-(6,7-dihydrothieno[3,2-c]pyridin-5(4H)-yl)acetate bisulfate)。

本品为白色或类白色结晶性粉末。本品在水、甲醇中极易溶解。熔点 183～187 ℃。

氯吡格雷属噻吩并四氢吡啶类衍生物，也可以看成是乙酸的衍生物，羧基成甲酯，甲基上有两个氢分别被邻氯苯基和噻吩并四氢吡啶基取代，由此而产生了一个手性碳原子，本品为手性药物，药用 S-构型。氯吡格雷是世界上第 2 个销售额超过百亿美元的药品。本品体外无活性，为前药。口服后经 CYP450 酶系转化，再经水解形成噻吩环开环的活性代谢物。活性代谢物的巯基可选择性与血小板膜上二磷酸腺苷 ADP 受体中的半胱氨酸残基不可逆地形成二硫键，拮抗血小板 ADP 受体，从而抑制 ADP 诱导的血小板膜表面糖蛋白受体（GPⅡb/Ⅲa）的活化，导致纤维蛋白原无法与该受体发生粘连而抑制血小板聚集。

本品主要由肝脏代谢，血中主要代谢产物是其羧酸盐衍生物（图 16-4），占血浆中药物相关化合物的 85%。本品临床主要用于预防缺血性脑卒中、心肌梗死及外周血管病等。大规模临床研究显示，其疗效强于阿司匹林。

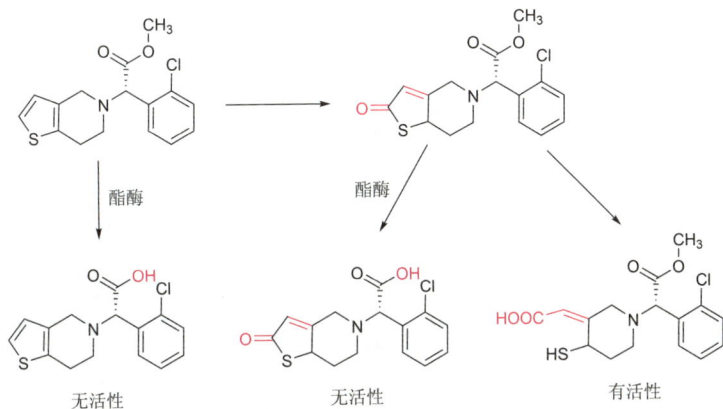

图 16-4 氯吡格雷的体内代谢

3. 糖蛋白 GPⅡ_b/Ⅲ_a 受体拮抗剂

由于纤维蛋白与 GPⅡ$_b$/Ⅲ$_a$ 相互作用是血小板聚集的最后一个关键步骤,并且 GPⅡ$_b$/Ⅲ$_a$ 只在血小板表达,因此,GPⅡ$_b$/Ⅲ$_a$ 受体在血小板聚集和血栓形成过程中起着重要作用。血小板糖蛋白 GPⅡ$_b$/Ⅲ$_a$ 受体拮抗剂是抗血小板治疗的一个最有力的手段,可以发挥强大的抑制血小板聚集的作用。

糖蛋白 GPⅡ$_b$/Ⅲ$_a$ 受体拮抗剂主要分为肽类和小分子非肽类阻断药,用于临床的肽类药物主要包括单克隆抗体阿昔单抗(abciximab)和依替巴肽(eptifibatide);小分子非肽类药物有替罗非班(tirofiban)。

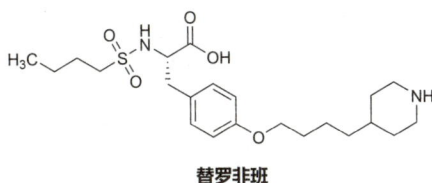

替罗非班

替罗非班是一个酪氨酸衍生物,为化学合成的小分子拟肽。本品可选择性地与血小板膜上 GPⅡ$_b$/Ⅲ$_a$ 受体结合,竞争性抑制纤维蛋白原和血小板 GPⅡ$_b$/Ⅲ$_a$ 受体的结合,抑制血小板聚集、延长出血时间、抑制血栓形成。本品起效迅速但持续时间短,推荐剂量静脉给药时,30 分钟后本品对血小板聚集的抑制率可达 90%。停用本品后,血小板的聚集功能恢复,为可逆性抑制。主要用于治疗急性冠状动脉综合征、不稳定型心绞痛和非 Q 波心肌梗死、急性心肌梗死和急性缺血性心脏猝死等。本品还可减少急性冠状动脉综合征和冠状动脉内介入治疗后冠心病事件的发生率,改善患者症状和预后。

4. 磷酸二酯酶抑制剂

环磷酸腺苷(cyclic adenosine monophosphate,cAMP)作为细胞内信号传导重要的第二信使,在血小板聚集中发挥重要作用。cAMP 升高,抑制血小板聚集。磷酸二酯酶(phosphodiesterase,PDE)水解 cAMP,降低细胞内 cAMP 水平,促进血小板聚集。因此抑制磷酸二酯酶,可以有效地抑制血小板聚集。

双嘧达莫(dipyridamole)于 1960 年作为血管扩张剂应用于临床,后来发现它具有抑制血小板聚集的作用,其主要的作用机制是抑制血小板磷酸二酯酶,使血小板内 cAMP 浓度增高,起到抗血小板聚集作用。

　　西洛他唑(cilostazol)是喹啉类衍生物,其本身及代谢产物通过抑制血小板磷酸二酯酶的活性,进而抑制 cAMP 的降解和转化、导致血管内及血小板 cAMP 浓度升高,最终起到扩张血管和抑制血小板聚集的作用。

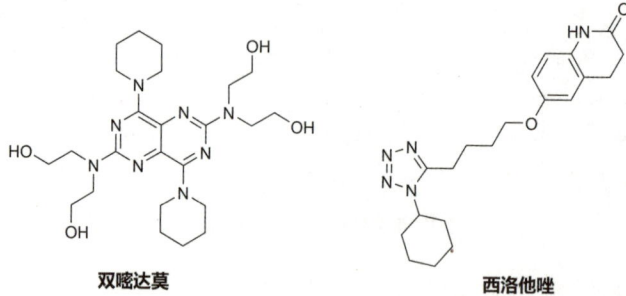

双嘧达莫　　　　　西洛他唑

（二）抗凝血药

　　正常人由于有完整的血液凝固系统、抗凝及纤溶系统,所以血液在血管内既不凝固也不出血,始终自由流动完成其功能,但当机体处于高凝状态或抗凝及纤溶减弱时,则发生血栓栓塞性疾病。抗凝血药是通过影响凝血过程中的某些凝血因子降低机体凝血功能的药物,可用于防治血管内栓塞或血栓形成的疾病。

　　临床常用的抗凝血药除生物制品肝素外,还包括一些小分子抗凝血药,按照作用机制可分为香豆素类、凝血酶抑制剂、凝血因子 Xa 抑制剂。

1. 香豆素类

　　香豆素类抗凝血药是一类含 4-羟基香豆素基本结构的药物,口服有效,体外无抗凝作用。常用的该类药物包括华法林钠(warfarin sodium)、双香豆素(dicoumarol)和醋硝香豆素(acenocoumarol),它们的化学结构均与维生素 K 相似,通过竞争性拮抗维生素 K 的作用而产生抗凝血作用,为维生素 K 拮抗剂。

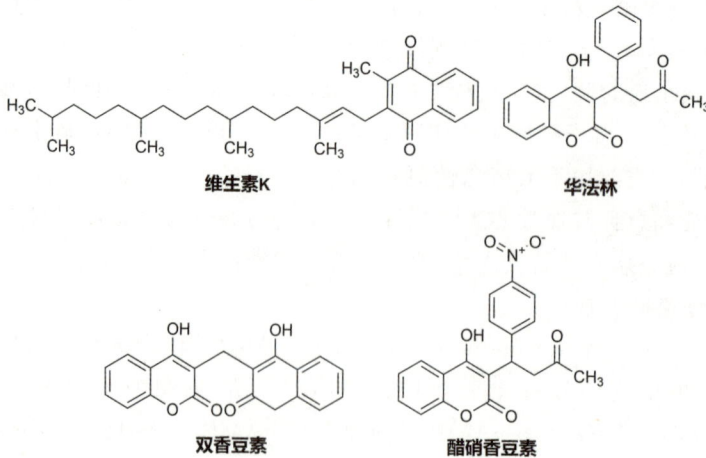

维生素K　　　　　华法林

双香豆素　　　　　醋硝香豆素

华法林钠 Warfarin Sodium

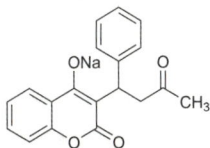

本品为 3-(α-丙酮基苄基)-4-羟基香豆素钠盐(sodium 2-oxo-3-(3-oxo-1-phenylbutyl)-2H-chromen-4-olate)。

本品为白色结晶性粉末；无臭。本品在水中极易溶解，在乙醇中易溶，在三氯甲烷或乙醚中几乎不溶。

华法林具有苯并吡喃-2-酮的基本结构。氢醌型的维生素 K 能活化凝血因子 II、VII、IX、X，使相关酶原的谷氨酸侧链羧酸化为 γ-羧基谷氨酸基团，从而使这些凝血因子具有凝血活性。在此过程中，氢醌型维生素 K 首先被转化为环氧化物，参与羧基化反应。而香豆素类抗凝血药可以抑制维生素 K 环氧还原酶，阻止维生素 K 由环氧型向氢醌型转变，从而使凝血因子 II、VII、IX、X 停留于无凝血活性的前体阶段。因用药开始体内仍有足量凝血因子，故只有当这些因子耗尽后才能发挥抗凝作用，所以其抗凝作用开始较慢，但作用持续时间较长。治疗血栓栓塞性疾病，先用作用快的肝素，再用华法林维持治疗的序贯疗法。

本品口服吸收完全，生物利用度近 100%，血浆蛋白结合率约为 99%，口服后 12～18 小时起效，24～48 小时作用达到高峰，静脉注射和加大剂量均不能加速其作用。

本品结构中含有一个手性碳，S-异构体的抗凝活性是 R-异构体的 4 倍，药用其外消旋体。本品在体内的代谢因构型不同而有所区别，S-异构体经丙酮侧链还原而代谢，代谢物主要经尿液排泄，而 R-异构体则在母核 7 位上进行羟化，代谢产物进入胆汁，随粪便排出体外，如图 16-5 所示。华法林主要经肝脏细胞色素 P450(CYP)酶系代谢，一些食物或多种药物可增强或减弱本品的抗凝疗效，同时影响本品的用药安全性。如能抑制 CYP 活性的药物，如胺碘酮、甲硝唑、氯霉素、西咪替丁、奥美拉唑、氟康唑等药物，均可使华法林的代谢减慢，半衰期延长，抗凝作用增强。而肝药酶诱导药如苯妥英钠、巴比妥类、利福平等能加速其代谢，降低其抗凝活性。因此，使用本品时应注意其与其他药物的相互作用。

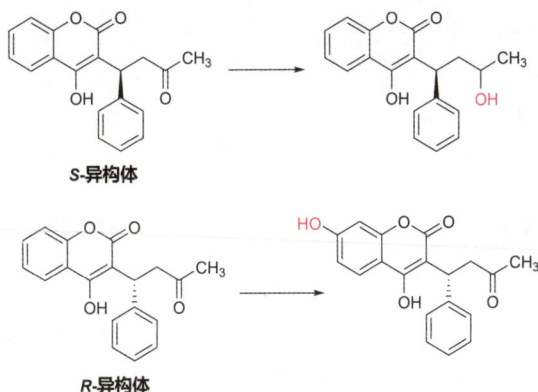

图 16-5　华法林的代谢途径

本品治疗急性心肌梗死、肺栓塞及人工心脏瓣膜手术等发生的血栓栓塞性疾病。

2. 凝血酶抑制剂

凝血酶(thrombin)是一种丝氨酸蛋白水解酶,对多种凝血因子具有水解作用。凝血酶使纤维蛋白原转变成纤维蛋白,并能使纤维蛋白成为共价交叉连接结构,从而达到稳定血栓的作用。凝血酶抑制剂与凝血酶的催化活性部位结合,灭活凝血酶活性或减少其生成而抑制酶的凝血活性。

达比加群酯(dabigatran etexilate)是新一代口服抗凝药物直接凝血酶抑制剂,是达比加群的前体药物,属非肽类的凝血酶抑制剂。本品口服经胃肠吸收后,在体内转化为具有直接抗凝血活性的达比加群,并结合于凝血酶的纤维蛋白特异结合位点,阻止纤维蛋白原裂解为纤维蛋白,从而阻断了凝血瀑布网络的最后步骤及血栓形成。达比加群酯可提供有效的、可预测的、稳定的抗凝效果,同时较少发生药物相互作用,无药物食物相互作用,不需要常规进行凝血功能监测或剂量调整,用于非瓣膜房颤患者的卒中和全身栓塞预防。

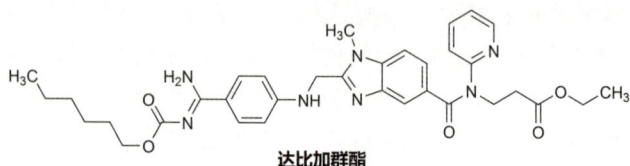

达比加群酯

3. 凝血因子 Xa 抑制剂

凝血因子 Xa 是一种丝氨酸蛋白酶,在凝血级联反应中处于内源性和外源性凝血途径的共同起点,是药物的适宜靶标。凝血因子 Xa 抑制药能够与游离的 Xa 活性位点结合,阻断其与底物的结合,而且也能够灭活与血小板上的凝血酶原酶复合物结合的 Xa。大量临床数据显示,直接作用于凝血因子 Xa 的抗凝血药有良好的抑制初期血栓形成的疗效。

利伐沙班(rivaroxaban)是全球第一个口服直接 Xa 因子抑制剂,其选择性地阻断 Xa 因子的活性位点,用于选择性髋关节全替换手术患者静脉栓塞的预防。阿哌沙班(apixaban)是一种口服强效、可逆和高选择性的凝血因子 Xa 抑制剂,用于择期髋关节或膝关节置换手术成人患者静脉血栓症的预防;能预防血栓,但出血的不良反应低于华法林。

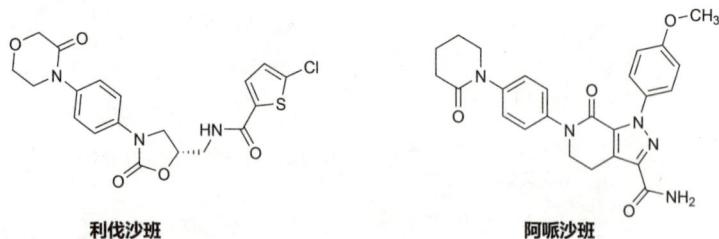

利伐沙班　　　　　　**阿哌沙班**

第二节　抗高血压药和利尿药
Antihypertensive Drugs and Diuretics

高血压是指动脉血压升高超过正常值,根据世界卫生组织(WHO)建议,成年人血压(收缩压/舒张压)超过 140/90 mmHg 即为高血压。高血压患者由于动脉血压长期高于正常血压,不仅能引起头痛、头昏、心悸等症状,而且可能导致出血性脑卒中、心肌梗死、心力衰竭和脑血栓等并发症,使患者死亡或偏瘫。高血压又分为原发性高血压及继发性高血压,前者约占90%,是一种以血压升高为主要临床表现而病因尚未明确的独立疾病;后者又称为症状性高血压,在这类疾病中病因明确,高血压仅是该种疾病的临床表现之一,血压可暂时性或持久性升高。用药物降低过高的血压,使之维持在正常的水平,是减少心、脑、肾等器官的并发症,降低死亡率的重要医疗措施。

血压的高低与心输出量、外周血管阻力及血容量等有关,通过交感神经和肾素-血管紧张素-醛固酮系统调节。抗高血压药物可通过影响上述系统中的一个或几个生理环节而发挥降压效应。因此,抗高血压药根据其作用机制分为以下几种类型:①作用于自主神经系统的药物;②影响肾素-血管紧张素-醛固酮系统的药物,包括血管紧张素转化酶抑制剂(ACEI)和血管紧张素Ⅱ受体拮抗剂;③作用于离子通道的药物如钙通道阻滞剂;④利尿药及其他药物。其中钙通道阻滞剂硝苯地平、氨氯地平等已在本章第一节介绍。

一、作用于自主神经系统的药物

作用于自主神经系统的药物主要包括作用于中枢交感神经系统和外周交感及副交感神经系统的降压药物,包括中枢 α_2 受体激动剂、作用于交感神经末梢的药物、外周 α_1 受体拮抗剂、β受体拮抗剂、外周血管扩张药等。

(一)中枢性降压药物

中枢性降压药物是中枢 α_2 肾上腺素受体和咪唑啉受体的激动剂,通过抑制交感神经冲动的传出,使心率减慢、血管平滑肌松弛,导致血压下降。此类药物多具有高度脂溶性,可通过血脑屏障,产生中等强度的降压作用。其主要代表药物有甲基多巴(methyldopa)和盐酸可乐定(clonidine hydrochloride)及莫索尼定(moxonidine)等。甲基多巴为前药,可通过血脑屏障,在脑内经酶代谢生成 α-甲基去甲肾上腺素,后者通过激动 α_2 受体,抑制交感神经冲动的传出而起效。盐酸可乐定和莫索尼定,它们通过选择性地激动延髓孤束核次级神经元突触后膜的 α_2-受体和延髓腹外侧核吻侧端的 I_1-咪唑啉受体,使外周交感神经活性降低,从而导致血压下降。

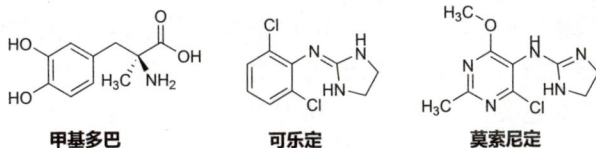

甲基多巴　　　　可乐定　　　　莫索尼定

(二)作用于交感神经末梢的药物

作用于交感神经末梢的药物主要通过影响交感神经末梢神经递质的贮存及释放产生降压作用。利血平(reserpine)是从印度产植物萝芙木根中提取分离得到的降压药,也是第一个应用的天然抗高血压药物,可使交感神经末梢囊泡内的神经递质释放增加,同时又阻止交感神经递质进入囊泡,这些作用导致囊泡内的递质减少并使交感神经的传导受阻,表现出降压作用。其降压作用的特点是缓慢、温和而持久。利血平能进入中枢神经系统,耗竭中枢的神经递质去甲肾上腺素和5-羟色胺,因此可以治疗某些精神病。

此类药物还有胍乙啶（guanethidine）及类似物胍甲啶（guanazodine）和胍那决尔（guanadrel），具有进入神经细胞囊泡并将去甲肾上腺素取代出来的作用，可氧化破坏去甲肾上腺素，使其耗尽，因此也起到和利血平相似的耗竭神经递质的作用，故有降压作用。胍乙啶不能透过血脑屏障，没有中枢神经反应。该药用于中度和重度的高血压，作用较强，因出现体位性低血压等副作用，现已少用。

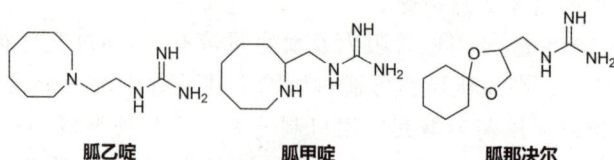

胍乙啶   胍甲啶   胍那决尔

利血平 Reserpine

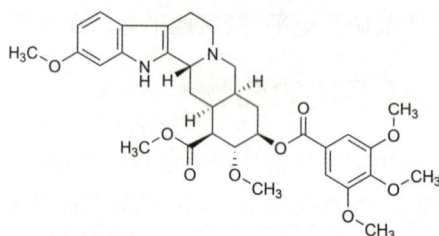

化学名为 18β-(3,4,5-三甲氧基苯甲酰氧基)-11,17α-二甲氧基-3β,20α-育亨烷-16β-甲酸甲酯(methyl(1S,2R,3R,4aS,13bR,14aS)-2,11-dimethoxy-3-((3,4,5-trimethoxybenzoyl)oxy)-1,2,3,4,4a,5,7,8,13,13b,14,14a-dodecahydroindolo[2′,3′:3,4]pyrido[1,2-b]isoquinoline-1-carboxylate)，又名蛇根碱、血平安、利舍平。本品从夹竹桃科植物萝芙木中提取分离而得。

本品为白色至淡黄褐色的结晶或结晶性粉末；无臭，遇光色渐变深。本品在三氯甲烷中易溶，在丙酮中微溶，在水、甲醇、乙醇或乙醚中几乎不溶。

本品 C15、C20 上的氢和 C17 上的甲氧基为 α-构型。根据利血平酸易形成 γ-内酯而不发生转向的事实，证明 C16 和 C18 的取代基处于同边为 β 构型。

本品在光和热的影响下，3β-H 能发生差向异构化，生成无效的 3-异利血平。本品及其水溶液都比较稳定，最稳定的 pH 为 3.0。但在酸、碱条件下，水溶液可发生水解，碱性条件下，C16 和 C18 位酯键水解，生成利血平酸，仍有抗高血压活性。本品在光和氧的作用下发生氧化，生成无效的黄绿色荧光产物 3,4-二去氢利血平及 3,4,5,6-四去氢利血平，具有蓝色荧光，并进一步氧化生成无荧光的褐色和黄色聚合物，故应在避光、密闭和干燥的条件下保存。

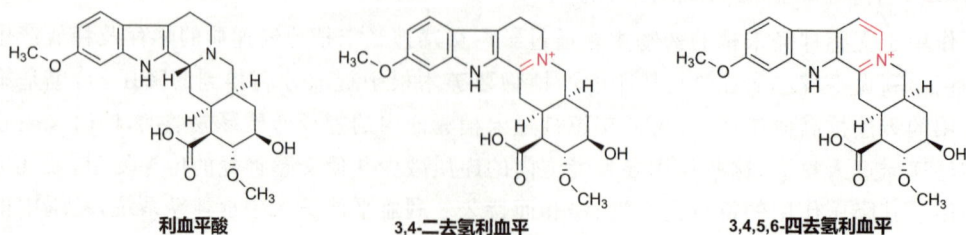

利血平酸   3,4-二去氢利血平   3,4,5,6-四去氢利血平

本品是神经介质耗竭类药物,具有温和持久的降压作用。

(三) 肾上腺素受体拮抗剂

1. α受体拮抗剂

α受体拮抗剂可选择性地阻断与血管收缩有关的α受体,导致血压下降。该类药物常用于改善微循环,治疗外周性血管痉挛性疾病及血栓性疾病等。代表药物有短效的酚妥拉明(phentolamine)和妥拉唑啉(tolazoline),以及长效的酚苄明(phenoxybenzamine)。酚妥拉明和妥拉唑啉为咪唑啉衍生物,结构与去甲肾上腺素有些相似,与α受体为竞争性的结合。上述这些药物对 α_1 受体和 α_2 受体无选择性,称为经典的α受体阻断剂。

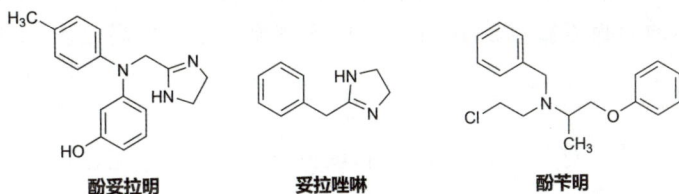

酚妥拉明　　　　**妥拉唑啉**　　　　**酚苄明**

酚苄明是β-氯乙胺衍生物,在生理 pH 时,易产生活性很大的三元环状乙撑亚胺离子,具有类似氮芥类抗癌药的作用机理,与受体上的活性氢成共价结合,是一种具有高度反应活性的烷化剂,可对α受体发生烷化作用,属于非竞争性的α受体拮抗剂,作用较持久,其选择性很差且毒性很大,目前临床上已少用。

20 世纪 60 年代后期发展起来一类 α_1 受体拮抗剂,能选择性地阻断血管平滑肌上的 α_1 受体而不影响 α_2 受体,能松弛血管平滑肌,可作为降压药使用。这些药物有较好的选择性,与常规的α受体拮抗剂不同,降压时该类药物不引起反射性心动过速,副作用小,口服有效,该类药物还可用于治疗良性前列腺增生导致的排尿困难。代表药物有哌唑嗪(prazosin)及其他衍生物,如特拉唑嗪(terazosin),多沙唑嗪(doxazosin)和曲马唑嗪(trimazosin)等。这些化合物都是 2-哌嗪-4-氨基-6,7-二甲氧基喹唑啉的衍生物,作用机制也相似。

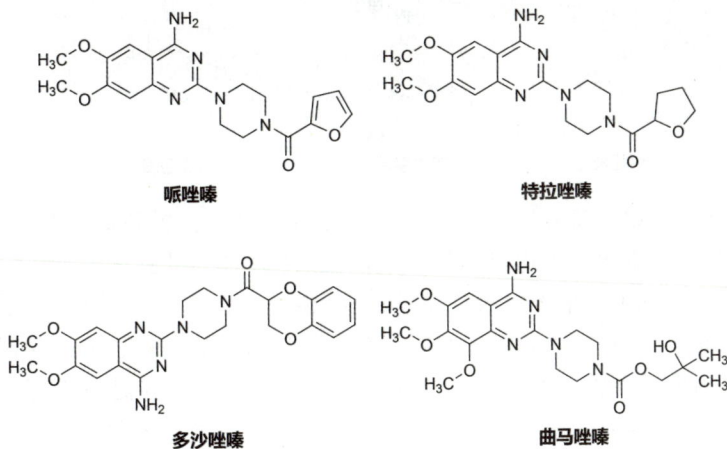

哌唑嗪　　　　　　　　　**特拉唑嗪**

多沙唑嗪　　　　　　　**曲马唑嗪**

盐酸哌唑嗪 Prazosin Hydrochloride

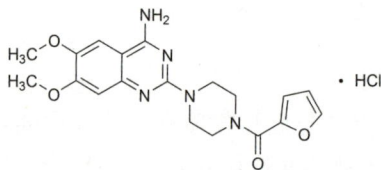

化学名为 1-(4-氨基-6,7-二甲氧基-2-喹唑啉基)-4-(2-呋喃甲酰基)哌嗪盐酸盐((4-(4-amino-6,7-dimethoxyquinazolin-2-yl)piperazin-1-yl)(furan-2-yl)methanone hydrochloride)。

本品为白色或类白色结晶性粉末；无臭。本品在乙醇中微溶，在水中几乎不溶。

本品为选择性突触后 α_1 受体拮抗剂，可使外周血管阻力降低，产生降压作用。对冠状动脉有扩张作用，对肾血流影响较小，用于轻中度高血压或肾性高血压，也适用于治疗顽固性心功能不全。

2. β 受体拮抗剂

β 受体拮抗剂均有良好的抗高血压作用，该类药物主要通过阻断心肌 β_1 受体减少心输出量，降低血压，同时也间接地通过抑制肾素分泌、降低外周交感神经活性而发挥降压作用。临床常用的 β 受体拮抗剂有普萘洛尔、美托洛尔和阿替洛尔等，被广泛用于治疗高血压，它们对轻、中度高血压有效，对高血压伴有心绞痛的患者可减少发作，选择性 β_1 受体拮抗剂美托洛尔、阿洛尔的作用优于 β 受体拮抗剂普萘洛尔，且副作用小。具体内容见本章抗心绞痛药一节。

（四）血管平滑肌扩张药

血管扩张药物直接作用于外周小动脉平滑肌，扩张血管，降低外周阻力，使血压下降。早期应用临床的肼屈嗪(hydralazine)具有中等强度的降压作用，其特点为舒张压下降较显著，并能增加血流量。类似物双肼屈嗪(dihydralazine)作用缓慢持久，适用于肾功能不全的高血压患者。布屈嗪(budralazine)用于原发性高血压，与肼屈嗪相比，作用时间长，对心脏的刺激作用弱。

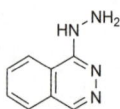
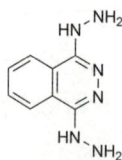
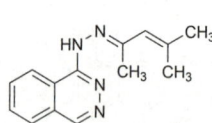

肼屈嗪　　　　双肼屈嗪　　　　　布屈嗪

米诺地尔(minoxidil)又名长压定，其本身无药理活性，在胃肠道被吸收后在肝脏中经磺基转移酶代谢生成活性代谢物米诺地尔硫酸酯，使血管平滑肌细胞上的 ATP 敏感性钾通道开放，发挥降压作用。米诺地尔口服吸收后，30 分钟内起效，2~8 小时其作用达最大，持续时间为 2~5 天，这种持续的降压作用为其活性代谢物的贡献。另一代谢物为 *N-O*-葡萄糖醛酸化物，为失活物质。米诺地尔的副作用之一为多毛症，其促进毛发生长的原因为激活调解毛发杆蛋白基因而促进毛发杆的生长和成熟。目前米诺地尔主要外用，可治疗男性脱发。

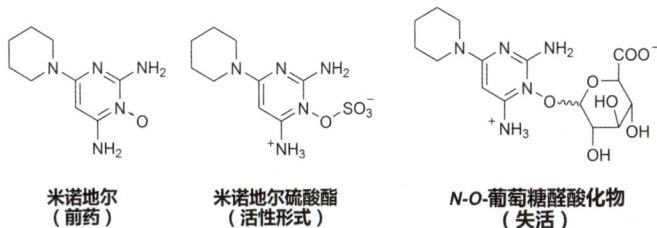

米诺地尔　　　　米诺地尔硫酸酯　　　　N-O-葡萄糖醛酸化物
（前药）　　　　（活性形式）　　　　　　　（失活）

二、血管紧张素转化酶抑制剂（ACEI）和血管紧张素Ⅱ受体拮抗剂

在体内众多的神经体液调节机制中,植物性神经系统、肾素-血管紧张素-醛固酮系统(RAAS)以及内皮激素系统对血压的调节起着关键的作用。由高血压发病的生理机制可知,当精神紧张等刺激产生时,脑部传出神经冲动到神经节,引起神经递质(如去甲肾上腺素等)的释放,这些神经递质与相应的受体结合后,引起心跳加快、血管收缩、血压升高,同时使肾素分泌增加。肾素是一种蛋白水解酶,可使血管紧张素原(453 个氨基酸组成的糖蛋白)水解为无活性的十肽化合物血管紧张素 I(angiotensinI,AngI),Ang I 在血管紧张素转化酶(angiotensin converting enzyme,ACE)的作用下,断裂两个氨基酸形成八肽血管紧张素 Ⅱ(angiotensinⅡ,AngⅡ),AngⅡ是一种很强的血管收缩剂,它与相应的 AngⅡ受体结合后使血压升高,并刺激肾上腺皮质醛固酮的合成分泌,醛固酮具有保钠留水的作用,因而使血容量增大,血压升高。

从抗高血压药物设计的角度出发,阻断 RAAS 级联反应的关键环节均可降低血压。若抑制 ACE,使 AngⅡ合成受阻,内源性 AngⅡ减少,血管舒张,血压下降;而 AngⅡ受体拮抗剂则可拮抗 AngⅡ的生理作用,同样可使血管扩张,血压下降。因此血管紧张素转化酶抑制剂和血管紧张素Ⅱ受体拮抗剂两类药物均为目前临床常用的抗高血压药。

（一）血管紧张素转化酶抑制剂（ACEI）

基于化学结构,ACE 抑制剂可以分成三类:含巯基的 ACE 抑制剂、含二羧基的 ACE 抑制剂和含膦酰基的 ACE 抑制剂。

ACEI 的研究开发始于 20 世纪 70 年代,1971 年从巴西蛇毒中分离得到的替普罗肽(teprotide),结构为谷-色-脯-精-脯-谷-亮-脯-脯氨酸,为九肽化合物,口服无效。为寻找结构简单、稳定且口服有效的药物,通过对替普罗肽及 ACE 作用部位的分析,同时借鉴研究羧肽酶 A 抑制剂的经验,合成了一系列化合物进行活性筛选及构效关系研究。首先合成出的琥珀酰-L-脯氨酸作用弱,后发现在 2 位引入甲基得到的 D-2-甲基琥珀酰-L-脯氨酸活性提高 15～20 倍。1977 年,Ondetti 根据 ACE 底物化学结构推测 ACE 是一种含 Zn^{2+} 的蛋白质,Zn^{2+} 位于酶活性中心。因此以与 Zn^{2+} 亲和力更大的巯基取代羧基,得到巯基烷酰基-L-脯氨酸,它们对 ACE 的抑制活性显著增强。其中 D-3-巯基-2-甲基丙酰-L-脯氨酸即卡托普利(captopril)的活性超过替普罗肽,于 1981 年上市,成为第一个上市的 ACE 抑制剂。

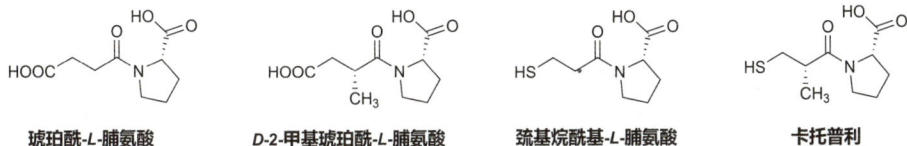

琥珀酰-L-脯氨酸　　D-2-甲基琥珀酰-L-脯氨酸　　巯基烷酰基-L-脯氨酸　　卡托普利

卡托普利是含巯基的 ACE 抑制剂的典型代表,分子中的巯基可有效地与酶中的锌离子结合,为关键药效团,但会产生皮疹和味觉障碍;在卡托普利分子中含有脯氨酸片段,也是产生药效的关键药效团。

ACE 抑制剂的副作用有血压过低、血钾过多、咳嗽、皮疹、味觉障碍、头痛、头晕、疲劳、恶心、呕吐、急性肾衰竭、中性粒细胞减少症、蛋白尿以及血管神经性浮肿等,其中一部分副作用归因于个别药物的特定官能团,而其他副作用则直接与这类药物的作用机理有关。这类药物最主要的副作用是引起干咳,其产生原因是在发挥 ACE 抑制的同时也阻断了缓激肽的分解,增加呼吸道平滑肌分泌前列腺素、慢反应物质以及神经激肽 A 等刺激咽喉-气道的 C 受体所致。研究表明,斑丘疹和味觉障碍的高发生率与卡托普利的巯基有关。为了克服这些缺点,对卡托普利进行结构改造,开发了卡托普利的前药及含二羧基的 ACE 抑制剂,得到非巯基化合物。

二羧基 ACE 抑制剂依那普利(enalapril)于 1984 年在美国上市,是双羧基的 ACE 抑制剂药物的代表,属前体药物,需在体内水解后才能发挥作用,起效较慢,作用持久,副作用小,降压活性比卡托普利强,皮疹及味觉丧失发生率较低。依那普利分子中含有三个手性中心,均为 S-构型。依那普利口服给药后在体内水解代谢为依那普利拉(enalaprilat)而起效。依那普利拉是一种长效的血管紧张素转化酶抑制剂,抑制血管紧张素 II 的生物合成,导致全身血管舒张,血压下降。主要用于治疗高血压,可单独应用或与强心药、利尿药合用。依那普利拉在小肠内,仲胺易被离子化,与邻近的羧基形成两性离子,导致其亲脂性降低和较低的口服生物利用度,口服吸收极差,只能静脉注射给药。而依那普利在体内主要与非离子形式存在,口服吸收较好。

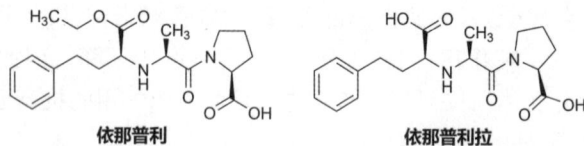

依那普利　　　　　　**依那普利拉**

赖诺普利(lisinopril)于 1987 年在美国上市,具有长效的抗高血压作用,用于原发性高血压和充血性心力衰竭。赖诺普利结构中用碱性的赖氨酸基团($R=CH_2CH_2CH_2NH_2$)取代了经典的丙氨酸($R=CH_3$)残基,具有两个没有被酯化的羧基。赖诺普利与依那普利相比,尽管增加一个可离子化羧基基团,口服活性不如依那普利,但赖诺普利的口服吸收却优于依那普利。赖诺普利和卡托普利也是当前唯一使用的两个非前药的 ACE 抑制剂。主要用于治疗高血压,可单独应用或与其他降压药如利尿药合用;也可治疗心力衰竭,可单独应用或与强心药、利尿药合用。

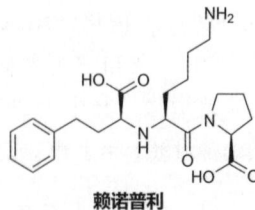

赖诺普利

福辛普利(fosinopril)是含有磷酰基的 ACE 抑制剂的代表。以次磷酸类结构替代依那普利拉中的羧基,可产生与依那普利相似的方式和 ACE 结合,锌离子与次磷酸的相互作用与巯基和羧基与锌离子的结合方式相类似,可以形成离子键、氢键和疏水键。其作用效果优于卡托普利,但低于依那普利拉。福辛普利属前体药物,在体内经肠壁和肝脏的酯酶催化,形成活性的福辛普利拉(fosinprila)。由于福辛普利拉具有强疏水性和弱口服活性,其前药福辛普利包含一个酰氧基烷基,此酰氧基烷基能使福辛普利具有较好的脂溶性,同时也能提高其生物利用度。由于福辛普利在体内能经肝或肾双通道代谢而排泄,特别适用于肝或肾功能不良的高血压患者使用。如肝功能不佳者,在肾代谢,如肾功能损伤者,则在肝代谢,故无蓄积毒性。

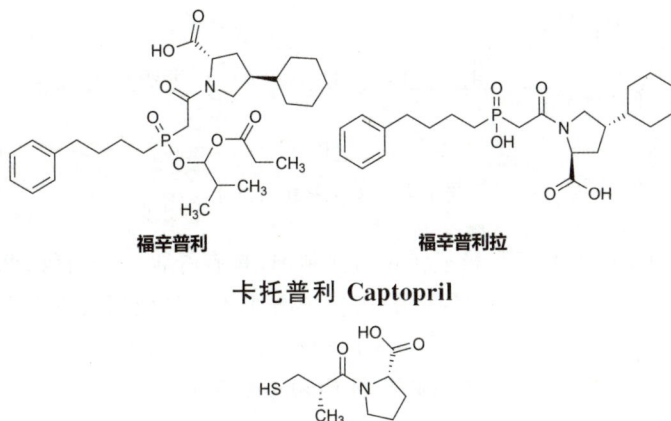

福辛普利　　　　　　福辛普利拉

卡托普利 Captopril

化学名为 1-[(2*S*)-2-甲基-3-巯基-丙酰基]-*L*-脯氨酸(((*S*)-3-mercapto-2-methylpropanoyl)-*L*-proline)。又名开博通、巯甲丙脯酸。

本品为白色或类白色结晶性粉末;有类似蒜的特臭。本品在甲醇、乙醇或三氯甲烷中易溶,在水中溶解。熔点 104～110 ℃。本品具酸性,有两个 pK_a 值,一个为羧基的 pK_{a_1} 3.7,另一个为巯基的 pK_{a_2} 9.8。

本品有两个手性中心,均为 *S* 构型,具左旋光性,比旋度 $[\alpha]_D^{25}$ 为 $-126°\sim-132°$。一般 ACEI 分子结构中具有 *L*-脯氨酸(2-四氢吡咯羧酸)母体,脯氨酸上的羧基是与酶作用的重要部位。本品固体稳定性较好,但其水溶液则可发生氧化反应。二分子药物氧化通过巯基形成二硫聚合物。本品的氧化反应受 pH 值、金属离子以及本身浓度的影响,可以通过增大浓度,加入络合剂和抗氧剂等办法防止氧化反应的发生。在剧烈的条件下,酰胺也可水解。本品含有巯基,其水溶液可使碘试液褪色,此法可供鉴别。

本品口服后吸收迅速,吸收率在 75% 以上,在肝脏可代谢为二硫化物等。本品经肾脏排泄,约 40%～50% 以原形排出,其余为二硫聚合物或卡托普利-半胱氨酸二硫聚合物代谢形式排泄。

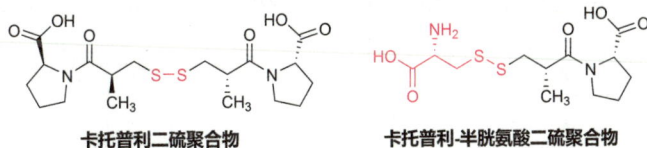

卡托普利二硫聚合物　　　　卡托普利-半胱氨酸二硫聚合物

本品的合成为硫代乙酸与 2-甲基丙烯酸先加成反应,得外消旋 2-甲基-3-乙酰巯基丙酸,再与氯化亚砜反应生成 2-甲基-3-乙酰巯基丙酰氯,与 *L*-脯氨酸反应得到(*R,S/S,S*)-乙酰卡托普利的混合物,以二环己基胺做拆分剂,利用(*R,S*)体与(*S,S*)体在硫酸氢钾中溶解度的不同而将其分离得到的(S,S)体,最后经碱催化水解脱保护基得本品(图 16-6)。

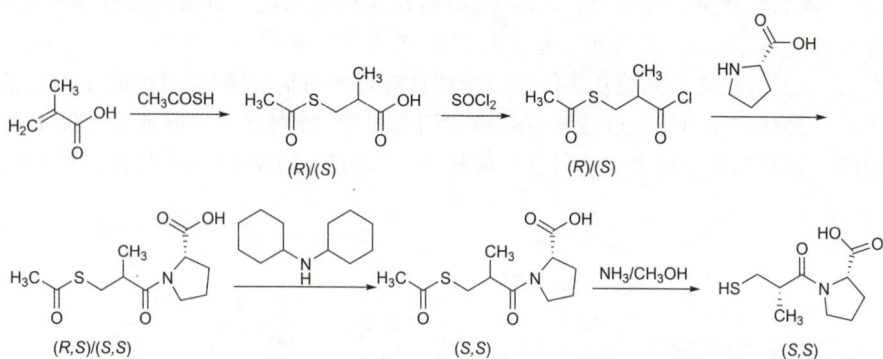

图 16-6　卡托普利的合成

本品是合成的非肽类血管紧张素转化酶抑制剂,具有舒张外周血管,降低醛固酮分泌,影响钠离子的重吸收,降低血容量的作用,用作抗高血压药。使用后无反射性心率加快,不减少脑、肾的血流量,无中枢副作用,无耐受性,停药后也无反跳现象。

马来酸依那普利 Enalapril Maleate

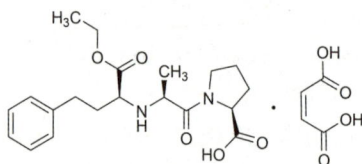

化学名为 N-[(S)-1-乙氧羰基-3-苯丙基]-L-丙氨酰-L-脯氨酸顺丁烯二酸盐(((S)-1-ethoxy-1-oxo-4-phenylbutan-2-yl)-L-alanyl-L-proline-(Z)-butenedioate salt)。又名苯酯丁脯酸。

本品为白色或类白色结晶性粉末;无臭,微有引湿性。本品在甲醇中易溶,在水中略溶,在乙醇或丙酮中微溶,在三氯甲烷中几乎不溶。

本品是依那普利拉的乙酯,依那普利拉是一种长效的血管紧张素转化酶抑制剂,依那普利是其前体药物。经口服给药,依那普利在体内需经代谢活化,水解生成具活性的二酸形式依那普利拉发挥药效。而依那普利拉则只能静脉注射,不能口服。

本品降压作用比卡托普利强,不良反应较轻,给药简单方便(日服一次),血压下降呈平稳、持续状态,可有效控制 24 小时血压。

与卡托普利一样,固体状态的依那普利马来酸盐非常稳定,室温贮存数年不会降解,依那普利马来酸盐水溶液可水解为依那普利拉和双酮吡嗪衍生物。

第十六章
知识链接 3

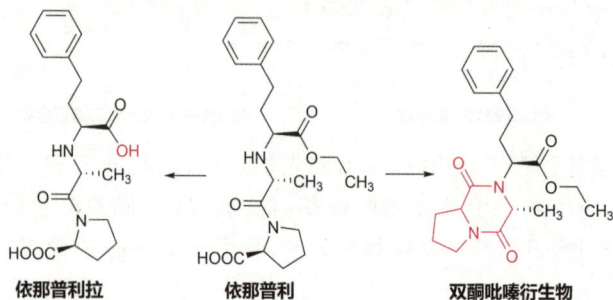

依那普利拉　　　依那普利　　　双酮吡嗪衍生物

（二）血管紧张素Ⅱ受体拮抗剂

血管紧张素Ⅱ（AngⅡ）受体拮抗剂作用于 RAS 通路中 AngⅡ受体，是阻断 AngⅡ与受体结合产生升压作用的药物。AngⅡ受体主要有 AT_1 和 AT_2 两种亚型，其中 AT_1 型受体最具临床意义，主要分布于心、脑血管及肾脏等部位，参与心肌、平滑肌收缩，调节醛固酮分泌。目前应用于临床的血管紧张素Ⅱ受体拮抗剂均为选择性 AT_1 受体拮抗剂。

AT_1 受体拮抗剂与 ACEI 相比具有作用更专一，副作用更小的特点。因为 ACE 并非RAS 系统特有的酶，除降解 AngI 生成 AngⅡ外，还降解非 RAS 系统的生物活性多肽，如缓激肽、内啡肽等，ACEI 在产生降压疗效的同时也抑制上述内源性物活性多肽的灭活，可引起血管水肿、干咳等副作用产生。而 AT_1 受体拮抗剂的作用靶点与 ACEI 不同，它能特异性地作用于 AT_1 受体而对其他酶和受体无影响。

与 ACEI 相比，AngⅡ受体拮抗剂（ARB）治疗高血压不仅疗效好，且副作用小，安全可靠，且无首剂低压效应，更易为高血压患者，特别是老年患者接受，被誉为 20 世纪 90 年代心血管药物的一个里程碑。从副作用角度上来看，它比以往的抗高血压药物具有更高的安全性。

1988 年 Wong 首次发现联苯四唑类化合物能选择性阻滞 AT_1 受体，并合成了一系列该类化合物，从中找到可口服选择性高的药物氯沙坦（losartan），该药于 1995 年 4 月首次被FDA 批准上市，并成为第一个非肽类且高选择性的 AngⅡ受体拮抗剂。

通过对氯沙坦进行结构修饰，进而得到一些含有酸性基团联苯结构的血管紧张素Ⅱ（AngⅡ）受体拮抗剂，酸性基团可以为四氮唑环，也可以是羧基，在联苯的一端连有咪唑环或可视为咪唑环的开环衍生物，咪唑环或开环的结构上都连有相应的药效基团。

缬沙坦（valsartan）是不含咪唑环的 AngⅡ受体拮抗剂，其作用稍高于氯沙坦，分子中的酰胺基与氯沙坦的咪唑环上的 N 为电子等排体，与受体形成氢键。用于各类轻、中度高血压，尤其对 ACE 抑制剂不耐受的患者。缬沙坦可和氨氯地平或氢氯噻嗪组成复方，用于治疗原发性高血压，特别是单药治疗不能充分控制血压的患者。

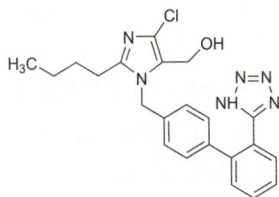

氯沙坦

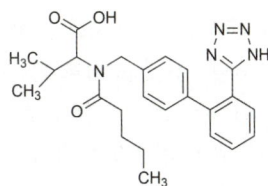

缬沙坦

厄贝沙坦（irbesartan）为缺乏氯沙坦中羟基的螺环化合物，但与受体结合的亲和力却是氯沙坦的 10 倍。治疗原发性高血压，合并高血压的 2 型糖尿病肾病的治疗。替米沙坦（telmisartan）是分子中不含四氮唑基的 AngⅡ受体拮抗剂，分子中的酸性基团为羧酸基。坎地沙坦酯（candesartan cilexetil）与替米沙坦均为含有苯并咪唑环的 AngⅡ受体拮抗剂。坎地沙坦酯为将—COOH 制成双酯获得的前药，提高了原药的吸收特性及生物利用度，为长效降压药。在体内迅速并完全地代谢成活性化合物坎地沙坦。用于治疗原发性高血压，可单独使用，也可与其他抗高血压药物联用。

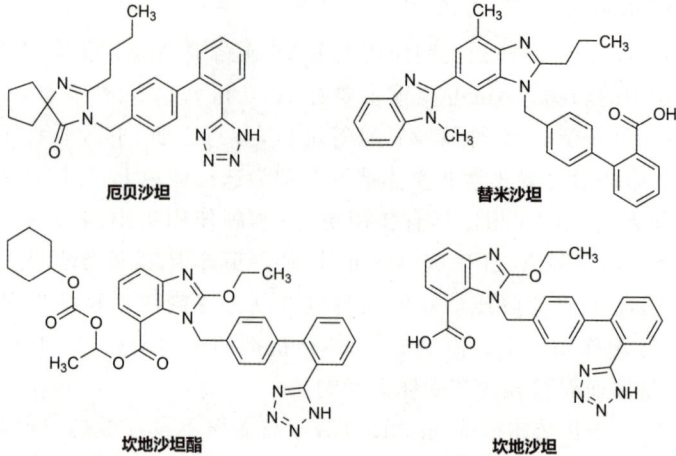

厄贝沙坦

替米沙坦

坎地沙坦酯

坎地沙坦

氯沙坦钾 Losartan Potassium

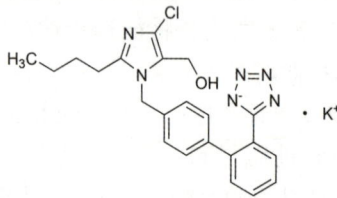

化学名为 2-丁基-4-氯-1-[4-(2-1H-四唑-5-基苯基)苄基]咪唑-5-甲醇单钾盐(potassium 5-(4′-((2-butyl-4-chloro-5-(hydroxymethyl)-1H-imidazol-1-yl) methyl)-[1,1′-biphenyl]-2-yl)tetrazol-1-ide)。

本品为白色或类白色结晶性粉末,具有引湿性。本品在水、甲醇中易溶。

本品结构由三部分构成:四氮唑环、联苯及咪唑环,咪唑环 2 位有一个丁基,4 位 Cl 取代,5-位有一个羟甲基,四氮唑环上 1 位 N 原子有一定酸性,可与碱成盐。本品为中等强度的酸,其 pK_a 5~6,能与钾离子成盐。氯沙坦通常用其钾盐。

本品口服吸收良好,不受食物影响,蛋白结合率达 99%,不能透过血脑屏障,可经肝脏产生活性代谢物 EXP-3174(羟甲基代谢氧化成的甲酸衍生物)。EXP-3174 为一种非竞争性 AT_1 受体拮抗剂,其作用为氯沙坦的 10~40 倍,因此服用氯沙坦所引起的综合性心血管效应归因于母体药物和代谢物的联合作用,因此,氯沙坦应被看作前体药物。

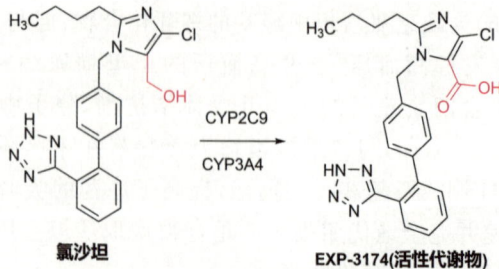

氯沙坦

EXP-3174(活性代谢物)

氯沙坦钾通过选择性抑制 AngⅡ受体,阻滞 RAS 而起控制血压作用。能有效控制血压,但无乏力、疲倦、尿酸水平增高和深关节水肿等不良反应。对肾功能损害者亦安全有效,可改善胰岛素敏感性,对 2 型糖尿病肾病具有良好作用,用药后可明显减少恶性肾病的发生。

三、利尿药

利尿药(diuretics)是一类能够增加尿液生成率的化合物。利尿药通过增加尿液的流速,从而增加体内电解质(尤其是钠离子和氯离子)和水的排泄,而不会影响蛋白质、维生素、葡萄糖和氨基酸的重吸收。可用于治疗各种原因引起的水肿及对抗高血压。也可单独或联合使用,用于治疗高钙血症、尿崩症、急性高山症、原发性醛固酮增多症及青光眼等许多临床疾病。

利尿药的主要靶器官是肾脏,它通过影响肾单位对钠离子及其他离子的重吸收而发挥其药理作用。每个肾脏大约有一百万个能够独立生成尿的肾单位,每个肾单位由肾小球和肾小管组成。肾小球是一团特殊的毛细血管床,肾小管从解剖和功能上又可分为近曲小管、髓袢和远曲小管。尿的生成过程包括肾小球滤过、肾小管与集合管的重吸收与分泌三个过程。肾单位的每个组成部分以不同的方式来完成肾脏的基本功能,因此它们也就成了不同类型的利尿药的作用靶点。

利尿药物按作用机制可以分为以下五类:

(1)髓袢利尿药:主要作用于髓袢升支粗段,抑制 Na^+-K^+-$2Cl^-$ 同向转运子,利尿作用强,代表药物有呋塞米。

(2)噻嗪类利尿药:主要作用于近曲小管近端,抑制 Na^+-Cl^- 同向转运子,代表药物有氢氯噻嗪。

(3)碳酸酐酶抑制剂:主要作用于近曲小管,抑制碳酸酐酶活性,利尿作用弱,代表药物有乙酰唑胺。

(4)保钾利尿药:主要作用于远曲小管远端和集合管,拮抗醛固酮受体或抑制 Na^+ 通道,减少 K^+ 排出,利尿作用弱,代表药物有螺内酯、氨苯蝶啶和阿米洛利。

(5)渗透性利尿药:主要作用于髓袢和肾小管其他部位,代表药物有甘露醇和山梨醇。

利尿药按效能高低分为高效、中效和低效三类,常用的高效利尿药代表有呋塞米、布美他尼、托拉塞米,中效利尿药代表药有氢氯噻嗪,低效利尿药代表药物有螺内酯、氨苯蝶啶。

(一) 高效利尿药

呋塞米 Furosemide

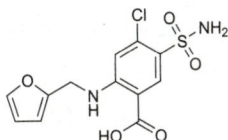

化学名为 2-[(2-呋喃甲基)氨基]-5-(氨磺酰基)-4-氯苯甲酸(4-chloro-2-((furan-2-ylmethyl)amino)-5-sulfamoylbenzoic acid),又名速尿、利尿磺胺。

本品为白色或类白色结晶性粉末;无臭。本品在丙酮中溶解,在乙醇中略溶,在水中不溶。本品是一个多取代苯甲酸衍生物,具有酸性,可溶解于碱性溶液。本品的钠盐水溶液不稳定,易发生水解,分解产物为 2-氨基-4-氯-5-氨磺酰基苯甲酸和呋喃甲酸。

本品口服有效,主要通过抑制肾小管髓袢升支粗段对 NaCl 的主动重吸收,是一个高效利尿药,利尿作用迅速,口服给药 30～60 分钟起效,维持时间为 6～8 小时。静脉注射给药 5 分钟起效,可持效 2 小时。本品血浆蛋白结合率为 91～99％,53～58％以原形从尿中排泄,临床用于治疗水肿、急性肺水肿、高血压、肾功能衰竭和高钙血症。

与呋塞米一样同属于高效利尿药的还有布美他尼(bumetanide)和依他尼酸(ethacrynic acid)。布美他尼与呋塞米都属于磺酰胺类衍生物,是对呋塞米进行结构改造得到的,具有高效、速效和低毒的特点,可作为呋塞米的替代药物,用于治疗各种顽固性水肿及急性肺水肿,尤为适宜急慢性肾衰竭患者。而依他尼酸是一个苯氧乙酸衍生物,利尿作用及机制、作用特点等均与呋塞米类似。

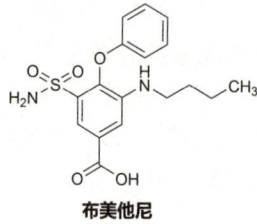

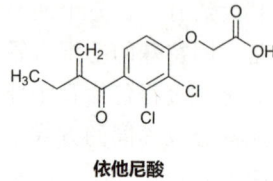

布美他尼　　　　　　　　依他尼酸

（二）中效利尿药

噻嗪类是临床广泛应用的一类口服利尿药和降压药,该类药物的基本结构为苯并噻二嗪与一个磺酰胺基(—SO_2NH_2)组成,在 2、3、6 位代入不同基团可得到一系列的衍生物。因化学结构上的微小差异,使此类药物在效价强度和作用时间等方面产生差异。代表药物是氢氯噻嗪(hydrochlorothiazide),其他还有氯噻嗪(chlorthiazide)、苄氟噻嗪(bendroflumethiazide)、环戊噻嗪(cyclopenthiazide)等。该类药物的作用部位及作用机制相同,药理作用相似,效能基本一致,毒性小,安全范围较大,一般口服后 1～2 小时起效,4～6 小时血药浓度达高峰。所有噻嗪类药物均以有机酸的形式从肾小管分泌,自尿排出,因而与尿酸的分泌产生竞争,使尿酸的分泌速率降低。

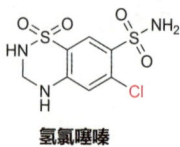

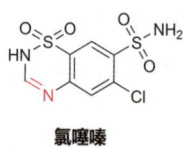

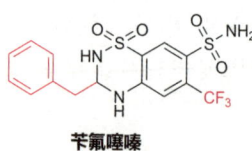

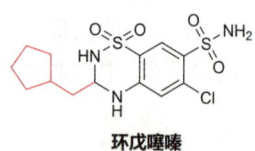

氢氯噻嗪　　　　氯噻嗪　　　　　苄氟噻嗪　　　　　环戊噻嗪

其他类似噻嗪类利尿药还有美托拉宗(metolazone)、吲达帕胺(indapamide)、氯噻酮(chlortalidone)等,它们虽无噻嗪环但有磺胺结构,其利尿作用与噻嗪类相似。美托拉宗是将苯并噻嗪结构中的砜基用酮基置换的化合物,利尿作用可持续 12～24 小时,临床用于水肿及高血压的治疗。吲达帕胺为二氢吲哚类衍生物,具有利尿和松弛血管平滑肌作用,口服吸收迅速,作用时间可持续 14～18 小时,临床用于高血压、水和电解质潴留性疾病的治疗。

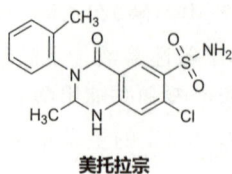

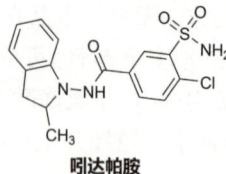

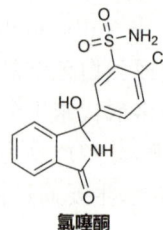

美托拉宗　　　　　　吲达帕胺　　　　　　氯噻酮

氢氯噻嗪 Hydrochlorothiazide

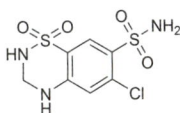

化学名为 6-氯-3,4-二氢-2H-1,2,4-苯并噻二嗪-7-磺酰胺-1,1-二氧化物(6-chloro-3,4-dihydro-2H-[1,2,4]benzothiadiazine-7-sulfonamide-1,1-dioxide),又名双氢克尿塞。

本品为白色结晶性粉末;无臭。本品在丙酮中溶解,在乙醇中微溶,在水、三氯甲烷或乙醚中不溶,在氢氧化钠试液中溶解。本品由于分子中含两个磺酰氨基,故具有弱酸性,pK_a 为 7.0 和 9.2,2 位氮上的氢酸性较强。本品固体稳定性好,在室温储存 5 年,未见显著分解;对日光稳定,但不能在强光下暴晒;在碱性溶液中加热易水解,其一水解产物具有芳香伯胺基,可发生重氮化-偶合反应;另一水解产物甲醛,可与变色酸缩合生成蓝紫色化合物。

本品的合成以间氯苯胺为原料,与过量的氯磺酸进行氯磺化反应,生成 4-氯-6-氨基-间苯二磺酰氯,然后在氯化铵水溶液中,通入氨气制得 4-氯-6-氨基-间苯二磺酰胺,再与甲醛缩合得到氢氯噻嗪。

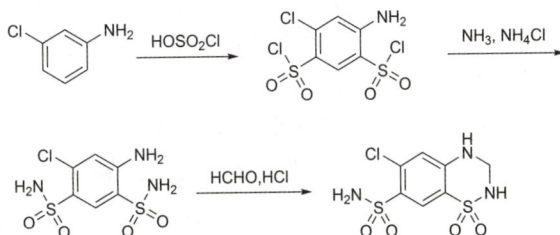

本品是中效利尿药,且有抗高血压作用,口服吸收良好,2 小时起效、4 小时后作用最强,生物利用度约为 65%,与食物同服能增加吸收量,可能与药物在小肠的滞留时间延长有关。主要以原形由尿排泄。能抑制肾小管对 Na$^+$ 和 Cl$^-$ 的重吸收,促进肾脏对 NaCl 的排泄,降压作用温和,常与其他降压药合用以增强降压效果。长期、大剂量应用时需要防止血钾浓度下降。

(三)低效利尿药

醛固酮(盐皮质激素)受体拮抗剂、蝶啶类和氨基吡嗪类是保钾利尿类药物,作用于远曲小管远端和集合管,通过抑制 Na$^+$-K$^+$ 的交换而发挥利尿作用,为低效利尿药。

螺内酯(spironolactone)为甾体结构,其 3-酮-4-烯的 A 环是拮抗活性的基本结构,内酯环打开,活性则大大降低。螺内酯与醛固酮有类似的结构,是醛固酮受体的竞争性拮抗剂。螺内酯在远曲小管和集合管的皮质段部位竞争性地与醛固酮受体结合,干扰醛固酮对 Na$^+$ 和 Cl$^-$ 的重吸收,促进 Na$^+$ 和 Cl$^-$ 的排泄和 K$^+$ 的保留,产生利尿作用。螺内酯用于醛固酮增多的顽固性水肿,因利尿作用弱,较少单用,常与噻嗪类利尿药合用,也用于原发性醛固酮增多症。本品主要的副作用是长期服用会引起高钾血症、女性多毛症、男性性功能障碍等。

氨苯蝶啶(triamterene)是含蝶啶结构的药物,它是具有较弱利尿活性的蝶啶类利尿药,其作用部位是远曲小管末端和集合管,抑制远曲小管和集合管的皮质段对 Na$^+$ 的重吸收,具有排钠留钾作用,长期用药具有高血钾的副作用。临床上主要用于治疗心脏性、肝性和肾性腹水。氨苯蝶啶与苯并噻嗪类利尿药或螺内酯合用时,能显著增强各自的利尿作用,并降低不良反应。

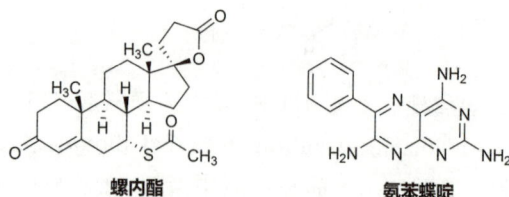

螺内酯　　　　　氨苯蝶啶

第三节　抗心律失常药
Antiarrhythmic Drugs

　　心脏搏动的自律性发生异常和障碍时,就引起心律失常,产生的原因是由于心房、心室不正常冲动的形成及传导障碍所致。其临床表现为心动过缓或心动过速和传导阻滞等类型,是一种后果严重的疾病。心动过缓、传导阻滞型的心律失常临床常用阿托品或异丙肾上腺素治疗。通常抗心律失常药特指用于治疗心动过速型心律失常的药物。

　　根据心脏的电生理规律和药物的作用机制,采用 Vaughan Williams 分类法将抗心律失常药物分为四类(表 16-1):Ⅰ类:钠通道阻滞剂;Ⅱ类:β受体拮抗剂;Ⅲ类:钾通道阻滞剂;Ⅳ类:钙通道阻滞剂。其中Ⅰ类、Ⅲ类和Ⅳ类统称为离子通道阻滞剂(ion channel blockers)。

表 16-1　抗心律失常药物的分类

分　类	作用机制	典型药物
Ⅰ$_a$	适度阻滞钠通道	奎尼丁、普鲁卡因胺、丙吡胺
Ⅰ$_b$	轻度阻滞钠通道	利多卡因、美西律、妥卡尼、苯妥英钠
Ⅰ$_c$	重度阻滞钠通道	普罗帕酮、氟卡尼
Ⅱ类	阻断心肌β受体,抑制交感神经活性	普萘洛尔、阿替洛尔、艾司洛尔
Ⅲ类	阻滞钾通道	胺碘酮、决奈达隆、索他洛尔
Ⅳ类	阻滞钙通道	维拉帕米、地尔硫䓬

一、钠通道阻滞剂

　　钠通道阻滞剂(sodium channel blockers)的作用机制主要是抑制钠离子内流,抑制心脏细胞动作电位振幅及超射幅度,使其传导速度减慢,延长有效不应期。钠通道阻滞剂为Ⅰ类抗心律失常药,根据它们的通道阻滞选择性和通道阻滞特性不同,Ⅰ类药物被细分为Ⅰ$_a$类适度(30%)阻滞钠通道、Ⅰ$_b$类轻度阻滞钠通道、Ⅰ$_c$类重度(50%以上)阻滞钠通道三种。

(一)Ⅰ$_a$类抗心律失常药

　　Ⅰ$_a$类药物的特点是适度阻滞钠通道,兼不同程度地抑制钾和钙通道,有膜稳定作用。临床上经常使用的Ⅰ$_a$类药物有奎尼丁(quinidine),普鲁卡因胺(procainamide)和丙吡胺(disopyramide)等。其中奎尼丁是最早发现应用于临床的化学药物,它是金鸡纳树皮中生物碱的成分之一,是抗疟药奎宁的右旋非对映异构体,主要用于防治室上性心动过速的反复发作。

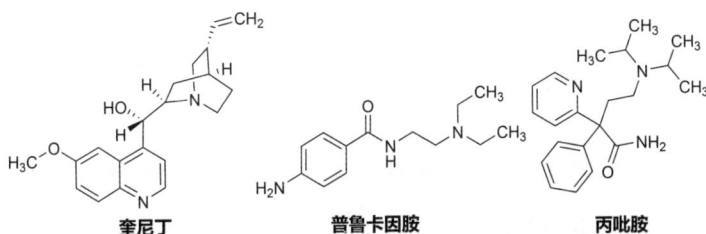

奎尼丁　　　普鲁卡因胺　　　丙吡胺

硫酸奎尼丁 Quinidine Sulfate

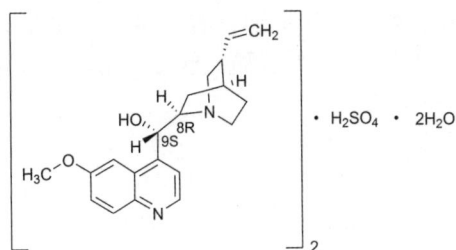

化学名为(9S)-6′-甲氧基-脱氧辛可宁-9-醇硫酸盐二水合物((9S)-6′-methoxycinchonan-9-ol sulfate dihydrate)。

本品为白色细针状结晶;无臭;遇光渐变色。本品在沸水中易溶,在三氯甲烷或乙醇中溶解,在水中微溶,在乙醚中几乎不溶。奎尼丁游离碱为白色无定形粉末;味苦;溶于乙醇、乙醚、三氯甲烷,微溶于水。

本品分子中有两个氮原子,其中奎宁环的叔氮原子碱性较强。可制成各种盐类应用,常用的有硫酸盐、葡萄糖酸盐、聚半乳糖醛酸盐等。口服时这些盐都有较好的吸收(大约95%),由于硫酸盐水溶性小,只适宜于制作片剂。而葡萄糖酸盐则水溶性大、刺激性少,适于制成注射液,但在临床上奎尼丁的注射液使用较少。

本品是从金鸡纳树皮中提取分离出的一种生物碱,常用其硫酸盐。具有右旋光性,与抗疟药(-)-奎宁为非对映异构体。它们各具有 4 个不对称碳原子,其中两个不对称碳原子的立体化学相同,奎尼丁(3R,4S,8R,9S)是右旋体,奎宁(3R,4S,8S,9R)是左旋体。奎尼丁和奎宁一样有抗疟作用,但奎尼丁对心脏传导的影响较大,对房颤患者的抗心律失常效力比奎宁大 2 倍。

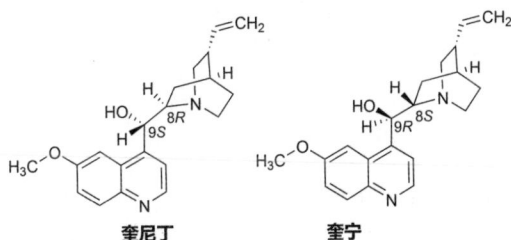

奎尼丁　　　　　　奎宁

本品主要在肝脏代谢,代谢产物主要有 2-羟基奎尼丁、O-去甲基奎尼丁和双氢奎尼丁醇,还有一部分以原药排泄。但应注意,大量服用本品可发生蓄积中毒。奎尼丁可抑制钠通道开放,延长通道失活恢复时间,降低细胞膜钠离子通透性。用于治疗阵发性心动过速、心房颤动和早搏。

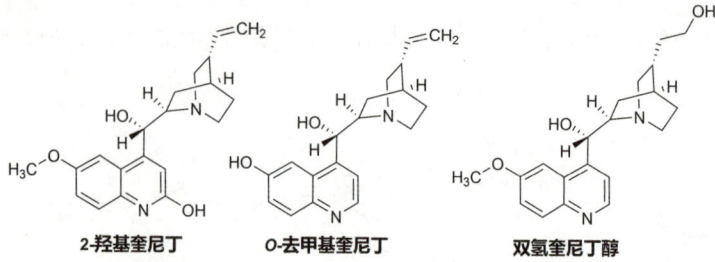

2-羟基奎尼丁   O-去甲基奎尼丁   双氢奎尼丁醇

（二）I_b 类抗心律失常药

I_b 类药物的特点是轻度而迅速地阻滞钠通道受体，并快速与受体解离，此特性决定了此类药物具有明显的组织选择性。常用的药物有利多卡因（lidocaine）、美西律（mexiletine）等。此类药物既有抗心律失常作用，又具有局部麻醉作用，这种治疗作用的二重性是由其作用机制相似、作用部位不同所造成。

利多卡因是局麻药，但可用于治疗各种室性心律失常，是一种安全有效的药物。盐酸美西律化学结构与利多卡因相似，用醚键代替了利多卡因的酰胺键，稳定性好。抗心律失常作用与局麻作用与利多卡因相同。适用于各种原因引起的室性心律失常，如室性早搏、心动过速、心室纤颤，特别适用于急性心肌梗死和洋地黄引起的心律失常。美西律在肝内代谢较慢，主要由肾排泄，当正常人尿 pH 由 5 至 8 升高时，血药浓度会显著升高，因此本品使用时需监控尿的 pH。

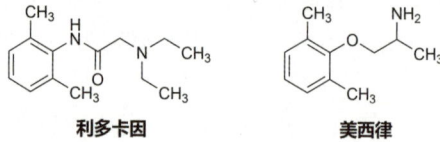

利多卡因   美西律

（三）I_c 类抗心律失常药

I_c 类药物的特点是阻滞钠通道作用明显，对钠通道的三种状态均有阻滞作用，因此对心肌的自律性及传导性有较强的抑制作用。代表药物普罗帕酮（propafenone）对心肌传导细胞有局部麻醉作用和膜稳定作用，还有一定程度的 β 阻滞活性和钙拮抗活性，适用于室性和室上性心律失常。

盐酸普罗帕酮 Propafenone Hydrochloride

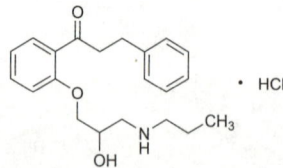

化学名为 3-苯基-1-[2-[3-(丙氨基)-2-羟基丙氧基]苯基]-1-丙酮盐酸盐（1-(2-(2-hydroxy-3-(propylamino)propoxy)phenyl)-3-phenylpropan-1-one hydrochloride）。又名心律平。

本品为白色的结晶性粉末；无臭。本品在乙醇、三氯甲烷或冰醋酸中微溶，在水中极微溶解。熔点 171～174 ℃。

本品为常用的抗心律失常药，因结构与普萘洛尔有类似的地方，含有 β-受体拮抗剂的结构片断，故有一定的 β 受体拮抗作用和微弱的钙拮抗作用。临床上用于治疗室性和室上性心动过速,室性、室上性异位搏动,对由异位刺激或折返机制引起的心律失常有较好的效果。

本品具有两个对映的旋光异构体(R)和(S),在药效和药物代谢动力学方面存在明显的立体选择性差异,二者均具有钠通道阻滞作用,但(S)型异构体的β-受体阻断作用是(R)型异构体的 100 倍,(S)型异构体和受体存在三点结合,苯环平面区、铵基正离子、侧链羟基氢键的结合,(R)型异构体无氢键结合。

本品口服吸收完全,肝内代谢迅速,约 1% 以原形经尿液排泄,代谢产物为 5-羟基普罗帕酮和 N-去丙基普罗帕酮,也有抗心律失常作用。临床上用于室性或室上性异位搏动和心动过速、预激综合征等;与奎尼丁或普鲁卡因胺合用时安全性和耐受性较好。

二、β 受体拮抗剂

β 受体拮抗剂通过阻断 β 受体产生拮抗内源性神经递质或 β 受体激动剂的效应,包括对心脏兴奋的抑制作用,对支气管、血管平滑肌等的舒张作用,通过减弱心肌收缩力,使心率减慢,心输出量减少、心肌耗氧量下降,同时延缓心房和房室结的传导。临床上用于治疗心律失常、缓解心绞痛以及抗高血压等,是一类应用较为广泛的心血管疾病治疗药。β 受体拮抗剂约占所有抗心律失常药物数目的一半。普萘洛尔、阿替洛尔等是这类药物的典型代表,适用于交感神经兴奋所致的各种心律失常。已在本章第一节详细介绍。

三、钾通道阻滞剂

钾通道是最复杂的一大类离子通道,广泛分布于各类组织细胞中,种类很多,可分为几十种亚型。钾通道阻滞剂(potassium channel blokers)作用于心肌细胞的电压敏感性钾通道,使 K^+ 外流速率减慢,心律失常消失,恢复窦性心率。目前认为Ⅲ类抗心律失常药的延长动作电位时程作用是由于对各种钾外流通道阻滞产生的。代表药物胺碘酮(amiodarone)为苯并二氢呋喃类化合物,早期用于心绞痛的治疗,后来发现它不仅对钾通道有阻滞作用,对钠、钙通道也有一定的阻滞作用,对 α、β 受体也存在非竞争性阻滞作用。索他洛尔(sotalol)则是由苯乙醇胺类 β 受体阻断剂结构中引入甲磺酰胺基得到,是兼有 β 受体拮抗作用的钾通道阻滞剂。决奈达隆(dronedarone)是一种新型抗心律失常药物,适用于心房颤动或心房扑动患者维持窦性心律。结构与胺碘酮相似,但不含碘,对甲状腺等器官的毒性显著降低。

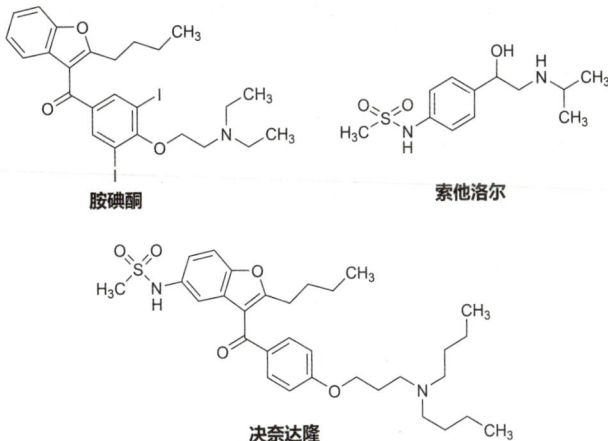

胺碘酮　　　索他洛尔

决奈达隆

盐酸胺碘酮 Amiodarone Hydrochloride

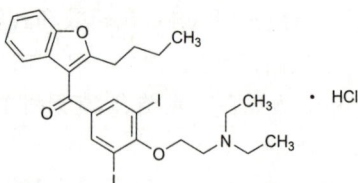

化学名为(2-丁基-3-苯并呋喃基)[4-[2-(二乙氨基)乙氧基]-3,5-二碘苯基]甲酮盐酸盐((2-butylbenzofuran-3-yl)(4-(2-(diethylamino)ethoxy)-3,5-diiodophenyl)methanone hydrochloride),又名乙胺碘肤酮、胺碘达隆。

本品为白色至微黄色结晶性粉末;无臭。本品在三氯甲烷中易溶,在乙醇中溶解,在丙酮中微溶,在水中几乎不溶。熔点 158~162 ℃,熔融时同时分解。

本品口服吸收较慢,生物利用度因人而异(30%~80%),起效极慢,一般在服药一周后起效,属长效的抗心律失常药物,长期服药半衰期长达 13~30 天。本品体内分布广泛,主要代谢物为 N-脱乙基胺碘酮,也具有类似的电生理活性,能够延长心肌动作电位时程和有效不应期。

本品属Ⅲ类抗心律失常药,是具有一定的非竞争性的 α 及 β 肾上腺素受体拮抗作用,且具轻度Ⅰ及Ⅳ类抗心律失常活性,是一个多靶点药物。本品能选择性地扩张冠状血管,增加冠状动脉血流量,减少心肌耗氧量,减慢心律,用于阵发性心房扑动或心房颤动、室上性心动过速及室性心律失常。因分子中含有碘原子,长期使用本品,有皮肤色素沉积、甲状腺功能紊乱等副作用。

四、钙通道阻滞剂

钙通道阻滞剂在抗心律失常、抗高血压、抗心绞痛等方面都有广泛的应用,目前许多钙通道阻滞剂都是抗心律失常的良药,临床上常用的有维拉帕米、地尔硫䓬、苄普地尔等。维拉帕米是治疗阵发性室上性心动过速的首选药物,地尔硫䓬可用于阵发性室上性心动过速和心房颤动的治疗,苄普地尔用于治疗房室结性折返型心动过速。已在本章第一节详细介绍。

第四节 调 血 脂 药
Lipid Regulators

血脂(blood-lipid)指血浆或血清中的脂质,主要包括甘油三酯(triglyceride,TG)和胆固醇(cholesterol,TC),它们在血液中不能以单独的形式存在,必须与其他物质例如蛋白质一起组成复合物才能在血液中运输。例如胆固醇常常与一些蛋白结合在一起形成水溶性脂蛋白溶解于血浆,根据其组成成分的密度不同又可分为:乳糜微粒(chylomicron,CM)、极低密度脂蛋白(very low density lipoprotein,VLDL)、低密度脂蛋白(low density lipoprotein,LDL)和高密度脂蛋白(high density lipoprotein,HDL)。正常人体中脂质、脂蛋白浓度基本恒定,彼此间保持平衡。如果比例失调则为脂代谢紊乱或失常,血浆中过量脂质的存在会造成高脂血症,是引起动脉粥样硬化的重要因素。

临床上将血浆中胆固醇高于 230 mg/100 mL 和甘油三酯高于 140 mg/100 mL 统称为高脂血症。由于胆固醇、甘油三酯在血浆中主要由 LDL、VLDL 携带转运,胆固醇、甘油三酯增加,引起 LDL、VLDL 升高。高脂血症主要是血浆中 VLDL 与 LDL 增多,当机体脂质代谢紊乱、血脂与脂蛋白长期升高,血脂及其分解产物可沉积于血管内壁,并伴有纤维组织,增生形成动脉粥样硬化斑块,使血管局部增厚,弹性减小,导致血管堵塞,产生动脉粥样硬化,结果损害心、脑、肾等重要器官,引起冠心病、心肌梗死、中风、肾衰竭和外周血管疾病。而 HDL 对外周组织的胆固醇能逆行转运,呈抗动脉粥样硬化效应,当血浆中 HDL、HDL-胆固醇低于正常浓度时,也易发生动脉粥样硬化。

调血脂药又称抗动脉粥样硬化药。动脉粥样硬化是缺血性心脑血管病的病理基础。控制高血脂是防治动脉粥样硬化和冠心病的重要预防和治疗方法。

调血脂药物主要是针对体内胆固醇和甘油三酯的合成和分解代谢过程而设计的,通过不同的途径降低致动脉粥样硬化的 CM、LDL、VLDL 等脂蛋白,或升高抗动脉粥样硬化的 HDL,以纠正脂质代谢紊乱。主要包括以降低胆固醇及低密度脂蛋白为主的羟甲基戊二酰辅酶 A 还原酶抑制剂(他汀类)、胆汁酸结合树脂、植物固醇类和以降低甘油三酯和极低密度脂蛋白为主的烟酸类和苯氧烷酸类(贝特类)等类型。

一、苯氧烷酸类药物

苯氧烷酸类降血脂药物主要降低甘油三酯,此类药物可明显地降低 VLDL 并可调节性地升高 HDL 的水平及改变 LDL 的浓度。苯氧烷酸类药物以氯贝丁酯(clofibrate)为代表,其结构可分为芳基和脂肪酸两部分。结构中的羧酸或在体内可水解成羧酸的部分是该类药物具有活性的必要结构。

胆固醇在体内的生物合成是以乙酸为起始原料,利用乙酸衍生物干扰胆固醇的生物合成以达到降低胆固醇的目的,20 世纪 60 年代,通过大量筛选乙酸衍生物,发现了苯氧烷酸类血脂调节药,对动物和人均有干扰胆固醇合成作用,其中氯贝丁酯(clofibrate)是第一个问世的此类药物。氯贝丁酯是前药,在体内转化为氯贝酸而产生降血脂作用。

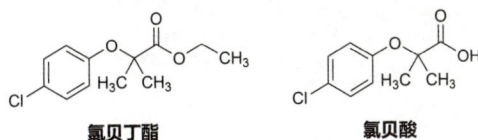

氯贝丁酯　　　　　　　　氯贝酸

长期临床观察发现氯贝丁酯使用后因胆结石造成的死亡率已超过使用该药后改善冠心病的死亡率,因此氯贝丁酯现已少用。继氯贝丁酯之后,相继开发了 30 多个苯氧烷酸类降血脂药物。苄氯贝特(beclobrate)结构中增加了一个苄基,活性显著增强。非诺贝特(fenofibrate)与氯贝丁酯的区别有两点:一是氯贝丁酯为乙酯,而非诺贝特是异丙酯;二是氯贝丁酯分子中苯环的 4 位是氯原子,非诺贝特分子中苯环的 4 位是 4-氯苯甲酰基。因此非诺贝特分子的脂溶性略大。非诺贝特在体内迅速代谢成非诺贝特酸而起降血脂作用,具有明显地降低胆固醇、甘油三酯和升高 HDL 的作用。临床上用于治疗高脂血症,尤其是高甘油三酯血症、混合型高脂血症。非诺贝特、苄氯贝特是较氯贝丁酯更优的一类降脂药。

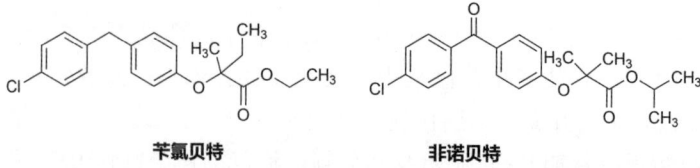

苯氯贝特　　　　　　　　　　**非诺贝特**

吉非罗齐(gemfibrozil)为非卤代的苯氧戊酸衍生物,特点是能显著降低甘油三酯和总胆固醇,主要降低 VLDL,而对 LDL 则较少影响,但可提高 HDL。苯扎贝特(bezafibrate)降低甘油三酯的作用比降低胆固醇强,也使 HDL 升高。此外,本品尚可降低血纤维蛋白原。临床上用于治疗高甘油三酯血症、高胆固醇血症、混合型高脂血症。

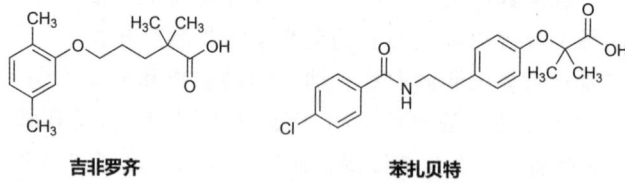

吉非罗齐　　　　　　　　　　**苯扎贝特**

苯氧烷酸类药物的结构可分为芳基和脂肪酸两部分,构效关系如下(以氯贝丁酯结构为例):

① 分子中羧基或易于水解的烷氧羰基的存在是这类药物具有活性的必要条件,这部分结构能与羟甲戊二酰还原酶和乙酰辅酶 A 羧化酶相互作用。

② 脂肪酸部分的季碳原子不是必需结构,只有一个烷基取代基也具有降血脂活性。

③ 结构上的芳环部分保证了药物的亲脂性,并能与蛋白质链某些部分互补。有增加芳香环活性的趋势。

④ 芳环对位取代基的存在可以减慢苯环羟基化代谢而延长作用时间。以烷基、氧基或三氟甲基置换,不影响药物的降脂活性。当对位取代基为环烷基时,能增强对乙酰辅酶 A 羧化酶的抑制作用,从而抑制脂肪酸的合成。除对位外,可在其他位置取代。

⑤ 在 α-碳原子上再引入其他芳基或芳氧基取代的化合物能显著降低甘油三酯的水平。

⑥ 以硫代替芳香基与羧基之间的氧可以提高降血脂活性。

吉非罗齐 Gemfibrozil

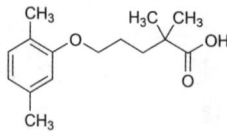

化学名为 2,2-二甲基-5-(2,5-二甲苯基氧基)-戊酸(5-(2,5-dimethylphenoxy)-2,2-dimethylpentanoic acid)。

本品为白色结晶性粉末;无臭。本品在三氯甲烷中极易溶解,在甲醇、乙醇、丙酮或己烷中易溶,在水中不溶;在氢氧化钠试液中易溶。熔点 58~61 ℃。

本品可降低总胆固醇和甘油三酯的水平,减少冠心病的发病率,特别适用于以 VLDL-胆固醇、LDL-胆固醇及甘油三酯水平升高的高脂血症及糖尿病引起的高血脂。

本品口服吸收快并完全,1~2 小时血药浓度达峰,半衰期为 8.5~35 小时。进入体内后肝内可被广泛代谢,在尿中原型的排泄仅占 5%,其主要代谢反应发生苯核上,包括甲基被氧化为醇或酸及苯核羟基化等(图 16-7)。

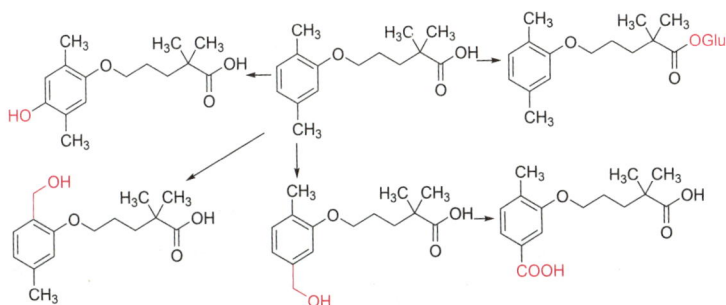

图 16-7　吉非罗齐的代谢途径

临床上用于治疗高脂血症,也可用于Ⅱb型高脂蛋白血症、冠心病危险性大而饮食控制、减轻体重、其他血脂调节药治疗无效者。

二、烟酸及其衍生物

烟酸(nicotinic acid)为维生素 B 属中的一种(维生素 B5 或维生素 PP),可防治皮肤病和类似的维生素缺乏症。Altschul 等人在 20 世纪 50 年代曾发现大剂量的烟酸可降低人体胆固醇水平,后来又发现烟酸还可有效地降低血清甘油三酯的浓度,可用于治疗高脂血症。但由于本品具有扩张血管的作用,服用该类药物时会导致面色潮红、皮肤瘙痒等副作用。

人们发现烟酸类药物的作用机制一方面是抑制脂肪组织的脂解,使游离脂肪酸的来源减少,从而减少肝脏甘油三酯和 VLDL 的合成与释放;另一方面能直接抑制肝脏中 VLDL 和胆固醇的生物合成。

由于烟酸具有较大的刺激作用,通常将其制成酯类前药使用,常用的药物有烟酸肌醇酯(inositol nicotinate)和戊四烟酯(niceritrol),进入体内分解释放出烟酸发挥作用。烟酸肌醇酯在体内水解为烟酸和肌醇,二者都具有作用,可剂量依赖性地降低血清胆固醇,但对甘油三酯几乎无影响。

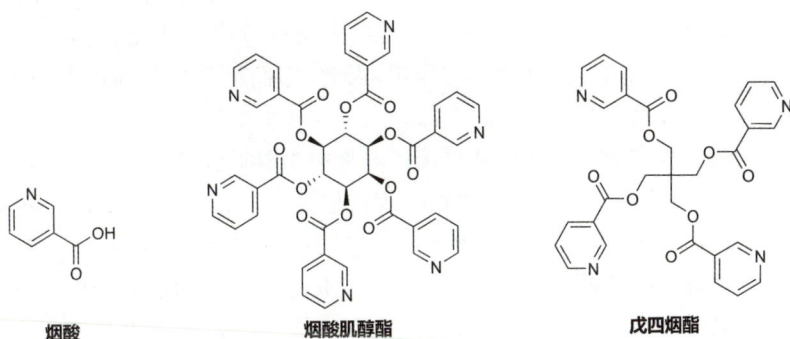

烟酸　　　　　　　　烟酸肌醇酯　　　　　　　戊四烟酯

烟酸类似物阿昔莫司(acipimox)是氧化吡嗪甲酸的衍生物。该药物能增加高密度脂蛋白,其降低胆固醇和甘油三酯的作用与烟酸相似,但长期服用耐受性较好,还能增加 HDL,副作用较少。

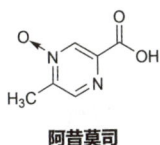

阿昔莫司

近年还出现苯氧烷酸和烟酸结合而成的酯类前药,如依托贝特(etofibrate)和氯烟贝特(ronifibrate),这些药物在体内可水解成烟酸和氯贝酸。

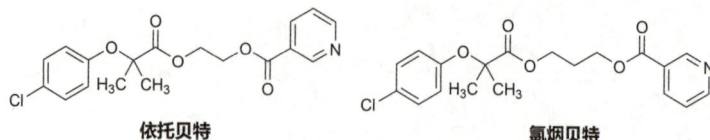

依托贝特　　　　　　　　　　**氯烟贝特**

三、羟甲戊二酰辅酶 A 还原酶抑制剂

血浆中的胆固醇来源有外源性和内源性两种途径,其中内源性是主要途径(70%)。内源性胆固醇主要在肝脏合成,由乙酸经 26 步生物合成步骤在细胞质中完成。其中,羟甲戊二酰辅酶 A 还原酶(hydroxymethyl glutaryl coenzyme A,HMG-CoA)是胆固醇合成全过程的限速酶,能催化 HMG-CoA 还原为甲羟戊酸(mevalonate),为体内合成胆固醇的关键一步,是调血脂药物的重要靶点。通过竞争性地抑制该酶的作用,可有效地降低体内胆固醇水平。

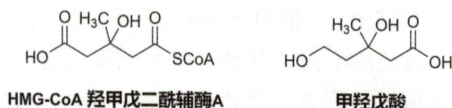

HMG-CoA 羟甲戊二酰辅酶A　　　　　　　　　**甲羟戊酸**

HMG-CoA 还原酶抑制剂他汀类药物(statins)在 20 世纪 80 年代问世,因对原发性高胆固醇脂血症的疗效确切,可明显降低冠心病的发病率和死亡率,无严重不良反应,受到人们的重视。由于它们能选择性地分布于肝脏,竞争性地抑制 HMG-CoA 还原酶的活性,限制了内源性胆固醇的生物合成;同时通过降低胆固醇的浓度来触发肝脏细胞表面 LDL 受体表达增加,加快血浆中 LDL 和 VLDL 的消除,从而显著降低血浆中 LDL 水平,并提高 HDL 水平。他汀类药物在用于一级或二级预防治疗时,它们可显著地减少由于动脉粥样硬化导致的临床病症和死亡,是现有的可确切降低冠状动脉硬化患者总死亡率的唯一降脂药物。由于 HMG-CoA 还原酶抑制剂可通过非脂类机制调节内皮功能、炎症效应、斑块稳定性及血栓的形成来发挥抗动脉粥样硬化的作用,因此,它们也是目前临床上用于预防、治疗高脂血症及冠心病的优良药物。

HMG-CoA 还原酶抑制剂最初是从霉菌培养液中提取得到的。1976 年,Akira Endo 从桔青霉(penicillium citricum)培养液中提取出美伐他汀(mevastatin),发现它可抑制 HMG-CoA 还原酶,降低实验动物血浆胆固醇水平,开创了这类药物发展的新纪元,但该药因在动物实验中引起肠形态学改变而停止临床试验。后 Merck 公司发现洛伐他汀(lovastatin)对高胆固醇血症有显著疗效,能明显降低冠心病的发病率和死亡率。该药于 1987 年经 FDA 批准上市,是第一个上市的他汀类药物。

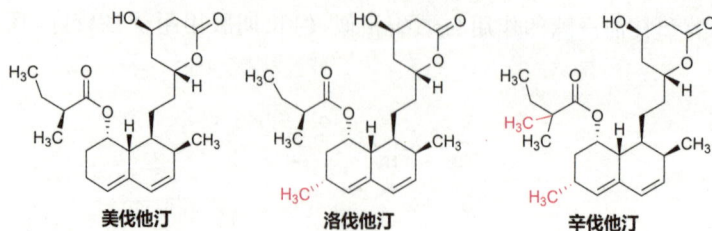

美伐他汀　　　　　　　　**洛伐他汀**　　　　　　　　**辛伐他汀**

洛伐他汀(lovastatin)是天然的 HMG-CoA 还原酶抑制剂,但由于分子中是内酯结构,所以体外无 HMG-CoA 还原酶抑制作用,需进入体内后分子中的羟基内酯结构水解为 3,5-二羟基戊酸,它与 HMG 还原酶的天然底物 HMG-CoA 结构相似,能与酶活性部位结合,为酶竞争性抑制剂,此时它才表现出活性。十氢化萘环与 3,5-羟基戊酸间存在乙基连接链,洛伐他汀有八个手性中心,若改变手性中心的构型,将导致活性的降低。但十氢化萘环上酯侧链的立体化学对活性影响不大。洛伐他汀可竞争性抑制 HMG-CoA 还原酶,选择性高,能显著降低 LDL 水平,并能提高血浆中 HDL 水平。辛伐他汀(simvastatin)是第二个上市的他汀类药物,它是一个半合成他汀类药物,与洛伐他汀的区别是十氢萘环的侧链上多一个甲基,使其亲脂性略有提高,辛伐他汀的活性比洛伐他汀高一倍。二者均有一多氢萘母环和 δ-内酯环,都是具有内酯结构的疏水性前药,δ-内酯环在肝脏内经酶的水解,使内酯转化为活化形式 β-羟基酸后才显效。

普伐他汀(pravastatin)是在洛伐他汀的基础上将内酯环开环成 3,5-羟基戊酸,并将十氢萘环 3 位的甲基用羟基取代而得到的药物,通常与钠成盐。它是一个真菌代谢产物,为内酯开环后的形式。其结构中具有 β-羟基酸的活性形式,β-羟基酸的结构与 HMG-CoA 还原酶的底物——羟甲戊二酰辅酶 A 的戊二酰部分具有结构相似性,故对酶具有高度的亲和性,产生抑制作用。普伐他汀比洛伐他汀具有更大的亲水性,这种亲水性增加的优点减少了药物进入亲脂性细胞,对肝组织有更好的选择性,从而减少了洛伐他汀偶尔出现的副作用。临床上用于治疗高脂血症、家族性高胆固醇血症。

以上三个药物的结构中都含有氢化萘环,这是药物与酶结合所必需的憎水性刚性平面结构。洛伐他汀等天然他汀类药物降脂作用明显,耐受性良好,无严重不良反应,然而其化学结构复杂,全合成困难,故应寻找其合成代用品,在原天然他汀类药物结构基础上,保留与底物相似的结构片段,简化其他部分,开发结构简单而且安全有效的 HMG-CoA 还原酶抑制剂。

氟伐他汀(fluvastatin)被称为第二代他汀类药物,它是在第一代他汀类药物的基础上进行结构简化获得的化合物,也是第一个上市的全合成他汀类药物,结构较为简单,无多个手性中心的氢化萘环。其结构有别于天然他汀类药物的部分是:有一个对氟苯基取代的吲哚环系统替代洛伐他汀分子中的双环;一个与天然他汀内酯环开环产物相似的二羟基酸的碳链,与钠成盐后得到氟伐他汀钠。氟伐他汀水溶性好,口服吸收迅速而完全,与蛋白结合率较高。本品除具强效降血脂作用外,还有抗动脉硬化的潜在功能,降低冠心病发病率及死亡率。

阿托伐他汀(atorvastatin)为第一个批准用于治疗混合型高脂血症与家庭性高脂血症的全合成的 HMG-CoA 还原酶抑制剂,用吡咯环替代洛伐他汀分子中的双环,具有开环的二羟基戊酸侧链。阿伐他汀口服吸收后不需在体内激活后才具有生物活性,因此阿伐他汀发挥作用比洛伐他汀和辛伐他汀更快。阿托伐他汀对 HMG-CoA 还原酶抑制作用强于普伐他汀。此外,单剂量阿托伐他汀对 HMG-CoA 还原酶抑制作用的持续时间较其他同类药物长。

瑞舒伐他汀(rosuvastatin)则以多取代嘧啶环取代双环,临床常用其钙盐。本品适用于经饮食控制和其他非药物治疗仍不能适当控制血脂异常的原发性高胆固醇血症或混合型血脂异常症。

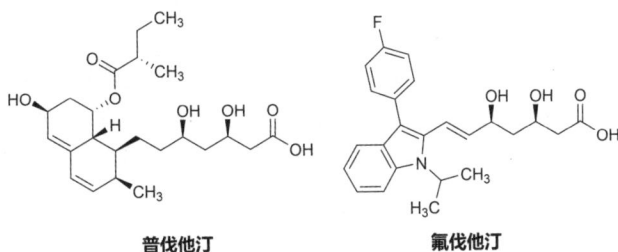

普伐他汀　　　　　　　氟伐他汀

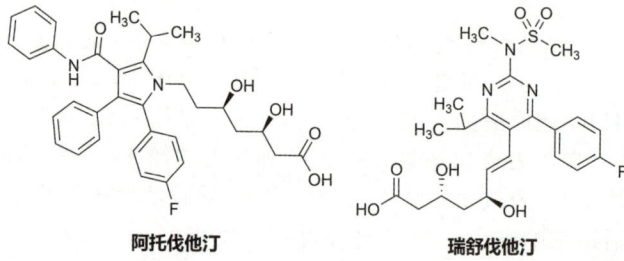

阿托伐他汀　　　　瑞舒伐他汀

他汀类药物会引起肌肉疼痛或横纹肌溶解的副作用,特别是西立伐他汀(cerivastatin)由于引起横纹肌溶解,导致患者死亡的副作用而撤出市场后,更加引起人们的关注。实际上,所有他汀类药物可能均有一定程度的横纹肌溶解副作用。西立伐他汀因严重横纹肌溶解致死而被全球撤市。

他汀类药物的构效关系如图 16-8 所示。

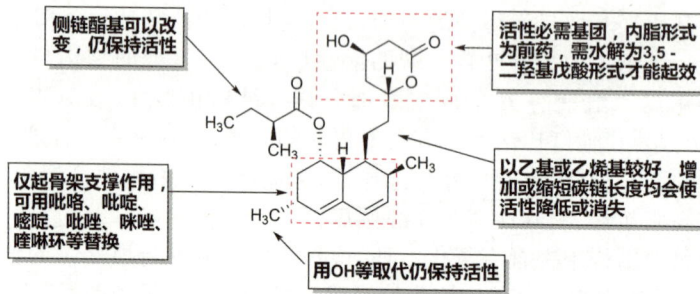

图 16-8　他汀类药物的构效关系

洛伐他汀 Lovastatin

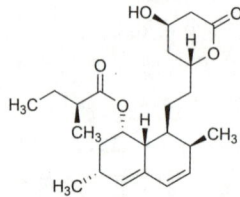

化学名为[(1S,3R,7S,8S,8aR)-8-[2-[(2R,4R)-4-羟基-6-氧代-氧杂环己-乙-基]乙基]-3,7 二甲基-1,2,3,7,8,8a-六氢萘-1-基](2S)-2-甲基丁酸酯(1S,3R,7S,8S,8aR)-8-(2-(2R,4R)-4-hydroxy-6-oxotetrahydro-2H-pyran-2-yl)ethyl)-3,7-dimethyl-1,2,3,7,8,8a-hexahydronaphthaten-1-yl(S)-2-methylbutanoate)。

本品为白色或类白色结晶或结晶性粉末;无臭、无味;略有引湿性。本品在三氯甲烷中易溶,在丙酮中溶解,在乙醇、乙酸乙酯或乙腈中略溶,在水中不溶。

本品结晶固体在贮存过程中,其六元内酯环上羟基发生氧化反应生成二酮吡喃衍生物。洛伐他汀水溶液,特别在酸、碱条件下,其内酯环能迅速水解,其产物羟基酸为较稳定化合物,水解反应伴随的副反应较少。

本品是一种无活性前药。在体内水解为羟基酸衍生物,成为羟甲戊二酰辅酶 A(HMG-CoA)还原酶的有效抑制剂。洛伐他汀可产生活性和无活性代谢产物。主要活性代谢物是洛伐他汀开环羟基酸和其 3-羟基、3-亚甲基、3-羟基甲基衍生物,其活性作用比洛伐他汀略低,3-羟基洛伐他汀进一步重排为 6-羟基代谢物后,失去活性(图 16-9)。这些代谢物都存在内酯环结构和羟基酸结构两种形式。洛伐他汀代谢物主要随胆汁排出。

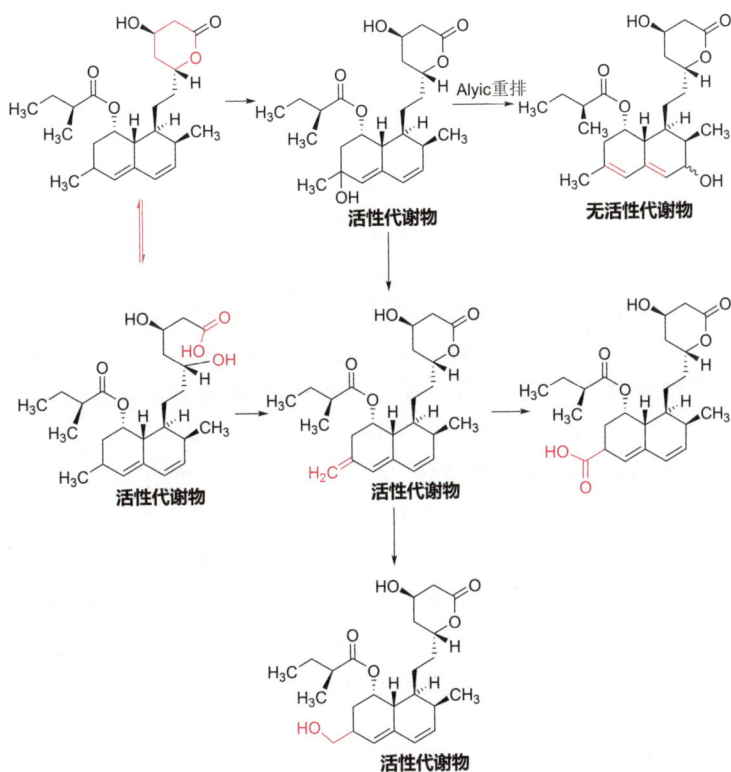

图 16-9　洛伐他汀的体内代谢

临床上用于治疗高胆固醇血症和混合型高脂血症,也可用于缺血性脑卒中的防治。

阿托伐他汀钙 Atorvastatin Calcium

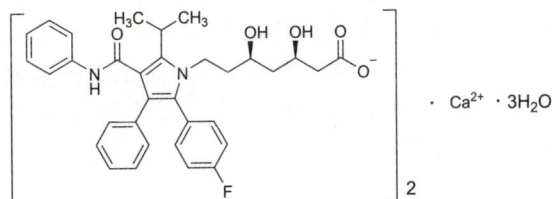

化学名为(3R,5R)-7-[2-(4-氟苯基)-3-苯基-4-(苯基氨甲酰基)-5-异丙基吡咯-1-基]3,5-二羟基庚酸钙三水合物((3R,5R)-7-[2-(4-fluorophenyl)-5-isopropyl-3-phenyl-4-(phenylcarbamoyl) pyrrol-1-yl]-3,5-dihydroxyheptanoic acid calcium salt(2:1) trihydrate)。

本品为白色或类白色结晶性粉末;无臭,味苦。本品在甲醇中易溶,在乙醇和丙酮中微溶,在水中极微溶解,在三氯甲烷和乙醚中几乎不溶或不溶。

阿托伐他汀口服后吸收迅速,1~2 小时内血药浓度达峰,血浆蛋白结合率98%,绝对生物利用度约为 14%。而 HMG-CoA 还原酶抑制活性的系统生物利用度约为 30%,系统生物利用度较低的原因在于进入体循环前胃肠黏膜清除和/或肝脏首过效应。

阿托伐他汀通过抑制 HMC-CoA 还原酶降低胆固醇的从头合成,增加肝细胞中低密度脂蛋白受体的表达,从而增加肝细胞对低密度脂蛋白的摄取和分解,降低血液中低密度脂蛋白的量。和其他他汀类药物一样,阿托伐他汀也会减少血液中甘油三酯和少量增加高密度脂蛋白-胆固醇的量。阿托伐他汀临床上用于各型高胆固醇血症和混合型高脂血症;也可用于冠心病和脑卒中的防治。本品可降低心血管病的总死亡率。亦适用于心肌梗死后不稳定性心绞痛及血管重建术后。

第五节　强　心　药
Cardiac Drugs

　　心力衰竭是一种心肌(尤其是心室)收缩力减弱的疾病,症状是心输出量明显不足而心脏血容量有所增加,因此又称为充血性心力衰竭(congestive heart failure,CHF)。心力衰竭可导致血压和肾血流降低,严重时会发展成下肢水肿、肺水肿以及肾衰竭。其治疗药物以强心药为主。

　　强心药是一类加强心肌收缩力的药物,又称正性肌力药,可用作对症治疗,临床上用于治疗心肌收缩力严重损害时引起的充血性心力衰竭。强心药种类较多,各类药物的结构和作用机制各不相同,除前述的硝酸酯类、血管紧张素转化酶抑制剂等可用于心力衰竭外,还包括:①抑制膜结合的 Na^+/K^+-ATP 酶活性的强心苷类;②β受体激动作用的β受体激动剂类;③激活腺苷环化酶,使 cAMP 的水平增高,从而促进钙离子进入细胞膜,增强心肌收缩力的磷酸二酯酶抑制剂;④加强肌纤维丝对 Ca^{2+} 的敏感性的钙敏化药。

一、强心苷类

　　强心苷存在于许多有毒的动、植物体内,例如洋地黄、铃兰毒毛旋花子、黄花夹竹桃等强心苷的含量较高。强心苷类是历史悠久的经典强心药,至今仍是治疗心力衰竭的重要药物,目前临床上使用的强心苷类药物主要有洋地黄毒苷(digitoxin)和地高辛(digoxin)。此类药物的作用和性质基本相似,不同点在于起效速度、作用强度和持续时间。这类药物的缺点是安全范围小(小剂量使用时有强心作用,能使心肌收缩力加强,但是大剂量时能使心脏中毒而停止跳动)、作用不够强、排泄慢、易于蓄积中毒,因此必须在住院监测下使用。为了克服这些缺点,除加强临床血药浓度监测外,也合成了大量该类化合物,但效果不理想。目前临床上使用的仍以天然强心苷类为主。

第十六章
课程思政

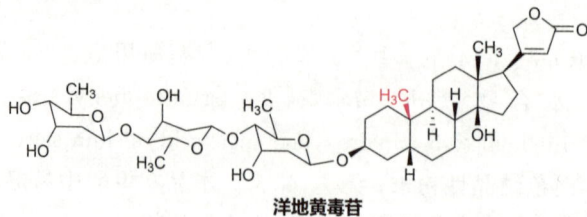
洋地黄毒苷

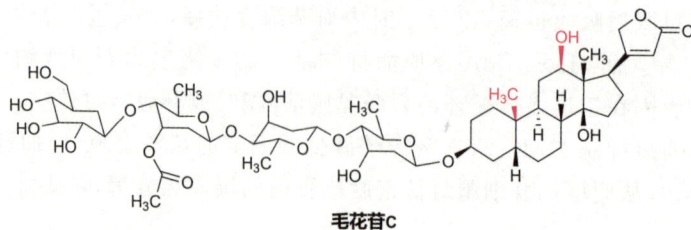
毛花苷C

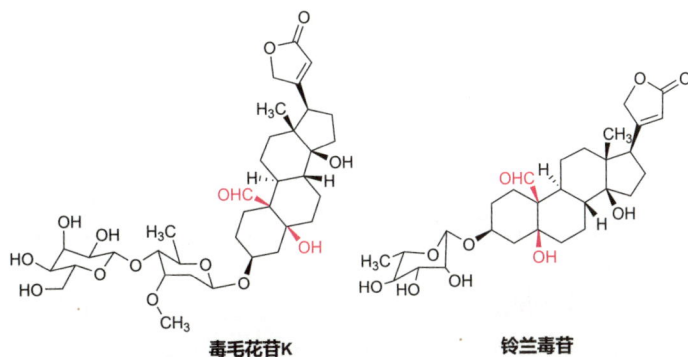
毒毛花苷K   **铃兰毒苷**

强心苷的作用机理：心肌细胞浆内 Ca^{2+} 是触发心肌兴奋-收缩偶联的关键物质，胞浆内游离 Ca^{2+} 能和肌钙蛋白（troponin）结合，解除向肌球蛋白（tropomysin）对肌动蛋白（actin）和肌球蛋白（myosin）相互作用的抑制，从而肌动蛋白在横桥间滑动，把化学能转化为机械能。强心苷能升高胞浆内游离 Ca^{2+} 浓度，其时相和动作电位改变与收缩张力提高平行。这种作用被认为与强心苷抑制细胞膜 Na^+/K^+-ATP 酶有关，Na^+/K^+-ATP 酶又称为钠泵，对于维持细胞内外的离子梯度有重要的作用，它能利用水解释放的能量，使 3 个 Na^+ 逆浓度梯度主动转运出细胞外的同时 2 个 K^+ 主动转运进入细胞内。Na^+/K^+-ATP 酶受到抑制时，细胞内 Ca^{2+} 游离浓度升高，Na^+/Ca^{2+} 交换加强，从而使进入细胞内的 Ca^{2+} 增多，胞浆内游离 Ca^{2+} 的少量增多可触发 Ca^{2+} 从内浆网释放。强心苷药物对 Na^+/K^+-ATP 酶都有选择性抑制作用。

地高辛 Digoxin

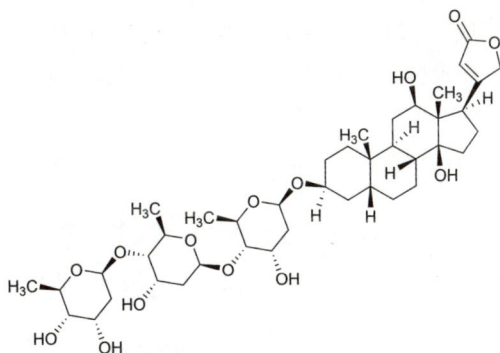

化学名为 3β-[[O-2,6-二脱氧-β-D-核-己吡喃糖基-(1→4)-O-2,6-二脱氧-β-D-核-己吡喃糖基-(1→4)-2,6-二脱氧-β-D-核-己吡喃糖基]氧代]-12β,14β-二羟基-5β-心甾-20(22)烯内酯（3β-[(O-2,6-dideoxy-β-D-ribo-hexopyranosyl-(1→4)-O-2,6-dideoxy-β-D-ribo-hexopyranosyl-(1→4)-2,6-dideoxy-β-D-ribo-hexopyranosyl]oxy]-12β,14β-dihydroxy-5β-cardenclide-20(22)-enolide），又名狄戈辛。

本品为白色结晶或结晶性粉末；无臭。本品在吡啶中易溶，在稀醇中微溶，在三氯甲烷中极微溶解，在水或乙醚中不溶。

本品为中效强心苷类药物，口服吸收迅速而完全，服药后 1 小时血药浓度即达峰值。治疗血药浓度为 0.5～1.5 ng/mL，而中毒血药浓度为 2 ng/mL。

地高辛是最常用的强心苷，它在胃肠道中的吸收是一被动过程，取决于该药的脂溶性、溶解度和膜的穿透性。地高辛口服后的生物利用度为给药剂量的 $70\%\sim85\%$，表现出有个体的差异性。尽管地高辛不被广泛代谢，但已知它通过糖蛋白(P-gp)从肠道上皮细胞经上皮组织进入肠内腔(流出)，在肝和肾脏中也存在糖蛋白(P-gp)。个体差异是因为肠道 P-gp 流出及 P-gp 依赖性的肾消除不同所致。因此，认真地对每个患者确定有效的地高辛剂量非常重要，以避免中毒。

地高辛临床上用于治疗急性或慢性心力衰竭，尤其对心房颤动及室上性心动过速有利。

二、磷酸二酯酶抑制剂

磷酸二酯酶(phosphodiesterase，PDE)的作用为水解和灭活环磷酸腺苷 cAMP 和环磷酸鸟苷 cGMP，目前已经发现 7 种同工酶，其中 PDE-Ⅲ型位于细胞膜，活性高、选择性强，为心肌细胞降解 cAMP 的主要亚型。因此开发 PDE-Ⅲ抑制剂，将明显减少心肌细胞 cAMP 降解而 AMP 含量提高导致的强心作用。

代表药物有氨力农(amrinone)、米力农(milrinone)，这类药物能够选择性地抑制心肌细胞膜上的 PDE，阻碍心肌细胞的 cAMP 降解，高浓度的 cAMP 激活多种蛋白激酶，使心肌膜上钙通道开放，促 Ca^{2+} 内流，经一系列生理效应，引起心肌纤维收缩，达到强心作用。这类药物曾经被希望能够作为洋地黄类的替代新药，但在临床使用中由于出现了肝酶异常、血小板下降、心律失常及严重低血压等副作用，使得其应用受到了限制。

吡啶联吡啶酮类化合物氨力农(amrinone)是第一个用于临床的磷酸二酯酶抑制剂，但其副作用较多。米力农(milrinone)是氨力农的同系物，也是其替代品。米力农对磷酸二酯酶 PDE-Ⅲ 的选择性更高，强心活性为氨力农的 $10\sim20$ 倍，具有显著的正性肌力作用和扩血管作用，可以口服，不良反应少，但仍存在致心律失常的潜在危险。依洛昔酮(enoximone)是咪唑酮类衍生物，为 PDE-Ⅲ强效选择性抑制剂，主要代谢为亚砜衍生物和痕迹量的酮，二者均有较母体弱的强心活性。本品可长期口服，耐受性良好。匹罗昔酮(piroximone)为依洛昔酮的类似物，但作用比后者强 $5\sim10$ 倍。

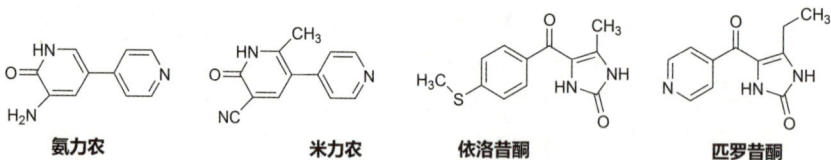

氨力农　　　　米力农　　　　依洛昔酮　　　　匹罗昔酮

三、钙敏化剂

钙敏化剂可以增强肌纤维丝对于 Ca^{2+} 的敏感性，在不增加细胞内的 Ca^{2+} 浓度的条件下，增强心肌收缩力，多数钙敏化剂都兼有 PDEI 的作用，其代表药物为苯并咪唑-哒嗪酮衍生物匹莫苯(pimobendan)等。

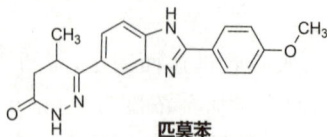

匹莫苯

四、β受体激动剂

心肌上的肾上腺素受体多为 $β_1$ 受体,当兴奋 $β_1$ 受体时,可产生一个有效的心肌收缩作用,其机理在于能激活腺苷环化酶,使 ATP 转化为 cAMP,促进钙离子进入心肌细胞膜,从而增强心肌收缩力,增加心输出量。临床上治疗心力衰竭使用的肾上腺素 $β_1$ 受体激动剂为多巴胺衍生物。多巴胺(dopamine)为去甲肾上腺素的前体,因此,尽管本身具有强的兴奋 $β_1$ 受体作用,但仍具有一些不良作用。然而,多巴胺的衍生物却保持了强心作用并且对心率、动脉收缩及心律失常的影响较小。多巴酚丁胺(dobutamine)为此类药物的代表,它为心脏 $β_1$ 受体选择激动剂。虽有轻微的 α 受体兴奋作用,但主要为兴奋 $β_1$ 受体,用于治疗心力衰竭。

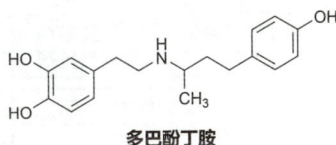

多巴酚丁胺

但由于在体内可经儿茶酚-O-甲基转移酶(catechol-O-mehtyltransferase,COMT)代谢,所以仅限注射使用。为解决其口服问题,对多巴酚丁胺进行一些结构修饰,得到异波帕胺(ibopamine)、地诺帕明(denopamine)、多培沙明(dopexamine)及布托巴胺(butopamine)等。

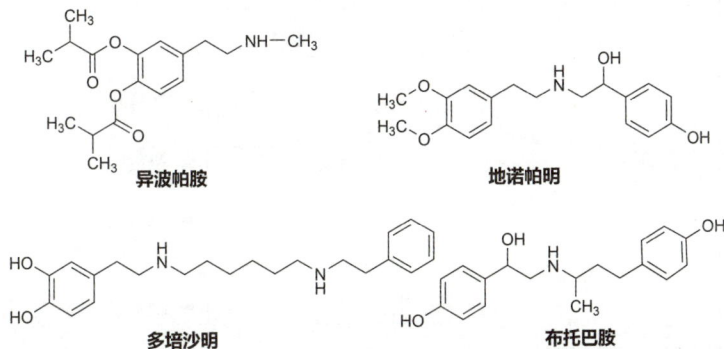

异波帕胺　　　　　　　　　　　**地诺帕明**

多培沙明　　　　　　　　　　　**布托巴胺**

非多巴胺衍生物的 β 受体激动剂,主要有扎莫特罗(xamoterol)和普瑞特洛(prenalterol)。扎莫特罗具有对心脏选择性兴奋作用,当交感神经功能低下时,可产生正性肌力作用和正性频率作用,而当交感神经亢进时,可产生负性肌力作用。适用于对使用普萘洛尔等其他 β 受体阻断剂可能在休息时就会产生心肌抑制或心动过速的中速心力衰竭患者。普瑞特洛是选择性的心脏 $β_1$ 受体激动剂,对肺与血管 $β_2$ 受体则无明显兴奋作用,用于伴有心肌梗死的心力衰竭的治疗。

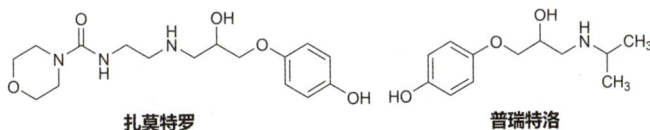

扎莫特罗　　　　　　　　　　　**普瑞特洛**

学 习 小 结

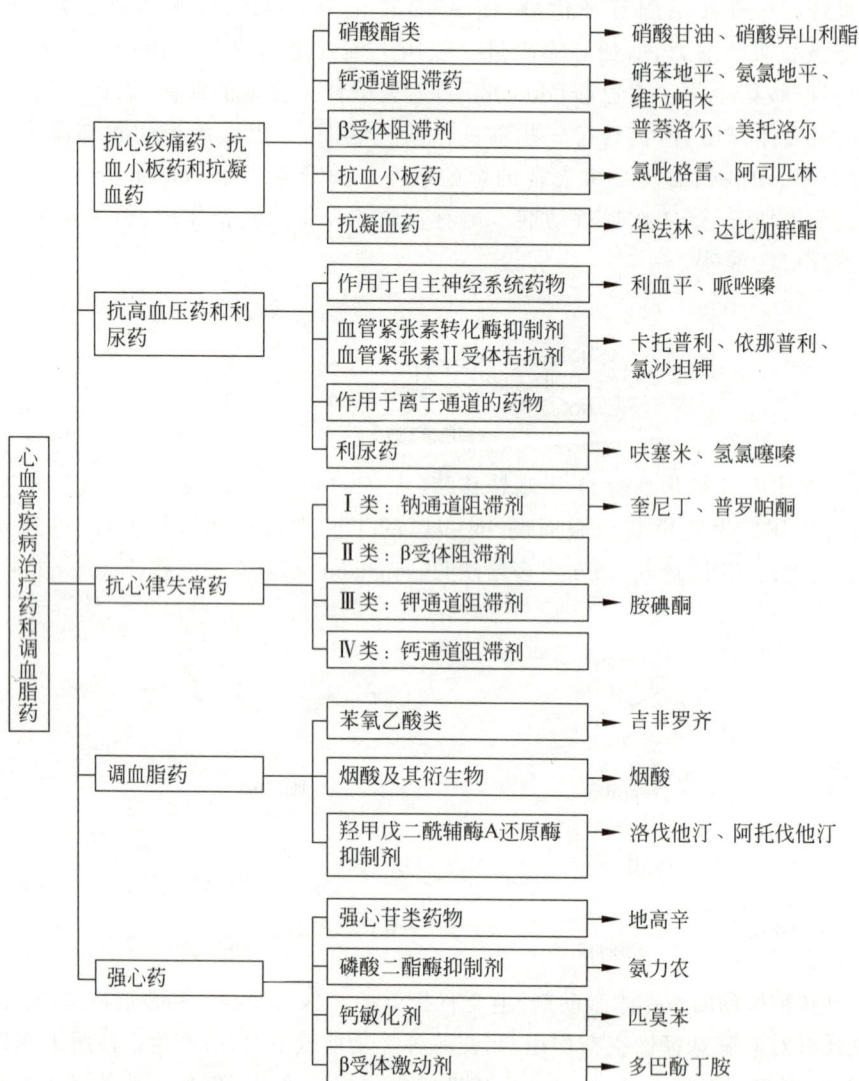

思 考 题

1. 以普萘洛尔为例,分析芳氧丙醇类 β-受体拮抗剂的结构特点及构效关系。

2. 洛伐他汀为何被称为前药?说明其代谢物的结构特点。

3. 以卡托普利为例,简要说明 ACEI 类抗高血压药的作用机制及为克服卡托普利的缺点,对其进行结构改造的方法。

第十六章习题

第十六章习题答案

（熊　俭、李念光）

第 十七 章

镇咳祛痰平喘药
Antitussives and Expectorant Antiasthmatic Drugs

学习目标

1. 掌握镇咳药的定义；掌握可待因、喷托维林、氨茶碱、噻托溴铵的结构及用途。
2. 熟悉镇咳药、祛痰药以及平喘药的基本分类；熟悉代表性镇咳药、祛痰药以及平喘药的作用机制。
3. 了解镇咳药、祛痰药以及平喘药的发展。

第一节　镇咳祛痰药
Antitussives and Expectorant Drugs

一、镇咳药

咳嗽是呼吸道（口腔、咽喉、气管、支气管）受到刺激如炎症、异物后，由神经末梢发出冲动传入延髓咳嗽中枢引起的一种生理性保护性的反射活动。引起咳嗽的常见原因有：急性或慢性支气管炎、支气管哮喘、胃食管反流病、鼻炎等；此外，吸烟、环境污染、甚至个人习惯也可出现咳嗽症状。咳嗽可将呼吸道内的黏液和异物排出，减轻或缓解症状。若痰液较多，单用镇咳药将使痰液滞留在呼吸道，影响痰液的排出，进而加重呼吸道的炎症如慢性支气管炎、支气管扩张等。因此，只在无痰或少痰而咳嗽频繁、剧烈时应用镇咳药。

镇咳药通过作用于咳嗽反射弧的不同环节产生镇咳作用。按其作用部位和机制分为中枢性镇咳药和外周性（末梢性）镇咳药两大类。中枢性镇咳药又分为成瘾性和非成瘾性镇咳药。前者通过直接抑制延髓咳嗽中枢发挥作用，多为阿片类生物碱及其衍生物，如可待因（codeine），该类药物的特点是镇咳作用强，但有成瘾性，在镇咳的同时还兼有镇痛作用。非成瘾性中枢镇咳药多为人工合成，如右美沙芬（dextromethorphan）、喷托维林（pentoxyverine）、福米诺苯（fominoben）等。该类药物虽然也作用于中枢，但仅保留其强镇咳作用，几乎无镇痛作用和成瘾性。外周性镇咳药通过抑制呼吸道感受器或反射弧的传入、传出神经中的相关环节而发挥镇咳作用,如苯唑那酯(benzonatate)、那可丁(noscapine)等,故减少了中枢副作用。外周性镇咳药物主要包括局部麻醉性镇咳药、支气管解痉性镇咳药、黏膜保护性镇咳药以及某些既具有非成瘾性中枢性镇咳作用又兼有外周性镇咳作用的镇咳药,如苯丙哌林(benproperine)等。通过进一步对咳嗽反射通路和呼吸道高反应性机制的揭示,一些新型外周性镇咳药物相继被开发,包括香草酸受体 VR_1 拮抗剂、速激肽 TK_S 受体拮抗剂、钾离子通道开放剂等。临床上常用的镇咳药见表 17-1。

表 17-1 临床常用的镇咳药物

类别	药物名称	药物结构	作用特点
中枢性镇咳药	磷酸可待因		对延髓咳嗽中枢选择性抑制,镇咳作用强而迅速,有成瘾性
	右美沙芬		中枢性镇咳,镇咳强度与可待因相等或略强,无镇痛作用,无成瘾性
	福米诺苯		中枢性镇咳,有呼吸中枢兴奋作用,无成瘾性
	喷托维林		对咳嗽中枢具有直接抑制作用,兼有轻度的阿托品样作用和局麻作用,反复应用无成瘾性
外周性镇咳药	莫吉司坦		属于乙酰胆碱拮抗剂、外周性非麻醉性镇咳药物,无成瘾性
	苯丙哌林		阻断来自肺胸膜牵张感受器传入的感觉神经冲动,作用较可待因强 2~4 倍,无成瘾性
	苯佐那酯		抑制肺-迷走神经反射,镇咳作用强度弱于可待因,具有较强的局部麻醉作用

磷酸可待因 Codeine Phosphate

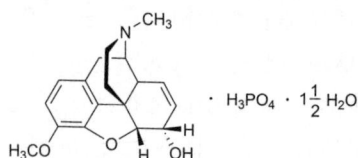

化学名为 17-甲基-3-甲氧基-4,5α-环氧-7,8-二去氢吗啡喃-6α-醇磷酸盐倍半水合物(17-methyl-3-methoxyl-4,5α-epoxy-7,8-nordihydro-morphinan-6α-ol phosphate sesquihydrate)。

本品为白色细微的针状结晶性粉末;无臭;味苦;有风化性。本品遇光易变质,应避光、密闭保存。本品易溶于水,微溶于乙醇,极微溶于三氯甲烷、乙醚。熔点 154~158 ℃。本品水溶液呈酸性,加入氨试液使成碱性,不产生沉淀;但加入氢氧化钠溶液,可析出白色沉淀。

本品与甲醛-硫酸试液反应,显红紫色;与亚硒酸-硫酸试液反应,显绿色,渐变蓝色;与三氯化铁试液不显色,但与浓硫酸共热后,遇三氯化铁显蓝色,若加入少许硝酸,则变为深红色;本品在酸性溶液中,不与亚硝酸钠及氨水作用(而吗啡则显黄棕色),以此检查可待因中微量的吗啡。

可待因是阿片生物碱,在阿片中的含量约为 0.5%~1%,主要经吗啡半合成获得。合成方法为:吗啡经三甲基苯基氢氧化铵对酚羟基选择性甲基化后,与磷酸成盐即得本品。

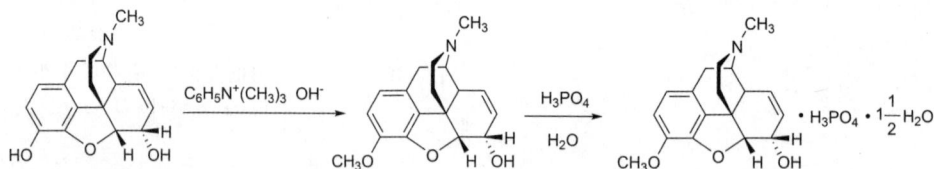

本品脂溶性比吗啡大,口服易吸收,体内代谢在肝脏进行。约有 8% 的可待因代谢后产生吗啡,故仍可产生成瘾性。因此本品不宜持续、长期应用。

本品能直接抑制延髓的咳嗽中枢,镇咳作用迅速且较强,强度为吗啡的 1/10,镇痛强度为吗啡的 1/10~1/7。用于各种原因引起的剧烈干咳、刺激性咳嗽及轻度疼痛,是目前最有效的镇咳药。

枸橼酸喷托维林 Pentoxyverine Citrate

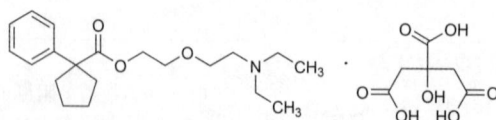

化学名为 1-苯基环戊烷羧酸-2-(2-二乙氨基乙氧基)乙酯枸橼酸盐(1-phenyl-cyclopentanecarboxylic acid 2-(2-diethylaminoethoxy)ethyl ester citrate)。

本品为白色或类白色的结晶性或颗粒性粉末;无臭。本品在水中易溶,在乙醇中溶解,在三氯甲烷中略溶,在乙醚中几乎不溶。熔点 88~93 ℃。

本品对咳嗽中枢有直接抑制作用,兼有轻度的阿托品样作用和局麻作用。本品镇咳作用的强度约为可待因的 1/3,无成瘾性。一次给药,作用可持续 4~6 小时。适用于上呼吸道感染引起的无痰干咳、阵咳。

二、祛痰药

咳痰为呼吸系统疾病的常见症状,痰液的增加可刺激呼吸道黏膜引起咳嗽。当阻塞细支气管时,可引起气喘,甚至引起继发感染,进一步损伤呼吸道,加重咳嗽、咳痰和气喘,严重者可引起呼吸抑制甚至窒息致死。

祛痰药是一类能使痰液黏稠度降低而易于咳出,或能增加呼吸道黏膜纤毛运动、刺激胃黏膜反射性地促使气道腺体分泌增加,使痰液易于咳出的药物。祛痰药促进呼吸道管腔内积痰的排出,减少痰液对呼吸道黏膜的刺激,间接起到镇咳和平喘的作用,也有利于控制继发感染。根据药物的作用机制,祛痰药物分为黏液调节剂和黏痰溶解剂。临床上常用的祛痰药见表17-2。

表 17-2　临床常用的祛痰药物

类　别	药物名称	药物结构	作用特点
黏痰调节剂	溴己新		抑制呼吸道腺体和杯状细胞合成酸性黏多糖,使呼吸道腺体分泌增加,促进呼吸道黏膜的纤毛运动
	氨溴索		溴己新的活性代谢物,作用强于溴己新,可显著增加痰量、降低痰黏稠度
	羧甲司坦		作用于黏液产生细胞,促进其分泌黏滞性低的分泌物,使呼吸道分泌的流变性恢复正常
黏痰溶解剂	乙酰半胱氨酸		分子中的巯基(—SH)可使黏性痰液中的二硫键(S—S)裂解,从而降低痰黏稠度

1. 黏液调节剂

黏液调节剂主要作用于气管、支气管的黏液产生细胞,促进其分泌黏滞性低的分泌物,使呼吸道分泌的流变性恢复正常,痰液由黏变稀,易于咳出。常用药物有羧甲司坦(carbocysteine)和溴己新(bromhexine)。羧甲司坦适用于慢性支气管炎、支气管哮喘等引起的痰液稠厚不易咳出的患者,使痰的黏滞性降低而易于咳出。羧甲司坦口服后4小时即可有明显疗效。溴己新可使痰中的多糖纤维素裂解,稀化痰液,并抑制杯状细胞和黏液腺体合成糖蛋白使痰液中的唾液酸减少,减低痰黏度,以利于排出,并有促进呼吸道黏膜的纤毛运动作用。

2. 黏痰溶解剂

黏痰溶解剂直接作用于支气管腺体,促使黏液分泌细胞的溶解酶释出,使黏液中的黏多糖解聚,并抑制酸性糖蛋白的合成,从而降低痰液黏度,使呼吸道分泌的流变性恢复正常,痰液由黏变稀,易于咳出。该类药物常用的有乙酰半胱氨酸(acetylcysteine)和氯化铵(ammonium chloride)等。乙酰半胱氨酸结构中的巯基(—SH)可使黏蛋白的链断裂,使黏性痰液化,降低痰黏度,使黏痰容易咳出。

此外,目前尚有一些新型黏痰溶解剂,如烯化黏素(gelomyrmlforte),该药为桃金娘科树叶的提取物,具有溶解黏痰、刺激腺体分泌、稀释呼吸道黏稠的分泌物、促进呼吸道黏膜纤毛摆动、加速液体流动、促进分泌物排出等作用,该药还具有消炎作用,能通过减轻支气管黏膜肿胀而改善气道的通气功能。

第二节　平　喘　药
Antiasthmatic Drugs

支气管哮喘简称哮喘是由多种细胞如嗜酸性粒细胞、肥大细胞、T淋巴细胞、中性粒细胞、呼吸道上皮细胞等和细胞组分如组胺、白三烯、5-羟色胺、血栓素等参与的呼吸道慢性炎症性疾病。这种慢性炎症导致呼吸道反应性增加,从而出现广泛多变的可逆性气流受限,并引起反复发作性的喘息、气急、胸闷或咳嗽等症状,常在夜间和和清晨发作、加剧,多数患者可自行缓解或经治疗缓解。

平喘药是指能够预防、缓解或消除哮喘症状的药物。根据作用机制可分为支气管舒张药和抗炎性平喘药两大类,某些药物兼有以上两种作用。

一、支气管舒张药

支气管痉挛致气道狭窄是哮喘的主要发病机制之一,支气管平滑肌的收缩与舒张是影响气道张力的主要因素,并受到神经体液因素的调节。按作用机制不同,本类药物可分为 β_2 肾上腺素受体激动药、茶碱类平喘药及 M 胆碱受体阻断药等。临床上常用的支气管舒张药见表 17-3。

1. β 肾上腺素受体激动药

用于平喘的 β 肾上腺素受体激动药主要为选择性 β_2 肾上腺素受体激动药,绝大多数具有 β-苯乙胺的基本结构,如沙丁胺醇、特布他林、沙美特罗等。具体内容见第十六章。

2. 茶碱类平喘药

茶碱类平喘药是一类古老、经典的支气管舒张药。早在 1937 年 Hermann 等发现氨茶碱(aminophylline)可治疗重度哮喘并能缓解临床症状。但由于此类药物的治疗指数窄、影响其药动学的因素较多、血药浓度个体差异较大等缺点,容易引起毒性反应,导致临床用药剂量难以掌握,逐渐被 β_2 肾上腺素受体激动药和糖皮质激素所取代。近年来,随着茶碱缓(控)释制剂的问世和低浓度茶碱抗变态反应性炎症作用的发现,茶碱类平喘药在支气管哮喘治疗学中的地位又呈上升趋势。

表 17-3 临床常用的支气管舒张药

类 别	药理作用	药 物	结 构	适 应 证
β₂ 肾上腺素受体激动药	激动支气管平滑肌 β₂ 肾上腺素受体，松弛支气管平滑肌	沙丁胺醇		缓解轻、中度急性哮喘症状，也可用于运动性哮喘的预防
		特布他林		
		班布特罗		
茶碱类平喘药	不仅能抑制磷酸二酯酶，提高支气管平滑肌细胞内的 cAMP 浓度，从而引起平滑肌松弛，同时具有腺苷受体的拮抗作用、能促进体内肾上腺素的分泌、增强气道纤毛清除功能和抗炎作用	氨茶碱		适用于支气管哮喘、喘息型支气管炎、阻塞性肺气肿等缓解喘息症状；也可用于心源性肺水肿引起的哮喘
		多索茶碱		
		恩丙茶碱		

续表

类　别	药理作用	药　物	结　构	适应证
M 胆碱受体阻断药	阻断节后迷走神经通路,降低迷走神经兴奋性而起到舒张支气管作用,并能阻断反射性支气管收缩	异丙托溴铵		适用于可逆性支气管痉挛如支气管哮喘、伴发肺气肿的慢性支气管炎
		噻托溴铵		

　　茶碱类平喘药是一类以黄嘌呤为母核的衍生物,一方面通过抑制平滑肌细胞内的磷酸二酯酶,减少腺苷酸环化酶的降解,导致平滑肌细胞内的 cAMP 增加。另一方面通过阻断腺苷受体,促进内源性儿茶酚胺类物质释放,影响钙离子转运,从而达到松弛支气管平滑肌的目的。目前临床上较为常用的茶碱类药物包括氨茶碱、多索茶碱(doxofylline)和恩丙茶碱(enprofylline)等。

氨茶碱 Aminophylline

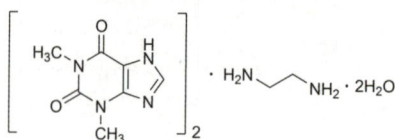

　　化学名为 1,3-二甲基-3,7-二氢-1H-嘌呤-2,6-二酮-1,2-乙二胺盐二水合物(1,3-dimethyl-3,7-dihydro-1H-purine-2,6-diketone-1,2-ethanediamine dihydrate)。

　　本品为白色至微黄色的颗粒或粉末,易结块;微有氨臭;在空气中吸收二氧化碳,并分解成茶碱;水溶液显碱性反应。本品在水中溶解,在乙醇中微溶,在乙醚中几乎不溶。熔点 269~274 ℃。

　　本品为茶碱与乙二胺复盐,含茶碱 77%~83%,在空气中吸收 CO_2,析出游离茶碱,其药理作用主要来自茶碱,乙二胺使其水溶性增强。本品具有解痉平喘、强心利尿、兴奋呼吸中枢和抗变态反应等多种药理作用。适用于轻度至重度的慢性持续性哮喘和慢性间隙发作型哮喘轻度发作;也可用于喘息性支气管炎和心源性哮喘。但有一定缺陷,如副作用大、治疗窗窄,治疗过程需依靠血药浓度监测以实现对剂量的控制。

　　本品口服和注射给药都能迅速吸收。主要在肝脏内代谢,在细胞色素 P-450 和黄嘌呤氧化酶的作用下经 C-氧化反应和 N-去甲基化反应,人体的主要代谢产物是 3-甲基黄嘌呤、1-甲基尿酸和 1,3-二甲基尿酸。约 7% 以原形由肾脏排出。

3. M 胆碱受体阻断药

　　M 胆碱受体阻断药在临床上用于治疗呼吸系统疾病具有悠久的历史,早在 17 世纪印度就有用 M 胆碱受体阻断药治疗支气管哮喘的记载,因当时的医学水平和制药工业技术的限制,人们将颠茄草、曼陀罗、白花曼陀罗等的花或草制成粉末,做成卷烟或用烟斗吸入,发现能缓解哮喘患者的症状。直到 19 世纪初,阿托品等生物碱才被人们从抗胆碱草药中提取出来并广泛用于治疗哮喘等呼吸系统疾病。近年来,M 胆碱受体阻断药对哮喘等呼吸道阻塞性疾病的治疗手段又重新受到重视,原因是胆碱能神经系统正常和非正常地对支气管舒张或收缩的重要调控作用及阿托品等抗胆碱药具有肯定的舒张支气管作用的事实。但由于阿托品等颠茄生物碱选择性差、不良反应多等缺点,人们一直在寻找和开发选择性更高、毒副作用更少的新型 M 胆碱受体阻断药。

M 胆碱受体阻断药通过与乙酰胆碱竞争 M 胆碱受体上的同一结合部位而发挥竞争性阻断作用。当 M 胆碱受体被阻断,细胞内环磷酸鸟苷(cGMP)的转化受到抑制使得腺苷酸的水平升高,细胞内钙离子浓度降低,从而松弛呼吸道平滑肌,舒张支气管,抑制呼吸道腺体的黏液分泌。

对阿托品进行结构改造得到了大量合成的 M 胆碱受体拮抗剂。异丙托溴铵(ipratropium bromide),为阿托品的 N-异丙基溴化物,具有较强的支气管平滑肌松弛作用,用于治疗支气管哮喘。噻托溴铵(tiotropium bromide)是一种新型的吸入型长效抗胆碱支气管舒张药,治疗慢性阻塞性呼吸道疾病疗效显著,适用于缓解急性支气管痉挛。因后者较前者有更大的空间位阻,可影响药物与受体的结合,因而选择性更好,作用时间更长,不良反应更小。该类药物平喘作用强度和起效时间远逊于 β_2 肾上腺素受体激动药,但因其作用时间长,可减少给药次数,也有利于控制病情。M 胆碱受体阻断药比较适合老年患者,但患有青光眼、前列腺肥大者及早孕妇女等慎用。

噻托溴铵 Tiotropium Bromide

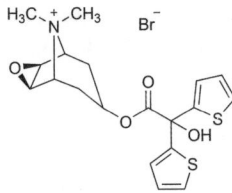

化学名为(1α,2β,4β,5α,7β)3-噁-9-氮三环[3.3.1.0^{2,4}]壬烷,7-[羟基-二-2-噻吩乙酰氧基]-9,9-二甲基溴化物(1α,2β,4β,5α,7β-7-hydroxydi-2-thienylacetyloxy-9,9-dimethyl-3-oxa-9-azoniatricyclo[3.3.1.0^{2,4}]nonane bromide)。

本品为白色或淡黄白色粉末。本品可溶于甲醇,微溶于水。熔点 218～220 ℃。

本品能选择性作用于副交感神经的毒蕈碱受体亚型 M_1、M_3 受体,从而避免了因 M_2 受体阻断而导致的唾液分泌和瞳孔散大等副作用。本品可以剂量依赖性地抑制乙酰胆碱所致的成纤维细胞和肌成纤维细胞的增生。具有逆转过敏原诱导的气道平滑肌重构,降低平滑肌肌凝蛋白的表达、减少平滑肌肌细胞数量,抑制呼吸道平滑肌的增厚和气道高反应性的作用。本品可改善患者的肺过度充气,可以持续改善肺在静息及运动中的过度通气状态,减轻呼吸困难症状,提高夜间睡眠的氧饱和度及提高运动耐量。

本品口服吸收迅速,吸入 10 μg 后 5 分钟即达血药峰值(6 pg/mL),1 小时后恢复到稳态血药浓度(2 pg/mL),半衰期为 5～6 天。本品的绝对生物利用度为 19.5%,食物不影响本品的吸收。本品的生物转化率很低,年轻健康志愿者静脉注射本品后,74%的原型药物随尿液排出。若以吸入方式给药,则有14%经尿液排出,其余大部分被胃肠道吸收由粪便排出。

　　噻托溴铵的合成方法以托品醇为原料,与2,2-二噻吩基乙醇酸甲酯发生酯交换反应生成托品醇酯,与尿素-过氧化氢复合物反应得到东莨菪醇酯,再与溴甲烷反应得到噻托溴铵。

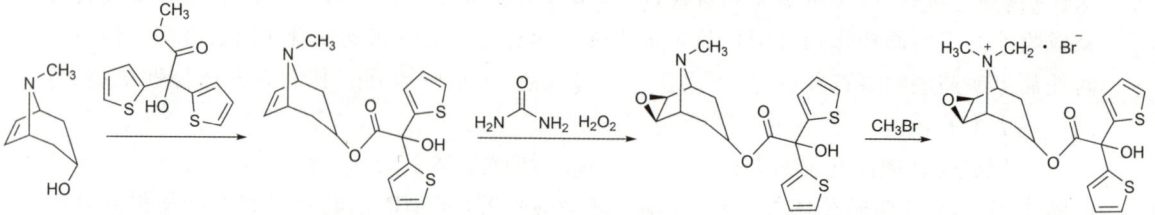

二、抗炎性平喘药

　　气道炎症和气道高反应性是哮喘发病的重要机制,抗炎性平喘药通过抑制呼吸道炎症反应,减少引起支气管痉挛的化学介质的产生,抑制气道对冷空气、烟尘、气道感染等刺激的反应性亢进,具有显著而稳定的平喘疗效,可以长期预防哮喘发作。抗炎性平喘药主要包括糖皮质激素类、抗白三烯类以及磷酸二酯酶-4抑制剂类型药物。临床上常用的抗炎性平喘药见表17-4。

表 17-4　临床常用的抗炎性平喘药

类　　别	药理作用	药　物	结　构	适　应　证
抗炎平喘药	抑制呼吸道炎症反应,减少引起支气管痉挛的化学介质的产生,抑制或降低气道的反应性亢进	布地奈德		用于糖皮质激素依赖性或非依赖性的支气管哮喘和哮喘性慢性支气管炎患者
		孟鲁司特		成人哮喘的预防和长期治疗,对阿司匹林敏感的哮喘患者以及预防运动诱发的支气管收缩的治疗
		罗氟司特		为磷酸二酯酶-4抑制剂,治疗严重慢性阻塞性肺疾病患者支气管炎相关咳嗽和黏液过多的症状

学 习 小 结

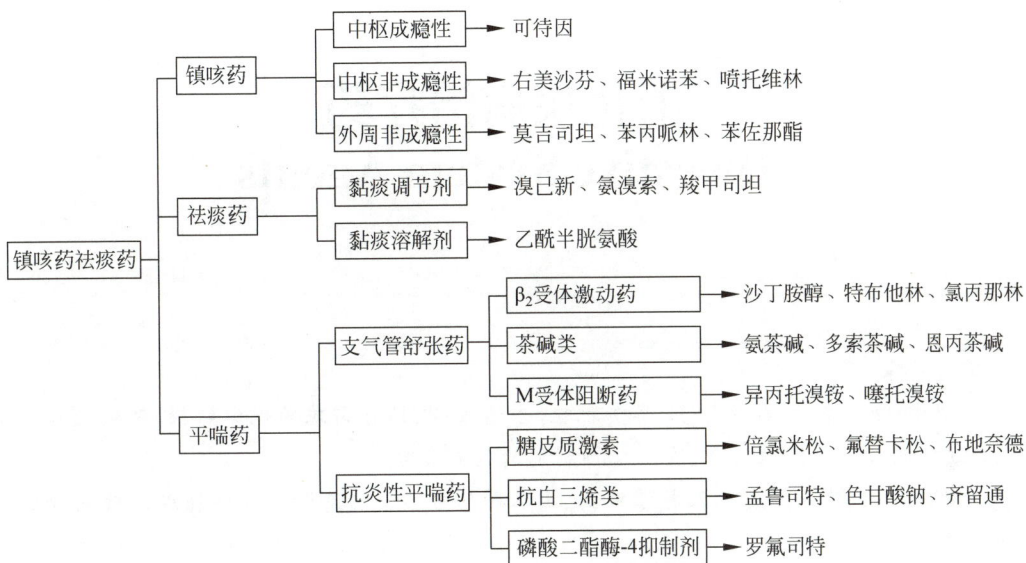

镇咳药祛痰药
- 镇咳药
  - 中枢成瘾性 → 可待因
  - 中枢非成瘾性 → 右美沙芬、福米诺苯、喷托维林
  - 外周非成瘾性 → 莫吉司坦、苯丙哌林、苯佐那酯
- 祛痰药
  - 黏痰调节剂 → 溴己新、氨溴索、羧甲司坦
  - 黏痰溶解剂 → 乙酰半胱氨酸
- 平喘药
  - 支气管舒张药
    - β_2受体激动药 → 沙丁胺醇、特布他林、氯丙那林
    - 茶碱类 → 氨茶碱、多索茶碱、恩丙茶碱
    - M受体阻断药 → 异丙托溴铵、噻托溴铵
  - 抗炎性平喘药
    - 糖皮质激素 → 倍氯米松、氟替卡松、布地奈德
    - 抗白三烯类 → 孟鲁司特、色甘酸钠、齐留通
    - 磷酸二酯酶-4抑制剂 → 罗氟司特

思 考 题

1. 镇咳药的分类有哪些？列出其代表性药物。
2. 祛痰药的分类有哪些？列出其代表性药物。
3. 平喘药的分类有哪些？列出其代表性药物。

第十七章习题　　　　　　　第十七章习题答案

（傅榕赓、熊　俭）

第 十八 章

消化疾病治疗药
Digestive Svstem Agents

学习目标

1. 掌握西咪替丁、雷尼替丁、奥美拉唑、多潘立酮、昂丹司琼的化学结构、理化性质及临床用途；掌握 H_2 受体拮抗剂、质子泵抑制剂的构效关系。

2. 熟悉消化疾病治疗药及抗溃疡药、止吐药的分类；熟悉肝胆疾病辅助治疗药物的结构及应用。

3. 了解 H_2 受体拮抗剂和质子泵抑制剂的发展历程；了解胃酸分泌的过程及其相关药物的作用。

消化系统疾病是内科常见病和多发病，主要包括食管、胃、肠、肝、胆和胰腺等器官的器质性和功能性疾病。近年来消化疾病治疗药发展迅速，种类繁多。根据临床治疗的目的，消化疾病治疗药可分为抗溃疡药、助消化药、止吐药和催吐药、泻药和止泻药、肝胆疾病辅助治疗药等。

第一节　抗 溃 疡 药
Antiulcer Drugs

消化性溃疡发生在胃幽门和十二指肠处，是由胃液的消化作用引起的胃黏膜损伤。在正常情况下，胃不会被胃液消化而形成消化性溃疡。发生溃疡的根本原因是胃酸分泌过多或者胃黏膜抵抗力下降，当胃酸分泌量超过胃分泌黏液对胃保护能力和碱性十二指肠液中和胃酸能力时，含有胃蛋白酶、低 pH 的胃液可以消化胃壁，从而发生溃疡。近代研究表明胃溃疡的发生与体内的组胺、乙酰胆碱、胃泌素、前列腺素及其相关受体和胃壁细胞 H^+/K^+-ATP 酶（质子泵）均有密切关系。

抗溃疡药可通过增强保护因子、抑制损伤因子或二者兼而有之而发挥作用。临床上使用的抗溃疡药物根据其作用机制，可以分为：①抗酸药；②胃黏膜保护药；③抑制胃酸分泌药；④抗幽门螺杆菌感染的药物。

中和过量胃酸的抗酸药如氢氧化铝（aluminium hydroxide）、氧化镁（magnesium oxide）等是一类弱碱性无机化合物，口服后通过中和胃酸而降低胃内酸度，缓解胃酸对胃黏膜的侵蚀和对溃疡面的刺激。但该类药物的副作用较大,不能减少胃酸分泌,有些甚至可能造成反跳性的胃酸分泌增加。

胃黏膜保护药是指保护胃及十二指肠黏膜屏障、加强黏膜防御功能的药物。常用的黏膜保护剂有米索前列醇(misoprostol)、枸橼酸铋钾(bismuth potassium citrate)、硫糖铝(sucralfate)等。米索前列醇为人工合成的前列腺素 E1 衍生物,具有强大的抑制胃酸分泌作用和防止溃疡形成作用,对基础胃酸分泌及组胺、胃泌素、食物或咖啡等刺激引起的胃酸分泌均有抑制作用,是最早应用于临床的抗消化性溃疡药。枸橼酸铋钾为铋的三价复合物,它不能中和胃酸也不抑制胃酸分泌,而是在胃液酸性条件下,在溃疡表面形成氧化铋保护性薄膜,从而减少胃酸或食物对溃疡部位的侵蚀作用。硫糖铝为蔗糖硫酸酯的碱式铝盐,口服后在胃酸中可解离出 $Al(OH)_3$ 和硫酸蔗糖复合物离子。前者可中和胃酸;后者聚合成不溶性胶体,与溃疡处的蛋白质渗出物相结合,形成保护膜,从而促进溃疡的愈合。绝大部分黏膜保护剂均可引起便秘。

20 世纪 80 年代初,诺贝尔生理学或医学奖获得者澳大利亚科学家 Marshall 和 Warren 发现胃部寄生的幽门螺旋杆菌也能导致胃溃疡。研究发现 80%～90% 的消化性溃疡与幽门螺杆菌感染有关。因此,杀灭幽门螺杆菌对防治消化性溃疡病复发很重要。然而使用单一的抗生素很难在体内根除幽门螺杆菌感染,且易产生抗药性。根治幽门螺杆菌阳性的溃疡病临床常采用的是四联疗法,即双抗生素＋抑酸制剂＋胃黏膜保护剂。

抑制胃酸分泌药可以从不同环节抑制胃酸分泌,包括 H_2 受体拮抗剂、质子泵抑制剂、抗胆碱药及抗胃泌素药。

胃酸分泌的过程有三步(图 18-1):

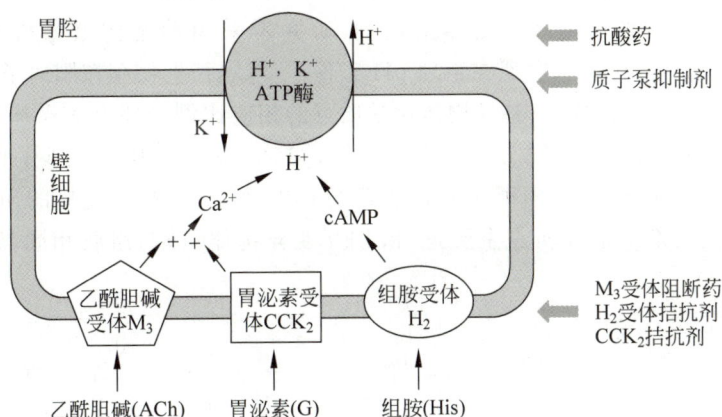

图 18-1　胃酸分泌过程与药物作用示意图

第一步,组胺、乙酰胆碱或胃泌素等内源性活性物质刺激壁细胞底边膜上相应的受体:组胺 H_2 受体、乙酰胆碱受体(M_3)或胃泌素受体(CCK_2),引起第二信使 cAMP 或钙离子的增加。

第二步,经 cAMP 或钙离子介导,由细胞内向细胞顶端传递刺激。

第三步,经刺激,细胞内管状泡与顶端膜内陷形成的分泌性微管融合,原位于管泡状处的 H^+/K^+-ATP 酶(质子泵)移至分泌性胃管,将氢离子从胞浆泵向胃腔,与从胃腔进入胞浆的钾离子交换,氢离子与顶膜转运至胃腔的氯离子形成盐酸(胃酸的主要成分)。

上述过程中由组胺刺激增加的 cAMP 作用比由乙酰胆碱和胃泌素刺激增加的钙离子作用大得多,故组胺 H_2 受体拮抗剂抑制胃酸生成的作用远大于抗胆碱药和抗胃泌素药。H^+/K^+-ATP 酶作为胃酸分泌最后一步,质子泵抑制剂抑制该酶的活性,可以完全阻断任何刺激引起的胃酸分泌。

本节主要介绍 H_2 受体拮抗剂和质子泵抑制剂。

一、H_2 受体拮抗剂

H_2 受体拮抗剂(H_2-receptor antagonists)通过抑制组胺 H_2 受体兴奋从而降低胃酸的分泌。西咪替丁(cimetidine)是于 1976 年第一个上市的 H_2 受体拮抗剂,其化学结构由五元咪唑环、含硫醚四原子链和末端取代胍三部分构成。它一问世很快就成为治疗溃疡的首选药物,并取代了传统抗酸药(如碳酸氢钠、氧化镁、氢氧化铝等碱性无机化合物)中和过量胃酸的治疗方法,开创了 H_2 受体拮抗剂治疗胃溃疡的新时代。

西咪替丁的研究和开发经历了十余年,是通过合理药物设计的方法得到的第一个治疗胃溃疡的 H_2 受体拮抗剂。20 世纪 60 年代中期,人类假定壁细胞存在刺激胃酸分泌的组胺 H_2 受体,试图通过拮抗 H_2 受体而得到抗胃溃疡新药。因抗组胺药物(H_1 受体拮抗剂)没有抑制胃酸分泌的作用,研究工作从组胺的结构改造开始。在改造过程中,保留了组胺的咪唑环,改变侧链,对合成得到的大量组胺衍生物进行药理试验,发现侧链端基胍类似物 N^α-胍基组胺有拮抗 H_2 受体的作用,以后将侧链端基换成碱性较弱的甲基硫脲,并将侧链增长为四个碳原子,得到咪丁硫脲(burimamide,布立马胺),比最先得到的 N^α-胍基组胺拮抗作用强 100 倍,选择性好,它是第一个 H_2 受体拮抗剂,但口服无效。

为了得到口服活性高的 H_2 受体拮抗剂,研究者采用动态构效分析方法(dynamic structure activity ananlysis),发现在生理 pH 条件下,咪唑衍生物存在阳离子和两个不带电荷的[1,4]和[1,5]互变异构体,各异构体化学质点的相应比例受环上取代基 R 的电性效应影响。咪丁硫脲主要是阳离子(分子数为 40%),[1,4]互变异构体最少;而组胺主要是[1,4]互变异构体(近 80%),阳离子只占少部分(约 3%),二者占优势的质点各不相同。研究认为如果拮抗剂的活性质点主要是[1,4]互变异构体,即与组胺相同,则拮抗作用可能增强(图 18-2)。

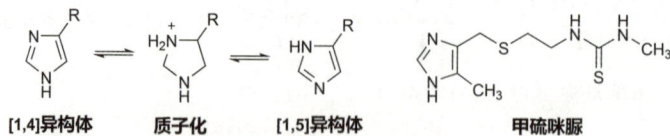

[1,4]异构体   质子化   [1,5]异构体   甲硫咪脲

图 18-2   咪唑衍生物质点平衡与甲硫咪脲的结构

根据上述假定,将咪丁硫脲侧链中次甲基换成电负性较大的硫原子,形成含硫四原子链,同时在咪唑环的 5 位接上供电子甲基,得到甲硫咪脲(metiamide)。在生理 pH 条件下,其[1,4]互变异构体占优势。在体外试验中,其拮抗活性比咪丁硫脲强 8～9 倍;在体内试验中,对抗组胺和五肽内分泌素引起的胃酸分泌作用也强 5 倍,活性和安全性都达到了临床试验要求。

但在初步临床研究中,甲硫咪脲的试验者出现肾损伤和粒细胞缺乏症,试验被迫终止。通过分析,可能与甲硫咪脲分子中存在硫脲基有关。后用硫脲电子等排体取代胍基替换硫脲基,因取代脲基碱性强,在生理条件下,几乎完全呈阳离子态,活性较小。最后在脲的亚氨基氮上引入吸电子的氰基,减小了分子碱性,从而使阳离子数减少,研究终于获得成功,得到西咪替丁。1976 年西咪替丁在英国率先上市,到 1979 年就在世界一百多个国家获得上市许可,成为第一个高活性的 H_2 受体拮抗剂药物。

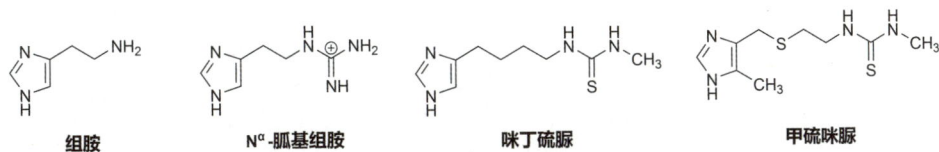

组胺　　　　N^α-胍基组胺　　　　咪丁硫脲　　　　甲硫咪脲

西咪替丁 Cimetidine

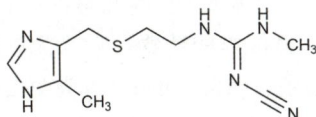

化学名为 1-甲基-2-氰基-3-[2-[[(5-甲基咪唑-4-基)甲基]硫代]乙基]胍(2-cyanol-1-methyl-3-[2-[[5-methylimidazol-4-yl]methyl]thio]ethyl]guanidine),又名甲氰咪胍。

本品为白色或类白色结晶性粉末;几乎无臭。本品在甲醇中易溶,在乙醇中溶解,在异丙醇中略溶,在水中微溶;在稀盐酸中易溶。熔点 140～146 ℃。其饱和水溶液呈弱碱性。具有多晶现象,产品晶型与工艺条件有关。

本品对湿、热稳定,在过量稀盐酸中氰基缓慢水解,生成氨甲酰胍,加热则进一步水解成胍(图 18-3)。

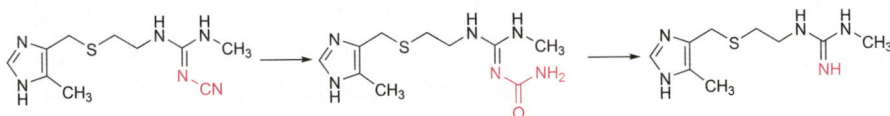

图 18-3　西咪替丁水解

本品虽然属于胍类化合物,但与铜离子结合生成蓝灰色沉淀,因此可与一般胍类化合物相区别。本品分子结构中含有硫,经灼热释放出硫化氢气体能使醋酸铅试纸显黑色。

本品分子极性较大,脂水分配系数小。口服吸收良好,生物利用度 70%。药物服用后,大部分以原形随尿排出。服药后 12 小时排出 40%～50%,主要代谢产物为硫氧化物,也有少量咪唑环上甲基被氧化为羟甲基的产物。

本品用于十二指肠溃疡,预防溃疡复发,对胃溃疡、反食性流管炎、应激性溃疡等均有效。临床应用中发现停药后复发率高,需维持治疗。

本品不良反应较多,与雌激素受体有亲和作用,长期应用或用药剂量大时,可产生男子乳腺发育和阳痿、妇女溢乳等副作用,停药后可消失。本品可抑制 P450 酶,能影响许多其他药物的代谢速率,联合用药时要注意。

西咪替丁的合成(图 18-4)由乙酰乙酸乙酯经过二氯亚砜氯化后与甲酰胺合成甲基咪唑甲酸乙酯,然后还原生成甲基咪唑乙醇,继而与巯基乙基盐酸盐反应引入氨基乙硫醚边链,最后末端氨基经过甲基硫取代以及甲基胺取代后得到目标化合物西咪替丁。

H_2 受体拮抗剂西咪替丁的问世,开辟了研究抗溃疡药物的新领域。药物化学家曾一

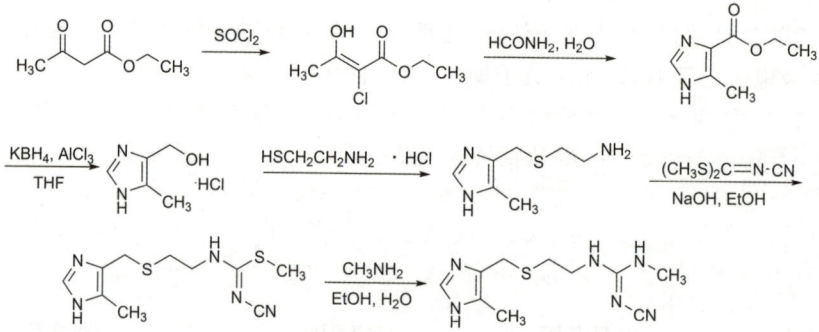

图 18-4　西咪替丁的合成路线

度认为,咪唑环是与 H_2 受体识别的必需结构,因此早期的化学结构改造主要集中在对侧链的改造上,但没有得到比西咪替丁更优秀的药物。后来用呋喃环代替咪唑环,得到的雷尼替丁(ranitidine)突破了原来的观点,它于 1983 年上市,为第二个上市的 H_2 受体拮抗剂。

盐酸雷尼替丁 Ranitidine Hydrochloride

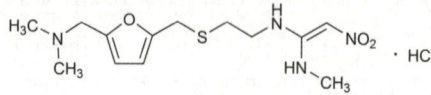

化学名为 N'-甲基-N-[2[[[5-[(二甲氨基)甲基-2-呋喃基]甲基]硫基]乙基]-2-硝基-1,1-乙烯二胺盐酸盐(N-[2-[[[5-[(Dimethylamino)methyl]-2-furanyl]methyl]thio]ethyl]-N'-methy-2-nitro-1,1-etheneddiamine hydrochloride),又名甲硝呋胍、呋喃硝胺。

本品为类白色至淡黄色晶性粉末;有异臭;极易潮解,吸潮后颜色变深。本品在水或甲醇中易溶,在乙醇中略溶,在丙酮中几乎不溶。本品为反式体,熔点 137～143 ℃,熔融时分解;顺式体无活性,熔点 130～134 ℃。

本品灼热后,产生硫化氢气体,能使湿润的醋酸铅试纸显黑色,用于鉴别。

本品在胃肠道被迅速吸收,2～3 小时达到高峰,约 50% 发生首过代谢,肌内注射生物利用度约为 90%～100%。口服的 30% 和肌内注射的 70%,在 24 小时内以原形从尿中排出。少量代谢物为 N-氧化、S-氧化和去甲基雷尼替丁。

本品作用较西咪替丁强 5～8 倍,对胃及十二指肠溃疡疗效好,且有速效和长效特点。其副作用较西咪替丁小,无抗雌激素副作用。因与 P450 酶的亲和力仅为西咪替丁的 1/10,故与其他合用药物的相互作用也小。临床上雷尼替丁主要用于治疗十二指肠溃疡、良性胃溃疡、术后溃疡、反流性食管炎等。上市后不久,其销售量就后来居上,超过了西咪替丁。继雷尼替丁之后,1986 年和 1988 年相继上市了法莫替丁(famotidine)和尼扎替丁(nizatidine),这两个药物都有噻唑环母核,与西咪替丁相比,具有作用强、副作用少及优秀的药代动力学性质等特点。

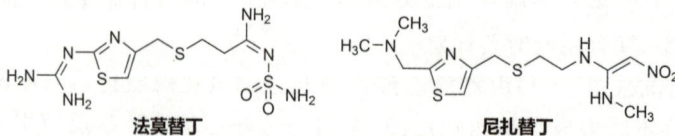

法莫替丁　　　　　　　　　　　　　**尼扎替丁**

法莫替丁的作用强度比西咪替丁大 30～100 倍,比雷尼替丁大 6～10 倍,对 H_1 受体、

M 受体、N 受体、5-HT 受体、α 和 β 受体均无作用,对细胞色素氧化酶 P450 也无作用。对 H_2 受体的拮抗作用,在低浓度时是竞争性的,在高浓度时则是不可逆的。药理作用与雷尼替丁大致相同。这可能是由于噻唑环上胍基增强了与 H_2 受体结合力。

尼扎替丁具有与雷尼替丁同样的硝基脒侧链,亲脂性强,生物利用度高。临床治疗效果类似雷尼替丁和法莫替丁。但其血浆半衰期为 1.4~1.5 小时,口服生物利用度大于 90%,远远超过雷尼替丁(50%)和法莫替丁(40%~45%)。

之后又有一些新上市的 H_2 受体拮抗剂,其中间连接臂结构与上述替丁类药物变化较大,但仍具有较好的 H_2 受体拮抗活性。如含哌啶甲苯的罗沙替丁(roxatidine)及其前药罗沙替丁醋酸酯(roxatidine acetate),含胍基噻唑的唑替丁(zatidine)。

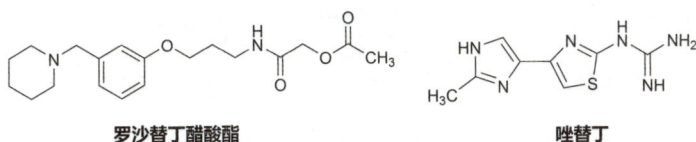

罗沙替丁醋酸酯　　　　　　　　　　**唑替丁**

1997 年上市的乙溴替丁(ebrotidine)是在噻唑类 H_2 受体拮抗剂的基础之上,接上苯磺酰氨基的片段,其抗胃酸分泌作用与雷尼替丁相当,兼有抗幽门螺杆菌和保护胃粘膜的作用。2002 年上市的拉呋替丁(lafutidine)是在罗沙替丁的基础上经结构改造而来,其活性与法莫替丁相当,也具有保护胃黏膜的作用。

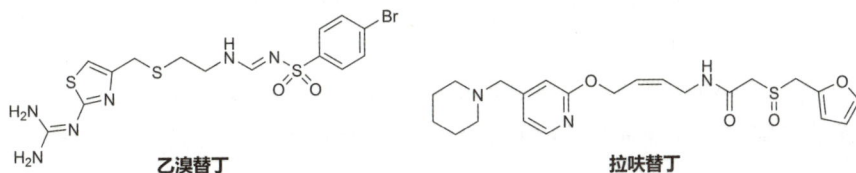

乙溴替丁　　　　　　　　　　　　**拉呋替丁**

H_2 受体拮抗剂在化学结构上由三部分构成:一部分是碱性芳杂环或碱性基团取代的芳杂环,与 H_2 受体上的阴离子部位结合;另一部分是平面型的极性"脒脲基团",通过氢键与受体结合,这两个基团对活性的影响很大;中间由易绕曲的链或芳香基团连接起来,一般为含硫四原子链,也可以是噻唑或苯环。H_2 受体拮抗剂构效关系见图 18-5。

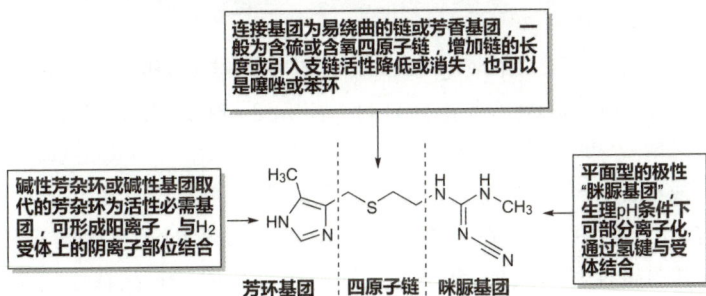

连接基团为易绕曲的链或芳香基团,一般为含硫或含氧四原子链,增加链的长度或引入支链活性降低或消失,也可以是噻唑或苯环

碱性芳杂环或碱性基团取代的芳杂环为活性必需基团,可形成阳离子,与 H_2 受体上的阴离子部位结合

平面型的极性"脒脲基团",生理 pH 条件下可部分离子化,通过氢键与受体结合

芳环基团　　　四原子链　　　脒脲基团

图 18-5　H_2 受体拮抗剂的构效关系

二、质子泵抑制剂

质子泵抑制剂(proton pump inhibitors,PPIs)即 H^+/K^+-ATP 酶抑制剂,通过抑制 H^+ 与 K^+ 的交换,阻止胃酸的形成,是继 H_2 受体拮抗剂后的一类重要的抑制胃酸分泌药。

第十八章
知识链接

20 世纪 60 年代,质子泵作用机理的发现,给抗胃酸分泌药提供了新靶点。该酶催化胃酸分泌的最后一步,所以质子泵抑制剂比 H_2 受体抑制剂的作用面广,也是抑制胃酸分泌作用最强的一类药物。另外 H_2 受体除了存在于胃壁细胞外,还存在于脑细胞中,而质子泵仅存在于胃壁细胞表面,故质子泵抑制剂较 H_2 受体拮抗剂专一,选择性高,副作用小。

根据与 H^+/K^+-ATP 酶的作用方式不同,质子泵抑制剂可分为可逆型和不可逆型两类,其中不可逆型的研究开发相对比较成熟,已有多个新药上市。我们通常指的质子泵抑制剂即为 H^+/K^+-ATP 酶不可逆抑制剂。

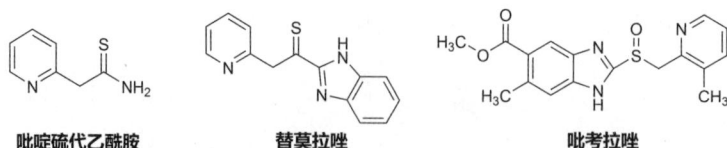

吡啶硫代乙酰胺　　　　　替莫拉唑　　　　　　　吡考拉唑

在早期抗病毒药物研究中发现筛选的吡啶硫代乙酰胺可抑制胃酸分泌,但对肝脏的毒性较大,不能作为抗酸药物。随后对它进行结构改造,以降低毒副作用,发现苯并咪唑环的衍生物替莫拉唑(timoprazole)具有强烈抑制胃酸分泌的作用,但由于它阻断甲状腺对碘的摄取而失去临床价值。随后的研究集中在对苯并咪唑环进行结构改造,发现将吡啶环和苯并咪唑环上引入合适的取代基可消除该副作用,得到吡考拉唑(picoprazole),但其苯并咪唑环上酯基不稳定,易水解。进一步将酯键消除得到抑制胃酸分泌作用强、疗效显著、副作用较小的奥美拉唑(omeprazole)。通过系统的药理研究发现其抗酸作用并非通过拮抗 H_2 受体产生,而是抑制 H^+/K^+-ATP 酶的结果。其原因是苯并咪唑化合物具有弱碱性,容易通过细胞膜,到达胃壁细胞的酸性环境后,与氢离子作用,形成的离子化合物对 H^+/K^+-ATP 酶有抑制作用。

奥美拉唑 Omprazole

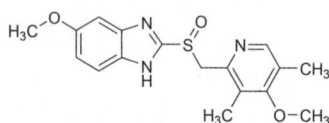

化学名为 5-甲氧基-2-[[(4-甲氧基-3,5-二甲基-2-吡啶基)甲基]亚硫酰基]-1H-苯并咪唑(5-methoxy-2-[[(4-methoxy-3,5-dimethylpyridin-2-yl)methyl]sulfinyl]-1H-benzo[d]imidazole),又名洛赛克、奥克等。

本品为白色或类白色结晶性粉末;无臭;遇光易变色。本品在二氯甲烷中易溶,在甲醇或乙醇中略溶,在丙酮中微溶,在水中不溶;在 0.1 mol/L 氢氧化钠溶液中溶解。熔点156 ℃。本品具有弱碱性和弱酸性,其钠盐或镁盐可供药用。本品在水溶液中不稳定,对强酸也不稳定,应低温避光保存。

奥美拉唑口服后在十二指肠吸收,本品制剂有肠溶衣的胶囊和肠溶片,以避免在胃部被降解。

奥美拉唑的合成以 4-甲氧基-3,5-二甲基-2-羟甲基吡啶为原料,用氯化亚砜氯化后,与2-巯基-5-甲氧基苯并咪唑缩合,再用间氯过氧苯甲酸将硫醚氧化成亚砜即得。

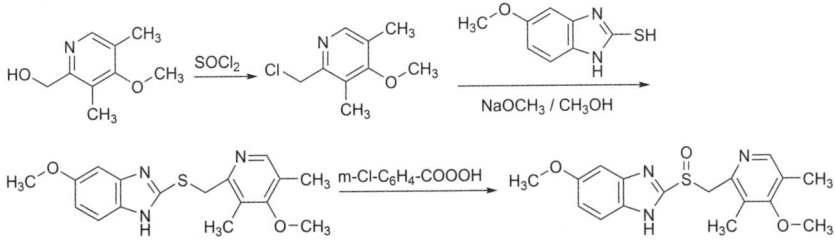

奥美拉唑为前药,体外无活性。由于本品具有弱碱性,可选择性地聚集在胃壁细胞的酸性环境中,在氢离子作用下,首先经 Smiles 重排转化成螺环中间体,然后很快形成两种极性较大,难以吸收,不能直接作为药物使用的活性形式:次磺酸(sulfenic acid)和次磺酰胺(sulfonamide),活性代谢物与 H^+/K^+-ATP 酶(图 18-6,图中酶为 H^+/K^+-ATP 酶)上的巯基通过二硫键共价结合,形成酶-抑制剂复合物,使 H^+/K^+-ATP 酶失活,产生抑制作用。酶-抑制剂复合物在酸性条件下很稳定,虽可被谷胱甘肽和半胱氨酸等内源性巯基化合物竞争而复活,但在胃壁细胞酸性环境中谷胱甘肽极少,故奥美拉唑对 H^+/K^+-ATP 酶表现出持久、不可逆的抑制作用。

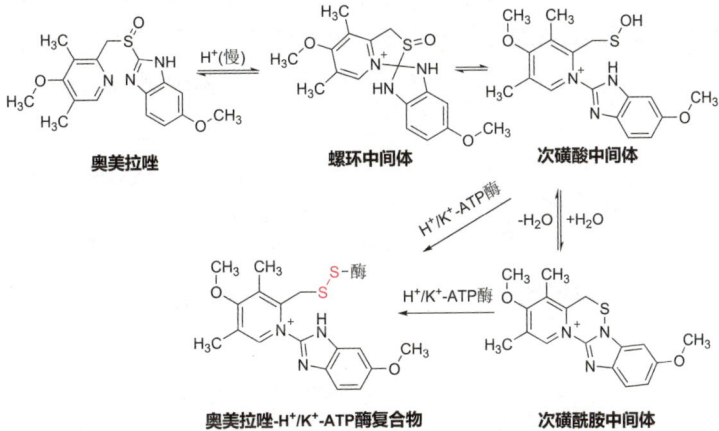

图 18-6　奥美拉唑的生物转化和 H^+/K^+-ATP 酶的不可逆结合

奥美拉唑体内代谢复杂,主要在肝脏部位经 CYP450 酶系代谢,代谢产物多(图 18-7),有苯并咪唑环 6 位羟基化以后进一步与葡萄糖醛酸结合的产物,有两个甲氧基经氧化脱甲基的代谢产物,吡啶环上甲基氧化成羟甲基的代谢产物,还有进一步氧化生成二羧酸的代谢产物,代谢产物很快通过肾脏排出。

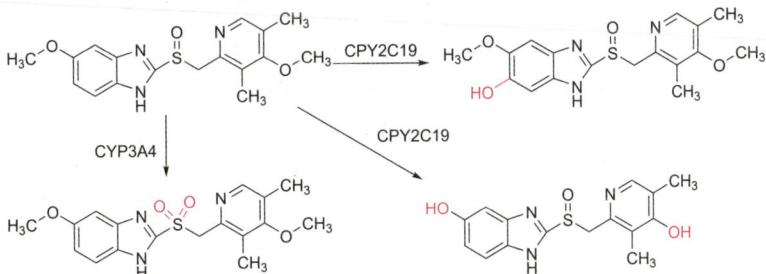

图 18-7　奥美拉唑的代谢途径

奥美拉唑因亚砜上的硫有手性而具光学活性,临床应用其外消旋体。深入的研究发现其 R 异构体在肝内容易代谢,而 S 异构体首过代谢小,生物利用度较高,作用时间较长。另外 S 异构体受肝中代谢酶的影响较小,药物之间相互影响小,用单一 S 异构体比用消旋体更优越。2000 年奥美拉唑专利到期时,S 异构体命名为艾司奥美拉唑(esomeprazole),成了奥美拉唑的换代产品,于 2000 年和 2001 年分别在欧洲和美国上市。

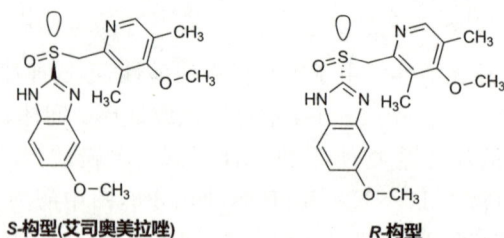

S-构型(艾司奥美拉唑)   R-构型

奥美拉唑是第一个上市的质子泵抑制剂,与传统 H_2 受体拮抗剂相比较,能使十二指肠溃疡较快愈合,治愈率较高,显效快,不良反应少。自 1997 年以来,本品销售额在世界抗溃疡药物市场中超过了原排名第一的雷尼替丁,跃居首位。

奥美拉唑的化学结构分为三部分:吡啶环、亚磺酰基、苯并咪唑环。许多制药公司对奥美拉唑两个环系的不同取代基进行结构改造,开发得到了兰索拉唑(lansoprazole)、泮妥拉唑(pantoprazole)、雷贝拉唑(rabeprazole)等一系列的质子泵抑制剂。

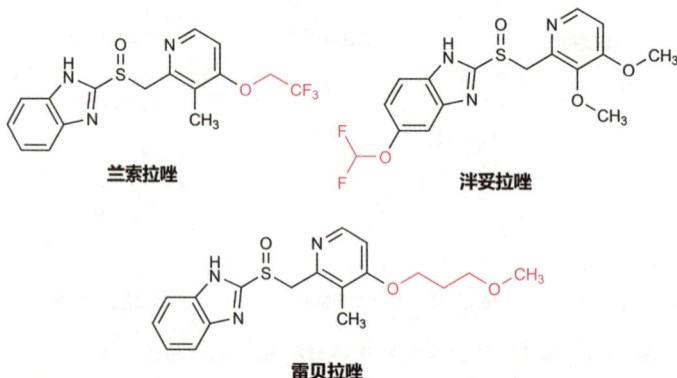

兰索拉唑   泮妥拉唑

雷贝拉唑

在吡啶环 4 位引入含氟的烷氧基得到兰索拉唑,抑制胃酸分泌作用比奥美拉唑强 2~10 倍。泮妥拉唑的苯并咪唑环 5 位有二氟甲氧基,该药物与质子泵结合的选择性比奥美拉唑和兰索拉唑更高,稳定性和抑制胃酸分泌作用比奥美拉唑更强,与奥美拉唑和兰索拉唑相比,泮托拉唑对细胞色素 P450 依赖酶的抑制作用较弱,用于治疗活动性消化性溃疡反流性食管炎和卓-艾综合征。雷贝拉唑为吡啶环的 3 位有较长的含氧侧链,具有很强的抑制胃酸分泌作用和较强的抗幽门螺杆菌作用。雷贝拉唑的代谢可以不经过 CYP2C19 和 3A4、CYP1A 等代谢酶,而是主要经非酶途径代谢,还原成硫醚,进一步转化为硫醚羧酸,并与葡萄糖醛酸结合后由尿排泄。因此雷贝拉唑与其他药物之间的相互作用很小,且对 CYP2C19 酶基因依赖性性低,对各种基因患者都能提供稳定的抗酸效果,被誉为"质子泵抑制剂的新突破"。

奥美拉唑、兰索拉唑、雷贝拉唑等药物,因与 H^+/K^+-ATP 酶以共价二硫键结合,产生不可逆抑制,所以被称为不可逆质子泵抑制剂。此类药物可长期抑制胃酸分泌,从而诱发胃窦反馈机制,导致高胃泌素血症。如果长期处于此状态,可在胃体中引起内分泌细胞的增生,最终形成胃癌,所以该类药物在临床上不宜长期连续使用。

H^+/K^+-ATP 酶的钾离子结合部位有两个:一个部位与钾离子结合而活化(钾离子高亲和性部位),另一个部位与氢离子交换而输出钾离子(钾离子低亲和型部位)。现已发现一些化合物与 H^+/K^+-ATP 酶的钾离子高亲和性部位作用,由于该类化合物与酶的结合不同于奥美拉唑类药物的二硫键结合,对酸的抑制作用可逆,称为可逆的质子泵抑制剂。

自 20 世纪 80 年代中期以来,不断有可逆的质子泵抑制剂的研究报道,这些化合物的结构上都没有亚磺酰基,没有奥美拉唑等药物的典型结构,有的化合物已进入三期临床研究。目前已经上市的仅有三个药物,分别是 2007 年在韩国上市的瑞普拉生(revaprazan),2018 年在韩国上市的替戈拉生(tegoprazan)和 2015 年在日本上市的伏诺拉生(vonoprazan)。

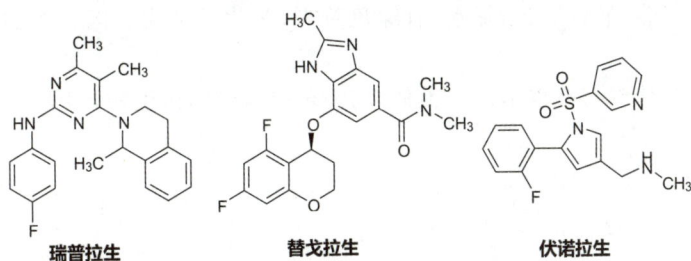

瑞普拉生　　　　替戈拉生　　　　伏诺拉生

第二节　促 动 力 药
Prokinetics

促动力药是近年来发展起来的一类药物,能促使胃肠道内容物向前移动,临床用于治疗胃肠道动力障碍的疾病,如食物反流症状、反流性食管炎、消化不良、肠梗阻等。胃肠推进性蠕动受神经、体液等因素调节,乙酰胆碱、多巴胺、5-羟色胺等神经递质起到重要作用。促动力药按作用机制可分为 5-羟色胺(5-HT$_4$)受体激动剂、多巴胺 D$_2$ 受体拮抗剂和胃动素(motilin)受体激动剂。胃动素是由 22 个氨基酸组成的多肽,为消化道激素之一,与胃和小肠快速运动相关。抗生素类的红霉素及其衍生物的电荷分布与胃动素相似,与胃肠道神经和平滑肌上的胃动素受体结合,因而具有胃动素受体激动作用,增强胃肠道收缩,促进胃排空,但临床不作为首选药物。

本节主要介绍多巴胺 D$_2$ 受体拮抗剂甲氧氯普胺(metoclopramide),外周性多巴胺 D$_2$ 受体拮抗剂多潘立酮(domperidone)以及 5-HT$_4$ 受体激动剂莫沙必利(mosapride)。

一、多巴胺 D$_2$ 受体拮抗剂

20 世纪 60 年代上市的甲氧氯普胺是第一个用于临床的多巴胺 D$_2$ 受体拮抗剂类胃肠促动力药,对中枢及外周多巴胺 D$_2$ 受体均有拮抗作用,容易引起锥体外系副作用。为克服中枢神经系统的不良反应,后研究开发出通过阻断胃肠道多巴胺受体而促进胃肠运动,对中枢多巴胺受体无影响的外周多巴胺 D$_2$ 受体拮抗剂,如多潘立酮。由于人体中多巴胺 D$_2$ 受体和 5-HT$_3$ 受体有相似的分布,大剂量使用多巴胺 D$_2$ 受体拮抗剂对 5-HT$_3$ 受体也起到了

拮抗作用,因此这类药物大多具有促胃肠动力和镇吐双重作用。

甲氧氯普胺 Metoclopramide

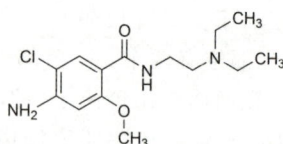

化学名为 N-[(2-二乙氨基)乙基]-4-氨基-2-甲氧基-5-氯-苯甲酰胺(4-amino-5-chloro-N-[2-(diethylamino)ethyl]-O-anisamine),又名胃复安、灭吐灵,是苯甲酰胺的衍生物。

本品为白色结晶性粉末;无臭。本品在三氯甲烷、酸性溶液中溶解,在乙醇或丙酮中略溶,在乙醚中极微溶解,在水中几乎不溶。熔点 147～151 ℃。本品含叔胺和芳伯胺结构,具有碱性。

本品与硫酸共热,显紫黑色,加水,有绿色荧光,碱化后消失。因含芳伯氨基,可发生重氮化反应,用于鉴定。

甲氧氯普胺的结构与普鲁卡因胺类似,均为苯甲酰胺的衍生物,但无局部麻醉和抗心律失常的作用。

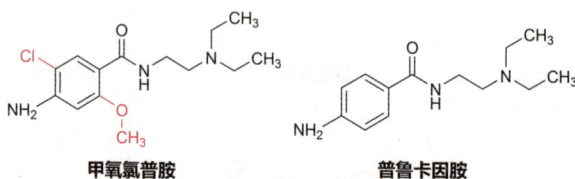

甲氧氯普胺   **普鲁卡因胺**

本品系中枢性和外周性多巴胺 D_2 受体拮抗剂,可改善糖尿病性胃轻瘫和特发性胃轻瘫的胃排空速率,对非溃疡性消化不良亦有效,对反流病效果不佳,大剂量可用作止吐药。本品有中枢神经系统的副作用(锥体外系症状),常见嗜睡和倦怠。

多潘立酮 Domperidone

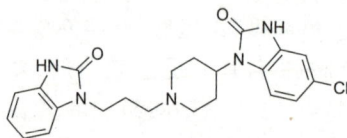

化学名为 5-氯-1-[1-[3-(2,3-二氢-2-氧代-1H-苯并咪唑-1-基)丙基]-4-哌啶]-2,3-二氢-2H-苯并咪唑-2-酮(5-chloro-1-[1-[3-(2,3-dihydro-2-oxo-1-yl) propyl]-4-piperidinyl]-1,3-dihydro-1H-benzimidazol-2-one),又名吗丁啉,是苯并咪唑的衍生物。

本品为白色或类白色结晶性粉末;无臭。本品在冰乙酸中易溶,在甲醇中极微溶解,在水中几乎不溶。熔点 242.5 ℃。

多潘立酮为较强的外周多巴胺 D_2 受体拮抗剂,可促进胃肠道蠕动,使张力恢复正常,促进胃排空,增加胃窦和十二指肠运动,协调幽门收缩,通常也能增强食管蠕动和食管下端括约肌张力,但对小肠和结肠平滑肌无明显作用。

多潘立酮极性较大,不能透过血脑屏障,故临床上少见甲氧氯普胺中枢神经系统副作用(锥体外系症状),其止吐活性也较甲氧氯普胺小。本品口服吸收迅速,生物利用度约 15%。代谢主要在肝脏,代谢产物没有活性,随胆汁排出,半衰期约 8 小时。

多潘立酮的治疗适应证与甲氧氯普胺相似,用于促动力及止吐,对反流病效果亦不佳,在西沙必利(cisapride)限制使用后,本品的应用增加。

二、5-HT₄受体激动剂

5-羟色胺(5-hydroxytryptamine,5-HT)是一种神经递质,也是一种自身活性物质,广泛存在于中枢神经系统和胃肠道,通过与其受体结合参与体内多种生理和病理过程。目前已知5-HT受体至少存在7种亚型,其中5-HT₄受体激动剂在胃肠道的生理活动中起重要作用,它可以促进胃排空、加快小肠和结肠蠕动,用于治疗胃轻瘫、胃食管反流、非溃疡性消化不良以及以便秘为主的应激性肠综合征等疾病。5-HT₄受体激动剂按结构不同分为以下三类:苯甲酰胺类、吲哚烷胺类、苯并呋喃酰胺类(图18-8)。

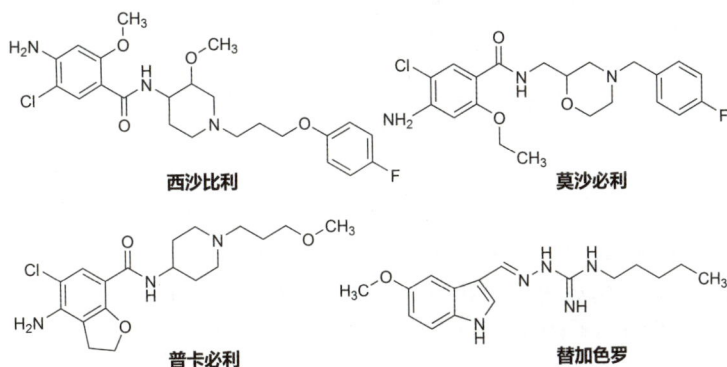

西沙比利　　　莫沙必利　　　普卡必利　　　替加色罗

图 18-8　5-HT₄ 受体激动剂类促动力药

以西沙必利为代表的苯甲酰胺类5-HT₄受体激动剂,是从甲氧氯普胺发展起来的,但由于甲氧氯普胺是多巴胺D₂受体的拮抗剂,因此具有中枢椎体外系副作用。研究者以甲氧氯普胺为先导化合物,采用3位氧代的哌啶衍生物对甲氧氯普胺的侧链进行替换,最终得到了促动力药西沙必利。西沙必利通过刺激肠神经系统肌间运动神经元的5-HT₄受体,增加乙酰胆碱的释放,而促进食管、胃、肠道的运动,曾在多种功能性胃肠病的治疗中占有重要的地位。但是在上市后的不良反应监测中,发现西沙必利可延长心脏QT间隔,可导致罕见的、可危及生命的室性心律失常。2000年,美国和英国的药政部门决定取消该品的上市许可。此后,临床中用另一种5-HT₄受体部分激动剂莫沙必利(mosapride)代替西沙必利来治疗功能性胃肠病。

枸橼酸莫沙必利 Mosapride Citrate

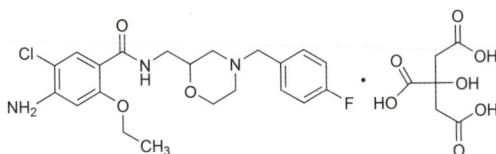

化学名为4-氨基-5-氯-2-乙氧基-N-[[4-(4-氟苄基)-2-吗啉基]甲基]苯甲酰胺枸橼酸盐(4-amino-5-chloro-2-ethoxy-N-[[4-(4-fluorobenzyl)-2-morpholinyl] methyl] benzamide citrate),又名贝络纳。

本品为白色或类白色粉末；无臭；微苦。本品溶于二甲基甲酰胺和吡啶，微溶于甲醇，难溶于95％乙醇，不溶于水或乙醚。枸橼酸盐熔点143～145 ℃，游离莫沙必利熔点151～153 ℃。

本品含叔胺和芳伯胺，具有碱性，当它和酸成盐后更加稳定，所用酸以枸橼酸居多。因含芳伯氨基，可发生重氮化-偶合反应，用于鉴别。

本品口服吸收迅速，在肝脏中经 CYP3A4 酶代谢，其主要代谢产物为脱-4-氟苄基莫沙必利，后者具有 5-HT_3 受体拮抗作用。本品主要经尿液和粪便排泄。

本品为强效选择性 5-HT_4 受体激动剂，通过兴奋胃肠道胆碱能中间神经元及肌间神经丛的 5-HT_4 受体，促进乙酰胆碱的释放，刺激胃肠道而发挥促动力作用，但不影响胃酸的分泌。可用于治疗功能性消化不良、胃食管反流性疾病、糖尿病性胃轻瘫及便秘等。本品还具有 5-HT_3 受体拮抗作用，其作用强度与西沙必利和甲氧氯普胺相似。本品与大脑神经细胞突触膜上的多巴胺 D_2 受体、肾上腺素 α_1 受体、5-HT_1 及 5-HT_2 受体无亲和力，故不会引起锥体外系综合征及心血管不良反应。

第三节　止　吐　药
Antiemetic Drugs

呕吐可将胃内有害物质排出，从而保护人体，但频繁而剧烈的呕吐可妨碍食物摄入，某些疾病如妊娠、癌症患者的放射治疗和药物治疗都可引起恶心呕吐，导致失水、电解质紊乱、酸碱平衡失调、营养失衡，严重的会发生食管贲门黏膜裂伤等并发症。

呕吐神经反射环受多种神经递质的影响，止吐药物可阻断该反射环的某一环节而起作用。止吐药按作用机制不同，可以分为多巴胺受体拮抗剂、乙酰胆碱受体拮抗剂、组胺 H_1 受体拮抗剂、5-HT_3 受体拮抗剂及神经激肽（neurokinin 1，NK_1）受体拮抗剂等。其中大多数多巴胺受体拮抗剂如甲氧氯普胺和多潘立酮具有促动力和止吐两方面作用，本书主要作为促动力药介绍。而抗胆碱能药和 H_1 受体拮抗剂对预防和减少癌症患者化疗引起的恶心、呕吐的作用很弱，主要用于治疗运动性的恶心、呕吐。近年来发现的 5-HT_3 受体拮抗剂和 NK_1 受体拮抗剂对癌症放化疗引起的恶心、呕吐具有较强的作用，将在本节重点介绍，其他止吐药见表18-1。

表 18-1　其他止吐药

药物名称	化学结构	作用机制
硫乙拉嗪		多巴胺受体拮抗剂，用于治疗全身麻醉或眩晕所致的恶心和呕吐，对放化疗所致的呕吐亦有效
苯海拉明		H_1 受体拮抗剂，用于晕动症及治疗运动性的恶心、呕吐

一、5-HT$_3$ 受体拮抗剂

近年来发现影响呕吐反射弧的 5-羟色胺受体亚型 5-HT$_3$，主要分布在肠道，在中枢神经系统分布相对较少，由此开发出新型的 5-HT$_3$ 受体拮抗剂，如昂丹司琼，特别适用于癌症患者因化学治疗或放射治疗引起的呕吐，与其他类止吐药相比具有疗效更好、不良反应更小等优点。

20 世纪 70 年代初，研究人员无意中发现高剂量甲氧氯普胺可治疗抗癌药顺铂引起的呕吐。以前认为甲氧氯普胺是多巴胺 D$_2$ 受体的拮抗剂，但深入研究发现甲氧氯普胺止吐机制与 5-HT$_3$ 受体拮抗剂有关。

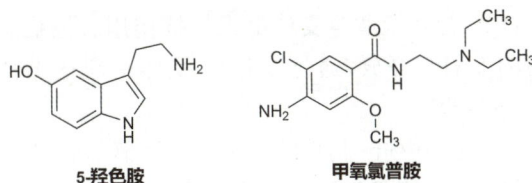

5-羟色胺　　　　　甲氧氯普胺

从此以后各制药公司竞相研究开发拮抗 5-HT$_3$ 受体的止吐药，以争夺巨大的抗癌治疗中的止吐药市场。早期 5-HT$_3$ 受体拮抗剂的研究分别以 5-HT 和甲氧氯普胺为先导化合物，前一类通常含吲哚环，如现已上市的昂丹司琼（ondansetron）、格拉司琼（granisetron）以及托烷司琼（tropisetron）等，这类化合物都有吲哚甲酰胺或其电子等排体吲哚甲酰酯结构，连接的脂杂环大都较为复杂，通常是托品烷或类似的含氮双环，这与早期 5-HT$_3$ 受体拮抗剂去甲可卡因结构有关。

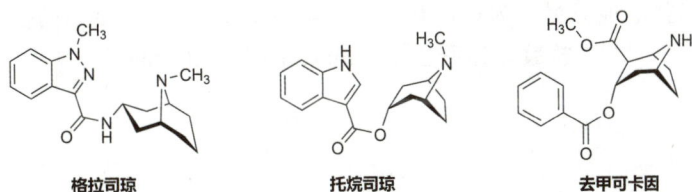

格拉司琼　　　　　托烷司琼　　　　　去甲可卡因

格拉司琼于 1991 年上市。与昂丹司琼相比，剂量小，半衰期较长，每日仅需注射一次，销售量迅速扩大，现已超过昂丹司琼，在我国以盐酸盐载入《中国药典》。

在对甲氧氯普胺的结构改造中，通过改变氨基侧链，或同时改变苯环上的取代基，得到了一系列苯甲酰胺类化合物，如伊托必利（itopride）、氯波必利（clebopride），其 INN 的词干大都为必利。但其在止吐方面的疗效未能超过甲氧氯普胺，主要作为促动力药使用。

盐酸昂丹司琼 Ondansetron Hydrochloride

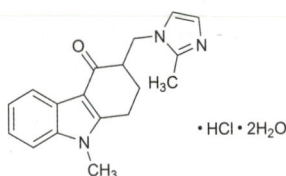

·HCl·2H$_2$O

化学名为 2,3-二氢-9-甲基-3-[（2-甲基咪唑-1-基）甲基]-4(1H)-咔唑酮盐酸盐二水合物（9-methyl-3-((2-methyl-1*H*-imidazol-1-yl)methyl)-1,2,3,9-tetrahydro-4*H*-carbazol-4-one hydrochloride dihydrate），又名奥丹西隆、枢复宁。

本品为白色或类白色结晶性粉末；无臭。本品在甲醇中易溶，在水、0.1 mol/L 盐酸溶液中略溶，在丙酮中微溶。熔点 175~180 ℃，熔融时同时分解。

昂丹司琼于 20 世纪 90 年代初上市，是第一个上市的 5-HT$_3$ 受体拮抗剂类止吐药。昂丹司琼咪唑环上 3 位碳具有手性，其 *R* 体活性较大，临床上使用外消旋体。

昂丹司琼可静脉注射或口服，口服生物利用度为 60%，口服后迅速吸收，分布广泛，半衰期为 3.5 小时。90% 以上在肝内代谢，尿中代谢产物主要为葡萄糖醛酸及硫酸酯的结合物，也有少量羟基化和 *N*-去甲基代谢物。

本品为强效、高选择性的 5-HT$_3$ 受体拮抗剂，对 5-HT$_1$、5-HT$_2$、肾上腺素（α$_1$、α$_2$、β$_1$）、胆碱、GABA、组胺（H$_1$、H$_2$）、神经激肽等受体都无拮抗作用。癌症患者因化学治疗或放射治疗引起的小肠与延髓的 5-HT 释放，通过 5-HT$_3$ 受体引起迷走神经兴奋而导致呕吐反射，昂丹司琼可有效对抗该过程。

本品可治疗癌症患者的恶心呕吐，其止吐剂量仅为甲氧氯普胺有效剂量的 1%，无锥体外系副作用，毒副作用极小，本品还用于预防和治疗手术后的恶心和呕吐。

二、抗胆碱药

1946 年 Miescher 首次合成并发现盐酸地芬尼多（difenidol hydrochloride），于 1967 年在美国批准上市。1975 年，我国药学工作者开始对盐酸地芬尼多开展包括其药理性质、临床疗效、合成工艺等全面研究。药效学研究显示，盐酸地芬尼多具有抗晕、抗呕吐、改善脑锥动脉循环、扩张痉挛血管、调整前庭神经系统、抑制眼球震动等作用。对它进行进一步的作用机制研究显示，盐酸地芬尼多为毒蕈碱型乙酰胆碱受体 M$_1$、M$_2$、M$_3$ 的拮抗剂。

盐酸地芬尼多 Difenidol Hydrochloride

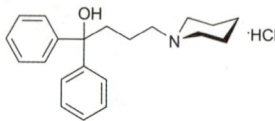

化学名为 α,α-二苯基-1-哌啶丁醇盐酸盐（α,α-diphenyl-1-piperidinebutanol hydrochloride），又名眩晕停。

本品为白色结晶性粉末；无臭。本品在甲醇中易溶，在乙醇中溶解，在水或三氯甲烷中略溶。熔点 217~222 ℃，熔融时同时分解。

本品在含枸橼酸的醋酐中，加热显玫瑰红色，为叔胺类特征反应，可以用于鉴别。

本品因味涩，常做成糖衣片。口服易吸收，半衰期约 4 小时，90% 以上以代谢物从尿中排出。

地芬尼多为抗乙酰胆碱受体止吐药，可改善锥底动脉供血不足，对前庭神经系统有调节作用，对各种中枢性、末梢性眩晕有治疗作用，有止吐及抑制眼球震颤作用。本品副作用小，在抗晕和镇吐的同时，并无抗组胺、镇静及麻醉强化等作用。

三、NK$_1$ 受体拮抗剂

P 物质（substance P,SP）与神经激肽 A 和神经激肽 B 共同属于神经激肽（neurokinin,

NK）家族，该家族的受体有 3 种亚型（即 NK_1 受体、NK_2 受体、NK_3 受体）。SP 主要存在于中枢神经系统和胃肠道，具有多种生理活性，它与 NK_1 受体结合力最强，NK_1 受体兴奋引起恶心和呕吐。研究表明 NK_1 受体拮抗剂对化疗引起的恶心和呕吐具有良好的治疗效果；与其他镇吐药合用能够更好地控制延迟性呕吐和术后呕吐；并具有抗抑郁、抗焦虑的作用。各大制药公司对 NK_1 受体拮抗剂的研究都给予了较大的投入，迄今已有阿瑞匹坦（aprepitant）、卡索匹坦（casopitant）、马罗匹坦（maropitant）、贝非匹坦（befetupitant）、奈妥匹坦（netupitang）等多个药物被批准上市。

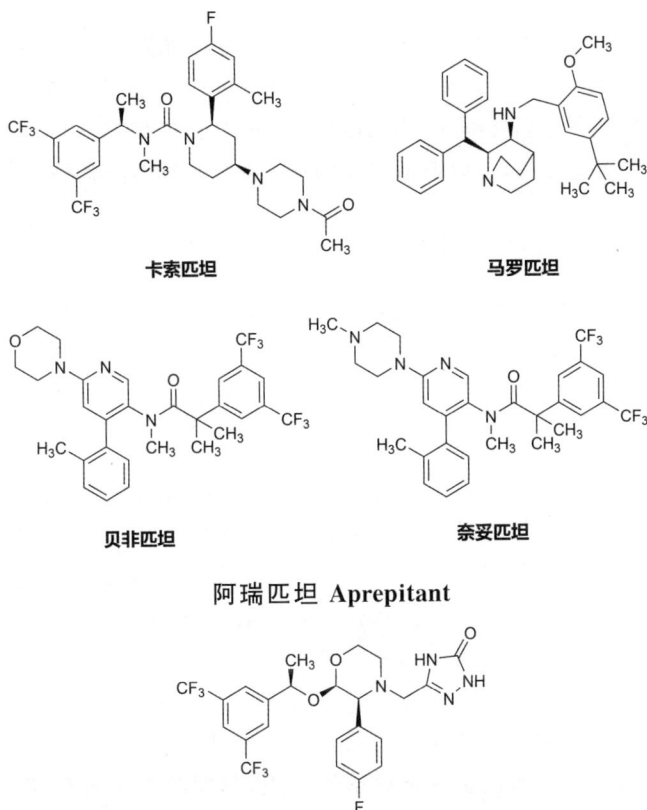

卡索匹坦　　　　　　　　　　马罗匹坦

贝非匹坦　　　　　　　　　　奈妥匹坦

阿瑞匹坦 Aprepitant

化学名为 5-[2(R)-[1(R)-[3,5-二(三氟甲基)苯基]乙氧基]-3(S)-(4-氟苯基)吗啉-4-基甲基]-3,4-二氢-2H-1,2,4-三唑-3-酮(5-[[(2R,3S)-2-[(1R)-1-[3,5-bis(trifluoromethyl) phenyl]ethoxy]-3-(4-fluorophenyl)morpholin-4-yl]methyl]-1,2-dihydro-1,2,4-triazol-3-one)。

本品为白色或微白色晶体。本品可溶于乙醇，微溶于乙腈，不溶于水。熔点 75～76 ℃。

本品血浆蛋白结合率为 95%，在体内可广泛代谢，主要在肝脏通过 CPY3A4 代谢，少部分通过 CPY1A2 和 CPY2C9 进行代谢。代谢时首先使吗啉环氮原子脱烷基化，进而吗啉环再被氧化（图 18-9）。

本品在体内主要通过 CPY3A4 代谢，因此会增加通过 CYP3A4 代谢药物的血药浓度，因此不能与匹莫齐特、特非那定、阿司咪唑、西沙必利等合用；而且与抗肿瘤药物如多西他赛、紫杉醇、依托泊苷、伊立替康、异环磷酰胺、伊马替尼、长春瑞宾、长春碱、长春新碱等合用时也需注意。本品还是 CYP2C9 的诱导剂，会使华法林、甲苯磺丁脲、苯妥英等通过

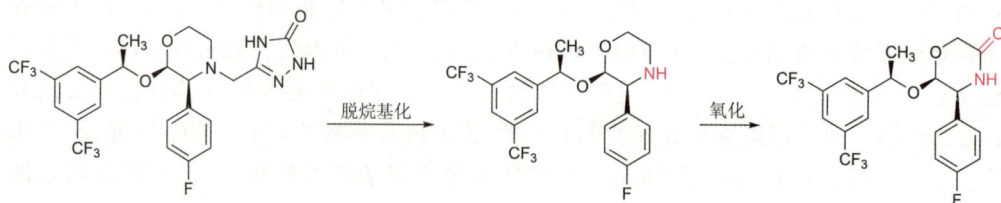

图 18-9　阿瑞匹坦的代谢途径

CYP2C9 代谢的药物的血药浓度降低。

　　本品是第一个批准上市的 NK$_1$ 受体拮抗剂，可以通过血脑屏障，选择性和高亲和性地与 NK$_1$ 受体结合，而对 NK$_2$、NK$_3$ 受体、多巴胺受体及 5-HT$_3$ 受体亲和性很低。用于预防和治疗癌症化疗引起的急性和延迟性呕吐，特别是延迟性呕吐。本品与 5-HT$_3$ 受体拮抗剂昂丹司琼和糖皮质激素地塞米松合用，可以增强化疗诱发的急性及延迟性恶心和呕吐的抑制作用。

第四节　肝胆疾病辅助治疗药物
Adjuvant for Hepatic and Biliary Diseases

一、肝病辅助治疗药

　　肝脏病变可由病毒、细菌、原虫等病原体感染，或因毒素、化学药品的损害、遗传基因缺陷所致代谢障碍及自身免疫抗体反应异常引起，导致急慢性肝炎、肝硬化及肝细胞癌变等。其中，病毒性肝炎发病率高，危害最大。至今尚无理想的特效肝病辅助治疗药物。许多"保肝"药物属于维生素或肝脏代谢中所需的物质，如谷氨酸、葡萄糖醛酸内酯和乳果糖，尚无确定药理试验依据和严格的双盲法对照的临床研究结论。

　　联苯双酯是在我国科研人员用现代药学方法研究中药五味子的基础上得到的治疗肝炎的药物。五味子是中医常用的滋补强壮药，20 世纪 70 年代初，临床研究发现五味子蜜丸和粉剂有降低病毒性肝炎患者血清谷丙转氨酶的作用，并能改善患者症状。进一步研究发现五味子水煎剂无效，随后将五味子的果仁和果肉两部分，分别制成水煎剂和醇提物，发现仅果仁的乙醇提取物有降低谷丙转氨酶的作用，其他部分均无效。

　　为寻找五味子中降谷丙转氨酶的有效成分，从五味子的乙醇提取物中分离到七种单体成分，均为木脂素类似物。

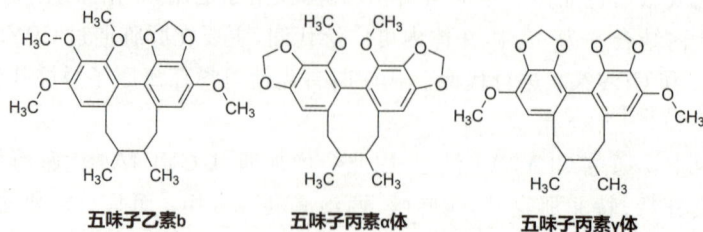

五味子乙素b　　　五味子丙素α体　　　五味子丙素γ体

　　在七种单体中，五味子丙素有较好的降谷丙转氨酶作用，但在五味子中含量很低，仅占 0.08％。为确证其化学结构，并进行药理研究，开展了五味子丙素的全合成研究。全合成和结构分析研究确证了五味子丙素的化学结构为五味子丙素 α 体,而不是最初认定的后命名为五味子丙素 γ 体的结构。由于五味子丙素的全合成难度较大,无法提供样品作药理研究,只好对全合成工作中得到的中间体和类似物(共 31 个)进行初步药理研究,其中 16 个化合物表现出降酶活性。在明显有降酶活性的化合物中,经过初步毒性测定,选择了五味子丙素 γ 的中间体联苯双酯及二苯己烯作了进一步研究。后通过临床比较,放弃了二苯己烯,而把化学结构较为简单、化学合成比较容易、毒性比较低的联苯双酯发展为一新的保肝药物,于 20 世纪 80 年代初在我国上市。

20 世纪 70 年代初开始研究五味子对肝脏的药理作用,1975 年合成联苯双酯并发现该化合物的保肝作用,1977 年开始临床试用于病毒性乙型肝炎的治疗,到 1983 年研制成滴丸新剂型,1995 年载入《中国药典》。

联苯双酯 Bifendate

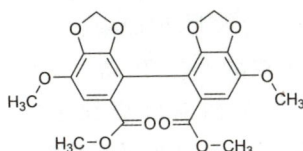

化学名 4,4'-二甲氧基-5,6,5',6'-二次甲二氧-2,2'-二甲酸甲酯联苯(4,4'-dimethoxy-5,6,5',6'-dimehtylenedioxy-2,2'-dimethoxycardoxyl-biphenyl)。

本品为白色结晶性粉末;无臭;无味。本品在三氯甲烷中易溶,在乙醇或水中几乎不溶。有两种晶型,低熔点为方片状晶体,高熔点为棱柱状晶体,测定时可见部分转晶现象,熔点 180～183 ℃(两种晶型的药理作用相同)。

本品异羟肟酸铁盐试验显暗紫色,分子中的亚甲二氧基在浓硫酸作用下产生甲醛,后者能与变色酸形成紫色产物。

本品片剂口服不易吸收,生物利用度约为 20%。经药剂学研究,滴丸能使生物利用度提高,现多用滴剂。

本品体内代谢首先是在一个甲氧基上脱甲基,随即与葡萄糖醛酸结合,主要从尿中排泄,如图 18-10 所示。

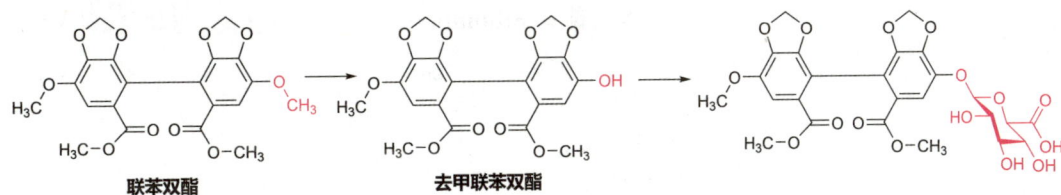

图 18-10　联苯双酯的代谢途径

本品能使血清谷丙转氨酶降低,增强肝脏的解毒功能和肝保护作用,疗效明显,无明显副反应。其不足之处是远期疗效不巩固,停止服药后,部分患者的血清转氨酶可上升,但继续服药仍有效,临床适用于迁延性肝炎及长期谷丙转氨酶异常患者。

本品合成路线较为简单,从没食子酸甲酯出发,其路线如下:没食子酸甲酯选择性单甲基化产物与二碘甲烷反应生成邻二羟基的保护产物,然后经过溴化以及铜催化的 Ullmann 偶联反应得到目标产物联苯双酯(图 18-11)。

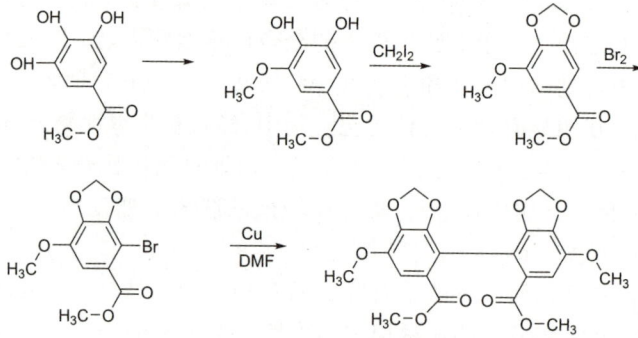

图 18-11   联苯双酯的合成路线

在联苯双酯的基础上,继续深入研究,得到一新颖性的类似化合物,现命名为双环醇(bicyclol),与联苯双酯比较,结构差别不大,把原来联苯双酯中的一个甲氧羰基换成羟甲基即成双环醇。双环醇的极性较联苯双酯大,药代动力学性质与联苯双酯有较大差异。除具有保肝作用外,体外实验还表明双环醇对肝癌细胞转染人乙肝病毒细胞株具有抑制 HBeAg、HBV-DNA、HbsAg 分泌作用,且停止服药后疗效巩固,反跳率低,亦无明显不良反应。双环醇已开发成治疗乙肝的专利新药,2001 年在我国上市,可用于治疗伴有血清氨基转移酶异常的轻、中度慢性乙型肝炎、慢性丙型肝炎以及非病毒性肝病。

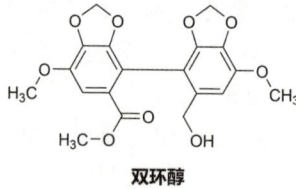

双环醇

水飞蓟素(silmyarin)是从菊科药用植物水飞蓟草(silybum marianum)种子的种皮中提取得到的一种黄酮木脂素类化合物。主要活性成分有水飞蓟宾(silibinin)、异水飞蓟宾(isosilybin)、水飞蓟亭(silychristin)和水飞蓟宁(silydianin)等四种同分异构体,其中水飞蓟宾含量为 50%-70%。

水飞蓟宾 Silibinin

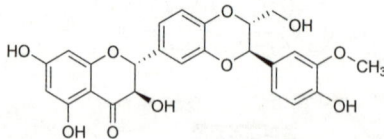

化学名为 2,3-二氢-3-(4-羟基-3-甲氧基苯基)-2-羟甲基-6-(3,5,7-三羟基-4-氧代苯并吡喃-2-基)苯并二氧六环(2,3-dihydro-3-(4-hydroxy-3-methoxyphenyl)-2-hydroxymethyl-6-(3,5,7-trihydroxy-4-oxobenzopyran-2-yl) benzodioxin),又名益肝灵、西利马灵、利肝隆。

本品为类白色结晶性粉末;无臭;味微苦;有吸湿性。本品在稀碱液中易溶解,溶于丙酮、乙酸乙酯,略溶于醇,不溶于水。熔点 164～174 ℃。

为改善其溶解性,可做成水飞蓟宾葡甲胺盐(silybin-N-methylglucamine),即由水飞蓟宾与葡甲胺(1-甲氨基-1-去氧山梨醇)结合而成。该品为黄色结晶性粉末,溶于水,其吸收速度与疗效均优于不溶于水的水飞蓟宾,除片剂外还可做成针剂。

本品具有改善肝功能、稳定肝细胞膜的作用,适用于急、慢性肝炎,早期肝硬化,肝中毒等病症。

二、胆病辅助治疗药

胆汁酸的肠肝循环可促进脂肪及脂溶性维生素的吸收,许多疾病可干扰肠肝循环,干扰胆固醇合成胆汁酸。利胆药可刺激肝脏增加胆汁分泌,使其排出量增加,利于胆系疾患的治疗。胆病辅助治疗药物还可用于急、慢性肝炎的治疗。

熊去氧胆酸于 1902 年在北极熊的胆囊中被发现。1927 年,科学家从熊胆汁中成功分离出了纯净的熊去氧胆酸晶体,并将其命名为 ursodeoxycholic acid,"urso"在拉丁语中表示"熊"的意思,简称 UDCA。直到 1936 年,UDCA 的化学结构才被正式确定。1954 年,科学家建立了高效合成 UDCA 的方法,最终在 1957 年将其开发为一种有效的抗胆结石药物。

熊去氧胆酸 Ursodeoxycholic Acid

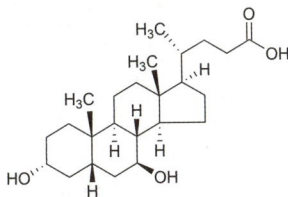

化学名为 $3\alpha,7\beta$-二羟基-5β-胆甾烷-24-酸(($3\alpha,5\beta,7\beta$)-3,7-dihydroxycholan-24-oic acid)。

本品为白色粉末;无臭。本品在乙醇、冰乙酸中易溶,在氢氧化钠试液中溶解,在三氯甲烷中不溶。熔点 $200\sim204$ ℃。本品为甾体化合物,系胆酸类似物。

本品遇硫酸甲醛试液,生成蓝绿色悬浮物,可用作鉴别,这也是胆酸类药物的一般鉴别方法。

本品因天然来源熊胆汁较少,现多用来源较丰富的牛、羊胆酸或鹅去氧胆酸为原料,半合成制备。因鹅去氧胆酸是熊去氧胆酸的 C_7 差向异构体,可在 C_7 位氧化成酮基,再还原成羟基,使其 7α-羟基换成 7β-羟基即得熊去氧胆酸。

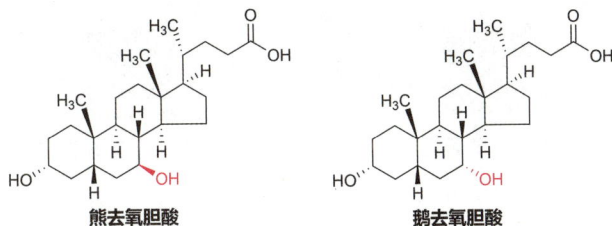

熊去氧胆酸　　　　　鹅去氧胆酸

本品有利胆作用,用于治疗胆固醇结石,预防药物性结石形成。疗效优于鹅去氧胆酸,副作用小于鹅去氧胆酸。熊去氧胆酸与鹅去氧胆酸仅在 C_7 光学活性不同,但其分布、代谢和消除有很大的区别,这导致了两药的药效区别。鹅去氧胆酸因有首过代谢,剂量较大,耐受性稍差,腹泻发生率高,且对肝脏有一定毒性,目前已少用。

学 习 小 结

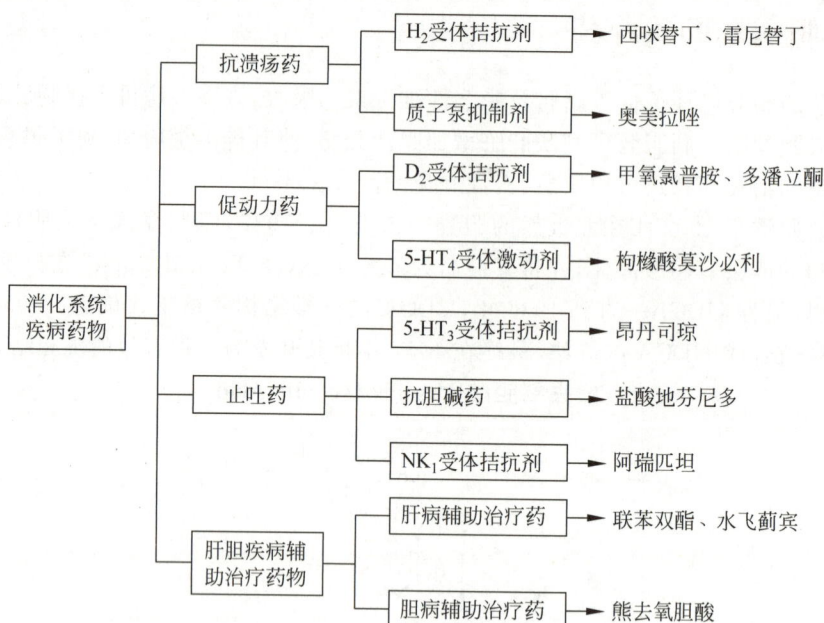

思 考 题

1. 请画出胃酸分泌过程及其相应的药物作用示意图。
2. 从作用机制角度看,抑制胃酸分泌的药物有哪些类型?各举一例。
3. 为什么说奥美拉唑是一种前药?
4. 雷尼替丁相比西咪替丁有何优势?
5. 质子泵抑制剂的构效关系是什么?

第十八章习题　　　　　　　第十八章习题答案

（孙善亮、刘　璨）

第 十九 章

激 素
Hormones

学习目标

1. 掌握甾体类激素的分类；掌握炔雌醇、己烯雌酚、甲睾酮、炔诺酮、他莫昔芬、醋酸地塞米松等的化学结构、理化性质、体内代谢及用途。

2. 熟悉甾体类药物的结构改造及雌性激素、雄性激素、孕激素及肾上腺皮质激素的构效关系。

3. 了解前列腺素、肽类激素的结构特点及用途。

激素为人体内源性的活性物质，是一类由内分泌腺上皮细胞分泌的有机化合物，它通过血液或淋巴液到达靶器官，影响并改变其生理功能的调节方式。人体内激素种类很多，但在结构尚未阐明之前，通常称作活性因子，只有那些性质相对稳定，有治疗价值且能工业化生产的激素才可能开发成为药物。激素的分泌过程由神经和内分泌系统双重调节，激素分泌不足或过多均可使机体内分泌活动平衡失调而引起疾病，且激素具有高度的选择性，因此在维持生命、控制生育与发育、调节性功能、调节免疫等方面具有重要的生理作用。目前，开发出来的激素类药物按药理作用分为拟激素药物和抗激素药物。拟激素药物是指具有与激素相同或相似的作用，用于治疗激素水平过低引起的内分泌失调性疾病的药物；抗激素药物是指能够拮抗激素功能或抑制激素合成的，用于治疗激素分泌过多引起的内分泌失调性疾病的药物。按化学结构，激素类药物分为甾类激素、前列腺素和肽类激素等。

第一节　甾体激素类
Steroid Hormones

甾类激素是指结构中含有甾环的激素，包括性激素和肾上腺皮质激素，这是一大类维持生命活动，调节机体代谢、细胞发育分化、促进性器官生长以及维持生殖功能的重要生物活性物质，它们通过血液传递，以很小的剂量在靶细胞上与受体结合而起作用，具有极高的专属性。当体内甾体激素水平下降或缺乏时，机体就会产生严重的症候群，丧失生殖力，甚至危及生命。甾体激素类药物能治疗多种疾病，同时也是生育控制及产生免疫抑制等不可或缺的药物。

甾体激素根据母核的化学结构又可分为雌甾烷类、雄甾烷类及孕甾烷类(图 19-1)。

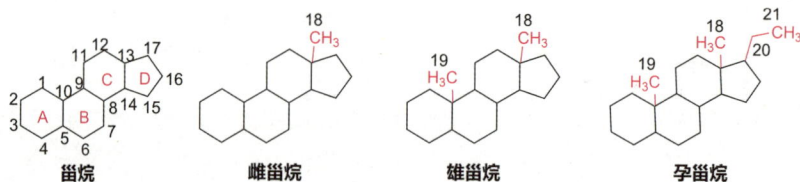

图 19-1 甾体激素按化学结构分类

甾体激素是一类四环脂烃化合物,具有环戊烷并多氢菲母核。其化学结构由 A、B、C 和 D 四个环稠合而成,A、B 和 C 环为六元环脂烃,D 环为五元脂环。其中雌甾烷在 C-13 上有甲基取代,此甲基编号为 C-18;雄甾烷及孕甾烷在 C-10 及 C-13 上有甲基取代,编号为 C-18、C-19;且孕甾烷在 C-17 上还有两个碳取代,编号分别为 C-20、C-21。

当甾体母核平面平放在纸平面上时,虚线表示取代基在环的下方,为 α 取代;实线表示取代基在环的上方,为 β 取代。甾类药物的基本骨架中 6 个稠合位置的碳原子均为手性碳原子,理论上 A、B、C、D 四个环应有 2^6 即 64 种稠合方式,由于许多稠合方式能量高、不稳定,所以绝大多数甾核以热力学较稳定的两种方式存在,即 5α-系和 5β-系。

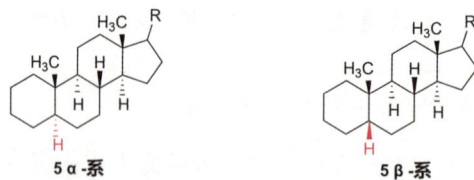

在 5α-系中,A/B 环、B/C 环和 C/D 环均为反式稠合,即 5α-系化合物为反-反-反式构型。在 5β-系中,A/B 环顺式稠合,B/C 环和 C/D 环为反式稠合,即 5β-系化合物为顺-反-反式构型。几乎所有的天然甾类激素都是 5α-系。

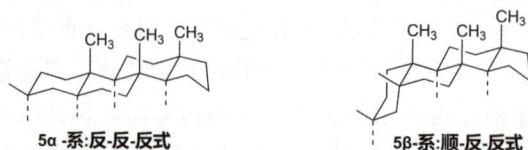

甾体的命名是选择合适的母核,标出母核上相应取代基的位置和立体化学。分子中的不饱和键必须指明其位置和数目;羟基、甲基、卤素作为取代基,在指明位置的同时,必须指明 α 或 β 构型。如具有酯结构,一般以 XX 酸酯结束。

如氢化可的松(hydrocortisone)的母核属孕甾烷,系统命名为 11β,17α,21-三羟基孕甾-4-烯-3,20-二酮(11β,17α,21-trihydroxypregn-4-ene-3,20-dione)。丙酸睾酮(testosterone propionate)的母核属雄甾烷,系统命名为 17β-羟基雄甾-4-烯-3-酮丙酸酯(17β-hydroxyandrost-4-en-3-one propionate)。

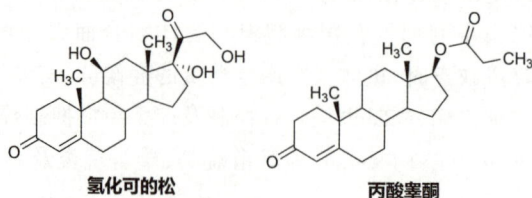

氢化可的松   丙酸睾酮

甾体药物的发现与发展也是药物化学学科发展的重要阶段。从 20 世纪 30 年代开始，人们从动物腺体中提取分离得到天然甾体激素如睾丸素、雌二醇等，阐明了其化学结构，并成功完成了化学全合成。40 年代进入了激素类药物的实用化阶段，以薯芋皂苷元为原料，半合成各种甾体激素类药物，使生产规模扩大，成本降低。特别是发现了肾上腺皮质激素氢化可的松对类风湿关节炎的治疗作用及其在免疫调节上的重要价值，使甾体药物成为医院中不可缺少的药物。50 至 60 年代发明了甾类避孕药物，开辟了甾体激素的又一新用途，为人类控制生育做出了重大贡献。70 年代，甾体激素类药物全合成实现工业化生产。

甾体激素类药物按药理作用可分为性激素和肾上腺皮质激素，其具体分类如图 19-2 所示。

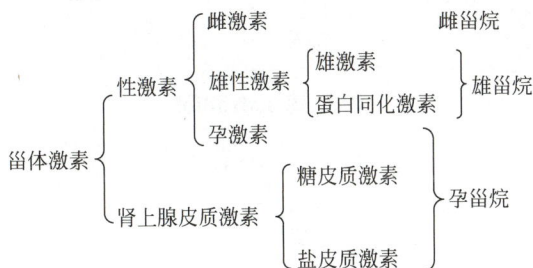

图 19-2　甾体激素按药理作用分类

一、雌激素类药物

雌激素主要通过与雌激素受体结合而发挥作用，具有广泛的生理活性，其作用是促进女性性器官的发育成熟及维持女性第二性征，与孕激素共同完成女性性周期、妊娠、哺乳等生理活动。临床主要用于雌激素缺乏症、性周期障碍、绝经综合征、骨质疏松、乳腺癌、前列腺癌等的治疗，并常与孕激素组成复方避孕药。

雌激素主要的副作用是恶心，其他不良反应包括呕吐、厌食和腹泻。剂量过大会加速骨骺闭合，抑制青年患者的骨骼发育。当大剂量服用雌激素超过一定时间，由于反馈作用，抑制性垂体释放促卵泡素，导致抑制排卵，另外还能引起水、钠潴留，因此高血压、水肿及心力衰竭患者慎用。

雌激素类药物（estrogen drugs）可分为甾体雌激素药物和非甾体雌激素药物两大类。

（一）甾体雌激素类药物

天然雌激素由雌性动物卵泡分泌产生，有雌二醇、雌酮和雌三醇，属于雌甾烷衍生物。1923 年，Allen 和 Doisy 发现卵巢提取物能引起动情。此后不久从孕妇尿中分离得到第一个雌激素结晶——雌酮（estrone），后来又分离得到了雌二醇（estradiol）和雌三醇（estriol）。它们在体内的生物合成起源于胆固醇，雄激素是其中间产物。三种天然雌激素中，雌二醇的活性最强，雌酮次之，雌三醇最小，三者的生物活性强度比为 1∶0.3∶0.1。在体内酶的作用下三者可相互转化（图 19-3）。

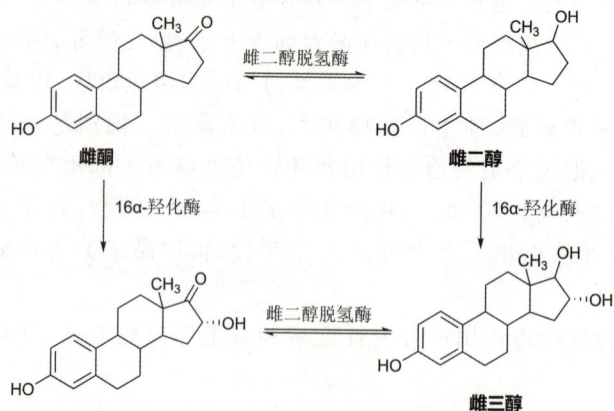

图 19-3 雌激素体内相互转化

雌二醇 Estradiol

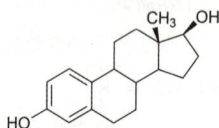

化学名为雌甾-1,3,5(10)-三烯-3,17β-二醇((17β)-estra-1,3,5(10)-triene-3,17-diol)。

本品为白色或乳白色结晶性粉末；无臭；有吸湿性。本品在丙酮中溶解，在乙醇中略溶，在水中不溶。熔点 175～180 ℃；比旋度＋76°～＋83°(10 mg/mL 乙醇溶液)。

本品以雌甾烷为母环，A 环为苯环结构，因而甾体 C-10 上无甲基取代，C-3 的酚羟基具有弱酸性，与 C-17 的 β-羟基保持同平面及 0.855 nm 的距离。

本品与硫酸作用显黄绿色荧光，加三氯化铁呈草绿色，再加水稀释，则变为红色，可作为鉴别。

本品的氢氧化钠溶液与苯甲酰氯反应生成苯甲酸酯，熔点 190～196 ℃。

本品主要用于卵巢功能不全或雌激素不足引起的各种症状的治疗，主要是功能性子宫出血、原发性闭经、绝经期综合征以及前列腺癌。本品具有极强的生物活性，10^{-10}～10^{-8} mol/L 的浓度对靶器官即能表现出活性。但本品口服后在肝及胃肠道中迅速失活，失活的原因是17β-羟基的硫酸酯化和被胃肠道微生物降解，因而口服无效，临床上多采用肌内注射或外用给药。

对雌二醇结构改造的目的是获得使用方便、药效持久、副作用小的药物。

1. 雌二醇的酯化

雌二醇的 3 位和 17β 位有两个羟基，可与不同的羧酸成酯(表 19-1)，在体内缓慢水解，发挥作用。其中使用最多的是雌二醇的 3-苯甲酸酯、3,17-二丙酸酯、17-戊酸酯和 17-环戊基丙酸酯。它们被制成长效肌内注射药物，体内可持续很长的作用时间。

表 19-1　常见的雌二醇衍生物

药物名称	化学结构	特点
苯甲酸雌二醇		可以口服，活性是雌二醇的10～20倍
3,17-二丙酸雌二醇		脂溶性高，可以做成长效制剂
戊酸雌二醇		脂溶性高，可以做成长效制剂
17-环戊丙酸雌二醇		脂溶性高，可以做成长效制剂
炔雌醇		脂溶性高，可以做成长效制剂
炔雌醚		可以口服，脂溶性高，代谢慢，可做成口服、注射长效制剂
尼尔雌醇		可以口服，长效
炔雌甲醚		可以口服，长效

2. 雌二醇的炔基化和(或)醚化

在雌二醇 17α-位引入取代基来稳定 17β-OH 可得到口服有效的雌激素。如将雌二醇 17 位乙炔化后得到炔雌醇(ethinylestradiol),由于乙炔基的引入,使 17β-OH 的硫酸酯化代谢受阻,也不易被微生物降解,因此可口服给药。炔雌醚(quinestrol)、尼尔雌醇(nilestriol)和炔雌甲醚(mesranol)是半合成雌激素,可作为避孕药使用。活性最强的口服雌激素是炔雌醚,口服后可储存于人体脂肪中,缓慢释放可达数日。

炔雌醇 Ethinylestradiol

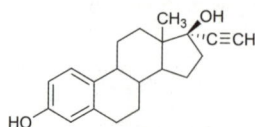

化学名为 3-羟基-19-去甲-17-孕甾-1,3,5(10)-三烯-20-炔-17-醇((17α)-3-hydroxy-19-demethoxy-17-pregn-1,3,5(10)-triene-20-yn-17-ol)。

本品为白色或类白色结晶性粉末;无臭。本品在乙醇、丙醇或乙醚中易溶,在三氯甲烷中溶解,在水中不溶。熔点 $180\sim186℃$;比旋度 $-26°\sim-31°$(10 mg/1mL 吡啶)。

本品分子中存在乙炔基,其乙醇溶液遇硝酸银试液产生白色的炔雌醇银沉淀。与硫酸反应显橙红色,在反射光线下出现黄绿色荧光,加水稀释后显玫瑰红色并产生絮状沉淀(图 19-4)。

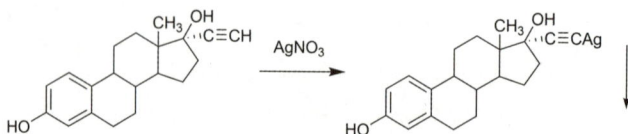

图 19-4　炔雌醇与硝酸银反应

本品口服吸收良好,生物利用度高,半衰期长。

本品是由雌酮酚 17 位炔化得到的(图 19-5),由于乙炔基的引入,使 17β—OH 的氧化及硫酸酯化代谢受阻,也不易被微生物降解,因此可口服给药,口服活性是雌二醇的 10~20 倍。

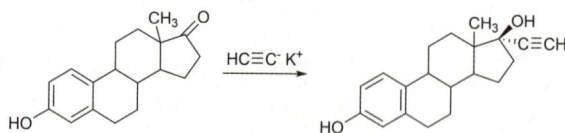

图 19-5　炔雌醇的合成

本品为口服甾体避孕药中最常用的雌激素组分,可与炔诺酮或甲地孕酮配伍制成口服避孕药。临床上主要用于治疗月经紊乱、功能性子宫出血、绝经综合征、子宫发育不全等症。

3. 结合雌激素

结合雌激素(conjugated estrogens,商品名 premarin)是目前使用较多的口服雌激素药物。该产品是从怀孕母马尿中提取的水溶性雌激素硫酸钠盐混合物。它以雌酮硫酸单钠盐与马烯雌酮硫酸单钠盐为主要成分,存在少量 17α-雌二醇、马萘雌酮、马萘雌酚及它们的硫酸酯单钠盐。

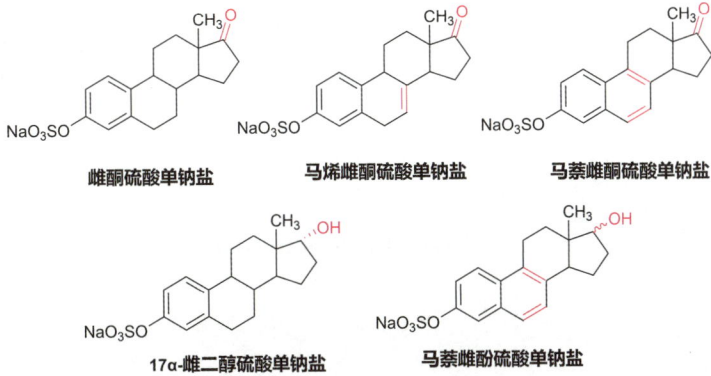

雌酮硫酸单钠盐　　马烯雌酮硫酸单钠盐　　马萘雌酮硫酸单钠盐

17α-雌二醇硫酸单钠盐　　马萘雌酚硫酸单钠盐

雌二醇活性虽强,但口服生物利用度低,在体内可氧化代谢成雌酮,再经硫酸酯化成水溶性钠盐而从尿中排泄。因此,结合雌激素实际上是一类代谢产物,是用代谢产物作为药物使用的典型实例。结合雌激素在胃肠道吸收进入体内后释放出雌酮及马烯雌酮而发挥作用。

甾类雌激素的基本结构特征是 A 环芳构化,没有 C-10 角甲基,C-3 有一个酚羟基(3-OH 与受体结合部位形成氢键)。此外,还需具有以下特征:具有 17β-OH,且 3-OH 与 17β-OH 之间保持一定距离(0.855 nm);具有刚性而惰性的骨架等(图 19-6)。皮下给药,3 个天然雌激素的活性顺序是雌二醇＞雌酮＞雌三醇。但若口服给药,其活性顺序变为雌三醇＞雌二醇＞雌酮。因此将雌二醇做成酯,皮下给药能发挥雌二醇的活性,并保持长效。

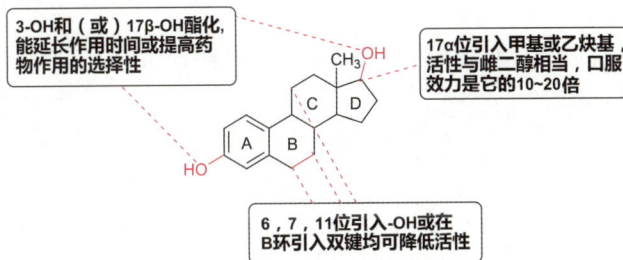

图 19-6　甾类雌激素的构效关系

（二）非甾体雌激素类药物

非甾体雌激素药物主要是二苯乙烯类化合物,如己烯雌酚等。

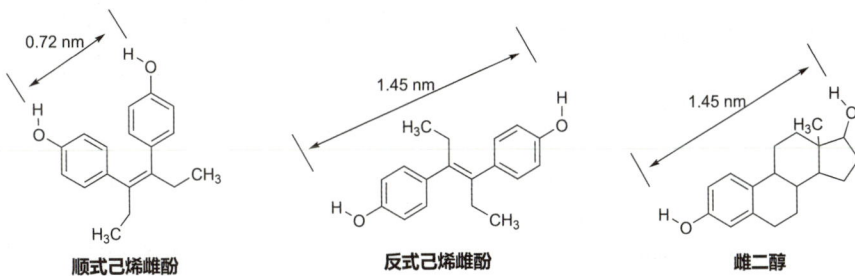

顺式己烯雌酚　　反式己烯雌酚　　雌二醇

由于雌二醇及其衍生物不够稳定或制备复杂,人们开始寻找结构简单、制备方便的合成代用品。研究发现雌激素的结构专属性很小,甾核不是雌激素的必需基团,一些非甾体结构的化合物也具有雌激素活性。研究中至少发现有 30 类以上,1000 多种非甾体化合物具有雌激素活性,它们都符合 Schuler(1946 年)提出的雌激素结构活性的基本要求(分子中在一刚性甾体母核两端的富电子基团(—OH、$\diagdown$C＝O、—NH—等)之间的距离应在 1.45 nm,而分子宽度应为 0.388 nm)。其中己烯雌酚(diethylstilbestrol)是这类非甾体化合物中上市最早、最典型的代表。

己烯雌酚 Diethylstilbestrol

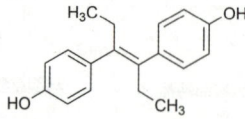

化学名为(E)-4,4′-(1,2-二乙基-1,2-亚乙烯基)双苯酚(4,4′-[(1E)-(1,2-diethyl-1,2-ethenediyl]bisphenol)。

本品为无色结晶或白色结晶性粉末;几乎无臭。本品在甲醇中易溶,在乙醇、乙醚或脂肪油中溶解,在三氯甲烷中微溶,在水中几乎不溶;在稀氢氧化钠溶液中溶解。熔点 169～172 ℃。

由于反式己烯雌酚与天然雌激素的空间结构极相似,如分子长度和宽度分别为 0.855 nm 及 0.388 nm,所以反式结构的己烯雌酚有效,其顺式的异构体与天然雌激素的空间结构相似性小,因此活性很小。本品分子中两个苯环取代相互对称,含有两个酚羟基,因而与三氯化铁能发生呈色反应。

己烯雌酚的合成以对甲氧基苯甲醛为原料,经安息香缩合、还原、烷基化、Grignard 加成、脱水、去甲基制得(图 19-7)。

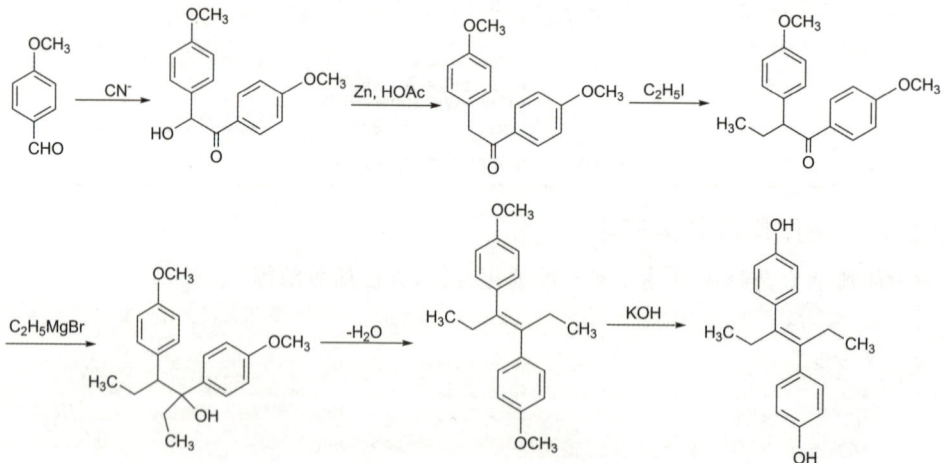

图 19-7 己烯雌酚的合成

本品为人工合成的非甾体类雌激素,其作用为雌二醇的 2～3 倍,临床用途与雌二醇相同。己烯雌酚可以很快从胃肠道吸收,在肝中失活很慢,口服有效,多制成口服片剂应用,也有将它溶在植物油中制成油针剂使用。

己烯雌酚的两个酚羟基是活性官能基,可用于制备各种衍生物。目前作为商品的最常用的衍生物是丙酸己烯雌酚（diethylstilbestrol dipropionate）及磷酸己烯雌酚（diethylstilbestrol phosphate）（表 19-2）。前者作为长效油剂使用，后者主要用于治疗前列腺癌，因为癌细胞中磷酸酯酶的活性较高，药物进入体内后在癌细胞中易被水解释放出更多的己烯雌酚，从而提高了药物的选择性。

表 19-2　己烯雌酚衍生物

药物名称	化学结构	特点
丙酸己烯雌酚		油剂，吸收慢，注射一次可延效 2～3 天
磷酸己烯雌酚		水溶性，可口服或静脉注射，作用快，耐受性好，对前列腺癌具有选择性

（三）抗雌激素类药物

抗雌激素药物是具有竞争性阻滞雌激素受体而拮抗雌激素活性的药物，主要用于治疗妇女更年期的某些疾病、乳腺癌和其他雌激素相关癌症的药物。这些药物通过抑制雌激素的合成或阻断其作用来达到治疗的效果。抗雌激素药物可以分为三类：选择性雌激素受体下调剂、芳香化酶抑制剂和选择性雌激素受体调节剂。

1. 选择性雌激素受体下调剂

选择性雌激素受体下调剂（selective estrogen receptor downregulators，SERDs）是一类新型具有很强拮抗性能和抑制雌激素受体阳性耐药性乳腺癌细胞增殖的化合物。它们直接作用于靶器官上的雌激素受体，与雌激素竞争结合位点，从而阻断雌激素对靶器官的作用而发挥抗雌激素作用的药物。作为新一代以雌激素受体（estrogen receptor，ER）为靶点的 ER 阳性乳腺癌内分泌治疗药物，以其独有的作用机制以及临床表现吸引了许多药企的目光。

选择性雌激素受体下调剂可用于治疗女性因雌激素过度分泌而抑制排卵造成的不孕症，也可以用作雌激素依赖型乳腺癌的治疗。如阿斯利康公司研制开发的氟维司群（fulvestrant），2002 年经美国 FDA 批准上市，也是目前唯一一个已上市的 SERDs 药物，主要用于抗雌激素疗法治疗无效、绝经后雌激素受体阳性的转移性晚期乳腺癌治疗。

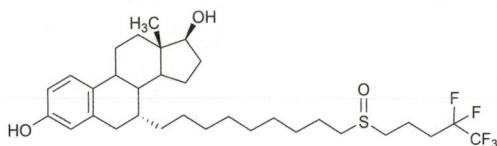

氟维司群

2. 芳香化酶抑制剂

绝经后妇女卵巢功能衰退，体内雌激素主要来源于肾上腺产生的雄激素。而肾上腺的雄激素只有通过芳香化酶的作用才能转化为雌激素。因此，芳香化酶抑制剂可以抑制绝经后妇女体内雌激素的合成,抑制雌激素依赖的肿瘤,而起到治疗作用。

芳香化酶抑制剂按结构可分为甾类不可逆芳香化酶抑制剂和非甾类可逆芳香化酶抑制剂。最早在1981年推出了第一代的芳香化酶抑制剂氨鲁米特(aminoglutethimide),由于减少了皮质激素的体内合成,已淘汰。第二代芳香化酶抑制剂福美司坦(formestane)是甾类的第一个芳香化酶抑制剂,用于绝经后妇女雌激素受体阳性的晚期乳腺癌,主要作为他莫昔芬治疗后复发患者的二线用药和少数不能耐受他莫昔芬患者的一线用药。目前临床最常用的第三代芳香化酶抑制药疗效和耐受性均比较理想,不干扰其他类固醇激素的代谢,对高龄患者和一些脏器功能障碍患者也有较好的适应性,且均为口服制剂,服用方便。阿那曲唑(anastrozole),来曲唑(letrozole)、依西美坦(exemestane)均为此类药物,其中阿那曲唑、来曲唑与依西美坦分别属于非甾体与甾体类芳香化酶抑制药,所以二者之间无交叉耐药性,在某一类药物失效的情况下可以选择另一类药物。

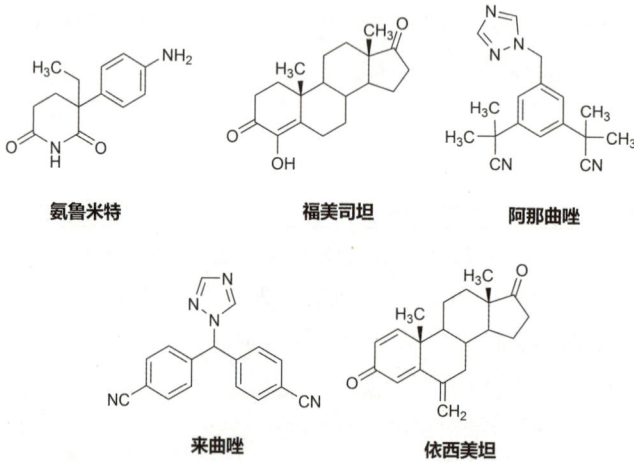

氨鲁米特　　福美司坦　　阿那曲唑

来曲唑　　依西美坦

3. 选择性雌激素受体调节剂

选择性雌激素受体调节剂(selective estrogen receptor modulators,SERMs)是指能在乳腺或子宫阻断雌激素的作用,又能作为雌激素样分子保持骨密度,降低血浆胆固醇水平,即呈现组织特异性地活化雌激素受体和抑制雌激素受体双重活性的一类药物。氯米芬(clomiphene)为该类药物的先驱,其结构与己烯雌酚相似,为三苯乙烯衍生物。通过与雌激素受体结合,发挥抗雌激素作用,同时它又有弱的雌激素活性,能促进人的垂体前叶分泌促性腺激素,诱发排卵,故可用于治疗不孕。他莫昔芬(tamoxifen)为三苯乙烯类雌激素受体调节剂,是治疗绝经后晚期乳腺癌的一线用药,还可以用于乳腺癌、卵巢癌和子宫内膜癌术前术后、放疗后的首选辅助用药。对他莫昔芬的结构改造,在其乙基侧链上氯代,得到托瑞米芬(toremifene),具有更强的抗雌激素活性;在其相当于甾体母核A环的4-位引入碘原子,得到艾多昔芬(idoxifene),由于碘原子的存在,阻碍了其代谢的羟基化。此外,本类药物还有雷洛昔芬(raloxifene),苯并噻吩结构的引入使其成为三苯乙烯类的刚性类似物,因而没有几何异构问题。雷洛昔芬对骨骼的雌激素受体有激动作用,对卵巢和乳腺上的雌激素受体有拮抗作用,临床上主要用于预防绝经后妇女的骨质疏松症。巴多昔芬(bazedoxifene)是新一代的SERM,对骨骼有雌激素激动剂活性,能改善脊椎和髋部的骨密度。三期临床试验结果较佳,主要适用于绝经后骨质疏松女性患者,可治疗患者的雌激素缺乏症。

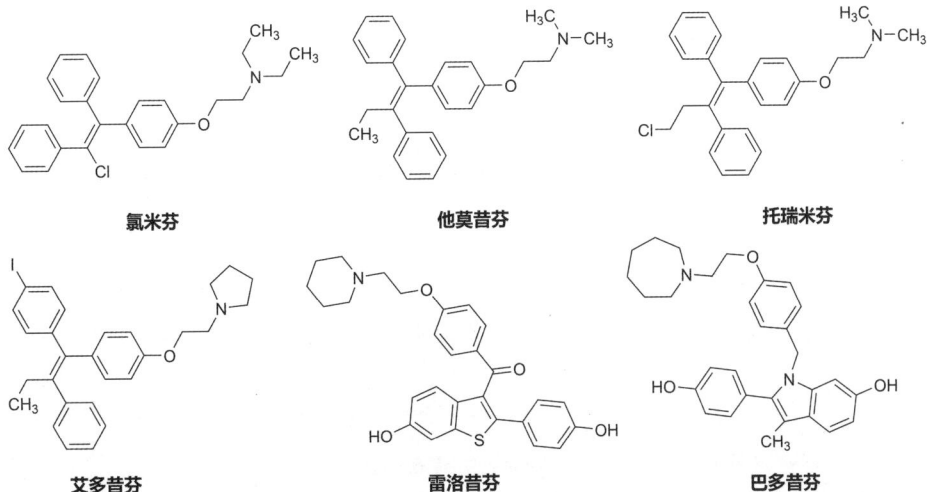

氯米芬 他莫昔芬 托瑞米芬

艾多昔芬 雷洛昔芬 巴多昔芬

枸橼酸他莫昔芬 Tamoxifen Citrate

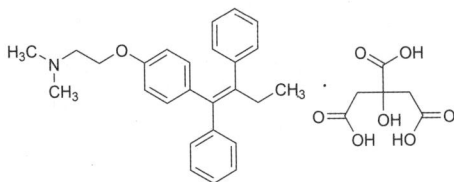

化学名为(Z)-N,N-二甲基-2-[4-(1,2-二苯基-1-丁烯基)苯氧基]乙胺枸橼酸盐((Z)-N,N-dimethyl-2-[4-(1,2-diphenyl-1-butenyl)phenoxyl]ethanamine citrate)。

本品为白色或类白色结晶性粉末;无臭。本品在冰乙酸中易溶,在甲醇中溶解,在乙醇或丙酮中微溶,在三氯甲烷中极微溶解,在水中几乎不溶。熔点 142～148 ℃,熔融时同时分解。

本品化学结构为三苯乙烯类化合物,是以己烯雌酚类雌激素为先导化合物发展而来的非固醇类抗雌激素药物。分子中具有二苯乙烯的基本结构,其中双键一端碳上引入常见的结构单元——二甲氨基乙氧苯基,故存在 Z-型和 E-型两个异构体。二者物理化学性质各异,生理活性也不同,E-型具有弱雌激素活性,Z-型则具有抗雌激素作用。

本品遇光不稳定,对紫外光敏感,特别是在溶液状态时,易发生光解,光解产物为 E 构型体和两种异构体环合而成的菲。故需遮光、密封、干燥处保存。

本品口服吸收迅速,半衰期长。口服 20 mg 后 6～7.5 小时,在血中达最高浓度,4 天或4 天后出现血中第二高峰,可能是肝肠循环以及较高的血清蛋白结合力引起,使得半衰期大于 7 天。在体内可被广泛代谢(图 19-8),排泄较慢,主要在胆汁中以结合物形式排泄,约占4/5,尿中排泄较少,约 1/5。口服后 13 天仍可从粪便中检测得到。

本品是治疗绝经后晚期乳腺癌的一线用药,也是乳腺癌、卵巢癌和子宫内膜癌术前术后、放疗后的首选辅助用药。

本品合成以脱氧安息香为原料,与苯基氯化镁进行 Grigand 反应制得叔醇,在酸催化下进行消除反应得 Z 型与 E 型为 1:1 的混合物,经分步结晶法分离再与枸橼酸成盐(图 19-9)。

本品的构效关系可归纳如图 19-10 所示。

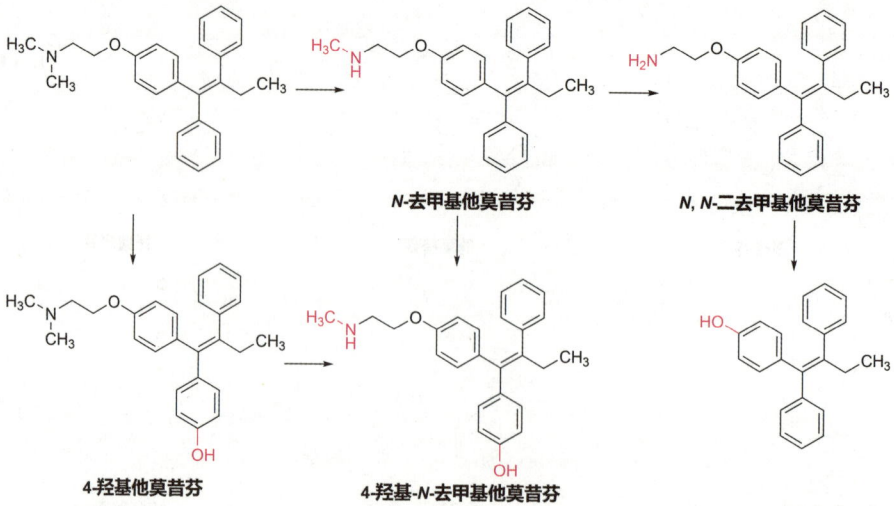

图 19-8　他莫昔芬的主要代谢产物

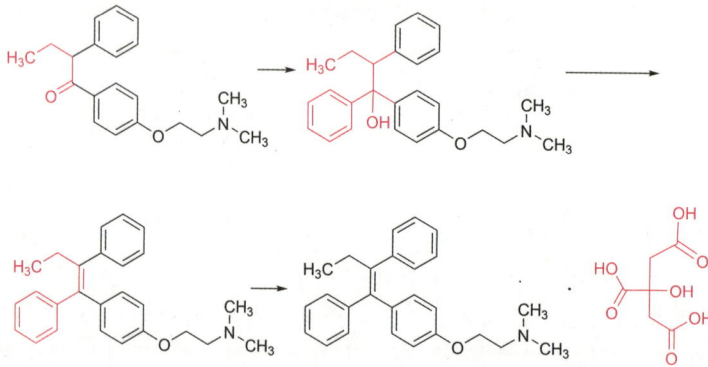

图 19-9　枸橼酸他莫昔芬的合成

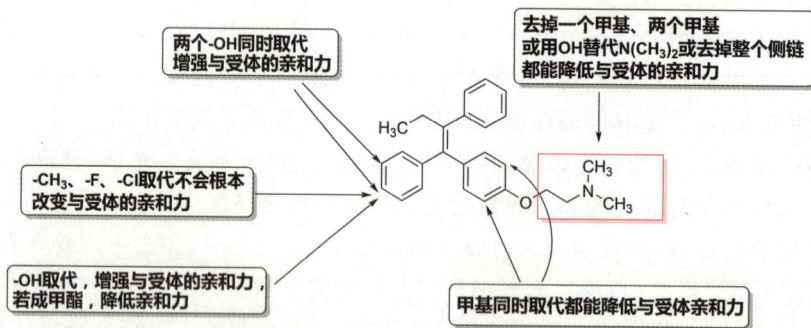

图 19-10　他莫昔芬的构效关系

二、雄激素类药物

（一）雄性激素

雄激素具有性和代谢两方面的活性。它控制雄性性器官的发育和维持,包括输精管、前列腺、精囊和阴茎。精子的产生、第二性征的维持也取决于雄激素。雄激素类药物（androgenic drugs）临床上主要作为内源性雄激素不足患者的替代治疗,如去睾症和类无睾症等;另外还用于治疗妇女乳房肿胀,不宜手术的乳腺癌、慢性囊性乳腺炎、慢性消耗性疾病、再生障碍性贫血、血细胞减少症、血小板减少症、高脂血症和骨质疏松症等。尽管雄激素对这些疾病有很好的疗效,但是许多不利因素限制了它的使用:所有睾酮衍生物的药代动力学性质均较差,一般用药方式为肌内注射;副作用明显,如口服存在肝毒性,女子男性化等;无论男女,长期使用会出现电解质和水潴留,引起水肿、血脂水平的改变、贫血和痤疮。

1931 年,Butenandt 从 15 吨男性尿液当中提取得到 15 mg 雄甾酮（androsterone）。该雄甾酮是第一个被发现具有雄性激素活性的物质,但效力太弱,无药用价值。1934 年,Butenandt 和 Dannenberg 又分离得到第二个结晶去氢表雄酮（dehydroepiandrosterone）。1935 年 David 从公牛睾丸中分离出天然雄激素睾酮（testosterone）,它主要由睾丸间质细胞分泌,同时在肾上腺皮质、卵巢和胎盘也有少量分泌,雄激素活性是雄甾酮的 7～10 倍。

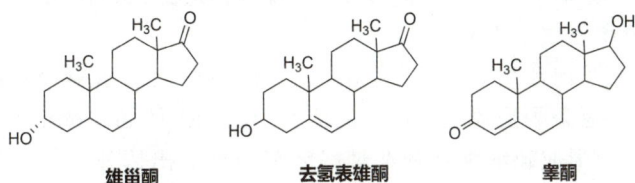

内源性雄激素以胆固醇（cholesterol）为起始物,在睾丸和肾上腺皮质内合成,睾酮合成后进入靶细胞,经 5α-还原酶作用转化为活性极强的内源性雄激素 5α-二氢睾酮（5α-DHT）（图 19-11）,它是雄激素在细胞中的活性形式,与细胞核中的雄激素受体蛋白结合,产生激素效应。其他天然雄性激素还有雄烯二酮（androstenedione）、雄烯三酮、11β-羟基雄烯双酮等。其中,雄烯二酮的活性很小,是睾酮在体内的储存形式。

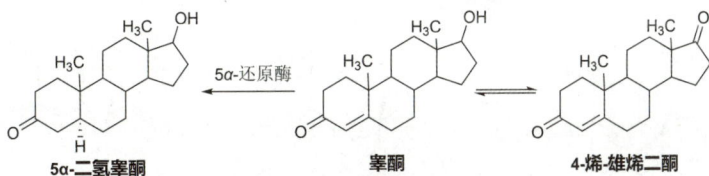

图 19-11　内源性雄激素合成与转化

睾酮在消化道易被破坏,口服无效,且在体内代谢快,作用时间短。天然睾酮作为雄性激素替补治疗药物,对其进行结构修饰的目的主要是为了增加其作用时间、延长疗效和使用方便。将 17β-OH 酯化,可得到丙酸睾酮（testosterone propionate）、庚酸睾酮（testosterone heptanoate）、十一酸睾酮（testosterone undecanoate）等长效药物,每周或每月使用一次。在 17α 位引入甲基得到甲睾酮（methyltestosterone）,其 17β-羟基由原来的仲醇转化为叔醇,不易代谢。因而,甲睾酮可口服给药,舌下给药效果更佳。

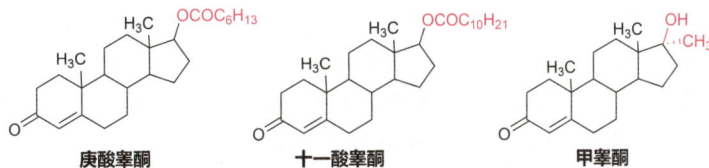

丙酸睾酮 Testosterone propionate

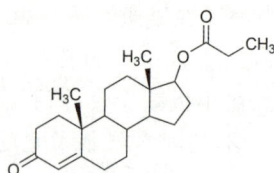

化学名为17β-羟基雄甾-4-烯-3-酮丙酸酯(17β-hydroxyandrost-4-en-3-one propionate)，又名丙酸睾丸素。

本品为白色或类白色结晶性粉末；无臭。本品在三氯甲烷中极易溶解，在甲醇、乙醇或乙醚中易溶，在乙酸乙酯中溶解，在植物油中略溶，在水中不溶。熔点118～123℃。本品的比旋光度为+84°～+90°(10 mg/mL，乙醇溶液)。由于具有 Δ^4-3 酮的不饱和酮的结构单元，有紫外吸收。

本品是睾酮的丙酸酯化合物。本品分子中不存在易变基团，性质相对较稳定，遇热、光均不易分解，长期密闭存放亦不易分解。

本品制成油溶液肌内注射，有长效作用，进入体内后逐渐水解，释放出睾酮而起作用(图 19-12)。其中，二氢睾酮是睾酮在体内的活性形式，Δ^4 雄烯二酮活性很小，是睾酮在体内的贮存形式，它不会形成硫酸酯或葡萄糖醛酸酯而被排出体外。它们的活性比为：二氢睾酮：睾酮：Δ^4 雄烯二酮=15：10 ：1。

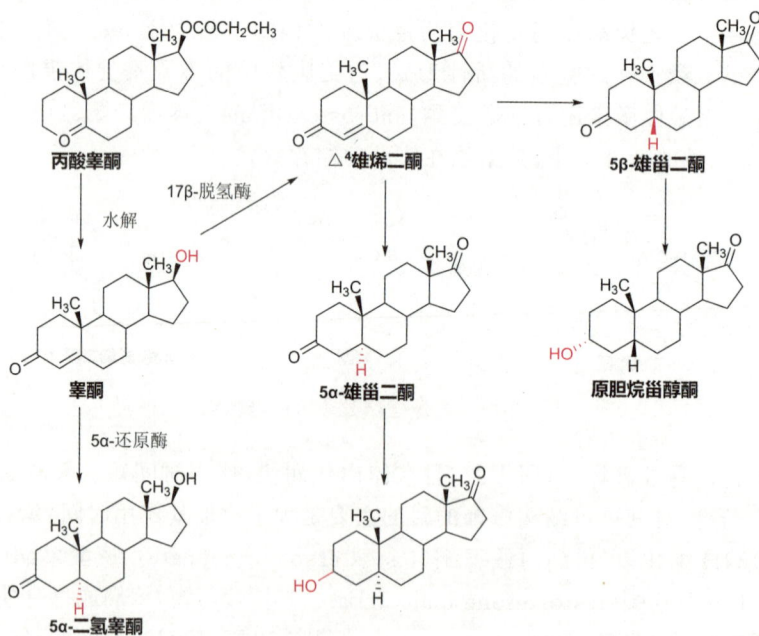

图 19-12　丙酸睾酮的代谢途径

本品的合成方法是以去氢表雄酮为原料，经 Oppenauer 氧化及 KBH$_4$ 还原得到睾酮及双氢睾酮的混合物，其中双氢酮用 MnO$_2$ 氧化可转化成睾酮，经酯化得本品(图 19-13)。

本品主要用作雄激素类药物，临床适用于无睾症、隐睾症、男性性腺功能减退症，妇科疾病如月经过多、子宫肌瘤，老年性骨质疏松以及再生障碍性贫血等。

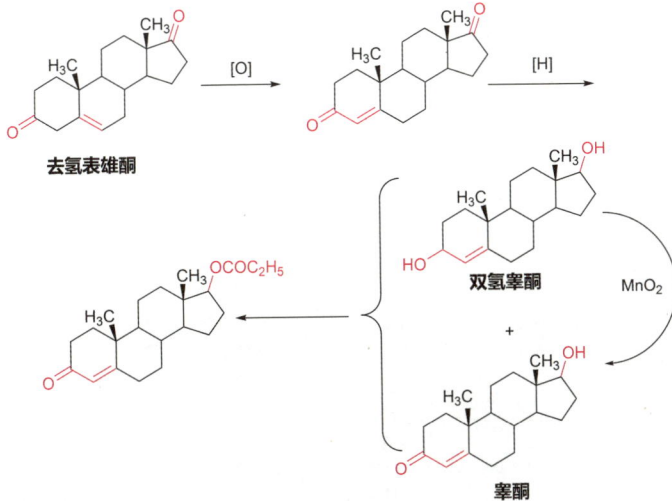

图 19-13　丙酸睾酮的化学合成

（二）蛋白同化激素

　　雄激素同时具有蛋白同化活性，能促进蛋白质的合成，减少蛋白质的分解代谢，导致氮的保留。正氮平衡使雄性变得肌肉发达，骨骼粗壮。对雄激素化学结构进行修饰可得到一些雄性活性降低而蛋白同化活性增强的新化合物，称为蛋白同化激素。但这种修饰很难做到完全去除雄性活性，因此雄性活性仍是蛋白同化激素的主要副作用。蛋白同化激素能促进蛋白质合成，减少蛋白质的分解，促使钙、磷元素在骨组织中沉淀，促进骨细胞间质的形成，加速骨钙化，促进组织新生和肉芽形成，促使创伤和溃疡愈合等生理作用，临床上用于治疗病后虚弱和营养不良，消耗性疾病、骨质疏松以及胃、十二指肠溃疡等疾病。长期应用可使女性轻微男性化，水、钠潴留，有时可引起胆汁郁积性黄疸。

　　雄性激素的结构专一性很强，对睾酮的结构稍加变动就可使雄激素活性降低，蛋白同化活性增加。羟甲烯酮龙（oxymetholone）是甲睾酮 2 位结构修饰后的产物，它的同化活性是母体的 3 倍多，而雄激素活性仅为其 1/2。将羟甲烯酮龙用水合肼环合得司坦唑醇（stanozolol），其同化活性为甲睾酮的 30 倍。19-去甲睾酮为睾酮脱去 19 位甲基的雄激素，其同化活性与丙酸睾酮相同，但其雄激素活性要低得多。将其 17β-羟基用苯丙酸酯化，得苯丙酸诺龙（nandrolone phenylpropionate），是可以肌内注射给药的同化激素。其他常见的蛋白同化激素还有氯司替勃（clostebol）及美雄酮（methandienone）等（表 19-3）。

表 19-3　蛋白同化激素

药　物　名　称	化 学 结 构	M/A
羟甲烯龙		10.5

药 物 名 称	化 学 结 构	M/A
司坦唑醇		120
苯丙酸诺龙		10
氯司替勃		8.5
美雄酮		3.7

注：M=蛋白同化活性，A=雄激素活性。

随着不同类型的蛋白同化激素药物的问世，运动员服用、滥用蛋白同化激素类药物的现象日显严重。在国际奥林匹克委员会医学中心的"兴奋剂"阳性案例中，蛋白同化激素所占的比例始终高居榜首。1976年蒙特利尔奥林匹克运动会第一次将蛋白同化激素列入禁药范围。

苯丙酸诺龙 Nandrolone Phenylpropionate

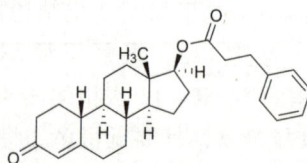

化学名为17β-羟基雌甾-4-烯-3-酮苯丙酸酯(17β-hydroxyestr-4-en-3-one phenylpropionate)。

本品为白色或类白色结晶性粉末；有特殊臭。本品在甲醇或乙醇中溶解，在植物油中略溶，在水中几乎不溶。熔点93~99 ℃；比旋度＋48°~＋51°(10 mg/1 mL 二氧六环)。

本品的甲醇溶液与盐酸氨基脲缩合，生成缩氨脲衍生物(图19-14)，可用于鉴别。

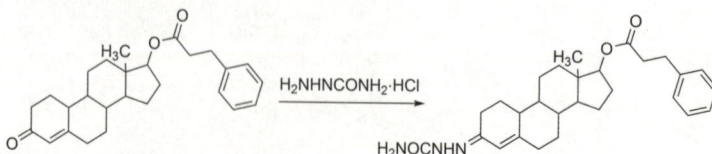

图 19-14　苯丙酸诺龙与盐酸氨基脲缩合反应

苯丙酸诺龙的合成以 19-去甲基的雌甾-4-烯-3,17-二酮为原料,经缩酮保护、硼氢化钾还原、苯丙酰氯酰化,最后脱保护基制得本品(图 19-15)。

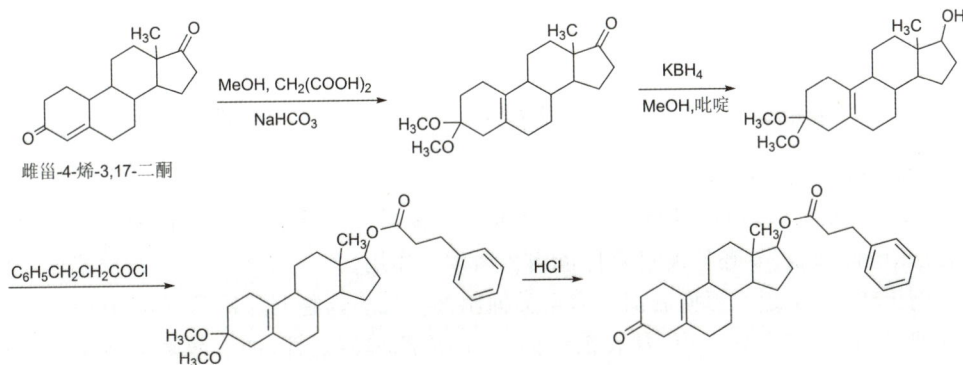

图 19-15 苯丙酸诺龙的合成路线

本品蛋白同化作用为丙酸睾酮的 12 倍,雄激素活性仅为其 1/2,分化指数为 8。临床用于慢性消耗性疾病、严重灼伤、手术前后、骨质疏松症和骨折不易愈合、早产儿、儿童发育不良等。

雄激素及蛋白同化激素类药物的构效关系可归纳如下:①5α-雄甾烷是雄激素的基本结构,甾类骨架是雄激素活性所必需的结构。②3-酮和 3α-OH 的引入能增加雄激素的活性。③17β-OH 对雄激素活性至关重要,将其酯化能延长作用时间。④去掉 19-甲基能够增加其同化活性,降低雄激素作用。另外 2 位改造也能增加同化活性。⑤17α-烷基化能够减缓 17β-OH 的代谢,延长其半衰期并能增加其口服生物利用度,但会引起肝毒性。⑥当雄甾烷环扩大或缩小时,一般都使雄激素活性及同化作用减弱或破坏。

(三)抗雄激素药物

抗雄激素药物可分为雄激素受体拮抗剂和雄激素合成抑制剂两类。临床主要用于治疗痤疮、前列腺癌、前列腺肥大、女子男性化和肿瘤等。

1. 雄激素受体拮抗剂

该类药物能与睾酮或二氢睾酮竞争受体,阻断或减弱雄激素在其敏感组织的效应。第一个用于临床的雄激素拮抗剂氟他胺(flutamide)为非甾类雄激素拮抗剂,其口服生物利用度高,口服吸收完全,在肝脏代谢成活性更高的 2-羟基氟他胺或水解成具有肝毒性的 3-三氟甲基-4-硝基苯胺,因而其临床应用受到限制。其内酰脲衍生物尼鲁米特(nilutamide)尽管环状结构阻碍了水解,但仍有肝毒性。比卡鲁胺(bicalutamide)是阿斯利康公司研发的一种新型非甾体抗雄激素药物,由于肝毒性低、半衰期长而成为同类药物中的佼佼者。临床通常以消旋体给药,其中 R-构型为体内的主要活性形式。

此外,同类药物还包括环丙孕酮(cyproterone)、奥生多龙(oxendolone)和螺内酯(spironolactone),均属于甾类雄激素受体拮抗剂。

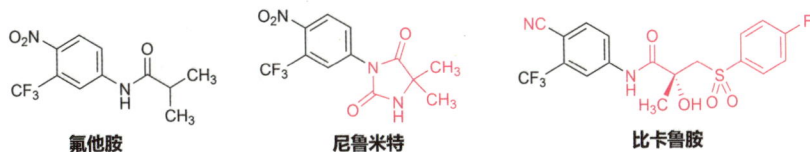

氟他胺　　　　尼鲁米特　　　　比卡鲁胺

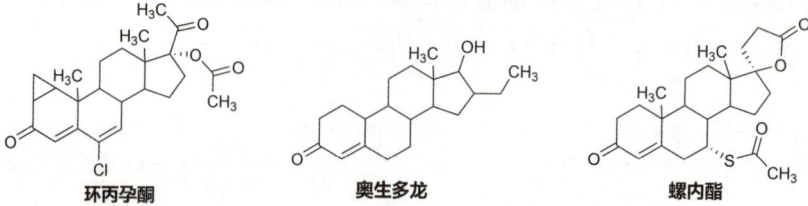

环丙孕酮   奥生多龙   螺内酯

2. 雄激素合成抑制剂

（1）5α-还原酶抑制剂：由于 5α-还原酶是将睾酮转化为最强的内源性雄激素二氢睾酮的关键酶,因此抑制 5α-还原酶可降低体内雄激素的作用。

目前上市的 5α-还原酶抑制剂均为甾类抑制剂。代表药物非那雄胺(finasteride)由默沙东公司研制,1991 年首次上市,具有很强的 5α-还原酶抑制活性,能有效降低血浆和前列腺组织中的二氢睾酮的浓度,主要用于前列腺增生和脱发的治疗。

度他雄胺(dutasteride)由英国葛兰素-史克公司研发,2003 年在英国上市,比非那雄胺作用更迅速,效果更显著。主要用于治疗前列腺增生和降低急性尿潴留风险。

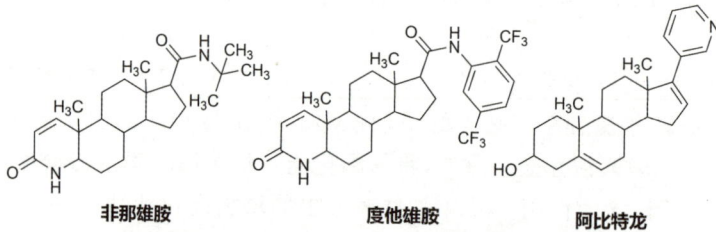

非那雄胺   度他雄胺   阿比特龙

（2）17α-羟化酶/17,20-裂解酶抑制剂：17α-羟化酶能催化孕烯醇酮和孕酮转变为 17α-羟基孕烯醇酮和 17α-羟孕酮；17,20-裂解酶能使 17,20-位碳链裂解,形成去氢表雄酮和雄烯二酮,为合成睾酮提供前体。该混合酶抑制剂可用于治疗雄激素相关疾病,如前列腺癌等。最早应用于临床的 17α-羟化酶抑制剂为抗真菌药物酮康唑,由于缺乏酶的晶体结构给药物研发带来了困难。2011 年 4 月,阿比特龙获得美国食品药品管理局(FDA)批准,用于转移性走势抵抗性前列腺癌(mCRPC)的治疗；2015 年获中国国家药品监督管理局批准上市。2018 年 12 月,阿比特龙获批新适应证,用于高危转移性内分泌治疗敏感性前列腺癌(mHSPC)的治疗。

三、孕激素类药物

孕激素是由卵巢黄体分泌的甾体激素,其结构特征为 A 环具有 4-烯-3-酮,17 位有甲酮基。黄体功能不足时,孕激素分泌不足,导致子宫内膜不规则的成熟与脱落而引起的子宫出血可用孕激素类药物治疗；采用雌激素、孕激素合用的方法可治疗原发性痛经；大剂量孕激素可用于治疗子宫内膜异位症,也可用于子宫内膜癌,还可用于治疗前列腺肥大和前列腺癌。

孕激素类药物(progestogen drugs)不良反应少,偶有恶心、呕吐、头痛及乳房胀痛等,长期应用会引起子宫内膜萎缩,月经量减少。另外由于孕激素类药物可引起阴道黏膜糖原大量沉积和阴道菌减少,所以易引发阴道霉菌感染。

现用于临床的孕激素类药物按化学结构可分为孕酮类和睾酮类。

（一）孕酮类

天然的孕激素是孕酮，它由雌性动物卵泡排卵后形成的黄体所分泌，因此又称黄体酮（progesterone）。黄体酮具有维持妊娠和正常月经的功能，同时还具有妊娠期间抑制排卵的作用，是天然的避孕药。

1903年，Frankel首先发现，将受孕后的黄体移去，将导致妊娠中止。1914年，Pear和Surface揭示黄体能抑制动物排卵。1934年，首次从孕妇的尿液中分离得到了黄体酮；1935年，确定其化学结构；1937年，发现纯净的黄体酮能单独维持动物的妊娠。它除了对生殖系统起重要作用外，还是皮质激素、雄激素和雌激素的前体。

黄体酮口服后从胃肠道吸收，通过肠黏膜和肝脏时受4-烯还原酶、20-羟甾脱氢酶等的作用而被破坏失效（图19-16），所以口服活性很低，一般采用注射给药或舌下给药。吸收入血的黄体酮大部分与蛋白质结合，游离型药物仅占3%。

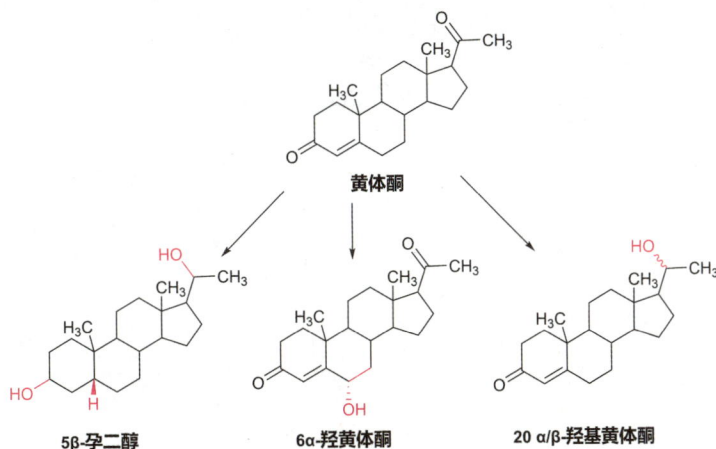

图 19-16 黄体酮的代谢失活

为了找到长效及口服有效的孕激素，对黄体酮进行了结构修饰和改造。对黄体酮的药物代谢研究发现，孕酮类化合物失活的主要途径是6位羟基化，16位和17位氧化，或3,20-二酮被还原成二醇。因而结构修饰主要是在C-6及C-16位上进行，如用烷基、卤素、双键等进行取代，得到了17α-乙酰氧基黄体酮的6α-甲基衍生物，如醋酸甲羟孕酮（medroxyprogesterone acetate），6-烯-6-甲基衍生物，如醋酸甲地孕酮（megestrol acetate），及6-烯-6-氯衍生物，如醋酸氯地孕酮（chlormadinone acetate），都是强效口服孕激素，也是目前常用的孕激素药物。

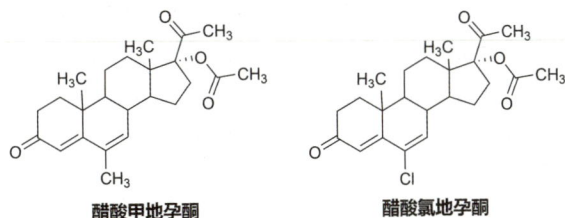

醋酸甲地孕酮　　　　醋酸氯地孕酮

醋酸甲羟孕酮 Medroxyprogesterone Acetate

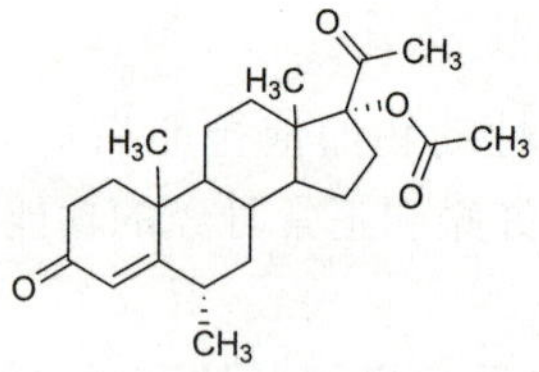

化学名为 6α-甲基-17α-羟基孕甾-4-烯-3,20-二酮-17-醋酸酯（6α-methyl-17α-hydroxy-pregn-4-en-3,20-dione acetate）。

本品为白色或类白色结晶性粉末，无臭。本品在三氯甲烷中极易溶解，在丙酮中溶解，在乙酸乙酯中略溶，在无水乙醇中微溶，在水中不溶。熔点 202~208 ℃；比旋度＋47°~＋53°(10 mg/mL 丙酮)。

醋酸甲羟孕酮的合成以 17α-羟基黄体酮为原料，先制成烯醚，再经甲基化、重排、还原制得（图 19-17）。

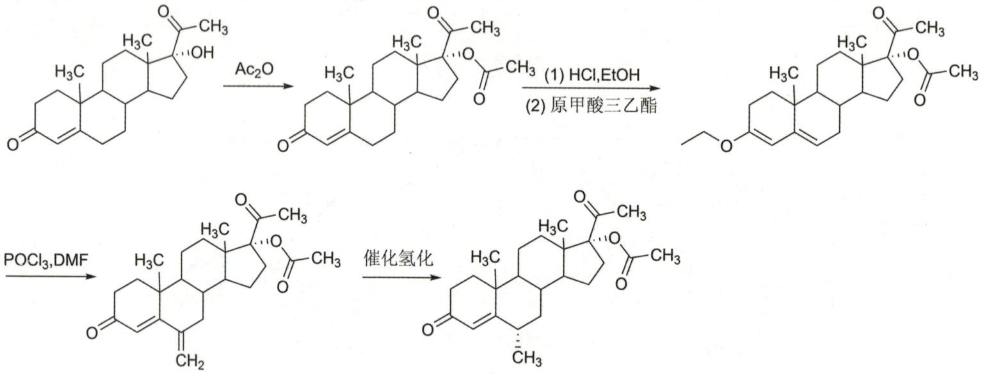

图 19-17　醋酸甲羟孕酮的合成

本品是强效的孕激素，无雌激素活性，口服和注射均有效。该药的主要作用是促进子宫内膜增殖分泌，完成受孕准备，保护胎儿安全成长。临床用于痛经、功能性闭经、功能性子宫出血、先兆流产或习惯性流产、子宫内膜异位症等治疗，大剂量可用作长效避孕针，肌内注射 1 次 150 mg 可避孕 3 个月。

（二）睾酮类

在寻找口服孕激素的研究中，第一个成为口服有效药物的不是黄体酮衍生物，而是睾酮衍生物——炔孕酮（ethisterone）。炔孕酮为睾酮的 C-17α 位引入乙炔基得到，雄激素活性很弱，但具有孕激素活性，且口服有效。去掉炔孕酮分子中的 C-19 位甲基，得到炔诺酮（norethisterone），孕激素活性是炔孕酮的 5 倍，口服有效，但作用时间短，可将其与长链脂肪酸酯化使其脂溶性增加，制成油剂可延长作用时间。在炔诺酮 18 位增加一个甲基得到炔诺孕酮（norgestrel），其右旋体无活性，左旋体作为药物使用，又称左炔诺孕酮（levonorgestrel），该药由于药效和药代动力学优势明显，且副作用较小，在世界各国被广泛使用。

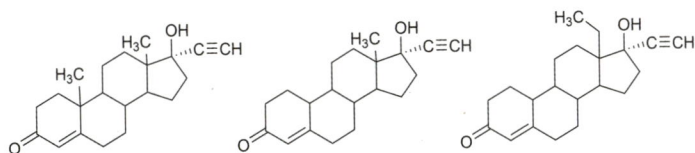

炔孕酮   炔诺酮   左炔诺孕酮

炔诺酮 Norethisterone

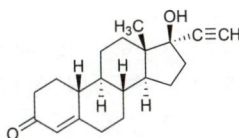

化学名为 17β-羟基-19-去甲-17α-孕甾-4-烯-20-炔-3-酮(17β-hydroxy-19-nor-17α-pregn-4-ene-20-yn-3-one)。

本品为白色或类白色结晶性粉末或结晶性粉末;无臭。本品在三氯甲烷中溶解,在乙醇中微溶,在丙酮中略溶,在水中不溶。熔点 202~208 ℃;比旋度 −32°~−37°(10 mg/mL 丙酮)。

本品口服有效,生物利用度可达 70%,进入体内的 80%能与血浆蛋白结合分布全身。

炔诺酮的合成以炔雌醇的中间体 19-羟基物为原料,将 19-羟基氧化为羧基,酸性脱羧,由此完成 19-去甲基,再经炔化得产物。其合成路线如图 19-18 所示。

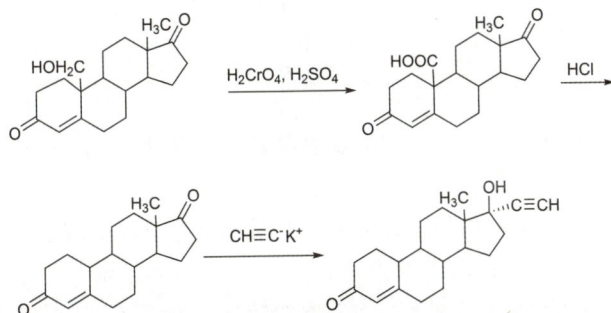

图 19-18 炔诺酮的合成

本品通过抑制垂体释放黄体化激素和促卵泡成熟激素,抑制排卵,作用强于孕酮,可用于功能性子宫出血、痛经、子宫内膜异位症等的治疗。本品除具有孕激素活性外,还具有轻度雄激素和雌激素活性,主要与炔雌醇合用作为短效口服避孕药。现在大多数甾体口服避孕药都是孕激素与雌激素的复合物。

本品口服后 0.5~4 小时内即达血药峰值,必须每日口服。为能达到长效的目的,在其 C-17 的 β 位羟基上,用乙酸酯化得醋炔诺酮(norethisterone acetate),或用庚酰氯酯化得庚酸炔诺酮(norethisteroni enanthas),它们是炔诺酮的前药(图 19-19),由于在分子中引入了长链脂肪酸酯使其脂溶性增加,制成油剂后注射一针可延效一个月。

将醋炔诺酮的 C-3 位酮基还原成醇,再酯化得双醋炔诺醇(etynodiol diacetate),由于分子中已无雄性激素的 Δ⁴-3-酮特征,因而它的雄性活性更低。醋炔诺酮的 C-3 位酮基不经还

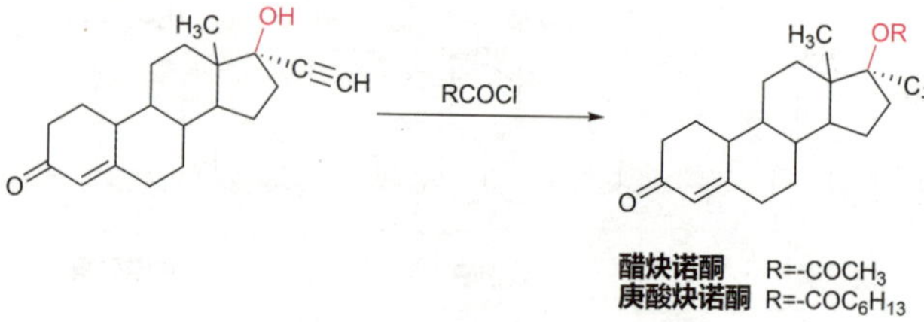

图 19-19 炔诺酮酯化衍生物前药

原,而使成烯醇醚(在 PTS 催化下与环戊醇反应)即醋酸奎孕醇(quingestanol acetate) (图 19-20),进入体内后很慢地分解出 Δ⁴-3-酮,是长效口服避孕药的组成部分。

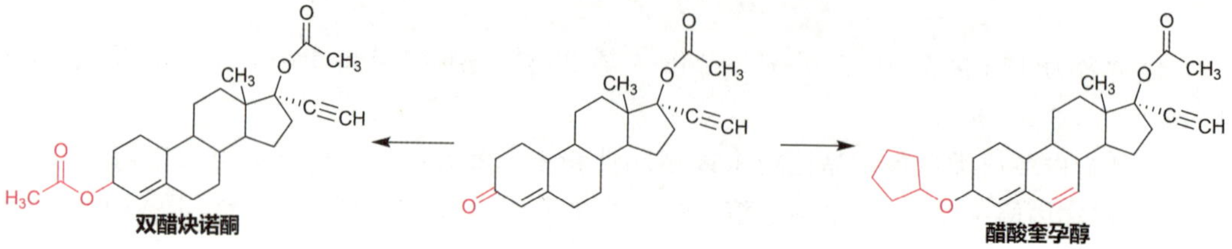

图 19-20 醋炔诺酮的衍生化反应

左炔诺孕酮 Levonorgestrel

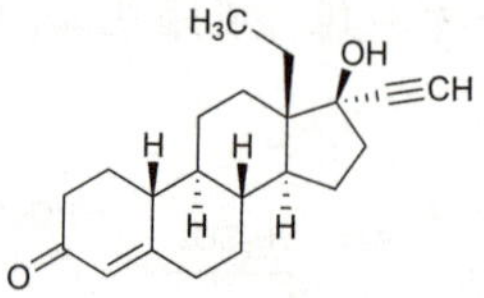

化学名为(-)-13-乙基-17-羟基-18,19-双去甲基-17α-孕甾-4-烯-20-炔-3-酮((-)-13-ethyl-17-hydroxy-18,19-dinorpregn-4-en-20-yn-3-one)。

本品为白色或类白色结晶性粉末;无臭。本品在三氯甲烷中溶解,在甲醇中微溶,在水中不溶。熔点 233~239 ℃;比旋光度为-30°~-35°(20 mg/mL 三氯甲烷)。

本品的化学结构特点是 A 环具有 Δ⁴-3-酮的特征。除了 C-13 是乙基取代(即 C-18 甲基取代)外其他均与炔诺酮的化学结构完全一致。

本品(8R,9S,10R,13S,14S,17R)供药用为左旋异构体,而右旋异构体(8S,9R,10S,13R,14R,17S)无效。

本品的作用及用途与炔诺酮一样,其作用机制是抑制排卵和阻止孕卵着床,并使宫颈黏液调度增加,精子穿透阻力增大,从而发挥速效避孕作用。本品的抑制排卵作用强于黄体酮;其孕激素活性亦比炔诺酮强,而抗雌激素活性亦增加,也有一定的雄激素及同化激素化作用。本品口服吸收完全,生物利用度 80%~90%。本品的合成路线如图 19-21 所示。

本品用于女性紧急避孕,即在无防护措施或其他避孕方法偶然失误时使用。

上述孕激素药物虽然疗效肯定,临床应用广泛,但受体选择性不够专一,除与孕激素受体结合,同时也可与雄激素受体或糖皮质激素受体结合,表现出雄激素样性或糖皮质激素样活性,长期或高剂量使用,导致不良反应的产生,如肝功能异常、糖脂代谢紊乱、痤疮、脱发、体重增加等。因此,新型孕激素药物的研发聚焦在增强孕激素活性,降低用药剂量;同

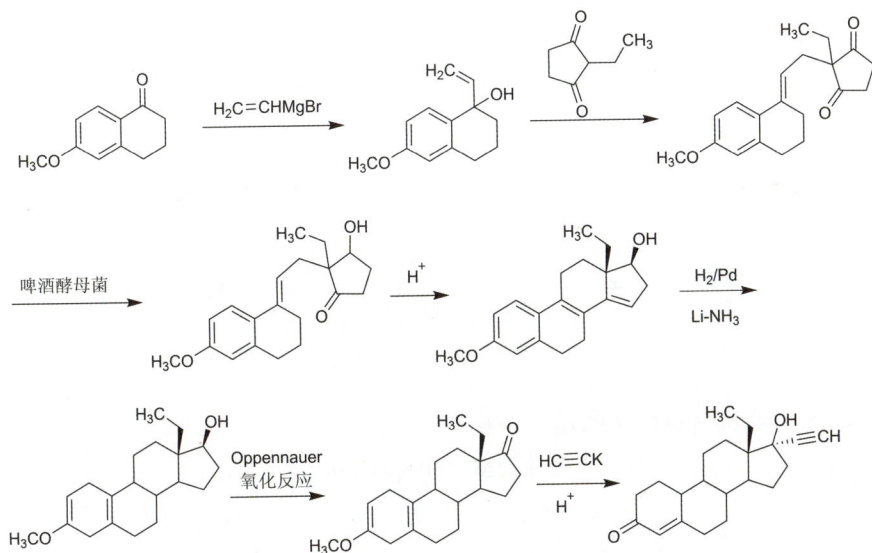

图 19-21 左炔诺孕酮的合成

时消除糖皮质激素或雄激素样作用,减少副反应,适合长期使用。

在炔诺孕酮的 D 环 15 位引入双键,得到孕二烯酮(gestodene),其活性为炔诺孕酮的 2～3 倍,没有雄激素和雌激素活性,有抗雌激素作用。与炔雌醇联用,避孕效果可靠,接受性好,是目前为止孕激素作用最强而使用剂量较低的一种避孕药。

地诺孕素(dienogest)具有 17α-氰甲基,与传统的 19-去甲睾酮衍生物不同。该药物具有孕激素和抗雄激素的双重作用,能诱导促卵泡激素 FSH 和黄体生成激素 LH 的持久分泌,剂量依赖性地抑制睾酮的分泌,故具有良好的抗雄性生育作用。1995 年,地诺孕素和炔雌醇复方制剂作为口服避孕药上市。

曲美孕酮(trimegestone,TRM)2001 年在瑞典上市,为 19-去甲孕甾烷类孕激素。与传统的孕激素相比,TRM 对子宫内膜的选择性更高,作用更强,副作用更小。在临床上主要用于治疗更年期综合征和预防绝经后骨质疏松症。

屈螺酮(drospirenone)为抗醛固酮螺内酯衍生物。该药口服后起效迅速,生物利用度高。能拮抗雌激素诱导的系列症状,如醛固酮增高、体重增加、缓解经期前焦虑等。在临床上主要用于避孕和绝经后妇女的激素替代治疗。

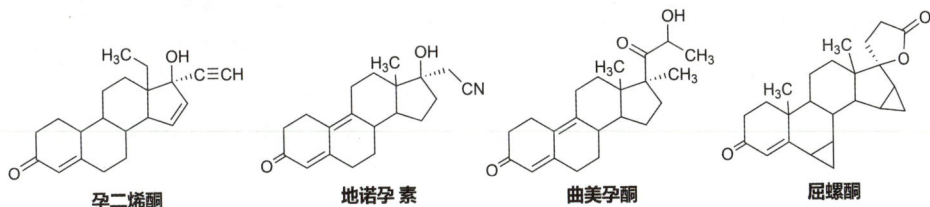

孕二烯酮　　地诺孕素　　曲美孕酮　　屈螺酮

以黄体酮为母体的孕激素的构效关系如图 19-22 所示。

(三) 孕激素拮抗剂

孕激素拮抗剂是指与孕激素竞争受体并拮抗其活性的化合物,也称抗孕激素,目前主要

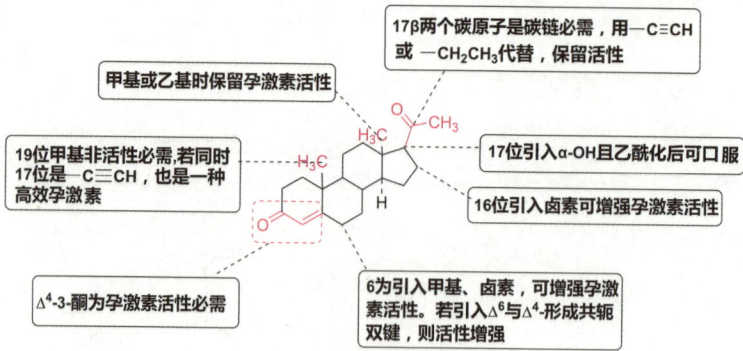

图 19-22　孕激素的构效关系

用于抗早孕,也有些抗孕激素药物用于乳腺癌的治疗。

米非司酮 Mifepristone

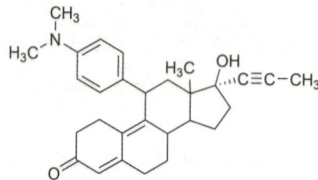

化学名为 11β-[4-(N,N-二甲氨基)-1-苯基]-17β-羟基-17α-(1-丙炔基)-雌甾-4,9-二烯-3-酮((11β)-[4-(dimethylamino)phenyl]-17β-hydroxy-17α-(1-propynyl) estra-4,9-dien-3-one)。

本品为淡黄色结晶性粉末;无臭;无味。本品在甲醇或二氯甲烷中易溶,在乙醇或乙酸乙酯中溶解,在水中几乎不溶;熔点 192～196 ℃;比旋度＋124°～ ＋129°(5 mg/mL 二氯甲烷)。

本品为孕激素受体拮抗剂,是炔诺酮的衍生物,结构中含有 11β-二甲氨基苯基,该基团的存在使化合物活性反转,具有了抗孕激素活性。17α 位丙炔基的存在使化合物稳定性增加,口服吸收迅速,约 1.5 小时作用达峰值。生物利用度有明显个体差异。体内消除缓慢,消除半衰期约 20～34 小时,主要在肝中去甲基和羟基化而代谢,代谢物主要经肠道外排(图 19-23)。

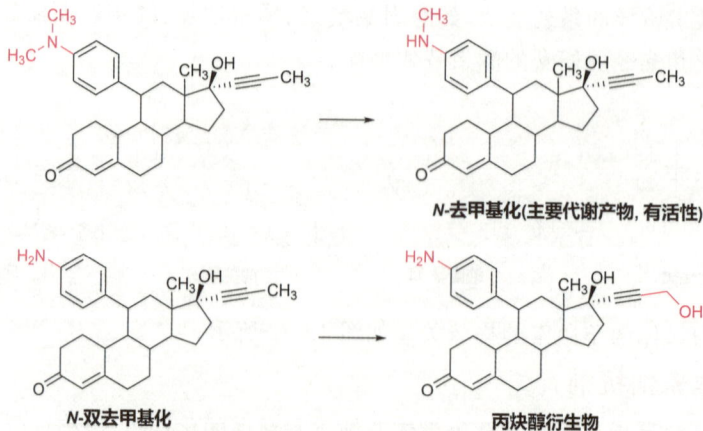

图 19-23　米非司酮的代谢途径

临床主要用于抗早孕和事后避孕。大剂量使用会出现抗糖皮质激素作用,它对库兴氏综合征(Cushing's syndrome)和重型精神病性抑郁症的治疗研究也在进行中。

四、肾上腺皮质激素类药物

肾上腺皮质激素是肾上腺皮质所分泌的激素的总称。肾上腺皮质是维持生命所必需的分泌器官,外层束状带,分泌醛固酮,中间为囊状带,分泌皮质醇,里层为网状带,分泌雄激素。

早在 1927 年就已经知道哺乳动物的肾上腺能分泌一系列与生命相关的物质,到目前为止,共分离得到 47 种甾类物质,其中氢化可的松(hydrocortisone)、可的松(cortisone)、皮质酮(corticosterone)、11-去氢皮质酮(11-dehydrocorticosterone)、去氧皮质酮(deoxycorticosterone)、17α-羟基-11-脱氧皮质酮(17α-hydroxy-11-deoxycorticosterone)和醛固酮(aldosterone)这 7 种化合物生物活性最强。

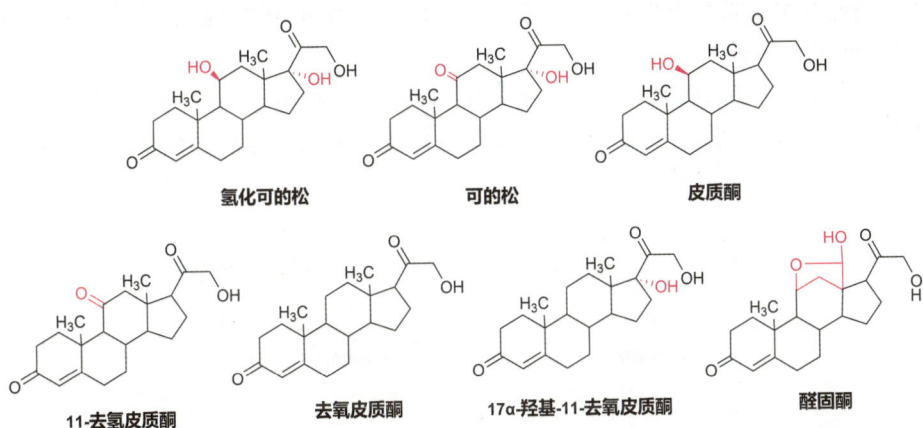

氢化可的松　　可的松　　皮质酮

11-去氢皮质酮　　去氧皮质酮　　17α-羟基-11-去氧皮质酮　　醛固酮

这些化合物的基本结构特征为孕甾烷基本母核、C-3 的羰基、C-4,5 的双键和 17β-酮醇侧链,11 位大都含有羟基或氧,17 位含有羟基的为可的松类化合物,17 位无羟基的为皮质酮类化合物。肾上腺皮质激素按生理作用特点可分为糖皮质激素(glucocorticoid,GC)和盐皮质激素(mineralocorticoid,MC)。其中同时具有 17α-羟基和 11-氧(羟基或氧代)的可的松和氢化可的松,可调节糖、脂肪和蛋白质的生物合成及代谢,有抗炎活性,为糖皮质激素。其余化合物具有保钠排钾的作用,主要调节机体水、盐代谢和维持电解质平衡,为盐皮质激素。盐皮质激素因只限于治疗慢性肾上腺皮质功能不全,临床用途很少,未开发成药物;其代谢拮抗物如螺内酯可作为利尿药使用。本节重点讨论糖皮质激素。

糖皮质激素类药物(glucocorticoids drugs)是一类重要的药物,具有广泛的生物活性。其抗炎作用强大,能对各种化学、机械、病原体、变态反应等引起的炎症有抑制作用。临床上主要用于治疗肾上腺皮质功能紊乱,自身免疫性疾病如肾病型慢性肾炎、系统性红斑狼疮、类风湿性关节炎,变态反应性疾病如支气管哮喘、药物性皮炎,感染性疾病,休克,器官移植的排异反应,眼科疾病及皮肤病等疾病。但长期应用糖皮质激素类药物可引起类肾上腺皮质功能亢进症,即库欣综合征,表现为向心性肥胖、满月脸、皮肤变薄、多毛、低血钾、易感染等。另外,还可诱发精神症状、骨质疏松等并发症,诱发或加剧胃、十二指肠溃疡病,甚至造成消化道出血或穿孔。此外,糖皮质激素类药物或多或少还保留有影响水盐代谢的作用,使钠离子从体内排出困难而发生水肿,因而临床使用时普遍比较谨慎。糖皮质激素化学结构修饰的主要目的是将糖、盐皮质激素的活性分开,以减少副作用。

氢化可的松 Hydrocortisone

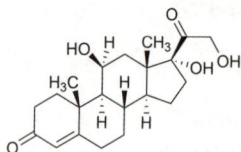

化学名为11β,17α,21-三羟基孕甾-4-烯-3,20-二酮(11β,17α,21-trihydroxypregn-4-ene-3,20-dione)。

本品为白色或类白色的结晶性粉末;无臭;遇光渐变质。本品在乙醇或丙酮中略溶,在三氯甲烷中微溶,在乙醚中几乎不溶,在水中不溶。比旋度+162°~+169°(10 mg/mL 乙醇)。

本品遇硫酸显棕黄色至红色,加水稀释后先黄至橙黄色,微带绿色荧光,并有少量絮状沉淀产生,可用于鉴别。

本品吸收后在肝脏、肌肉及红细胞中代谢,首先 4-烯被还原,进一步 3-酮被还原成醇,然后大部分 C-20 侧链断裂形成 C-19 甾体,与葡萄糖醛酸或单硫酸成酯生成水溶性的化合物(图 19-24),经尿及胆汁排出。

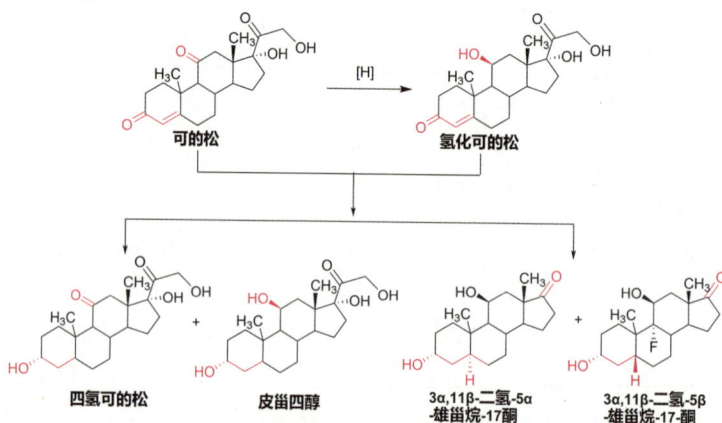

图 19-24 可的松和氢化可的松的代谢途径

本品是黄体酮的 11β,17α 及 21 位三羟基取代物,是皮质激素类药物的基本活性结构。内源性的氢化可的松(也称皮质醇)是由胆固醇经 17α-羟基黄体酮在酶促作用下生物合成的。本品的化学合成以薯蓣皂苷配基为原料,经醋酸酐催化开环、三氧化铬氧化、消除,再经3-醋酸酯的水解,双氧水氧化、沃氏氧化,然后引入 17α-OH、21-OH,最后用犁头霉催化转化得到(图 19-25)。

本品临床主要用于治疗关节炎、风湿症,还可用于免疫抑制、抗休克等的治疗。

氢化可的松是糖皮质激素类药物改造的结构基础,为了增加其稳定性,改善分子的脂溶性,方便临床用药,将氢化可的松分子中的 C-21 位羟基进行了乙酯化,得到醋酸氢化可的松(hydrocortisone acetate),其作用时间延长,且稳定性增加。利用 C-21 羟基制备氢化可的松琥珀酸钠(hydrocortisone sodium succinate)和氢化可的松磷酸钠(hydrocortisone sodium

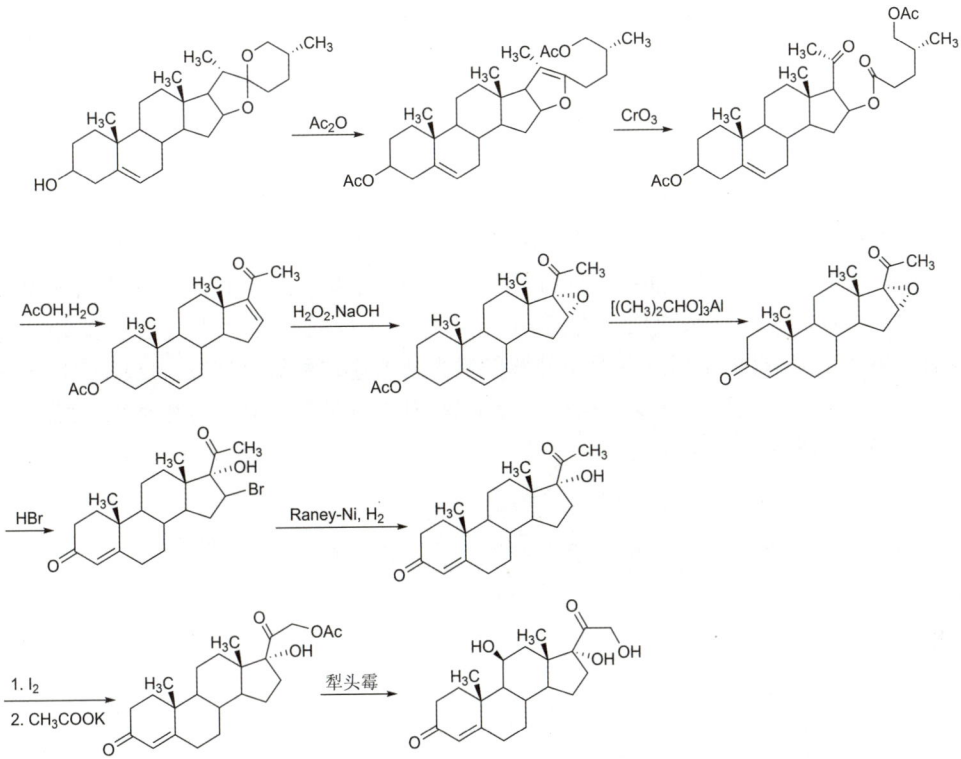

图 19-25 氢化可的松的合成

phosphate），改变了药物在水中溶解度小的缺点，便于制成注射剂使用。在氢化可的松分子的 C-1，2 位引入双键，得到泼尼松龙（hydroprednisone），其抗炎活性比母体提高 3～4 倍，而不增加钠潴留副作用。其抗炎活性增加被认为是由 A 环构象从平椅式变成船式所致，增加了与受体的亲和力，之后一些强效皮质激素的结构中均在 A 环 1 位引入双键。

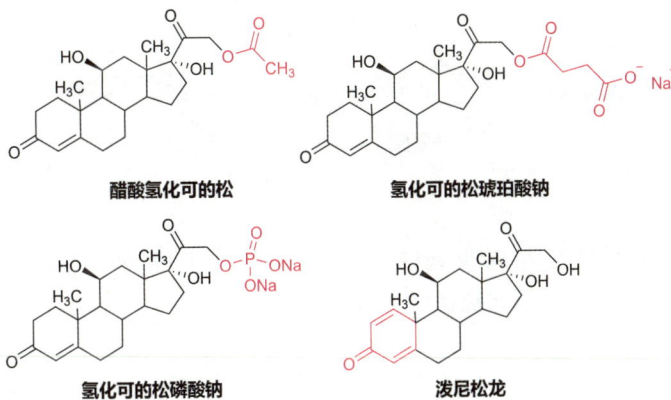

醋酸氢化可的松

氢化可的松琥珀酸钠

氢化可的松磷酸钠

泼尼松龙

醋酸地塞米松 Dexamethasone Acetate

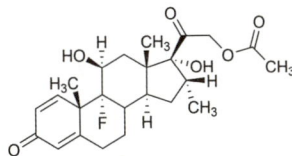

化学名为 16α-甲基-11β,17α,21-三羟基-9α-氟孕甾-1,4-二烯-3,20-二酮-21-醋酸酯 (16α-methyl-(11β,16α,17α)-trihydroxy-9α-fluoropregna-1,4-diene-3,20-dione-21-acetate)。

本品为白色或类白色结晶或结晶性粉末;无臭;味微苦。本品在丙酮中易溶,在甲醇或无水乙醇中溶解,在乙醇或三氯甲烷中略溶,在乙醚中极微溶解,在水中不溶。比旋度＋82°～＋88°(10 mg/mL 二氧六环)。

本品的固体在空气中稳定,但需避光保存。其溶液在碱催化下,6～8 分钟内有 50％的 17β-酮基醇丢失。本品的稳定性主要受以下几个方面的影响:A 环 Δ^4-3-酮在光催化下依实验条件的不同转化成一系列化合物,其中包括 C 环于溶液状态时能被空气氧化,升高温度能加速氧化反应,自由基引发剂及紫外线能极大地加速这种氧化反应。D 环 C-17 羟基及酮基醇侧链在碱性催化下会互变异构成为羟基醛,对于有氧和无氧的转化都很敏感,其转化过程如图 19-26 所示。

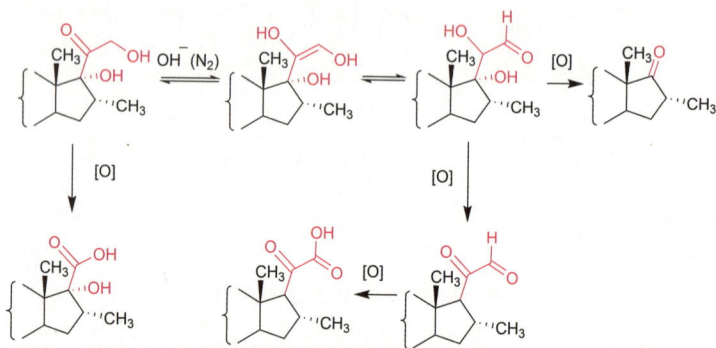

图 19-26　地塞米松的降解反应

本品与氢氧化钠醇溶液共热,冷却,加硫酸煮沸,即产生乙酸乙酯的香味。分子中还原性的醇羟基可还原碱性酒石酸酮,生成红色氧化亚铜沉淀(图 19-27)。

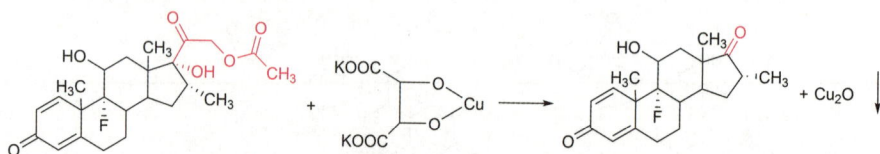

图 19-27　醋酸地塞米松与碱性酒石酸酮的反应

地塞米松 21-磷酸钠与亚硫酸氢钠反应,可逆性地生成 A 环 1 位上取代的磺酸盐(图 19-28),这是 α,β-不饱和酮与亚硫酸加成的典型反应。

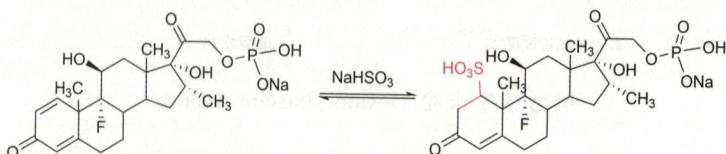

图 19-28　地塞米松 21-磷酸钠与亚硫酸氢钠反应

本品为目前临床上使用的活性最强的糖皮质激素之一,其抗炎作用比可的松强 30 倍,糖代谢作用比可的松强 20～25 倍,基本不引起钠潴留。它有明显的化学结构特点,在孕甾烷的母核上,几乎在可能被取代的位置上都引入了取代基。C-1,2 及 C-4,5 的双键,C-3 的酮基,C-9 的氟,C-16α 的甲基,C-11β、C-17α 及 C-21 羟基取代。

本品临床上主要用于治疗肾上腺皮质功能减退症、风湿热、类风湿性关节炎、红斑狼疮、急性白血病、严重支气管哮喘以及皮炎等过敏性疾病。

尽管皮质激素类药物的研究取得了很大的进展,但它仍然存在许多副作用。以软药策略和前药原理进行结构改造一直是工作的重点。法尼酸泼尼松龙(prednisolone farnesylate),是泼尼松龙与法尼酸所形成的酯类前药,由日本 Kuraray 公司和 Taiho 公司联合开发,并于 1998 年上市,为局部甾体抗炎药,与泼尼松龙相比,亲脂性增强,可以穿过表皮进入炎症部位,在提高活性的同时,其胸腺萎缩的副作用大大降低。临床上主要用于类风湿性关节炎和骨关节炎等疾病的治疗。

醋丙甲泼尼松(methylprednisolone aceponate)为甲基泼尼松龙的 17 位和 21 位分别成丙酸酯及乙酸酯的前药,是由德国拜耳先灵医药股份有限公司开发并于 1992 年上市的新药。主要用于各种湿疹的治疗。磺庚甲泼尼龙(methylprednisolone suleptanate)由 Upjohn 公司开发,并于 1997 年上市,是一类水溶性的前药型糖皮质激素药物,在体内经酯酶水解释放出活性成分甲泼尼龙,临床上主要用于一些免疫性疾病的治疗。依碳酸氯替泼诺(loteprednol etabonate)是少数被美国 FDA 批准用于眼部的变态反应及炎症的药物,由丹麦科思莫斯制药公司在 1998 年推出。环索奈德(ciclesonide)是一类吸入性糖皮质激素类药物,由德国阿尔塔纳股份公司研发,2004 年在澳大利亚率先上市,2006 年获美国 FDA 批准,用于治疗 12 岁及以上患者的哮喘。

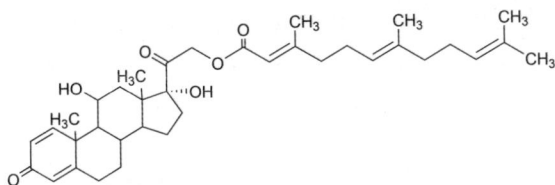

法尼酸泼尼松龙

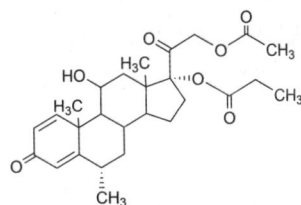

醋丙甲泼尼松

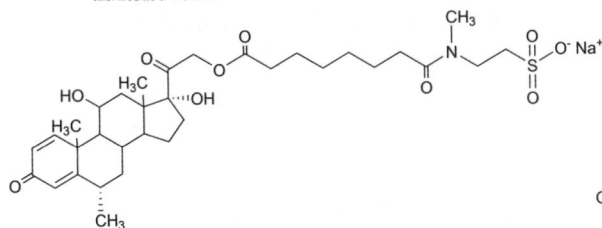

磺庚甲泼尼龙

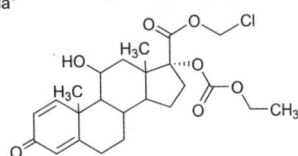

依碳酸氯替泼诺

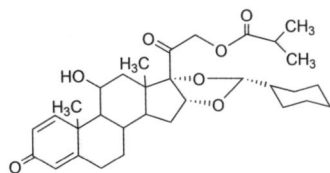

环索奈德

本类以氢化可的松为母体的糖皮质激素药物的构效关系如图 19-29 所示。

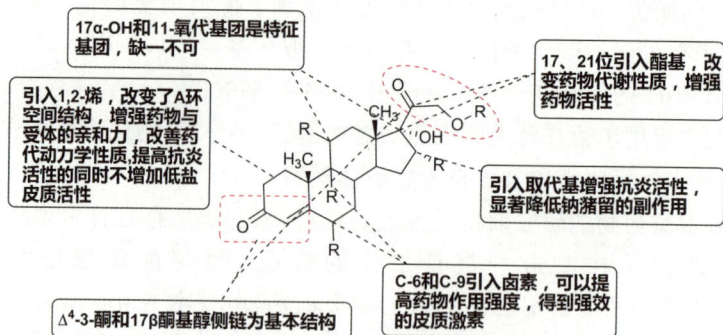

17α-OH和11-氧代基团是特征基团，缺一不可

引入1,2-烯，改变了A环空间结构，增强药物与受体的亲和力，改善药代动力学性质,提高抗炎活性的同时不增加低盐皮质活性

17、21位引入酯基，改变药物代谢性质，增强药物活性

引入取代基增强抗炎活性，显著降低钠潴留的副作用

C-6和C-9引入卤素，可以提高药物作用强度，得到强效的皮质激素

Δ⁴-3-酮和17β酮基醇侧链为基本结构

图 19-29　糖皮质激素药物的构效关系

第二节　前列腺素
Prostaglandins

　　前列腺素(prostaglandins,PGs)为存在于动物和人体中的一类不饱和脂肪酸组成的具有多种生理作用的活性物质。20 世纪 30 年代中期 Goldblatt 和 Von Euler 先后发现人精液中含有一种可引起平滑肌及血管收缩的体液成分，当时以为这一物质是由前列腺释放的，因而定名为前列腺素。现已证明精液中的前列腺素主要来自精囊,除此之外全身许多组织细胞都能产生前列腺素。

　　前列腺素的结构为一个五元脂环和两条反式侧链构成的 20 碳不饱和脂肪酸。按分子中五元脂环上取代基的不同将前列腺素分为 PGA、PGB、PGC、PGF 等类型。分子中侧链的双键数目以数字的形式标在代表类别的字母下方,如 PGE_1 和 PGE_2。另外,C_9 位羟基的立体构型以希腊字母标表示,标在表示双键数目的数字后面,如图 19-30 所示。

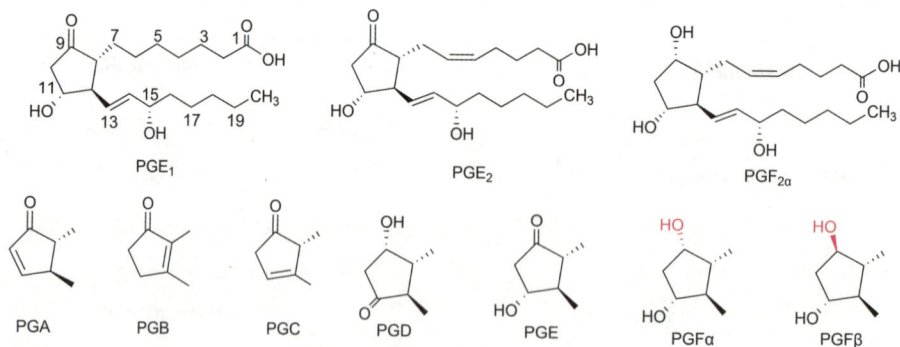

图 19-30　前列腺素的结构与命名

　　前列腺素在体内由花生四烯酸(arachidonic acid,AA)经环氧合酶催化环氧化、过氧化生成 PGG_2 和 PGH_2 等内过氧化物,再在相应的组织和细胞中继续代谢生成不同的前列腺素和血栓素(thromboxane,TXA_2),发挥特定的生物活性(图 19-31)。前列腺素是一类致炎

物质,在所有损失组织中,均有 PGs 类物质的合成与释放。而血栓素是促使血小板凝聚形成血栓的原因。

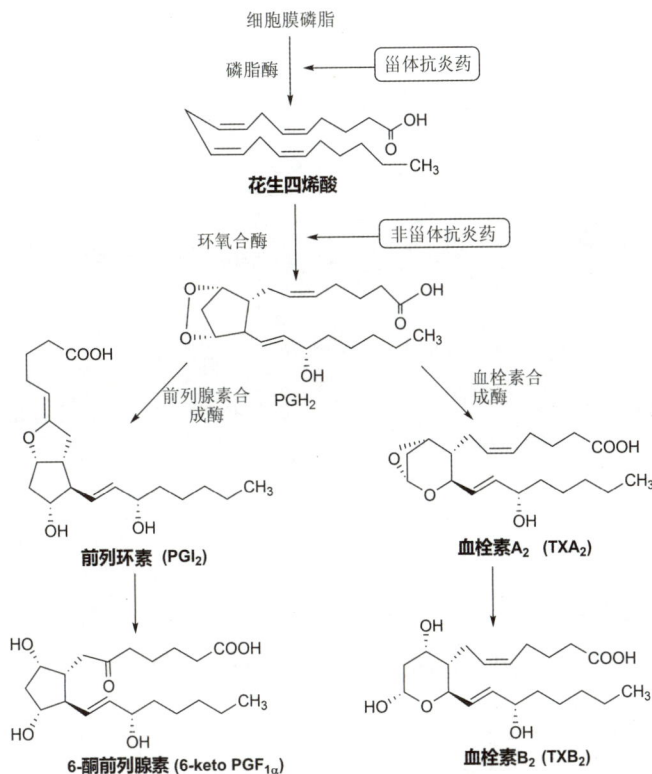

图 19-31 花生四烯酸的环氧合酶代谢途径

前列腺素除作为炎症介质外,不同类型的前列腺素还具有不同的功能。如前列腺素 E 能舒张支气管平滑肌,降低通气阻力;而前列腺素 F 的作用则相反。前列腺素 E_1、E_2 和 A 能抑制胃液的分泌,保护胃壁细胞,用于治疗胃溃疡、出血性胃炎以及肠炎;前列腺素 I_2 对血小板功能有多种生理作用,是当前抗血栓形成药物研究的重要对象。前列腺素的半衰期极短(1~2分钟),除前列腺素 I_2 外,其他的前列腺素经肺和肝迅速降解,故前列腺素不像典型的激素那样,通过循环影响远距离靶组织的活动,而是在局部产生和释放,对产生前列腺素的细胞本身或对邻近细胞的生理活动发挥调节作用。前列腺素对内分泌、生殖、消化、血液呼吸、心血管、泌尿和神经系统均有作用。常见的前列腺素类药物类型、代表药物及其用途见表 19-4。

表 19-4 常见的前列腺素类药物

PGs 类型	药 物 名 称	药 物 结 构	用 途
PGE_1	前列地尔		扩张血管,抑制血小板血栓素的合成。用于治疗心绞痛、心肌梗死、脑梗死

续表

PGs 类型	药 物 名 称	药 物 结 构	用 途
PGE$_2$	地诺前列酮		收缩子宫平滑肌,用于妊娠早期流产
PGF$_{2\alpha}$	卡前列素		收缩子宫,用于抗早孕、扩宫颈及中期引产
PGF$_{2\alpha}$ 衍生物	拉坦前列素		用于治疗青光眼
PGI$_2$	前列环素		抗血小板凝集和扩张血管作用,用于治疗冠心病、心绞痛和心肌梗死

天然前列腺素 E$_1$ 存在首过效应,在 15-羟前列腺素脱氢酶的作用下 C-15 的羟基易被氧化成酮基失活,为了防止其代谢,对 PGE$_1$ 进行结构改造,将 C-15 羟基移到 C-16 之后,同时又引入了甲基,使该碳上的羟基因位阻的作用不易受酶的催化氧化,从而得到体内作用间较长且口服有效的米索前列醇(misoprostol)。

米索前列醇 Misoprostol

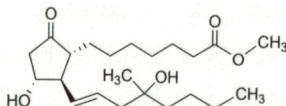

化学名为(±)-(13E)-11α,16α-二羟基-16-甲基-9-氧前列烷-13-烯-1-酸甲酯((±)-(13E)-11α,16α-dihydroxy-16-methyl-9-oxoprost-13-en-1-oic acid methyl ester)。

本品为淡黄色油状物;无臭;无味。本品在二氯甲烷中极易溶解,在甲醇、乙醇、乙酸乙酯中易溶,在水中几乎不溶。

本品有四个光学异构体,其中 11R、16S 异构体是药效成分,药用其 11R、16S 构型与 11R、16R 构型 1∶1 混合物。

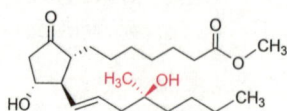

11R、16S-构型

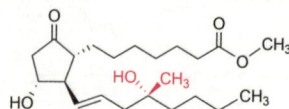

11R、16R-构型

本品用于治疗十二指肠溃疡和胃溃疡,包括关节炎患者因为服用非甾体类抗炎药所引起的十二指肠溃疡和胃溃疡。本品与米非司酮序贯合并使用,用于终止停经 49 天内的早期妊娠。

本品系 PGE_1 的类似物,与 PGE_1 不同的是将 C-15 羟基移至 C-16,同时在 C-16 引入甲基增加位阻,可避免 15-羟基前列腺素脱氢酶的氧化。这是因为在 C-15 羟基前列腺素脱氢酶作用下天然 PGE_1 的 C-15 羟基被氧化成酮基,进而在 Δ^{13} 还原酶作用下可使 C-13 双键还原,再经 β 氧化或 ω-氧化成代谢产物从尿中排泄。因此,PGE_1 的肺和肝首过失活率达 80%,半衰期只有 1 分钟。PGE_1 的代谢如图 19-32 所示。

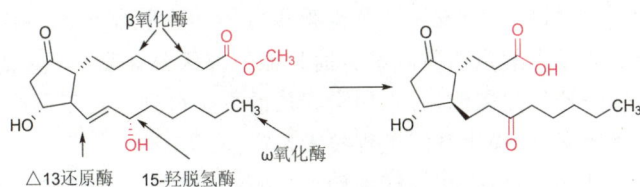

图 19-32　米索前列醇的氧化还原代谢

本品口服后,在吸收前或吸收中首先水解成米索前列酸,这是其起作用的活性形式,然后再经过 β-氧化失活(图 19-33)。

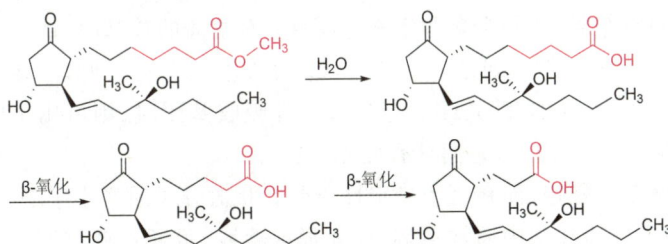

图 19-33　米索前列醇的水解及氧化代谢

本品在室温下性质很不稳定,经差向异构化生成 C-8 差向异构体,在酸、碱条件下,C-11α 羟基与邻近氢脱水生成 PGA 类化合物并可以异构化成 PGB 类衍生物(图 19-34)。

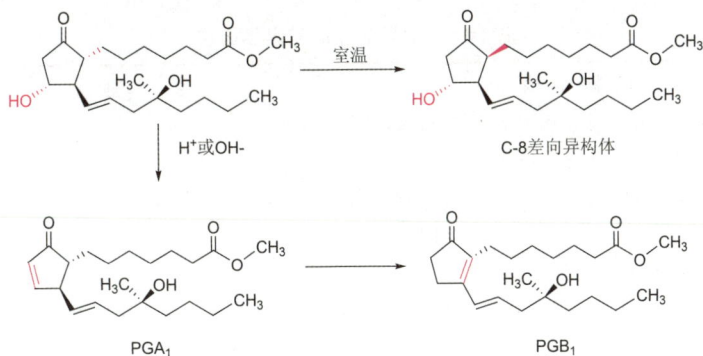

图 19-34　米索前列醇的异构化降解

第三节　肽　类　激　素
Peptide Hormones

　　肽类激素由氨基酸通过肽键连接而成,其主要的分泌器官是下丘脑及脑垂体。此类激素按相对分子质量大小分为肽类激素和蛋白质激素,二者无明显界限,一般相对分子质量大于 5000 的为蛋白质激素,小于 5000 则为肽类激素。

　　近年来,由于分子生物学学科的快速发展,生物技术、基因工程、免疫学以及仪器分析方法的进步,肽类激素药物得到迅速发展。肽类激素可用动物脏器为原料提取或用全合成的方法制得。相对分子质量大的蛋白质激素目前只能依靠天然来源,一些相对分子质量较小的肽类激素不再仅仅依赖天然来源,可采用全合成的方法得到。对于那些天然来源少,全合成又十分困难的多肽激素,可采用基因工程技术生产。

　　对多肽激素化学结构的描述,按国际惯例,采用氨基酸的三个字母的英文缩写,从左至右排列,左边为氨基末端(N-末端),右边为羧基末端(C-末端)。不少多肽激素具有环状结构,它们通过肽键或半胱氨酸的巯基形成二硫键而环合,以环状接头的 N-末端氨基酸为第一个氨基酸。

　　肽类激素具有很多共同的性质。若构成多肽激素的氨基酸为多官能团氨基酸时,分子含有游离的氨基和胍基时,使整个多肽激素呈碱性;有游离的羧基时,使整个多肽激素呈酸性;有自由的巯基或酚羟基时,可表现出与金属离子螯合的倾向。此外,多肽激素中氨基酸含有苯环(如 Tyr)和杂环(如 Trp、His)等具有紫外吸收基团时,则可用于鉴定。组成多肽激素的天然氨基酸多是 L-构型,它们具有旋光性。

　　纯品多肽在室温下稳定,而在水中稳定性较差。相对分子质量小于 1000 的寡肽在水中有一定溶解度,而蛋白质在水中通常不溶,但能形成溶胶,可通过调节溶液 pH 使其溶解度增加。多肽激素药物在胃肠道中难以吸收,且易受到酶的作用而失活,一般不能口服给药。

　　常用的多肽激素类药物(peptide hormone drugs)及其用途如表 19-5 所示。胰岛素在体内起调节糖、脂肪及蛋白质代谢作用,是治疗 I 型糖尿病的有效药物,将它放在第二十章降血糖药部分介绍。本节只介绍降钙素。

表 19-5　常见的多肽激素类药物

药 物 名 称	药 物 结 构	用　　　途
胰岛素	由 51 个氨基酸组成	降血糖作用,用于治疗糖尿病
降钙素	由 32 个氨基酸组成	降低血钙,用于骨质疏松症
绒促性素	是一种糖蛋白	促性腺激素,用于不孕症、功能性子宫出血、先兆流产及男性性功能减退
缩宫素(催产素)	由 9 个氨基酸组成	收缩子宫,促进排乳,用于引产、产后出血、子宫复原及催乳
加压素	由 9 个氨基酸组成	收缩小动脉和毛细血管、升高血压,用于产后出血、消化道出血及尿崩等
促皮质素	由 39 个氨基酸组成	刺激肾上腺皮质合成和分泌氢化可的松
生长激素	由 191 个氨基酸组成	刺激生长,用于内源性生长激素分泌不足的侏儒儿童

降钙素 Calcitonin

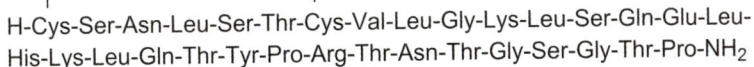

H-Cys-Ser-Asn-Leu-Ser-Thr-Cys-Val-Leu-Gly-Lys-Leu-Ser-Gln-Glu-Leu-
His-Lys-Leu-Gln-Thr-Tyr-Pro-Arg-Thr-Asn-Thr-Gly-Ser-Gly-Thr-Pro-NH$_2$

降钙素是一种含 32 个氨基酸的多肽类激素,在人体内由甲状腺滤泡旁细胞分泌,有时又称作甲状腺抑钙素(thyrocalcitonin)。当血钙过高时,甲状腺腺滤泡旁细胞释放降钙素。这种激素通过抑制肾小管重吸收钙来降低血钙水平,从而增强尿钙排泄,并且抑制骨吸收使骨内钙流动最小化,主要用于治疗骨质疏松症。

随着物种的不同,降钙素的氨基酸排列有差异,其生物活性也有很大差异。鱼降钙素与哺乳动物降钙素受体的结合能力超过哺乳动物的降钙素,故目前临床应用的均为鱼降钙素。目前人工合成的降钙素有 4 种,即鲑鱼降钙素(salcatonin)、鳗鱼降钙素(elcatonin)、人降钙素(calcitonin)和猪降钙素(caltonin),其中鲑鱼降钙素、鳗鱼降钙素较为常用(表 19-6)。

表 19-6 不同种属降钙素的生物活性差异

种 类	活性/(IU/mg)
鲑鱼降钙素	4000～6000
鳗鱼降钙素	2000～4000
人降钙素	100～200
猪降钙素	

上述是鲑鱼降钙素的一级结构,既含有一个酸性氨基酸(Glu),又含有一个碱性氨基酸(Arg)、一个组氨酸(His)及氨基端,故略带碱性。本品为白色或类白色粉末;在水、稀酸及稀碱中易溶。本品在水溶液中不稳定,做成冻干制剂,非胃肠道用药,使用注射剂和喷鼻剂。

来源不同的降钙素的氨基末端为半胱氨酸,其中 1 位半胱氨酸与 7 位半胱氨酸形成二硫键桥。降钙素的羧基末端均为脯氨酰胺,若将脯氨酰胺除去,留下的 31 个氨基酸几乎没有活性,从而表明是降钙素整个分子起作用。不同来源的降钙素的其他位置的氨基酸大都不同,这样导致三级结构出现差异。基于这样的差异,鲑鱼降钙素降低哺乳动物的血钙水平比人降钙素高出一个数量级。然而,这些氨基酸序列的明显差异也增加了引起患者的免疫系统不良反应的风险。

降钙素的构效关系可归纳如下:①组成降钙素的 32 个氨基酸残基是必需的,其整个分子的形状和大小似乎完全决定着它的生物活性。②肽链羧基末端的酰胺是生物活性必需的。③肽链氨基端的第 1 个和第 7 个半胱氨基酸残基通过二硫键组成的环状似乎决定着降钙素的全部生物活性,尽管二硫键不是必需的,而且它也可以断开或被另外的键合形式(如 Asu1,7 鳗鱼降钙素中的-CH-CH$_2$-连接)替代。④有研究表明,对"降钙素基本结构"进行的修饰可能不会引起特定降血钙活性的显著降低。

学 习 小 结

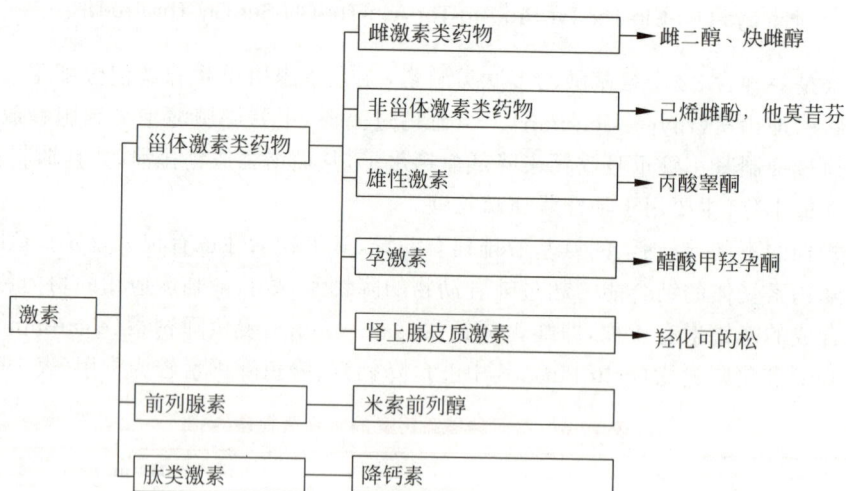

思 考 题

1. 炔诺酮酯化修饰后具有长效性的原因有哪些？
2. 己烯雌酚对非甾体激素类药物研究的重要意义是什么？

第十九章习题   第十九章习题答案

（刘许歌、严 琳）

第 二 十 章

降血糖药、甲状腺激素药和抗甲状腺药、骨质疏松治疗药
Hypoglycemic Drugs, Thyroid Hormone Drugs and Anti-thyroid Drugs, Osteoporosis Treatment Drugs

学习目标

1. 掌握本章药物的分类、作用机制;掌握甲苯磺丁脲、罗格列酮、二甲双胍、西格列汀、左甲状腺素钠、甲巯咪唑、阿仑膦酸钠、雷洛昔芬的化学结构、理化性质和临床应用。

2. 熟悉磺酰脲类药物的结构与代谢、作用时间的关系;熟悉格列本脲、瑞格列奈、吡格列酮、米格列醇、维格列汀、达格列净、丙硫氧嘧啶、依普黄酮、雷尼酸锶的化学结构和临床应用。

3. 了解磺酰脲类药物的发展;了解格列美脲、那格列奈、沙罗格列扎、西格列他、卡格列净、依替膦酸二钠的化学结构和临床应用。

第二十章
教学课件

第一节 降 血 糖 药
Hypoglycemic Drugs

糖尿病(diabetes mellitus,DM)是一种糖、蛋白和脂肪代谢障碍性疾病,主要表现为高血糖及尿糖。病情严重者会引起失明、心脑血管疾病、肾功能衰竭等多种并发症。

糖尿病主要分为胰岛素依赖型糖尿病即 1 型糖尿病(insulin-dependent diabetes mellitus,IDDM)和非胰岛素依赖型糖尿病即 2 型糖尿病(noninsulin-dependent diabetes mellitus,NIDDM)。1 型糖尿病是由于胰岛 β-细胞受损,引起胰岛素分泌水平极低,导致高血糖、β-酮酸中毒及代谢紊乱等严重症状。1 型糖尿病约占糖尿病患者的 10%。其治疗只能依赖于外源性胰岛素及其类似物。2 型糖尿病常发生在肥胖患者身上,患者血浆中胰岛素水平常处于正常值或稍高,其病因主要是由于胰岛素抵抗,即有关细胞对胰岛素的敏感性下降,从而导致血糖水平升高。葡萄糖激酶基因的改变、肥胖及饮食不当是引起 2 型糖尿病的主要原因。2 型糖尿病约占糖尿病患者的 90%。2 型糖尿病患者可用降血糖药治疗,以促使胰岛 β 细胞分泌更多的胰岛素或改善靶细胞对胰岛素的敏感性。根据降血糖药的作用

机制,可以分为胰岛素分泌促进剂、胰岛素增敏剂、α-葡萄糖苷酶抑制剂、二肽基肽酶-4 抑制剂、胰高血糖素样肽类似物、钠-葡萄糖共转运蛋白-2 抑制剂等。

一、胰岛素及其类似物

1. 胰岛素

胰岛素(insulin)是由胰腺中胰岛 β 细胞受内源或外源性物质如葡萄糖、乳糖、核糖、精氨酸、胰高血糖素等的刺激而分泌的一种肽类激素,在体内起调节糖、脂肪及蛋白质代谢的作用,是治疗糖尿病的有效药物。胰岛素含有 16 种 51 个氨基酸,由 21 个氨基酸的 A 肽链与 30 个氨基酸的 B 肽链以两个二硫键连接而成。不同种动物的胰岛素分子中的氨基酸种类稍有差别,其中猪胰岛素与人胰岛素最为相似,仅 B 链 C-末端一个氨基酸不同,猪胰岛素 B 链 C-末端为丙氨酸,而人胰岛素为苏氨酸。牛胰岛素与人胰岛素在肽序列上分别为 A 链 8 位、10 位及 B 链 C-末端氨基酸不同。临床上最常用的是猪胰岛素。

猪胰岛素 Porcine Insulin

```
                Glu-Val-Ile-Gly-H
                         |
                     S——S
                     |       |
  A链   Gln-Cys-Cys-Thr-Ser-Ile-Cys-Ser-Leu-Tyr-Gln-Leu-Glu-Asn-Tyr-Cys-Asn-OH
             |                                                          |
             S                                                          S
             |                                                          |
             S                                                          S
             |                                                          |
  B链   Gln-His-Leu-Cys-Gly-Ser-His-Leu-Val-Glu-Ala-Leu-Tyr-Leu-Val-Cys-Gly-Glu
         |                                                                   |
       Asn-Val-Phe-H                    HO-Ala-Lys-Pro-Thr-Tyr-Phe-Phe-Gly-Arg
```

本品为白色或类白色的结晶性粉末。本品在无机酸或氢氧化钠溶液中易溶,在水和乙醇中几乎不溶。

本品具有典型的蛋白质性质,能发生蛋白质的各种特殊反应。等电点为 pH 5.35～5.45,在微酸性环境中(pH 2.5～3.5)稳定。溶液中的胰岛素不稳定,胰岛素锌溶液在 pH 2～3 时,其 A 链 21 位天冬酰胺发生脱氨反应,反应速度约为 1%～2%/月。

本品是自猪胰腺中提取制得的具有降血糖作用的多肽类物质。因含有胰高血糖类、胰多肽及血管肠多肽等不纯物质或因种属差异,本品对某些患者会产生免疫反应及一系列不良反应,如自发性低血糖、耐药性、改变药物动力学方式、加重糖尿病患者微血管病变、加速患者胰功能衰竭和引起过敏等。因此《中国药典》规定检查并控制上述多肽类杂质的含量。另一方面,将猪胰岛素用酶化学和半合成法,使 B 链 C-末端的丙氨酸转变成苏氨酸,则成为人胰岛素,是降低免疫反应的重要策略,目前已实现工业化生产并有产品上市。

胰岛素可增加葡萄糖的利用,加速葡萄糖的酵解和氧化,促进糖原的合成和贮存,并能促进葡萄糖转变为脂肪,抑制糖异生和糖原分解而降低血糖。此外,还能促进脂肪合成并抑制其分解。由于胰岛素可被胰岛素酶、胃蛋白酶、糜蛋白酶等水解,不能口服,只能注射。皮下注射吸收快,血浆半衰期 2 小时,可迅速被肝、肾、肌肉组织中所含的代谢酶破坏,故作用维持时间短,需反复给药。

本品在临床上有两种制剂,分别为胰岛素注射液和精蛋白锌胰岛素注射液。前者为胰岛素的无菌水溶液,后者为含有鱼精蛋白及氯化锌的胰岛素无菌混悬液,主要用于胰岛素依

第二十章
课程思政

赖型糖尿病的治疗。

2. 胰岛素类似物

天然胰岛素只有在低浓度下才以单体形式存在,当浓度较高时或在锌离子存在下,则以二聚体或六聚体形式存在。而胰岛素只有以单体形式才能穿过毛细血管并被吸收,多聚体必须解离后才能被吸收。因此,解离过程成为胰岛素吸收的限速步骤。如果能抑制胰岛素二聚体及多聚体的产生,则能得到速效胰岛素。研究表明,改变或者去除胰岛素 B 链 C 末端 28 位氨基酸对其生物活性影响较小,但可影响其二聚体的形成和解离。因此,现开发的多数胰岛素类似物均是在 B 链 C 末端 28 位氨基酸上置换或增加氨基酸残基,所得到的类似物比天然胰岛素更为速效或长效。主要的胰岛素类似物包括:

门冬胰岛素(insulin aspart)是将人胰岛素 B 链 28 位的脯氨酸(Pro)用天门冬氨酸(Asp)代替得到的胰岛素类似物,减弱了胰岛素溶液中分子间的自我聚合,可迅速解离为单体。皮下注射后,起效时间 10～20 分钟,约 40 分钟快速达到峰值,作用持续时间 3～5 小时,属于速效胰岛素。

赖脯胰岛素(insulin lispro)是将人胰岛素 B 链 28 位的脯氨酸(Pro)和 29 位的赖氨酸(Lys)的位置互换得到的胰岛素类似物。这一变化导致了 C 端构象的变化并抑制了二聚体的形成,使得赖脯胰岛素更易于分解成单体而迅速起效,属于速效胰岛素。

甘精胰岛素(insulin glargine)将人胰岛素 A 链 21 位的天门冬酰胺(Asn)用甘氨酸(Gly)取代,并在 B 链的 C 端增加 31 位和 32 位的精氨酸(Arg),因其等电点接近 7,皮下注射后易产生沉淀,形成储库,缓慢释放原药。每天注射一次,在 24 小时内持续释放而无峰值变化,属于长效胰岛素。

二、胰岛素分泌促进剂

2 型糖尿病患者常常伴有继发性的 β 细胞功能缺陷,从而使胰岛素分泌不足。胰岛素分泌促进剂可促使胰岛 β 细胞分泌更多的胰岛素以降低血糖水平。按化学结构不同,胰岛素分泌促进剂可以分为磺酰脲类和非磺酰脲类。

1. 磺酰脲类

早在第二次世界大战期间,Janbon 等用磺胺类抗菌药磺胺异丁基噻二唑治疗伤寒病时,患者出现了低血糖反应。1955 年磺酰脲类化合物氨苯磺丁脲首先作为降糖药使用,但因有骨髓抑制及肝毒性而停用。之后在此基础上合成了第一代磺酰脲类衍生物,疗效较好,广泛应用于临床,如甲苯磺丁脲(tolbutamide)、氯磺丙脲(chlorpropamide)、醋酸己脲(acetohexamide)等。至 20 世纪 70 年代研制出第二代磺酰脲类口服降糖药,如格列本脲(glibenclamide)、格列齐特(gliclazide)、格列吡嗪(glipizide)等,降糖作用更好、副作用更小、用量更少。20 世纪 80 年代出现了第三代口服降糖药,如格列美脲(glimepiride),特别适用于对其他磺酰脲类无效的糖尿病患者,其降糖效果与格列本脲相似,但用量较小,比后者更安全。

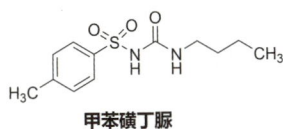

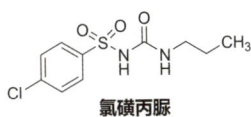

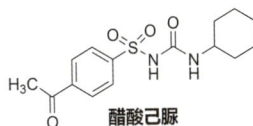

甲苯磺丁脲　　　　　氯磺丙脲　　　　　醋酸己脲

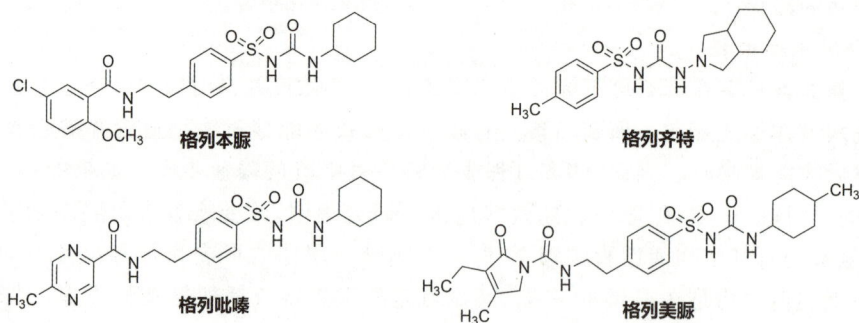

磺酰脲类药物均能选择性地作用于胰腺 β 细胞，促进胰岛素的分泌。该类药物与胰腺 β 细胞上的受体结合后，会阻断 ATP 敏感的钾通道；钾通道的阻断会使电压敏感的钙通道开放，而出现钙离子内流；钙离子的流入会导致 β 细胞分泌胰岛素。药物与受体结合的亲和力与降血糖作用直接相关。另外，磺酰脲类化合物对肝脏糖异生具有抑制作用。同时，也能增强外源性胰岛素的降血糖作用。

第一代磺酰脲类药物在体内代谢部位主要是磺酰基芳环上对位取代基 R，由于蛋白结合率和代谢速率的不同，造成了它们作用时间的差异。甲苯磺丁脲的分子中具有对位甲基，在体内易发生氧化生成对羟甲基苯磺丁脲，虽然此代谢物仍保留一定降血糖活性，但它迅速被进一步氧化成酸而失活，其半衰期为 4.5～6.5 小时。当采用卤素取代甲基，使成氯磺丙脲，由于氯原子不易代谢失活，丙基链上的羟化作用相对缓慢，因此氯磺丙脲是一种长效药物，其半衰期长达 36 小时，只需每日给药一次。同时，由于氯原子不易被氧化，故常以原型从肾脏排泄。对位如引入体积较大的取代基如 β-芳酰胺乙基时，活性更强，即第二代磺酰脲类降血糖药，在体内主要经脂环的羟基化而失活。

甲苯磺丁脲 Tolbutamide

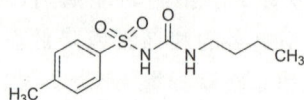

化学名为 1-丁基-3-(对甲苯基磺酰基)脲素(N-(butylcarbamoyl)-4-methylbenzenesulfonamide)。

本品为白色结晶或结晶性粉末；无臭。本品易溶于丙酮、三氯甲烷、氢氧化钠试液，可溶于乙醇，几乎不溶于水。熔点 126～130 ℃。

甲苯磺丁脲可由正丁醇氯化、胺化、成盐后，与对甲苯磺酰脲缩合来制得(图 20-1)。

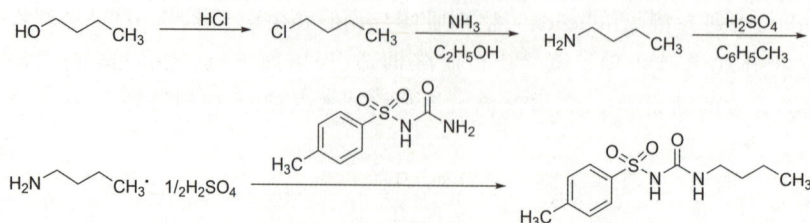

图 20-1　甲苯磺丁脲的合成

本品具有酰脲结构,显酸性,可溶于氢氧化钠溶液;酰脲结构在酸性溶液中受热易水解。此性质可被用于甲苯磺丁脲的鉴定。如在硫酸溶液中加热回流,水解析出对甲苯磺酰胺沉淀。滤液中的硫酸正丁胺用氢氧化钠溶液加热中和,即产生正丁胺的特臭(图 20-2)。

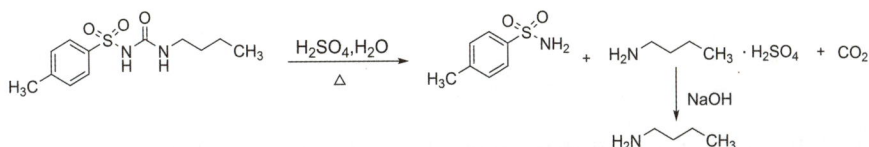

图 20-2　甲苯磺丁脲的水解

本品分子中的对位甲基在体内易发生氧化,生成对羟甲基苯磺丁脲,虽然此代谢物保留一定的降血糖活性,但它迅速被进一步氧化成酸而失活,半衰期为 4.5～6.5 小时(图 20-3)。

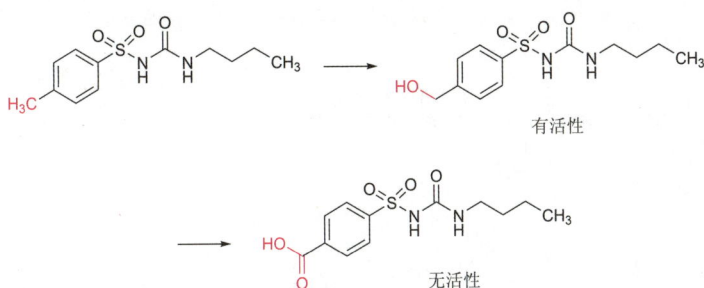

有活性

无活性

图 20-3　甲苯磺丁脲的代谢途径

本品口服后迅速由胃肠道吸收,30 分钟即可在血内检出,2～3 小时达血浆浓度峰值,持效 6～12 小时,半衰期约 6 小时,属短效磺酰脲类降糖药。本品在体循环中与血浆蛋白结合,在肝脏降解氧化为羧基或羟基衍生物而失活,主要由肾脏排出,罕有急性毒性作用,但肝、肾功能不良者忌用。

本品的降糖作用较弱但安全有效,用于治疗轻中度 2 型糖尿病,尤其是老年糖尿病患者;注射剂用于诊断胰岛素瘤。

格列本脲 Glibenclamide

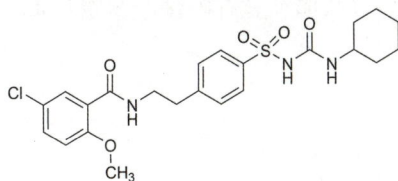

化学名为 N-[2-[4-[[[(环己氨基)羰基]氨基]磺酰基]苯基]乙基]-2-甲氧基-5-氯苯甲酰胺 5-chloro-N-(4-(N-(cyclohexylcarbamoyl) sulfamoly)phenethyl)-2-methoxybenzamide,又名优降糖、氯磺环己脲。

本品为白色结晶性粉末;几乎无臭。本品在三氯甲烷中略溶,在甲醇或乙醇中微溶,在水或乙醚中不溶。熔点 170～174 ℃(分解)。

本品在常温、干燥环境中稳定。其酰脲结构在潮湿环境中,可以发生水解反应(图 20-4)。

格列本脲的合成是以水杨酸为原料,经过氯化、甲基化、酰氯化生成 2-甲氧基-5-氯苯甲

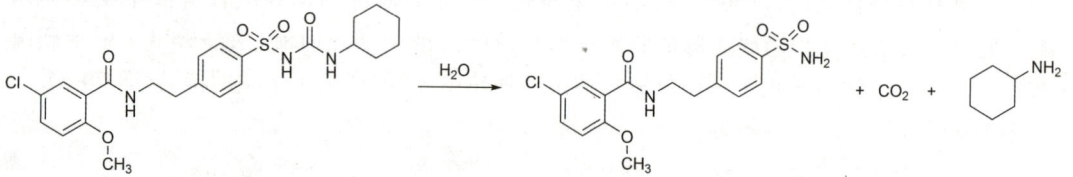

图 20-4　格列本脲的水解

酰氯,然后与苯乙胺缩合,再经氯磺化、氨化,最后与环己基异氰酸酯缩合制得(图 20-5)。

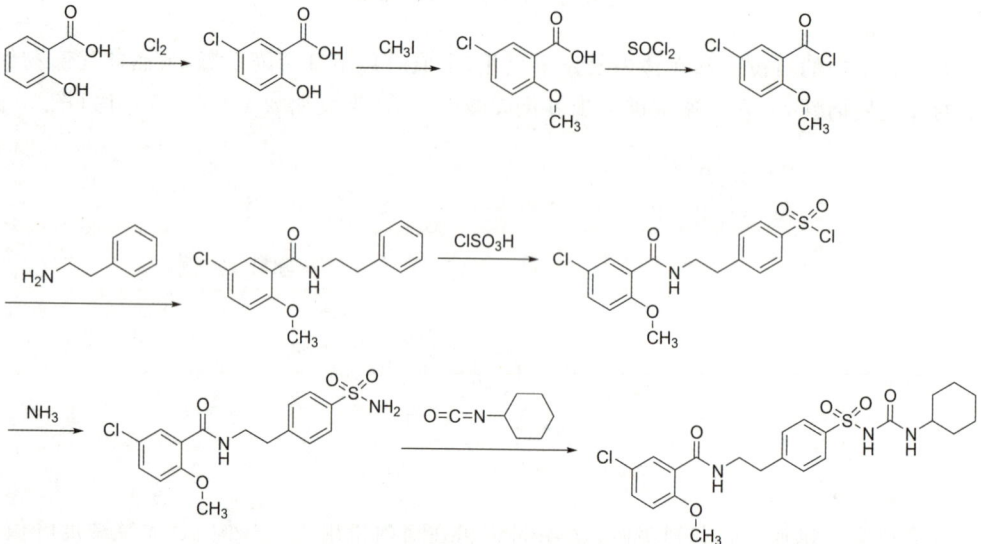

图 20-5　格列本脲的合成路线

大部分第二代磺酰脲类口服降血糖药的化学结构中,在苯环上磺酰基的对位引入了较大的结构侧链,脲基末端都带有脂环或含氮脂环。这些药物的体内代谢方式与第一代有很大不同,主要方式是脂环的氧化。本品代谢后主要生成反式-4′-羟基格列本脲,同时伴随生成一些顺式-3′-羟基化合物。4′-羟基代谢物的活性是原型药的 15%。代谢产物一半由胆汁经肠道排泄,一半由肾脏排泄,肾功能不良者因排除减慢可能导致低血糖,尤其老年患者要慎用(图 20-6)。

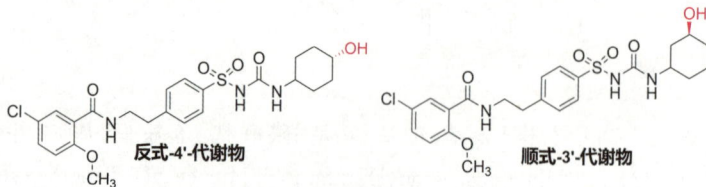

反式-4′-代谢物　　　　**顺式-3′-代谢物**

图 20-6　格列本脲的主要代谢产物

本品作为第二代磺酰脲类口服降血糖药的第一个代表药物,于 1969 年在欧洲首次上市。其作用比甲苯磺丁脲强 100～250 倍,属于强效降糖药。不良反应较少,对甲苯磺丁脲无效的患者也能获得较好的疗效。用于中、重度 2 型糖尿病患者。

第二十章
知识链接

2. 非磺酰脲类

这类药物和磺酰脲类药物的化学结构虽不同,但有相似的作用机理,也是通过阻断胰腺 β 细胞上对 ATP 敏感的钾通道,引起钙通道开放,钙离子内流,使胞浆内钙离子浓度升高,从而刺激胰岛素的分泌。与磺酰脲类不同的是该类药物在胰腺 β 细胞另有其结合位点。此类药物主要有瑞格列奈(repaglinide)、那格列奈(nateglinide)和米格列奈(mitiglinide)。

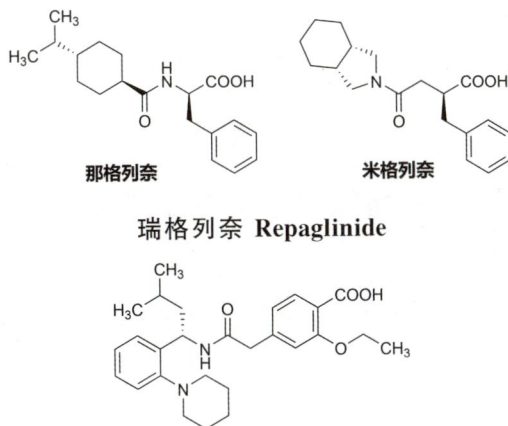

那格列奈　　　　　　　　　米格列奈

瑞格列奈 Repaglinide

化学名为(S)-2-乙氧基-4-[2-[[甲基-1-[2-(1-哌啶基)苯基]丁基]氨基]-2-氧代乙基]苯甲酸((S)-2-ethoxy-4-[2-[[methyl-1-[2-(1-piperidinyl)phenyl]butyl]amino]-2-oxoethyl]-benzoic acid)。

本品为白色或类白色结晶性粉末;无臭。本品在三氯甲烷中易溶,在乙醇或丙酮中略溶,在水中几乎不溶;在 0.1 mol/L 盐酸溶液中微溶。熔点 129～130 ℃。本品有旋光性,比旋度为 $+6.97°(C=0.975, CH_3OH)$,$+7.45°(C=1.06, CH_3OH)$。

瑞格列奈的合成是以邻氯苯甲醛为原料,经过氨解、格氏反应、氧化得到 2-哌啶基苯基异戊酮,再与手性试剂 α-苯乙胺缩合、氢化,得到手性中间体邻哌啶基-α-异丁基苄胺,再用 3,4-双取代苯乙酸酰化,最后水解制得(图 20-7)。

本品为氨甲酰基苯甲酸的衍生物,是非磺酰脲类的胰岛素分泌促进剂,其作用强度比格列本脲强 3～5 倍。分子结构中含有一手性碳原子,(S)-(+)-异构体是(R)-(−)-异构体活性的 100 倍,临床用其(S)-(+)-异构体。

本品口服吸收快、起效迅速、半衰期短,是第一个餐时血糖调节剂。在餐前 15 分钟服用,快速吸收,30 分钟起效,持续时间约 4 小时,因而发生低血糖的概率低。在肝脏代谢,代谢物没有活性,主要通过肾脏排泄。临床上主要用于饮食控制、降低体重及运动锻炼不能有效控制高血糖的 2 型糖尿病患者。

本品于 1998 年上市,随后又开发出那格列奈和米格列奈。那格列奈为氨基丙酸的衍生物,该药对 β 细胞的作用迅速,持续时间短,对葡萄糖浓度更为敏感而易于起效,副作用小。该药可以单独用于经饮食和运动不能有效控制高血糖的 2 型糖尿病患者,也可用于使用二甲双胍不能有效控制高血糖的 2 型糖尿病患者。米格列奈起效更快,作用持续时间更短,疗效更强,不良反应发生率几乎与安慰剂相同,可作为早期轻度糖尿病患者的一线治疗药物。

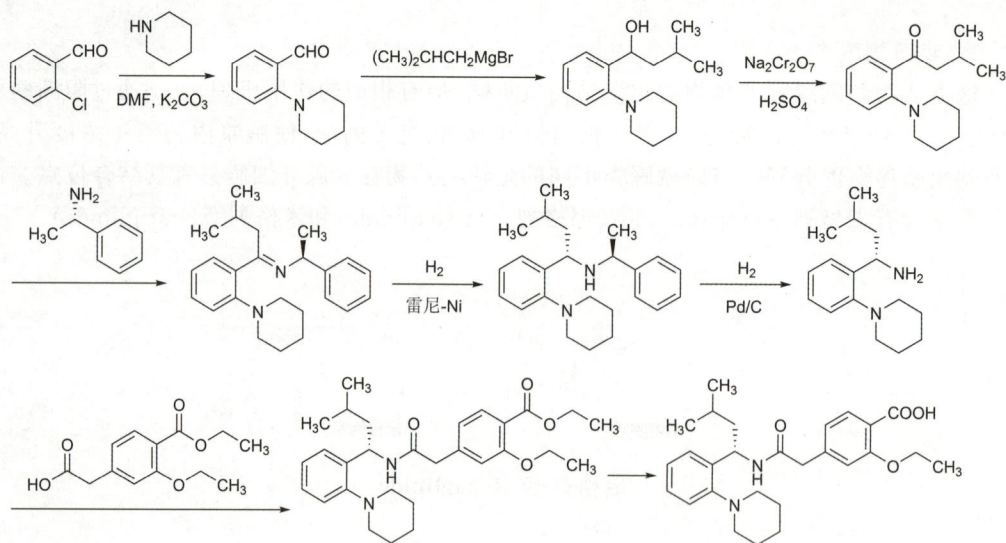

图 20-7   瑞格列奈的合成路线

三、胰岛素增敏剂

胰岛素增敏剂是目前降糖药物研究的新思路。由于较多的 2 型糖尿病患者存在胰岛素抵抗,从而使胰岛素不能发挥其正常生理功能。胰岛素抵抗的主要原因是胰岛素抗体与胰岛素结合后妨碍胰岛素的靶部位转运,使得机体对胰岛素的敏感性下降。因此,开发和使用能提高患者对胰岛素敏感性的药物,改善胰岛素抵抗状态,对糖尿病的治疗有着非常重要的意义。该类药物主要有细胞核过氧化物酶体增殖物激活受体(peroxisome proliferators-activated receptors,PPARs)激动剂类和双胍类。

1. PPARs 激动剂类

PPARs 是核激素受体家族中的配体激活受体,控制许多细胞内的代谢过程,在脂肪代谢和胰岛素抗性等方面都有重要作用,是降血糖药和降脂药研发的重要靶点。PPARs 有三种亚型,分别是 PPARα、PPARγ、PPARδ。以 PPARγ 为靶点的药物有罗格列酮(rosiglitazone)和吡格列酮(pioglitazone)。这类药物是以噻唑烷二酮(thiazolidinediones,TZD)化学结构为基础的衍生物,通过选择性激动 PPARγ 受体、减少胰岛素抵抗起作用,增强人体组织对胰岛素的敏感性,从而增加肝脏对葡萄糖的摄取,抑制肝糖的输出。

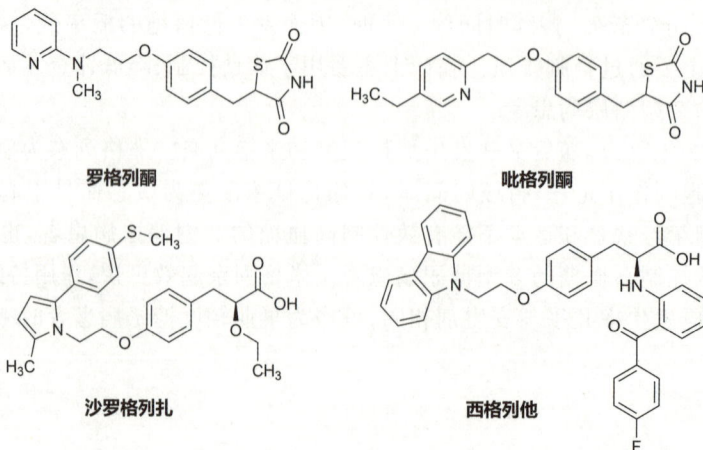

罗格列酮

吡格列酮

沙罗格列扎

西格列他

自罗格列酮和吡格列酮上市以来，其潜在的心血管风险报告不断出现，引起了业界的广泛关注。2010 年后，多国药品监管部门严格限制了这类药物的使用，仅用于那些用其他药品不能控制血糖的 2 型糖尿病患者。

PPARs 多靶点激动剂类药物的研发则方兴未艾。与选择性 PPARγ 激动剂相比，PPARs 多靶点激动剂由于同时适度激活两个或三个功能不同但又互有重叠的 PPAR 受体亚型，不但可以控糖，还可调控糖尿病患者常伴发的脂代谢及能量代谢紊乱，进而有益于心血管并发症的预防和控制。沙罗格列扎（saroglitazar）是一种 α-氧取代的苯丙酸类化合物，是 PPARα/PPARγ 双重激动剂，于 2013 年在印度获批上市，治疗糖尿病血脂异常和高甘油三酯血症，其后拓展适应证为 2 型糖尿病和非酒精性脂肪性肝炎。西格列他（chiglitazar）是一种 L-酪氨酸类化合物，是 PPARα/PPARγ/PPARδ 三重激动剂，于 2021 年在中国获批上市，用于治疗 2 型糖尿病。

马来酸罗格列酮 Rosiglitazone Maleate

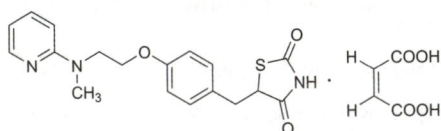

化学名为 5-[4-[2-(甲基-2-吡啶氨基)乙氧基]苄基]噻唑烷-2,4-二酮马来酸盐（5-(4-(2-(methyl(pyridin-2-yl)amino)ethoxy)benzyl)thiazolidine-2,4-dione maleate）。

本品为白色或类白色粉末。本品可溶于乙醇和 pH 2.3 的缓冲溶液中，并随 pH 升高溶解度降低。熔点 122～123 ℃。

马来酸罗格列酮的合成是以 2-氯吡啶和 4-氟苯甲醛为原料，经缩合、Williamson 成醚反应，再与噻唑烷二酮缩合，然后还原、成盐制得（图 20-8）。

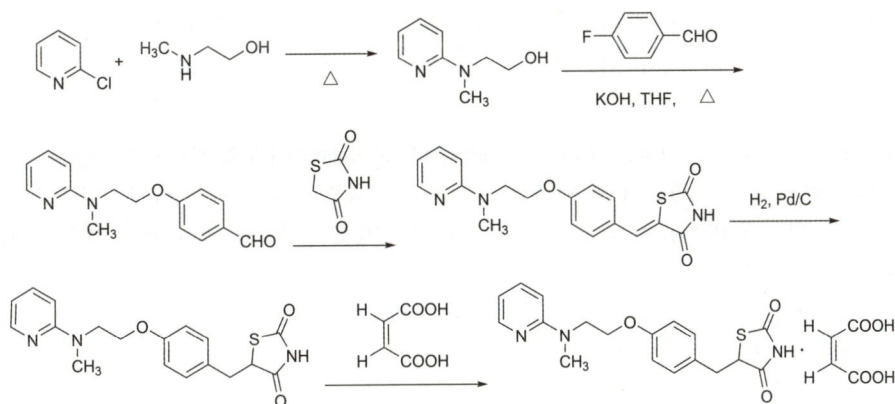

图 20-8　马来酸罗格列酮的合成路线

本品在人体内的代谢产物主要包括 N-脱甲基、吡啶环的羟基化等，进而与硫酸或葡萄糖醛酸结合后排泄，所有代谢产物均无药理活性（图 20-9）。

本品是高选择性 PPARγ 激动剂。其作用机制是通过与 PPARγ 结合，激活脂肪、骨骼肌和肝脏等胰岛素所作用组织的 PPARγ，增加多种蛋白质的合成，调节胰岛素应答基因的转录，控制血糖的生成、转运和利用。其改善胰岛素敏感性的另一个机制是通过增强葡萄糖

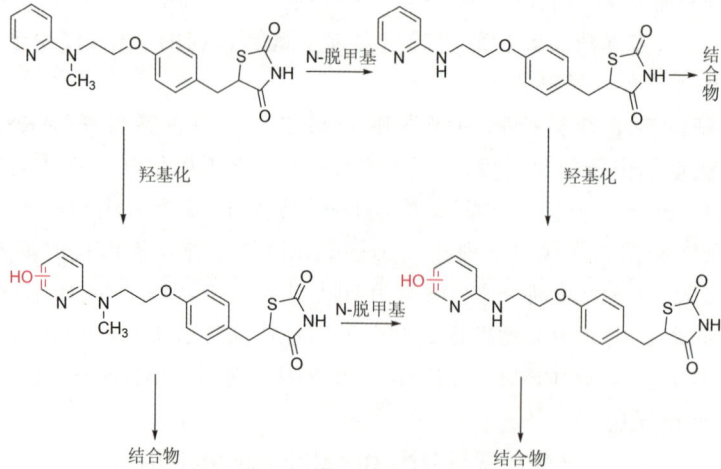

图 20-9　罗格列酮的代谢途径

转运因子 GLUT-4 对葡萄糖的摄取,使葡萄糖的摄取增加,从而降低高血糖。药理实验结果表明,本品早期能够使血糖正常化,并防止其发生反弹。此外,用本品治疗后,血中胰岛素水平和血浆游离脂肪酸水平下降,对胰岛 β 细胞可能具有保护作用。

罗格列酮的马来酸盐可单独应用或与二甲双胍联合应用治疗 2 型糖尿病,它不仅能降低血糖,改善胰岛素抵抗,还能降低甘油三酯(TG),提高高密度脂蛋白(HDL)的水平。吡格列酮的降血糖作用与罗格列酮相比无明显差异或稍低,但在降脂方面较好。吡格列酮的不良反应主要有上呼吸道感染、头痛、鼻窦炎、咽炎等,一般均为轻度至中度,另有体重增加及浮肿等不良反应,与罗格列酮相似。

2. 双胍类

发现双胍类的降血糖作用始于 1918 年,但由于毒性较大没有医疗使用价值。20 世纪 50 年代苯乙双胍(phenformine)降糖作用的发现才使双胍类口服降糖药物开始在临床上获得广泛应用。

双胍类药物并不直接促进胰岛素的分泌,而是抑制糖异生,促进外周组织对葡萄糖的摄取和利用,改善机体的胰岛素敏感性。该类药物能明显改善患者的糖耐量和高胰岛素血症,降低血浆游离脂肪酸和血浆甘油三酯水平。因此双胍类降糖药成为肥胖伴胰岛素抵抗的 2 型糖尿病患者的首选药。

本类药物主要有苯乙双胍(phenformin)和二甲双胍(metformin),前者因可引起乳酸增高,可能发生乳酸性酸中毒,已较少使用,现在临床广泛使用的是毒性较低的二甲双胍。

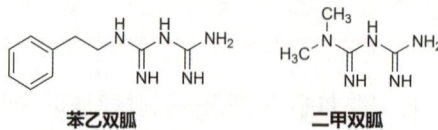

苯乙双胍　　二甲双胍

盐酸二甲双胍 Metformin Hydrochloride

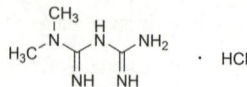

化学名为 1,1-二甲基双胍盐酸盐（N,N-dimethylimidodicarbonimidic diamide hydrochloride）。

本品为白色结晶或结晶性粉末；无臭。本品易溶于水，可溶于甲醇，微溶于乙醇，不溶于三氯甲烷和乙醚。熔点 220～225 ℃。

盐酸二甲双胍可由二甲胺盐酸盐和双氰胺在 130～150 ℃加热 0.5～2 小时缩合来制备（图 20-10）。

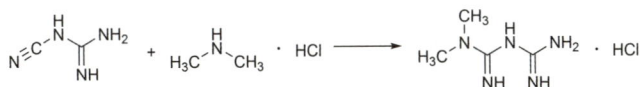

图 20-10　盐酸二甲双胍的合成

本品具有胍的结构，具有高于一般脂肪胺的强碱性，其 pK_a 为 12.4。本品 1% 水溶液的 pH 为 6.68，接近于中性。

本品的水溶液显氯化物的鉴别反应。本品的水溶液加入 10% 亚硝基铁氰化钠溶液、铁氰化钾试液、10% 氢氧化钠溶液后，3 分钟内溶液显红色。

本品吸收快，半衰期短，很少在肝脏代谢，也不与血浆蛋白结合，几乎全部以原形由尿排出，因此肾功能损害者禁用，老年人慎用。

本品可单独使用或与磺酰脲类联合用药，广泛用于 2 型糖尿病的治疗，特别适用于过度肥胖并对胰岛素耐受患者。有时会出现体重减轻的现象。本品的降糖作用虽弱于苯乙双胍，但其副作用小，罕有乳酸性酸中毒，也不引起低血糖，使用较为安全。

四、α-葡萄糖苷酶抑制剂

食物中的碳水化合物和多糖须经消化，水解转化为葡萄糖才能被肠壁细胞吸收，水解依赖于 α-葡萄糖苷酶的作用。

α-葡萄糖苷酶抑制剂（α-glucosidase inhibitors）是由微生物发酵得到的一类口服降血糖药，可竞争性地与 α-葡萄糖苷酶结合，抑制该酶的活性，减慢糖类水解为葡萄糖的速度，并减缓了糖的吸收，可降低餐后血糖，但并不增加胰岛素的分泌。此类药物对 1 型、2 型糖尿病均适用。

本类药物常用的有阿卡波糖（acarbose）、伏格列波糖（voglibose）、米格列醇（miglitol），它们的化学结构均为糖或多糖衍生物。阿卡波糖溶解性差，口服后吸收很少，吸收后反而失去药效，因生物利用度低，药效较弱。而米格列醇溶解性好，可在小肠完全吸收，胃肠副反应小，对 α-葡萄糖苷酶抑制作用强。伏格列波糖属氨基糖类似物，对小肠麦芽糖酶和蔗糖酶抑制作用强，对 α-淀粉酶作用弱，体外对 β-葡萄糖酶无抑制作用，可有效降低餐后血糖。

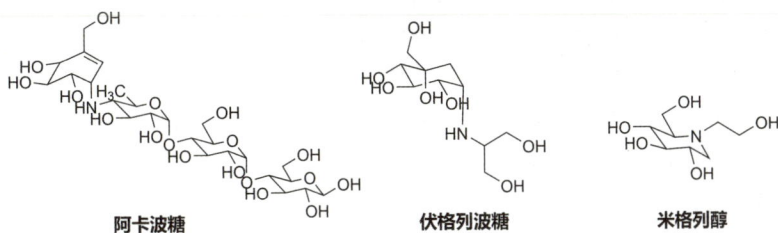

阿卡波糖　　　　伏格列波糖　　　　米格列醇

此类降糖药能降低餐后血糖而对降低空腹血糖无作用,不增加胰岛素的分泌,且在禁食状态下服用该类药不会降低血糖,使用安全。主要用于单用磺酰脲类或双胍类餐后血糖控制不理想的患者,或单独用于较轻的餐后血糖高者,临床上常与磺酰脲类、双胍类或胰岛素联合应用以较好地控制血糖。

米格列醇 Miglitol

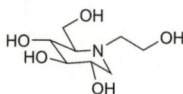

化学名为(2R,3R,4R,5S)-1-(2-羟乙基)-2-(羟甲基)哌啶-3,4,5-三醇((2R,3R,4R,5S)-1-(2-hydroxyethyl)-2-(hydroxymethyl)piperidine-3,4,5-triol)。

本品为白色晶体。本品可溶于水和二甲基甲酰胺。熔点 142～147 ℃。

本品可通过口服或静脉注射途径给药,但在体内几乎不被代谢,主要通过肾脏排出体外。

本品是高效的 α-葡萄糖苷酶抑制剂,已成为治疗单纯饮食控制无效的 2 型糖尿病患者的一线药物。可用于磺酰脲治疗血糖控制无效的患者,还可以配合胰岛素用于 1 型糖尿病的治疗。

米格列醇以葡萄糖为原料,通过胺化、还原、微生物氧化、环化、氢化等步骤制得(图 20-11)。

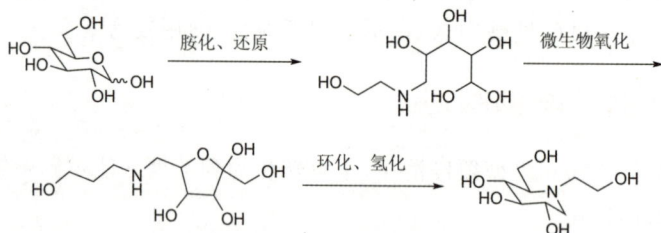

图 20-11　米格列醇的合成

五、二肽基肽酶-4 抑制剂

在对糖尿病病理生理机制的研究中,发现胰高血糖素样肽-1(glucagon-like peptide 1,GLP-1)在调节血糖方面起重要作用。GLP-1 通过刺激和保护胰岛 β 细胞,促进胰岛素的合成和分泌而降低餐后血糖,但它在体内可迅速被二肽基肽酶-4(dipeptidyl peptidase 4,DPP-4)降解失活。DPP-4 是以二聚体形式存在的高特异性丝氨酸蛋白酶,由 766 个氨基酸组成,在血浆和许多组织广泛存在。DPP-4 抑制剂可有效抑制 GLP-1 的降解,通过促进胰岛素分泌、抑制胰高血糖素释放、抑制食欲、减慢胃排空等作用调节血糖,具有不易引起严重低血糖事件、不引起体重增加、保留胰岛 β 细胞功能等特点。

自 2006 年第一个 DPP-4 抑制剂西格列汀(sitagliptin)上市至今,已开发出十几种格列汀类药物并应用于临床。根据母核结构不同,可将 DPP-4 抑制剂分为两类:拟肽类抑制剂,如西格列汀、维格列汀(vildagliptin)、沙格列汀(saxagliptin);非肽类抑制剂,如阿格列汀(alogliptin)、利格列汀(linagliptin)。

西格列汀　　维格列汀　　沙格列汀

阿格列汀　　利格列汀

磷酸西格列汀 Sitagliptin Phosphate

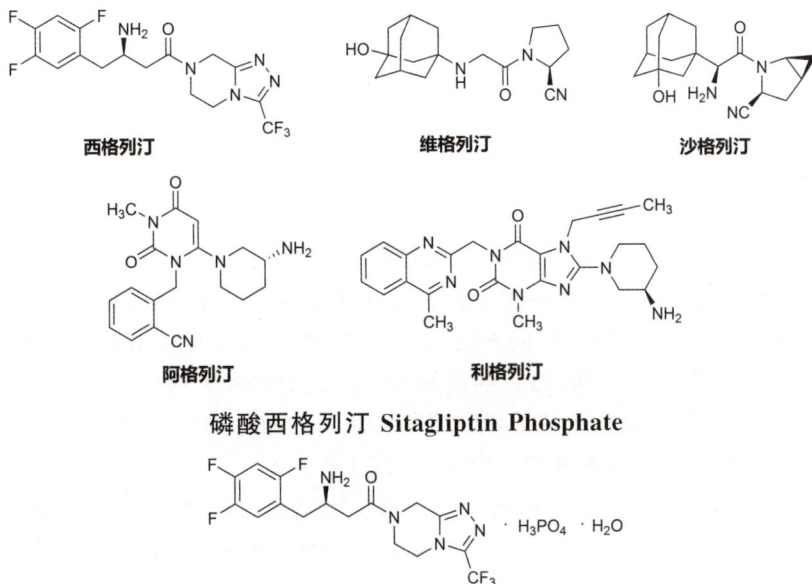

化学名为(R)-3-氨基-1-(3-三氟甲基-5,6-二氢-[1,2,4]三唑并[4,3-a]哌嗪-7(8H)-基)-4-(2,4,5-三氟苯基)丁烷-1-酮磷酸盐(1∶1)一水合物((R)-3-amino-1-(3-(trifluoromethyl)-5,6-dihydro-[1,2,4]triazolo[4,3-a]pyrazin-7(8H)-yl)-4-(2,4,5-trifluorophenyl)butan-1-one phosphate(1∶1) monohydrate)。

本品为白色或类白色粉末。本品在水和二甲基亚砜中溶解,在甲醇中微溶,在乙醇、丙酮和乙腈中极微溶。熔点202～204 ℃。

本品为口服片剂,吸收的绝对生物利用度大约为87%,吸收迅速,服药1～4小时后血浆药物浓度达峰值,与血浆蛋白的结合率较低(约38%),而且具有可逆性。本品体内半衰期为8～14小时,大约79%以原型从尿中排泄,其余的经代谢后排出,食物不会影响药物的体内过程。

本品是β-苯乙胺衍生物,能够抑制DPP-4,提高GLP-1含量并保护其活性,增加胰岛素释放,控制血糖水平。本品对DPP-4的选择性较DPP-8和DPP-9高约2600倍,故很少发生因DPP-8和DPP-9受抑制而引起的副作用。由于本品刺激胰岛素分泌,具有血糖依赖性,故能大大降低口服降糖药低血糖的发生率,安全性良好。

本品用于2型糖尿病的治疗,不宜用于1型糖尿病患者或者糖尿病性酮酸中毒的治疗。与二甲双胍或噻唑烷二酮类联合用药时,具有显著的辅助治疗作用。本品的不良反应较少,主要有上呼吸道感染、鼻塞或流涕、喉咙酸痛、头痛以及偶有胃部不适或腹泻等。

六、胰高血糖素样肽类似物

人体自身产生的胰高血糖素样肽极易被体内的二肽基肽酶-4(DPP-4)降解,其血浆半衰期不足2分钟,必须持续静脉滴注或持续皮下注射才能产生疗效,这大大限制了GLP-1的临床应用。有两种方案可解决这一难题:一是上述的DPP-4抑制剂,使体内自身分泌的GLP-1不被降解;二是对GLP-1进行结构修饰,开发GLP-1类似物,让其既保有GLP-1的功效,又能抵抗 DPP-4 降解。

GLP-1 类似物结构与人天然 GLP-1 结构类似,但生理功能相同,可以调节葡萄糖分泌,用于治疗糖尿病。自 2005 年在美国上市第一个 GLP-1 类似物艾塞那肽(exenatide)以来,已开发上市多个 GLP-1 类似物用于临床。这些药物可分为:短效制剂,如艾塞那肽、贝那鲁肽(benaglutide)等,半衰期较短,1 日需注射 2～3 次;中效制剂,如利拉鲁肽(liraglutide)、利司那肽(lixisenatide)等,半衰期长,1 日注射 1 次;长效制剂,即每周注射 1 次的周制剂,如司美格鲁肽(semaglutide)、度拉糖肽(dulaglutide)。

司美格鲁肽在结构上与天然 GLP-1 分子存在两个氨基酸差异,并添加一个 18 碳脂肪二酸侧链,与天然 GLP-1 存在 94％同源性,但生理功能类似,并显示出较好的安全性和降糖疗效。相比 16 碳链的利拉鲁肽,增长的碳链对白蛋白的亲和力增强 5～6 倍,与白蛋白结合,增加了本品的分子量,避免快速被肾脏清除并防止代谢性降解,延长体内半衰期。司美格鲁肽一周一次皮下注射,可在任意时间注射,与进餐无关。

2019 年,每日口服 1 次的司美格鲁肽片剂在美国上市,为糖尿病患者提供了一个更为便捷的用药方式。2021 年,司美格鲁肽周制剂的减肥适应证在美国获批,用于肥胖或超重成人的长期体重管理。

七、钠-葡萄糖共转运蛋白-2 抑制剂

健康人体内肾脏每天滤过 160～180 g 的葡萄糖,而滤过的葡萄糖全部被肾小管近端重吸收。葡萄糖的重吸收主要通过钠-葡萄糖共转运蛋白(sodium-glucose co-transporter,SGLT)和葡萄糖转运体(glucose transporter,GLUT)两种亚型完成。其中 SGLT-2 是一种高负载、低亲和力葡萄糖载体,对进入肾小管大约 90％的葡萄糖在 S1,S2 段进行重吸收,重吸收的葡萄糖,再通过 GLUT-2 吸收进入血液循环。SGLT-1 则是一种高亲和力、低负载的葡萄糖载体,在肾小管近端 S3 段对未被 SGLT-2 重吸收的葡萄糖进行重吸收,通过 GLUT-1 吸收进入血液循环。SGLT-2 抑制剂通过抑制近端肾小管的葡萄糖重吸收,使体内多余的葡萄糖从尿中排出,从而降低血糖。

2013 年,第一个 SGLT-2 抑制剂卡格列净(canagliflozin)在美国上市,近年来又有达格列净(dapagliflozin)、伊格列净(ipragliflozin)、鲁格列净(luseogliflozin)等品种相继上市。该类药物均是 C-芳基糖苷类衍生物,能可逆性地抑制 SGLT-2,可以单独用药,也可与二甲双胍、磺酰脲类、吡格列酮以及胰岛素等联合用药,安全性良好。该类药物均为口服片剂,血药浓度呈剂量依赖性,主要从肝脏和肾脏消除,食物不会影响药物的体内过程。该类药物临床主要不良反应是生殖器感染和尿道感染。

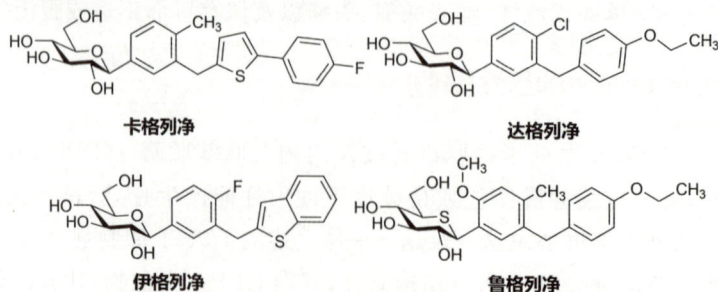

卡格列净   达格列净

伊格列净   鲁格列净

达格列净 Dapagliflozin

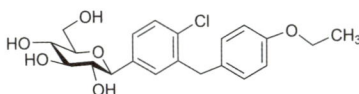

化学名为(2S,3R,4R,5S,6R)-2-[4-氯-3-(4-乙氧基苄基)苯基]-6-羟甲基-四氢-2H-吡喃-3,4,5-三醇((2S,3R,4R,5S,6R)-2-(4-chloro-3-(4-ethoxybenzyl)phenyl)-6-(hydroxymethyl)tetrahydro-2H-pyran-3,4,5-triol)。

本品为白色至浅黄色固体。本品在二甲基亚砜和甲醇中微溶。熔点 55～58 ℃。

本品的合成以 D-吡喃葡萄糖酸内酯为原料,经三甲基硅醚化保护后,与 5-溴-2-氯-4′-乙氧基二苯甲烷缩合、成醚、脱保护,然后经三乙基硅烷-三氟化硼乙醚体系还原脱掉缩醛结构的甲氧基,再经酯化保护、重结晶去除差向异构体,最后经水解脱保护得到达格列净(图 20-12)。

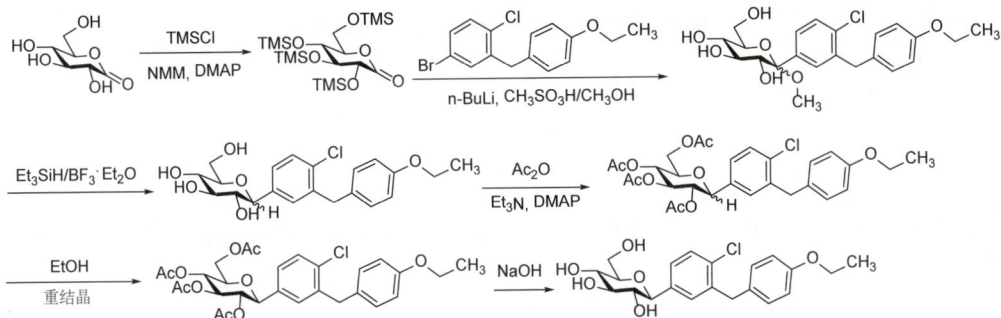

图 20-12 达格列净的合成路线

本品是我国上市的第一个 SGLT-2 抑制剂,对 SGLT-2 的选择性是 SGLT-1 的 3000 倍。本品口服后快速吸收,达峰时间为 1 ～ 2 小时,生物利用度约为 78%,蛋白结合率为 91%,血浆终末半衰期为 12.9 小时。本品是 P-糖蛋白的底物,主要在肝脏代谢为无活性的达格列净 3-O-葡糖苷酸。药物原型和相关代谢物 75% 经尿排泄,21% 经粪便排泄。

本品主要适用于 2 型糖尿病患者,不适用于 1 型糖尿病或糖尿病酮症酸中毒患者。常见的不良反应有低血糖、生殖器感染、尿路感染、酮症酸中毒等。本品要求患者的肾功能正常,中至重度肾功能不全患者禁用。

第二节　甲状腺激素药和抗甲状腺药
Thyroid Hormone Drugs and Anti-thyroid Drugs

甲状腺疾病是内分泌科常见病、多发病,最常见的甲状腺疾病包括甲状腺功能亢进症和甲状腺功能减退症。甲状腺功能减退症,简称甲减,是由于内源性甲状腺激素合成及分泌减少,或其生理效应不足所致的疾病,治疗方式主要是甲状腺激素的替代治疗,如口服左甲状腺素钠或甲状腺片。甲状腺功能亢进症,简称甲亢,是指甲状腺产生甲状腺激素过多而引起的甲状腺毒症。治疗方式包括手术治疗、抗甲状腺药和放射性碘治疗,其中常用药物有甲巯咪唑和丙硫氧嘧啶。

一、甲状腺激素药

内源性甲状腺激素是甲状腺以碘和 L-酪氨酸为原料,经过碘的摄入和氧化、L-酪氨酸的碘化和偶联,生成的三碘-L-甲状腺原氨酸(T3)和四碘-L-甲状腺原氨酸(甲状腺素,T4)。

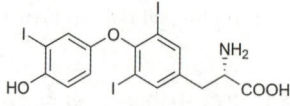

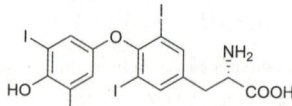

三碘-L-甲状腺原氨酸　　　　　　　**四碘-L-甲状腺原氨酸**

甲状腺功能减退症必须使用甲状腺激素的替代治疗,治疗药物有左甲状腺素钠和甲状腺片。左甲状腺素钠是人工合成的 T4 钠盐;甲状腺片主要成分是 T4 和 T3 两种,来源于猪、牛、羊等动物的甲状腺组织。

左甲状腺素钠 Levothyroxine Sodium

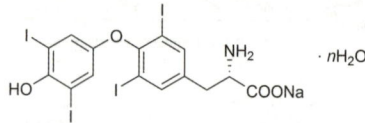

化学名为 O-(4-羟基-3,5-二碘苯基)-3,5-二碘-L-酪氨酸单钠盐水合物(O-(4-hydroxy-3,5-diiodophenyl)-3,5-diiodo-L-tyrosine sodium salt hydrate)。

本品为类白色至淡棕黄色粉末或结晶性粉末。本品在乙醇中微溶,在水中几乎不溶;在热 1 mol/L 氢氧化钠溶液中溶解。熔点 207~210 ℃(分解)。

本品口服后由肠道吸收,吸收率为 40%~80%,空腹给药可增加吸收率。口服后血药浓度达峰时间为 6 小时。本品主要以去碘化过程在肝脏部位代谢,转变成 T3 而活性增强,主要经尿液排泄,部分与葡萄糖醛酸和硫酸结合后由胆汁排泄。本品半衰期为 6~7 天,起效缓慢平稳,几周后才能达到最高疗效,停药后药物作用仍能存在几周,近似于生理激素。

本品在体内具有维持人体正常生长发育、促进代谢、增加产热和提高交感-肾上腺系统感受性等作用,适用于先天性甲状腺功能减退症与儿童及成人的各种原因引起的甲状腺功能减退症的长期替代治疗。本品过量可引起毒性反应,一旦发生需立即停药 1 周,再从小剂量开始。

本品是一种胰岛素拮抗剂,可减少胰岛素和口服降糖药的降糖效果。因此糖尿病患者服用本品,需定期监测血糖,调整降糖药剂量。本品与香豆素类抗凝血药同时服用时,可置换血浆蛋白结合的抗凝血药,从而增加其药效。因此需定期检查血凝指标,必要时调整抗凝血药用量。老年患者应用本品应从小剂量开始,缓慢增加服用剂量,且应定期监测血甲状腺激素水平。

二、抗甲状腺药

抗甲状腺药可抑制甲状腺激素的合成和分泌,缓解或消除甲状腺功能亢进的症状。抗甲状腺药治疗适应范围广,无论何种甲亢都可以用药物治疗。根据化学结构,抗甲状腺药分为咪唑类和硫脲类两类,代表药物有甲巯咪唑和丙硫氧嘧啶。

甲巯咪唑 Thiamazole

化学名为 1-甲基咪唑-2-硫醇(1-methylimidazole-2-thiol)，又名他巴唑。

本品为白色至淡黄色结晶性粉末；微有特臭。本品在水、乙醇或三氯甲烷中易溶，在乙醚中微溶。熔点 144～147 ℃。

本品加水溶解，加氢氧化钠溶液，滴加亚硝基铁氰化钠试液，显黄色，之后转为黄绿色或绿色，再加醋酸显蓝色。

本品口服后经胃肠道迅速吸收，吸收率约 70%～80%，吸收后广泛分布于全身，但浓集于甲状腺，其生物学效应能持续相当长时间。本品在血液中不与蛋白质结合，半衰期为 3 小时，主要代谢物为 3-甲基-2 硫乙内酰胺，原药及代谢物大部分经尿排泄。本品与抗凝药合用，可增强抗凝作用。

本品属于咪唑类抗甲状腺药，能抑制甲状腺激素的合成。其作用机制是抑制甲状腺内过氧化物酶，从而阻碍吸收聚集到甲状腺内碘化物的氧化及 L-酪氨酸的耦联，阻碍四碘-L-甲状腺原氨酸(T4)和三碘-L-甲状腺原氨酸(T3)的合成。

本品适用于各种类型的甲状腺功能亢进症。较多见皮疹或皮肤瘙痒及白细胞减少等不良反应。

丙硫氧嘧啶 Propylthiouracil

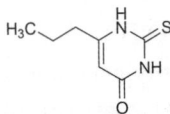

化学名为 6-丙基-2-硫代-2,3-二氢-4(1H)嘧啶酮(6-propyl-2-thioxo-2,3-dihydro-4(1H)pyrimidone)。

本品为白色或类白色结晶或结晶性粉末；无臭。本品在乙醇中略溶，在水中极微溶解；在氢氧化钠试液或氨试液中溶解。熔点 218～221 ℃。

本品饱和水溶液加热至沸，加亚硝基铁氰化钠溶液、盐酸羟胺溶液与碳酸钠溶液的混合溶液，显绿蓝色。

本品口服易吸收，生物利用度 50%～80%，给药 20～30 分钟达甲状腺，1 小时后达到血药浓度峰值。本品吸收后分布到全身，在甲状腺聚集较多，在肾上腺及骨髓中浓度也较高，主要在肝脏代谢，半衰期为 2 小时，60% 被代谢破坏，其他部分 24 小时随尿排出。本品与口服抗凝药合用可致后者疗效增加。

本品为硫脲类抗甲状腺药，主要抑制甲状腺激素合成。作用机制是抑制甲状腺内过氧化物酶，阻止甲状腺内 L-酪氨酸碘化及碘化酪氨酸的缩合，从而抑制甲状腺素的合成，同时，在外周组织中抑制 T4 转变为 T3，使血清中活性较强的 T3 含量较快降低。

本品适用于各种类型的甲状腺功能亢进症。不良反应常见有头痛、眩晕、关节痛、唾液腺和淋巴结肿大以及胃肠道反应等；也有皮疹、药热等过敏反应；个别患者可致黄疸和中毒性肝炎；最严重的不良反应为粒细胞缺乏症，故用药期间应定期检查血象。

第三节　骨质疏松治疗药
Osteoporosis Treatment Drugs

骨质疏松症(osteoporosis,OP)是一种以骨量低、骨组织微结构损坏,导致骨脆性增加,易发生骨折的全身性骨病。骨质疏松症可分为原发性和继发性两类,其中原发性骨质疏松症约占骨质疏松症的90%,它又可分为两型:Ⅰ型为绝经后骨质疏松症(postmenopausal osteoporosis,POP),为高转换型,主要原因为雌激素缺乏;Ⅱ型为老年性骨质疏松症(senile osteoporosis,SOP),为低转换型,主要原因是年龄的老化。骨质疏松症还可能继发于药物治疗,如糖皮质激素的使用。随着对其病因、发病机制及分子生物学的深入研究,骨质疏松症的治疗药物研发取得了很大进展,主要分为骨吸收抑制剂、骨形成促进剂、抑骨吸收/促骨形成双重作用药三类。

一、骨吸收抑制剂

骨吸收抑制剂主要是通过减少破骨细胞的生成或减少破骨细胞活性来抑制骨细胞对骨的吸收,防止骨量过多丢失。骨吸收抑制剂可分为以下几类:双磷酸盐、选择性雌激素受体调节剂、植物激素类和降钙素等。

1. 双膦酸盐

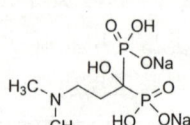

双膦酸盐(bisphosphonates)是20世纪80年代开始应用于临床的骨吸收抑制剂,迄今已开发了十几个品种。按照发展历史和结构,分为三代:第一代有依替膦酸二钠(etidronate disodium)、氯屈膦酸二钠(dichloromethylenediphosphonic acid disodium),除抑制骨吸收外,还抑制正常矿化过程;第二代有替鲁膦酸二钠(tiludronic acid disodium)、帕米膦酸二钠(pamidronate disodium),治疗剂量不抑制矿化;第三代有阿仑膦酸钠(alendronate sodium)、奥帕膦酸二钠(olpadronic acid)、唑来膦酸二钠(zoledronic acid disodium)等,不但消除了抑制正常骨矿化作用,而且抗骨吸收疗效增强。

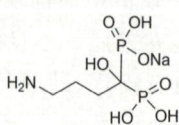

本类药物为焦膦酸盐的稳定类似物,其特征为含有P-C-P基团,这是产生活性的必要条件。各药的作用强度取决于C原子上取代侧链的类型。如C原子分别由H原子和对氯苯硫基取代而得的替鲁膦酸二钠,其抗骨吸收强度是依替膦酸二钠的10倍。如C原子分别由羟基和含N原子侧链或杂环取代,其抗骨吸收强度更大,如阿仑膦酸钠、奥帕膦酸二钠和唑来膦酸二钠作用强度分别是依替膦酸二钠的1000、10000、20000倍。

本类药物与骨质中的羟磷灰石有很强的亲和力,能够特异性结合到骨,抑制破骨细胞功能,从而抑制骨吸收,降低骨转换,增加骨密度。双膦酸盐主要通过以下途径抑制破骨细胞介导的骨吸收:①抑制破骨前体细胞的分化和募集,从而抑制破骨细胞的形成;②破骨细胞吞噬双膦酸盐,导致破骨细胞凋亡;③附着于骨表面,影响破骨细胞活性;④干扰破骨细胞从基质接受骨吸收信号;⑤通过成骨细胞介导,降低破骨细胞活性。

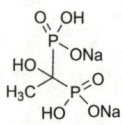

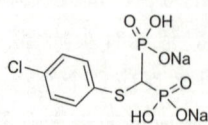

依替膦酸二钠　　替鲁膦酸二钠　　阿仑膦酸钠　　奥帕膦酸二钠　　唑来膦酸二钠

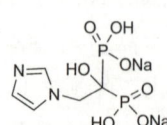

阿仑膦酸钠 Alendronate Sodium

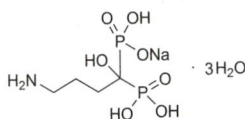

化学名为（4-氨基-1-羟基亚丁基）-1,1-二膦酸单钠盐三水化合物（（4-amino-1-hydroxylbutylidene)-1,1-bisphosphonic acid monosodium salt trihydrate）。

本品为白色结晶性粉末。本品在氢氧化钠试液中易溶，在热水中溶解，在水中略溶，在乙醇或丙酮中不溶。

本品的合成从 4-氨基丁酸出发，与磷酸和三氯氧磷反应，一步可得到阿仑膦酸，再转换成单钠盐的三水化合物（图 20-13）。

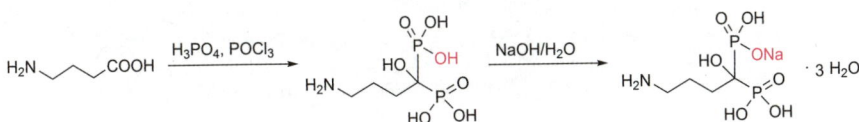

图 20-13　阿仑膦酸钠的合成路线

本品加水溶解后，加氢氧化钠试液使成碱性，再加茚三酮试液，加热煮沸即显紫红色。

本品口服后主要在小肠内吸收，吸收差，生物利用度仅为 0.5%～1%。吸收后的药物 20%～60% 被骨组织迅速摄取，未被吸收的以原形经肾脏排出。

本品为骨吸收抑制剂，与骨内羟磷灰石有强亲和力，可抑制破骨细胞的活性，减缓骨吸收，防止骨丢失，同时无抑制骨矿化的作用。

本品主要用于绝经后妇女骨质疏松症的治疗。

2. 雌激素受体调节剂

雌激素（estrogen）缺乏是引起绝经后骨质疏松症的主要原因，雌激素替代疗法（ERT）是治疗绝经后骨质疏松症的有效治疗方案。选择性雌激素受体调节剂（selective estrogen receptor modulator，SERM）是一种类似于雌激素的非雌激素药物，属于非甾类化合物。由于不同组织中雌激素受体的种类和数目不同，SERM 对不同组织有选择性的差异，表现出雌激素激动样或雌激素拮抗样的作用。研究发现，雷洛昔芬（raloxifene）、拉索昔芬（lasofoxifene）等 SERM 对卵巢和乳腺的雌激素受体均有拮抗作用，而对骨骼的雌激素受体有激动作用，可抑制破骨细胞的骨吸收作用，主要用于预防和治疗绝经后妇女的骨质疏松症。

雷洛昔芬 Raloxifene

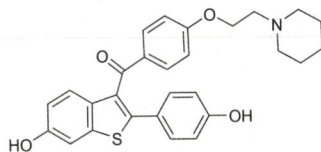

化学名为 [6-羟基-2-(4-羟基苯基)苯并[b]噻吩-3-基] [4-[2-(哌啶-1-基)乙氧基]-苯基]-酮（（6-hydroxy-2-(4-hydroxyphenyl)benzo[b]thiophen-3-yl)(4-(2-(piperidin-1-yl)ethoxy)phenyl)ketone）。

本品为白色至黄白色结晶或结晶性粉末。本品在三氯甲烷或 N,N-二甲基甲酰胺中易溶,在乙腈、丙酮或乙酸乙酯中较易溶,在甲醇、乙醇或乙醚中较难溶,在水中几乎不溶。熔点 $250\sim253$ ℃。

本品的合成以 3-甲氧基苯硫酚和 4-甲氧基-β-溴代苯乙酮为原料,经缩合、环合反应制得 6-甲氧基-2-(4-甲氧基苯基)-苯并噻吩,再与 4-[2-(1-哌啶基)乙氧基]苯甲酸进行缩合、脱甲基得到雷洛昔芬(图 20-14)。

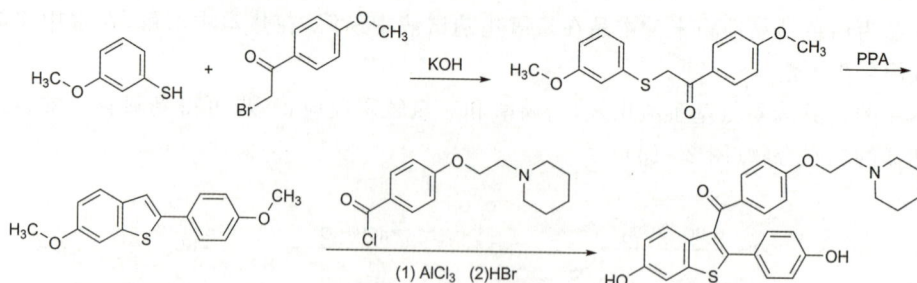

图 20-14   雷洛昔芬的合成路线

本品口服后大约 60% 被迅速吸收,进入循环前大量被葡糖醛化,绝对生物利用度仅为 2%。雷洛昔芬在全身广泛分布,与血浆蛋白紧密结合(98%~99%)。大部分经首过代谢为葡糖醛基结合物:雷洛昔芬-4′-葡糖苷酸,雷洛昔芬-6-葡糖苷酸和雷洛昔芬-6,4′-葡糖苷酸。雷洛昔芬仅占它与葡糖苷酸代谢物结合浓度的 1%,通过肠肝循环维持雷洛芬的水平,血浆半衰期为 27.7 小时。体内雷洛昔芬及其葡糖苷酸代谢物主要通过粪便排泄,经尿排出的部分少于 6%。

本品主要用于预防和治疗绝经后妇女的骨质疏松症,能显著地降低椎体骨折发生率。

3. 植物激素类

植物性雌激素与雌激素的结构不同,但药效团在骨架上排列的空间距离和分布、电荷性质、刚性和疏水性都比较相似,即不同骨架支撑相同或相似的排布。因此可与雌激素受体结合,发生弱雌激素作用,起到防治骨质疏松的作用,而又避免了强效雌激素引发的不良反应。植物雌激素包括黄酮、异黄酮、香豆素、木脂素等。目前临床防治骨质疏松常用的有依普黄酮。

依普黄酮 Ipriflavone

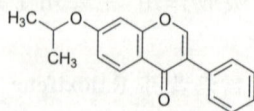

化学名为 7-异丙氧基-3-苯基-4H-1-苯并吡喃-4-酮(7-isopropoxy-3-phenyl-4H-1-benzopyran-4-one)。

本品为白色或类白色结晶或结晶性粉末;无臭。本品在 N,N-二甲基甲酰胺或三氯甲烷中易溶,在丙酮或乙酸乙酯中溶解,在无水乙醇或乙醚中微溶,在水中几乎不溶。熔点 $116\sim120$ ℃。

本品的合成从间苯二酚出发,首先与苯乙酸酰化,再使之环合生成异黄酮骨架,最后与

2-溴丙烷成醚得到产物。环合与醚化的单元反应可有不同的顺序组合,得到不同的合成路线(图20-15)。

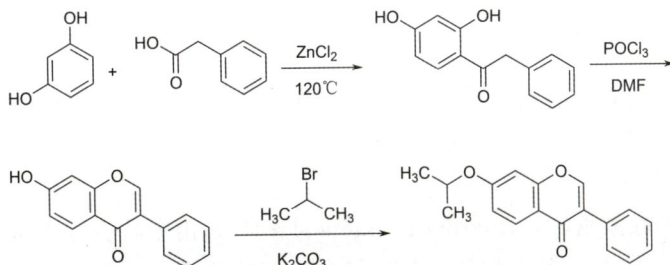

图20-15 依普黄酮的合成

本品口服后在小肠形成七种代谢物,主要为羟基化物和羧基化物,其中四种代谢物具有生物活性(图20-16)。代谢物与原药一起被吸收,约1.3小时达血药浓度峰值。药物主要分布在胃、肠、肝及骨中,在肝脏代谢后由肾脏排泄。单剂量口服半衰期为9.8小时;连续给药半衰期为23.6小时,原药及代谢物无体内蓄积,血药浓度不再升高。

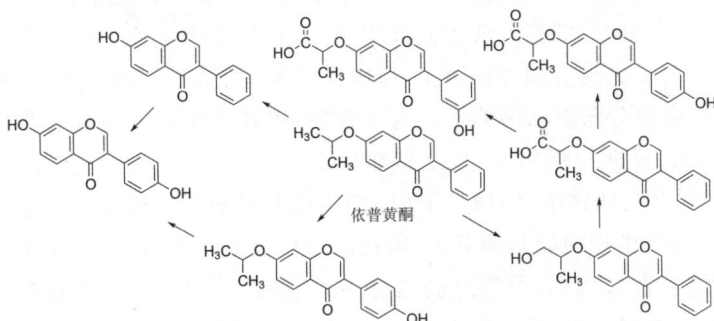

图20-16 依普黄酮的代谢途径

本品是异黄酮衍生物,具有雌激素样的抗骨质疏松特性,但无雌激素对生殖系统的影响。本品直接作用于骨,改善骨质疏松症所致的骨量减少,其作用机制为:①减少破骨细胞前体细胞的增殖和分化,抑制成熟破骨细胞活性,降低骨吸收;②通过雌激素样作用增加降钙素的分泌,间接产生抗骨吸收作用;③促进成骨细胞的增殖,促进骨胶原合成和骨基质的矿化,增加骨量。

本品用于改善原发性骨质疏松症的症状,提高骨量减少者的骨密度。本品与茶碱、香豆素类抗凝药合用,可增强后两者的作用;与他莫昔芬合用,可降低后者的疗效。

4. 降钙素

降钙素(calcitonin)是哺乳动物甲状腺中的甲状腺滤泡旁细胞(C-细胞)中分泌的多肽激素,用于绝经后骨质疏松症的治疗。各种降钙素的活性有很大差异,鲑鱼降钙素的活性最高,故目前临床应用的大都为鲑鱼降钙素。

降钙素作用机制:①主要通过与破骨细胞膜上受体结合直接抑制破骨细胞活性,从而抑制骨吸收;②阻止骨内钙释出以降低血钙;③降钙素具有强力的中枢镇痛作用,可明显缓解骨痛。

降钙素采用肌内或皮下注射,绝对生物利用度约为 70% ,喷鼻剂约为它的一半。
本品主要用于治疗高钙血症和绝经后妇女的骨质疏松症。

二、骨形成促进剂

此类药物能刺激成骨细胞的活性,使新生骨组织及时矿化成骨,能降低骨脆性,增加骨密度及骨量。

1. 甲状旁腺激素

内源性甲状旁腺激素(parathyroid hormone,PTH)是由甲状旁腺细胞分泌的单链多肽激素,由 84 个氨基酸组成,是骨骼和肾脏中钙和磷酸盐代谢的主要调节因子。PTH(1-34)的商品名是特立帕肽(teriparatide),是人 PTH 的活性片段,其氨基酸结构与人 PTH N-末端 34 个氨基酸完全相同。本品直接作用于成骨细胞刺激骨骼形成、改善骨密度与质量,间接增加肠道钙的吸收,增加肾小管钙的重吸收和增强磷酸盐在肾脏的排泄,适用于有骨折高发风险的绝经后妇女骨质疏松症的治疗。本品常与钙剂及维生素 D 制剂合用。

2. 钙剂与维生素 D

钙是人体内含量最多的无机盐,其中 99% 存在于骨骼和牙齿之中,另外 1% 的钙大多数呈离子状态存在于软组织、细胞外液和血液中,与骨钙保持着动态平衡。日常生活中,如果钙摄入不足,人体就会出现生理性钙透支,造成血钙水平下降。当血钙水平下降到一定阈值时,就会促使甲状旁腺分泌甲状旁腺素。对于骨骼,甲状旁腺素既有成骨作用,又有破骨作用,即将骨骼中的钙反向抽调出来,以维持血钙水平,从而造成骨密度下降,导致骨质疏松症。补钙可以短暂升高血钙浓度,减少 PTH 的生成并增加骨重构部位的活化。

维生素 D 的主要生理功能是调节钙、磷代谢并促进成骨作用。当体内的维生素 D 转化为 1,25-二羟基维生素 D 以后,可促进肠道黏膜合成钙结合蛋白,使小肠对钙、磷的吸收和转运增加。同时 1,25-二羟基维生素 D 可提高肾对钙、磷离子的再吸收,使尿钙、磷排出减少,从而维持血浆中钙、磷的正常水平。维生素 D 还具有促进成骨细胞的形成和促进钙在骨质中沉积成磷酸钙、碳酸钙等骨盐的作用,有助于骨骼及牙齿的形成。缺乏维生素 D 时,小肠对钙、磷吸收发生障碍,使血液中钙、磷量下降。本类临床常用药物有阿法骨化醇(alfacalcidol)、骨化三醇(calcitriol)、度骨化醇(doxercalcifero)、帕立骨化醇(paricalcitol),详见本书第二十一章。

三、抑骨吸收/促骨形成双重作用药

骨吸收抑制剂在抑制骨质吸收的同时也继发性抑制骨质形成,使骨转换降低,长期使用会影响正常骨的自我修复。骨形成促进剂可以增强骨代谢,使骨吸收晚于骨形成,长期使用会增强骨吸收,减弱其抗骨质疏松作用。因此在临床上常需联用骨吸收抑制剂和骨形成促进剂。雷尼酸锶不同于上述药物,是一种兼具抑制骨吸收和促进骨形成双重作用的抗骨质疏松药。

雷尼酸锶 Strontium Ranelate

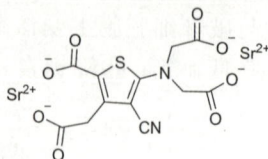

化学名为 2,2′-[(5-羧基-4-羧甲基-3-氰基噻吩-2-基)氮杂二烷基]二乙酸二锶盐(2,2′-((5-carboxy-4-(carboxymethyl)-3-cyanothiophen-2-yl)azanediyl)diacetic acid distrontium salt)。

本品为白色至微黄色粉末或结晶性粉末；无臭。本品在 0.1 mol/L 盐酸溶液中溶解，在水中微溶，在甲醇、乙醇或三氯甲烷中几乎不溶。

本品口服吸收的绝对生物利用度大约为 19%～27%，与食物或钙剂共同服用会降低 60%～70%。3～5 小时血浆浓度达到最高，2 周后达到稳态。锶与人血清蛋白结合率低 (25%)，而与骨组织有高亲和力，服用 3 年后骨组织中锶浓度达到平台期。锶不被代谢，有效半衰期约为 60 小时，通过肾脏与胃肠道排泄。

本品主要通过锶原子发挥其药理作用，锶与钙同族，其理化性质、吸收、分布、排泄与钙相似。锶有高度的亲骨性，可快速渗入新生骨，慢性渗入旧骨，其含量在新骨中高于旧骨。锶能激活骨骼细胞中的钙敏感受体，增加Ⅰ型胶原的合成，促进前成骨细胞增殖及向成骨细胞分化，从而促进骨的形成；另一方面，通过激活钙敏感受体，抑制前破骨细胞分化、成熟和促进破骨细胞凋亡，从而降低骨吸收活性，抑制骨吸收。

本品主要用于治疗和预防绝经后妇女的骨质疏松，显著降低椎骨骨折及髋骨骨折发生的危险。常见的不良反应有恶心、头痛、腹泻和皮肤刺激。

学习小结

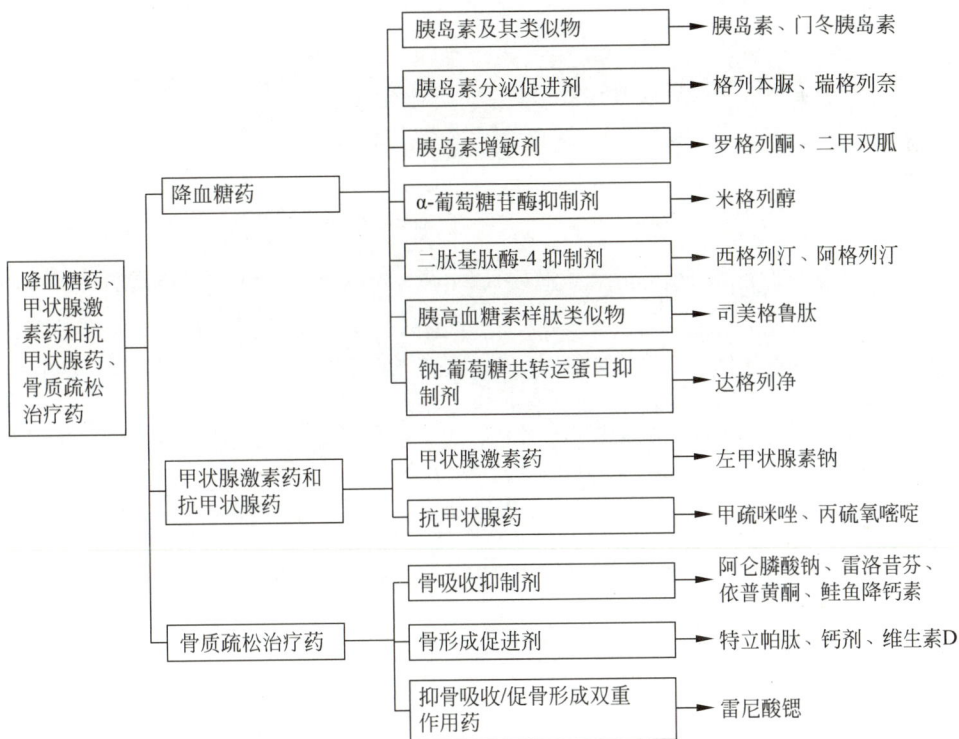

思 考 题

1. 第一代和第二代磺酰脲类降血糖药的体内代谢过程有何不同？
2. PPARs 激动剂的毒副作用和研发趋势是什么？
3. 常见甲状腺疾病的治疗方式和常用药物有哪些？
4. 三代双膦酸盐类骨质疏松治疗药物的药效学有何区别？试从结构出发说明原因。
5. 雷尼酸锶的作用机制是什么？

第二十章习题

第二十章习题答案

（程先超、钱　海）

第 二十一 章

维 生 素
Vitamins

第二十一章
教学课件

学习目标

1. 掌握脂溶性维生素和水溶性维生素的分类和发展,维生素 A 醋酸酯的通用名、化学名称、化学结构、体内代谢和用途,维生素 C 的通用名、化学名称、化学结构、合成路线、理化性质、体内代谢和用途。

2. 熟悉维生素 D_2、维生素 E 醋酸酯、盐酸硫胺、叶酸的通用名、化学结构、化学名称、理化性质、体内代谢和用途。

3. 了解维生素 B_6、生物素的通用名、化学结构和用途。

维生素是维持人体正常生理功能所必需的一类有机化合物,它们种类繁多,化学结构差异很大,理化性质和生理功能各不相同,但都具有以下共同特点:维生素或其前体都在天然食物中存在,但是没有一种天然食物含有人体所需的全部维生素;它们在体内不提供热能,一般也不是机体的组成成分;它们参与维持机体正常生理功能,需要量极少,通常以毫克,有的甚至以微克计,但是绝对不可缺少;它们一般不能在体内合成或合成的量少,不能满足机体需要,必须经常由食物供给。

维生素的发现是 20 世纪的伟大发现之一。1897 年,Christian Eijkman 在爪哇发现只吃精磨的白米即可患脚气病,未经碾磨的糙米能治疗这种病。并发现可治脚气病的物质能用水或酒精提取,当时称这种物质为"水溶性 B"。1906 年,证明食物中含有除蛋白质、脂类、碳水化合物、无机盐和水以外的"辅助因素",其量很小,但为动物生长所必需。1911 年,Kazimierz Funk 鉴定出在糙米中能对抗脚气病的物质是胺类,只是性质和在食品中的分布类似,且多数为辅酶。

维生素有三种命名系统。一是按发现的历史顺序,以英文字母顺次命名,如维生素 A、维生素 B、维生素 C、维生素 E 等;二是按其特有的功能命名,如抗干眼病维生素、抗癞皮病维生素、抗坏血酸等;三是按其化学结构命名,如视黄醇、硫胺素、核黄素等。三种命名系统互相通用。

根据溶解性差异将维生素分为脂溶性维生素和水溶性维生素两大类(表 21-1 和表 21-2)。

表 21-1　脂溶性维生素

维生素名称	每日所需量/mg	主 要 作 用
维生素 A	1.5	抗干眼病、维生素 A 缺乏症
维生素 D_2	0.025	预防维生素 D 缺乏症、佝偻病、骨软化病
维生素 D_3		
维生素 E	14	预防维生素 E 缺乏症、间歇性跛行
维生素 K_1	1	抗出血维生素,用于新生儿出血症、吸收不良或口服抗凝剂所致的低凝血酶原症,长期应用广谱抗生素所致的维生素 K 体内缺乏症

表 21-2　水溶性维生素

维生素名称	每日所需量/mg	主 要 作 用
维生素 B_1	1.5	维生素 B 缺乏症、周围神经炎
维生素 B_2	2	核黄素缺乏症
维生素 B_6	3	维生素 B_6 依赖综合征、缺乏症、先天性代谢障碍症
维生素 B_{12}	0.005	恶性贫血、巨幼红细胞性贫血、抗叶酸药引起的贫血、神经系统疾病
维生素 C	60	维生素 C 缺乏症、酸化尿、特发性高铁血红蛋白症
维生素 H	0.25	用于生物素酶缺乏的儿童

第一节　脂溶性维生素
Fat Soluble Vitamins

脂溶性维生素包括维生素 A、D、E、K 等。它们在食物中是与脂类共存,在体内的吸收与脂类的吸收密切相关,当人体对脂类吸收不良时,脂溶性维生素的吸收减少,可能引起缺乏;而摄取过多,则会因为排泄缓慢引起蓄积中毒。

一、维生素 A 类

维生素 A(vitamin A),称为抗干眼病维生素,由 Elmer McCollum 和 M. Davis 在 1912—1914 年发现。维生素 A 并不是单一的化合物,而是一系列视黄醇的衍生物,多存在于鱼肝油、动物肝脏和绿色蔬菜,缺少维生素 A 易患夜盲症。1931 年从鱼肝油中分离得到维生素 A_1(vitamin A_1)纯品,并确定了其结构,它的侧链末端为羟基,侧链上的四个共轭双键均为反式,又名视黄醇。后来又从淡水鱼肝中分离得到另一种维生素 A,即 3-脱氢视黄醇,称为"维生素 A_2(vitamin A_2)",其生物活性仅为维生素 A_1 的 30%～40%。1935 年又从视网膜分离得到维生素 A_1 醛[视黄醛(retinal)]。

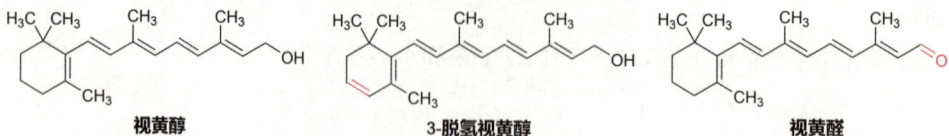

视黄醇　　　　　　3-脱氢视黄醇　　　　　　视黄醛

维生素 A_1、A_2 及 A_1 醛的壬四烯侧链构型为全反式。维生素 A_1 侧链上有四个共轭双键,有 16 个顺反异构体,只有全反式构型的维生素 A_1 稳定,活性最强;其余均为混合型异构体,活性为全反式的 20%～50%。人类营养中约 2/3 的维生素 A 来自于 β-胡萝卜素,它可被小肠的酶作用得到两分子维生素 A_1。

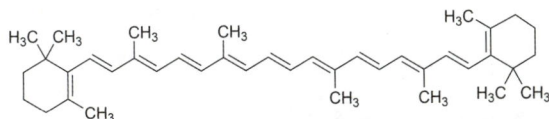

β-胡萝卜素

维生素 A_1 性质不稳定,易被氧化成维生素 A_1 醛,进一步再氧化为维生素 A 酸,维生素 A 酸是维生素 A 的活性代谢产物,在防癌和抗癌方面有较好的作用。用于临床的维生素 A 酸类似物,还有依曲替酸等。

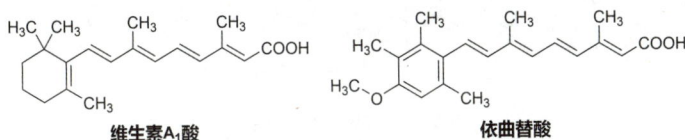

维生素 A_1 酸　　　　　　　　　　依曲替酸

维生素 A 的结构有高度特异性,其结构与活性关系见图 21-1。

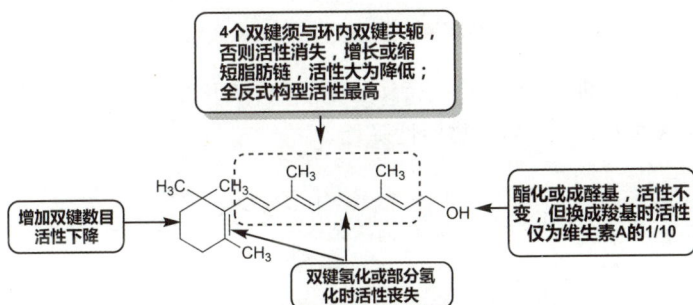

图 21-1　维生素 A 的构效关系

维生素 A 醋酸酯 Vitamin A Acetate

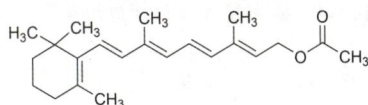

化学名为(全-E 型)-3,7-二甲基-9-(2,6,6-三甲基-1-环已-1-烯基)-2,4,6,8-壬四烯-1-醇醋酸酯((all-E)-3,7-dimethyl-9-(2,6,6-trimethyl-1-cyclohexen-1-yl)-2,4,6,8-nona-tetraene-1-olacetate)。又名 retinol acetate,《中国药典》收载的维生素 A,实际上为维生素 A 乙酸酯。

本品为黄色棱形结晶;无臭。本品易溶于乙醇、三氯甲烷、乙醚、脂肪和油中,不溶于水。熔点 57～60℃。

维生素 A 属烯丙型醇,遇酸易发生脱水反应,生成脱水维生素 A(图 21-2),其生物活性只有维生素 A 的 0.4%。成酯后的维生素 A 化学稳定性比原维生素 A 好,有利于吸收,并

第二十一章
短视频 1

且生物利用度有所提高。因此,临床上将其成酯,在体内被酶水解得到维生素 A 后起效。临床上通常将本品溶于植物油中。

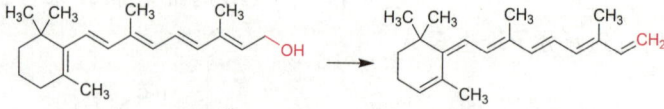

图 21-2   维生素 A 脱水重排反应

本品经水解得到维生素 A,维生素 A 分子中含有 β-紫罗兰酮环和共轭多烯醇侧链,极易被空气氧化,生成环氧化物。加热、紫外线和重金属离子等可加速其氧化。生成的环氧化合物对酸不稳定,可重排生成呋喃型氧化物,生物活性消失(图 21-3)。因此,维生素 A 纯品应贮存于铝制容器,充氮气,密封阴凉干燥处保存。

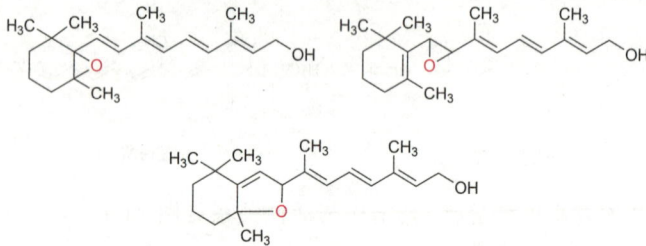

图 21-3   维生素 A 的环氧化及呋喃型氧化产物

本品可被某些氧化剂(如 MnO_2)或酶(如脱氢酶)氧化生成视黄醛,仍有活性。进一步氧化生成维生素 A 酸(图 21-4),生物活性降低。

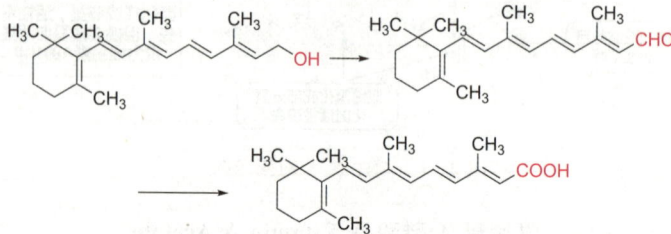

图 21-4   维生素 A 氧化生成维生素 A 酸

本品可与三氯化锑反应呈现深蓝色。此外维生素 A 还能发生强黄绿色荧光,可作为维生素 A 定量、定性分析的依据。

维生素 A 醋酸酯在体内被酶催化水解生成维生素 A,进而氧化成视黄醛,视黄醛可以互变异构成 4-Z 型视黄醛,它是构成视觉细胞的感光物质,参与视觉的形成。视黄醛可进一步氧化成视黄酸(retinoic acid)(图 21-5)。视黄酸为维生素 A 的代谢产物,在肝中与葡萄糖醛酸结合或氧化成其他代谢产物,随胆汁或尿液排出体外。

本品在视网膜转变为视黄醛,后者与视蛋白结合成视紫红质,它是感受弱光的视色素,维生素 A 缺乏时,会出现夜盲症。维生素 A 具有诱导控制上皮组织分化和生长的作用,缺乏时会出现干眼症、牙周溢脓等。维生素 A 为维持骨骼生长、睾丸和卵巢功能、胚胎发育所必需的维生素。此外,还有抗氧化作用。若长期过量使用,可造成维生素 A 过多症,表现为

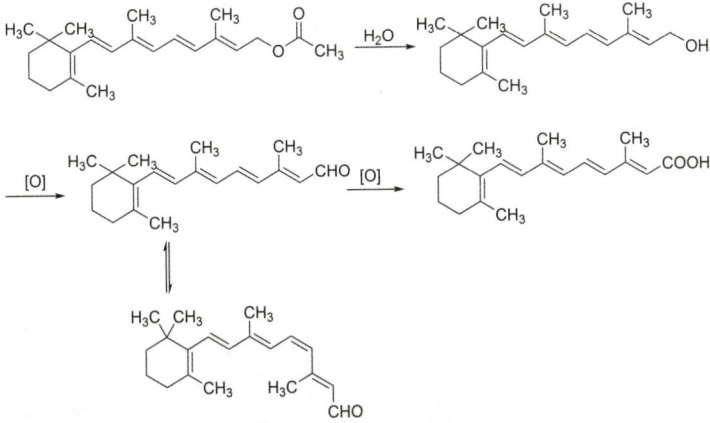

图 21-5　维生素 A 醋酸酯的代谢

疲劳、烦躁、精神抑制、呕吐、低热、高血钙、骨和关节痛等。

二、维生素 D 类

维生素 D(vitamin D)是抗佝偻病维生素的总称,属甾醇类衍生物。目前已知 10 余种,它们有着共同的基本结构,只是 17 位上侧链结构不同。主要的维生素 D 有维生素 D_2、D_3、D_4、D_5。其维生素 D_2(麦角骨化醇,ergocalciferol)和维生素 D_3(胆骨化醇,colecalciferol)最为重要。1930 年 Askewd 等成功分离得到维生素 D_2,并确定了其结构。1932 年 Windaus 等分离得到维生素 D_3 并确定了结构,1948 年确定了它们的立体化学结构,1960 年全合成成功。

维生素 D_3 主要存在于肝、奶、蛋黄中,以鱼肝油中含量最丰富。人体内可由胆固醇转变成 7-脱氢胆固醇,储存在皮肤,在日光或紫外线照射下转变为维生素 D_3,故称 7-脱氢胆固醇为维生素 D_3 原(图 21-6)。植物油和酵母中含有不被人体吸收的麦角甾醇(ergosterol),在日光或紫外线照射下,转变为可被人体吸收的维生素 D_2,因此称麦角甾醇为维生素 D_2 原(图 21-6)。

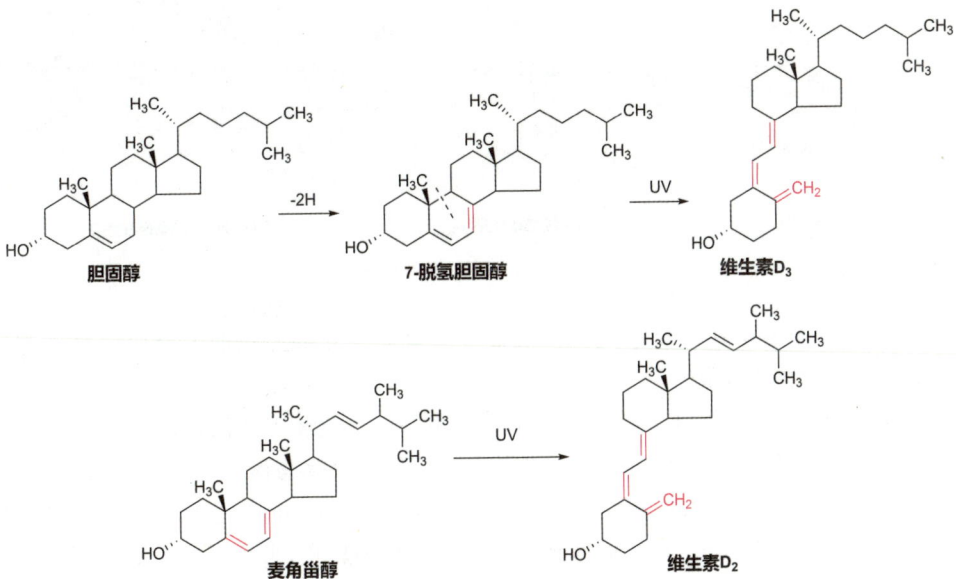

图 21-6　维生素 D_3 和维生素 D_2 的生物合成

维生素 D_2 和 D_3 对人体有相同的生理功能,体内代谢方式也十分相似,在肝脏中被 25-羟化酶代谢为 25-羟基维生素 D_2、D_3,继而在肾脏 1-羟化酶的作用下生成 1α,25-二羟基维生素 D_2、D_3,具有促进钙、磷的吸收,帮助骨骼钙化的作用。但维生素 D_2 比维生素 D_3 在侧链上多一个甲基和双键,化学稳定性不如后者。

维生素 D_3 Vitamin D_3

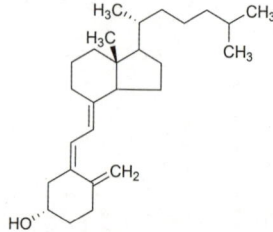

化学名为 9,10-开环胆甾-5,7,10(19)-三烯-3β-醇(9,10-secoergosta-5,7,10(19)trien-3β-ol)。又名胆骨化醇(cholecalciferol)。

本品为无色针状结晶或白色结晶性粉末;无臭;遇光或空气均易变质。本品在乙醇、丙酮、三氯甲烷或乙醚中极易溶解,在植物油中略溶,在水中不溶。

本品因侧链无双键和甲基,故稳定性较维生素 D_2 高,但遇氧或光照易氧化变质,使生物活性降低,毒性增加。因此本品应避光、充氮、密封于冷处保存。本品的三氯甲烷溶液遇醋酐硫酸,初显黄色,渐变红色,迅即变为紫色、蓝绿色,最终显绿色(为甾类化合物的共有性质),可用于鉴别。

维生素 D_3 本身并无活性,本品在肝脏中被 25-羟化酶代谢为 25-羟基维生素 D_3(骨化二醇,calcifediol),它是维生素 D_3 在体内循环和存储的主要形式;继而在肾脏 1α-羟化酶的作用下生成 1α,25-二羟基维生素 D_3(骨化三醇,calcitriol),骨化三醇具有促进肠内钙、磷的吸收,帮助骨骼钙化的作用(图 21-7)。骨化三醇才是真正起作用的"活性维生素 D_3"。

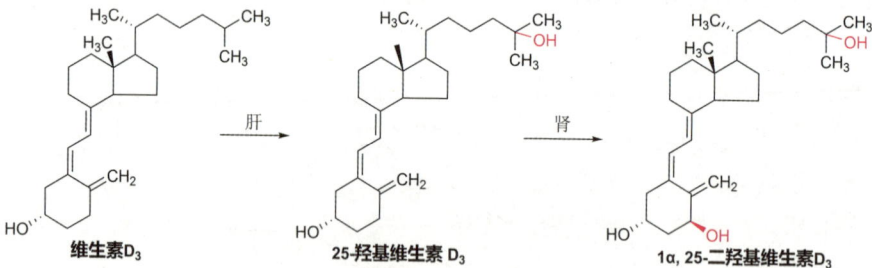

图 21-7 维生素 D_3 体内代谢反应

本品主要用于预防和治疗小儿佝偻病及成人骨质软化症。长期大量服用可引起高血钙、软组织易位骨化等症状。

一般情况下,儿童及成年人的肝及肾中羟化酶的活性较高,足以将维生素 D_3 转化为骨化三醇。然而在老年患者及肾功能障碍患者中,由于 1α-羟化酶活性低下或丧失,补充的维生素 D_3 就不能转变为活性的骨化三醇。阿法骨化醇(alfacalcidol)是骨化三醇类似物,通过在维生素 D_3 结构中引入 1α-羟基而得到,无须 1α-羟化酶转化,可用于改善老人或肾功能障碍患者维生素 D 代谢异常所导致的症状,如低钙血症、抽搐、骨痛及骨损害等。

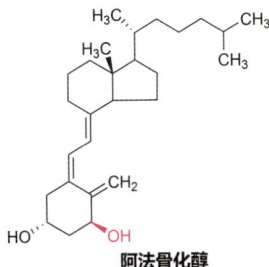

阿法骨化醇

三、维生素 E 类

维生素 E(vitamin E)是一类与生殖功能有关的维生素,化学结构属于苯并二氢吡喃类衍生物。因苯环上都含有一个酚羟基,故又称为生育酚(tocopherol)。天然的生育酚均为右旋体,人工合成品则为消旋体。

维生素 E 在自然界中有八种同系物:四种生育酚和四种生育三烯酚。它们大多存在于植物中,以麦胚油、花生油、玉米油中含量最为丰富(表 21-3)。

表 21-3 天然维生素的类型

化 学 结 构	取 代 基		名 称
	R_1	R_2	
	—CH_3	—CH_3	α-生育酚
	—CH_3	—H	β-生育酚
	—H	CH_3	γ-生育酚
	—H	—H	δ-生育酚
	—CH_3	—CH_3	α-生育三烯酚
	—CH_3	—H	β-生育三烯酚
	—H	—CH_3	γ-生育三烯酚
	—H	—H	δ-生育三烯酚

几种异构体的生物活性强弱随苯环取代的甲基数目多少及位置不同而有差异,以 α-生育酚活性最强,δ-生育酚的活性最小。通常以 α-生育酚代表维生素 E,维生素 E 于 1922 年由 Evans 和 Bishop 发现,并于 1936 分离纯化,1938 年实现人工合成。

维生素 E Vitamin E

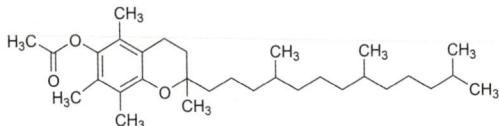

化学名为[2,5,7,8-四甲基-2-(4,8,12-三甲基十三烷基)-3,4-二氢苯并吡喃-6-基]乙酸酯(2,5,7,8-tetramethyl-2-(4,8,12-trimethyltridecyl)chroman-6-yl acetate)。本品为人工合成品,为 dl-α-生育酚醋酸酯。

本品为微黄色至黄色或黄绿色澄清的黏稠液体;几乎无臭;遇光颜色逐渐变深。本品在乙醇、丙酮、乙醚或植物油中易溶,在水中不溶。熔点 2.5～3.5 ℃。

维生素 E 具有较强的还原性。本品与氢氧化钾溶液共热水解,生成游离 α-生育酚,与三氯化铁生成对生育醌及二价铁离子,后者与 2,2′-联吡啶生成深红色配离子,可用于鉴别。本品的乙醇溶液与硝酸共热,则生成生育红,溶液显橙红色(图 21-8)。

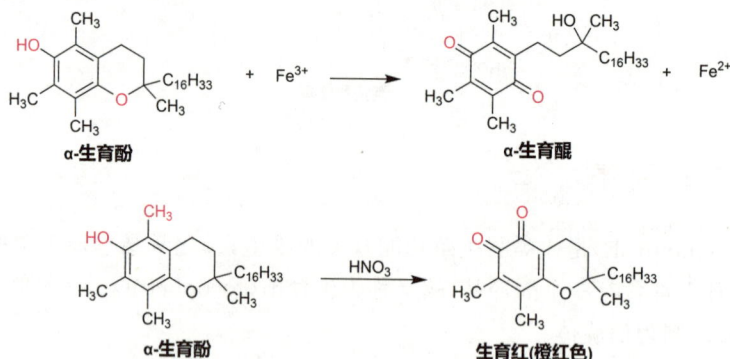

图 21-8　α-生育酚的鉴别反应

本品在无氧的条件下对热稳定,加热至 200 ℃ 也不被破坏,但对氧十分敏感。遇光、空气可被氧化,氧化产物主要为 α-生育醌及维生素 E 二聚体。

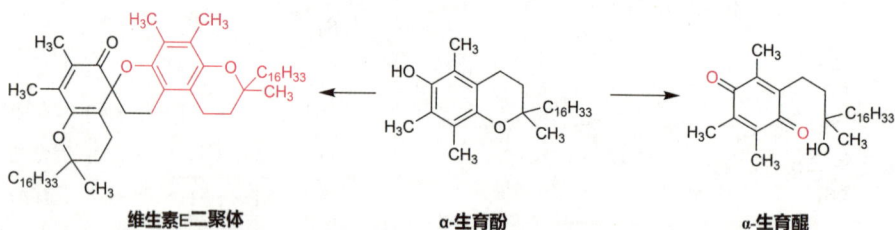

本品 20％～80％ 经肠道吸收,吸收时需要有胆盐及饮食中脂肪存在。它在体内代谢途径主要是水解后被氧化成 α-生育醌,再还原成 α-生育氢醌或进一步氧化生成 α-生育酸,在肝脏中与葡萄糖醛酸结合后经胆汁和肾排泄(图 21-9)。

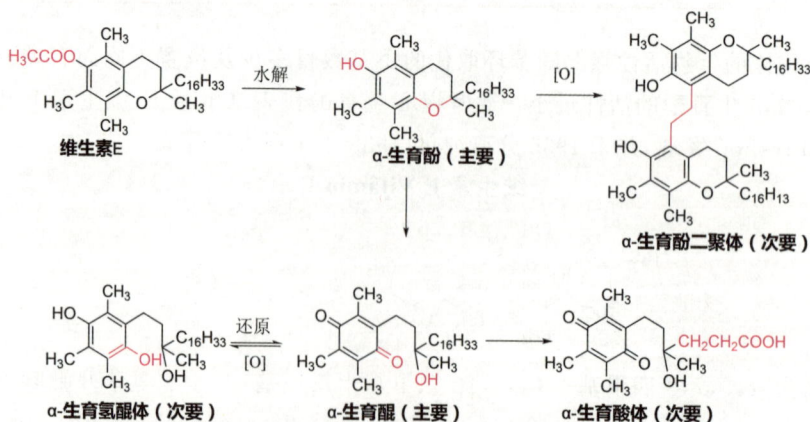

图 21-9　维生素 E 的体内代谢途径

维生素 E 的构效关系研究表明,分子中羟基为活性基团,且必须与杂环氧原子成对位。苯环上甲基数目减少和位置改变,均导致活性降低;缩短或去掉侧链,活性降低或消失;维生素 E 的立体结构对活性也有影响,左旋活性仅为天然品右旋活性的 42%,人工合成品为消旋体,活性为天然右旋体的 40%。

本品能维持生殖器官正常功能,用于防治习惯性流产、不育症、进行性肌营养不良,也用于心血管疾病及抗衰老治疗。本品也用作抗氧剂。但长期大量服用可引起血小板聚集和血栓形成等。

四、维生素 K 类

维生素 K(vitamin K)是一类具有凝血作用的维生素的总称。有维生素 $K_1 \sim K_7$ 七种,其中维生素 $K_1 \sim K_3$ 均属于 2-甲基-1,4-萘醌类衍生物,维生素 $K_4 \sim K_7$ 均属于甲基萘酚或者萘胺类衍生物。维生素 K_1 侧链为含 20 个碳原子的植醇基,维生素 K_2 侧链为不饱和长链烷基,侧链含 20 个碳原子称为维生素 $K_2(20)$,含 30 个碳原子称为维生素 $K_2(30)$,含 35 个碳原子称为维生素 $K_2(35)$,都是由不同数目的异戊二烯构成。维生素 K_3 的 C-3 上没有侧链,可与亚硫酸氢钠发生加成反应生成水溶性物质——亚硫酸氢钠甲萘醌,具有维生素 K_3 的作用。

萘醌类活性随 C-2、C-3 上取代基不同变化较明显,C-3 侧链含 20~30 个碳原子活性最大,C-2 上甲基变为乙基、烷氧基或氢原子活性降低,C-2 或 C-3 上有氯原子取代则为维生素 K 阻滞剂。

维生素 K_1、K_2 主要存在于绿色植物中,尤其以苜蓿、菠菜中含量最丰富。维生素 K_2 也由人体肠道细菌产生,并被机体吸收利用。维生素 K_3、K_4 为化学合成品,维生素 K_3 的生物活性最强。

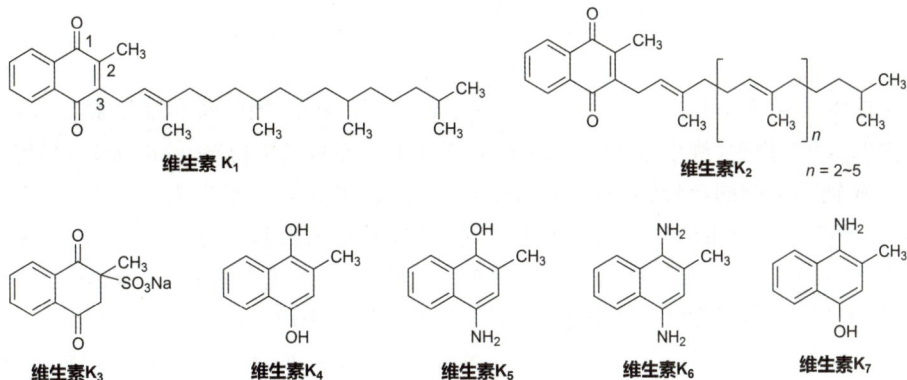

维生素 K_1　　维生素 K_2　$n=2\sim5$

维生素 K_3　维生素 K_4　维生素 K_5　维生素 K_6　维生素 K_7

维生素 K_3 Vitamin K_3

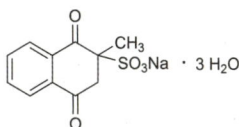

化学名为 1,2,3,4-四氢-2-甲基-1,4-二氧代-2-萘磺酸钠盐三水合物(1,2,3,4-

tetrahydro-2-methyl-1,4-dioxo-2-naphthalenesulfonic acid sodium salt trihydrate)。又名亚硫酸氢钠甲萘醌(menadione sodium bisulfite)。

本品为白色结晶性粉末；易吸湿；遇光易变色。本品易溶于水，微溶于乙醇，几乎不溶于乙醚和苯。

本品水溶液与甲萘醌、亚硫酸氢钠间存在动态平衡。遇酸、碱或空气中的氧，平衡破坏，分解产生甲萘醌沉淀。光和热加速上述变化。加入氯化钠或焦亚硫酸钠可增加本品稳定性。

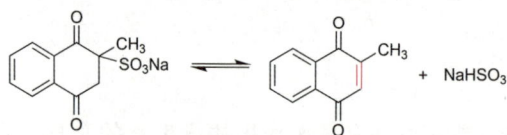

本品水溶液遇光和热，可部分发生异构化，生成 2-甲基-1,4-萘氢醌-3-磺酸钠异构体，活性降低，它与邻二氮杂菲试液作用产生红色沉淀。而维生素 K_3 不反应。可用此检查其限量。为了防止异构化反应发生，可将溶液 pH 调至 2～5，并加入稳定剂亚硫酸氢钠。

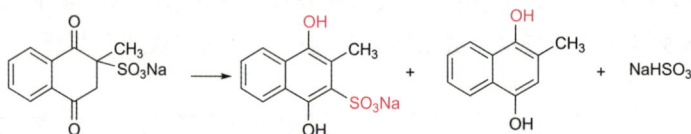

本品为维生素类止血药，可促进肝脏合成凝血酶原，用于凝血酶原过低症、维生素 K 缺乏症及新生儿出血症的防治。本品有镇痛作用，适用于胆石症、胆道蛔虫引起的胆绞痛。但有引起溶血性贫血等副作用。

第二节　水溶性维生素
Water Soluble Vitamins

水溶性维生素主要有维生素 B 族(B_1、B_2、B_6、B_{12})、烟酸、烟酰胺和维生素 C 等，作用类似维生素 B_1 的生物素(维生素 H，biotin)、治疗红细胞性贫血的叶酸(folic acid)和用于维生素 B 缺乏症辅助治疗的泛酸钙(calcium pantothenate)也为 B 族维生素。

早在 1867 年人们用硝酸氧化尼古丁得到烟酸，但并未引起注意。到 1935 年从马的血红细胞中分离得到烟酰胺，为辅酶的组成部分。泛酸曾称为维生素 B_5，为辅酶 A 的组成部分，参与体内代谢。α-生物素(维生素 H)，1936 年自蛋黄中以甲酯形式分离得到，临床用于治疗婴儿皮脂性皮炎。叶酸为红细胞发育生长必需的因子，临床用于治疗巨幼细胞性贫血，与维生素 B_{12} 合用治疗恶性贫血。

一、维生素 B 类

B 族维生素包括很多化学结构和生理功能不同的物质，归于同一族的理由是最初从同一来源(如肝、酵母、米糠)中分离得到，在食物中也有相似的分布情况。

B 族维生素包括维生素 B_1(硫胺)、维生素 B_2(核黄素)、维生素 B_3(烟酸)、维生素 B_4(6-氨基嘌呤)、B_5(泛酸)、维生素 B_6(吡哆辛)、维生素 B_7(生物素)、维生素 B_{12}(氰钴胺)、维生素 B_c(叶酸)。

（一）维生素 B₁

早在 1880 年,俄国科学家鲁宁就发现米糠、麦麸和酵母中含有与人体代谢有密切关系的物质,1896 年荷兰的爱杰克曼进一步证明了此物质的存在,并将其命名为维生素 B₁,直到 1926 年才从米糠中分离纯品,1935 年确定其化学结构,1936 年威廉斯人工合成成功。

维生素 B₁ Vitamin B₁

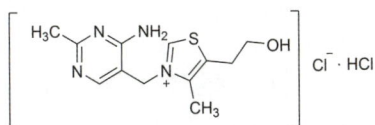

化学名为氯化 4-甲基-3-[(2-甲基-4-氨基-5-嘧啶基)甲基]-5-(2-羟基乙基)噻唑嗡盐酸盐(3-[(4-amino-2-methyl-5-pyrimidinyl)methyl]-5-(2-hydroxyethyl)-4-methyl thiazolium chloride monohydrochloride)。又名盐酸硫胺(thiamine hydrochloride)。

本品为白色结晶或结晶性粉末;有微弱的特臭;味苦。本品在水中易溶,在乙醇中微溶,在乙醚中不溶。本品极易吸收空气中的水分,应密闭保存。

本品干燥固体性质稳定。其水溶液遇酸较稳定,遇碱则噻唑环被破坏,生成硫醇型化合物而失效。

本品与空气接触或在铁氰化钾碱性溶液中氧化生成硫色素,活性消失。光和重金属加速氧化反应。硫色素溶于正丁醇呈蓝色荧光,加酸成酸性,荧光消失;再加碱,又呈荧光。其显色机理可能为酸性时硫色素的噻唑环开裂,碱性时又再闭合(图 21-10),恢复显色所需的共轭体系,最大吸收波长发生迁移,从而产生荧光。可用于鉴别。本品在氢氧化钠存在下得到 2-羟基-4-噻唑啉后自动开环,生成相应的巯基和甲酰胺衍生物,在空气中进一步迅速发生自动氧化,转变为二硫化合物(图 21-10)。

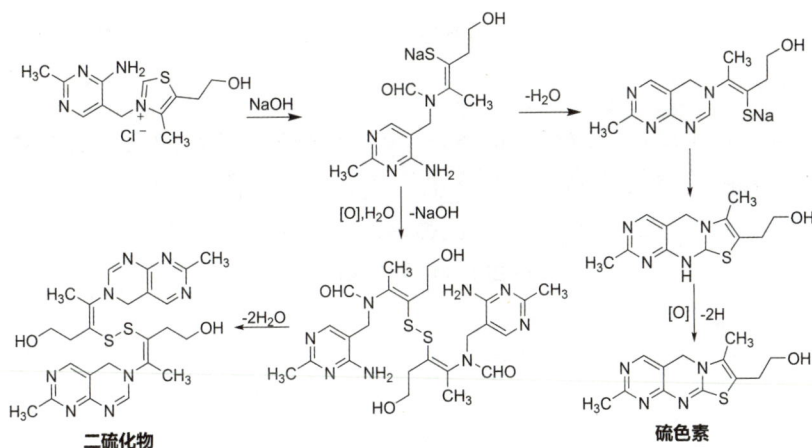

图 21-10 维生素 B₁ 的降解反应

本品水溶液在 pH 5～6 时,与亚硫酸氢钠发生分解反应,故不能用亚硫酸氢钠作抗氧剂。

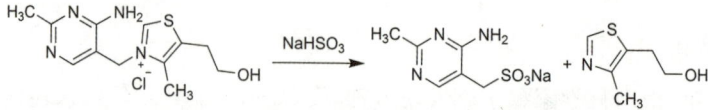

本品在无氧时主要发生水解反应,水解产物随 pH 不同而有差异。

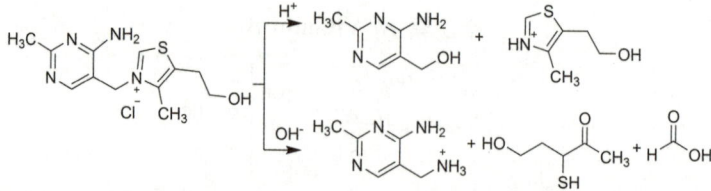

　　本品在体内转变成有生物活性的硫胺焦磷酸酯(thiamine pyrophosphate,TPP),参与糖代谢。本品口服吸收不完全,分布于各组织中,肝、肾、脑中较多,主要以硫胺排泄,也有硫胺的嘧啶环和噻唑环分解产物,以及氧化产物,如硫胺二硫化物、硫胺荧和硫酸盐。

　　本品具有维持糖代谢、神经传导和消化功能的作用。主要防治脚气病、多发性神经炎和因维生素缺乏引起的胃肠道疾病。

　　本品水溶性大,在体内吸收慢,易被体内硫胺酶破坏失活。针对这一缺点合成了一些起效快、持效久的硫胺类化合物。其中有优硫胺(prosultiamine)、呋喃硫胺(fursultiamine)、辛硫胺(octotiamine)等,这些化合物脂溶性较好,易透过生物膜,在体内均变为硫胺起作用。

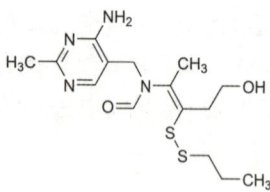

优硫胺

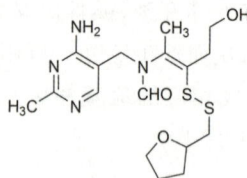

呋喃硫胺

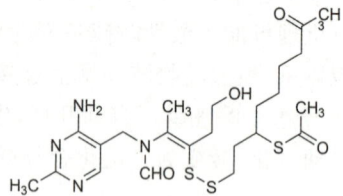

辛硫胺

(二) 维生素 B₂

　　维生素(vitamin B₂,又称核黄素,riboflavin)是一种与肌体氧化、还原过程有关的物质,它主要具有传递氢原子或电子的功能。由 D. T. Smith 和 E. G. Hendrick 在 1926 年发现。也被称为维生素 G,多存在于酵母、肝脏、蔬菜、蛋类中,现可用微生物合成或化学合成方法制备。

维生素 B₂ Vitamin B₂

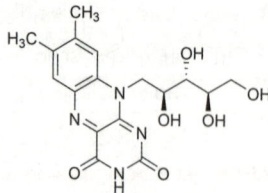

　　化学名为 7,8-二甲基-10-[(2S,3S,4R)-2,3,4,5-四羟基戊基]-3,10-二氢苯并喋啶-2,4-二酮(7,8-dimethyl-10-[(2S,3S,4R)-2,3,4,5-tetrahydroxypentyl]-3,10-dihydrobenzopteridine-2,4-dione)。又名核黄素(riboflavin)。

本品为橙黄色结晶性粉末；微臭；味微苦。本品在稀氢氧化钠溶液中溶解，在水、乙醇、三氯甲烷或乙醚中几乎不溶。熔点 278～282℃（分解）。硼砂和烟酰胺可增加本品在水中的溶解度，故在制剂中常作为本品的助溶剂。

本品分子含有酰亚胺和叔胺结构，故其为两性化合物（$K_a = 6.3 \times 10^{-12}$，$K_b = 0.5 \times 10^{-12}$），可溶于酸和碱，饱和水溶液 pH 约为 6。本品水溶液为非解离型，呈黄绿色荧光。荧光在 pH 6～7 时最强，加酸或碱荧光消失。本品在矿酸溶液中稳定，但在碱性溶液中极易变质。

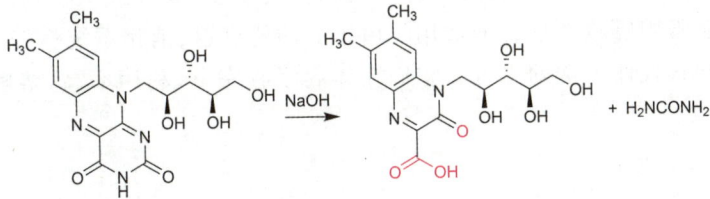

本品干燥固体性质稳定，在密闭容器中室温避光放置 5 年，无明显变化。耐热性较好，120 ℃加热 6 小时，仅有轻微分解。

本品由黄素（二甲基异咯嗪，即二甲基苯并喋啶-2,4-二酮）与核糖醇两部分组成，具有特有的黄素环系统，因而有特殊的光谱性质及光不稳定性。本品遇光（尤为溶液）极易分解，其分解速度随 pH 增高而加速。在碱性溶液中分解成感光黄素（别名光化黄），在酸性或中性溶液中则分解为光化色素（蓝色荧光素）。此外在酸性或碱性溶液中还生成微量的核黄素-10-乙酸。

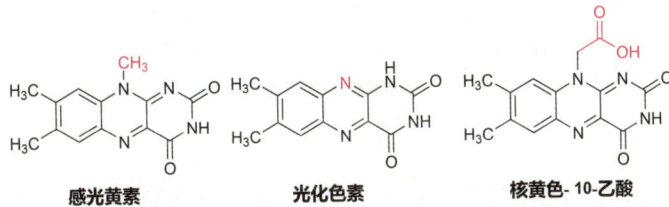

本品异咯嗪母核存在共轭双键，易发生氧化还原反应。本品对一般氧化剂稳定，遇强氧化剂如铬酸和高锰酸钾则被氧化；遇还原剂如连二亚硫酸钠、维生素 C 等可被还原成不具荧光的二氢核黄素。

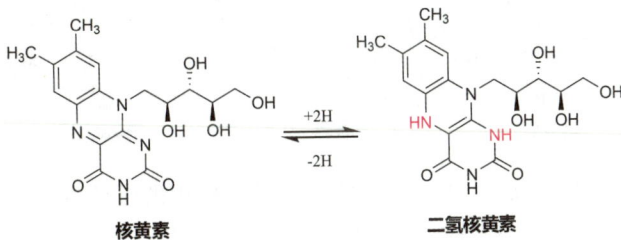

本品在体内必须经磷酸化形成黄素单核苷酸和黄素腺嘌呤二核苷酸才具有生物活性。它们作为辅酶参与细胞的氧化还原过程，维持机体正常代谢。本品口服迅速自小肠吸收，分布全身组织，极少在体内贮存，在体内 6 小时即有 60% 被排出体外。本品口服少量经尿排出,静脉滴注主要以原药经尿排出。

本品参与糖、脂肪、蛋白质代谢,维持正常视觉功能,促进生长。主要用于治疗维生素 B_2 缺乏引起的口角炎、舌炎等。

本品的结构专属性很强,除去异咯嗪环上的两个甲基则具有毒性,N—10 上的侧链若非核糖基,则活性消失。针对维生素 B_2 体内作用时间短,必须磷酸化后才具有生物活性的特点,合成了长效核黄素和活性核黄素,已用于临床。将核黄素的伯醇基与脂肪酸成酯制成前药,它在体内释放出游离的核黄素,达到长效。如核黄素月桂酸酯(又称长效核黄素,riboflavin laurate),一次肌内注射可维持有效浓度 60～90 天。活性核黄素,如黄素单核苷酸和黄素腺嘌呤二核苷酸适用于由于肝功能衰退、消化系统病变引起维生素 B_2 磷酸化障碍而导致代谢失常的患者。它们在体内吸收完全,利用率高,溶解度大,可制成高浓度制剂。

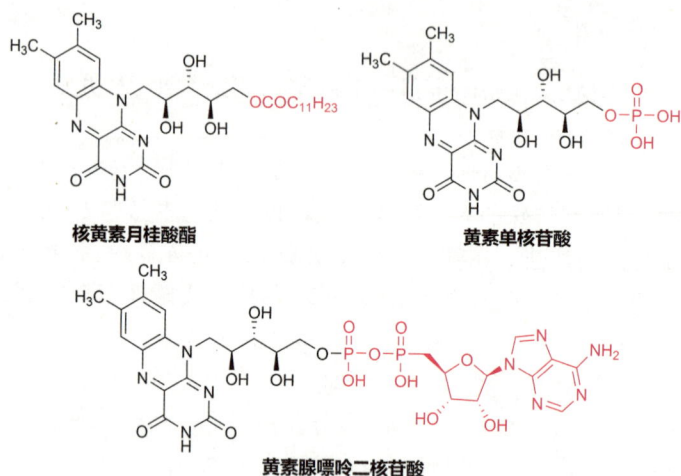

核黄素月桂酸酯   黄素单核苷酸

黄素腺嘌呤二核苷酸

(三) 维生素 B_6

维生素 B_6 广泛存在于肝、鱼类、肉类、谷物、蔬菜等动植物中,是一类具有辅酶作用的维生素,临床上可以治疗妊娠呕吐、放射性呕吐、异烟肼中毒、脂溢性皮炎及粗糙病。维生素 B_6 包括吡多辛(pyridoxine)、吡哆醛(pyridoxal)、吡哆胺(pyridoxamine),最早分离出来的是吡多辛,因此将它作为维生素 B_6 的代表,临床用其盐酸盐。

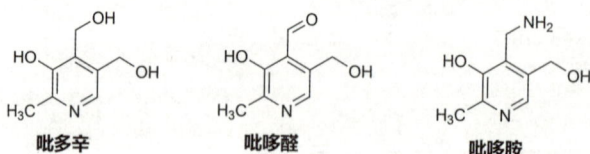

吡多辛   吡哆醛   吡哆胺

吡多辛和吡哆胺均在肝脏转化为有活性并起辅酶作用的吡哆醛-5-磷酸酯(pyridoxal-5-phosphate),吡哆醛-5-磷酸酯最终被代谢为无活性的吡哆酸。

维生素 B_6 Vitamin B_6

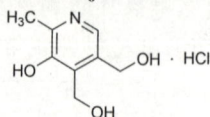

化学名为 6-甲基-5-羟基-3,4-吡啶二甲醇盐酸盐(5-hydroxy-6-methyl-3,4-pyridinedimethanol hydrochloride)。又名盐酸吡哆醇、盐酸吡哆辛。

本品为白色或类白色结晶性粉末；无臭；味微苦。本品易溶于水，微溶于乙醇，不溶于乙醚和三氯甲烷。熔点 204～206℃(分解)。水溶液显酸性。

本品在酸性溶液中比较稳定，在中性或碱性溶液中不稳定，能被紫外线破坏，或在有氧存在下逐渐氧化变为黄色。这是由于本品分子中 C_3 的烯醇型羟基在中性或碱性溶液中形成负离子，易被氧化破坏的缘故。在中性溶液中加热，能生成结晶性沉淀，加热时间延长可形成聚合物。

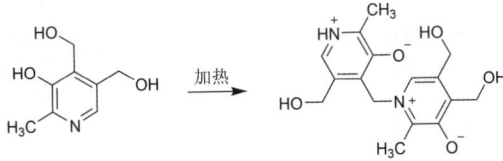

本品 C_3 烯醇型羟基又可与三氯化铁作用显红色。C_4 和 C_5 醇羟基可酯化。C_6 氢原子较活泼，能与 2,6-二氯对苯醌亚胺作用生成蓝色化合物，并转为红色。

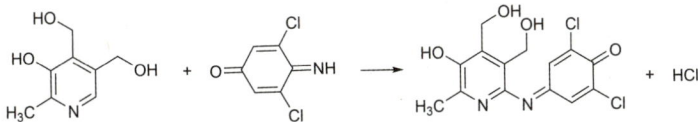

本品口服自消化道吸收，在肝脏、心脏、骨骼肌中分布最多。其在肝脏部分被氧化成 4-吡哆酸，经尿及汗液排泄。少量以原药经尿排出。

本品能参与氨基酸及脂肪代谢。用于妊娠期、放射病及锑剂治疗血吸虫病引起的恶心呕吐，也用于癞皮病和营养不良的辅助治疗。

（四）其他 B 族维生素

烟酸(nicotinic acid,维生素 B_3)及烟酰胺(维生素 PP,nicotinamide)均促进细胞新陈代谢，临床上多用于防治粗糙病，烟酸还有扩张血管和降低血脂的作用，而烟酸酰胺并无此类作用。

生物素(biotin)又称维生素 B_7、维生素 H 和辅酶 R，也是水溶性 B 族维生素之一。1936 年 Kögl 等首次从蛋黄中分离得到了纯的生物素。1939 年，György 等又分别从牛肝和浓牛奶中获得了生物素，1941 年 Vigneaud 等确定了生物素的分子式，一年后，完成了结构式的确定。1947 年，Harris 首次完成了生物素的全合成。20 世纪 60 年代初，通过 X-射线衍射法测定了生物素的绝对构型。生物素分子中含有三个手性碳原子，共有八个立体异构体，Ronald 等将它们合成并分离出来。八个立体异构体中，只有全顺式的 $D(+)$-生物素才具有生理活性。

生物素广泛分布于动植物组织中，如肝、肾、蛋黄、酵母和奶中，也存在于植物种子、花粉、糖蜜、菌类新鲜蔬菜和水果中。可以说，整个生物的生长都需要它。人类缺乏生物素会引起皮炎、食欲减退、恶心、呕吐、褪色素、脱发、贫血。血中胆固醇增多、情绪抑郁、体重减轻等症状。

维生素 B_4(vitamin B_4)又称 6-氨基嘌呤(6-aminopurine)或腺嘌呤(adenine)，具有刺激白细胞增生的作用，可用于各种原因引起的白细胞减少症。维生素 B_5(vitamin B_5)是泛酸的钙盐,用其右旋体,左旋体无效,故称右旋泛酸钙(dextor calcium pantothenate)。维生素 B₅ 为辅酶 A 的组成成分,它对蛋白质、脂肪和糖类的代谢起着重要的作用,可用于维生素 B 缺乏引起的疾病及周围神经炎,现多作为营养辅助药。

维生素 Bc(vitamin Bc)又名叶酸(folic acid)或维生素 M(vitamin M)。1941 年 Williams 从菠菜中提取出纯品,1948 年 Waller 等确定其结构,进行全合成。维生素 B_c 是蝶啶(pteridine)衍生物,主要参与体内氨基酸及核酸的合成,与维生素 B₁₂ 一起促进红细胞的生成。

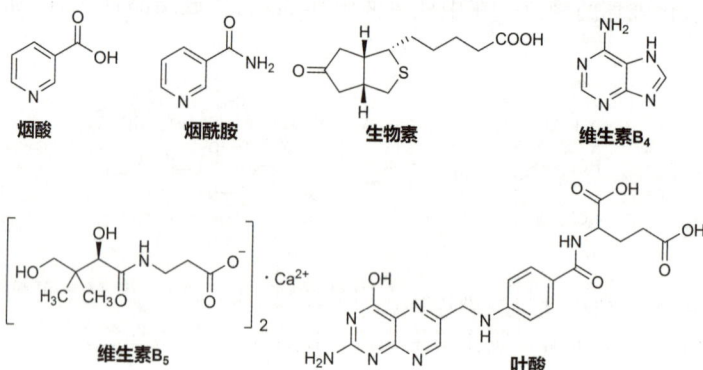

烟酸　烟酰胺　生物素　维生素B₄　维生素B₅　叶酸

二、维生素 C

维生素 C(vitamin C)又名抗坏血酸(ascorbic acid),是一类含有六个碳原子的酸性多羟基化合物,包括 D-(—)-抗坏血酸、L-(+)-抗坏血酸、D-(—)-异抗坏血酸、L-(+)-异抗坏血酸,实际上它们都是由于同一个分子结构中含有两个手性碳原子而产生的四个光学异构体。这四个异构体的活性差别较大,以 L-(+)-抗坏血酸的活性最高,D-(—)-异抗坏血酸的活性仅为 L-(+)-抗坏血酸的活性的 1/20,D-(—)-抗坏血酸和 L-(+)-异抗坏血酸几乎无效,故习惯将 L-(+)-抗坏血酸称为维生素 C。因维生素 C 的立体结构与 L 系的己糖相似,故又称 L-抗坏血酸。

维生素 C 广泛存在于新鲜水果及绿叶蔬菜中,尤以番茄、橘子、鲜枣、山楂、刺梨及辣椒等含量丰富。维生素 C 在生物氧化和还原过程中起重要作用,参与氨基酸代谢、神经递质的合成、胶原蛋白和组织细胞间质的合成。可降低毛细血管通透性,降低血脂,增加机体抵制疾病的能力,并具有一定的解毒功能和抗组胺作用。若摄入量不足可致维生素 C 缺乏症。

第二十一章 短视频 2

维生素 C Vitamin C

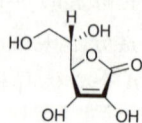

化学名为 L(+)-苏糖型-2,3,4,5,6-五羟基-2-己烯酸-4-内酯(L-(+)-threo-2,3,4,5,6-pentahydroxy-2-hexenoic acid-4-lactone)。又名抗坏血酸(ascorbic acid)。

本品为白色结晶或结晶性粉末;无臭;味酸;久置色渐变微黄。本品在水中易溶,在乙醇中略溶,在三氯甲烷或乙醚中不溶。熔点 190～192℃。

1932 年 King 和 Wangh 从柠檬汁里分离出纯结晶,具有二烯醇结构,显酸性。1933 年

确定其结构并合成。

　　本品干燥固体较稳定,但遇光及湿气,色渐变黄,故应避光、密封保存。本品在水中可发生互变异构体,主要以烯醇式存在,酮式很少。两种酮式异构体中,2-氧代物较 3-氧代物稳定,能分离出来,3-氧代物极其不稳定,易变成烯醇式结构。

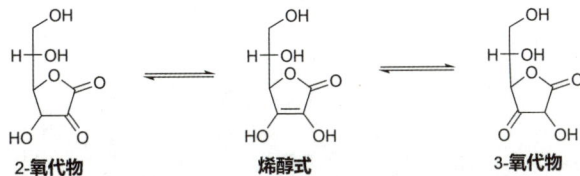

2-氧代物　　　　　烯醇式　　　　　3-氧代物

　　本品分子中含有连二烯醇结构,两个烯醇羟基极易游离,释放出 H^+,水溶液仍显酸性。但 C-2 上的羟基可以与 C-1 的羰基形成分子内氢键,故酸性较 C-3 上的羟基弱。本品 C-3 上的羟基可与碳酸氢钠或稀氢氧化钠溶液反应,生成 C-3 烯醇钠盐。

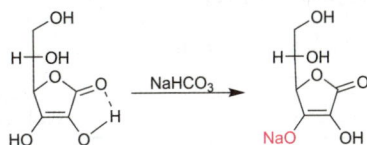

　　本品在强碱如浓氢氧化钠溶液中,内酯环被水解,生成酮酸钠盐。

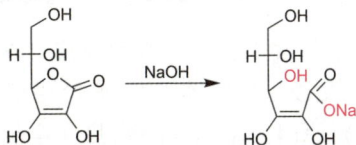

　　由于分子中特殊的烯醇结构,本品还容易释放出 H 原子而呈现还原性。在水溶液中易被空气中的氧所氧化,生成去氢维生素 C。二者可以互相转化,故维生素 C 有氧化型和还原型两种形式,二者有同等的生物学活性。

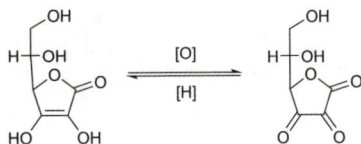

　　另外,硝酸银、氯化铁、碱性酒石酸铜、碘、碘酸盐及 2,6-二氯靛酚也能氧化维生素 C 成为去氢维生素 C。去氢维生素 C 在氢碘酸、硫化氢等还原剂的作用下又可逆转为维生素 C。维生素 C 的氧化速度受金属离子的催化,催化作用顺序为 $Cu^{2+} > Cr^{3+} > Mn^{2+} > Zn^{2+} > Fe^{3+}$。

　　本品在酸性条件下即可被碘氧化,故可用碘量法测定含量。

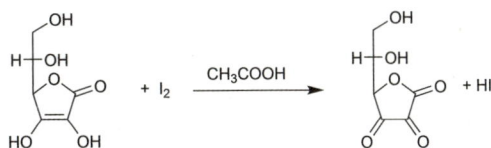

本品水溶液中加入硝酸银试液,即产生银的黑色沉淀;若加入 2,6-二氯靛酚试液少许,溶液的颜色由红色变为无色,以上反应可用于本品的鉴别。

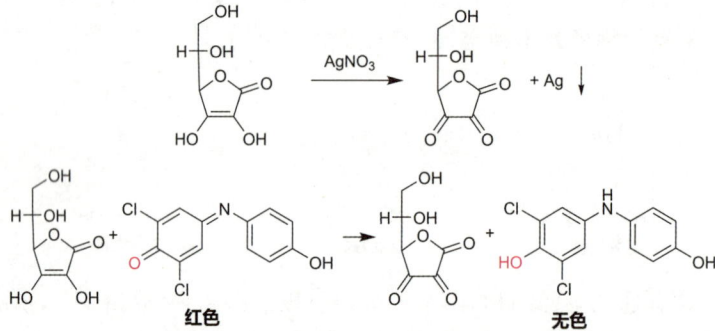

本品被氧化为去氢维生素 C 后,分子中的共轭体系被破坏,更易水解,生成 2,3-二酮古洛糖酸,进一步氧化为苏阿糖酸和草酸而失活。

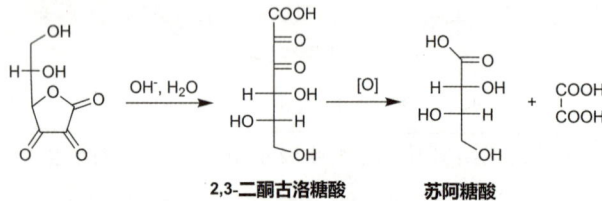

去氢维生素 C 在无氧条件下易发生脱水和水解反应。在酸性介质中易受质子催化,反应速度比在碱性介质中快,进而脱羧生成呋喃甲醛,呋喃甲醛易于聚合而呈现黄色斑点。这是本品在贮存过程中变色的主要原因。空气、光线、热和金属离子都可以加速反应的进行。所以本品应密闭避光贮存,配注射液时应该用二氧化碳饱和注射用水,pH 控制为 5.0~6.0,并加入 EDTA 和焦亚硫酸钠或半胱氨酸等作为稳定剂。为了提高维生素 C 的稳定性,可制成磷酸酯以利于贮存和制剂。

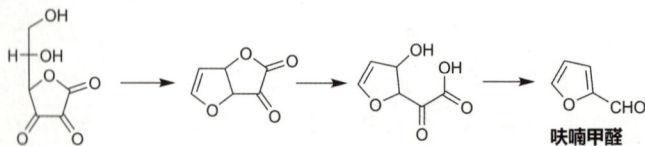

早期维生素 C 的合成是以 D-葡萄糖为原料经催化氧化等六步反应制得,现已利用微生物氧化方法,以 D-山梨醇为原料经两步生物氧化,得到 2-酮-古洛糖酸,再烯醇化和内酯化得维生素 C,优点是合成路线短,缺点是两步生物氧化、反应体积大(图 21-11)。

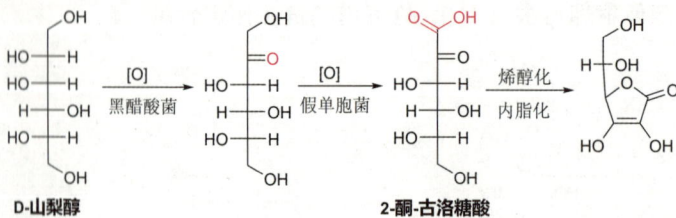

图 21-11 维生素 C 的合成路线

本品在体内首先被氧化成 2,3-二酮古洛糖酸,再被进一步氧化、分解、代谢(如图 21-12)。

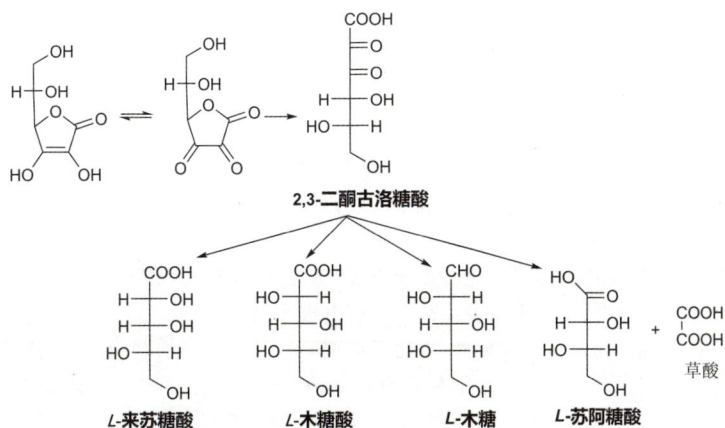

图 21-12　维生素 C 的代谢途径

　　本品临床用于预防和治疗维生素 C 缺乏症,也用于尿的酸化、高铁血红蛋白症等疾病,也广泛用作制药和食品工业的抗氧剂和添加剂。

学 习 小 结

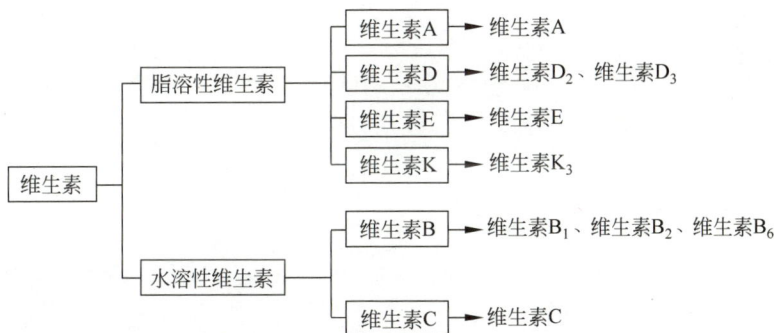

思 考 题

1. 为使维生素 A 制剂不被破坏,应该采取什么方法?
2. 维生素 C 片放置时间长了为什么会出现黄色斑点?

第二十一章习题　　　　　第二十一章习题答案

(叶连宝、季兴跃)

参 考 文 献

[1]   国家药典委员会.中华人民共和国药典：2025年版[M].北京：中国医药科技出版社,2025.

[2]   徐云根.药物化学[M].9版.北京：人民卫生出版社,2022.

[3]   郭宗儒.药物化学总论[M].4版.北京：科学出版社,2019.

[4]   尤启冬.药物化学[M].4版.北京：化学工业出版社,2021.

[5]   彭司勋.药物化学进展[M].9版.北京：化学工业出版社.2014.

[6]   陈凯先.计算机辅助药物设计——原理、方法及应用[M].上海：上海科学技术出版社.2000.

[7]   邸力,E H 克恩斯.类药性：概念、结构设计与方法[M].2版.白仁仁,译.北京：化学工业出版社,2021.

[8]   许军,严琳.药物化学[M].2版.北京：中国医药科技出版社.2018.

[9]   刘刚.药物化学与药物研发案例[M].北京：清华大学出版社.2022.

[10]   李杰.实用药物化学[M].邓卫平,唐赟,译.北京：化学工业出版社,2022.

[11]   盛春泉,李剑.药物结构优化——设计策略和经验规则[M].2版.北京：化学工业出版社,2023.